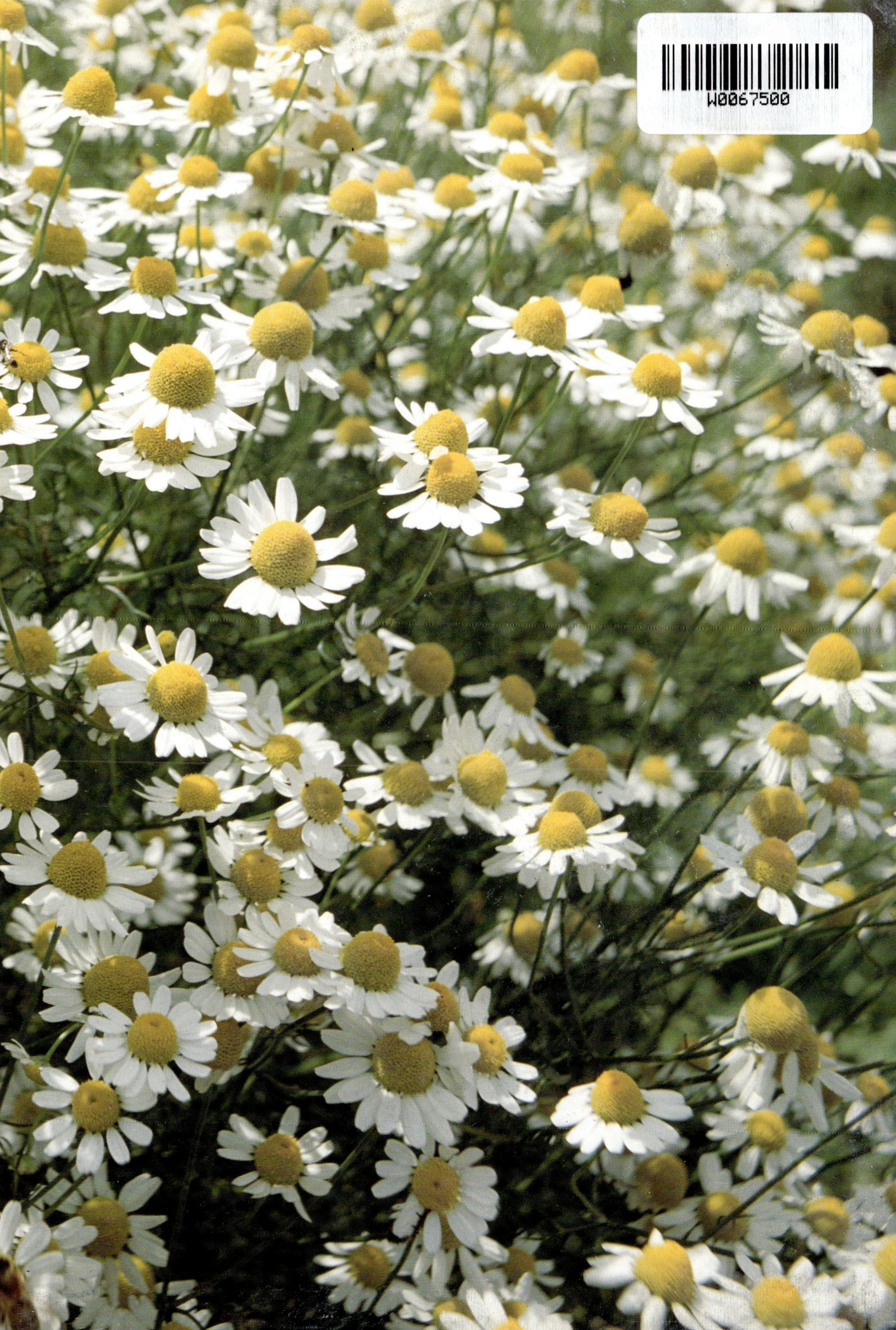

Mannfried
Pahlow

Das große
Buch der
Heilpflanzen

Apotheker M. Pahlow

DAS GROSSE BUCH DER HEILPFLANZEN

Gesund durch die Heilkräfte der Natur

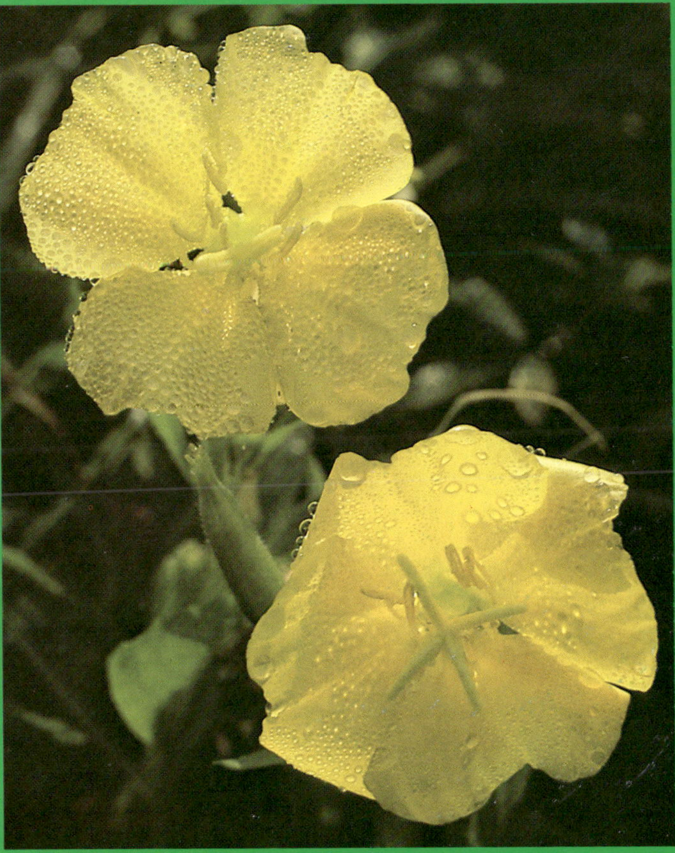

Wissenswertes über 400 einheimische und fremdländische Heilpflanzen, ihre Inhaltsstoffe und Heilwirkungen. Rezepte für Tees und Tinkturen, Anwendungsvorschläge für Bäder, Umschläge, Inhalationen. Heilpflanzen in der Homöopathie, ihre Anwendung und Dosierung.

GU GRÄFE UND UNZER

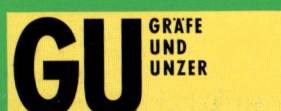

Inhalt

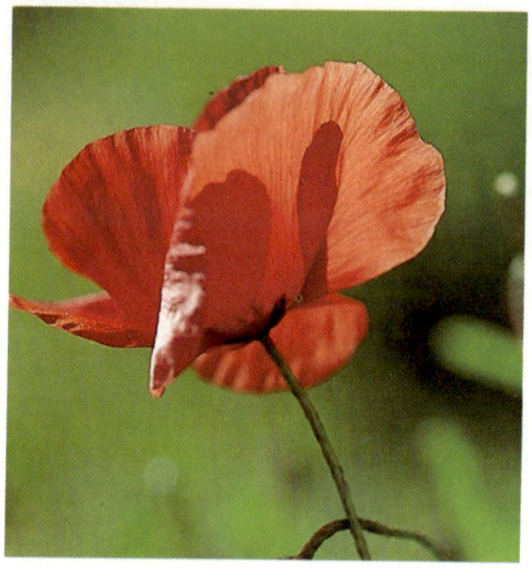

Klatschmohn

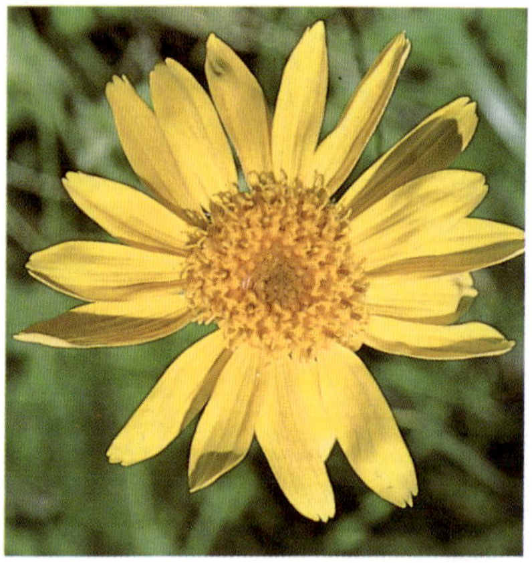

Arnika

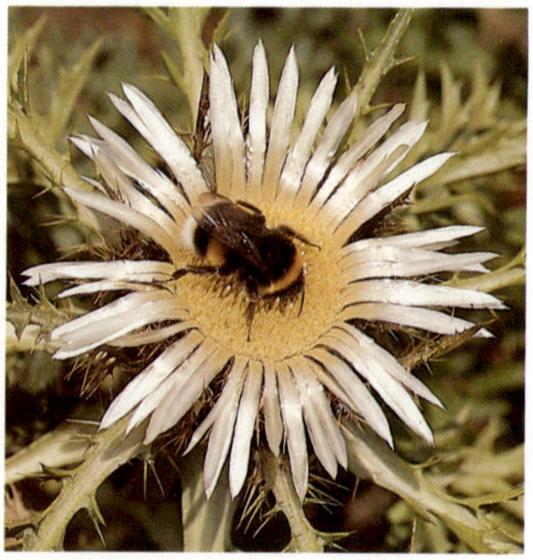

Eberwurz

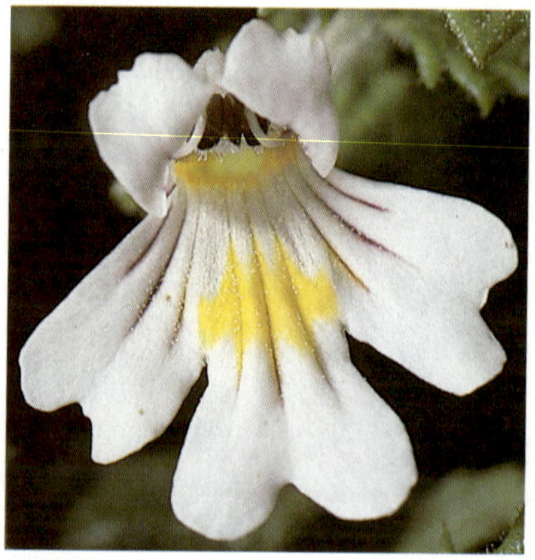

Augentrost

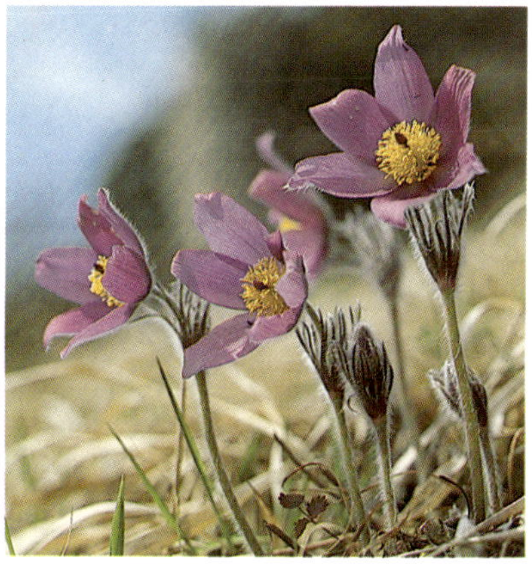

Küchenschelle

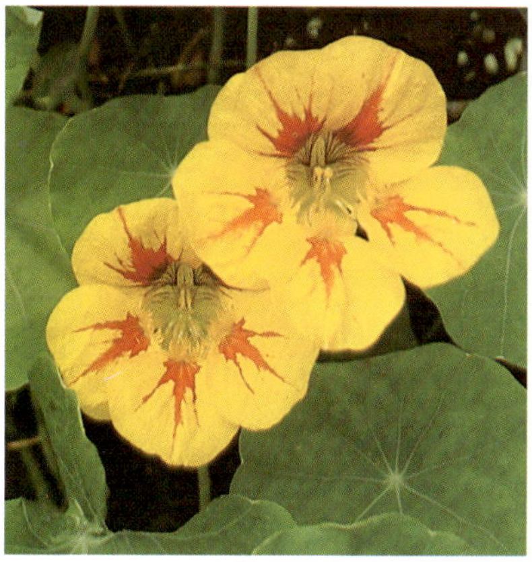

Kapuzinerkresse

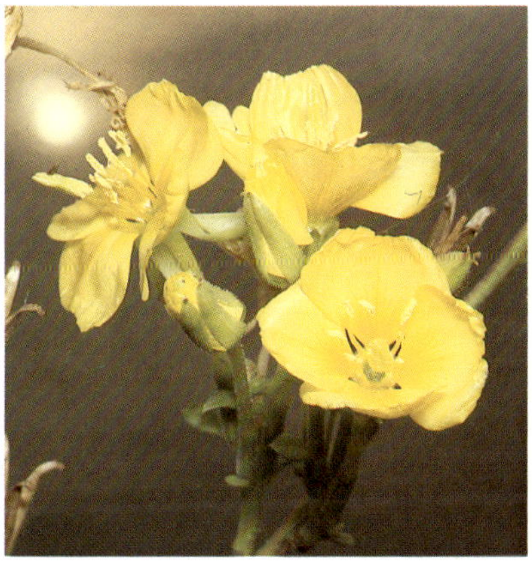

Nachtkerze

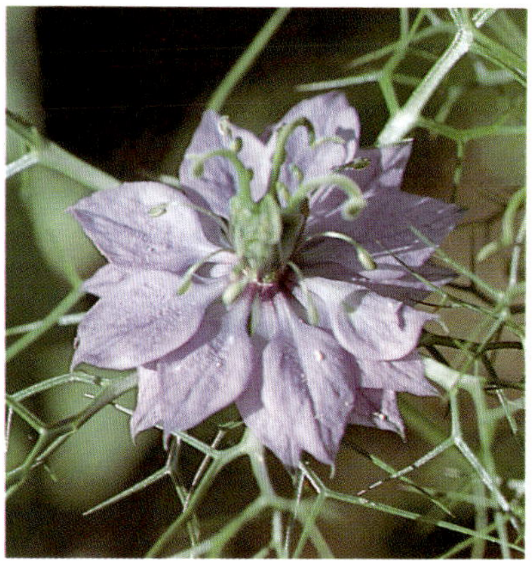

Schwarzkümmel

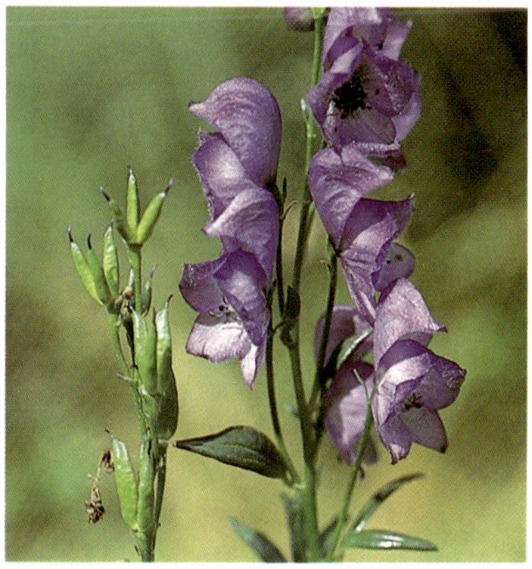

Eisenhut

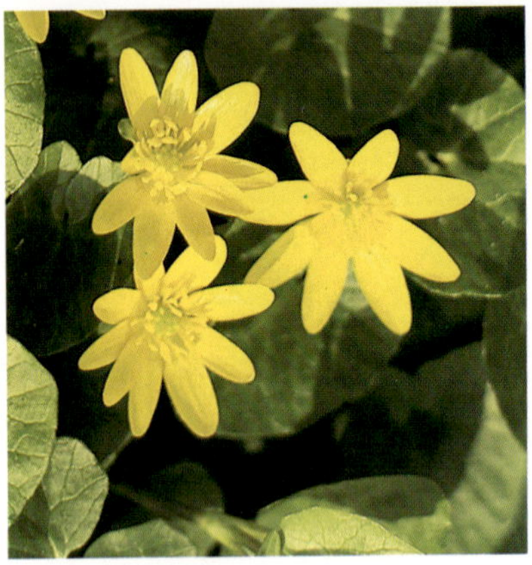

Scharbockskraut

Fremdländische Heilpflanzen 359

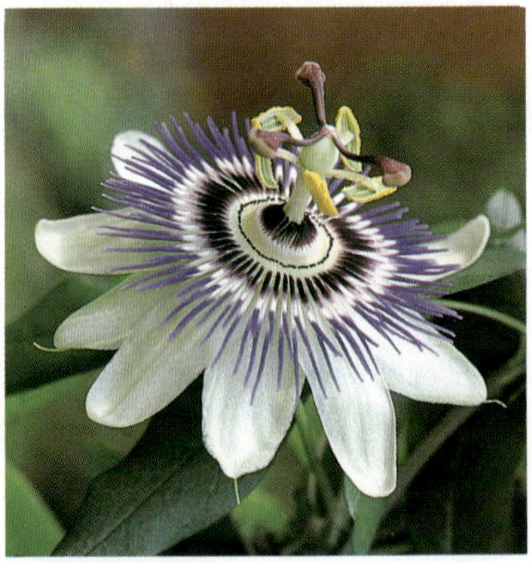

Passionsblume

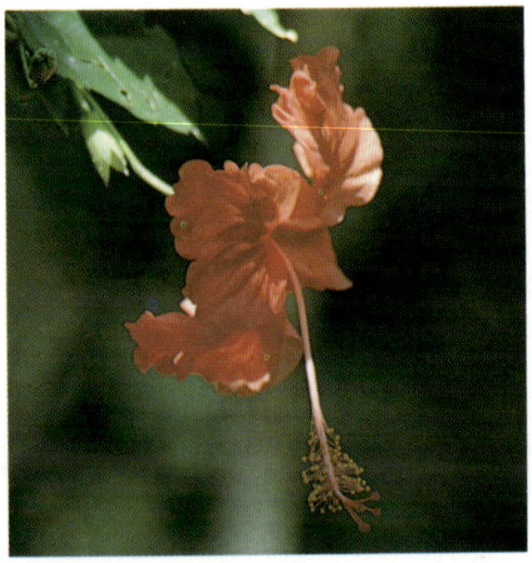

Hibiskus

Heilpflanzen aus alten Arznei- und Kräuterbüchern 427

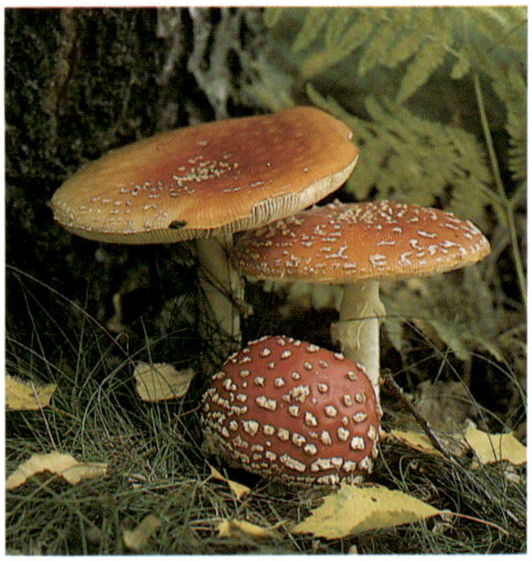

Fliegenpilz

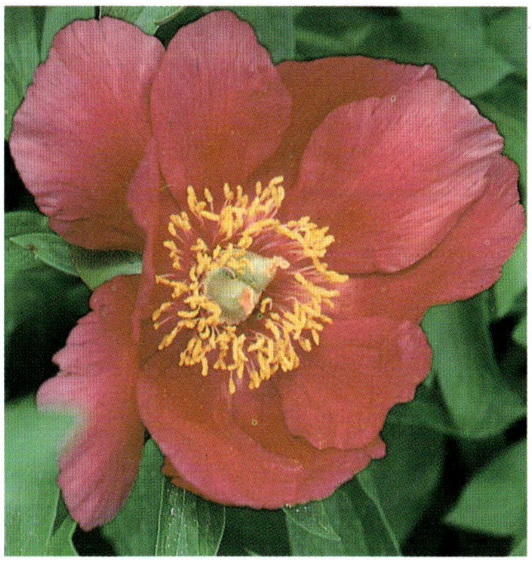

Pfingstrose

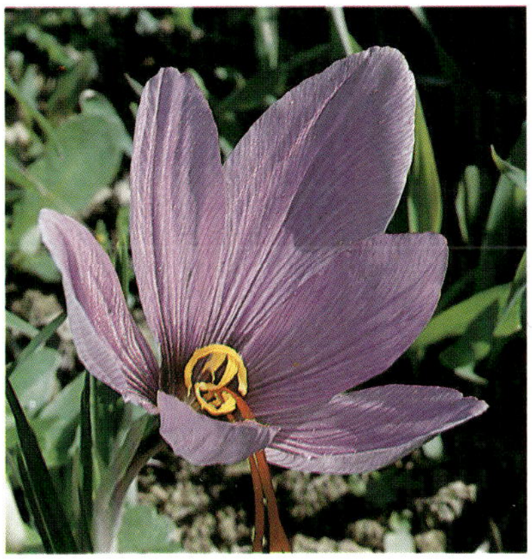

Safran

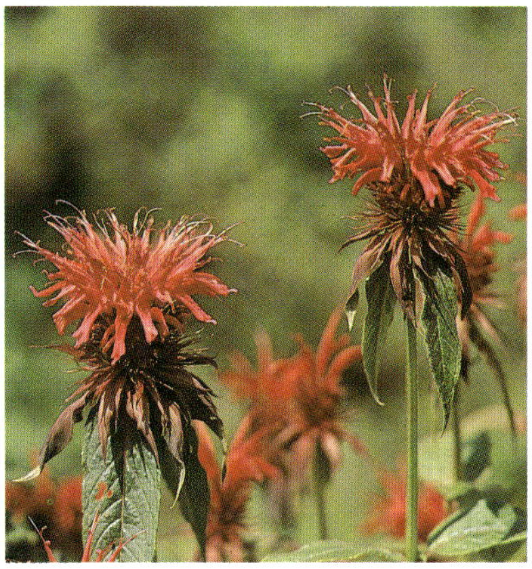

Goldmelisse

Hinweis und Warnung

Im vorliegenden Buch werden auch Giftpflanzen vorgestellt: Dabei handelt es sich um hochwirksame Heilpflanzen, die, zu Arzneimitteln verarbeitet, ausschließlich für die ärztliche Praxis bestimmt sind. Die im Buch als Giftpflanzen gekennzeichneten Heilpflanzen dürfen keinesfalls zur Selbstbehandlung verwendet werden.
Wer Heilpflanzen selber sammeln möchte, muß vor Verwechslungen gewarnt werden. Viele Heilpflanzen gehören beispielsweise zur Familie der Doldengewächse, in der es auch giftige Arten gibt. Gehen Sie beim Sammeln mit äußerster Sorgfalt vor; die Erkennungsmerkmale im Beschreibungstext, in Zeichnung und Foto müssen mit der gefundenen Pflanze voll übereinstimmen. Nur exakt bestimmte Pflanzen mitnehmen. Bei geringstem Zweifel: Pflanze nicht verwenden!

Vorwort

Früher waren Heilpflanzen neben wenigen Mineralien und tierischen Produkten die einzigen Heilmittel, die man kannte. Die Erfahrungen im Umgang mit ihnen, erarbeitet von den Arzt-Botanikern der Antike, des alten Ägypten und Mönchen mittelalterlicher Klöster, wurden in vielen Kräuterbüchern von Generation zu Generation weitergegeben.
Heute ist die Heilpflanzenkunde eine eigenständige Wissenschaft. Durch die Bestimmung der Pflanzeninhaltsstoffe und die Erforschung ihrer Wirkung findet Erklärung, was zuvor nur Empirie war. In der Medizin werden Heilpflanzen täglich und mit Erfolg eingesetzt: als Tee, Tinktur, Extrakt, als Arzneispezialität auch aus Einzelwirkstoffen. Viele erfolgreiche Medikamente enthalten Wirkstoffe pflanzlichen Ursprungs.
Heilpflanzen können Krankheiten heilen, sie können vorbeugen und lindern – Wundermittel allerdings sind sie nicht. Ihr Einsatz ist nur dann sinnvoll, wenn die Möglichkeiten und die Grenzen ihrer Anwendung genau beachtet werden.
Das große Buch der Heilpflanzen enthält ausführliche Beschreibungen von mehr als 400 einheimischen und fremdländischen Heilpflanzen, über deren Inhaltsstoffe zumeist schon wissenschaftliche Erkenntnisse vorliegen oder deren therapeutische Wirksamkeit sich in der Praxis bewährt hat. Die meisten Heilpflanzen werden zusätzlich in Naturfarbfotos und botanischen Zeichnungen vorgestellt.
Besonders wertvoll für die Behandlung von Alltagsbeschwerden, akuten und chronischen Erkrankungen sind die vielen Rezepte für Tees, Bäder, Umschläge und Inhalationen.
Dieses Hausbuch der Heilpflanzenkunde dient aber auch Fachleuten als Nachschlagewerk in ihrem Arbeitsalltag.
Fundiert, zuverlässig, verständlich – so berät »der Große Pahlow« alle Menschen, die auf die Heilkräfte der Natur vertrauen. Seit seinem Erscheinen im Jahr 1979 hat sich dieses Buch als Standardwerk durchgesetzt.
Die vorliegende Neuausgabe des Buches ist aktualisiert und auf den letzten Stand phytotherapeutischen Wissens gebracht. Heilpflanzen, deren Wirksamkeit erst in den letzten Jahren Bestätigung fand, wurden neu aufgenommen, andere gestrichen. Das Registerwerk ist grundlegend überarbeitet, was den Zugang zu den Informationen des Buches erleichtert.
Anstelle von Illustrationsseiten findet der interessierte Leser eine Farbaufnahme sowie eine botanische Zeichnung jeder heimischen Heilpflanze, aber auch von vielen Vertretern aus fernen Ländern, jeweils direkt dem Steckbrief zugeordnet.
Interessant und wichtig für Fachleute ist die Nomenklatur der Heilpflanzen – das betrifft sowohl die botanischen Namen mit ihren Synonymen als auch die offizinelle Namengebung (Drogenbezeichnung).
Autor und Verlag danken Herrn Oberstudienrat Max Kronfeldner für die Zusammenstellung der Nomenklatur, Herrn Apotheker Jürgen Schimmitat für seine Mithilfe bei Auswahl und Bestimmung der Farbfotos und Herrn Adolf Neuhofer für die botanischen Zeichnungen dieses Buches.
Aber auch den vielen Lesern – Apothekern, Ärzten, interessierten Laien – sei gedankt für konstruktive Kritik und wertvolle Anregungen, die eine große Hilfe waren bei der Erarbeitung der weiteren Neuausgabe dieses Standardwerks.

München, 1993

Über dieses Buch

Ein so umfangreiches Heilpflanzenbuch wie dieses erfordert einleitende Bemerkungen, die dem Leser helfen, sich schnell darin zurechtzufinden, um so die Fülle der Informationen optimal nutzen zu können. Dazu gehört neben der Erklärung, nach welchen Gesichtspunkten die Auswahl der Heilpflanzen getroffen wurde, eine Übersicht über den Aufbau des Buches.
Nach den einführenden Kapiteln, in denen Wissenswertes über Heilpflanzen in komprimierter und leicht verständlicher Form gesagt wird, folgt der Hauptteil des Buches mit über 400 Heilpflanzen-Steckbriefen, ergänzt durch naturgetreue Farbfotos und botanische Zeichnungen. Übersichten und die umfangreichen Register ermöglichen es dem Benutzer, alles, was er über Heilpflanzen wissen möchte, schnell aufzufinden.

Die Auswahl der Heilpflanzen

Dieses Buch enthält Beschreibungen von 410 einheimischen und fremdländischen Heilpflanzen; das sind jedoch längst nicht alle, die jemals arzneilich genutzt wurden. Ausgewählt wurden Heilpflanzen, deren Inhaltsstoffe weitgehend erforscht und pharmakologisch geprüft wurden, und jene, die zur Anwendung empfohlen werden können, weil langjährige Erfahrungen ihren Einsatz rechtfertigen, oder die in der Volksmedizin fest verankert sind. Zur Information, nicht als Anreiz zur Selbstmedikation, werden auch solche Heilpflanzen vorgestellt, die früher eine wichtige Rolle spielten oder heute noch in der Homöopathie und der Volksmedizin Anwendung finden. Sie stammen zum Teil aus alten Arznei- und Kräuterbüchern. Es handelt sich dabei vielfach um Heilpflanzen, die man häufig in Teemischungen zur Unterstützung der Wirkung und zur Geschmacksverbesserung oder als Gewürz verwendet, aber auch um solche, die wegen ihrer stark wirksamen Inhaltsstoffe für die Medizin von großer Bedeutung sind. Einige dieser Heilpflanzen werden gerade wissenschaftlich untersucht, weil man besondere Heilwirkungen vermutet. Wird diese Annahme von der Pharmakologie bestätigt, dann werden diese Drogen in Zukunft an Bedeutung gewinnen.
Auch »Giftpflanzen« wurden in dieses Heilpflanzenbuch aufgenommen. »Giftpflanzen« sind auch Heilpflanzen; ihre Wirkstoffe werden von der Industrie zu Arzneimitteln verarbeitet, die in der Hand des Arztes unentbehrlich geworden sind. Ich denke da an die Fingerhut-Arten, die Tollkirsche oder das Maiglöckchen. Zur Selbstbehandlung dürfen Giftpflanzen keinesfalls eingesetzt werden!

Die einführenden Kapitel des Buches

In den einführenden Kapiteln ist alles, was dem Verständnis der in den Heilpflanzen-Steckbriefen gegebenen Informationen dient, in übersichtlicher Form zusammengefaßt.

Richtiger Umgang mit Heilpflanzen

Dieses Kapitel ist ein kurzgefaßter Leitfaden für alle, die ihre Hausapotheke mit selbstgesammelten und selbstaufbereiteten Heilpflanzen versorgen möchten.
Die Pflanzenmorphologie erklärt dem Laien in Wort und Zeichnungen die botanischen Fachausdrücke, ohne die eine Pflanzenbeschreibung nicht zu verstehen ist. Diese Erläuterungen vermitteln die für einen Heilpflanzen-Sammler unentbehrlichen botanischen Kenntnisse: Nur die genaue Bestimmung der für die Selbstbehandlung ausgewählten Heilpflanzen anhand von Aussehen, Stengel-, Blatt-, Blüten- und Wurzelformen schützt vor einer Verwechslung mit giftigen Arten.
Über das Sammeln und Trocknen von Heilpflanzen sollte sich der Leser ebenfalls unterrichten und die Anleitungen für Sammeln, Trocknen und Aufbereiten genau befolgen. Nur so erhält er Tees (Drogen) von guter Qualität.
Der *Heilpflanzen-Sammelkalender* informiert für eine Auswahl von einheimischen Heilpflanzen über die günstigste Erntezeit – die Zeit, in der die Wirkstoffe optimal vorhanden sind –, die Pflanzenteile, die verwendet werden, und das Vorkommen – die Plätze, an denen die Heilpflanzen wachsen.

Pflanzliche Wirkstoffgruppen

In diesem Kapitel sind die Pflanzeninhaltsstoffe und ihre Wirkung erläutert. Es wird über die Verschiedenartigkeit der Inhaltsstoffe berichtet und darüber, welche Heilwirkung sie haben. Dieses Wissen hilft bei Beurteilung und Auswahl der Heilpflanzen.

Zubereitung und Anwendung von Heilpflanzen

Dieses Kapitel befaßt sich mit der richtigen Zubereitung sowie der sachgemäßen Anwendung der Drogen zur innerlichen und äußerlichen Verwendung: als Badezusatz und aromatische und heilende Beigabe zum Dampfbad, für Umschläge, Verbände, Waschungen, als Einreibung, Spülung und zur Inhalation. Der Leser erfährt auch, wie man eine Tinktur, einen Arzneiwein und einen Saft bereitet. Diese Informationen sind wichtig, denn nur wer Heilpflanzen »nach Vorschrift« anwendet, hat den erhofften Heilerfolg. *Vergiftungen durch unsachgemäße Anwendung* dürften bei Beachtung der entsprechenden Hinweise sowie der Dosierungsvorschriften nicht vorkommen. Der Vollständigkeit halber jedoch sind *Erste-Hilfe-Maßnahmen* beschrieben.

Heilpflanzen in der Homöopathie

Neben Mineralien und tierischen Ausgangsstoffen spielt die Heilpflanze in der Homöopathie eine besondere Rolle. Zum besseren Verständnis der in den Steckbriefen gegebenen Informationen ist das Wesen der Homöopathie erklärt, es wird beschrieben, wie Homöopathika dosiert werden und wie mit diesen Mitteln therapiert wird. Das *Verzeichnis der Homöopathika* führt alle in diesem Buch beschriebenen homöopathischen Präparate auf, zusammen mit den Heilpflanzen, aus denen sie hergestellt werden.

Heilkräuter als Gewürze

Wirksame Heilpflanzen sind häufig auch aromatische Gewürze. Dieses Kapitel befaßt sich mit den Heilpflanzen, die zum Würzen von Speisen verwendet werden, weil ihre Inhaltsstoffe bei der Verdauung, der Aufbereitung der Nahrung in unserem Organismus, wichtige Hilfe leisten können. Eine Tabelle, *Die Gewürzpflanzen des Buches auf einen Blick*, informiert über die Heilpflanzen in diesem Buch, die auch als Gewürz verwendet werden: über Geruch und Geschmack, über ihren Nutzen für die Verdauung, ihre Eignung für die Diät und darüber, zu welchen Speisen eine Gewürzpflanze am besten paßt.
Der Tabelle vorangestellt sind für eine Auswahl der gängigsten Gewürzpflanzen Anleitungen zum Selbstziehen in Blumentopf und Garten.

Alte Kräuterbücher und ihre Autoren

Hier finden historisch interessierte Leser eine Zusammenstellung alter Quellen, denen wir viele Anregungen für die Verwendung von Heilpflanzen verdanken. Die berühmtesten Kräuterbuchautoren sind in einer *Zeittafel* aufgeführt.

Die Heilpflanzen des Buches

410 Heilpflanzen-Steckbriefe sind der Kern dieses Buches. Zunächst werden 214 *einheimische Heilpflanzen* vorgestellt, danach 55 *fremdländische Heilpflanzen* und schließlich 141 *einheimische und fremdländische Heilpflanzen aus alten Arznei- und Kräuterbüchern*. Farbfotos der Heilpflanzen, aufgenommen am natürlichen Standort oder in Kulturen, und Pflanzenzeichnungen, die auch botanische Details zeigen, ergänzen die Informationen der Heilpflanzen-Steckbriefe.
Innerhalb der einzelnen Kapitel sind die Heilpflanzen nach ihren deutschen oder aus dem Lateinischen in die deutsche Sprache übernommenen Namen alphabetisch geordnet.
Erläuterungen zur Nomenklatur – Wissenswertes für Biologen, Pharmazeuten, Mediziner: Die lateinischen Familien-, Gattungs- und Artnamen der in dieser Neuausgabe vorgestellten Heilpflanzen entsprechen der *Liste der Gefäßpflanzen Mitteleuropas* von *Ehrendorfer* (2. Auflage, 1973). Soweit es sich um Arten handelt, die in Mitteleuropa nicht wild wachsen, folgt die Nomenklatur in der Regel dem *Handwörterbuch der Pflanzennamen* von *Zander* (12. Auflage, 1980, in der Bearbeitung von *Encke, Buchheim* und *Seybold*). Soweit der *Internationale Code der Botanischen Nomenklatur* (*ICBN*) eine alternative Benennung der Pflanzenfamilien zuläßt, sind beide Namen genannt. Synonyme wurden aufgenommen, sofern sie in einer der meistgebrauchten Floren noch enthalten sind (*Schmeil/Fitschen*, 87. Auflage, *Rothmaler*, 4. Auflage, *Oberdorfer*, 4. Auflage, *Garcke*, 23. Auflage).
Bei den deutschen Art- und Familiennamen wurde ein Kompromiß unter anderem zwischen *Schmeil* und *Rothmaler* angestrebt.
Die Drogenbezeichnungen sind dem *Synonymenverzeichnis zum Arzneibuch* (1. Ausgabe, 1980) entnommen, die Namen von Drogen, die im Synonymenverzeichnis nicht enthalten sind, wurden angleichend formuliert (Kronfeldner).

Diese Informationen enthält jeder Heilpflanzen-Steckbrief

Deutscher Name der Heilpflanze: Dieser Name wird entweder in den deutschsprachigen Pharmakopoeen (Arzneibüchern) verwendet oder von Fachleuten gebraucht.
Botanischer (lateinischer) Name der Heilpflanze (→ Erläuterungen zur Nomenklatur, Seite 11): Wenn der offizinelle botanische Name früher anders lautete oder die Heilpflanze auch unter anderen Namen bekannt ist, sind diese als Synonym dazugesetzt. Auch die botanische Pflanzenfamilie ist genannt.
Volksnamen: Weil die offizinellen deutschen Bezeichnungen nicht überall bekannt sind, werden viele in Deutschland, Österreich und der Schweiz gebräuchlichen Volksnamen aufgeführt.
Arzneilich verwendete Pflanzenteile: Sehr häufig werden von einer Heilpflanze nur bestimmte Pflanzenteile arzneilich verwendet, weil die wirksamen Inhaltsstoffe mal in der Wurzel oder in den Blättern, mal in der Rinde, den Samen oder der Blüte optimal vorhanden sind.
Drogenbezeichnung: Im medizinisch-pharmazeutischen Bereich werden mit dem Wort »Droge« alle getrockneten Heilpflanzen beziehungsweise Teile von ihnen bezeichnet. Diese Bezeichnungen sind hier genannt (→ Erläuterungen zur Nomenklatur, Seite 11).
Botanik: Unter diesem Stichwort finden Sie eine genaue Pflanzenbeschreibung mit Angaben über *Blütezeit* und *Vorkommen.*
Ernte und Aufbereitung informiert über Sammeln, Trocknen und Aufbereiten der Droge. Bei der Bestimmung der Heilpflanze helfen das Farbfoto, das die Heilpflanze an ihrem natürlichen Standort oder in Kultur zeigt, und die botanische Zeichnung, mit deren Hilfe Sie das Charakteristische einer Heilpflanze auf einen Blick erfassen können. Die fremdländischen Heilpflanzen sind nach dem gleichen Schema vorgestellt. Es werden Angaben über Ernte und Aufbereitung im Ursprungsland gemacht.
Inhaltsstoffe (Wirkstoffe): Hier geht es um die Substanzen oder Stoffgruppen, die man als Wirkstoffe erkannt hat, unter Einbeziehung derer, die als Begleitstoffe wahrscheinlich auch an der Gesamtwirkung beteiligt sind, sie abrunden oder unterstützen, ohne den Anspruch auf Vollständigkeit zu erheben.
Heilwirkung und Anwendung: In diesem Abschnitt wird mitgeteilt, wie die Heilpflanze wirkt, gegen welche Krankheiten und Beschwerden sie erfolgreich eingesetzt werden kann und in welcher Form das am besten geschieht. Diese Informationen sind entweder durch die Heilpflanzenforschung exakt belegt oder durch Erfahrung abgesichert. Die Anwendungen sind genau beschrieben – als Heilbad, Inhalation, Umschlag oder Einreibung.
Die *Zubereitung* von Tees oder Teemischungen ist erklärt, die jeweils richtige Dosierung angegeben. Teemischungen können nach den aufgeführten Rezepten in der Apotheke zusammengestellt werden.
Seit einigen Jahren arbeitet aufgrund des Arzneimittelgesetzes, nach dem alle Arzneimittel im Zulassungsverfahren auch auf Wirksamkeit und Unbedenklichkeit geprüft werden müssen, im Bundesgesundheitsamt (BGA) die Kommission E, die für Heilpflanzen zuständig ist. Sie bereitet das wissenschaftliche Erkenntnismaterial über Heilpflanzen auf und erstellt danach eine Monographie, die Angaben über die (empfohlenen) Anwendungsgebiete, Gegenanzeigen, Neben- und Wechselwirkungen, die Dosierung und Anwendungsart enthält.
Dies wurde, soweit es dem Autor wichtig erschien, in den einzelnen Steckbriefen erwähnt.
In einigen Fällen kam die Kommission E zu dem Schluß, die therapeutische Anwendung wegen mangelhaften oder unzureichenden Erkenntnismaterials nicht zu empfehlen. Auch darüber wurde berichtet; doch sei hier der Hinweis erlaubt, daß eine solche Stellungnahme der Kommission E kein Anwendungsverbot dieser Heilpflanze bedeutet. Eine Zurückhaltung bei der Verwendung ist jedoch ratsam.
Bei der Aufzählung der Heilanzeigen ist die Kommission E nach Ansicht des Autors gelegentlich sehr zurückhaltend und läßt manche Heilanzeigen unberücksichtigt, die verdienten, genannt zu werden. Auch damit setzt sich der Autor kritisch auseinander. Eigene Erfahrungen, die in der Volks- und Hausmittelmedizin noch heute weiterleben, sollte man durchaus ernst nehmen, auch dann, wenn »amtlicherseits« darüber nichts verlautet.
Bei der Teezubereitung hat es der Autor vorgezogen die Dosierung (Anzahl Teelöffel pro 1/4 Liter Wasser), worauf seine nunmehr fast fünfzigjährige Erfahrung beruht, beizubehalten.

Das BGA arbeitet mit Anzahl Teelöffel (oder Gramm) pro Tasse = 150 ml Wasser. Für die Praxis ist das so gut wie ohne Bedeutung.
Anwendung in der Homöopathie: Wird eine Heilpflanze auch in der Homöopathie verwendet, ist ausgeführt, gegen welche Beschwerden und in welcher Potenz = »Verdünnung« das Homöopathikum empfohlen wird.
Die Heilpflanze als Hausmittel: Die Angaben in diesem Abschnitt stimmen durchaus nicht immer mit den neuesten wissenschaftlichen Erkenntnissen überein und sind daher nicht immer als Empfehlung gedacht. Denn was in der Volksmedizin als Hausmittel empfohlen wird, ist von Generation zu Generation – gelegentlich kritiklos – weitergegeben worden. Daher dient dieser Abschnitt in erster Linie nur der Information. In einigen Steckbriefen finden Sie auch Interessantes aus der Geschichte der Heilpflanze oder Zitate aus alten Kräuterbüchern.
Verwendung als Gewürz: Hier wird angegeben, ob die beschriebene Heilpflanze auch ein Würzkraut ist, welche Möglichkeiten der Zubereitung es gibt und wie man damit richtig würzt.
Mein besonderer Rat: Wenn der Autor mit Heilpflanzen oder besonderen Teemischungen über Jahre gute Erfahrungen gemacht hat, ist unter diesem Stichwort darüber berichtet.
Nebenwirkungen: Heilkräuter sind Arzneimittel – und Arzneimittel können auch Nebenwirkungen haben. Unter diesem Stichwort wird diesbezüglich informiert.

Der Anhang

Das *Beschwerden-Register* führt alle Beschwerden auf, die durch Heilpflanzen oder durch Homöopathika aus Heilpflanzen gebessert werden können.
Das *Sachregister* enthält die deutschen, die botanischen und die Volksnamen sowie die Drogenbezeichnungen der beschriebenen Heilpflanzen und die vorgestellten Homöopathika. Außerdem wurden Sachbegriffe aufgenommen, die im Zusammenhang mit Heilpflanzen erwähnenswert sind, sowie alle Beschwerden und Krankheiten, die im Beschwerden-Register (Seite 490) zusammengestellt sind. Weiterführende Literatur – sowohl für den Fachmann als auch für den Laien von Interesse – ist im *Literatur-Verzeichnis* angegeben.

Einführung und Anleitung

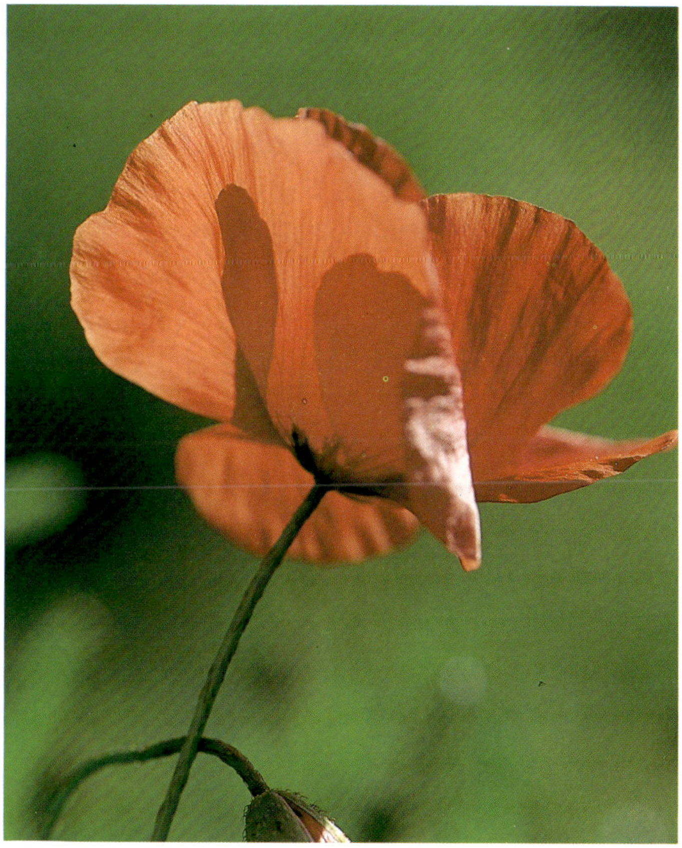

Richtiger Umgang mit Heilpflanzen

Pflanzenmorphologie (Botanik)

Es ist wichtig, daß derjenige, der sich mit Heilpflanzen befassen möchte, auch etwas über den Aufbau einer Pflanze weiß, über ihre Organe und deren Aufgabe. Einmal, weil er dann die Pflanzenbeschreibung besser verstehen kann, bei der es ohne den Gebrauch von Fachausdrücken kaum geht, zum anderen, weil er diese Kenntnisse braucht, wenn er Heilpflanzen sammeln und aufbereiten will.

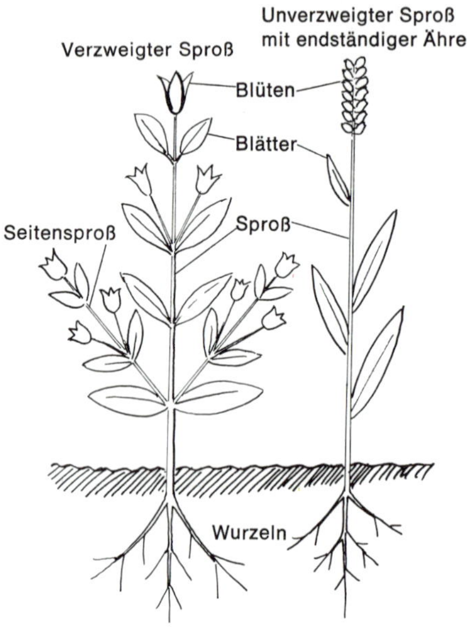

Pflanzenschema mit oberirdischen Teilen und Wurzeln.

Die *Wurzeln*, der *Sproß* und die *Blätter* dienen der Ernährung der Pflanze, *Blüten* und *Früchte* der Fortpflanzung.
Normalerweise befinden sich die Wurzelorgane unter der Erde und verankern so die Pflanze im Boden. Über dem Erdboden finden wir in der Regel Sproß, Blätter und Blüten. Natürlich gibt es auch Ausnahmen von dieser Regel. Beim Wurzelstock beispielsweise, der von Laien fälschlich auch Wurzel genannt wird, handelt es sich um einen Sproß, der aber dennoch nur unter der Erde zu finden ist. Daß es ein echtes Sproßorgan ist, sieht man an den Blattschuppen: es sind umgewandelte Blätter – und Blätter gehören zum Sproß, aber nie zur echten Wurzel.

Die Wurzel

Mit der *Wurzel* nimmt die Pflanze Wasser und Nährstoffe in gelöster Form aus dem Boden auf; Wurzelhaare leisten hierbei eine wichtige Hilfe. Die Wurzel verankert die Pflanze an ihrem Standort. Sie kann ausdauernd sein und jährlich neue Triebe ausbilden, sie kann aber auch wie die oberirdischen Teile im Herbst absterben.
Wir unterscheiden verschiedene Wurzelformen: Die *Pfahlwurzel* wächst senkrecht nach unten und zweigt nach den Seiten schwächere Wurzeläste ab. So ist sie fest im Boden verankert, für die Nahrungsaufnahme erreicht sie zusätzlich große Tiefe und Breite.
Die *fleischig verdickte Pfahlwurzel*, wie wir sie beispielsweise bei der Möhre, dem Rettich und den Rüben finden, speichert Nährstoffe. Die Pfahlwurzeln, auch die Pflanzen, die aus ihnen wachsen, werden häufig als Gemüse genutzt oder sind Futterpflanzen für das Vieh.

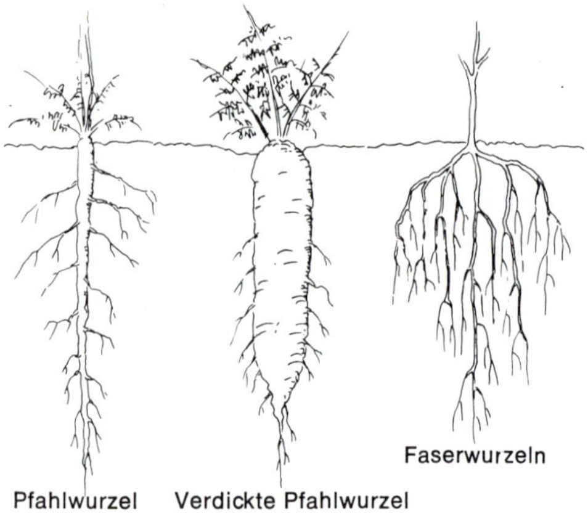

Verschiedene Wurzelformen von Pflanzen.

Weist eine Pflanze mehrere bis viele gleichstarke Wurzeln auf, so spricht man von *Faserwurzeln.*

Der Sproß

Oberirdische Sproßorgane sind entweder der krautige *Stengel* oder der holzige *Stamm.* Krautige Stengel werden von einjährigen Pflanzen entwickelt, solchen, die innerhalb eines Jahres ihre Entwicklung abschließen: von der Keimung im Frühjahr bis zum Absterben im Herbst. Zweijährige Pflanzen, also solche, die »vom Werden bis zum Vergehen« zwei Jahre benötigen, oder mehrjährige Pflanzen haben meistens krautige, gelegentlich auch verholzte Stengel. Oft sind sie nur in der unteren Region verholzt. Von Heilpflanzen, deren Kraut verwendet wird, sollte man bevorzugt die oberen, unverholzten Teile einsammeln. Bäume und Sträucher sind ausdauernd und haben einen holzigen Stamm. Am Sproß entwickeln sich die Blätter, in den Achseln dieser Blätter Seitensprosse, die ebenfalls Blätter ausbilden. Häufig entspringen den Blattachseln Blüten oder Blütenstände, gestielt oder ungestielt. Die Blätter sind ein unabdingbarer Bestandteil des Sprosses. Selbst wenn er als Wurzelstock dahinkriecht, hat er immer Blätter. Sie sind in solchen Fällen jedoch in Schuppen umgewandelt und kaum noch als Blatt zu erkennen. An den sogenannten Augen (Blattrudiment mit in der Anlage vorhandenem Seitensproß) erkennt man beispielsweise die Kartoffel als Sproßorgan. Die unter der Erde befindlichen Sproßorgane dienen vornehmlich der Nährstoffspeicherung.

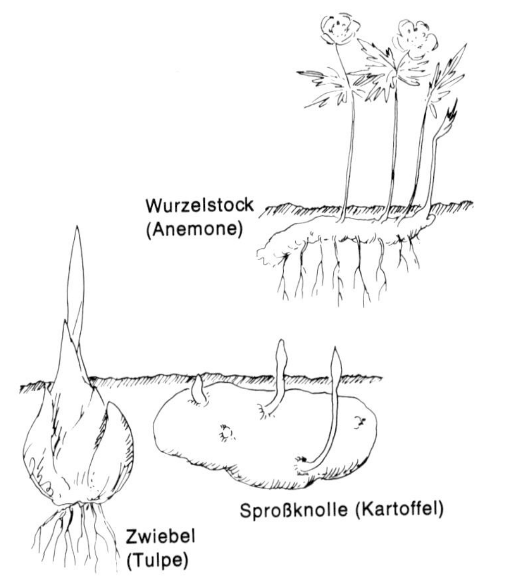

Unterirdische Sproßorgane (Wurzelstöcke, Knollen, Zwiebeln).

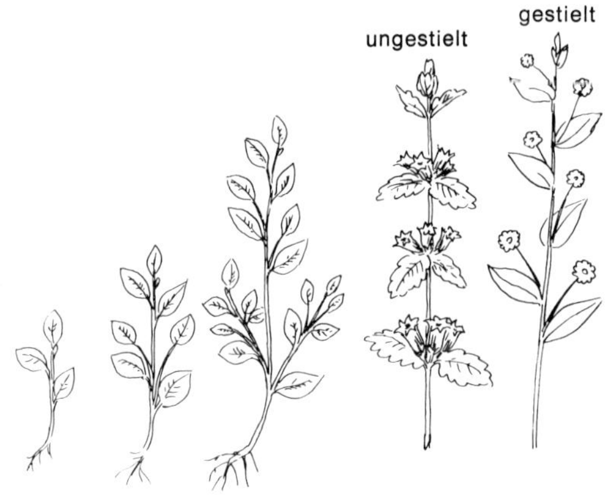

Links: Entwicklung der Blätter und Seitensprosse.
Rechts: Blüten, die aus Blattachseln wachsen.

Der *Wurzelstock* kriecht waagerecht dicht unter der Erdoberfläche; die *Zwiebel* ist ein gestauchter Sproß mit fleischigen Blättern; die Kartoffel ist eine sogenannte *Sproßknolle*.
Oberirdische Sprosse (*Stengel*) nennt man rund oder stielrund, wenn ihr Querschnitt kreisförmig ist; kantig (zweikantig, vierkantig), wenn der Querschnitt eckig ist; gefurcht, wenn die Sproßoberfläche mit senkrecht verlaufenden Rillen versehen ist. Auch dies sind Merkmale einer Pflanze und zu ihrer Erkennung wichtig. Beispielsweise kommen zweikantige Stengel selten vor – im Pflanzensteckbrief erwähnt, ist dies eine wichtige Bestimmungshilfe (→ Bild rechts unten).

Die Blätter

Die Blätter dienen der Assimilation, der Versorgung der Pflanze mit organischen Stoffen: Sie bereiten aus der Kohlensäure (CO_2) der Luft und dem Wasser aus dem Boden verschiedene Zucker sowie Stärke, die für die Pflanze lebensnotwendig sind. Dazu benötigen sie den grünen Blattfarbstoff, das Chlorophyll, und als Energiequelle das Sonnenlicht. Diesen Vorgang nennt man auch Photosynthese.
Durch die Spaltöffnungen, die sich in der Regel an der Unterseite der Blätter befinden und sich öffnen und schließen können, wird der Gas- und

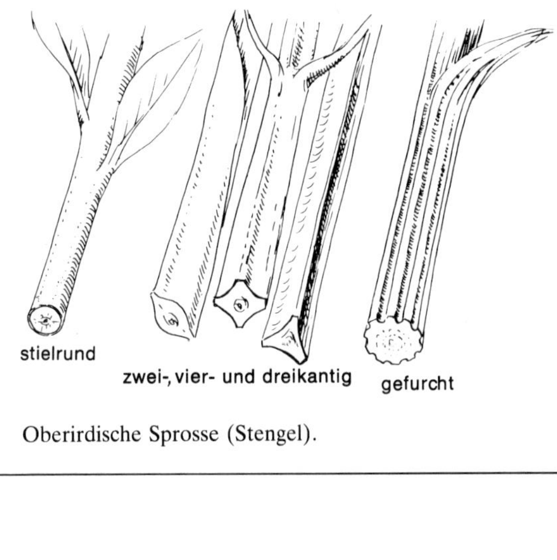

Oberirdische Sprosse (Stengel).

Wasseraustausch reguliert. Mit Hilfe von Haaren wird der Wasseraustausch (Verdunstung) bei manchen Pflanzen zusätzlich herabgesetzt. Die Behaarung von Pflanzen derselben Art kann unterschiedlich sein – sie wird bestimmt dadurch, ob die Pflanze an einem sonnigen oder an einem schattigen Standort wächst. So erklärt sich die Aussage in den Pflanzensteckbriefen »mehr oder weniger stark behaart« oder »kahl, zuweilen jedoch behaart«.
Selbst die Stellung der Blätter ist für den Wasseraustausch veränderbar. Während die meisten Pflanzen ihre Blätter mit der Blattoberseite (Spreite) dem Licht zuwenden, können einige Pflanzen sie bei besonders starker Hitze und Sonneneinstrahlung senkrecht zum Lichteinfall stellen (Kompaßpflanzen). Dadurch wird weniger Wasser verdunstet. Blätter und Sprosse können auch zu Blatt- und Sproßdornen werden.

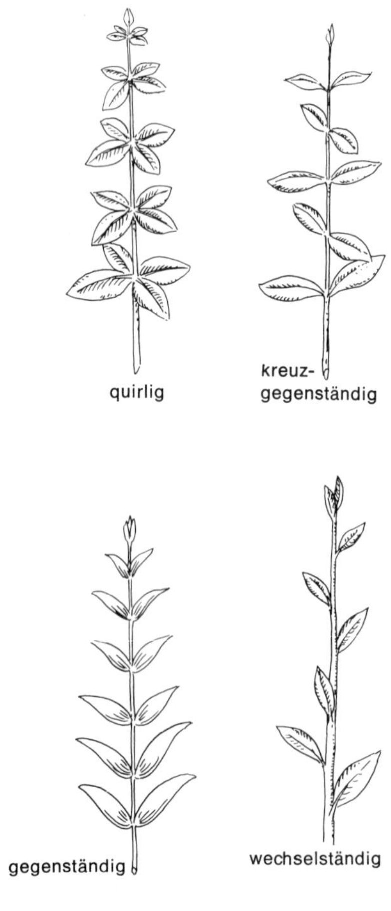

Verschiedene Formen der Blattanordnung.

Blätter sind flächig entwickelt, sie stehen seitlich am Sproß und bilden gelegentlich am Boden eine Rosette aus. In ihren Achseln können Seitensprosse entspringen, die ihrerseits auch Blätter tragen. In den Blattachseln entspringen auch Blüten – gestielt oder ungestielt.

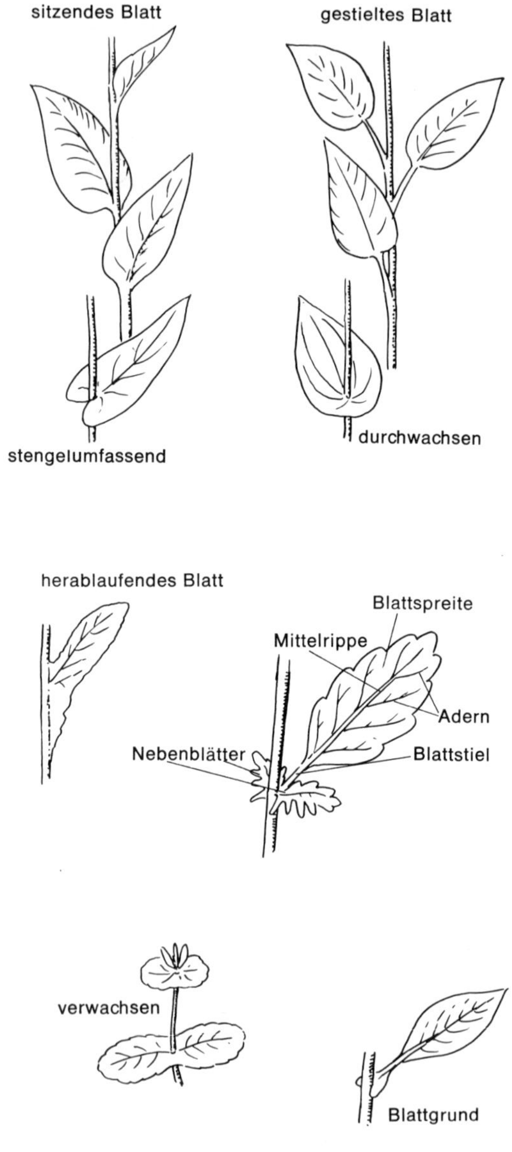

Blattstellungen am Stengel.

Für die Bestimmung der Pflanzen sind *Blattform* und *Blattstellung* am Stiel wichtig: quirlig – gegenständig – kreuzgegenständig – wechselständig angeordnete Blätter. Blattquirle bestehen aus vier, sehr häufig aber auch aus weit mehr Blättern.

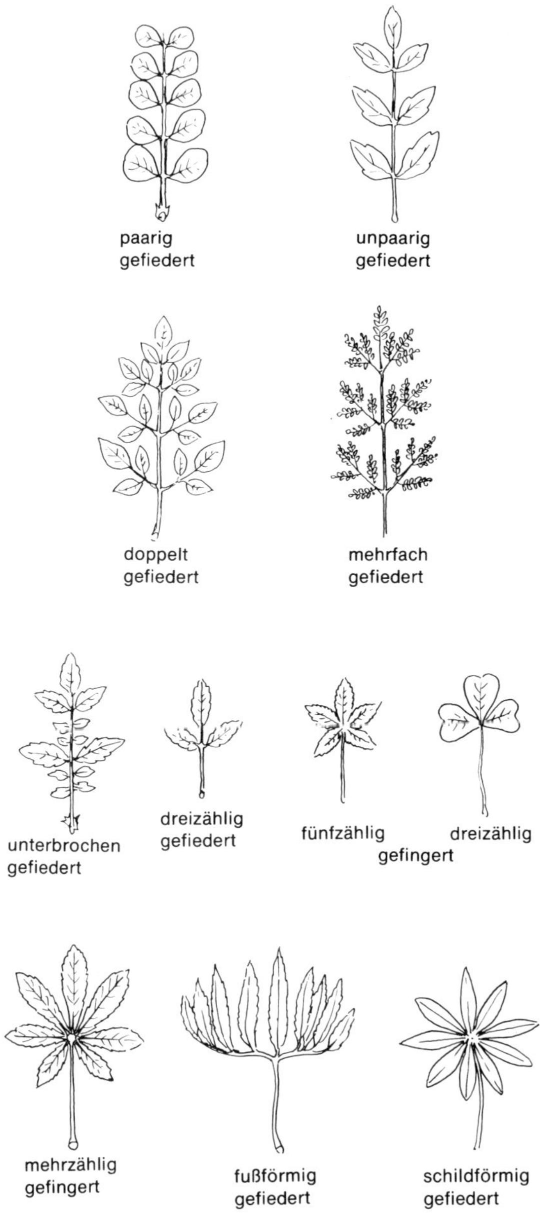

Formen zusammengesetzter Blätter.

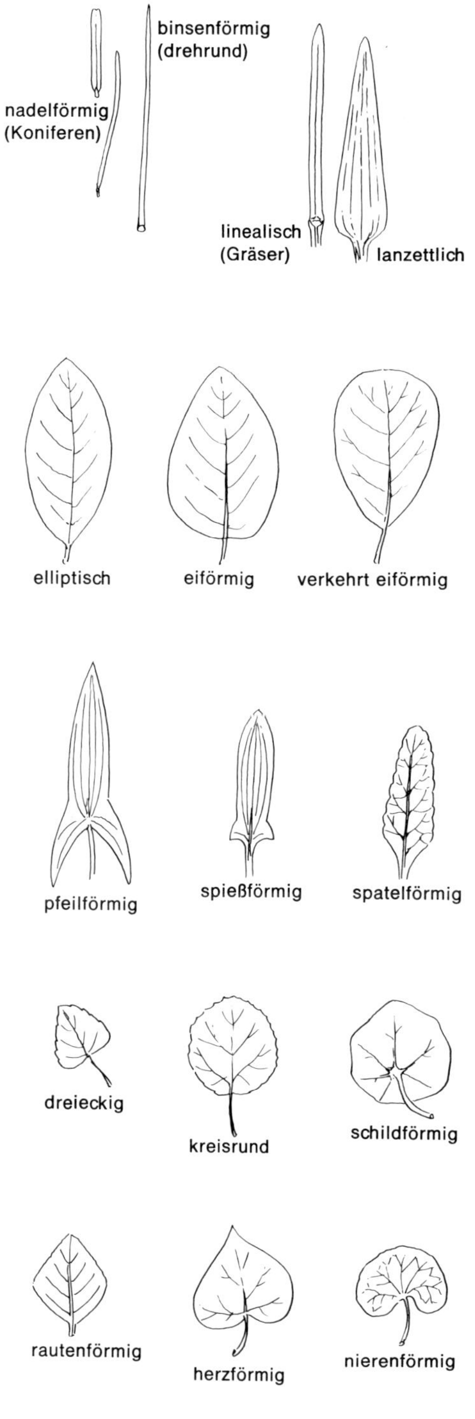

Formen des einfachen Blattes.

Der Blattstiel kann kurz oder lang sein; er kann aber auch fehlen. Ist das der Fall, nennt man die Blätter »sitzend«. Häufig sind auch an der Blattansatzstelle kleinere Blättchen vorhanden, die *Nebenblätter*. Die sogenannten *Blattscheiden*, die man bei manchen Pflanzen an der Ansatzstelle des Blattstiels findet (beispielsweise bei Doldengewächsen), sind häutig oder blattartig ausgebildet.

Die Blattspreiten – also die eigentlichen Blätter – weisen sehr unterschiedliche Formen auf. Blattrand und Blattaufteilung sind für die Bestimmung ebenso wichtig wie die Blattform.

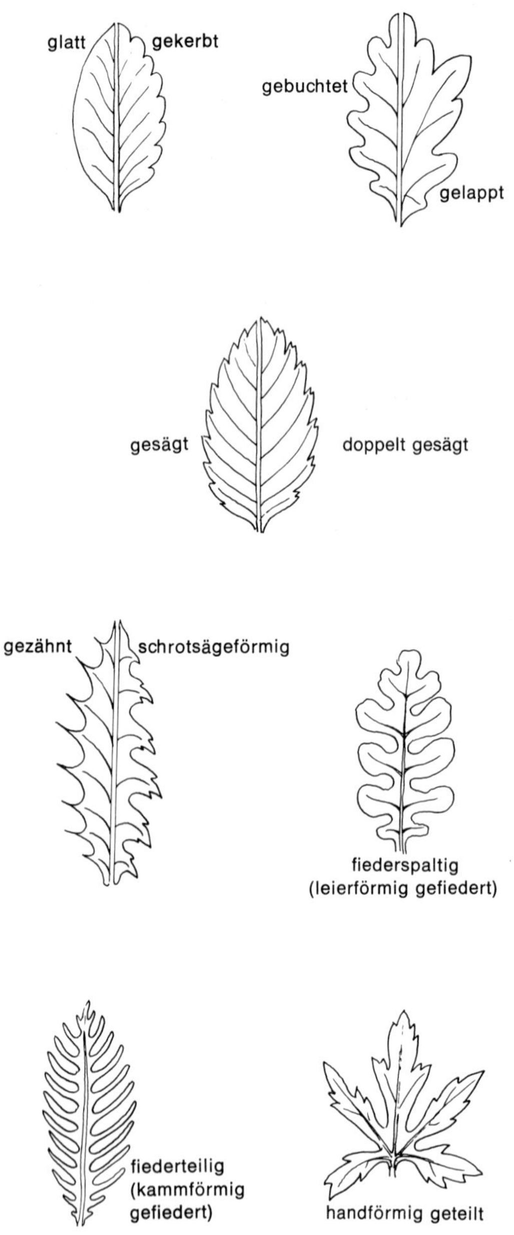

Die wichtigsten Ausbildungsformen von Blatträndern.

Auch die *Nervatur der Blätter* ist von Bedeutung. Bei Pflanzen, die mit nur einem Blatt keimen, den Einkeimblättlern oder Monocotyledonen, verlaufen die Blattnerven parallel, während bei den Zweikeimblättlern, den Dicotyledonen, Parallel- oder Bogennervatur (wie beispielsweise beim Wegerich) eine Seltenheit ist.

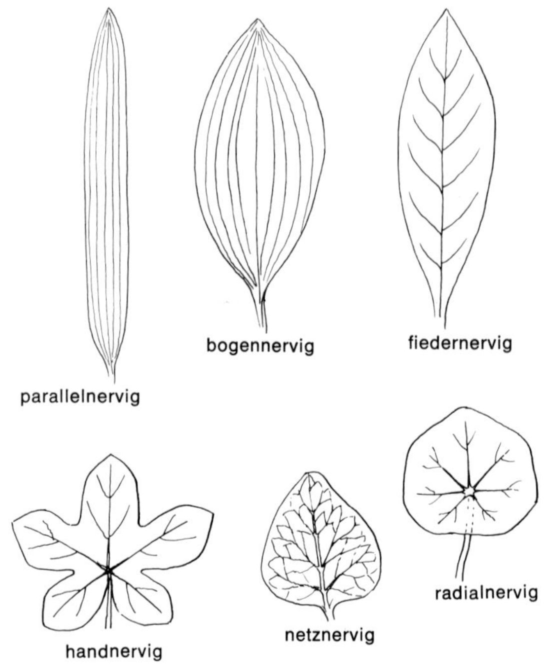

Blattspreite und Blattadern (-nerven).

Die Blüten

Die Blüten sind botanisch Sprosse; da Sprosse Blätter ausbilden, spricht man von *Blüten-, Kelch-, Staub-*.und *Fruchtblättern.* Sie sitzen spiralig an der gestauchten Blütenachse, die man auch Blütenboden nennt. Der botanisch Unerfahrene wird bei der Bestimmung einer Pflanze vor allem die Blüte beachten; Pflanzen, die blühen, sind leichter zu erkennen, jedoch sollte die Blütenfarbe als Erkennungsmerkmal nicht überbewertet werden. Eine Pflanze, die zum Beispiel normalerweise rosarot oder rot blüht, kann auch mal weiß anzutreffen sein, und eine blaue Blütenfarbe als Normalfarbe kann gelegentlich rötlich oder weißlich ausfallen.
Sehr selten schließt ein Sproß sein Längenwachstum mit einer *Einzelblüte* ab, wie es beispielsweise bei der Tulpe der Fall ist. Meistens werden mehrere Blüten ausgebildet, die dann als *Blütenstand* vereinigt sind. Für die Pflanzenbestimmung ist es notwendig, die wichtigsten Blütenstände zu kennen: Traube – Doldentraube – Ähre – Kolben – Köpfchen – Dolde – Doppeldolde – Rispe – Doldenrispe.

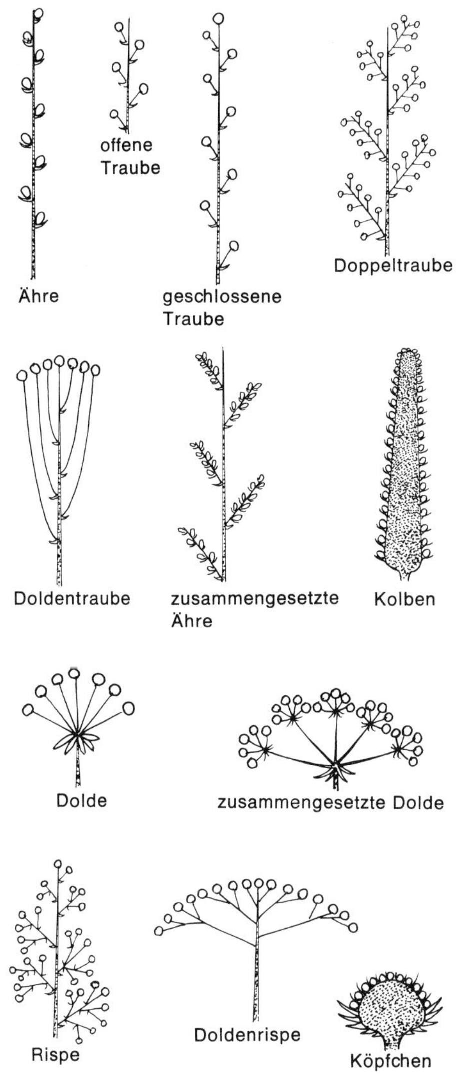

Die wichtigsten Blütenstände unserer heimischen Pflanzen.

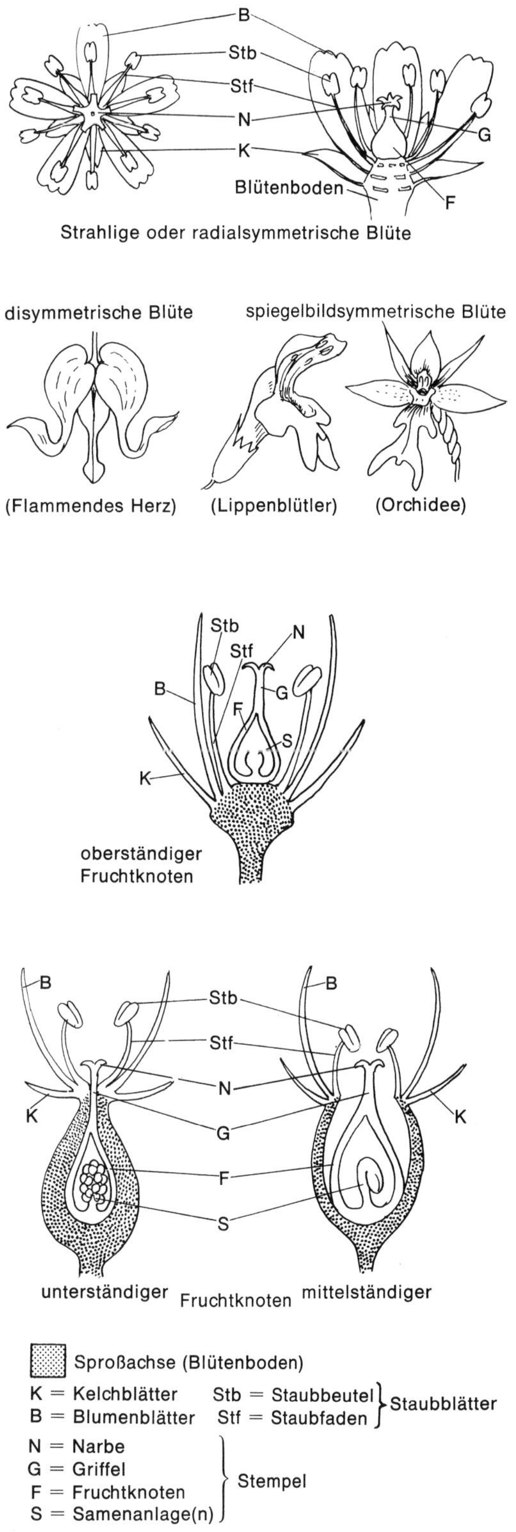

Anatomie und verschiedene Formen von Blüten und Fruchtknoten.

Bei den Blütenständen gibt es viele Zwischenformen, so daß in den Pflanzensteckbriefen nicht in jedem Fall eindeutige Aussagen möglich sind. Sieht der Blütenstand beispielsweise wie eine Dolde aus, ist jedoch botanisch nicht eindeutig wie eine solche angelegt, dann wird auf die Ausdrücke »Trugdolde«, »doldig«, »doldenförmig«, »doldendartig« ausgewichen. Auch »rispenartig«, »traubenartig« oder gar »doldenrispig« sind genaugenommen Verlegenheitslösungen. Wer jedoch die typischen Blütenstände kennt, kann sich auch an diesen Beschreibungen orientieren.

Die Früchte

Aus den befruchteten Blüten entwickeln sich die *Früchte*. Die wichtigsten Fruchtformen:
Der *Balg* ist aus einem Fruchtblatt gebildet und öffnet sich bei der Reife an der Bauchnaht.
Die *Schote* bildet sich aus zwei Fruchtblättern, an einer falschen Scheidewand sitzen die Samen, sie öffnet sich durch Abklappen der Fruchtblätter.

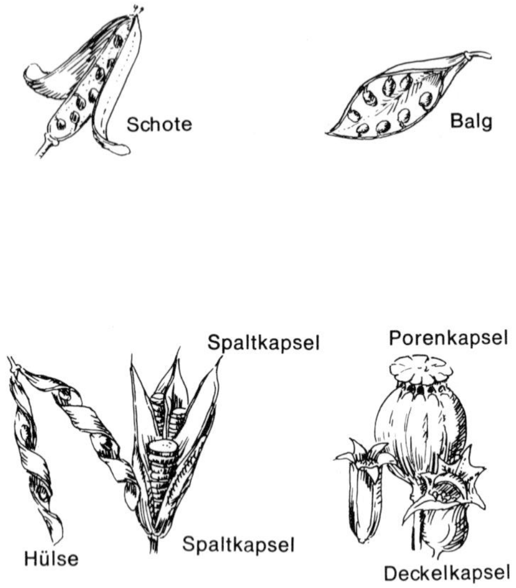

Früchte, die sich bei der Reife in unterschiedlicher Weise öffnen und ihren Samen ausstreuen

Die *Hülse* ist aus einem Fruchtblatt entstanden, sie öffnet sich an Bauch- und Rückennaht.
Die *Kapsel* hat zwei oder mehrere Fruchtblätter; man unterscheidet nach Öffnungsweise:
Spaltkapseln, die Fruchtblätter weichen auseinander,
Deckelkapseln öffnen sich durch einen Deckel,
Porenkapseln öffnen sich durch mehrere Löcher.
Die *(echte) Beere* (Heidelbeere) ist in allen Teilen fleischig; die meist einsamige *Nuß* ist von einem harten Gehäuse umgeben; die *Steinfrucht* ist fleischig, innen mit einem Steinkern ausgestattet, beispielsweise Kirsche, Aprikose, Pflaume.
Eine *Sammelfrucht*, bestehend aus kleinen Nüßchen, die auf einem fleischigen Blütenboden sitzen, ist beispielsweise die Erdbeere; eine *Sammelsteinfrucht* die Brombeere. *Spaltfrüchte* werden solche Früchte genannt, die sich bei der Reife wieder voneinander lösen, sie sind bei Doldengewächsen zu finden, beispielsweise beim Kümmel.

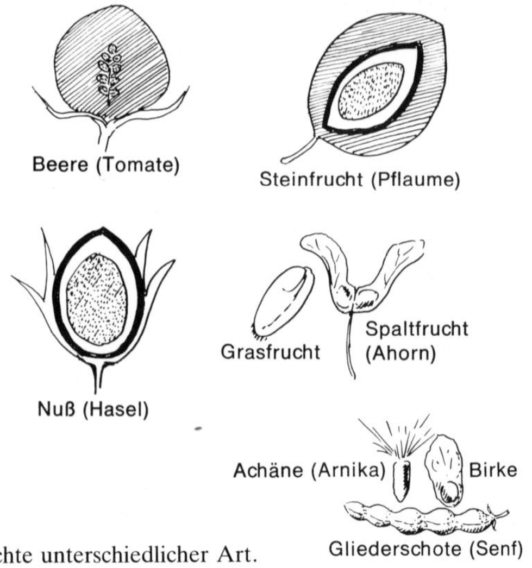

Früchte unterschiedlicher Art.

Die Samen

Die *Samen* sind die Verbreitungsorgane der meisten Pflanzen. Sie haben sich aus der Samenanlage der Blüte entwickelt und bestehen aus der Samenschale, dem Embryo und dem Nährgewebe, das bei der Keimung aufgebraucht wird.

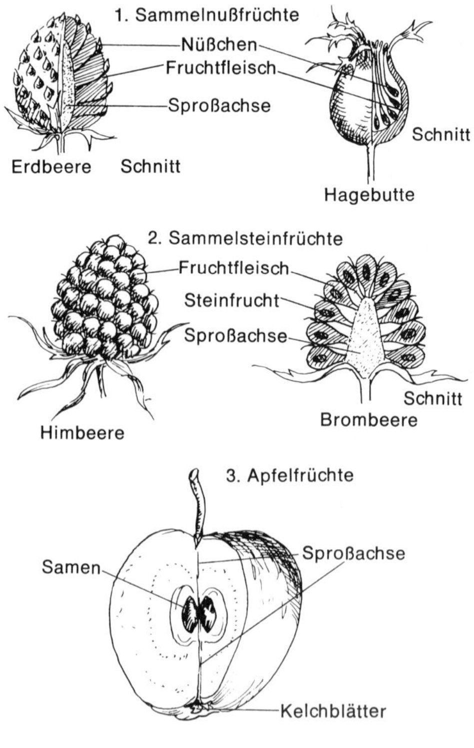

Sammelfrüchte (auch Scheinfrüchte genannt).

Über das Sammeln und Trocknen von Heilpflanzen

Heilpflanzen, die vom Aussterben bedroht sind – im Steckbrief-Kopf als »geschützt« ausgewiesen – dürfen nicht gesammelt werden!
Mit den ebenfalls gekennzeichneten Giftpflanzen ist die Selbstbehandlung verboten!

Das Wichtigste *vor dem Sammeln* der ausgewählten Heilpflanze ist ihre *exakte Bestimmung*; nur so lassen sich Verwechslungen mit giftigen Pflanzen vermeiden! Viele Heilpflanzen beispielsweise gehören zur Familie der Doldengewächse, in der es auch giftige Arten gibt. Deshalb muß sorgfältig bestimmt werden. Hilfen dabei sind die Pflanzenbeschreibung im Steckbrief, die Zeichnung und das Farbfoto.
Gesammelt wird nur der arzneilich verwendete Pflanzenteil (wie im Steckbrief angegeben) – und niemals bei Regen, Nebel oder feuchtem Wetter. Der frühe Vormittag ist die günstigste Sammelzeit, die Pflanzen dürfen aber nicht mehr feucht sein vom Morgentau.
Es sollten nur saubere Pflanzen gesammelt werden. Schmutz und Staub machen sie wertlos. Sie dürfen nicht gewaschen werden (Ausnahme: Wurzeln). Achten Sie darauf, daß der Boden, auf dem die Pflanze wächst, noch nicht »umweltverschmutzt« ist. Heilpflanzen sollte man niemals an vielbefahrenen Straßen und in der Nähe von Autobahnen sammeln. Auch die weitere Umgebung von Feldern und Weiden, die mit Unkrautbekämpfungs- oder Pflanzenschutzmitteln bearbeitet wurden, sollten Sie als Sammelplätze für Ihre Heilpflanzen meiden, weil die Mittel vom Wind weit in die Umgebung getragen werden können.
Die *Blätter* sollten ganz jung, doch voll entfaltet gepflückt werden, die *Blüten*, wenn sie erblüht, aber noch jung und frisch sind.
Ganze Kräuter, also alle oberirdischen Pflanzenteile, sammelt man zu Beginn der Blütezeit.
Früchte werden vollreif geerntet.
Wurzeln werden ausgegraben, wenn sie kräftig und voll entwickelt sind. Das gleiche gilt für *Wurzelstöcke*.
Rinden werden von jungen Zweigen geschält; im Frühling lösen sie sich leicht ab.
Das *Trocknen von Heilpflanzen* verhindert, daß pflanzeneigene Fermente die Wirkstoffe umwandeln oder abbauen. Außerdem wird Pilzen und Bakterien durch die Trocknung der Nährboden entzogen. Das Trocknen von Heilpflanzen ist als Konservierung anzusehen und muß nach der Ernte schnell und schonend geschehen. Richtig ist dafür ein luftiger, schattiger Platz; in der prallen Sonne verlieren die Heilpflanzen leicht die in Blüten, Blättern und Früchten enthaltenen ätherischen Öle. Am besten breitet man das Sammelgut auf einem Sieb oder einer Darre (spezielle Trockenvorrichtung) in dünner Schicht aus und trocknet es an einem luftigen Ort. Ganze Pflanzen (Kräuter) kann man auch gebündelt luftig aufhängen.
Bei künstlicher Wärme können Heilpflanzen ebenfalls getrocknet werden, wenn man auf die richtige Temperatur achtet.
Alle Pflanzen und Pflanzenteile, die aromatisch riechen – sie enthalten ätherisches Öl –, dürfen nur bei einer Temperatur bis zu 35 °C getrocknet werden. Die anderen Pflanzen oder Pflanzenteile vertragen eine Trockentemperatur bis zu 60 °C. Wichtig ist die Luftzirkulation, damit eine Gärung oder Fermentierung vermieden wird.
Bei den Heilpflanzen, die nicht nach diesen Regeln getrocknet werden dürfen, sind in den Steckbriefen andere Verfahren beschrieben.
Wurzeln und Wurzelstöcke sollten, sofern es sich nicht um sehr feine Wurzeln handelt, halbiert werden, Knollen sind in Scheiben zu zerschneiden.
Ist das Sammelgut trocken, muß die Droge in luftdicht schließenden, mit entsprechend beschrifteten Aufklebern versehenen Gefäßen, vor Licht und Feuchtigkeit geschützt, aufbewahrt werden. Weißblech, Holz oder getöntes Glas sind die geeigneten Materialien. Plastik (PVC) wird durch die Einwirkung ätherischer Öle weich.

Heilpflanzen-Sammelkalender

Sollten Sie einige Heilkräuter selbst sammeln wollen, dann müssen Sie unbedingt umfassende botanische Kenntnisse besitzen.
Ob Ihre Kenntnisse ausreichend sind, können Sie relativ leicht selbst überprüfen. Stellen Sie sich doch einmal folgende Fragen:

- Kann ich die von mir gesuchte Heilpflanze in der Natur zweifelsfrei erkennen?
- Weiß ich, daß einige Heilpflanzen giftige »Doppelgänger« haben?
- Weiß ich, welche Heilpflanzen giftig sind, deshalb zur Selbstmedikation ungeeignet, weil lebensgefährlich?
- Weiß ich, welche Heilpflanzen geschützt sind und auf keinen Fall gesammelt werden dürfen?
- Weiß ich, in welcher Umgebung ich Heilpflanzen sammeln kann – erkenne ich, ob eine Wiese, ein Feld, ein Waldrand frei ist von Umweltverschmutzung?
- Weiß ich, zu welcher Tages- und Jahreszeit ich die Heilpflanze meiner Wahl sammeln soll, damit sie ihre optimale Wirkung entfalten kann?
- Weiß ich, welcher Pflanzenteil als »Droge« für den Tee genutzt wird – Blüten, Früchte, Samen, Wurzeln, Rinde oder das ganze Kraut?
- Weiß ich, wie die Sammelausbeute sachgerecht aufbereitet wird? Wenn ja, habe ich die Möglichkeit dazu?

Heilpflanze	*Vorkommen*	*Pflanzenteil*	*Sammelzeit*
Augentrost	Wiesen, Berghänge, Wälder	blühendes Kraut	Juni –Oktober
Beifuß	Wegränder, Gebüsch	blühendes Kraut	Juli–August
Berufkraut	Brachland, Böschungen, Schuttplätze, Holzschläge	blühendes Kraut	Juli–August
Betonie	trockene Wiesen, Triften, sonnige Abhänge	blühendes Kraut	Juli–August
Birke	Waldränder, Moore, Wegränder	Blätter	Mai–Juni
Brennessel	Gärten, Schuttplätze, Ödland	Kraut	Mai–Juni
Brombeere	sonnige Abhänge, Waldränder	Blätter, Früchte	Mai–Juni August–Oktober
Brunnenkresse	langsam fließendes Wasser, Quellen, Bäche	frisches Kraut	Frühjahr
Dost	Südhänge, Böschungen, Waldränder, magere Wiesen	blühendes Kraut	Juni–August
Eiche	Wälder	geschälte Rinde	März–April
Eisenkraut	Hecken, Wegränder, Schuttplätze	blühendes Kraut	Juni–September
Ehrenpreis	Heideland, Waldränder, lichte Wälder	blühendes Kraut	Mai–Juni

Aus der Fülle der in diesem Buch beschriebenen Heilpflanzen wurden für den Sammelkalender jene ausgewählt, die leicht überall zu finden sind. *Das sollten Sie beim Heilpflanzen-Sammeln berücksichtigen* – zum Schutz der Natur: Sammeln Sie mit Überlegung; ernten Sie niemals einen Bestand vollständig ab. Behandeln Sie Bäume wie die Birke oder die Linde, Sträucher wie Weißdorn oder Holunder, deren Blätter oder Blüten Sie sammeln, schonend; brechen Sie keine Zweige oder gar Äste ab. Wiesen sollten Sie nicht zertrampeln, sondern vorsichtig betreten.

Nehmen Sie niemals mehr Sammelgut mit, als Sie benötigen!
Bei Heilpflanzen, deren Wurzeln zur Drogengewinnung verwendet werden, verbietet sich das Sammeln, um den Wildbestand der Pflanzen nicht zu gefährden!
Wer Heilpflanzen selbst sammelt, übernimmt damit eine große Verantwortung, da es durch Unkenntnis zu Verwechslungen, auch mit giftigen Pflanzen, kommen kann. Kinder, die beim Sammeln mithelfen, müssen sorgfältig kontrolliert werden. Im Zweifelsfall ist ein Verzicht anzuraten, denn in der Apotheke bekommt man alle Heil-, Gewürz- und Teekräuter in bester Qualität.

Heilpflanze	*Vorkommen*	*Pflanzenteil*	*Sammelzeit*
Erdbeere	Waldlichtungen, Waldwege, Wegböschungen	Blätter Früchte	Mai–Juni Juni–Juli
Erdrauch	Äcker, Wegränder	blühendes Kraut	Juni–Juli
Faulbaum	Auwälder, Erlenbrüche	Rinde	Frühjahr
Frauenmantel	Gebüsche, Wiesen, lichte Wälder	Kraut	März–Juli
Gänseblümchen	Grasflächen, Wegränder, Gärten	Blüten und Blätter	März–Oktober
Gänsefingerkraut	Wegränder, Äcker	Kraut	Mai–September
Goldrute	lichte Wälder, Waldränder	blühendes Kraut	August–Oktober
Hagebutte (Heckenrose)	Wegränder, Abhänge, Hecken	Früchte	September–November
Heidelbeere	lichte Wälder	Früchte	Sommer/Herbst
Himbeere	Waldlichtungen, Böschungen, Kahlschläge	Blätter Früchte	Mai–Juni Juni–Juli
Hirtentäschel	Äcker, Gärten, Schuttplätze	Kraut	das ganze Jahr
Hohlzahn	Kieshalden, Steinbrüche, kalkhaltige Äcker	Kraut	Juli–August
Holunder	Laub- und Auwälder	Blüten	Juni–Juli
Hopfen	Gebüsche, Waldränder	Fruchtstände	September–Oktober

Heilpflanze	*Vorkommen*	*Pflanzenteil*	*Sammelzeit*
Huflattich	Böschungen, Äcker, Brachland mit sandig-lehmigen Böden	Blüten Blätter	März Mai
Johannisbeere, Schwarze	feuchte Wälder, Erlenbrüche	Früchte	Juli–August
Johanniskraut	Weg- und Waldränder, Wiesen	blühendes Kraut	Juni–Juli
Kamille	Wege, Äcker, Brachland	Blüten	Mai–Juni
Linde	Parkanlagen, Waldränder	Blüten	Juni
Löwenzahn	Wiesen, Felder, Gärten, Ödland	Wurzel und Kraut	März–Mai
Malve	Waldränder, Ödland, Äcker	Blüten	Juli–August
Mäuseklee	sonnige Hügel, trockene Wiesen, Waldränder	blühendes Kraut	Juni–September
Mistel	als Schmarotzer auf Bäumen	Kraut	März–April
Quendel	Abhänge, Wegränder	blühendes Kraut	Mai–August
Schachtelhalm	Äcker, Ödland Böschungen	Kraut	Juni–Juli
Schafgarbe	trockene Wiesen, Wegränder	Kraut	Juni–September
Schöllkraut	Wegränder, Hecken, Mauern	Kraut/Wurzel	Mai–Juli
Spitzwegerich	Wegränder, Brachland, Wiesen	Kraut	Mai–Juni
Steinklee	Schutthalden	blühendes Kraut	Juni–August
Stiefmütterchen	Äcker, Wiesen, Gärten	blühendes Kraut	Mai–August
Taubnessel, Weiße	Hecken, Ödland	Blüten	Mai–August
Thymian	in Gärten, kultiviert	Kraut	Juli–August
Veilchen	Hecken, Waldränder	blühendes Kraut	März–April
Wacholder	Heide- und Moorboden, Steppen	Früchte	Oktober–November
Weißdorn	Hänge, Hecken, Wälder	Blüten, Blätter Früchte	Mai–Juni September–Oktober
Wollblume	steinige, sonnige Hügel, Ödland	Blüten	Juli–August

Pflanzliche Wirkstoffgruppen

Bei den Inhaltsstoffen der Heilpflanzen handelt es sich um Stoffe, die eine Pflanze während ihres Wachstums mit Hilfe ihres Stoffwechsels in sich gebildet und gespeichert hat. Doch nicht alle diese Stoffwechselprodukte sind von direktem arzneilichem Wert. In jeder Heilpflanze sind Wirkstoffe und indifferente Stoffe nebeneinander vorhanden. Letztere, auch Ballast- oder Begleitstoffe genannt, steuern oftmals die Wirksamkeit des pflanzlichen Heilmittels, indem sie die Aufnahme der Wirkstoffe in den Organismus beschleunigen oder auch verlangsamen. Das ist eine Besonderheit pflanzlicher Arzneimittel.

Fast immer sind in einer Heilpflanze mehrere arzneilich wirksame Inhaltsstoffe vorhanden, von denen zumeist einer – der Hauptwirkstoff – den arzneilichen Einsatz der Heilpflanze bestimmt.
Wie stark jedoch die Nebenwirkstoffe die Wirkung einer Heilpflanze beeinflussen, wird deutlich, wenn man den Hauptwirkstoff isoliert. Er wirkt dann oft ganz anders. Erst das Zusammenspiel aller Inhaltsstoffe einschließlich der Ballaststoffe verleiht der Heilpflanze ihre spezifische Wirkung – und das ist eine weitere Besonderheit pflanzlicher Arzneimittel.
Die Wirkstoffe einer Heilpflanze sind nicht gleichmäßig über die ganze Pflanze verteilt. Mal werden sie bevorzugt in Blüten, Blättern oder Wurzeln gespeichert, mal in Samen, Früchten oder der Rinde.
Der Wirkstoffgehalt einer Heilpflanze schwankt – bedingt durch ihren Standort, durch die Ernte und die Einbringung. Das ist ein Nachteil, dem man aber weitgehend dadurch vorbeugen kann, daß man zur richtigen Zeit erntet und bei der Aufbereitung größte Sorgfalt walten läßt. Gut vorbereitete Arzneipflanzen, richtig gelagert, verlieren auch durch das Trocknen nur wenig an Wirksamkeit.

Das Wort »Droge«, wo immer es in diesem Buch auch gebraucht wird, bedeutet nicht, daß es sich um Rausch- oder Suchtmittel handelt, sondern um getrocknete, sachkundig aufbereitete Heilpflanzen oder Teile davon. Schon immer verwendeten die Apotheker das Wort »Droge« als Bezeichnung für getrocknete Heilpflanzen, und aus diesem Wort leitet sich auch die für Apotheker in einigen Ländern gebräuchliche Berufsbezeichnung »Drogist« ab. Erst in jüngster Zeit hat sich das Wort »Droge« auch als Begriff für Suchtmittel verschiedenster Art durchgesetzt.
Zum besseren Verständnis der Inhaltsstoffe und ihrer Wirkung ist es von Vorteil, die wichtigsten Wirkstoffe oder Wirkstoffgruppen unserer Heilpflanzen kennenzulernen. Dabei kommt es weniger auf die chemische Zusammensetzung als auf die Wirksamkeit bei bestimmten Erkrankungen an.
Außer den nachfolgend aufgeführten Wirkstoffgruppen finden sich im Abschnitt »Inhaltsstoffe« der Heilpflanzen-Steckbriefe oftmals Namen, unter denen sich der Laie nichts vorstellen kann, die aber dem Fachmann wichtige Hinweise geben können. Eine allgemeine Erklärung wurde wegen der komplizierten Zusammensetzung (chemischer Aufbau) und des ebenso komplizierten Wirkungsmechanismus gar nicht erst versucht, weil ein solcher Versuch Stückwerk bleiben müßte. Die Erklärung wichtiger Wirkstoffgruppen aber ebenfalls wegzulassen, erschien mir auch nicht ratsam.

Alkaloide

Hier handelt es sich zumeist um sehr stark wirkende Stoffe, gewissermaßen um »Heilgifte«. Alle Heilpflanzen, die Alkaloide als Hauptwirkstoff enthalten, eignen sich deshalb im allgemeinen nicht für die Tee-Therapie. Doch werden sie in großer Menge von der pharmazeutischen Industrie verarbeitet. Alkaloide sind beispielsweise das Atropin, das Gift der Tollkirsche, das Morphin, das Gift des Schlafmohns, oder das Colchizin, das Gift der Herbstzeitlose. In geringer Menge gibt es Alkaloide auch in »ungiftigen« Heilpflanzen. Dort unterstützen sie als Nebenwirkstoffe die Heilwirkungen der Pflanze, ohne selbst besonders hervorzutreten.

Bitterstoffe

Es gibt eine große Zahl von Pflanzen, deren Inhaltsstoffe bitter schmecken. Doch wenn in diesem Buch von Bitterstoffdrogen die Rede ist, so sind nur jene Heilpflanzen gemeint, deren Wirkprinzip allein auf das Vorhandensein sogenannter Bittermittel zurückgeführt werden kann. Bitterstoffdrogen werden in der Phytotherapie Amara genannt, und je nach Zusammensetzung ihrer Inhaltsstoffe unterteilt man sie wie folgt in drei Gruppen:

1. Reine Bittermittel, die *Amara tonica*;
Es gibt viele Heilpflanzen, die zu den Amara gezählt werden, doch haben sich in überschaubarer Anzahl jene herauskristallisiert, die als besonders wirksam empfohlen werden können.
Bitterstoffe regen die Magensaftsekretion intensiv an und entfalten darüber hinaus eine tonisierende (kräftigende) Allgemeinwirkung. Deshalb werden Bitterstoffdrogen bei fehlendem Appetit und zur Verbesserung der Verdauung erfolgreich angewendet. Ebenso wirksam sind sie bei der Behebung verschiedenster Schwächezustände: Rekonvaleszenten, blutarme und nervös erschöpfte Menschen finden bei kurmäßiger Anwendung der Bitterstoffdrogen Hilfe. Typische Bitterstoffdrogen sind Tausendgüldenkraut und Enzian.

2. Bittermittel, die neben den Bitterstoffen ätherisches Öl in nennenswerter Menge enthalten und deshalb bitter-aromatisch schmecken, die *Amara aromatica.*
Bitterstoffdrogen, die gleichzeitig ätherisches Öl enthalten, also Amara aromatica sind, unterscheiden sich in ihrer Wirkung zwar nicht wesentlich von den reinen Bittermitteln, den Amara tonica, sie bringen jedoch zur verdauungsanregenden und tonisierenden Wirkung auch die Wirkung der ätherischen Öle (→ rechte Spalte) mit, wodurch sich ihr Anwendungsgebiet erweitert. Beifuß, Wermut, Engelwurz, Benediktenkraut und Schafgarbe sind wichtige Vertreter dieser Gruppe. Allgemein kann man über die Wirkung der Amara aromatica sagen, daß sie auf den Magen wie die Bitterstoffdrogen wirken. Ihre Wirkung erstreckt sich aber auch auf den Darm und beeinflußt die Galle- und Leberfunktion. Da ätherische Öle antiseptisch (bakterienfeindlich) wirken, kommt den Amara aromatica auch eine gewisse antibakterielle und antiparasitäre Wirkung (Wirkung gegen Bakterien und Parasiten) zu. Besonders bei Gärungserscheinungen im Darm ist die erweiterte Wirkung dieser Drogen sehr geschätzt. Außerdem wirken einige ein wenig harntreibend; eine Nebenwirkung, die meist recht willkommen ist.

3. Bittermittel, die Scharfstoffe enthalten und deshalb bitter und scharf schmecken, die *Amara acria.*
Bittermittel, die Scharfstoffe enthalten, findet man unter den einheimischen Heilpflanzen kaum. Als Amara acria verwendet man die ausländischen Heilpflanzen Ingwer, Galgant, Pfeffer und andere. Diese Drogen verbessern auch die Kreislauffunktion. Die Wirkung der Bitterstoffe wird hier unterstützt durch die Scharfstoffe. Das hat Professor Dr. Hans Glatzel, Internist und Ernährungsphysiologe, eindrucksvoll nachgewiesen. Er stellte fest, daß die Verdauung den Kreislauf wesentlich stärker belastet, als man bisher allgemein angenommen hat. Die Bitterstoffdrogen Amara, Amara aromatica und ganz besonders die Amara acria können dieser Belastung entgegenwirken.

Ätherische Öle

Wenn in dem Begriff »ätherische Öle« auch das Wort »Äther« enthalten ist, so haben sie doch nichts mit dem Äther zu tun, den man früher bei Narkosen verwendet hat. Ätherische Öle sind pflanzliche Inhaltsstoffe, die aufgrund ihrer Beschaffenheit leicht flüchtig, in Wasser jedoch nur wenig oder überhaupt nicht löslich sind. Sie riechen stark, und zwar bis auf wenige Ausnahmen angenehm. Ätherische Öle kommen im Pflanzenreich häufig vor; es gibt kaum Pflanzen, die völlig frei von ätherischen Ölen sind. In der Pflanzenheilkunde werden aber nur die Heilpflanzen als ätherische Öldrogen zusammengefaßt, die einen besonders hohen Gehalt dieser »Duftöle« – nämlich 0,1 bis 10 % – aufweisen. Dazu gehören speziell die Vertreter der botanischen Familien Lippenblütengewächse, Korbblütler und Doldengewächse.
Die ätherischen Öle sind in der Pflanze in besonderen »Ölbehältern«, den Ölzellen, Ölgängen oder Öldrüsenhaaren, abgelagert. Ätherische Öle setzen sich aus sehr vielen verschiedenen Substanzen zusammen; so konnten in einem ätherischen Öl weit über 100 Einzelstoffe identifiziert werden. Allen Heilpflanzen, die ätherische Öle enthalten, sind folgende Heilwirkungen gemeinsam: Sie wirken entzündungswidrig bei mehr oder weniger stark ausgeprägter Hautreizung, expektorierend (das Abhusten erleichternd), harntreibend, krampflösend sowie tonisierend (stärkend) auf Magen, Darm, Galle und Leber. Drogen mit ätherischem Öl bekämpfen Gärungserreger, Bakterien und möglicherweise sogar Viren. Hier muß man sich allerdings darüber im klaren sein, daß »bekämpfen« nicht gleichbedeutend ist mit »abtöten«.

Flavonoide

Unter dem Stichwort »Inhaltsstoffe (Wirkstoffe)« findet sich oft die Bezeichnung Flavonoide (Flavone). Das ist ein Sammelbegriff für verschiedene Stoffe gleicher chemischer Grundstruktur, die im Pflanzenreich sehr weit verbreitet sind. Es ist schwierig, die Wirkung der flavonoidhaltigen Drogen zu charakterisieren, denn ausschlaggebend sind die Art und die Menge der in ihnen enthaltenen Flavonoide.
Flavonoide haben sehr unterschiedliche chemische und physikalische Eigenschaften, deshalb kann man keine einheitliche Wirkung annehmen. Dennoch sind manche Wirkungen für Flavonoide bezeichnend: Sie helfen bei abnormer Kapillarbrüchigkeit (Brüchigkeit feiner und feinster Blutgefäße), bei bestimmten Herz- und Kreislaufstörungen und bei Krämpfen im Verdauungstrakt. An der Gesamtwirkung einer Heilpflanze sind Flavonoide zweifellos immer aktiv beteiligt.

Gerbstoffe

Als Gerbstoffe im pharmazeutischen Sinne gelten Pflanzeninhaltsstoffe, die in der Lage sind, Eiweißstoffe der Haut und Schleimhaut zu binden und in widerstandsfähige, unlösliche Stoffe zu überführen. Darauf beruht auch ihre Heilwirkung: Sie entziehen den auf verletzter Haut und Schleimhaut angesiedelten Bakterien den Nährboden.
Wir kennen und verwenden Heilpflanzen, die Gerbstoffe als Hauptwirkstoff enthalten (beispielsweise Blutwurz, Eichenrinde, Heidelbeere), andere, bei denen Gerbstoff als erwünschter Nebenwirkstoff vorhanden ist, und Heilpflanzen, bei denen der Gerbstoff störend wirkt, da er den Magen reizen kann (zum Beispiel Bärentraubenblätter). Will man in solchen Fällen dennoch nicht auf die Heilpflanze verzichten, so bereitet man die Tees auf kaltem Wege. Auf diese Weise gelangt nur ein Bruchteil der Gerbstoffmenge in den Tee, das heißt, es wird nur ein Teil »ausgezogen«.
Als Gurgelmittel bei Angina, als Mundspülmittel bei entzündetem Zahnfleisch, als Umschlag zur Wundbehandlung, vor allen Dingen aber als Mittel gegen Durchfall leisten Gerbstoffdrogen gute Dienste. Teilbäder mit Gerbstoffdrogen bei Hämorrhoiden, Frostbeulen und Entzündungen sind gleichfalls empfehlenswerte Heilmaßnahmen.

Glykoside

Glykoside sind im Pflanzenreich verbreitet vorkommende Stoffe. Ihre Wirkungsvielfalt und Wirkungsverschiedenheit ist so groß, daß eine Zusammenfassung unter einem Begriff, nämlich dem der Glykoside, nicht viel aussagt. Auf die Wirkungen kommt es an. Die Bezeichnung »Glykosiddrogen« ist aber zu einem festen Bestandteil der Heilpflanzen-Literatur geworden und deshalb hier erwähnt. Allen Glykosiden ist gemeinsam, daß sie durch Hydrolyse (Aufspaltung unter Wasseraufnahme) in einen Zucker und einen Nicht-Zucker, das sogenannte Aglykon, gespalten werden können. Das Aglykon bestimmt weitgehend die Wirkung.
Einige Beispiele: Die herzwirksamen Stoffe des Fingerhuts (Digitalis), die schleimlösenden Wirkstoffe der Primelwurzel, die abführenden Stoffe der Faulbaumrinde und die Wirkstoffe der Bärentraubenblätter sind allesamt Aglykone von Glykosiden. Auch die schweißtreibende Wirkung der Lindenblüten ist auf Glykoside zurückzuführen, und Flavonoide oder Bitterstoffe sind oftmals auch Glykoside.

Kieselsäure

Pflanzen aus der Familie der Schachtelhalme, der Rauhblattgewächse und der Gräser nehmen viel Kieselsäure aus dem Boden auf und lagern sie in ihren Zellmembranen oder ihrer Zellsubstanz (Protoplasma) ab. In manchen Fällen sind die Salze der Kieselsäure (man nennt sie Silikate) wasserlöslich. Da nun die Kieselsäure auch ein unentbehrlicher Bestandteil des menschlichen Organismus ist (besonders des Bindegewebes, der Haut, der Haare und Nägel), kann man mit Kieselsäuredrogen dort Besserung erzielen, wo durch Verminderung des Kieselsäureangebots in der Nahrung vor allem Bindegewebe, Haut, Haare oder Nägel geschädigt sind.
Eine pharmazeutisch viel genutzte Droge ist der Ackerschachtelhalm, der innerlich als Tee, äußerlich zum Gurgeln, Mundspülen und als Badezusatz Verwendung findet.

Saponine

Saponine sind pflanzliche Glykoside, die zusammen mit Wasser einen haltbaren Schaum ergeben, Öl in Wasser emulgieren und eine hämolytische Wirkung besitzen, das heißt den Blutfarbstoff aus den roten Blutkörperchen austreten lassen.
Saponindrogen können als schleimlösende Mittel bei festsitzendem Husten gebraucht werden. Es kommt wegen der Oberflächenaktivität der Saponine zur Verflüssigung des zähen Schleims, der sich dann abhusten läßt. Der vom Körper neu gebildete Schleim kann ungehindert abfließen.
Durch leichte Reizwirkung auf die Magenschleimhaut wird reflektorisch eine Vermehrung der Sekretion (Absonderung) aller Drüsen verursacht, was sich in den Bronchien günstig bemerkbar macht.
Einige Saponindrogen besitzen auch eine wassertreibende Wirkung und werden häufig für die sogenannten Blutreinigungskuren (Frühjahrs- und Herbstkur) herangezogen. Sie wirken auch gegen Hautunreinheiten und gegen rheumatische Beschwerden. Schließlich können manche Saponindrogen Ödeme ausschwemmen und entzündungswidrig wirksam sein. Und nicht zuletzt beeinflussen Saponine in Heilpflanzen die Resorption (Aufnahme) anderer pflanzlicher Wirkstoffe entscheidend, wodurch oftmals geringe Wirkstoffmengen »große« Wirkung zeigen. Saponine sind aber nicht ganz ungefährlich. Ein Zuviel reizt die Magen- und Darmschleimhaut.

Schleim

Unter Schleim im botanisch-pharmakologischen Sinne versteht man kohlenhydrathaltige Stoffe, die im Wasser stark aufquellen und eine visköse (fadenziehende) Flüssigkeit liefern. Schleimdrogen sind im Pflanzenreich weit verbreitet, doch in nur wenigen Pflanzen – beispielsweise Eibisch, Malve, Lein, Isländisch Moos – derart ausreichend enthalten, daß man sie therapeutisch nutzen kann. In den vielen anderen Fällen beeinflussen sie jedoch die Wirkungsintensität anderer pflanzlicher Wirkstoffe entscheidend. Die pharmakologische Wirkung der Pflanzenschleime läßt sich mit dem Wort Reizmilderung am besten umschreiben.
Der Schleim legt sich als feine Schicht um die Schleimhäute und schützt sie so vor örtlich reizenden Stoffen oder wirkt reizmildernd.
Entzündungen, besonders solche der Schleimhäute, klingen unter dem Schutz der Schleimdrogen schnell ab. Schleim wird nicht unzersetzt resorbiert. Die Wirkung ist also rein lokal.
Eine hustenstillende Wirkung besitzen Schleimdrogen dann, wenn der Husten durch Reizzustände im Rachen und am Kehldeckel ausgelöst wird.
Schleimdrogen wirken leicht abführend, weil sie die Darmfüllung auflockern, Wasser zurückhalten und quellen (Leinsamen).
Eine besondere Eigenschaft der Schleime ist die Abschwächung der Geschmacksempfindung allgemein, besonders aber für sauer. Ein eindrucksvolles Beispiel dafür: Himbeeren enthalten weniger Zucker und mehr Säuren als Johannisbeeren, sind aber reicher an Schleimstoffen. Sie schmecken deshalb süßer als Johannisbeeren.

Vitamine, Mineralien und Spurenelemente

Bei einer Vorstellung der wichtigsten Pflanzeninhaltsstoffe dürfen die sogenannten essentiellen Nährstoffe nicht fehlen. Sie sind im Organismus nötig, um Gerüstsubstanzen (Bindegewebe, Knochen, Zähne) und Zellstrukturen aufzubauen, Bausteine für körpereigene Enzyme (Fermente) und Hormone zu liefern, Stoffwechselprozesse zu aktivieren und Organfunktionen und den Wasserhaushalt zu beeinflussen. Ohne diese Stoffe ist Leben schlechterdings nicht möglich. Ihr ausreichendes und ausgewogenes Angebot in der Nahrung ist lebenswichtig.
Das erhellt die Bedeutung der Aufnahme pflanzlicher Nahrung (Gemüse, Salat, Obst). Auch bei der Behandlung der Krankheiten, bei denen ein Mangel an Mineralstoffen, Spurenelementen und Vitaminen vorliegt, sind Zubereitungen aus Heilpflanzen mit diesen Inhaltsstoffen besonders wichtig. Mineralstoffe, Spurenelemente und Vitamine gehen teilweise bei der Teebereitung in Lösung und sind dadurch an der Heilwirkung beteiligt. Wird ein bestimmtes Vitamin zum Hauptwirkstoff einer Heilpflanze, dann kann eine solche Droge gezielt als Vitaminlieferant eingesetzt werden. Das ist zum Beispiel bei der Hagebutte und dem Sanddorn der Fall.

Heilpflanzen zubereiten und anwenden

Heilpflanzen sind wirksam, darüber besteht kein Zweifel. Wie wirksam sie aber sind, das hängt weitgehend von der richtigen Anwendung ab. Man muß bestrebt sein, die entsprechenden Stoffe den Blättern, den Früchten und Samen, der Rinde oder den Wurzeln (aus der Droge also) unverändert und möglichst optimal zu entziehen. Das setzt die Verwendung hochwertiger Drogen voraus. Um ganz sicher zu sein, Qualitätsdrogen zu bekommen, kauft man sie am besten in der Apotheke, denn der Apotheker ist Fachmann auf diesem Gebiet. Er ist persönlich dafür verantwortlich, daß die von ihm verkauften Drogen den Anforderungen der gültigen Arzneibücher entsprechen, muß sie auf Identität, Reinheit und Wirkstoffgehalt untersuchen und darf auch die Heilkräuter, die in Arzneibüchern nicht aufgenommen wurden, nur in bester Qualität abgeben. Daß er darauf spezialisiert ist, bedarf keiner Erwähnung, denn solange es Apotheken gibt, solange haben dort die Heilpflanzen immer eine besonders wichtige Rolle gespielt. Natürlich kann jeder seine Kräuter auch selbst sammeln und aufbereiten. Allgemeine Regeln stehen auf Seite 24, 25 und besondere Hinweise in den Abschnitten »Botanik« und »Ernte und Aufbereitung« der einzelnen Heilpflanzen-Steckbriefe.

Anwendung – innerlich und äußerlich

Der Tee ist seit langem schon die am meisten genutzte Arzneiform der Heilpflanzen. Tees kann man aus einer einzelnen Heilpflanze bereiten, man kann aber auch Kräutermischungen verwenden. Ein Tee ist ein wäßriger Auszug, der meist mit heißem Wasser oder aber auch durch einen Kaltansatz bereitet wird. Welche Form den besten Erfolg verspricht, ist nicht allgemeingültig zu beantworten. Deshalb wurde in den Heilpflanzen-Steckbriefen die richtige Art der Teezubereitung beschrieben. Halten Sie sich möglichst genau an die Vorschrift, es hat sich bewährt, was dort vorgeschlagen wird. Es ist nämlich nicht gleichgültig, ob man mit kaltem Wasser übergießt, dann zum Sieden erhitzt und abseiht oder ob mit sprudelnd kochendem Wasser übergossen, schließlich eine Zeitlang ausgezogen und dann erst abgeseiht oder gar mit kaltem Wasser ausgezogen wird. Auch die Zeitangaben für den Auszug sind nicht willkürlich gewählt. Hinweise auf Trinktemperatur, das Süßen oder darauf, daß der Tee langsam und schluckweise, vor oder nach dem Essen getrunken werden muß, sollten beachtet werden. Einen Tee kann man *innerlich* und *äußerlich* anwenden. Man spricht auch von äußerlicher Anwendung, wenn damit gegurgelt wird, wenn Entzündungen in Mund und Rachen damit behandelt oder wenn Spülungen empfohlen werden. In solchen Fällen gebraucht man den Tee lauwarm (etwa 30 bis 35 °Celsius). Sehr häufig ist für die äußerliche Anwendung eine Verdünnung mit der gleichen Menge Kamillentee empfohlen. Diese Empfehlung sollte beachtet werden, denn die Kamille besitzt viele gute Eigenschaften, die so zusätzlich genutzt werden können.

Wundbehandlung mit Tee (Heilpflanzenauszüge) kann auf verschiedene Weise geschehen. Man kann *Teilbäder* machen, indem man das verletzte Glied (Finger, Hand, Fuß) in dem Tee badet, was bei mäßiger Temperatur (35 bis 40 °Celsius) etwa 10 bis 15 Minuten lang geschehen soll. Man kann aber auch *feuchte Umschläge* machen, auch Überschläge genannt, die einige Stunden auf der zu behandelnden Stelle verbleiben müssen, oder man macht *feuchte Verbände*, die so lange angelegt bleiben, bis sie getrocknet sind. Für Umschläge und Verbände legt man mit dem Tee (Pflanzenauszug) getränkte Watte oder Mulläppchen über die Verletzung und fixiert das Ganze unter luftiger Abdeckung mit einer Mullbinde. Das Abdecken mit Plastikfolie ist ein Fehler. Ein Luftzutritt muß gewährleistet sein. Um den Verband nicht zu häufig erneuern zu müssen, kann man nach dem Austrocknen (Verdunsten der Flüssigkeit) durch das Auftropfen von Tee den Verband wieder »beleben«.

Vielfach wird ein Drogenauszug (Tee) auch zu *Waschungen* bei Hautunreinheiten empfohlen. Wie schon der Name Waschung sagt, ist hier auch eine Reinigung beabsichtigt. Dafür taucht man ein sauberes Tuch in den lauwarmen Tee und wäscht unter leichten, kreisenden Bewegungen die unreinen Hautstellen. Die Wirkstoffe aus der Heilpflanze beeinflussen auf diese Weise die kranke Haut, regen zur Abheilung an und reinigen schonend. Das leichte Reiben wirkt durchblutungsfördernd.

Wenn es darum geht, Krusten zu beseitigen, drückt man zunächst ein Tuch, das mit heißem Tee (so heiß, wie man es gut vertragen kann) getränkt ist, auf die verkrusteten Stellen und beginnt erst nach etwa 10 Minuten ganz sanft mit der

Reinigungsbewegung. Die Krusten sind dann aufgeweicht und lassen sich abwaschen. Man muß sich einfach etwas Zeit nehmen, damit alles mild und schonend geschieht.
Mit *Kräutersäckchen* verfolgt man zwei Ziele. Einmal dienen sie zum Erweichen, Reifen und Zerteilen von Geschwülsten, zum anderen zur Wärmetherapie. Folglich legt man sie gut warm auf. Die Temperatur richtet sich nach der jeweiligen Verträglichkeit.
Für die Anwendung näht man sich ein Leinensäckchen oder eines aus Mull in der Größe der zu behandelnden Fläche, füllt die Droge ein und legt das Säckchen zunächst in sprudelnd kochendes Wasser. Nach 5 bis 10 Minuten drückt man es leicht aus, um es dann temperaturgerecht auf die kranke Stelle zu legen.
Auch *Inhalationen* und *Dampfbäder* sind ebenfalls äußerliche Anwendungen. Man gibt eine kleine Handvoll Droge in einen Topf mit etwa einem Liter Wasser und erhitzt dieses bis zum Sieden. Bei der Inhalation atmet man, Kopf und Gefäß mit einem großen Tuch abgedeckt, die Kräuterdämpfe langsam und tief durch Mund oder Nase (bei Schnupfen und Nebenhöhlenentzündungen) ein, beim Dampfbad läßt man sie auf die Haut einwirken – beides jeweils so lange, bis keine Dämpfe mehr aufsteigen. Derselbe Ansatz kann mehrmals zur Verwendung erhitzt werden. Ein Dampfbad oder eine Inhalation soll man 5 bis 10 Minuten lang durchführen. Für Dampfbäder im Anal-(After-) und Genitalbereich (die Partie der Geschlechtsorgane) braucht man ein standfestes Gefäß, auf das man sich setzen kann. Die Ansatzmenge wird auf 2 bis 3 Liter Wasser und entsprechend mehr Droge erhöht.
Vollbäder mit Heilpflanzenzusätzen macht man in der Badewanne bei Temperaturen um 35 °Celsius, Dauer längstens 15 Minuten. Dabei sollte die Badetemperatur konstant gehalten werden. Anschließende Bettruhe ist zu empfehlen. Bei einer *Sitzbadewanne* kommt man mit weniger Droge aus, wenn nur die unteren Körperpartien gebadet werden. Für Sitz- und Vollbäder gibt es geeignete Badeextrakte zu kaufen, man kann sich den Badezusatz jedoch auch selbst bereiten.
Und schließlich gibt es *Einreibungen* (meistens alkoholische Zubereitungen) aus Heilpflanzen. Damit behandelt man Schmerzzustände (beispielsweise bei Rheuma und Sportverletzungen, außerdem Muskelneuralgien), indem man die schmerzenden Stellen mit der Flüssigkeit benetzt und, mit der Hand leicht massierend, in die Haut einreibt. Einreibungen sollten zweimal täglich, morgens und abends, durchgeführt werden.
Auch *Salben* werden aus Heilpflanzen bereitet, beispielsweise aus Kamille, Arnika, Roßkastanie. Salben werden meistens zur Wundbehandlung gebraucht, aber auch zur Hautpflege oder als Einreibung. Zur Wundbehandlung ist ein Verband erforderlich: Man streicht die Salbe messerrückendick auf ein Mulläppchen, das man auf die zu behandelnde Stelle legt und mit einer Mullbinde fixiert; zwar haltbar fest, doch ohne die Blutzirkulation einzuengen. Luft soll den Verband durchdringen können – es darf keine Plastikfolie verwendet werden!
Gelegentlich werden auch *Arzneiweine*, zum Beispiel Rosmarin- oder Baldrianwein verwendet; häufig in der Volksmedizin. Als Grundlage dienen leichte, trockene Weine, in die man die Drogen gibt und auszieht. Diese Weine werden dann likörglasweise eingenommen.
Tinkturen (Pflanzenauszüge, in der Regel mit 70 %igem Alkohol hergestellt) verwendet man innerlich (tropfenweise auf Zucker oder in Wasser) oder äußerlich verdünnt für Spülungen und Umschläge.
Genauere Angaben über die Herstellung – sofern es sich lohnt, es selbst zu versuchen – sind in den Heilpflanzen-Steckbriefen zu finden.
Der *Pflanzensaft*, aus Frischpflanzen bereitet, wird immer beliebter. Früher wurde er in der Volksmedizin häufig verwendet. Bei den entsprechend geeigneten Heilpflanzen ist darüber berichtet.
Allgemeine Hinweise für die Herstellung von Frischsäften: Saftige Wurzeln (zum Beispiel Rettich, Möhren und Sellerie) kann man nach dem Zerschneiden ohne Flüssigkeitszusatz im Entsafter zu Frischsaft verarbeiten. Will man aus derberen Wurzeln, aus Blättern und ganzen Kräutern Saft bereiten, muß man die frischen Pflanzenteile zunächst grob zerkleinern, mit etwas kaltem Wasser übergießen und einige Minuten »weichen« lassen. Erst dann kann man die Pflanzenteile in den Entsafter geben. Ohne Entsafter ist die Frischsaftherstellung schwieriger: Die Pflanzenteile müssen vorher ganz fein zerschnitten oder zerstampft und dann mit wenig Wasser übergossen werden. Die Einweichzeit sollte etwa 1/2 Stunde betragen. Danach wird das Ganze in ein Tuch gegeben, durch Winden und Pressen wird der Saft gewonnen. Frischsäfte sollte man immer gleich verwenden.

Vergiftung durch unsachgemäße Anwendung

Wer sich genau nach den Vorschriften für die Anwendung der Heilpflanzen richtet, wer sich mit den als giftig bezeichneten Heilpflanzen nicht selbst behandelt, *kann* sich nicht vergiften. Dennoch gebe ich hier Verhaltensmaßregeln für den Fall einer Vergiftung. Diese Regeln sind unbedingt zu beachten.

Erste-Hilfe-Maßnahmen

• Bei den ersten Vergiftungsanzeichen – Übelkeit, Brechreiz, Magenkrämpfe, Durchfälle – ist sofort der Magen zu entleeren. Das geschieht, indem man reichlich lauwarmes Wasser (Kinder auch Saft) trinkt, alsdann den Finger in den Hals steckt und kräftig auf den Zungengrund drückt, oder indem man den Rachen mit einer Feder kitzelt.

• Es ist ratsam, gleich danach 10 bis 20 Kohletabletten zu schlucken oder 20 bis 30 Gramm Kohlegranulat, in Wasser aufgeschlemmt, einzunehmen. Die Kohle resorbiert die Giftstoffe und verhindert oder verzögert dic Aufnahme ins Blut. Noch einmal den Magen mittels Erbrechen entleeren!

• Auch der Darm muß entleert werden: 2 Teelöffel Glaubersalz, aufgelöst in 1 Glas Wasser, einnehmen.

Bewußtlosen darf nichts eingeflößt werden!

• Danach sofort zum Arzt!

• Für den Arzt ist es wichtig, eine klare Auskunft zu bekommen. Sie sollten folgende Fragen genau beantworten können: Welches Heilkraut wurde in Überdosis genommen? Wann ist die Einnahme erfolgt? Welche Beschwerden sind aufgetreten? Welche Erste-Hilfe-Maßnahmen wurden bereits angewendet. – Der Arzt wird dann alle weiteren erforderlichen Maßnahmen treffen können.

Heilpflanzen in der Homöopathie

Das Wesen der Homöopathie

Die Heilpflanze spielt in der Homöopathie neben Mineralien und tierischen Ausgangsstoffen eine ganz besondere Rolle. In diesem Buch ist deshalb in den Steckbriefen der einheimischen und fremdländischen Heilpflanzen, die homöopathisch verwendet werden, ein Abschnitt »Anwendung in der Homöopathie« eingefügt. Darin wird mitgeteilt, aus welchen Pflanzenteilen die Homöopathika bereitet werden, gegen welche Beschwerden die Urtinkturen (Ø), auch Essenzen genannt, oder die Verdünnungen (Dilutionen = Potenzen) eingesetzt werden. Der Laie mag nun vielleicht versucht sein, »munter drauflos zu therapieren«, denn der große Irrtum, daß homöopathische Mittel in jedem Fall ungefährlich sind, und wenn sie nicht helfen, wenigstens auch nicht schaden, ist bis heute weit verbreitet. Gefährliche Vergiftungen sind zwar nicht zu befürchten, doch wenn ein Mittel wirksam ist, muß es im Organismus zu Reaktionen führen – also darf man es auch nicht als »harmlos« abtun. Eine Selbstbehandlung mit Homöopathika erfordert sehr viel Erfahrung und umsichtiges Handeln, um das passende »Simile« zu finden – die Voraussetzung für den Erfolg einer homöopathischen Behandlung.
Die Homöopathie ist eine ernstzunehmende Heilmethode, die zwar ganz anders vorgeht als die Schulmedizin, die jedoch erstaunliche Heilerfolge zu verzeichnen hat, auch in akuten Fällen.

Ähnliches mit Ähnlichem behandeln

Der Arzt *Dr. Samuel Hahnemann,* 1755 in Meißen geboren, 1843 in Paris gestorben, hat diese Heilmethode begründet; zu einer Zeit, in der sich die Schulmedizin in einer Sackgasse befand, in der man genaugenommen Unbekanntes mit Unbekanntem kurierte, also am Patienten »herumpfuschte«. So war der Boden bereitet für Hahnemanns Überlegungen. Ausgestattet mit großem theoretischem Wissen über die Naturkunde und mit guter Beobachtungsgabe, begann er damit, an sich und seinen Schülern Arzneimittelprüfungen vorzunehmen. Diese Prüfungen am Gesunden waren eine der Grundlagen seiner Lehre. Tierische, mineralische und in großer Menge auch pflanzliche Stoffe wurden ausprobiert, die Arzneimittel nach bestimmten Vorschriften zubereitet. So kannte er vorab sehr genau die Wirkung seiner Arznei auf den gesunden Menschen.

Alle Krankheiten – so war die Auffassung von Hahnemann – lassen sich auf Störungen des Stoffwechselgeschehens beim Menschen zurückführen. Die Beschwerden sind daher Hinweise auf die vielen möglichen Veränderungen im Gefüge und im Zusammenwirken aller Körperkräfte. Dieselbe Krankheit, so glaubte er, zeige sich bei fast allen Menschen anders, weil Konstitution und Psyche, ja selbst die jeweilige Stimmungslage beim selben Leiden unterschiedliche Auswirkungen hätten. Daher sei die Betrachtung, Beobachtung und Behandlung des ganzen Menschen vonnöten, um erfolgreich zu sein. Hahnemann wollte nicht nur die Krankheit heilen, sondern den kranken Menschen.
Weiterhin sah Hahnemann ein Medikament nicht allein als Mittel gegen ein bestimmtes Symptom an, sondern als Mittel zur Aktivierung der körpereigenen Abwehrkräfte. Bei den Arzneimittelprüfungen am Gesunden beobachtete Hahnemann, dessen Aufmerksamkeit auch den kleinsten Dingen galt, daß bestimmte Stoffe genau erkennbare und beschreibbare Wirkungen zeigen und Beschwerden hervorrufen, die zuweilen sehr ausgeprägt sind wie beispielsweise, daß sich ein Schmerz als brennender Schmerz bemerkbar macht, daß er am Abend heftiger ist als am Tage, daß Wärme ihn verschlimmert, daß dabei Durst verspürt wird. Wenn es sich um Kopfschmerzen handelt, so ist es nicht gleichgültig, wo der Schmerz lokalisiert ist und ob Hitze- oder Kältegefühl ihn begleiten; selbst die Gemütsverfassung ist für das »Arzneimittelbild« von Bedeutung.
Und dann entdeckte Hahnemann, daß genau das Mittel, das diese Beschwerden auszulösen vermag, als Arzneimittel gewählt werden muß, um die Krankheit, die diese Beschwerden hervorruft, günstig zu beeinflussen. Je größer die Ähnlichkeit der Krankheit mit dem »Arzneimittelbild« ist, desto größer ist der Heilungserfolg oder vorsichtiger: die Heilungsaussicht.
»Similia similibus curentur! = Ähnliches möge Ähnliches heilen« – das ist eine wichtige Regel der Homöopathie, die auch zur Bezeichnung »Homöopathie« geführt hat: im Griechischen heißen *homoios* = ähnlich und *pathos* = das Leiden, die Krankheit. Und bald fand man die Gegenbezeichnung, nämlich »Allopathie« (aus *allos* = anders und *pathos* = das Leiden, die Krankheit), für die Behandlungsmethode, bei der das Medikament ausschließlich als ein Gegenmittel anzusehen ist.

Die homöopathische Dosierung

Den Ausspruch des Paracelsus, daß die Dosis allein es ausmache, ob ein Stoff giftig oder heilsam sei, akzeptierte Hahnemann sogleich, weil er seine Beobachtungen bestätigte. Diese Erkenntnis wurde später als die nach ihren Entdeckern benannte *Arndt-Schulzesche Regel* so formuliert: Kleine Reize fachen die Lebenstätigkeit im Organismus an, mittelstarke fördern sie, starke hemmen sie, und stärkste heben sie auf. Hahnemann folgerte weiter, daß es notwendig sei, seine Arzneimittel, die »Homöopathika«, so zu dosieren, daß sie als Heilmittel brauchbar wurden. Es entstanden die Potenzen = Verdünnungen = Dilutionen.
Die homöopathischen Potenzen stellt man aus der Urtinktur (Ø) durch Vermischen mit Alkohol oder Wasser (die Tinktur) oder durch Verreiben mit Milchzucker (die Streukügelchen = Globuli) her. Nach Hahnemann erreicht man so eine Dynamisierung (Potenzierung = Verstärkung) des Arzneistoffes.
Seine Versuche führten zur Einführung des sogenannten Centesimalsystems (*centum* = hundert), nach dem 1 Teil der Ursubstanz mit 99 Teilen Alkohol oder Wasser verdünnt oder mit 99 Teilen Milchzucker gut verrieben wurde. Das Ergebnis war C_1. Ein Teil C_1 mit 99 Teilen Alkohol oder Wasser verdünnt oder mit 99 Teilen Milchzucker verrieben, ergibt C_2 und so fort.
Hahnemanns Schüler entschieden sich später auf Anregung des Homöopathen Constantin Hering für ein anderes Verdünnungssystem (Potenzierungssystem), das sogenannte Dezimalsystem (*decem* = zehn). Statt mit 99 Teilen Trägersubstanz (Wasser, Alkohol oder Milchzucker) verdünnte man mit nur noch 9 Teilen. Die Dilutionen nannte man entsprechend D_1, D_2, D_3 und so weiter. Dieses Dezimalsystem ist das bei uns gebräuchliche. Hahnemann sagt im »Organon«, seinem vielbeachteten Werk: »Man nennet diese Bearbeitung Dynamisieren, Potenzieren (Arzneikraft-Entwicklung) und die Produkte Dynamisationen oder Potenzen in verschiedenen Graden.«
Die Dynamisierung war und ist heute noch Anlaß für die Gegner der Homöopathie, darüber zu lächeln, weil sie der Meinung sind, daß derartige Verdünnungen (für sie Abschwächungen) keine Wirkung zeigen könnten. Aber bedenken wir, daß einige Mikrogramm ($^1/_{1000}$ mg) eines Hormons im Körper gewaltige Wirkungen haben, und daß das Gentopikrin (ein Bitterstoff aus dem Enzian) in einer Verdünnung von 1:50000 noch deutlich bitter schmeckt, oder das Merkaptan (eine gasförmige Schwefelverbindung) in der Luft in einer Konzentration von nur 1 : 10 Millionen bei Menschen noch Übelkeit, Benommenheit und Brechreiz hervorrufen kann. Selbst die so viel belächelten Hochpotenzen, weil nach Loschmidt bei D_{23} pro Liter nur noch ein Molekül in der Arznei schwimmen kann und in höheren Verdünnungen absolut nichts mehr darin enthalten ist, sind heute zu verstehen: Nicht das Stoffliche ist hier ausschlaggebend, sondern die energetische Kraft, die durch das Potenzieren entfaltet wird, zeigt Wirkung. Die Kernphysik wird als Beweis angeführt.

Über die Therapie

Die Therapie mit Homöopathika muß die ganze Persönlichkeit des Patienten erfassen – dabei ist wichtig, aus den vielen Mitteln dasjenige herauszufinden, dessen Symptomenbild (Arzneimittelbild) mit den Symptomen (Beschwerdenbild) des Patienten die größte Ähnlichkeit aufweist. Daraus wird erneut deutlich, daß Selbstmedikation sehr oft unmöglich ist. Die Kenntnisse eines Laien reichen nicht aus, um in jedem Fall erfolgreich zu sein (→ Literatur Seite 488).
Neben der Behandlung mit homöopathischen Arzneien wird der Homöopath auch zur äußerlichen Behandlung Salben, Bäder und Umschläge, Gurgelmittel und Inhalationen verordnen, bei deren Zubereitung häufig die homöopathische Urtinktur (Ø) verwendet wird. Mit Salben die Wirkstoffe aus dem Pflanzenreich enthalten, zum Beispiel Hamamelis, Calendula, Arnika, Kamille, werden Symptome behandelt, was der Homöopathie im engeren Sinne zwar widerspricht; doch hier sind es unterstützende Maßnahmen.
Die Meinung, daß nur chronische Krankheiten ein Fall für die Homöopathie sind, ist nicht haltbar. Gerade auch bei akuten Leiden wirkt das richtige »Simile« überzeugend.

Verzeichnis der Homöopathika

In diesem Verzeichnis sind alle Homöopathika aufgeführt, deren Anwendung und Dosierung in diesem Buch beschrieben werden. Darunter stehen der deutsche und der lateinische Name der Heilpflanze, aus der das Homöopathikum bereitet wird.
Alle Homöopathika erscheinen noch einmal im Sachregister auf Seite 497.

Absinthium 340
Wermut *(Artemisia absinthium L.)*

Aconitum 116
Eisenhut *(Aconitum napellus L.)*

Adonis vernalis 138
Frühlings-Adonisröschen *(Adonis vernalis L.)*

Aesculus hippocastanum 264
Roßkastanie *(Aesculus hippocastanum L.)*

Allium cepa 357
Zwiebel *(Allium cepa L.)*

Allium sativum 190
Knoblauch *(Allium sativum L.)*

Anagallis arvensis 52
Ackergauchheil *(Anagallis arvensis L.)*

Anisum 57
Anis *(Pimpinella anisum L.)*

Arctium lappa 187
Klette *(Arctium lappa L.)*

Arnika 59
Arnika *(Arnica montana L.)*

Arum 61
Aronstab *(Arum maculatum L.)*

Avena sativa 147
Hafer *(Avena sativa L.)*

Belladonna 320
Tollkirsche *(Atropa bella-donna L.)*

Berberis 76
Berberitze *(Berberis vulgaris L.)*

Boldo 365
Boldo *(Peumus boldus Molina)*

Bryonia 353
Zaunrübe *(Bryonia cretica L. ssp. dioica [Jacq.] Tutin)*

Cactus 367
Cactus *(Selenicereus grandiflorus [L.] Britt. et Rose)*

Caltha palustris 310
Sumpfdotterblume *(Caltha palustris L.)*

Camphora 388
Kampfer *(Cinnamomum camphora J. S. Presl)*

Carduus marianus 226
Mariendistel *(Silybum marianum [L.] Gaertner)*

Cetraria 173
Isländisch Moos *(Cetraria islandica [L.] Ach.)*

Chamomilla 181
Kamille *(Matricaria chamomilla L. = Chamomilla recutita [L.] Rauschert)*

Chelidonium 284
Schöllkraut *(Chelidonium majus L.)*

Chimaphila umbellata 345
Wintergrün *(Chimaphilla umbellata [L.] Barton)*

China 370
China *(Cinchona pubescens Vahl)*

Cimicifuga 371
Schlangenkraut *(Cimicifuga racemosa [L.] Nutt.)*

Colchicum 158
Herbstzeitlose *(Colchicum autumnale L.)*

Condurango 392
Kondurango *(Marsdenia cundurango Reichenbach f.)*

Convallaria 220
Maiglöckchen *(Convallaria majalis L.)*

Crataegus 338
Weißdorn *Crataegus laevigata [Poir.] DC.)*

Curcuma 395
Kurkuma *(Curcuma longa L.)*

Datura 304
Stechapfel *(Datura stramonium L.)*

Dictamnus albus 103
Diptam *(Dictamnus albus L.)*

Digitalis purpurea 135
Fingerhut, Roter *(Digitalis purpurea L.)*

Drosera 298
Sonnentau *(Drosera rotundifolia L.)*

Echinacea 296
Sonnenhut *(Echinacea angustifolia DC.)*

Equisetum hiemale 275
Schachtelhalm *(Equisetum hyemale L.)*

Eukalyptus 374
Eukalyptus *(Eucalyptus globulus Labill.)*

Foeniculum 132
Fenchel *(Foeniculum vulgare Miller)*

Fragaria 125
Erdbeere *(Fragaria vesca L.)*

Galeopsis 166
Hohlzahn *(Galeopsis segetum Necker)*

Gentiana lutea 123
Enzian *(Gentiana lutea L.)*

Geranium maculatum 266
Storchschnabel, Gefleckter *(Geranium maculatum L.)*

Gratiola 144
Gnadenkraut *(Gratiola officinalis L.)*

Guajacum 380
Guajak *(Guaiacum officinale L.)*

Hamamelis 382
Hamamelis *(Hamamelis virginiana L.)*

Hedera helix 109
Efeu *(Hedera helix L.)*

Humulus lupulus 170
Hopfen *(Humulus lupulus L.)*

Hypericum 177
Johanniskraut *(Hypericum perforatum L.)*

Ipecacuanha 366
Brechwurzel *(Cephaelis ipeacuanha [Brotero] A. Richard)*

Lamium album 314
Taubnessel, Weiße *(Lamium album L.)*

Leonurus cardiaca 160
Herzgespann *(Leonurus cardiaca L.)*

Levisticum 212
Liebstöckel *(Levisticum officinale Koch)*

Linaria 210
Leinkraut *(Linaria vulgaris Mill.)*

Lycopodium 68
Bärlapp *(Lycopodium clavatum L.)*

Lycopus virginicus 346
Wolfstrapp, virginischer *(Lycopus virginicus L.)*

Melilotus 305
Steinklee *(Melilotus officinalis [L.] Pallas)*

Menyanthes 87
Bitterklee *(Menyanthes trifoliata L.)*

Mezereum 288
Seidelbast *(Daphne mezereum L.)*

Millefolium 277
Schafgarbe *(Achillea millefolium L.)*

Ononis spinosa 153
Hauhechel *(Ononis spinosa L.)*

Origanum majorana 222
Majoran *(Origanum majorana L.)*

Paris quadrifolia 115
Einbeere *(Paris quadrifolia L.)*

Passiflora 404
Passionsblume *(Passiflora incarnata L.)*

Phaseolus nanus 91
Bohne *(Phaseolus vulgaris L. var. nanus [L.] Aschers.)*

Pimpinella alba 81
Bibernelle *(Pimpinella major [L.] Hudson)*

Plantago major 302
Wegerich *(Plantago major L.)*

Polygala amara 197
Kreuzblume, Bittere *(Polygala amara L.)*

Potentilla anserina 141
Gänsefingerkraut *(Potentilla anserina L.)*

Pulsatilla 199
Küchenschelle *(Pulsatilla vulgaris Mill.)*

Ranunculus bulbosus 151
Hahnenfuß, Knolliger *(Ranunculus bulbosus L.)*

Ratanhia 410
Ratanhia *(Krameria triandra Ruiz et Pavon)*

Rauwolfia serpentina 411
Rauwolfia *(Rauwolfia serpentina [L.] Benth.)*

Rhamnus catharticus 199
Kreuzdorn *(Rhamnus catharticus L.)*

Rheum 413
Rhabarber *(Rheum palmatum L. var. palmatum)*

Rumex 273
Sauerampfer, Krauser *(Rumex crispus L.)*

Ruta graveolens 256
Raute *(Ruta graveolens L.)*

Salvia officinalis 267
Salbei *(Salvia officinalis L.)*

Sambucus nigra 168
Holunder *(Sambucus nigra L.)*

Sanguisorba 342
Wiesenknopf *(Sanguisorba officinalis L.)*

Sarothamnus 79
Besenginster *(Cytisus scoparius [L.] Lk.)*

Sarsaparilla 417
Sarsaparilla *(Smilax regelii Kill. et C. V. Morton)*

Scrophularia nodosa 94
Braunwurz *(Scrophularia nodosa L.)*

Secale cornutum 237
Mutterkorn *(Claviceps purpurea [Fries] Tulasne)*

Senega 420
Senega *(Polygala senega L.)*

Senna 421
Senna *(Cassia angustifolia Vahl)*

Sinapis 292
Senf, Schwarzer *(Brassica nigra [L.] Koch)*

Solidago 142
Goldrute *(Solidago virgaurea L.)*

Spirea ulmaria 301
Spierstaude *(Filipendula ulmaria [L.] Maxim.)*

Stellaria media 327
Vogelmiere *(Stellaria media [L.] Vill.)*

Symphytum 74
Beinwell *(Symphytum officinale L.)*

Taraxacum 217
Löwenzahn *(Taraxacum officinale Web.)*

Tilia 214
Linde *(Tilia cordata Mill., Thilia parvifolia Ehrh. ex Hoffm.)*

Trifolium arvense 228
Mäuseklee *(Trifolium arvense L.)*

Urtica urens 95
Brennessel *(Urtica urens L.)*

Valeriana 65
Baldrian *(Valeriana officinalis L.)*

Veratrum album 242
Nieswurz, Weißer Germer *(Veratrum album L.)*

Verbascum 348
Wollblume *(Verbascum densiflorum Bertol.)*

Verbena 117
Eisenkraut *(Verbena officinalis L.)*

Viola odorata 324
Veilchen, Wohlriechendes *(Viola odorata L.)*

Viola tricoloris 307
Stiefmütterchen *(Viola tricolor L.)*

Viscum album 234
Mistel *(Viscum album L.)*

Zingiber 386
Ingwer *(Zingiber officinale Roscoe)*

Heilkräuter als Gewürze

Nur einen Augenblick wird man überrascht sein, wenn im Zusammenhang mit Heilpflanzen von Gewürzen die Rede ist. Dann aber wird man sich an den Kümmel im Kraut, den Anis im Brot, den Wermut oder den Beifuß im Gänsebraten, die Salbei in Suppen und Eintöpfen und noch an viele andere aromatische Kräuter erinnern, die sowohl beliebte Gewürze als auch wirksame Heilkräuter sind.

Richtig würzen – gesünder leben

Gewürze, so könnte man diesen Begriff definieren, sind Pflanzenteile, die aromatische, bittere oder scharfe Inhaltsstoffe besitzen. Sie werden frisch oder getrocknet den Speisen zugesetzt, mit dem Ziel, diese geschmacklich zu verbessern und bekömmlicher zu machen. Bekömmlicher wiederum heißt: leichter verdaubar, weniger belastend, optimal verwertbar. Deshalb sind alle Heilpflanzen, die die Magen- und Darmfunktion, die Galle- und Lebertätigkeit günstig beeinflussen, auch gute Gewürze, wenn sie den Geschmack der Speisen verbessern. Mit Gewürzen will man zum Essen einladen, sie sollen das Gericht also auch optisch verbessern. Das erreicht man durch frische Küchenkräuter, die Suppen, Salaten und Eintöpfen erst kurz vor dem Servieren beigegeben werden.

Richtiges Würzen dient der Gesundheit – wer das bedenkt, muß die häufig geäußerte Meinung, kräftiges (auch scharfes) Würzen sei ungesund, revidieren. Das Gegenteil ist der Fall. (Daß Salz kein Gewürz im Sinne dieser Erörterung ist, dürfte selbstverständlich sein.) Richtiges Würzen – auch scharf darf es sein – schafft Wohlbefinden und steigert die Leistungsfähigkeit, nicht zuletzt deswegen, weil Herz und Kreislauf entlastet werden. Das Verdauen der Nahrung ist eine körperliche Belastung und durch die Wahl der geeigneten Gewürze wird der Organismus entlastet.

Wer das bisher Gesagte nicht so recht glauben kann, dem möchte ich einige Beispiele für meine Behauptung geben; er wird sich dann bestimmt erinnern, schon selbst gute Erfahrungen mit Gewürzen gemacht zu haben.

Manchmal fürchtet man, keinen Bissen hinunterzubringen, weil man absolut keinen Appetit verspürt, wenn zum Essen gebeten wird. Das ändert sich jedoch sofort, wenn eine duftende, gut gewürzte Suppe auf den Tisch kommt. Man beginnt zu essen und freut sich dann auf alle folgenden Gänge. Was ist passiert? Durch den Duft und den würzigen Geschmack der Suppe hat sich der ganze Organismus auf die Nahrungsaufnahme und die Verwertung der Nahrung eingestellt. Die Verdauungssäfte haben »zu fließen« begonnen, der Appetit hat sich entwickelt. Man kennt den Ausspruch »Mir läuft das Wasser im Munde zusammen«, und man weiß, wie das ist. Aber nicht nur im Munde läuft das Wasser (Verdauungsflüssigkeit) zusammen, auch im Magen und im Darm werden die Verdauungssäfte produziert und ausgeschüttet.

Daß es nicht gleichgültig ist, welche Gewürze zu welcher Speise verwendet werden, kann man schon daran erkennen, daß es bestimmte Gewürze gibt, die in der ganzen Welt für die gleichen Gerichte gebraucht werden. Kümmel beispielsweise ist ein vorzügliches Karminativum. Es hilft gegen Blähungen verschiedenster Ursachen. Und was würzt man bevorzugt damit? Solche Gerichte, die bei empfindlichen Menschen Blähungen hervorrufen können. Dazu gehören Kraut- und Kohlgerichte sowie Gerichte aus Hülsenfrüchten wie aus Bohnen oder Erbsen bereitete deftige Wintersuppen. Der bittere Wermut oder der Beifuß sind Arzneimittel, die bei gestörter Galleproduktion helfen, und man würzt damit fette Speisen wie Gänsebraten und fette Fleischeintöpfe, weil für die Fettverdauung genügend Galleflüssigkeit vorhanden sein muß. Diese Beispiele ließen sich endlos fortführen. In den Steckbriefen der Heilpflanzen ist im Abschnitt »Verwendung als Gewürz« immer genau angegeben, wie die Kräuter als Gewürz optimal genutzt werden können.

Heilpflanze und Gewürz unterscheiden sich voneinander nur in der Art der Anwendung. Es gibt viele bittere, aber auch eine große Anzahl aromatischer oder scharfer Gewürze. So kann jeder seinem persönlichen Geschmacksempfinden entsprechend unter vielen Gewürzen, die den gleichen gesundheitlichen Nutzen bieten, das für ihn richtige Gewürz auswählen. Anregungen vermittelt dieses Buch genug.

Die gesündesten Gewürze sind frische Küchenkräuter. Man kann damit Suppen, Gemüseeintöpfen, Weichkäsezubereitungen nicht nur eine besondere Note geben, sondern tut auch sehr viel für seine Gesundheit. Einige von ihnen, die man auch auf dem Balkon oder am Fensterbrett ziehen kann, seien hier vorgestellt.

Basilikum

Garten: Aussaat Mitte Mai – Reihenabstand 20 bis 30 cm – Samen nur leicht mit Erde bedekken – Samenmenge für einen Vier-Personen-Haushalt 1 Gramm.
Balkon und Fensterbrett: Mittelgroße Blumentöpfe mit sandig-lehmiger Erde füllen – pro Topf einen halben Fingerhut voll Mineraldünger zugeben – Samen wie im Garten aussäen – einen sonnigen Platz wählen, fleißig gießen.

Bohnenkraut

Garten: Aussaat im April – Reihenabstand 25 cm – die Saat nur leicht mit Erde bedecken. Das Bohnenkraut gedeiht an einem warmen Standplatz in lockerer Erde. Hacken und Unkraut jäten, gelegentlich gießen.
Balkon und Fensterbrett: Samen in Schalen auf sonniger Fensterbank vorziehen. Die 5 cm hohen Sämlinge pikieren, in größere Töpfe pflanzen und an einen sonnigen Ort stellen. Während der Anzucht regelmäßig gießen, nicht düngen. Man erntet das frische Kraut den ganzen Sommer über bis weit in den Herbst hinein.

Dill

Garten: Aussaat ab April in Abständen von drei Wochen – Reihenabstand 25 cm – Samen flach aussäen, leicht andrücken – Dill verträgt schweren Boden, doch keine angestaute Nässe.
Balkon und Fensterbrett: In größere Blumentöpfe schwere Blumenerde geben – einige Samen aussäen – einen hellen Platz wählen, gelegentlich gießen.

Gartenkresse

Garten: Aussaat vom Frühjahr bis Spätherbst, im Abstand von 14 Tagen – schattigen Platz auswählen – sehr fleißig gießen.
Balkon und Fensterbrett: Flache Kisten mit nährstoffreicher, sandiger Erde füllen – Samen flach aussäen und immer feucht halten – vor direkter Sonneneinstrahlung schützen.

Majoran

Garten: Im März säht man etwa 5 g Majoransamen in einem Frühbeetkasten aus – die Pflanze ist sehr kälteempfindlich und würde im Freien möglicherweise gar nicht keimen. Mitte Mai, wenn keine Fröste mehr zu erwarten sind, setzt man etwa 15 kräftige Pflanzen im Abstand von 15 cm in leichten, doch nährstoffreichen Boden ins Freie. Windgeschützt und warm gedeihen die Setzlinge ausgezeichnet, doch wachsen sie nur langsam. Man braucht Geduld und muß fleißig jäten.
Balkon und Fensterbrett: Man kauft die Setzlinge in der Gärtnerei, pflanzt sie in Balkonkästen oder Blumentöpfe und gießt fleißig. Sie gedeihen gut an einem hellen, sonnigen Standplatz.

Melisse

Garten: Am einfachsten setzt man im zeitigen Frühjahr einige Ableger – Reihenabstand 35 bis 40 cm – in aufgelockerten Boden. Zur Pflege der Pflänzchen gelegentlich flach aufhacken, gießen und ab und zu etwas Mineraldünger streuen. Die Melisse ist eine langlebige Staude, die zur Erhaltung des Aromas alle drei bis fünf Jahre geteilt und umgesetzt werden sollte.
Balkon und Fensterbrett: In einer Mischung aus Gartenerde, Kompost und Sand zu gleichen Teilen kann die Melisse auch in großen Töpfen und Schalen gezogen werden. Sie braucht im Zimmer einen hellen, nicht zu warmen Standplatz, auf dem Balkon die volle Sonne der Südseite.

Schnittlauch

Garten: Einige Büschel junger Pflänzchen beim Gärtner kaufen – in kalkreichen, feuchten Boden setzen – im Halbschatten gedeiht er besonders gut – Schnittlauch ist mehrjährig, er hält ungefähr 5 Jahre.
Balkon und Fensterbrett: Mittelgroße Blumentöpfe mit kalkreicher Erde füllen – einige Schnittlauchbüschel einsetzen, gelegentlich gießen – ein schattiger Platz ist anzuraten – auch Blumentopfschnittlauch hält mehrere Jahre.

Die Gewürzpflanzen auf einen Blick

Heilpflanze	*Geruch und Geschmack*	*Nutzen für die Verdauung*
Anis (Seite 56)	Als Ganzdroge leicht würzig, gemahlen stärker würzig und süßlich. Geschmack: aromatisch erfrischend.	Macht schwere Speisen bekömmlicher und verhindert Blähungen.
Bärlauch (Seite 69)	Stark lauchartig, knoblauchähnlich riechend. Geschmack: scharf.	Fördert die Verdauungssaftabsonderung in Magen, Darm und Leber.
Basilienkraut (Seite 70)	Riecht würzig und schmeckt scharf, aromatisch, würzig.	Förderlich für die Fettverdauung, appetitanregend.
Beifuß (Seite 72)	Riecht und schmeckt aromatisch und ist sehr bitter.	Fördert die Saftsekretion besonders im Magen, macht Fett leichter verdaubar.
Bockshornklee (Seite 88)	Riecht eigentlich süßlich-aromatisch, schmeckt leicht bitter und scharf-aromatisch.	Verdauungsfördernd.
Bohnenkraut (Seite 91)	Riecht schwach aromatisch, schmeckt pfeffrig-scharf, doch mit aromatischem Unterton.	Regt die Verdauungssaftproduktion an. Verhindert Blähungen.
Chilis (Seite 435)	Riecht kaum, schmeckt sehr scharf.	Fördert die Durchblutung und regt den Appetit an.
Dill (Seite 437)	Riecht und schmeckt erfrischend aromatisch.	Leicht anregend für Galle und Leber.
Dost (Seite 103)	Riecht und schmeckt stark aromatisch.	Fördert die Fettverdauung.
Fenchel (Seite 131)	Riecht würzig, schmeckt süßlich, leicht brennend.	Macht schwere Speisen bekömmlicher und verhindert Blähungen.
Galgant (Seite 376)	Riecht würzig, schmeckt brennend, würzig.	Appetitanregend, fördert die Fettverdauung.
Ingwer (Seite 385)	Riecht kräftig würzig und schmeckt aromatisch brennend.	Fördert die Verdauung und regt den Appetit an.
Kardamom (Seite 389)	Riecht stark würzig und schmeckt würzig, brennend.	Vermehrt die Verdauungssaftproduktion und beugt Blähungen vor.
Knoblauch (Seite 189)	Typischer Knoblauchgeruch, der nach Verzehr durch Haut und Atem verbreitet wird. Geschmack scharf.	Leicht verdauungsfördernd.
Koriander (Seite 393)	Riecht aromatisch, schmeckt würzig, scharf, bitter.	Regt den Appetit an, verhindert Blähungen.

Besondere Eigenschaften/Hinweise für die Diät	*Paßt zu folgenden Speisen*
Erhöht die Galleausscheidung. Empfehlenswert für die Galle- und Leberdiät und für die Kost von Herzpatienten.	Anisbrot, Anisplätzchen, Suppen, Obstsalat, Rotkraut, Apfelmus, Pflaumen- und Birnenkompott.
Wie Zwiebeln, Knoblauch oder Schnittlauch verwendbar.	Braten, Suppen, Saucen, Pilze, Salate, Fische, Kartoffeln, Gemüse.
Für Nierenkranke, Diabetiker und Herzpatienten zu empfehlen.	Fleischspeisen, Suppen, Wirsing, Kohl, Erbsen, Hammelfleisch, Kräuterbutter, Krabben, Muscheln.
Für die Diät der Diabetiker zu empfehlen.	Kartoffel- und Zwiebelsuppe, Eintopf, Gänsebraten, Schweinefleisch, Aal, Schmalz.
Ist manchmal in minderwertigen Curry-Mischungen enthalten.	Sparsam verwendet in derben Gemüseeintöpfen bewährt.
Aktiviert die Bauchspeicheldrüse. Bewährt in der Diät für Diabetiker, Nieren- und Gallekranke.	Eintopf, Pilzgerichte, Bohnengemüse, Suppen, Hammel- und Fleischragouts, Gurken-, Kartoffelsalat, Käse- und Salzgebäck.
Sparsam verwendet bei Kreislaufstörungen empfehlenswert.	Tomatensauce, scharfe Fleischsaucen, Hackbraten, Gulasch, Ragout, Pasteten, Tatar, Tomatensuppe.
Für jede Diät empfehlenswert, besonders, wenn Kochsalz verboten.	Gemüse, Suppen, Huhn, Karpfen, Forelle, Aal, Salz- und Bratkartoffeln, zum Einlegen von Gurken.
Besonders aromatisches Gewürz.	Salatsaucen, Lamm, Eintopfgerichte, Spaghetti, Pizza, Seefisch, Suppen, Eierspeisen, Gemüse.
Empfehlenswert für die Galle- und Leberdiät und für die Kost von Herzpatienten.	Sauerkraut, grüner und Gurkensalat, Karpfen, Rohkostplatte, Gemüse, Saucen, Pudding, süße Brotspeisen.
Vorsichtig verwenden bei Verdauungsschwäche.	Fleischeintöpfe, Hackfleisch, Gänse-, Entenbraten, Aal.
Für alle Diätformen (besonders die kochsalzfreie Diät) geeignet.	Obstsuppe, Obstsalat, Pudding, süßer Auflauf, Suppen, eingemachte Früchte, Getränke.
Sparsam für Süßspeisen zu empfehlen.	Kuchen, Pasteten, Erbsensuppe, Früchte, Kaffee, Marzipan, Fruchtspeisen.
Enthält antibiotisch wirkende Stoffe, für alle Diätformen geeignet.	Sparsam zu Suppen, für alle Salate, Gemüse, Steaks, Saucen, Fleisch, Kartoffelsuppe, Käse- und Fleischfondue, pikanten Quark.
Stark ausgeprägte karminative (Blähungen vertreibende) Wirkung.	Schweinebraten, Würste, Eintöpfe, Krautgerichte, Apfelkompott, eingelegte Früchte, Würzbrot.

Heilpflanze	*Geruch und Geschmack*	*Nutzen für die Verdauung*
Kretischer Oregano (Seite 456)	Riecht und schmeckt stark aromatisch.	Fördert die Fettverdauung.
Kubeben (Seite 457)	Aromatisch im Geruch und bitter im Geschmack.	Stärkt Magen und Darm.
Kümmel (Seite 200)	Riecht und schmeckt stark würzig.	Macht blähende Gerichte bekömmlicher.
Kurkuma (Seite 394)	Riecht schwach aromatisch, schmeckt aromatisch, scharf, schwach bitter.	Aktiviert den Gallefluß.
Liebstöckel (Seite 211)	Riecht scharf würzig (nach Maggi), schmeckt anfangs süßlich, dann scharf würzig und etwas bitter.	Allgemein verdauungsfördernd.
Lorbeer (Seite 395)	Riecht schwach aromatisch, schmeckt aromatisch, scharf, bitter, zusammenziehend.	Besonders in Suppen leicht appetitanregend.
Majoran (Seite 220)	Riecht aromatisch, schmeckt stark würzig, etwas süßlich.	Fördert die Fettverdauung und wirkt »verteilend«.
Meerrettich (Seite 228)	Riecht stechend und schmeckt scharf.	Allgemein verdauungsfördernd.
Melisse (Seite 231)	Riecht aromatisch und schmeckt erfrischend, aromatisch.	Windetreibend, appetitanregend.
Muskatnuß (Seite 398)	Riecht schwach aromatisch, schmeckt anfangs mild und später scharf würzig.	Fördert den Gallefluß.
Mutterkümmel (Seite 465)	Riecht und schmeckt aromatisch.	Beugt Blähungen vor.
Nelken (Seite 400)	Riecht stark würzig, eigenartig, schmeckt brennend würzig.	Wirkt auf alle Verdauungsfunktionen förderlich.
Pastinak (Seite 244)	Riecht nur schwach, schmeckt süßlich, aromatisch, bitter.	Unbedeutend.
Petersilie (Seite 466)	Riecht scharf würzig, schmeckt brennend scharf.	Regt den Säftefluß leicht an.
Pfeffer (Seite 467)	Riecht scharf würzig, schmeckt brennend scharf.	Regt den Stoffwechsel an.
Pfefferminze (Seite 246)	Riecht stark aromatisch, schmeckt erfrischend, stark aromatisch.	Appetitanregend, verhindert Völlegefühl.

Besondere Eigenschaften/Hinweise für die Diät	*Paßt zu folgenden Speisen*
Besonders aromatisches Gewürz.	Salatsaucen, Lamm, Eintopfgerichte, Spaghetti, Pizza, Seefisch, Suppen, Eierspeisen, Gemüse.
Wirkt anregend auf den Kreislauf.	Bei uns wenig gebraucht, doch geeignet für alle fetten Braten und Eintöpfe.
Bestes Mittel gegen Blähungen, erhöht die Galleabsonderung.	Salzkartoffeln, Sauerkraut, rote Rüben, Käse, Quark, fettes Fleisch, Thunfisch, Suppen.
Fördert die Galleabsonderung.	Eier, Reis, Hühnergerichte, Dressings.
Für jede Diät geeignet. Regt die Nierentätigkeit an.	Saucen, Suppen, alle Gemüse, Bratensauce, Fleisch, Reis, Graupen, Geflügel, Ragout.
Wird von jedermann vertragen.	Wildgerichte, Sauerkraut, Kochfisch, Suppen, Marinaden, Gemüse, Krabben, Krebse, Hering, Ragout, Saucen, Eintopf.
Regt die Nierentätigkeit an, für alle Diätformen geeignet.	Kartoffelsuppe, Pilzgerichte, Enten- und Gänsebraten, Hühner, Gemüse, Salate, Leber, für Rohkost und Diät, Saucen, Leberknödel.
Regt den Gallefluß an.	Kalter Braten, Wurst, Käse. Besonders zu Rindfleisch zu empfehlen.
Beseitigt Übelkeit, besonders für Galle- und Leberdiät zu empfehlen.	Kalbs- und Schweinefleisch, Karpfen, Blaufelchen, Lammbraten.
Für alle Diätformen geeignet, besonders für kochsalzfreie Diät.	Suppen, Saucen, Fleischbrühe, gebackener Fisch, Hackfleisch, Kartoffelbrei, Spinat, Käseauflauf, Gebäck, Rind, Geflügel, Pastete, Ragout.
Ähnelt dem Kümmel, beseitigt Koliken.	Zwar selten benutzt, doch gut geeignet für alle Krautgerichte und Eintöpfe.
Typisches Süßspeisengewürz.	Süßspeisen, aber auch Sauerbraten, Fisch- und Hühnergerichte, rote Rüben, Pilzsaucen, Glühwein.
Wenig gebraucht.	Kartoffelsuppe, als Gemüse.
Regt den Kreislauf an und ist auch in der Diät für Herzkranke erlaubt.	Fleischwaren, Suppen, Saucen, Salate, Hülsenfrüchte, Hackbraten, Steaks, gekochter Fisch.
Beseitigt Übelkeit, besonders für Galle- und Leberdiät zu empfehlen.	Kalb- und Schweinefleisch, Karpfen, Blaufelchen, Lammbraten, Saucen, Hülsenfrüchte, Salate.
Regt die Nierentätigkeit an, für kochsalzfreie Diät geeignet.	Zu allen Gemüsearten, Suppen, Mayonnaisen, Kartoffeln, Omeletts, Eintöpfe, Salate.

Heilpflanze	*Geruch und Geschmack*	*Nutzen für die Verdauung*
Piment (Seite 469)	Riecht stark aromatisch, schmeckt scharf und etwas nach Nelken.	Fördert die Magensaftsekretion.
Quendel (Seite 251)	Riecht stark aromatisch, schmeckt aromatisch, bitter.	Fördert besonders die Fettverdauung.
Rosmarin (Seite 262)	Riecht stark aromatisch wie Kiefern, schmeckt sehr würzig, leicht brennend.	Regt den Appetit an, hilft Kochsalz einsparen.
Safran (Seite 473)	Riecht kräftig und schmeckt würzig und bitter.	Unbedeutend.
Salbei (Seite 266)	Riecht würzig, schmeckt würzig und bitter.	Regt die Verdauung an.
Schafgarbe (Seite 275)	Riecht schwach aromatisch, schmeckt aromatisch und bitter.	Bekommt dem Magen gut.
Schwarzkümmel (Seite 286)	Riecht aromatisch, schmeckt würzig, scharf.	Fördert die Magensaftbildung.
Senf (Seite 291)	Senfkörner sind geruchlos und schmecken aromatisch und leicht bitter.	Führt leicht ab.
Spanischer Pfeffer (Seite 477)	Riecht nur schwach eigenartig, schmeckt je nach Sorte mild bis aromatisch-scharf.	Fördert die Durchblutung der Verdauungsorgane.
Thymian (Seite 317)	Riecht stark aromatisch und schmeckt aromatisch-bitter.	Fördert die Verdauungssaftbildung, regt den Appetit an.
Vanille (Seite 481)	Riecht sehr angenehm, schmeckt aromatisch-bitter.	Unbedeutend.
Wacholder (Beeren) (Seite 327)	Riecht würzig, schmeckt würzig, süß.	Regt den Appetit an und beseitigt Blähungen.
Wermut (Seite 338)	Riecht aromatisch und schmeckt aromatisch, sehr bitter.	Appetitanregend und gallefreundlich.
Ysop (Seite 351)	Riecht und schmeckt aromatisch.	Vermehrt die Verdauungssaftproduktion.
Zimt (Seite 424)	Riecht kräftig eigenartig, schmeckt würzig, süßlich, brennend.	Fördert die Fettverdauung.
Zwiebel (Seite 356)	Riecht lauchartig und je nach Sorte stechend scharf, schmeckt mild bis scharf.	Sorgt für geregelte Darmtätigkeit.

Besondere Eigenschaften/Hinweise für die Diät	*Paßt zu folgenden Speisen*
Auch in der Leberdiät erlaubt. Muß sparsam verwendet werden.	Suppen, milde Gemüse, Salate, Eintopf, Hackfleisch, gekochter Fisch, Torten, eingemachte Früchte, Gebäck, Pudding.
Besonders aromatisches Gewürz.	Braten, Saucen, Wurstwaren, Kartoffelgerichte, Gemüsesuppen, Rohkost, Eier, Pilze, Salate.
Sparsam verwendet ist er überall erlaubt, für die Diät der Diabetiker und Herzkranken besonders geeignet.	Gemüsesuppen, alle Braten, Hühner, Kräutersaucen, Pilze, Kartoffeln, Fisch, Wild-, Schaf- und Lammbraten, Eierteig, Salate.
Verleiht den Speisen ein schönes Aussehen (safrangelb).	Reisgerichte, Schaffleischgerichte, Kuchen, Teigwaren, helle Suppen, Saucen, Fisch- und Fleischgerichte, Kompotte, Spargelsalat.
Sparsam verwendet und im frischen Zustand für jede Diät erlaubt.	Meerfisch, Leber, Schaffleisch, Wildbret, Salate, Pasteten, Käseauflauf, Tomaten.
Nur regional beliebt und gebraucht.	Gemüseeintopf, Bratkartoffeln, dunkle Saucen, Fleischgerichte.
Verhütet Blähungen und Gallekoliken.	Fleischwaren, Suppen, Saucen, Salate, Hülsenfrüchte, Steaks, Hackbraten.
Vermehrt die Speichelabsonderung, sparsam verwendet, ist er überall erlaubt.	Remouladen, Mayonnaisen, Ragout, Tunken, Marinaden, Aal, Wurstgewürz, Randensalat, Essigfrüchte, zu scharfen Speisen.
Vermehrt die Speichelabsonderung.	Tomatensaucen, Tomatensuppe, scharfe Fleischsaucen, Hackbraten, Gulasch, Ragout, Pasteten, Tatar.
In der Diät für Diabetiker und Herzpatienten gern gesehen, hilft Salz sparen.	Braten, Saucen, Wurstwaren, Kartoffelgerichte, Gemüsesuppen, Rohkost, Eier, Hülsenfrüchte, Pilze, Tomaten, Salate, Fleisch.
Gewürz für Süßspeisen.	Kuchen, Kleinbackwaren, Kompotte, Eis, Cocktail, Obstsalat, Pudding.
Regt die Nierentätigkeit an, sparsam für alle Diätformen geeignet.	Sauerkraut, Sauerbraten, Wildbraten, Rotkraut, zum Bereiten der Maibowle, Weißkraut.
Eines der bittersten Gewürze, die wir kennen.	Kartoffel- und Zwiebelsuppe, Eintopf, Gänse- und Entenbraten, Schweinefleisch, Aal, Schmalz.
Ein aromatisches Gewürz mit besonderer Note.	Braten, Suppen, Sellerie- und Fleischsalate, Quark, Leberknödel, Rouladen, Ragout.
Vornehmlich für Süßspeisen und Backwaren.	Apfelmus, Fruchtkompott, Glühwein, Punsch, Süßspeisen, Gebäck, Zimtsterne, Milchreis, Grießbrei, Wildbraten, Sauerbraten.
Enthält antibiotische Substanzen, ist für jede Diät erlaubt.	Pikante Gerichte, Braten, Suppen, Saucen, Pilze, Salate, Fische, Kartoffeln, Gemüse, Weichkäse.

Alte Kräuterbücher und ihre Autoren

In den einzelnen Heilpflanzen-Steckbriefen tauchen häufig Namen berühmter Autoren auf: *Plinius, Dioskorides, Matthiolus, Galenos, Fuchs* und andere; es wird sogar aus ihren Werken zitiert, so daß es mir unerläßlich erscheint, darüber genauer zu berichten. Mit dieser Betrachtung kann und will ich keinen chronologischen und erschöpfenden Abriß der gesamten Geschichte der Pflanzenheilkunde geben – ich möchte lediglich die wichtigsten alten Quellen, denen wir viele Anregungen für die Verwendung der Heilpflanzen verdanken, vorstellen.
Beginnen will ich mit zwei Männern, die zur Zeit Neros lebten, also in der Mitte des ersten nachchristlichen Jahrhunderts:
Pedanius Dioskorides und *Cajus Plinius secundus (major)*. Beide haben, unabhängig voneinander, das zu ihrer Zeit greifbare wissenschaftliche Schrifttum gesammelt, gesichtet und in eigenen Werken darüber berichtet. *De materia medica* ist der Titel des fünfbändigen Werkes des Dioskorides, in dem er erstmals eine genaue Beschreibung aller damals aus dem Pflanzen- und Tierreich gebrauchten Arzneistoffe lieferte. Etwa 800 Heilpflanzen sind in diesem Werk erwähnt. Über ihre Wirkung werden erstaunlich detaillierte Aussagen gemacht. Eine ergiebige Quelle für alle mittelalterlichen Kräuterbuchautoren. Dioskorides war Grieche. Er stammte aus der kleinasiatischen Stadt Anazarbos. Als Arzt ist er viel gereist und hat überall seine Pflanzenstudien betrieben. Man kann annehmen, daß er alle Heilpflanzen, die er beschrieb, wirklich genau gekannt hat.
Der Römer *Plinius* war Feldherr, Flottenchef und Staatsmann, jedoch naturwissenschaftlich sehr interessiert. Er sagte von sich, daß er in 37 Büchern mehr als 2000 Arbeiten von etwa 100 Autoren zusammengetragen habe. In den Pflanzenbeschreibungen und den Aussagen über die arzneiliche Verwendung der Heilpflanzen stimmen die Schriften von Plinius und Dioskorides sehr stark überein. Man vermutete deshalb, beide Autoren hätten voneinander abgeschrieben. In Wahrheit jedoch haben beide »Sammler« die gleichen Quellen benutzt, nämlich die Schriften von *Diokles* aus dem 4. Jahrhundert vor Christi, der auch als »der zweite Hippokrates« bezeichnet wird, und *Krateuas* aus dem 1. Jahrhundert vor Christus.
Auch die richtungweisenden Schriften von *Galenos* (auch *Galen* genannt), der im 2. Jahrhundert nach Christus lebte, verdienen große Beachtung. Er befreite die Abhandlungen seiner Vorgänger von den größten Fehleinschätzungen und Übertreibungen, berücksichtigte neuere Erkenntnisse und experimentierte viel und gewissenhaft. Galens Empfehlungen sind unter anderem, verschiedene Stoffe miteinander zu mischen, um dadurch zu größerer Wirkung zu gelangen. Seine Lehre über die Art der Arzneimittelanwendung war mehr als tausend Jahre hindurch gültig. Die Apotheker ehren das Andenken dieses großen Forschers in der Bezeichnung »Galenik« für den Zweig der Pharmazie, der sich mit der Herstellung (besonders der verschiedenen Darreichungsformen) von Arzneimitteln befaßt. »Galenika« oder »galenische Präparate« – diese Begriffe kommen in den einzelnen Heilpflanzen-Steckbriefen oft vor. Gemeint sind damit die verschiedenen Zubereitungsformen, beispielsweise Tropfen, Salben, Zäpfchen, Einreibungen, Säfte, hier aus pflanzlichen Wirkstoffen.
Der Arzt Galenos wurde im kleinasiatischen Pergamon geboren, wirkte aber lange Zeit in Rom, wo er durch die Heilung des Philosophen Eudemos Berühmtheit erlangte. Galenos gehörte keiner Schule an, er nahm auf, was er sah, und nahm an, was er für gut hielt, doch *Aristoteles*, dessen Schüler *Theophrast* und *Hippokrates* haben ihn geprägt. Aristoteles' Naturauffassung und vor allen Dingen dessen Experimentierfreudigkeit an Pflanze und Tier beflügelten ihn zu eigenen Experimenten. Als Arzt vertrat er die Lehren des berühmten Arztes der Antike, Hippokrates, doch nur in den Fällen, in denen er keine eigenen Ansichten und Auffassungen entwickelt hatte. Galen war von sich sehr eingenommen und von seinem Tun sehr überzeugt. Er selbst forderte seine Schüler und Nachfolger auf, seine Lehren zu übernehmen. Kurz vor seinem Tode im Jahre 199 nach Christus schrieb er: »... Wer gleich mir durch Taten und nicht durch kunstvolle Reden berühmt werden will, der braucht nur mühelos zu übernehmen, was von mir in emsiger Forschung während meines ganzen Lebens festgestellt worden ist.«
Und wer war Hippokrates? Bei der Nennung seines Namens denken wir an den idealen Arzt, den Wegweiser zu wahrem Arzttum, dessen Vorbild immer wieder gute Ärzte schaffen wird. Aber – ich kann dem Leser diese kleine Enttäuschung nicht ersparen – wir wissen nicht, wer Hippokrates wirklich war! Fest steht nur, daß er gelebt hat, daß er aus Kos stammte, im 5. Jahrhun-

dert vor Christus wirkte und Mitglied einer Gilde war, die auf Asklepios, den Gott der Heilkünste, zurückgeht. So überlieferte es uns Plato, der als einziger Zeitgenosse über Hippokrates schrieb. Und die vielen hippokratischen Schriften? Sagen sie uns nichts über diesen Mann, spiegeln sie nicht sein Denken und Handeln wider? Leider nein; denn das, was wir unter dieser Bezeichnung kennen, ist eine Sammlung ganz verschiedenartiger Werke, niemand kann sagen, was Hippokrates selbst geschrieben hat. Wir wissen nicht einmal sicher, ob er überhaupt etwas verfaßt hat. Vielleicht war es so: Zu Lebzeiten war Hippokrates ein guter Arzt und gelangte zu Ruhm. Später wollte man natürlich die Werke dieses so berühmten Mannes besitzen. Man sammelte das medizinische Schrifttum aus dem 5. Jahrhundert und glaubte, in einigen Abhandlungen seine Lehren und Grundsätze zu erkennen. So entstand im 3. Jahrhundert eine erste Sammlung medizinischer Aufzeichnungen, die man Hippokrates zuschrieb; im Laufe der Zeit gab es eine Menge »hippokratischer Schriften«, wohl alles anonyme Aufzeichnungen aus der klassischen Zeit.
Hippokrates – als Vater der Heilkunst – war, lange nach seinem Tode, ein berühmter Mann geworden. Über sein Leben wollte man vieles wissen, aber es war nichts zu erfahren. Also entstanden Legenden; eine von ihnen aus dem 2. Jahrhundert nach Christus wird immer wieder in nur geringer Abwandlung von vielen Autoren erzählt: Er wurde als Sohn eines Arztes 460 vor Christus auf Kos geboren. Sein erster Lehrer war sein Vater, später wurde er Schüler von Herodikos, Gorgias und Demokrit. Als Arzt durchwanderte er ganz Griechenland. Seine Erfolge waren erstaunlich; er heilte den Makedonierkönig und den Philosophen Demokrit. Er bannte die Pest, wofür ihm die Athener ein eisernes Standbild errichteten. Der Großkönig Ataxerxes von Persien wollte ihn zum Leibarzt machen, doch er lehnte ab. Im hohen Alter starb er in Thessalien, sein Grab liegt zwischen Larissa und Gyrton. Thessalos und Drakon waren seine Söhne, die Zahl seiner Schüler soll sehr groß gewesen sein.
Heute wissen wir, daß diese Lebensbeschreibung eine Legende ist. Ebenso sicher können wir sein, daß es von Hippokrates weder Plastiken noch Gemälde gibt, die uns sein Aussehen überliefern. Eine Büste, die man lange für die des Hippokrates hielt, hat sich als eine Darstellung des Stoikers Chrysipp erwiesen. Und den koischen Münzen aus der römischen Kaiserzeit, die angeblich den Kopf des Hippokrates zeigen, kann man schwerlich Portraitcharakter beimessen. Die sogenannten hippokratischen Schriften jedoch vermitteln uns einen wertvollen Überblick über das medizinische Wissen des 5. Jahrhunderts vor Christus und sind daher von unschätzbarem Wert. Damals begann die Heilkunde sich zu wandeln, man trennte sich von rein magischen Handlungen und wandte sich exakten Beobachtungen und Erfahrungen zu, die bald in den Mittelpunkt der Heilkunst rückten. Beobachtetes wurde aufgezeichnet, Krankheiten wurden beschrieben. Bei der Behandlung standen der Mensch und seine Natur im Vordergrund.
Und die Frage, was Krankheit denn eigentlich sei, bewegte die Gemüter. Es gab viele Antworten, verschiedene interessante Theorien wurden entwickelt; zwei davon möchte ich hier wiedergeben: Der Mensch nimmt Luft und Nahrung aus der Außenwelt auf; wenn hier Unausgeglichenheit vorliegt, entstehen Krankheiten. Und: Weil der Mensch aus der Samenflüssigkeit entsteht, müssen die Säfte das Wesentlichste in ihm sein. Krankheiten entstehen daher durch »schlechte Säfte«. Die »Vier-Säfte-Theorie« übernahm später Galen und durch ihn die Medizin mehrerer Jahrhunderte.
Jede Theorie ist zeit- und kulturabhängig, und auch die hippokratischen Schriften mit ihren Theorien spiegeln die Denkrichtung der vorsokratischen Zeit wider.
Für die Heilung von Krankheiten fand man damals Methoden, die wir in unserer modernen Zeit durchaus akzeptieren können.
Der hippokratische Arzt sieht in erster Linie seine Aufgabe darin, die natürliche Heilkraft, die jedem Menschen innewohnt, zu unterstützen und zu steigern. Die wichtigste Form der Behandlung ist die Regelung der Lebensweise und der Ernährung, also eine diätetische. Die Diätetik der Hippokratiker erreichte eine Form, der wir noch heute höchste Bewunderung zollen. Die richtige Ernährung stand bei der Heilkunde im Vordergrund; durch verstärkte Zufuhr bestimmter Nahrungsmittel wurde Arzneiwirkung erreicht. Eigentliche Arzneimittel gebrauchte man sehr wenig, in der Hauptsache verwendete man Heilkräuter. Die kleine Chirurgie mit Messer oder Glüheisen kannte man auch schon, es hatte bei Operationen peinliche Sauberkeit zu herrschen. Und ganz modern muten uns manche Stellen

der hippokratischen Schriften an, in denen über Sportverletzungen und Knochenchirurgie berichtet wird.
Doch zurück zu unserem Thema. Vieles von diesen frühen Werken und den darin festgehaltenen Erkenntnissen wäre verlorengegangen, wenn nicht die Klöster medizinische Schriften für ihre Büchereien kopiert hätten – sie haben sich damit große Verdienste als »Konservatoren« erworben. Das *Benediktinerkloster Monte Cassino* muß in diesem Zusammenhang besonders erwähnt werden. Die *Medizinschule von Salerno* (frühes Mittelalter) führte die Heilpflanzenforschung weiter. In der *Alphita*, einer Aufzählung von Heilstoffen auch pflanzlicher Herkunft, die aus dem 13. Jahrhundert stammen soll, besitzen wir ein Dokument, das die frühmittelalterliche Heilpflanzenkunde widerspiegelt. *Ibn Baithar*, ein spanisch-maurischer Botaniker, bearbeitete ein Werk, das 1400 Drogen beschreibt und in dem das ganze bisher bekannte Schrifttum verarbeitet ist. Als den »Fürsten der Ärzte« bezeichnete man *Ibn Sina*, der etwa um das Jahr 1000 ein großes Lehrbuch der Medizin (*Canon medicinae*) verfaßte. Er ist unter dem Namen *Avicenna* bekannt. Sein Werk bezog indische und arabische Heilmittel mit ein und blieb bis zum Ende des 15. Jahrhunderts das beste Werk der Medizin. Bei uns, nördlich der Alpen, waren es die *Benediktiner*, die die Heilpflanzen schon im frühesten Mittelalter berühmt und bekannt machten. Sie legten Kräutergärten an und zogen hier so manch Kräutlein, das bislang bei uns unbekannt war, und experimentierten damit. *Karl der Große* (742 bis 814) und *Ludwig der Fromme* (778 bis 840) unterstützten dieses Bemühen sehr, indem sie in ihrer Landgüterordnung, dem *Capitulare de villis*, Befehl und Anleitung zum Kräuteranbau gaben. Auch die *Physika* der Äbtissin *Hildegard von Bingen* aus dem 12. Jahrhundert und die Naturgeschichte des *Albertus Magnus* aus dem 13. Jahrhundert sind Fundgruben für spätere Kräuterbuchautoren. Der Schüler von Albertus Magnus, *Thomas de Cantiprato*, schuf ein Werk, das von *Conrad von Megenberg* unter der Bezeichnung *Buch der Natur* in die deutsche Sprache übersetzt wurde und im 15. Jahrhundert große Verbreitung erfuhr. Auch handschriftliche, sogenannte Arzneibücher aus dem 12. und 14. Jahrhundert, deren Verfasser wenig bekannt sind, enthalten viel über die Heilpflanzen und deren Verwendung zur damaligen Zeit.
Die Entdeckung Amerikas durch Christoph Kolumbus und die Auffindung des Seeweges nach Ostindien um das Kap der Guten Hoffnung durch Vasco da Gama sowie die Entdeckungsfahrten der Spanier und Portugiesen an den Küsten Afrikas und Südamerikas bereicherten den Heilpflanzenschatz um neue Arten. Das war an der Wende vom 15. zum 16. Jahrhundert. Drei Männer nahmen sich dieser neuen Pflanzen an. *Valerius Cordus, Nicolaus Monardes* und *Carolus Clusius* erhielten später den Ehrentitel »Väter der Pharmakognosie« für ihre Arbeiten und Verdienste auf dem Gebiete der Einordnung und Beschreibung vor allem der neuen Heilpflanzen. Ihre Werke wurden schnell bekannt, denn inzwischen waren Buchdruck und Holzschnitt erfunden.
Mit *Theophrastus Bombastus von Hohenheim,* genannt *Paracelsus,* (1493 bis 1541) wurde die Weiterentwicklung der Pflanzenheilkunde unterbrochen, weil er chemischen Präparaten den Einzug in die Medizin verschaffte. Dennoch hat er die Therapie mit Heilpflanzen auf seine Weise bereichert: Er stellte die sogenannte *Signaturenlehre* auf, nach der ein jedes Kraut durch Farbe oder Aussehen einen Hinweis auf seine Verwendbarkeit liefere. Danach deutete der gelbe Milchsaft des Schöllkrauts auf dessen Wirksamkeit bei Galleleiden hin, die blauen oder roten Blüten des Lungenkrauts zusammen mit den weißlich gefleckten Blättern auf die Wirksamkeit bei Lungenleiden und die Blattform des Leberblümchens auf dessen Wirksamkeit bei Leberleiden. Es gibt eine Menge von Beispielen, in denen Paracelsus' Behauptung zutrifft, es gibt aber auch ebenso viele Beispiele, in denen dies als purer Unsinn bezeichnet werden muß. Trotz vieler Irrtümer war Paracelsus ein bedeutender Arzt seiner Zeit.
Mit der Erfindung des Buchdrucks begann der große Aufschwung der Kräuterbücher, die nunmehr größere Bedeutung erlangten, weil sie weitere Verbreitung erfuhren. 1542 erschien in lateinischer Sprache und bereits ein Jahr später in deutscher Sprache ein großes Werk des Medizinprofessors *Leonhart Fuchs. Hieronymus Bock*, ein Theologe, ließ 1539 sein Kräuterbuch in deutscher Sprache erscheinen. 1554 gab der Leibarzt Kaiser Ferdinands I., *Petrus Andreas Matthiolus*, sein Buch heraus, das mit 32 000 Exemplaren auch ein finanzieller Erfolg wurde. Namen wie *Brunfels* (1480 bis 1534) und *Adam Lonicer* (1528 bis 1586) wurden ebenfalls bekannt. Erwähnenswert ist

auch das Kräuterbuch von *Jacob Theodor Tabernaemontanus* (1520 bis 1590), das in der Bearbeitung von *Caspar Bauhinus* 1613 Aufsehen erregte. Alle Autoren des Mittelalters geben die Erfahrungen weiter, die Plinius, Dioskorides und Galenos in ihren Werken aufgezeichnet haben. Ihre eigenen Ergänzungen und Erweiterungen sind jedoch meistens Übertreibung.
Die vielen neuen Kräuterbücher, die in der Folgezeit auf den Markt kamen, waren lediglich mehr oder weniger geglückte Kopien der Kräuterbücher des Mittelalters.
Erst *Sebastian Kneipp* (1821 bis 1897), überzeugter Empiriker, ein Mensch also, der aus der Erfahrung seine Lehren zog, gab der Heilpflanzentherapie neue Impulse. Er sammelte seine eigenen Erkenntnisse und ließ die Übertreibung mittelalterlicher Kräuterbuch-Autoren weg. Er therapierte nicht nur mit Kräutertees, sondern auch mit Pflanzensäften. »Ich kann nicht genug betonen, wie vorteilhaft für den ganzen Organismus so eine Kur mit Kräutersäften ist. ... Ich sage, das Pflanzenblut, die Säfte der Kräuter sind unserer Natur sehr zuträglich.«
Ein Zeitgenosse Kneipps war der Schweizer Kräuterpfarrer *Künzle* (1857 bis 1945). Sein im Jahre 1911 herausgegebenes Buch *Chrut und Unchrut* wird heute noch aufgelegt und erlangte eine Auflage von weit über eine Million Exemplaren.
Seit Kneipp und Künzle haben wir wiederum neue Erkenntnisse gewonnen. Wir beurteilen heute vieles anders, doch wissen wir genau, daß Heilpflanzen wirksam sind, wenn man ihnen den Platz einräumt, den sie verdienen. Es sieht oft so aus, als ob die chemischen Arzneimittel in unserer Zeit das Feld allein beherrschen, doch dürfen wir nicht vergessen, daß unendlich viele fertige Arzneimittel nichts anderes sind als therapiegerechte Aufbereitungen von Heilpflanzen, teilweise aus Gesamtauszügen hergestellt, teilweise aus isolierten Heipflanzenwirkstoffen. Die Forschung auf diesem Gebiet ist ungemein aktiv, und wer an der Wirkung von Heilpflanzen zweifelt, muß seine Meinung revidieren.
Eine große Anzahl Heilkräuter sind heute in ihrer Wirkung genau erforscht, das Ergebnis beweist, daß an den Aussagen früherer Kapazitäten sehr vieles stimmt. Natürlich sind auch etliche Arzneipflanzen noch nicht ausreichend bearbeitet. Die Erfahrung jedoch lehrt, daß ihnen ebenfalls Heilwirkung innewohnt. Es wird noch eine Menge Arbeit zu erledigen sein, bis alle interessanten Heilpflanzen wissenschaftlich untersucht sind. Ich bin sicher, daß wir noch manche Überraschung dabei erleben.

Zeittafel

Hippokrates und seine Schüler	5. bis 4. Jh. v. Chr.
Aristoteles	384 bis 322 v. Chr.
Theophrast	372 bis 287 v. Chr.
Cajus Plinius secundus (major)	23 bis 79 n. Chr.
Pedanius Dioskorides	um 50 n. Chr.
Galenos (Galen)	131 bis 201 n. Chr.
Capitulare Karls des Großen	etwa 810
Capitulare Ludwigs des Frommen	etwa 810
Äbtissin Hildegard von Bingen	1099 bis 1179
Albertus Magnus	1193 bis 1280
Brunschwyg, H.	1450 bis 1534
Otto Brunfels	1480 bis 1534
Paracelsus	1493 bis 1541
Hieronymus Bock	1498 bis 1554
Petrus Andreas Matthiolus	1500 bis 1577
Leonhart Fuchs	1501 bis 1566
W. H. Ryffius	1515 bis 1585
K. Gesner	1516 bis 1565
Jacob Theodor Tabernaemontanus	1520 bis 1590
Adamus Lonicerus	1528 bis 1586
Caspar J. Bauhinus	1560 bis 1624
Carl von Linné	1707 bis 1778
Friedrich Wilhelm Sertürner	1783 bis 1841
Sebastian Kneipp	1821 bis 1897
Kräuterpfarrer Künzle	1857 bis 1945

Einheimische
HEILPFLANZEN

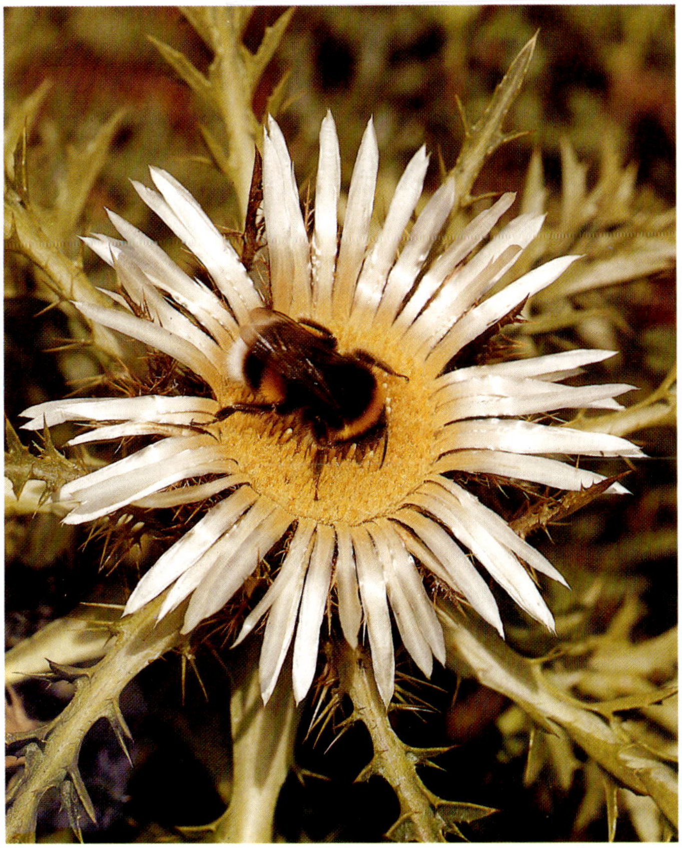

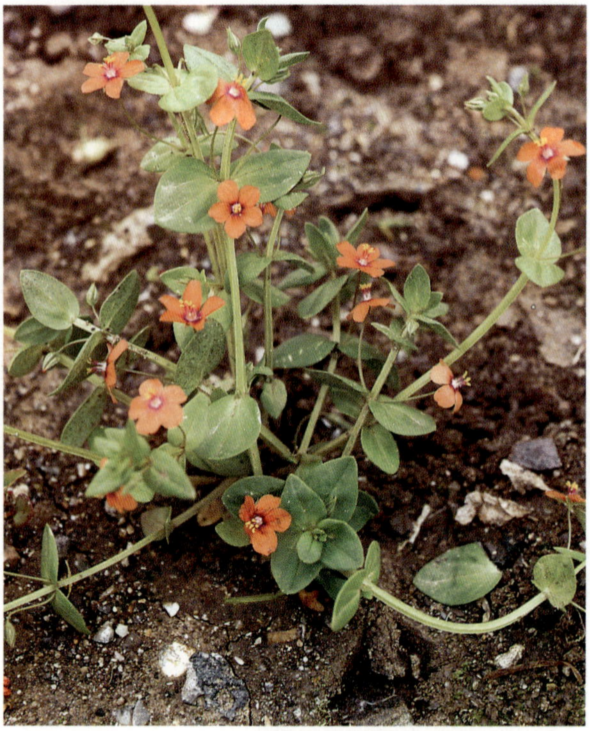

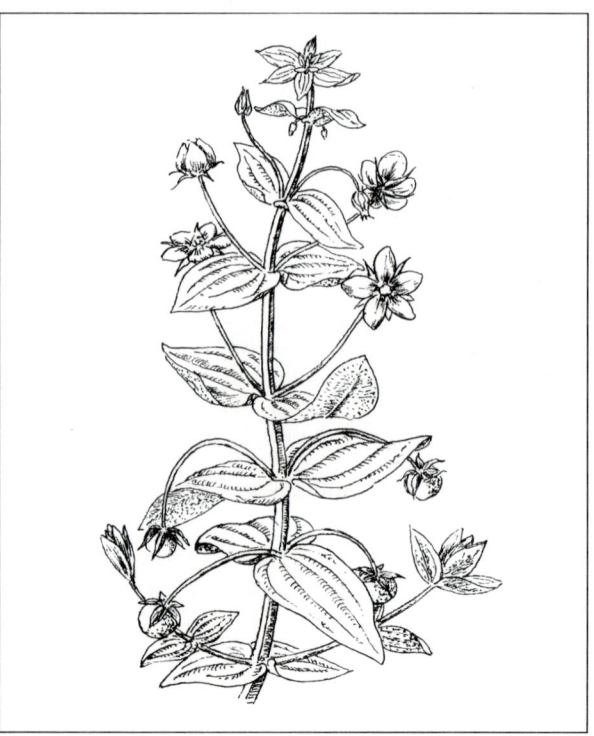

Ackergauchheil

▷ *giftig*
ANAGALLIS ARVENSIS L.
Primelgewächse, PRIMULACEAE
Volksnamen: Nebelpflanze, Roter Gauchheil, Weinbergstern, Wetterkraut.
Arzneilich verwendete Pflanzenteile: Das Kraut (ohne die Wurzeln).
Drogenbezeichnung: Ackergauchheil(kraut) = ANAGALLIDIS ARVENSIS HERBA (früher: HERBA ANAGALLIDIS ARVENSIS).

Botanik: *Pflanzenbeschreibung:* Der Ackergauchheil gehört zu den Primelgewächsen. Es ist ein kleines Kraut mit vierkantigem ästigem, zumeist niederliegendem Stengel, der etwa 25 cm lang wird. Die ungestielten Blätter sind eiförmig bis länglich und gegenständig oder auch zu dritt quirlständig angeordnet . Aus den Blattachseln entspringen gestielte Blüten, meist ziegelrot, doch auch blau (ANAGALLIS COERULEA) oder weiß. *Blütezeit:* Juni bis Oktober. *Vorkommen:* Als Unkraut auf Feldern, auf Brachland, in Gärten und Weinbergen, meist auf lehmigem Boden.
Inhaltsstoffe (Wirkstoffe): Saponine, Bitterstoffe, Gerbstoffe, Flavonoide und eine Substanz, die gegen Pilze wirksam sein soll.

Heilwirkung und Anwendung: Diese Heilpflanze wird in der Schulmedizin nicht verwendet. Es ist aber durchaus möglich, daß sie in Zukunft Bedeutung erlangt, denn die Inhaltsstoffe, besonders die hautwirksamen, rechtfertigen eine Überprüfung der Wirksamkeit.
Anwendung in der Homöopathie: Das Homöopathikum *Anagallis arvensis* wird aus der frischen blühenden Pflanze hergestellt. Es wird bei Ausschlägen verschiedenster Art, bei Geschwüren, aber auch bei Nervenleiden angewendet – allerdings selten. Gebraucht werden mittlere Potenzen (D3 bis D6).
Ackergauchheil als Hausmittel: Wenn auch in diesem Abschnitt viel Rühmliches über die Verwendung des Ackergauchheil in der alten Volksmedizin gesagt wird, so darf doch nicht vergessen werden, daß er eine Giftpflanze ist. Vor jeder Selbstbehandlung muß gewarnt werden. Die Anwendung in der Volksmedizin geht auf seine Erwähnung bei Dioskorides und Plinius im ersten Jahrhundert nach Christus zurück. Von diesen Autoren bezogen die mittelalterlichen Kräuterbücher ihr Wissen. Und unserer Volksmedizin lag wohl die Aussage von Leonhart Fuchs in seinem »New Kreuterbuch« (Basel 1543) zugrunde. Dort heißt es unter anderem: »Gauchheil wirkt schmerzstillend, säubert übergelegt die Wunden, aus denen er Dorn und Spreißen

herauszieht. Der Saft reinigt das Haupt von zähem Nasenschleim, lindert auch das Zahnweh. Mit Honig gemengt, macht der Saft die trüben Augen klar, mit Wein getrunken ist er gut gegen Natterbiß, gegen bresthafte Leber und Nieren.«
Darüber hinaus verwendet die Volksmedizin den Gauchheil innerlich und äußerlich gegen Warzen, gegen Steinleiden, Verstopfung, Epilepsie.
Nebenwirkungen: In größerer Menge erzeugt der Gauchheil Durchfälle, Übelkeit und Erbrechen. Dauergebrauch führt zur Schädigung der Niere. Auch eine ungünstige Wirkung auf das Nervensystem ist beobachtet worden. Menschen mit einer »Primelallergie« können Hautausschläge bekommen.

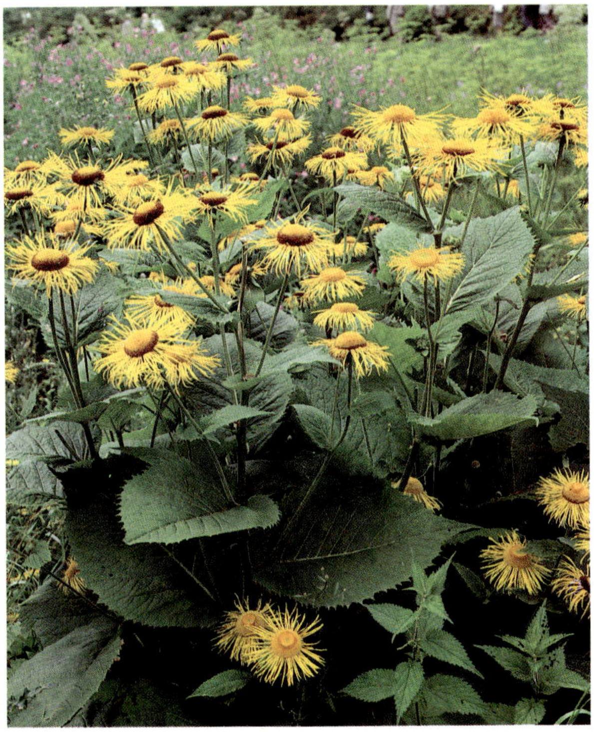

Alant

INULA HELENIUM L.
Korbblütengewächse, ASTERACEAE (COMPOSITAE)
Volksnamen: Brustalant, Darmwurz, Edelwurz, Glockenwurz, Helenenkraut, Odinskopf.
Arzneilich verwendete Pflanzenteile: Die Wurzeln, in der Volksmedizin auch die Blätter.
Drogenbezeichnung: Alantwurzelstock = HELENII RHIZOMA (früher: RHIZOMA HELENII), Alantblätter = HELENII FOLIUM (früher: FOLIA HELENII), auch RADIX oder FOLIA INULAE.

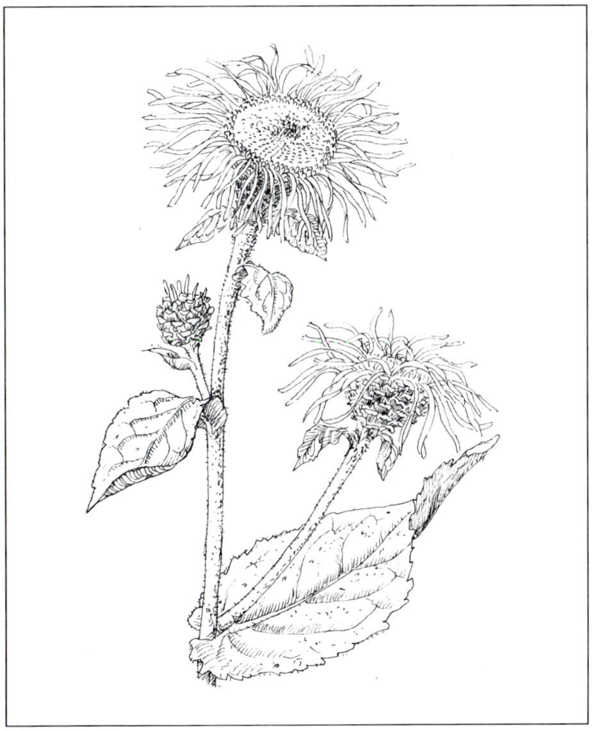

Botanik: *Pflanzenbeschreibung:* Die ausdauernde Pflanze treibt aus einem derben ästigen, knollig verdickten Wurzelstock einen steif aufrechten, gefurchten, nur oben verzweigten Stengel von über 1 m (bis 2,5 m) Höhe, der zottig behaart ist. Die Grundblätter sind groß, langgestielt und länglich elliptisch. Die Stengelblätter sind herzförmig und stengelumfassend. Alle Blätter sind unterseits filzig behaart und am Rand ungleichmäßig gekerbt oder gezähnt. Die großen Blütenköpfe (Durchmesser 6 bis 7 cm) sind gelb, einzeln oder in lockerer Doldentraube angeordnet.
Blütezeit: Juni bis September.
Vorkommen: Die Heimat dürfte Zentralasien sein. In Europa kommt der Alant (eingebürgert aus Kulturen) heute auf Dorfangern, im Ufergebüsch, an Hecken und Zäunen vor. Er findet sich aber auch noch gehegt und gepflegt in manchem Bauerngarten.

Ernte und Aufbereitung: Man erntet im Herbst oder im Frühjahr nur die Wurzelstöcke kräftiger Pflanzen, die etwa 3 Jahre alt sein sollen. Zum Trocknen schneidet man sie in Scheiben oder der Länge nach durch. Die Blätter nimmt man von jungen Pflanzen und trocknet sie an der Luft.

Inhaltsstoffe (Wirkstoffe): Ätherisches Öl mit Alantkampfer (= Helenin), einem Gemisch verschiedener Alantolactone, Bitterstoffe in Form von Sesquiterpenlactonen, Polyacetylene und sehr viel Inulin (Compositenstärke).
Heilwirkung und Anwendung: Die medizinische Verwendung des Alant ist sehr unterschiedlich. Man kann eine schleimlösende und hustendämpfende Wirkung nicht leugnen und muß der Droge auch eine geringe krampflösende Wirkung bescheinigen. Das macht den Alantwurzelstock zu einem probaten Bestandteil guter Hustentees, die auch bei Asthma und Keuchhusten wirksam sein können.
Eine intensive Anwendung jedoch findet diese Heilpflanze nur bei wenigen Ärzten.
• *So wird Alantwurzel-Tee bereitet:* 1 gehäuften Teelöffel Alant mit 1/4 l kochendem Wasser übergießen und 15 Minuten ausziehen. Mit Honig gesüßt und schluckweise trinkt man den Tee bei Husten und Asthma. 2- bis 4mal täglich 1 Tasse Tee ist die richtige Dosierung.
• *So wird eine Husten-Teemischung bereitet:*

Alantwurzelstock	20,0
Thymiankraut	15,0
Primelwurzel (Schlüsselblumenwurzel)	5,0

1 gehäuften Teelöffel dieser Mischung mit 1/4 l kaltem Wasser ansetzen, langsam bis zum Sieden erhitzen, etwa 1/2 Minute sieden lassen, abseihen und mit Honig gesüßt 2- bis 4mal täglich 1 Tasse Tee schluckweise trinken.
Alant als Hausmittel: Es ist nichts Neues, daß die Anwendung von Heilpflanzen in der Volksmedizin zumeist sehr viele Leiden einschließt. Das trifft besonders für den Alant zu: Lungenleiden und Husten stehen hier im Vordergrund, gefolgt von Beschwerden im Magen, Darm, an Galle, Leber, Blase und Niere. Hervorgehoben werden: Blähungen, Gelbsucht, Harnverhaltung, Durchfall und Wurmkrankheiten. Die Anwendung erfolgt meistens als Tee nach der oben angegebenen Vorschrift. Gegen Appetitlosigkeit wird das Kauen der Wurzeln vor den Mahlzeiten empfohlen. Frische Alantblätter, auf Wunden gelegt, sollen die Heilung fördern, Geschwüre aufziehen und Geschwülste erweichen. Auch hat man versucht, Alant zu Salben zu verarbeiten, doch haben diese wenig Bedeutung erlangt.
Nebenwirkungen: Überdosierungen führen zu Erbrechen und Magenschmerzen. Allergien sind häufig. Das BGA (Bundesgesundheitsamt) hält trotz vieler Lobreden auf die Alantwurzel deren Wirksamkeit bei den beanspruchten Indikationsgebieten für nicht ausreichend belegt und sieht sich daher nicht imstande, die Anwendung von Alantwurzeln angesichts der möglichen Nebenwirkungen zu befürworten.
Anmerkung: Ein Verbot der Anwendung stellt diese negative Beurteilung natürlich nicht dar.

Andorn

MARRUBIUM VULGARE L.
Lippenblütengewächse, LAMIACEAE (LABIATAE)
Volksnamen: Mauer-Andorn, Weißer Andorn, Weißer Dorant.
Arzneilich verwendete Pflanzenteile: Das Kraut.
Drogenbezeichnung: Andornkraut = MARRUBII HERBA (früher: HERBA MARRUBII).

Botanik: *Pflanzenbeschreibung:* Andorn wird bis 60 cm hoch. Der vierkantige Stengel ist hohl und dicht filzig behaart. Die unteren Blätter sind langgestielt, werden bis 3,5 cm lang und besitzen eine rundliche bis eiförmig-elliptische Form. Am Rand sind sie kerbig gezähnt, oberseits schwach, unterseits filzig behaart. Nach oben zu werden die Blattstiele immer kürzer und die Blätter kleiner. Die weißen Blüten stehen in den Blattachseln in Scheinquirlen dicht gedrängt. *Blütezeit:* Juni bis September. *Vorkommen:* Die Heimat dieser Heilpflanze ist Südeuropa, doch ist sie heute in fast ganz Europa verbreitet. Sie wächst auf Schuttplätzen, auf mageren Wiesen, an Hecken und Zäunen. Unsere Droge beziehen wir aus Osteuropa und Marokko.
Ernte und Aufbereitung: Wenn die Blüten sich entfaltet haben, erntet man die oberen Teile der Pflanze, die man einfach abschneidet. Dann bindet man sie zu Sträußen zusammen und hängt sie zum Trocknen an der Luft auf. Um wirklich gute Ware zu erhalten, sollte man auf die derben unteren Stengelteile verzichten.
Inhaltsstoffe (Wirkstoffe): Etwa 0,3 bis 1,0 % Marrubiin (ein bitter schmeckendes Lacton der Diterpenreihe), andere Bitterstoffe, Harze und ätherisches Öl. Bedeutend ist auch der Gehalt an Gerbstoffen (etwa 5 bis 7 %).
Heilwirkung und Anwendung: Ich meine, daß man zu Unrecht heute in der Schulmedizin auf die Verwendung dieser Heilpflanze verzichtet,

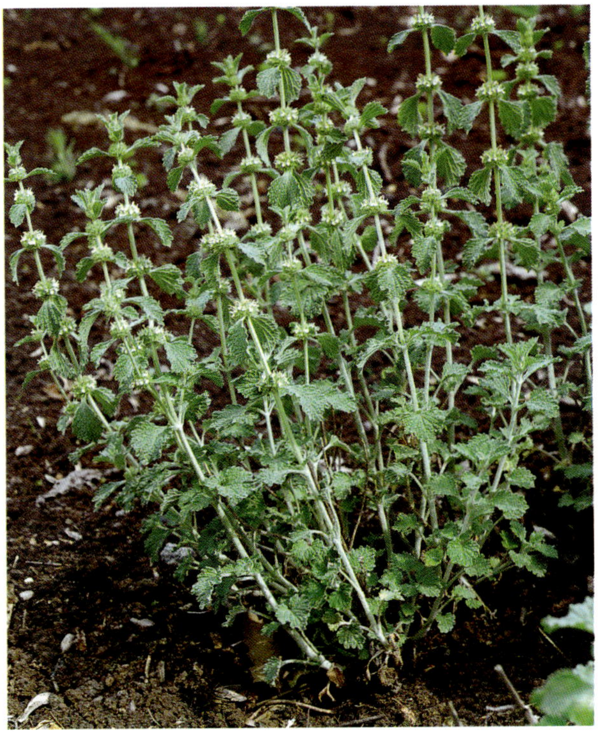

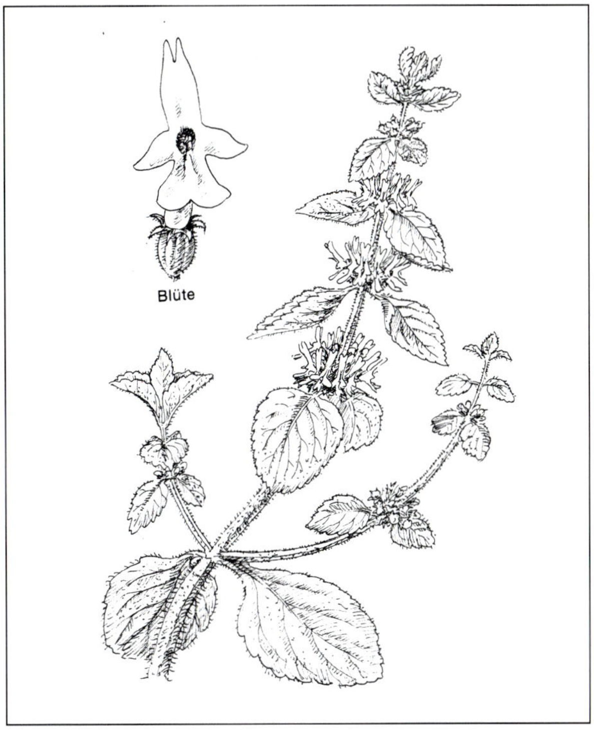

denn sie ist ein wirksames Mittel gegen Durchfälle verschiedenster Ursache, ein appetitanregendes Mittel und auch ein gutes Hustenmittel. Die Inhaltsstoffe rechtfertigen die Anwendung, denn Bitterstoffe regen die Magensaftsekretion an und verstärken auch die Galleausscheidung. Das ätherische Öl und die Gerbstoffe wirken bei Durchfällen, und für die auswurffördernde Wirkung bei Husten ist das Marrubiin verantwortlich. Für diese Anwendungsgebiete nimmt man den Tee.

• *So wird Andorn-Tee bereitet:* 2 gehäufte Teelöffel Andornkraut mit 1/4 l kochendem Wasser übergießen, kurz ziehen lassen (3 bis 5 Minuten) und abseihen. 3 bis 5 Tassen Tee pro Tag sind angezeigt.

Mein besonderer Rat: Wer an Gallebeschwerden leidet, ist oft auf der Suche nach einem Tee, der ihm Linderung bringt, denn Gallepatienten klagen über vielerlei Beschwerden. Die Erfahrung hat gezeigt, daß eine Teemischung mit Andorn und anderen gallewirksamen Kräutern meist hilft, wo andere Gallemittel versagen.

• *So wird die Teemischung bereitet:*

Andornkraut	20,0
Pfefferminzblätter	10,0
Löwenzahnwurzel	10,0
Wermutkraut	10,0

2 Teelöffel dieser Mischung mit kochendem Wasser übergießen und 10 Minuten zugedeckt ziehen lassen. Nach dem Abseihen ist der Tee trinkfertig. 3mal täglich 1 Tasse Tee trinken; schluckweise und bedächtig, mäßig warm, nicht heiß.

Andorn als Hausmittel: Hier steht die Wirkung bei Husten im Vordergrund, und das geht wohl auf P. A. Matthiolus, Leibarzt Kaiser Ferdinands I., zurück. Dieser schrieb nämlich 1563: »Die Bletter von weißem Andorn in wasser oder wein gesotten / darein gefeimpt honig oder zucker gethan / vnd getruncken / erweycht vnd reumet den koder auss der lungen vnd brust. Hilfft allso wider den husten ...« Diese und vielerlei andere Heilanzeigen bot Matthiolus an: Andorn wirke gegen Wurmbefall, bei Gelbsucht, bei Magenschmerzen, bei Blähungen, bei Nervenleiden, bei Leber- und Gallebeschwerden, bei allgemeiner Schwäche, schlecht heilenden Wunden, Menstruationsbeschwerden und anderen Frauenkrankheiten.

Dies alles ist in der Volksmedizin noch nicht vergessen und sicher nicht ganz falsch, aber man sollte sich bei der Anwendung von Andorn auf Husten, Galle- und Leberleiden sowie Appetitlosigkeit beschränken.

Übrigens schätzte nicht erst Sebastian Kneipp den Andorn sehr als lösendes Hustenmittel, schon die Ägypter und die Römer wußten um diese Wirkung.

Nebenwirkungen sind nicht bekannt.

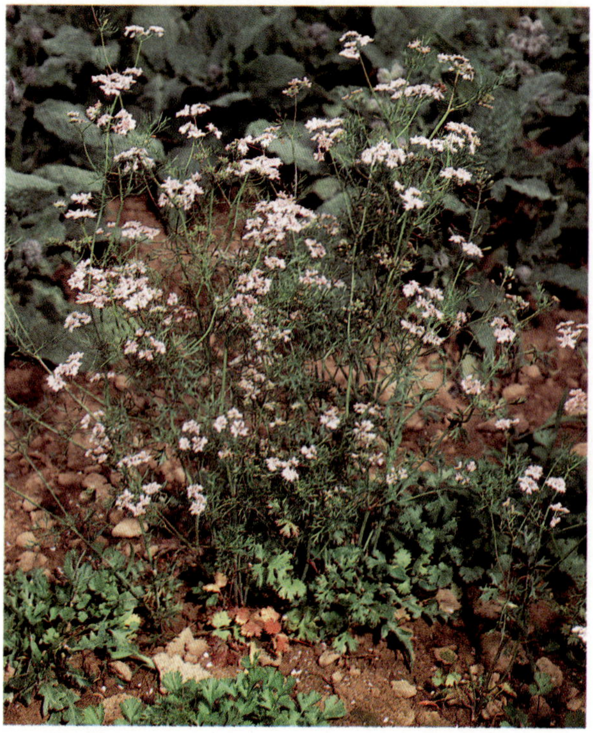

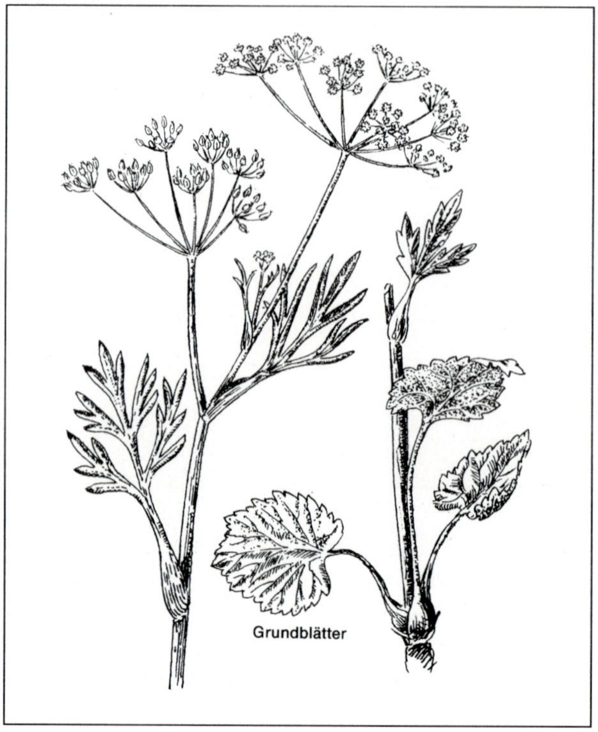

Anis

PIMPINELLA ANISUM L. (ANISUM VULGARE GAERTN.)
Doldengewächse, APIACEAE (UMBELLIFERAE)
Volksnamen: Anis-Bibernelle, Änis, Arnis, Brotsame, Enis, Runder Fenchel, Süßer Fenchel, Süßer Kümmel, Taubenanis.
Arzneilich verwendete Pflanzenteile: Die reife Frucht.
Drogenbezeichnung: Anis (Anisfrüchte) = ANISI FRUCTUS (früher: FRUCTUS ANISI), Anisöl = ANISI AETHEROLEUM (früher: OLEUM ANISI).

Botanik: *Pflanzenbeschreibung:* Anis ist ein einjähriges Kraut, das etwa 50 cm hoch wird und mit einer spindelförmigen Wurzel im Boden verankert ist. Der runde Stengel ist oben ästig. Die unteren Blätter sind gestielt, ungeteilt und am Rand gezähnt. In der Mitte sind sie dreilappig und oben 2- bis 3fach fiederschnittig. Die Blütendolden sind 7- bis 15strahlig, ohne oder nur mit einem Hüllblatt ausgestattet. Die Döldchen hingegen besitzen meist mehrere Hüllchenblätter. Die kleinen Blüten sind weiß. *Blütezeit:* Juli bis September. *Vorkommen:* Anis ist im Orient beheimatet. Auf dem Gebiet der ehemaligen UdSSR, in Indien wie auch in Europa (besonders im Mittelmeerraum) wird er in reichlicher Menge angebaut. Auch in Amerika gibt es Aniskulturen. Bei uns in Deutschland kommt Anis im Gewürzgarten vor, aus dem immer einmal einige Exemplare »ausbrechen«, die dann verwildert anzutreffen sind. (Sorgfältig bestimmen – Verwechslungsmöglichkeit mit anderen, giftigen Doldenblütlern!)
Ernte und Aufbereitung: Geerntet – ausnahmslos in Kulturen – werden die Früchte. Wenn sie voll ausgereift sind, reißt man die Pflanzen aus dem Boden oder mäht sie ab, trocknet sie an der Luft und gewinnt die Früchte durch Dreschen. Wie alle Umbelliferenfrüchte bestehen auch die Anisfrüchte aus zwei Teilfrüchten, die allerdings nicht immer auseinanderfallen. Die Früchte sind rundlich-eiförmig, was ihnen den Namen Runder Fenchel eingebracht hat.
Inhaltsstoffe (Wirkstoffe): Anisfrüchte riechen angenehm aromatisch. Das geht auf das ätherische Öl zurück, das in guter Ware zu 2 bis 3 % enthalten ist. Der Hauptbestandteil des ätherischen Öls ist trans-Anethol. Daneben enthalten die Früchte auch fettes Öl, Zucker und Eiweiß.
Heilwirkung und Anwendung: Anis ist ein Mittel, das Blähungen vertreibt, den Magen kräftigt und auch bei Husten gute Dienste leistet, was auch das BGA anerkennt. Trotz aller Beliebtheit muß festgestellt werden, daß Anis »immer der Zweite« ist. Von den Karminativa (Mittel gegen

Blähungen) aus der Familie der Doldengewächse ist Kümmel wirksamer, und von den Hustenmitteln derselben Pflanzenfamilie ist Fenchel dem Anis vorzuziehen. Dennoch will man in beiden Fällen nicht auf Anis verzichten, weder als Tee noch in Form der verschiedensten galenischen Zubereitungen (Anistropfen = Liquor Ammonii anisatus), von denen aber wohl die Hustenmittel im Vordergrund stehen.

• *So wird Anis-Tee bereitet:* 1 gehäufter Teelöffel Anisfrüchte, die man vorher zerdrückt oder zerstoßen hat (zweckmäßigerweise in einem Mörser), wird mit 1/4 l kochendem Wasser übergossen und nach 10 Minuten abgeseiht. Gegen Husten trinkt man davon täglich 2- bis 5mal 1 Tasse Tee, mit Honig gesüßt. Diabetiker nicht süßen! Dieser Tee ist besonders für Kleinkinder geeignet. Gegen Blähungen und zur Magenstärkung wird Anis-Tee ungesüßt gegeben – 2 bis 5 Tassen Tee täglich sind die richtige Dosierung.

Mein besonderer Rat: Ich erwähnte schon, daß Anis stets ins Hintertreffen gerät, wenn man ihn mit Fenchel und Kümmel vergleicht. Dennoch hat er einen großen Vorzug. Er schmeckt von allen dreien am besten. Es ist daher empfehlenswert, Kümmel, Anis und Fenchel, zu gleichen Teilen gemischt, miteinander zu verwenden, wenn man einen Heiltee gegen Blähsucht sowohl für Erwachsene als auch für Kinder bereitet.

• *So wird die Teemischung bereitet:*

Kümmel (Kümmelfrüchte zerstoßen)	25,0
Fenchel (Fenchelfrüchte zerstoßen)	25,0
Anis (Anisfrüchte zerstoßen)	25,0

Zubereitet und dosiert wird dieser Tee wie oben bei Anis-Tee angegeben.

Verwendung als Gewürz: Aromatische Drogen, die der Verdauung nützlich sind, die Blähungen vertreiben und verhüten, sind auch in der Küche beliebt. Man gebraucht Anis sehr viel zur Bereitung der Anisplätzchen, zum Würzen des Brotes und als verdauungsfördernde Beigabe zum Sauerkraut, zum Weiß- und Rotkraut und zu vielen Krautsalaten. Eingemachte Früchte enthalten ebenfalls einige Aniskörnchen, und Obstsuppen werden »feiner« mit Anis. Nicht zu vergessen die zahlreichen Anisschnäpse.

Anmerkung: Als Gewürz und als Arzneimittel wird auch der Sternanis (ILLICIUM VERUM) verwendet, und zwar im wesentlichen wie der Anis, obgleich er mit diesem botanisch nicht verwandt ist. Sternanis ist in Südchina und Nordvietnam heimisch, wird dort und in anderen Tropengebieten angebaut. Die Stammpflanze der sternförmigen Sammelbalgfrüchte (Sternanis) ist ein kleiner, immergrüner Baum mit länglichen, zugespitzten, ganzrandigen Blättern und kugeligen Blüten. Früher reihte man diese Pflanze in die botanische Familie der MAGNOLACEAE ein, doch heute zählt man sie zu den ILLICIACEAE. Wir kennen den Sternanis hauptsächlich aus der Weihnachtsbäckerei, wo die gemahlenen Früchte zur Herstellung von Gewürzbackwaren genutzt werden. Als Mittel gegen Husten, gegen Appetitlosigkeit, Blähungen und Verdauungsbeschwerden spielt Sternanis heute kaum noch eine Rolle.

Anwendung in der Homöopathie: Gegen Appetitlosigkeit, gegen Durchfälle der zahnenden Kleinkinder, gegen Blähungen und auch als Beruhigungsmittel gebraucht man das Homöopathikum *Anisum* in der ersten und zweiten Potenz (D1 und D2), von denen man 3- bis 5mal täglich 5 bis 10 (bis 15) Tropfen gibt.

Anis als Hausmittel: Was bisher über die Anwendung von Anis gesagt wurde, gilt auch für die Anwendung in der Volksmedizin. Und liest man das, was Hieronymus Bock in seinem Kräuterbuch (Straßburg 1577) berichtet, dann hat man alle Anwendungsgebiete der Volksmedizin beieinander: »Aenis samen oder ein confect daruon / ist nicht allein lieblich / sondern auch sehr nützlich / all denen so einen bösen stinkenden Athem haben / vnd nicht wol schlafen mögen. Diser samen ist nutz den Wassersüchtigen / dann er eröffnet gewisslich die Leber / bewegt den harn / lescht den durst / vnnd truckt nider die auffblähung des bauchs / Weiter ist aenis gut zu aller Innerlichen sehrigkeit des Magens / der Lungen / der Lebern / vnd der Mutter / dann er stercket vnnd erwörmet / vnd heilet den Magen / vnnd alle Innerliche glider / macht dawen / gibt einen guten geruch vber sich inn das Haupt / stillet schmertzen vnnd Grimmen / das aufstoßen und kluxen / vertreibet inn summa alle presten vnnd blähung des Magens vnnd der Lungen / stillet den weissen fluss. Weitter so eröffnet aenis den gang zum vnkeuschen samen / ist es ein Mann / oder zu der Milch / ist es eine Fraw oder Seugerinn. Aenis gedörrt vnnd eingenommen / verstellet des Stulgang / rote rur / vnnd den weissen fluss der Frawen.« Die Anwendung zur Förderung der Milchsekretion ist auch heute noch sehr beliebt.

Nebenwirkungen: Wenn auch selten, so kann es doch zu allergischen Reaktionen der Haut, der Atemwege und des Verdauungstraktes kommen.

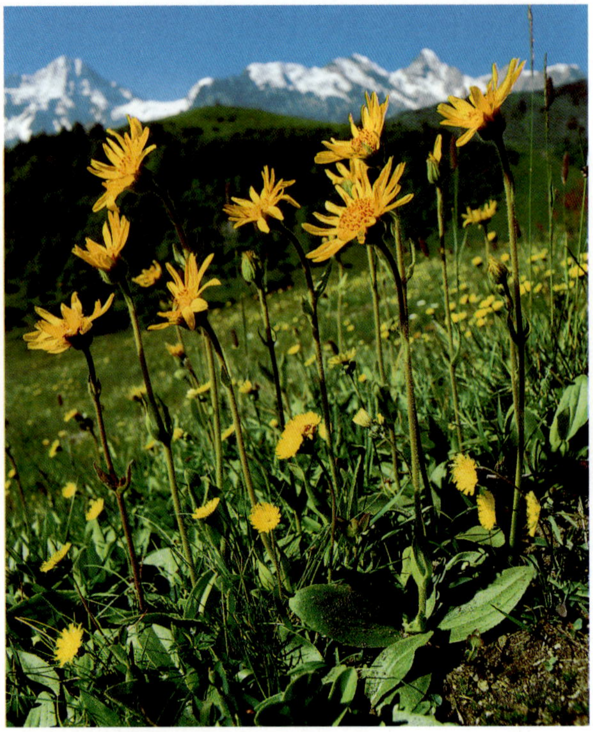

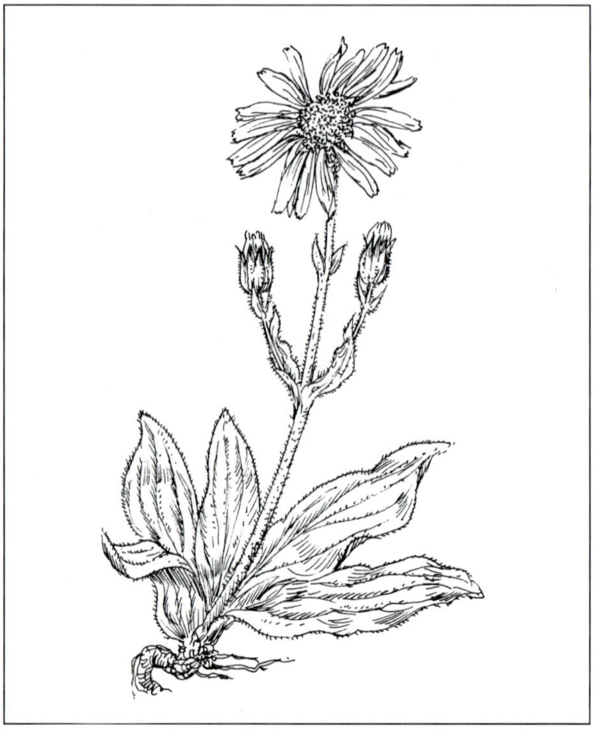

Arnika

▷ *geschützt*
ARNICA MONTANA L. und ARNICA CHAMISSONIS
Korbblütengewächse, ASTERACEAE (COMPOSITAE)
Volksnamen: Bergwohlverleih, Fallkraut, Gemsblume, Johannisblume, Konnesblume, Kraftwurz, Mitterwurz, Ochsenwurz, Wolfsblume.
Arzneilich verwendete Pflanzenteile: Die Blütenköpfchen.
Drogenbezeichnung: Arnikablüten = ARNICAE FLOS (früher: FLORES ARNICAE).

Botanik: *Pflanzenbeschreibung:* Arnica montana ist eine hübsche Pflanze, die im Frühsommer, wenn sie ihre leuchtend gelben Blüten entfaltet, jeden Wanderer und Naturfreund entzückt.
Die Korbblüten mit ihrem strahligen Blütenkranz sind nie ganz regelmäßig, was die Blüte so außergewöhnlich macht. Arnika ist eine ausdauernde Pflanze mit einem horizontal im Erdboden kriechenden Wurzelstock. Der derbe krautige Stengel, der bis zu 50 cm hoch werden kann, entspringt einer Blattrosette, die dicht dem Erdboden anliegt. Er ist behaart und trägt 1 bis 2 Paar kleinere Blätter und einen endständigen Blütenstand, unter dem sich in den Achseln des oberen Blattpaares meist zwei weitere Blütenanlagen befinden. Die gelben Blütenköpfchen sind von einem zweireihigen, kurz zottig behaarten Hüllkelch umgeben. Die Randblüten besitzen 3 Zähnchen. Dies ist bei der Drogenanalyse ein wichtiges Erkennungsmerkmal.
Die Arnica chamissonis ssp. foliosa, die Wiesenarnika, die in Nordamerika zu Hause ist, wird neuerdings kultiviert, da sich Arnica montana nicht rentabel anbauen läßt und wegen des Artenschutzes nicht mehr ausreichend zur Verfügung steht. Die Wiesenarnika trägt an aufrechten, ebenfalls behaarten Stengeln kreuzgegenständig angeordnete, lanzettförmige Blätter. Aus dem oberen Blattpaar treten mehrere Seitentriebe mit endständigen Blütenkörbchen aus, die im Vergleich mit Arnica montana etwas kleiner sind.
Blütezeit für beide Arten: Juni bis Juli (August).
Vorkommen: Arnica montana wächst auf nicht oder nur wenig gedüngten Bergwiesen und in Heidekrautbeständen im Gebirge. Aber sie kommt auch gelegentlich im Flachland vor. Dort bevorzugt sie sandigen, torfig-humosen (mit Torf und Humus durchsetzten) Wiesenboden. Arnika chamissouis wächst in Amerika auf sauren Moorwiesen und wird dort für arzneiliche Zwecke gesammelt.
Ernte und Aufbereitung: Arnica montana steht bei uns unter Naturschutz. Die arzneilich verwen-

dete Droge stammt aus anderen Ländern, zum Beispiel Spanien, der Schweiz und Italien. Man erntet die Blüten, wenn sie voll entfaltet sind, trocknet sie schonend und bewahrt sie, vor Feuchtigkeit geschützt, an einem kühlen Ort auf. Um die Wirkstoffe zu schonen, muß bei Temperaturen unter 50 °C getrocknet werden. Das gilt auch für Arnica chamissonis, die vielerorts angebaut wird.

Inhaltsstoffe (Wirkstoffe): Ätherisches Öl, das nachweislich desinfizierende, entzündungshemmende und wundheilungsfördernde Wirkung besitzt. Flavonoide, die wohl für die Wirkung auf Herz und Kreislauf verantwortlich sind, Cholin mit blutdrucksenkender Wirkung und zahlreiche andere Wirkstoffe. Neuerdings wurden Procyanidine in Arnikablüten nachgewiesen. Diese Wirkstoffe sind auch in Weißdornblüten (Seite 336) enthalten und werden als wesentliche Wirkfaktoren der Weißdornblüten auf das Herz gewertet. Nicht unerwähnt bleiben dürfen die Bitterstoffe, die in jüngster Zeit untersucht wurden. Man hat zahlreiche Sesquiterpenlactone gefunden und identifiziert (Helenalin) und schließt nicht aus, daß gerade diese Stoffe für die Wirkung entscheidend sind. Die Haut- und Schleimhautreizwirkung des Helenalins ist bereits nachgewiesen, eine Wirkung auf das Herz ebenfalls. – Um die Arnikawirkstoffe genau beurteilen zu können, ist noch viel Arbeit nötig; man kann heute nur sagen, daß unzählige Inhaltsstoffe der Arnika an der verschiedenartigen Heilwirkung beteiligt sind.

Wenn auch die Inhaltsstoffe der Arnica chamissonis nicht ganz denen der Arnica montana entsprechen, so ist der Unterschied in der Heilwirkung wenig gravierend.

Heilwirkung und Anwendung: Die äußerliche Anwendung steht bei der Arnika weit im Vordergrund. Bei Zerrungen von Muskeln und Sehnen und bei Faserrissen, bei Quetschungen sind Umschläge mit Arnika-Tinktur, von der man 1 Eßlöffel für ½ l Wasser nimmt, oder Umschläge mit einem wäßrigen Arnikaauszug (Tee) – neben absoluter Ruhigstellung des verletzten Gliedes – die beste Anfangstherapie. Bei Blutergüssen fördert ein Arnika-Umschlag die Resorption und somit den Heilungsprozeß. Schmerzen werden auffallend schnell gelindert. Auch bei schmierigen, schlecht heilenden Wunden oder bei Wunden, bei denen ein Heilungsstillstand eingetreten ist, wirken Arnika-Umschläge ausgezeichnet. Umschläge mit Arnika sind reinen Alkoholumschlägen oder Umschlägen mit essigsaurer Tonerde vorzuziehen. Es sei jedoch darauf hingewiesen, daß es gelegentlich zu allergischen Hautreaktionen kommen kann.

Bei Entzündungen im Mund und Rachen sind Spülungen und das Gurgeln mit Arnika eine echte Hilfe. Arnika regt nämlich die Durchblutung an und steigert so die Abwehrbereitschaft der Schleimhäute. Man gibt zu diesem Zweck ½ Teelöffel Arnika-Tinktur in 1 Glas lauwarmes Wasser oder gurgelt mit Tee.

• *So wird Arnika-Tee bereitet:* 1 bis 2 Teelöffel getrocknete Arnikablüten werden mit ¼ l kochendem Wasser übergossen und nach 10 Minuten abgeseiht. Den Tee verwendet man mäßig warm zum Gurgeln und Spülen. Man kann ihn auch, so zubereitet oder 1:1 mit Wasser verdünnt, für die oben erwähnten Umschläge verwenden.

Die innerliche Anwendung der Arnikazubereitungen (Tee, Tinktur) ist nicht ungefährlich. Daher sollte man Arnika nicht innerlich verwenden. Dieser Hinweis schließt nicht aus, daß Arnika eine Heilwirkung bei verschiedenen Herzbeschwerden besitzt.

• *So wird Arnika-Tinktur bereitet:* Getrocknete Arnikablüten werden mit 70 %igem Alkohol im Verhältnis 1:10 übergossen. Nach 14 Tagen muß abgepreßt werden. Die gewonnene Flüssigkeit wird nach etwa 10 Tagen klar filtriert.

Die Arnika-Tinktur kann man selbstverständlich auch in der Apotheke kaufen.

Anwendung in der Homöopathie: Das Homöopathikum *Arnika* wird aus dem getrockneten Wurzelstock hergestellt, während das äußerlich verwendete Homöopathikum *Arnika extern* aus dem frischen, blühenden Kraut bereitet wird. Arnika gilt als das wichtigste Wundheilmittel des homöopathischen Arzneischatzes. Besonders die Salbe ist ein wirksames Mittel zur Venenpflege, zur Behandlung von Venenentzündungen, Blutergüssen, Zerrungen und Prellungen. Aber auch gegen Rheuma und Gicht wird Arnika in der Homöopathie eingesetzt. Als Herz- und Kreislaufmittel, besonders bei insuffizientem (leistungsgemindertem) Altersherzen, bei Arteriosklerose sowie bei Angina pectoris wird Arnika gebraucht. Und schließlich gibt man Arnika auch als »Kräftigungsmittel« nach Infektionskrankheiten. Zumeist wendet man dieses Mittel in den Potenzen D2 bis D3 an, indem man 2- bis 3(bis 5)mal täglich 3 bis 5 (bis 10 Tropfen) verabreicht.

Bei der äußerlichen Anwendung verdünnt man Arnika extern, indem man 1 bis 2 Teelöffel davon in 1/2 l Wasser gibt.
Arnika als Hausmittel: Alles, was bisher über die Anwendung der Arnika gesagt wurde, gilt auch für die Verwendung in der Volksmedizin. Hinzuzufügen ist lediglich noch der Arnika-Spiritus, der auf unterschiedliche Weise selbst angesetzt wird und in manchen Gegenden bis heute das Hausmittel der Wahl geblieben ist. Er dient als Umschlagmittel, zur Einreibung bei Rheuma, Gicht, Hexenschuß, Muskelschmerzen, Verstauchungen und Verrenkungen, man gebraucht ihn verdünnt (1 Teelöffel für 1/4 l Wasser) zum Gurgeln und Spülen; auch bei Magenbeschwerden, Herzklopfen und Schwächeanfällen gibt man davon einige Tropfen mit Wasser verdünnt (siehe Nebenwirkungen).
• *So wird Arnika-Spiritus bereitet:* Frische Arnikablüten werden in der gleichen Gewichtsmenge mit 30 %igem Alkohol übergossen und 14 Tage lang beiseite gestellt. Nach dieser Zeit gießt man den ganzen Ansatz zweimal durch ein engmaschiges Tuch, preßt die Blüten zuletzt kräftig aus und seiht die Flüssigkeit nochmals ab.
Nebenwirkungen: Bei der äußerlichen Anwendung von Arnikazubereitungen kann es zu allergischen Reaktionen wie Brennen, Juckreiz, Bläschenbildung oder anderen Hautveränderungen kommen. Dann sollte die Behandlung abgebrochen und gegebenenfalls ein Arzt aufgesucht werden.
Die innerliche Anwendung sollte nach Empfehlung des BGA (Bundesgesundheitsamt) ganz unterbleiben, weil schädigende Wirkungen auf Magen, Darm und Herz bekannt geworden sind und die Untersuchungen über die positiven Wirkungen einer innerlichen Anwendung nicht ausreichend sind. – Die äußerliche Anwendung hingegen wird voll akzeptiert.

Aronstab

▷ *giftig, geschützt*
ARUM MACULATUM L.
Aronstabgewächse, ARACEAE
Volksnamen: Chindlichrut, Dittichrut, Gefleckter Aronstab, Ronechrut, Trommelschlägel, Zehrwurz.
Arzneilich verwendete Pflanzenteile:
Der Wurzelstock, gelegentlich auch das Blatt.
Drogenbezeichnung: Aronstabwurzelstock, auch Aronknolle genannt = ARI RHIZOMA (früher: RHIZOMA ARI), Aronstabblätter = ARI FOLIUM (früher: FOLIA ARI).

Botanik: *Pflanzenbeschreibung:* Mit einem rundlich-eiförmigen Wurzelstock, von dem zahlreiche dünne, fleischige Nebenwurzeln ausgehen, ist der Aronstab im Boden verankert. Er trägt am Grunde einige bräunliche Niederblätter, aus deren Mitte langgestielte gefleckte Laubblätter wachsen, die einen pfeilförmigen Blattgrund haben. Doch das auffälligste Merkmal dieser Pflanze ist der lange Blütenstand, der von einer blattartigen Hülle (Tute) umgeben ist. Die Blüten sind eingeschlechtlich. Sie sitzen gemeinsam an einer violettbraunen, oben keulig verdickten Spindel, dem Blütenkolben. Die weiblichen Blüten stehen unten. Dann folgt ein Ring von Haaren, und darüber sind die männlichen Blüten angeordnet. Dieser so ausgebildete Blütenstand ist eine Kesselfalle für kleine Insekten, die am Abend – angelockt durch Duft und Wärme des Kolbens – in die »Falle gehen«, um dort die Bestäubung vorzunehmen. Ist das geschehen, welken die Kesselhaare, so daß die Insekten wieder hinausgelangen können. Sehr bald nach der Befruchtung sterben Scheide und Blütenkolben ab, und es entwickeln sich die roten Beerenfrüchte.
Vorsicht! Alle Teile der Pflanze – auch die leuchtend roten Beeren – sind gefährlich giftig!
Blütezeit: April, Mai (Juni). *Vorkommen:* Der Aronstab bevorzugt kalkreichen Lehmboden der feuchten Auwälder. Er wächst aber auch in Mischwäldern und in Gebüschen.
Inhaltsstoffe (Wirkstoffe): Die Wirkstoffe sind wenig gründlich untersucht. Flüchtige Scharfstoffe, die als Aroin, Aronin oder Aronidin bezeichnet werden, dürften für die Giftwirkung verantwortlich sein. Erwähnenswert ist aber das

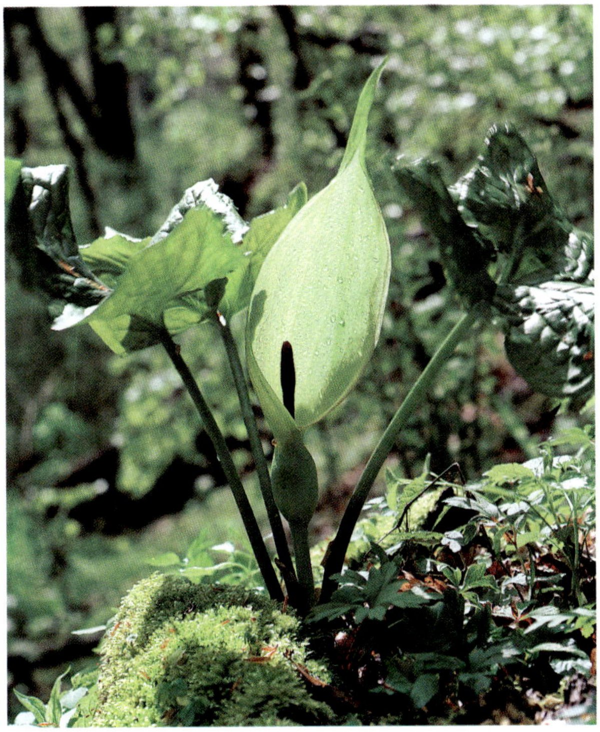

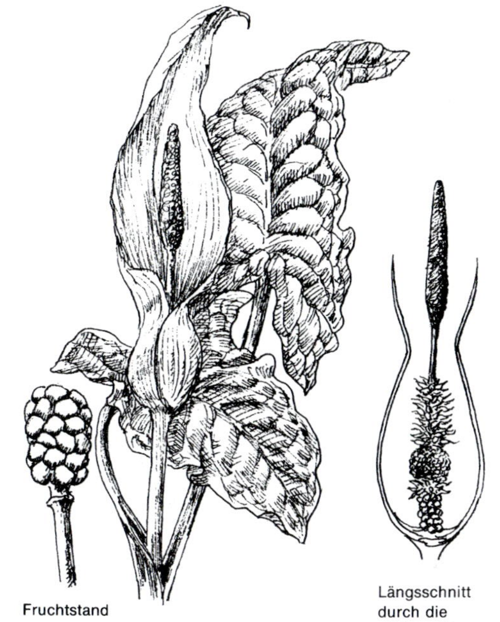

große Vorkommen von Oxalat-Raphiden und freier Oxalsäure besonders in den Blättern.
Die feinen, spitzen und scharfen Kristallnadeln des Calciumoxalats verletzen bei Berührung der Pflanze Haut und Schleimhäute und fördern damit die Aufnahme der Scharfstoffe.
Heilwirkung und Anwendung: Die Schulmedizin gebraucht den Aronstab nicht; auch die Volksmedizin läßt mehr und mehr davon ab, weil man – mit vollem Recht – die Giftigkeit fürchtet.
Anwendung in der Homöopathie: Das Homöopathikum *Arum* ist immer noch sehr beliebt bei Schnupfen, Mundschleimhautentzündung, Nasen- und Rachenkatarrhen, Mumps, Scharlach und Masern. Immer dann, wenn die Stimme überbeansprucht ist, wenn Sänger und Redner nicht mehr »laut« singen oder sprechen können, vermag Arum zu helfen. Man verabreicht das Mittel in den Potenzen D2 bis D6, und zwar mehrmals täglich 3 bis 5 bis 8 (bis 10) Tropfen. Man kann aber auch mit einer sehr stark verdünnten Tinktur gurgeln – 5 Tropfen auf 1 Glas lauwarmes Wasser ist dafür die richtige Dosierung.
Nebenwirkungen: Es wurde schon gesagt, daß alle Teile der Pflanze stark giftig sind. Jede Selbstmedikation (mit Ausnahme der homöopathischen Mittel) ist frevelhafter Leichtsinn. Vergiftungserscheinungen äußern sich in heftigen örtlichen Reizungen zunächst im Mund und Rachen, dann aber auch in Magen und Darm. Nach der Resorption (Aufnahme in die Blutbahn) kommt es zu Erregungszuständen und später zu Lähmungserscheinungen, zu Speichelfluß, Erbrechen, Stimmverlust, zu Krämpfen und Herzstörungen.
Da die Reizerscheinungen im Mund sehr bald auftreten, wird man schnell auf diese Vergiftung aufmerksam. Sofort viel medizinische Kohle einnehmen, sie bindet die Giftstoffe. Das Verabreichen von Schleimsuppe ist ebenfalls eine gute Erste-Hilfe-Maßnahme.
In jedem Fall ist der Arzt zu rufen, damit die Entzündungen vor allem auch der Mundschleimhäute fachmännisch behandelt werden können.

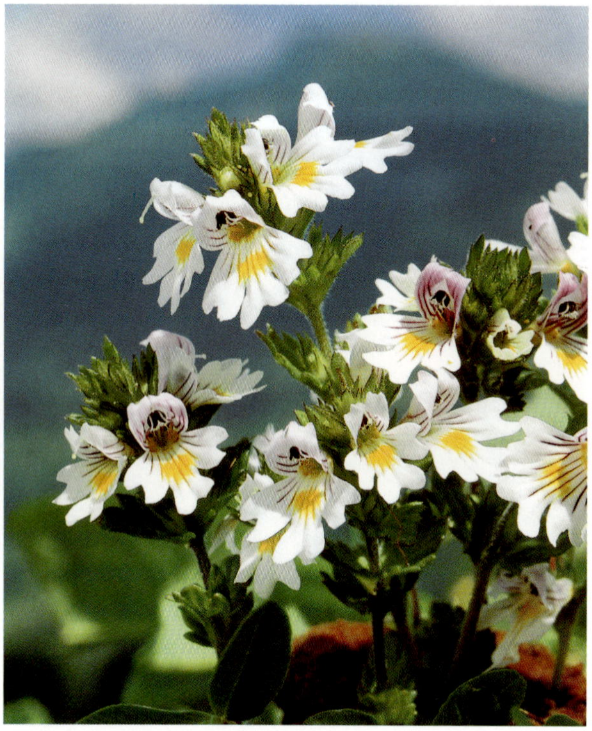

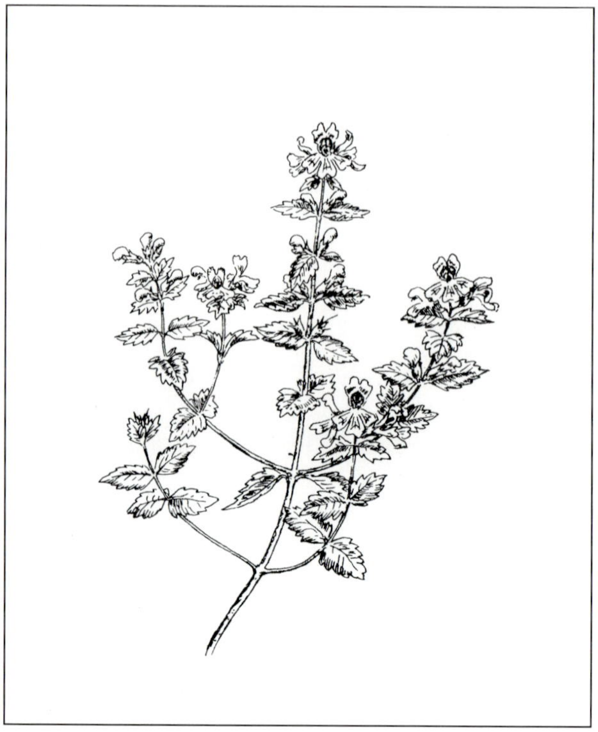

Augentrost

EUPHRASIA ROSTKOVIANA HAYNE und andere Euphrasia-Arten
Braunwurzgewächse, SCROPHULARIACEAE
Volksnamen: Augustinuskraut, Gibinix, Grummetblume, Herbstblümle, Milchdieb, Milchschelen, Wegleuchte, Wiesenwolf.
Arzneilich verwendete Pflanzenteile: Das ganze blühende Kraut (ohne die Wurzeln).
Drogenbezeichnung: Augentrostkraut = EUPHRASIAE HERBA (früher: HERBA EUPHRASIAE).

Botanik: *Pflanzenbeschreibung:* Der Augentrost ist ein Halbschmarotzer, der mit seinen Saugwurzelfasern aus den Wurzeln benachbarter Gräser fertige Nährlösungen aufnimmt. Die einjährige Pflanze wird 10 bis 20 (30) cm hoch, ist im oberen Teil stark verästelt, weich behaart und mit gegenständig angeordneten, sitzenden, eiförmigen Blättern besetzt, die scharf gezähnt sind und in deren Achseln am Ende der Ästchen weiße oder blaßviolette Blüten sitzen. Auffallendes Merkmal der Augentrostblüten ist der gelbe Fleck auf der dreilappigen Unterlippe. *Blütezeit:* Stark abhängig vom Standort, Spätsommer bis Herbst, in sonnigen Lagen schon im Juni und Juli.
Vorkommen: Wiesen, Heiden, Wegränder, vor allen Dingen aber trockene Abhänge und lichte Wälder in bergiger Gegend sind ergiebige Fundorte des Augentrost, der in ganz Europa, vorzugsweise in Mittel- und Süddeutschland, Italien, den Balkanländern und auch in Rußland zu Hause ist.
Ernte und Aufbereitung: Man erntet die oberirdischen Teile des blühenden Krautes zu Beginn der Blütezeit, hängt es gebündelt an einen schattigen, luftigen Ort zum Trocknen und verwahrt das getrocknete Kraut in gut schließenden Gefäßen auf. Feuchtigkeit verdirbt die Droge.
Inhaltsstoffe (Wirkstoffe): Aucubin und andere Iridoidglycoside, Lignane, Flavonoide, Gerb- und Bitterstoffe, wenig ätherisches Öl, eventuell tertiäre Alkaloide.
Heilwirkung und Anwendung: Über die Erfahrungen der Volksmedizin erregte diese Heilpflanze das Interesse der Ärzte, die immer wieder bestätigen mußten, was Lobendes über den Augentrost gesagt wurde. Das gilt für die äußerliche Anwendung eines Augentrost-Tees ebenso wie für seine innerliche Verwendung.
• *So wird Augentrost-Tee bereitet:* 1 bis 2 Teelöffel des geschnittenen Krautes mit 1/4 l kaltem Wasser übergießen, zum Sieden erhitzen und dann noch 2 Minuten ziehen lassen. Gibt man wenige Kristalle Kochsalz zu dem abgeseihten Tee, so erweist er

sich für Augenspülungen als angenehmer, weil er auf diese Weise dem Salzgehalt der Tränenflüssigkeit angeglichen wird.
Der Tee wirkt durch Umschläge bei verschiedenen Augenentzündungen, besonders bei Bindehautentzündung (Konjunktivitis) und Lidrandentzündung (Blepharitis). Selbst bei Augenverletzungen, bei denen Hornhautgeschwüre zu befürchten sind, wirkt Augentrost sowohl schmerzlindernd als auch heilend. Und bei der Behandlung des sogenannten Gerstenkorns ist Augentrost-Tee, mit Kamille zu gleichen Teilen gemischt, als warmer Umschlag wirksam.
In zahlreichen Augentropfen, die gegen Ermüdungserscheinungen der Augen, Lichtscheu und Brennen in den Lidwinkeln verordnet werden, macht man sich die Heilkraft des Augentrost zunutze. Augentrost-Tee, regelmäßig getrunken, kann die Wirkung dieser Augentropfen unterstützen.
Mein besonderer Rat: Bei allen bisher genannten äußerlichen Anwendungen von Augentrost-Tee hat sich eine Teemischung bewährt, die Fenchelfrüchte mit einbezieht. Fenchel (eine Erfahrung aus der Volksmedizin) kräftigt und »klärt« das Auge und wirkt durch den Gehalt an ätherischem Öl seinerseits auch antiseptisch. Der Tee kann für Augenspülungen verwendet werden, er sollte jedoch auch innerlich kurmäßig gebraucht werden.

• *So wird die Teemischung bereitet:*

Augentrost	25,0
Fenchel (zerstoßen)	10,0

1 bis 2 gehäufte Teelöffel dieser Mischung mit 1/4 l kochendem Wasser übergießen und 15 Minuten lang ausziehen, danach abseihen. Mit dem auf Körpertemperatur abgekühlten Tee täglich morgens und abends die Augen spülen, bis die Beschwerden abgeklungen sind.
Eine weitere Erfahrung, die in Erstaunen versetzt, ist die Wirkung zur Umstimmung und Kräftigung schwächlicher Konstitution: Kinder (doch auch Erwachsene), die leicht Schnupfen bekommen und häufig husten, oft geschwollene Halsdrüsen haben und ganz allgemein wenig Widerstandskraft besitzen, die lichtscheu sind und bei geringstem Luftzug »Wasser in den Augen« haben – früher sprach man in solchen Fällen von »skrofulösen« Kindern –, können mit Augentrost-Tee umgestimmt werden: Sie sollten dafür täglich 1/2 l Tee über den Tag verteilt trinken. Wenn diese Teekur regelmäßig und zuverlässig über einen längeren Zeitraum durchgeführt wird, verschwinden die Beschwerden nach einigen Monaten völlig.
Anwendung in der Homöopathie: Das Homöopathikum *Euphrasia officinalis* gebraucht man auch in der Homöopathie zur Behandlung von Augenentzündungen. Äußerlich: 30 bis 50 Tropfen der Urtinktur auf 1 Glas warmes Wasser zu Umschlägen und Spülungen. Innerlich: Euphrasia officinalis D3 bis D6 3mal täglich 5 bis 10 (bis 15) Tropfen. Darüber hinaus gilt diese Dosierung auch bei Arthrosen, Rheuma und Gicht sowie bei Magenbeschwerden und Prostataleiden.
Augentrost als Hausmittel: Hier gilt alles, was bisher über Augentrost gesagt wurde, in besonderem Maße, denn die Schulmedizin übernahm die Erfahrungen der Volksmedizin. Zusätzlich gilt die Droge noch als probates Mittel gegen Husten, wenn schleimiger Auswurf beobachtet wird und der Husten mit Katarrhen und Stirnkopfschmerzen verbunden ist. Sebastian Kneipp pries Augentrost als magenstärkendes Bittermittel. Dioskorides und Plinius konnten Augentrost nicht erwähnen, weil er in Griechenland nicht vorkommt. Im Hortus sanitatis / gart der gesuntheit (Mainz 1485) taucht er erstmals auf, und H. Ryffius berichtet ausführlich in *Reformierte Deutsche Apoteck* (1573) über ihn.
Nebenwirkungen: Nicht bekannt; das BGA hält die Wirksamkeit für nicht ausreichend belegt.

Baldrian

VALERIANA OFFICINALIS L.
Baldriangewächse, VALERIANACEAE
Volksnamen: Dammarg, Dreifuß, Katzenkraut, Menten, Mondwurzel, Stinkwurz, Waldspeik.
Arzneilich verwendete Pflanzenteile: Die Wurzel.
Drogenbezeichnung: Baldrianwurzel = VALERIANAE RADIX (früher: RADIX VALERIANAE).

Botanik: *Pflanzenbeschreibung:* Diese wichtige Droge kennt fast jeder. Doch wie die Stammpflanze aussieht, die es bei uns auch wild und nicht nur in Kulturen gibt, wissen nur wenige. Baldrian ist eine kräftige, ausdauernde Pflanze, die bis über 1 m hoch wird, einen kantigen hohlen Stengel besitzt, an dem große Fiederblätter gegenständig

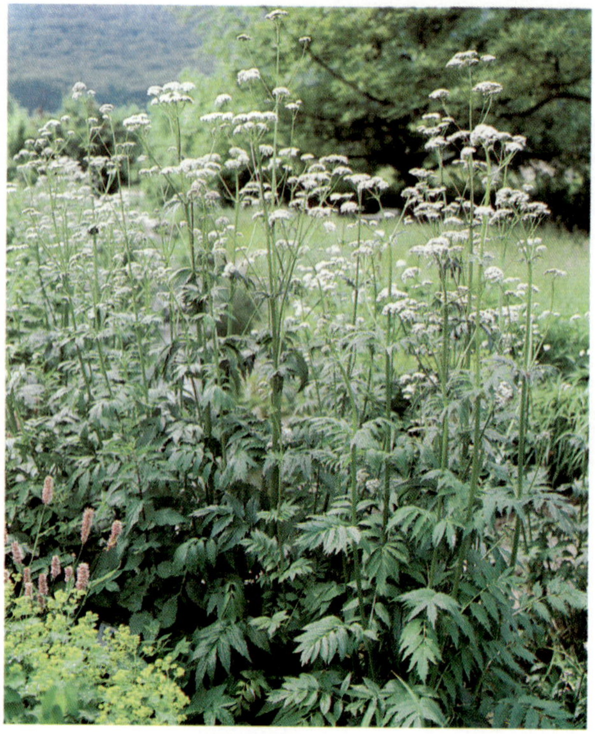

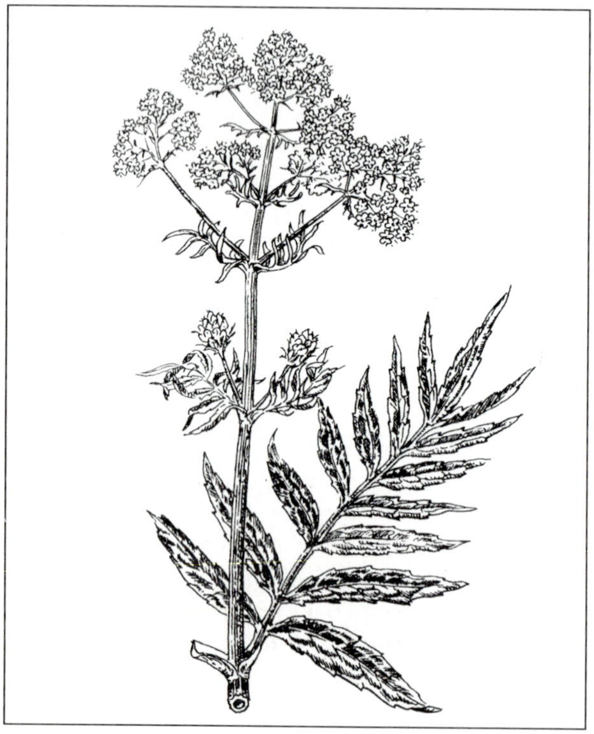

sitzen, die unpaarig gefiedert sind und etwa 11 bis 21 Fiederblättchen aufweisen. Doldenartig angeordnet stehen an den Stengelspitzen die kleinen rötlich-weißen Blüten.
Es kommen bei uns verschiedene Abarten vor, die sich zwar durch Blütenfarbe und Zahl der Fiederblättchen unterscheiden, jedoch alle in der Wirkung ähnlich sind. *Blütezeit:* Juni bis August. *Vorkommen:* Baldrian wächst bei uns sowohl auf sehr feuchten als auch auf trockenen Böden: auf feuchten Wiesen, an Flußufern, in feuchten Wäldern, an trockenen Dämmen und auf Schutthalden von der Ebene bis in die Berge. Die Droge stammt aber fast ausschließlich aus großen Kulturen.

Ernte und Aufbereitung: Man gräbt die Wurzeln im September aus, wäscht sie gründlich und entfernt durch Kämmen mit einem groben Kamm die kleinen Wurzelfasern. Der Rest der Wurzeln wird dann zum Trocknen aufgehängt. Die Wurzeln zweijähriger Pflanzen sind am wirkstoffreichsten. Erst beim Trocknen entwickeln die Baldrianwurzeln den so charakteristischen Baldriangeruch, der durch den Bornylisovalerianylsäureester hervorgerufen wird.

Inhaltsstoffe (Wirkstoffe): Geringe Mengen Valepotriate, ätherisches Öl, Bizyklische Sesquiterpene, Alkaloide.

Heilwirkung und Anwendung: Zunächst sei deutlich hervorgehoben, daß Baldrian tatsächlich wirksam ist – die frühere Behauptung, der Duft suggeriere lediglich eine beruhigende Wirkung, konnte durch wissenschaftliche Untersuchungen widerlegt werden. Interessant ist die Feststellung, daß keinem der zahlreichen Inhaltsstoffe allein eine entscheidende Wirkung zukommt, daß aber die Gesamtheit aller Inhaltsstoffe erstaunlich gute Wirkung zeigt, wenn man entsprechend hoch dosiert.
Mit 5 bis 10 Tropfen der Baldrian-Tinktur zum Beispiel wird nicht viel erreicht, doch 30 bis 50 Tropfen oder gar 1 Teelöffel der Tinktur, mit etwas Wasser verdünnt, sind wirksam, was auch durch das BGA bestätigt wird.
Baldrian wirkt bei nervösen Reizzuständen, auch nervös bedingten, krampfartigen Schmerzen im Magen- und Darmtrakt, bei Schlaflosigkeit und bei nervösem Herzklopfen. Patienten, die unter nervöser Unruhe leiden, fühlen sich nach der Einnahme von Baldrian nicht müde, sondern oftmals angenehm erfrischt.
Selbst Autofahrern ist Baldrian gefahrlos anzuraten. Ich empfehle sogar Fahrprüflingen und auch anderen Prüfungskandidaten, etwa 1/2 Stunde vor der Prüfung 1 Teelöffel voll Baldrian-Tinktur einzunehmen. Statt der Tinktur, die es in der Apotheke zu kaufen gibt, kann man auch Baldrian-Tee zu sich nehmen, auch er wirkt beruhigend.

• *So wird Baldrian-Tee bereitet:* 2 Teelöffel zerkleinerte Baldrianwurzeln werden mit 1/4 l kaltem Wasser übergossen und 10 bis 12 Stunden stehen gelassen. Gelegentliches Umrühren des Ansatzes ist zu empfehlen. Von diesem Tee kann man dann bei Bedarf oder auch regelmäßig 2- bis 3mal täglich 1 Tasse trinken. Diese hohe Dosierung ist unschädlich. Sie garantiert aber eine optimale Wirkung.
Man kann den Tee aber auch als Infus (heißer Aufguß) bereiten. Dafür übergießt man 2 gestrichene Teelöffel Baldrianwurzel mit 1/2 Liter siedendem Wasser und zieht in zugedecktem Gefäß 10 Minuten lang aus. Es ist wichtig, den heiß aufgegossenen Baldrian-Tee jedesmal frisch zu bereiten, um eine optimale Wirkung zu erzielen.
Bei nervöser Schlaflosigkeit kommt es durch Entspannung zu Schlafbereitschaft. Das Warten auf den Schlaf ist nicht mehr unangenehm und quälend, sondern wird als wohltuendes Ausruhen empfunden, bis sich der gesunde Schlaf einstellt. Bei nervösem Herzklopfen ist Baldrian ebenfalls wirksam.
Wie schon erwähnt ist Baldrian sehr geeignet, um sich auf spannungsgeladene Situationen durch Entspannung vorzubereiten (→ auch Hafer).
Baldrian – so kann man es zusammenfassen – ist das Mittel der Wahl, will man Hetze oder unruhige Zeiten besser überstehen. Durch Ausgeglichenheit vermeidet man eine Vielzahl von Folgeerkrankungen wie Magen- und Leibschmerzen, Gallebeschwerden, Schmerzen in der Herzgegend, selbst chronische Verstopfung.
Neben den Baldriantropfen (Tinktur) und dem Baldrian-Tee stehen auch Dragees mit den Gesamtinhaltsstoffen des Baldrian zur Verfügung. Auch der Baldrian-Wein kann gute Dienste leisten. Selbst das Baldrian-Bad wirkt so beruhigend und schlaffördernd, daß schon mancher in der Badewanne eingeschlafen ist.
• *So wird das Baldrian-Bad bereitet:* 100 g Baldrianwurzel werden mit 1 l Wasser 10 Stunden ausgezogen; die abgeseihte Flüssigkeit kommt ins Badewasser. Schneller geht es, wenn man 100 Gramm Baldrianwurzel mit 2 Liter Wasser übergießt, zum Sieden erhitzt und nach 10 Minuten abseiht. Man kann jedoch statt dessen dem Vollbad auch 200 bis 250 g Baldrian-Tinktur beigeben oder einen fertigen Badeextrakt verwenden.
Mein besonderer Rat: Wenn es darum geht, Entspannung herbeizuführen und seelisch bedingte Verkrampfungen zu lösen, hat sich ein

• *Tee aus Baldrianwurzeln und Melissenblättern,* zu gleichen Teilen gemischt, bewährt. Man überbrüht dafür 2 Teelöffel dieser Mischung mit 1/4 l kochendem Wasser, läßt 15 Minuten zugedeckt stehen, seiht ab und trinkt den Tee gut warm, langsam und schluckweise.
Für einen *Schlaftee,* den man wie den vorstehenden Tee zubereitet, eignet sich auch eine Mischung von Baldrianwurzeln und Hopfen zu gleichen Teilen. Der Tee wird vor dem Zubettgehen getrunken.
Anwendung in der Homöopathie: Das Homöopathikum *Valeriana* wird aus der getrockneten Wurzel hergestellt und gegen geistige Überreiztheit, Schlaflosigkeit, Kopfschmerzen, nervöse Herzbeschwerden, klimakterische Beschwerden und Blähsucht gebraucht. D3 bis D6 sind die empfohlenen Verdünnungen (Dilutionen).
Baldrian als Hausmittel: Es besteht kein Zweifel, daß Baldrian schon bei den Hippokratikern im 5. und 4. Jahrhundert vor unserer Zeitrechnung als Mittel bei Frauenleiden eine Rolle gespielt hat. Danach fehlt er in keinem Kräuterbuch von Rang. Dioskorides und Plinius berichten über ihn, und die Kräuterbücher des Mittelalters, zum Beispiel die *Physika* der Äbtissin Hildegard von Bingen, und die nachfolgenden Bücher von P. A. Matthiolus, Fuchs, Bock erweitern den Katalog der Heilanzeigen. In der Hauptsache aber gilt der Baldrian auch in der Volksmedizin als Nerven- und Beruhigungsmittel, als Mittel bei leichten Herzbeschwerden und darüber hinaus auch als Magenmittel. Man kennt seine krampflösende und entwässernde Wirkung, schätzt den Baldrian aber besonders als Mittel zur Linderung klimakterischer Beschwerden der Frau.
Nebenwirkungen sind nicht bekannt.

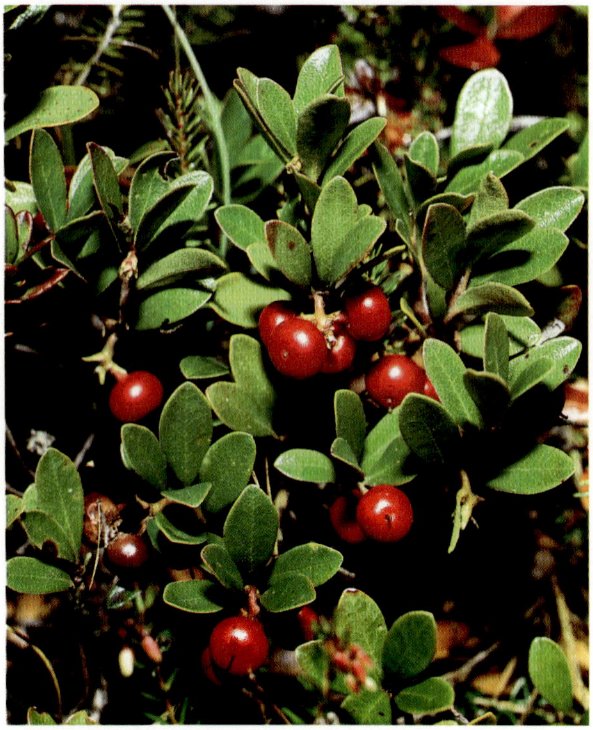

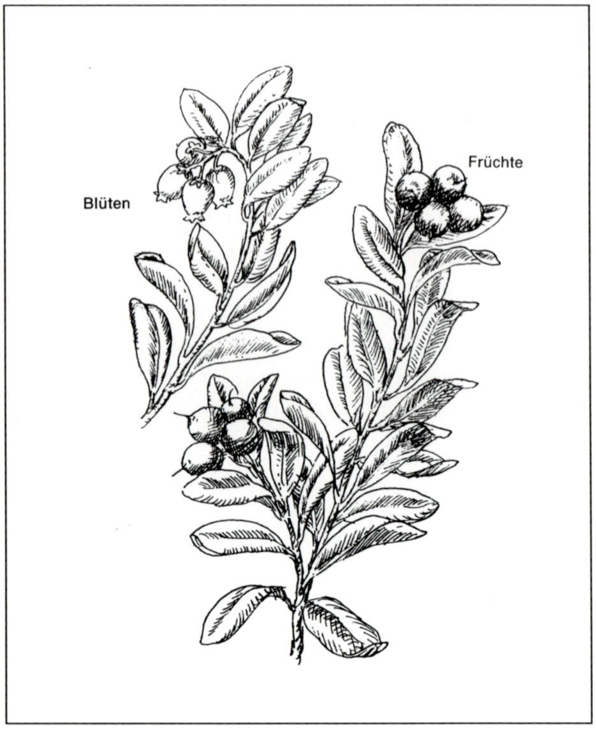

Bärentraube

▷ *geschützt*
ARCTOSTAPHYLOS UVA-URSI (L.) SPRENG.
(ARBUTUS UVA-URSI L.)
Heidekrautgewächse, ERICACEAE
Volksnamen: Achelkraut, Bärentee, Garlen, Granten, Harnkraut, Sandbeere, Wilder Buchs, Wolfsbeere.
Arzneilich verwendete Pflanzenteile: Die Blätter.
Drogenbezeichnung: Bärentraubenblätter = UVAE URSI FOLIUM (früher: FOLIA UVAE URSI).

Botanik: *Pflanzenbeschreibung:* Die Bärentraube ist ein immergrüner Strauch, der niederliegend oft große Rasen bildet. Im Aussehen ist die Stammpflanze der Preiselbeere sehr ähnlich, die jedoch aufsteigt und keine Rasen bildet. Die Bärentraubenblätter sind sehr dick, meist verkehrt eiförmig, gelegentlich auch spatelig, von ledriger Beschaffenheit und oberseits mit deutlichem Adernetz versehen. Der Blattrand ist oft zurückgebogen. Im Gegensatz zur Preiselbeere sind sie an der Unterseite niemals braun punktiert (ein Erkennungsmerkmal für Preiselbeerblätter). Wer darauf achtet, wird diese beiden Pflanzen nie verwechseln. Aus den kleinen weißlich-rosaroten Blüten mit einem gezähnten Saum und glockiger Form entwickeln sich rote Beeren, die säuerlich bis herb schmecken. *Blütezeit:* April bis Juni. *Vorkommen:* Hauptsächlich im Norden Europas auf humusreichem Moorboden und Heideland, doch auch in den Nadelwäldern der Alpen. – Bei uns besteht Sammelverbot! Wir beziehen die Droge aus der ehemaligen UdSSR, den Balkanländern und Italien.
Ernte und Aufbereitung: Da die Blätter nicht welken, können sie das ganze Jahr hindurch geerntet werden. Man bevorzugt als Sammelzeit jedoch den Spätsommer und den Herbst, weil die Blätter zu dieser Zeit die meisten Wirkstoffe enthalten. Das Trocknen kann sowohl im Schatten als auch an der Sonne erfolgen, da die Blätter sehr widerstandsfähig sind und die Wirkstoffe weitgehend schützen.
Inhaltsstoffe (Wirkstoffe): Arbutin, Methylarbutin, freies Hydrochinon, Gerbstoffe, Flavonoide und sehr wenig ätherisches Öl.
Heilwirkung und Anwendung: Die Bärentraube ist eine Heilpflanze, deren Wirkung als Entgiftungsmittel der Niere, vor allen Dingen aber der Blase und der ableitenden Harnwege schon lange bekannt ist, und deren Wirksamkeit von der modernen Heilpflanzenforschung bestätigt wurde. Das BGA erkennt die Wirkung bei entzündlichen Erkrankungen der ableitenden

Harnwege ausdrücklich an. Anders allerdings als früher ist die Art der Zubereitung des Bärentraubenblätter-Tees. Damals glaubte man, die ledrigen und derben Blätter müßten lange gekocht werden, um möglichst viel Wirkstoffe zu extrahieren. Dadurch entstand ein unappetitlicher Tee, der den Magen belastete und es manchem Patienten – besonders Kindern – unmöglich machte, die verordnete Teekur durchzuhalten. Heute weiß man, daß durch langes Kochen sehr viele Gerbstoffe, die hier nicht erwünscht sind, extrahiert werden, aber nur das Arbutin bei Blasen- und Nierenbeschwerden wirksam ist. Seit herausgefunden wurde, daß durch einen Kaltwasseransatz nach 12 bis 24 Stunden fast alle Wirkstoffe, aber nur wenig Gerbstoffe ausgezogen werden, kann man den Tee verordnen, ohne Nebenwirkungen fürchten zu müssen.

• *So wird Bärentraubenblätter-Tee bereitet:* 1 bis 2 Teelöffel Bärentraubenblätter werden mit 1/4 l kaltem Wasser übergossen, 12 bis 24 Stunden unter gelegentlichem Umrühren beiseite gestellt und abgeseiht. Leicht angewärmt wird 2- bis 3mal täglich 1 Tasse Tee getrunken.

Der Tee wirkt ganz besonders bei akuten Entzündungen der Harnblase, wie sie oft nach Erkältungen auftreten. Dauert die Entzündung nach einer Woche jedoch noch an, wird der Arzt andere Mittel verschreiben müssen. Es ist wichtig zu wissen, daß das Arbutin der Bärentraubenblätter nur bei alkalischem Harn in der Niere seinen Wirkstoff, nämlich das Hydrochinon, freigibt. Deshalb sollte man bei einer Kur alles vermeiden, was zur Bildung eines sauren Harns führt, und für vornehmlich pflanzliche Kost sorgen. Empfehlenswert ist auch, 1/4 Teelöffel Natron (Natriumhydrogenkarbonat) jeder Tasse Tee zuzufügen. Ob Bärentraubenblätter harntreibend wirken, wird unterschiedlich beurteilt. Bärentraubenblätter sind sowohl für sich allein sehr wirksam als auch zusammen mit anderen Nieren- und Blasen-Kräutern, besonders dem »Indischen Blasen- und Nierentee«. Man findet sie auch in fast allen anderen Nieren- und Blasenteemischungen.

Bärentraube als Hausmittel: Die Kunde über die Wirkung der Bärentraubenblätter kam aus dem Norden zu uns. In England bereits im 13. Jahrhundert gebraucht, setzte sich die Heilpflanze bei uns erst viel später durch. Seit dem 18. Jahrhundert akzeptierten auch unsere Ärzte die Anwendung. In der Volksmedizin gebraucht man sie ebenfalls als Desinfektionsmittel bei verschiedenen Blasen- und Nierenleiden, darüber hinaus auch bei Husten, vor allen Dingen aber bei chronischen Durchfällen. Das erstaunt nicht, denn Bärentraubenblätter enthalten viel Gerbstoff, und Gerbstoffdrogen »stopfen«.

Nebenwirkungen: Überdosierung oder falsche Zubereitung (heiß ausgezogen) können wegen der großen Gerbstoffmenge zu Magenunverträglichkeiten führen (Übelkeit und Erbrechen). Langfristige Anwendungen sollten nur nach Rücksprache mit dem Arzt durchgeführt werden.

Bärlapp

▷ *giftig (Sporen ungiftig), geschützt*

LYCOPODIUM CLAVATUM L.

Bärlappgewächse, LYCOPODIACEAE

Volksnamen: Alpenmehl, Chrampfchrut, Darmfraß, Erdschwefel, Felsschwefel, Gäbeli, Gürtelkraut, Hexenkraut, Hexenmehl, Keulen-Bärlapp, Luuschrut, Schlangenmoos, Teufelklauen, Vollenschübel, Waldstaub, Zigeunerkraut.

Arzneilich verwendete Pflanzenteile: Bärlappsporen, gelegentlich auch das ganze oberirdische Kraut.

Drogenbezeichnung: Bärlappsporen = LYCOPODIUM, Bärlappkraut = LYCOPODII HERBA (früher: HERBA LYCOPODII).

Botanik: *Pflanzenbeschreibung:* Bärlapp kriecht wie eine grüne Schlange am Boden dahin, ist dicht mit kleinen Blättchen besetzt, die in eine haarförmige Spitze auslaufen, und verzweigt sich reichlich, so daß gelegentlich ganze Teppiche ausgebildet werden. Die aufsteigenden Triebe erreichen eine Höhe von 10 bis 15 cm. An ihrem Ende bilden sich gegabelt die walzlichen Fruchtähren aus, die blaßgelbe, sich samtartig anfühlende, auf dem Wasser ohne Benetzung schwimmende Sporen enthalten, die die Droge Lycopodium darstellen. *Blütezeit:* Die Sporen reifen im Juli und August. *Vorkommen:* Von den so zahlreichen volkstümlichen Namen paßt einer besonders gut für den Bärlapp, nämlich Schlangenmoos. Die Pflanze ist in ganz Europa zu Hause, sie bevorzugt trockene Heiden und Moore, Gebirgswiesen und Nadelwälder. – Bei uns ist das Sammeln von Bärlapp nicht erlaubt. Wir beziehen die Droge aus Osteuropa und China.

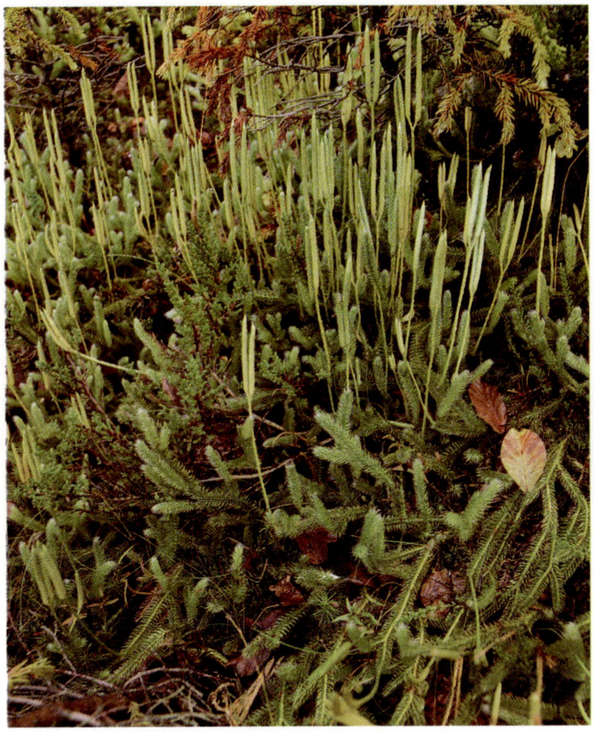

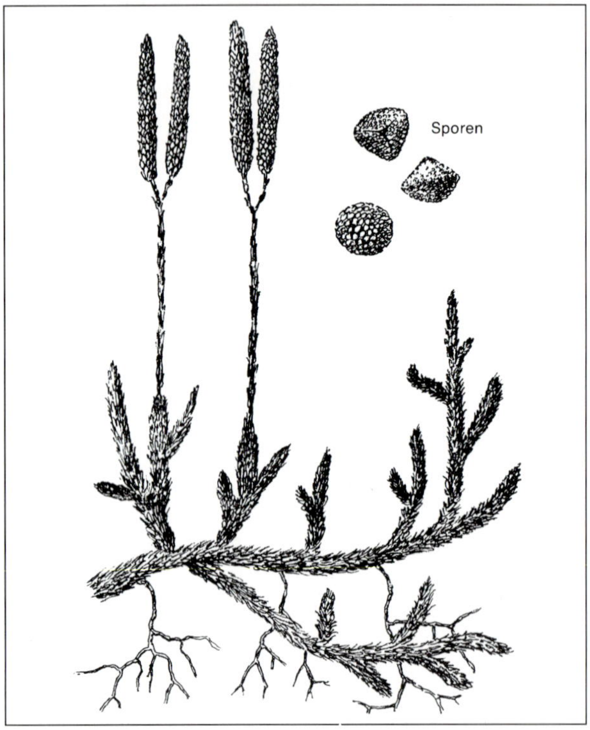

Ernte und Aufbereitung: Im Juli und August reifen die Sporen und lassen sich durch Ausklopfen der Sporenstände leicht gewinnen. Das ganze Kraut wird heute nur noch wenig gebraucht; man sammelt es im Frühsommer bei trockenem Wetter und trocknet es im Schatten an der Luft.

Inhaltsstoffe (Wirkstoffe): Die Sporen enthalten etwa 50 % fettes Öl und darüber hinaus möglicherweise auch geringe Mengen der Alkaloide, die im Bärlappkraut enthalten sind. Nachgewiesen wurde ferner ein zelluloseartiges Kohlenhydrat (Sporonin), Hydrokaffeesäure und Sacharose. – Im Kraut sind die wichtigsten Inhaltsstoffe, mehrere sehr giftige Alkaloide sowie Flavonoide und Triterpene.

Heilwirkung und Anwendung: Bärlappsporen als Wundpuder wirken lindernd, wenn man entzündete Hautpartien damit versorgt. Es entsteht ein Gefühl der Kühlung und der Schmerzableitung. Patienten, die sich wundgelegen haben, loben die Linderung besonders. Die innerliche Anwendung (verrieben mit Milchzucker 1:10, 3mal täglich 1 Messerspitze voll) bei Blasenschmerzen ist umstritten, doch wird sie immer wieder versucht. – In der Apotheke gebraucht man Bärlappsporen zum Bepudern rezepturmäßig bereiteter Pillen. – Das Bärlappkraut hingegen ist stärker wirksam, harntreibend, krampflösend und schmerzlindernd. Man gebraucht es allerdings nur noch selten als Bestandteil von Tees gegen Blasen- und Nierenleiden.

• *So wird Bärlappkraut-Tee bereitet:* 1 gehäufter Teelöffel Bärlappkraut mit $^1/_4$ l kaltem Wasser übergießen, zum Sieden erhitzen und sofort abseihen. Mäßig warm täglich 2 Tassen trinken.

Anwendung in der Homöopathie: Die Homöopathie schätzt *Lycopodium* sehr. Die Urtinktur (Ø) wird aus den Sporen bereitet. Das Mittel ist in den verschiedensten Potenzen – (D1) D3 bis D6 (D12) – wirksam bei Krankheiten der Harn- und Geschlechtsorgane, der Verdauungsorgane und der Atemorgane, wenn man regelmäßig 2mal täglich 5 bis 10 Tropfen davon einnimmt. Folgende Krankheiten werden besonders genannt: Leberschwellung, Nierengrieß, Blasenkrämpfe, Koliken, Gicht, Rheuma, Blähungen, Bronchitis, Stuhlverstopfung, Hämorrhoiden und Krampfadern. Darüber hinaus wird das Homöopathikum allen empfohlen, die nach fiebrigen Krankheiten oder Nervenleiden nicht wieder zu Kräften kommen. – Der Lycopodium-Typ nach der homöopathischen Konstitutionslehre, also der Patient, der Lycopodium besonders wohltuend empfinden wird, sieht so aus: hochgradig intelligent mit scharfem Verstand, schwache Entwicklung der Muskulatur, wenig sportlich mit Neigung zu Leber- und Lungenleiden, blaß mit eingefallenem, faltigem Gesicht.

Zur Beachtung: Nach der Einnahme von Lycopodium kommt es zu vermehrter Harnausscheidung und zum Harnsäureanstieg im Urin.
Bärlapp als Hausmittel: Während die Alten wohl nur das Kraut verwendeten, benutzt die Volksmedizin etwa seit 1650 auch die Sporen als Wundpuder. In unserer Zeit werden sowohl die Sporen als auch das Kraut volksmedizinisch genutzt. Behandlung wunder Hautstellen, nässender Ekzeme und juckender Hautpartien stehen im Vordergrund der äußerlichen Anwendung der Sporen, während sie innerlich (messerspitzenweise 2mal täglich) bei Rheuma, Nierensteinen, Koliken, Blasenschwäche und Durchfällen wirken sollen. Das Kraut als Tee (Zubereitung siehe oben) wird bei Harnverhaltung, Menstruationsbeschwerden, Rheuma und Koliken gebraucht. Der Nutzen ist nur gering, die Gefahr des Vergiftens bei längerer Anwendung jedoch nicht auszuschließen.
Nebenwirkungen: Da die verschiedenen Lycopodium-Alkaloide, die in wechselnder Menge im Kraut vorkommen, sehr giftig sind, sollte der Laie auf die Anwendung dieser Droge verzichten. Die Sporen hingegen sind harmlos, weil die Alkaloidmenge, wenn überhaupt vorhanden, ungemein gering ist. Die Verwendung der homöopathischen Zubereitung kann empfohlen werden.

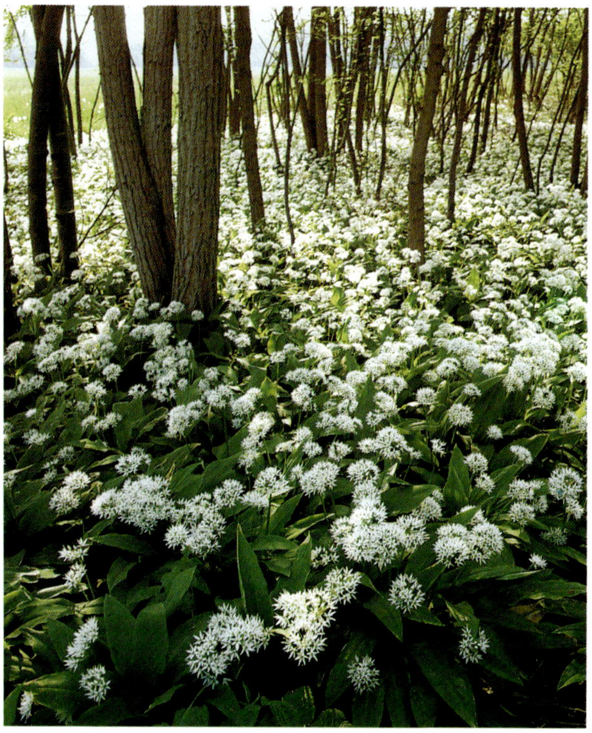

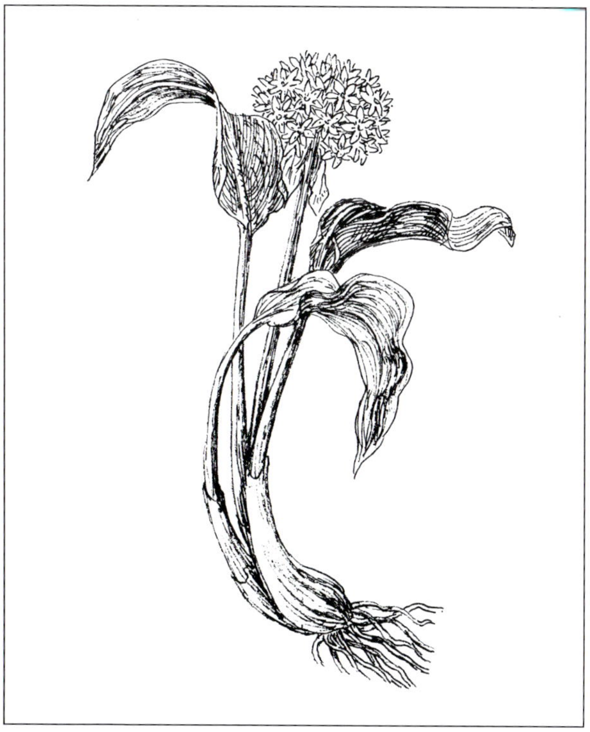

Bärlauch

ALLIUM URSINUM L.
Liliengewächse, LILIACEAE
Volksnamen: Bärenlauch, Hexenzwiebel, Judenzwiebel, Waldknoblauch, Wilder Knoblauch, Wurmlauch, Zigeunerlauch, Zigeunerzwiebel.
Arzneilich verwendete Pflanzenteile: Das frische Kraut und die Zwiebeln.
Drogenbezeichnung: Bärlauchkraut = ALLII URSINI HERBA (früher: HERBA ALLII URSINI), Bärlauchzwiebel = ALLII URSINI BULBUS (früher: BULBUS ALLII URSINI).

Botanik: *Pflanzenbeschreibung:* Aus einer länglichen Zwiebel, die von durchsichtigen Häuten umgeben ist, entspringt ein Stengel, der bis zu 25 cm hoch werden kann und die weißen sternförmigen, in einer Scheindolde angeordneten Blüten trägt. Die beiden grundständigen Blätter sind lanzettlich. Die ganze Pflanze riecht, besonders beim Zerreiben zwischen den Fingern, sehr stark lauchartig. *Blütezeit:* Mai und Juni. *Vorkommen:* Bärlauch ist über ganz Europa verbreitet. Er bevorzugt Wälder mit humusreichem Boden und schattige, feuchte Standorte.

Ernte und Aufbereitung: Bärlauch muß frisch verwendet werden, weil er beim Trocknen seine Wirksamkeit verliert. Man sammelt das frische Kraut im April und Mai, während man die Zwiebeln im Herbst ausgräbt.
Inhaltsstoffe (Wirkstoffe): Lauchöl, Flavonoide, Biokatalysatoren, Fructosane und reichlich Vitamin C (Ascorbinsäure).
Heilwirkung und Anwendung: Alles, was über Knoblauch gesagt wird (→ Seite 189), gilt auch für Wirkung und Anwendung des Bärlauch. Es sei daher auf diese Heilpflanze verwiesen; weil geschmackliche Unterschiede bestehen, wird es dem Leser überlassen bleiben, ob er sich für Knoblauch oder für Bärlauch entscheidet. Die Schulmedizin nutzt die Heilkräfte des Bärlauch wenig, um so mehr jedoch die Volksmedizin.
Verwendung als Gewürz: Das frische Bärlauchkraut wird mancherorts zum Würzen von Suppen, Salaten, Gemüsen und vor allen Dingen von Weichkäsearten und Quark gebraucht. Da das nur im Frühling geschehen kann, möchte ich jedem, der Freude an herzhafter Würze hat, raten, die Frühlings-Salate und -Suppen reichlich damit zu würzen, denn die Inhaltsstoffe regen die Verdauung an und sind gut für Galle und Leber, Magen und Darm. Es schadet auch nicht, das Bärlauchkraut als Salatbestandteil in die Frühjahrskur mit einzubeziehen.
Bärlauch als Hausmittel: Im Vordergrund bei der Anwendung stehen Magen- und Darmstörungen, Appetitlosigkeit und Schwächezustände. Das Kraut wird in frischem Zustand den Patienten oft fein gehackt gegeben, oder man bereitet einen Saft, der tropfenweise (10 bis 20 Tropfen) 10- bis 20mal am Tag genommen wird. Um den unangenehmen Geschmack zu überdecken, gibt man den Saft auch in Milch. Wie sehr man den Bärlauch schätzt, geht aus einem Satz in einem alten Kräuterbuch hervor, der vom Pfarrer Künzle stammt: »Wohl kein Kraut der Erde ist so wirksam zur Reinigung von Magen, Gedärmen und Blut wie der Bärlauch.« Wenn kein frisches Kraut zur Verfügung steht, gebraucht man die Zwiebeln, ebenfalls fein gehackt, oder den daraus bereiteten Saft. Bärlauch gilt auch in der Volksmedizin als Mittel gegen Arteriosklerose und als blutdrucksenkendes Mittel. Es wird die Meinung vertreten, daß er hier dem Knoblauch weit überlegen sei, weil jener durch die Jahrtausende, in denen man ihn kultiviert hat, einen großen Teil seiner ursprünglichen Kraft verloren habe.

Nebenwirkungen: Die Schärfe und der unangenehme Geschmack des Bärlauch verhindern eine Überdosierung; bei normaler Dosierung – wie angegeben – sind keine Nebenwirkungen bekannt.
Achtung! Bärlauchblätter sind den giftigen Blättern des Maiglöckchens und den Blättern der tödlich giftigen Herbstzeitlose sehr ähnlich. Der starke Geruch nach Knoblauch beim Zerreiben der Bärlauchblätter kann eine brauchbare Unterscheidungshilfe sein.

Basilienkraut

OCIMUM BASILICUM L.
Lippenblütengewächse, LAMIACEAE (LABIATAE)
Volksnamen: Basilikum, Braunsilge, Deutscher Pfeffer, Königskraut, Krampfkräutl, Suppenbasil.
Arzneilich verwendete Pflanzenteile:
Das ganze Kraut (ohne die Wurzeln).
Drogenbezeichnung: Basilienkraut = BASILICI HERBA (früher: HERBA BASILICI), das aus dem Kraut gewonnene ätherische Öl = BASILICI AETHEROLEUM (früher: OLEUM BASILICI).

Botanik: *Pflanzenbeschreibung:* Die einjährige Pflanze ist krautig, buschig verzweigt und wird etwa 50 cm hoch. Die langgestielten Blätter sind eiförmig, ganzrandig oder leicht gezähnt. In achselständigen Trugdolden stehen die Blüten, die weiß, rosa oder purpurrot aussehen können.
Heimat und Anbau: Die Heimat des Basilienkrautes dürfte Indien sein, doch hat es sich von dort schnell verbreitet. Nördlich der Alpen sucht man Basilienkraut im Freien vergeblich, hier wird es in Gärten oder in Kulturen gezogen.
Im Garten kann etwa Mitte Mai ausgesät werden. Reihenabstand soll 20 bis 30 cm betragen. Da Basilikum zu den Lichtkeimern zählt, dürfen die Samen nur ganz leicht mit Erde bedeckt werden. Schon nach 10 bis 14 Tagen (je nach Wärme) geht die Saat auf.
Dann muß nur für die Beseitigung des Unkrautes gesorgt werden. Hacken und regelmäßiges Gießen sind wohl eine Selbstverständlichkeit. Weil die Pflanze sehr kälteempfindlich ist, sollte das Gießwasser möglichst abgestanden sein.
Selbst im Zimmer oder auf dem Balkon kann man Basilikum heranziehen, wozu ich hier ermuntern

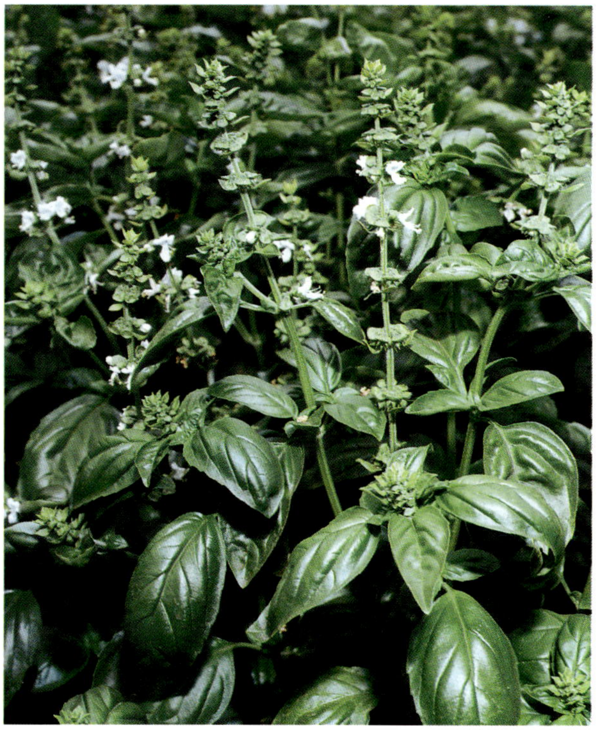

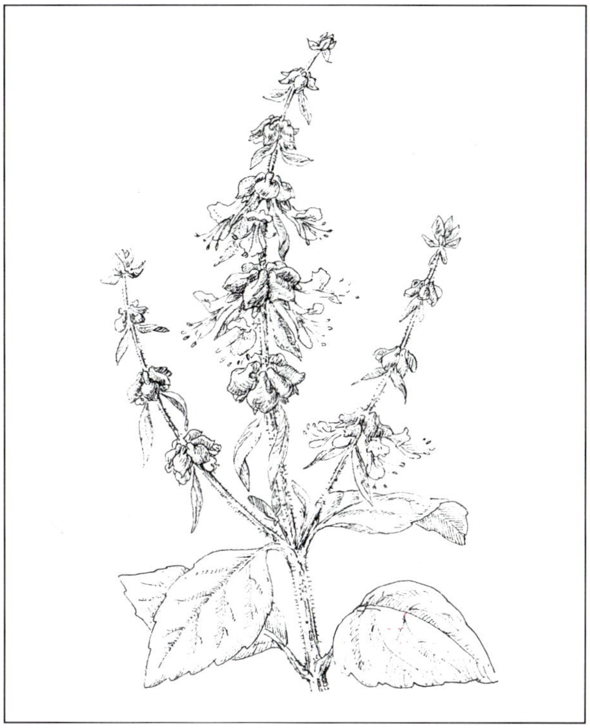

möchte, denn dieses Heilkraut ist auch eines der besten Gewürze, die es gibt.
Wer das Kraut im Blumentopf ziehen will, der muß sandig-lehmige Erde benutzen und ein wenig Mineraldünger (pro Topf etwa 1 1/2 Fingerhut voll) untermischen. Windgeschützt auf dem Balkon oder auf dem Fensterbrett im Zimmer gedeiht die Pflanze vorzüglich. – Für arzneiliche Zwecke erntet man das blühende Kraut, für die Küche kann man zu jeder Jahreszeit frische Blätter pflücken.
Inhaltsstoffe (Wirkstoffe): Für die Wirkung verantwortlich sind wohl in erster Linie das ätherische Öl und die Gerbstoffe, danach andere Inhaltsstoffe, zum Beispiel Flavonoide.
Heilwirkung und Anwendung: Eine Abkochung (Tee) des Basilienkrautes wird häufig gegen Blähungen und Magenverstimmungen verordnet. Diese Wirkung erkennt auch das BGA an. Appetitlosigkeit, nervöse Unruhe und Schlaflosigkeit sind weitere Heilanzeigen.
• *So wird Basilienkraut-Tee bereitet:* 1 bis 2 gehäufte Teelöffel Basilienkraut mit 1/4 l kochendem Wasser übergießen, 10 bis 15 Minuten ziehen lassen, abseihen und bei Bedarf 1 Tasse Tee ungesüßt trinken.
Wer kurmäßig Magen und Darm (besonders bei chronischen Blähungen) damit behandeln möchte, der muß täglich 2mal 1 Tasse Tee trinken, nach 8 Tagen eine Pause von 14 Tagen einlegen, um danach noch einmal 8 Tage lang den Basilienkraut-Tee zu trinken.
Verwendung als Gewürz: Heilkräuter, die den Verdauungsprozeß günstig beeinflussen, sind dann auch oft beliebte und gesunde Gewürze, wenn sie in Duft und Geschmack angenehm sind. Für Basilikum trifft das in ganz besonderem Maße zu. Schon seit dem Altertum schätzt man es als belebendes Suppengrün (frisch) und verdauungsförderndes Gewürz für fette Speisen. In der Diätküche hilft es, Salz einzusparen. Besonders gut ist es, zusammen mit Rosmarin und Salbei, für Koch- und Bratfische. – Als Delikatesse gelten alle frischen grünen Salate, die mit Basilikum gewürzt sind, alle Weichkäse, die damit angemacht werden, und alle Gemüsesuppen, denen kurz vor dem Servieren frische Basilikumblätter (fein gehackt) zugegeben wurden. Es lohnt sich, mit diesem Gewürz zu experimentieren.
Basilienkraut als Hausmittel: In der Volksmedizin gebraucht man Basilienkraut hauptsächlich als Magenmittel, bei Appetitlosigkeit, Blähungen und Stuhlverstopfung. Die Anwendung bei Erkrankungen der Harnorgane ist nur noch gering, doch als Gurgelmittel bei Halsentzündungen und für Umschläge bei Eiterungen und schlecht heilenden Wunden verwendet man es noch.
Nebenwirkungen sind nicht zu befürchten.

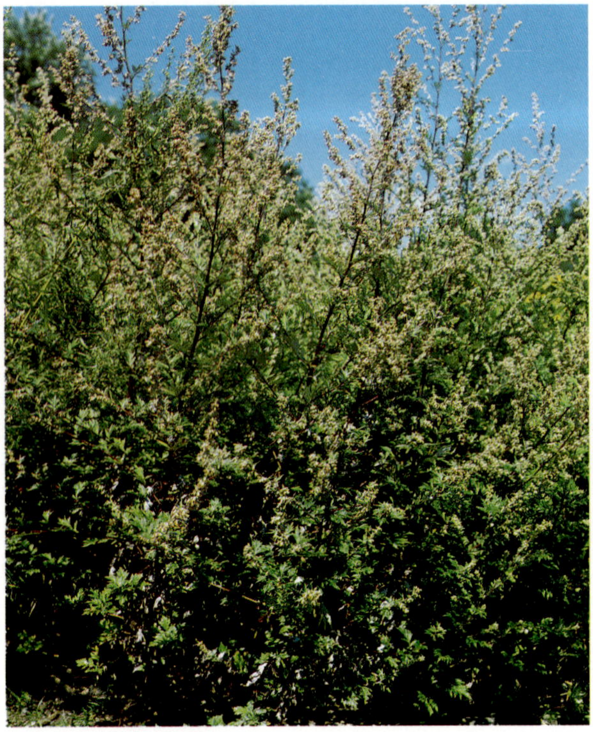

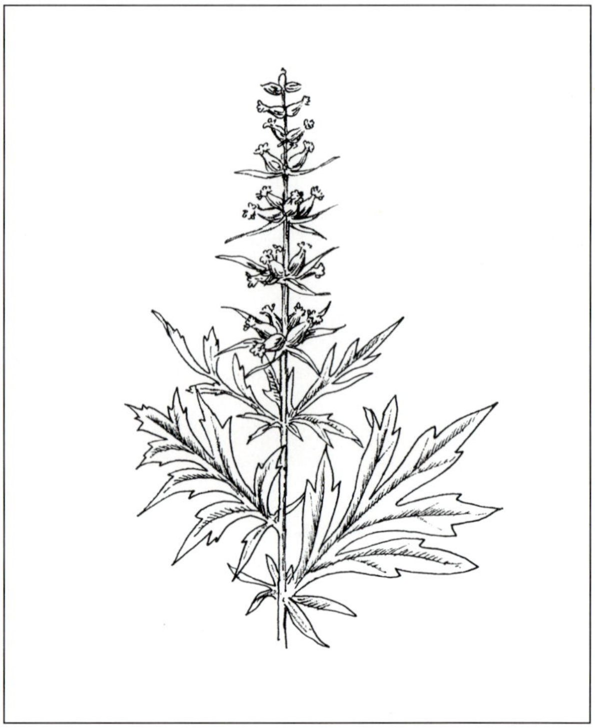

Beifuß

ARTEMISIA VULGARIS L.
Korbblütengewächse, ASTERACEAE (COMPOSITAE)
Volksnamen: Buckele, Gänsekraut, Jungfernkraut, Sonnwendgürtel, Wilder Wermut.
Arzneilich verwendete Pflanzenteile:
Das Kraut. Gute Ware besteht aus den oberen unverholzten Teilen.
Drogenbezeichnung: Beifußkraut = ARTEMISIAE HERBA (früher: HERBA ARTEMISIAE).

Botanik: *Pflanzenbeschreibung:* Der Beifuß ist eine ausdauernde Pflanze, die eine Höhe bis zu 1,50 m erreicht. Rispig verästelte, unten verholzte, oft bräunlich oder rötlich gefärbte Stengel tragen fiederteilige lanzettliche oder stachelspitzige Blätter, die auf der Oberseite kahl und dunkelgrün gefärbt, auf der Unterseite hingegen mehr oder weniger weißfilzig behaart sind. Die oberen Blätter sind einfach oder höchstens dreilappig. Die Blütenköpfchen, mit gelben oder rötlichen Einzelblüten, stehen in ährenartiger oder traubenähnlicher Anordnung. *Blütezeit:* (Juni) Juli bis August (September). *Vorkommen:* Beifuß sprießt als Unkraut bei uns sehr häufig an Wegrändern und Zäunen, auf unbebauten Orten und Schutthalden ebenso wie an Böschungen und Ufern.
Ernte und Aufbereitung: Zur Blütezeit werden die oberen Triebspitzen geschnitten, zu Bündeln vereinigt und zum Trocknen an der Luft aufgehängt.
Inhaltsstoffe (Wirkstoffe): Bitterstoffe und ätherisches Öl sind die wichtigsten Wirkstoffe, die den Beifuß zu einem aromatischen Bittermittel (Amarum aromaticum) machen.
Heilwirkung und Anwendung: Die Schulmedizin verwendet Beifuß kaum, sondern bedient sich in der Hauptsache des »kräftigeren Bruders«, des Wermut. Alle Heilanzeigen, die für Wermut gelten, treffen auch für den Beifuß zu.
Das BGA hingegen sieht diese Heilanzeigen als nicht belegt an und lehnt die Verwendung von Beifuß ab.
Das möchte ich aber nicht unwidersprochen lassen, denn Beifuß ist bestens geeignet zur Anregung der Saftproduktion in Magen und Darm, zur Verbesserung des Galleflusses und zur Erhöhung der Galleproduktion in der Leber. Seine Wirkung ist allerdings etwas milder als die des Wermuts, was in mancher Beziehung sogar wünschenswert ist (Wermut schmeckt vielen Menschen zu bitter).
Verwendung als Gewürz: In dieser Hinsicht spielt der Beifuß jedoch eine weit größere Rolle als der Wermut, der für die gesunde Küche zumeist als zu

bitter angesehen wird. Beifuß beschwört bei vielen Feinschmeckern das Bild eines bekömmlichen, aromatisch duftenden Gänsebratens oder einer fetten Ente herauf. Damit ist schon angedeutet, daß Beifuß als Gewürz für fette und schwere Speisen gilt. Die aromatische Bitterkeit fördert den Appetit, aktiviert die Absonderung und Bildung der Verdauungssäfte und macht daher Schweres bekömmlich und leichter verdaubar. Für Schmalzbrote, Käse und Eierspeisen empfehle ich Ihnen eine sehr gute *Gewürzmischung:* Beifuß 5 g, Basilikum 3 g, Thymian 2 g, Rosmarin 2 g. Diese Gewürze werden feinst verrieben und durch ein Sieb gestrichen. Bei Bedarf zum Würzen verwenden. Wer Salz meiden muß, der hat damit einen sehr schmackhaften Ersatz.

Beifuß als Hausmittel: Ganz früher hat man wohl Beifuß und Wermut nicht so genau voneinander getrennt, denn was für Beifuß gilt, trifft in der Volksmedizin auch auf den Wermut zu. Da der Beifuß als Hausmittel aber häufiger angewendet wird als der Wermut, sollen die Heilanzeigen hier genannt werden. Beifuß gilt als fäulniswidrig und reinigend. Deshalb wird er (meist als Tee) angewendet bei starken Magen- und Darmstörungen mit üblem Mundgeruch und stinkenden Durchfällen. Auch bei Hämorrhoiden, Stein- und Blasenleiden, Galle- und Leberleiden und bei Nervenkrankheiten, allgemeiner Schwäche mit Kopfweh und Übelkeit gibt man Beifuß. Interessant ist, daß der Beifuß in der Volksmedizin als wirksames Mittel bei Epilepsie erachtet wird.

• *So wird Beifuß-Tee bereitet:* 1 gehäufter Teelöffel geschnittenes Beifußkraut wird mit 1/4 l kochendem Wasser übergossen, nur etwa 1 bis 2 Minuten lang ausgezogen und dann abgeseiht. Bei Bedarf kann man – zweckmäßigerweise ungesüßt – 1- bis 3mal täglich 1 Tasse Tee trinken. Den bitteren Geschmack muß man akzeptieren, denn er ist Folge der wirksamen Bitterstoffe. Durch Süßen kann man ihn nicht überdecken. Das gilt übrigens allgemein. Man kann sauer und süß mischen, doch nicht bitter und süß!

Nebenwirkungen: Wenn man Überdosierungen vermeidet, sind keine unerwünschten Wirkungen zu befürchten. In der Schwangerschaft allerdings sollte man den Tee zweckmäßigerweise nicht trinken. – Allergien lassen sich nicht ausschließen.

Beinwell

SYMPHYTUM OFFICINALE L.
Borretschgewächse, BORAGINACEAE
Volksnamen: Beinwurz, Bienenkraut, Chüechlichrut, Eselohrwurzel, Hasenlaub, Honigblum, Kuchenkraut, Schmalwurz, Schwarzwurz, Speckwurz, Wallwurz, Wottel und Zottel.
Arzneilich verwendete Pflanzenteile: Der Wurzelstock.
Drogenbezeichnung: Beinwellwurzel(stock) = SYMPHYTI RADIX (früher: RADIX SYMPHYTI oder RADIX CONSOLIDAE genannt).

Botanik: *Pflanzenbeschreibung:* Aus einem dicken saftigen, außen schwarzen, innen weißen Wurzelstock entspringen verästelte Stengel, die 50 cm bis 1 m hoch werden und lanzettliche, in den Blattstiel verschmälerte rauh-behaarte Blätter tragen. Die rot-violetten, manchmal gelblich-weißen glockigen Blüten sitzen in überhängenden Trauben. *Blütezeit:* Mai bis September. *Vorkommen:* Bevorzugt an feuchten Stellen an Waldrainen, an Gräben und Bachufern, auf Äckern, Wiesen und in Gebüschen; bei uns wie auch in ganz Europa recht häufig.

Ernte und Aufbereitung: Entweder im März, April, Mai, also im Frühjahr, oder im späten Herbst, gräbt man die Wurzelstöcke, befreit sie von anhaftender Erde, schneidet sie der Länge nach durch, reiht sie auf Schnüre und hängt sie zum Trocknen auf.

Inhaltsstoffe (Wirkstoffe): Allantoin, Gerbstoffe, Flavonoide, Vitamin B_{12}, Schleim, Stärke, verschiedene Pflanzensäuren, Triterpene und mehrere Pyrrolizidinalkaloide.

Heilwirkung und Anwendung: Schon die Äbtissin Hildegard von Bingen und Paracelsus benutzten den Beinwell zur Heilung von Knochenschäden, Wunden und Geschwüren. Ganz erstaunlich sind die Heilerfolge, wenn man die Wunden mit Umschlägen aus der Beinwellwurzel behandelt, selbst da, wo die sonst üblichen Mittel versagt haben, zum Beispiel bei chronischen Eiterungen infolge von Knochenmarksentzündungen, bei den sogenannten offenen Beinen und bei Zellgewebsentzündungen. Man macht mit Recht das Allantoin für diese Wirkung verantwortlich. Diese Substanz löst Wundsekrete auf, verflüssigt Eiter und regt zur Granulation (Gewebeneubildung) an. Keine andere Pflanze enthält so viel

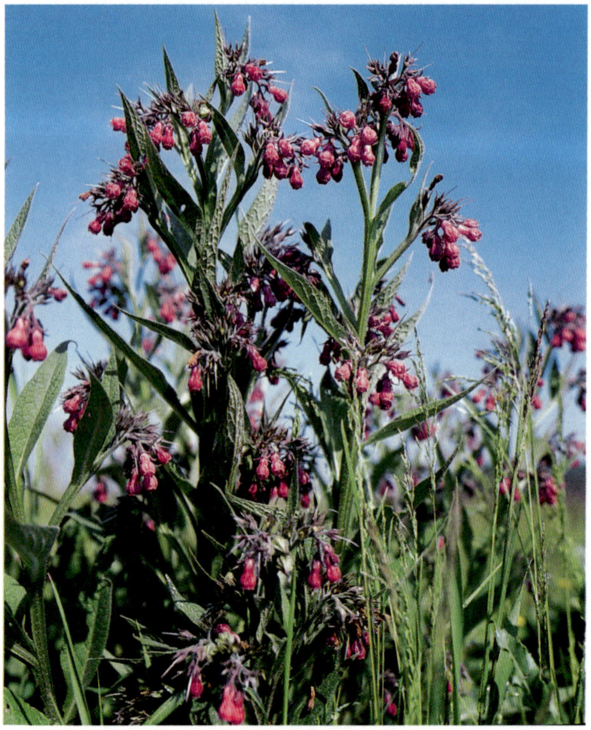

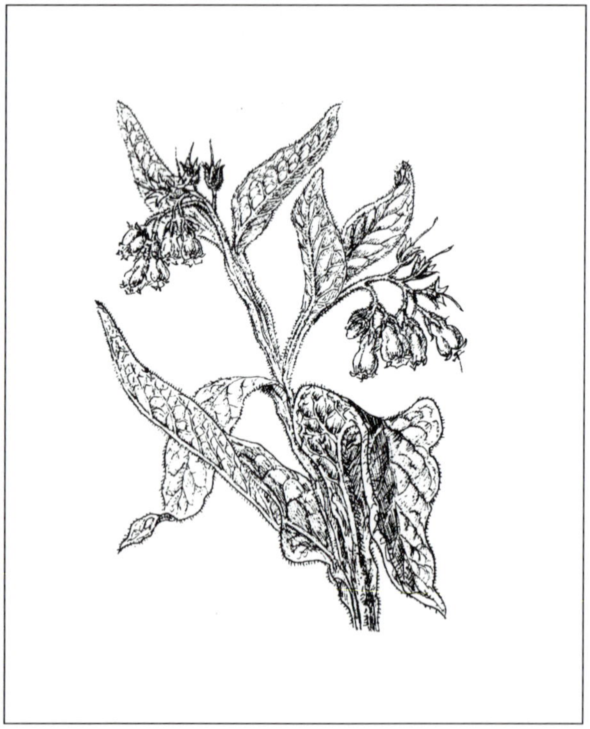

Allantoin wie Beinwell. Nach heutigem Kenntnisstand muß man auf diese Anwendung verzichten (siehe »Nebenwirkungen«). (Übrigens wird das Allantoin auch von Fliegenmaden ausgeschieden, M. Robinson hat damit vor über 40 Jahren in den USA aufsehenerregende Heilungen erzielt.)

Knochenbrüche, Zerrungen, Verstauchungen und Verrenkungen sprechen auf Umschläge mit Beinwell an, was auch das BGA bestätigt. Schwellungen gehen zurück, Schmerzen werden beseitigt. Auch Beinwellsalben haben sich bewährt.

• *So wird der Beinwell-Auszug für Umschläge bereitet:* 100 g Beinwellwurzel in 1 l Wasser etwa 10 Minuten lang kochen, danach abseihen. Mit der so gewonnenen Flüssigkeit werden warme Umschläge gemacht (siehe »Nebenwirkungen«).

Anwendung in der Homöopathie: Das Homöopathikum *Symphytum* wird aus der frischen, vor der Blüte gegrabenen Wurzel bereitet. Zur innerlichen Anwendung ist das Mittel in der sechsten Potenz (D6) erlaubt. Man gibt 3- bis 5mal täglich 5 bis 10 Tropfen bei Knochenbrüchen zur Anregung der Kallusbildung, bei stumpfen Verletzungen, schlecht heilenden Wunden, Durchblutungsstörungen und zusätzlich auch bei Arthrosen und Gelenkschmerzen.

Beinwell als Hausmittel: Was bereits über die Anwendung von Beinwell gesagt wurde, gilt auch für die Volksmedizin.

Nebenwirkungen: Wegen der Toxizität (Giftigkeit) der Pyrrolizidinalkaloide muß auf die innerliche Anwendung der Beinwellwurzel verzichtet werden. Äußerlich ist eine Behandlung nur bei intakter Haut angezeigt (laut BGA). Nicht anwenden in der Schwangerschaft!

Berberitze
(Sauerdorn)

▷ *schwach giftig*
BERBERIS VULGARIS L.
Berberitzengewächse, BERBERIDACEAE
Volksnamen: Bubenstrauch, Dreidorn, Essigscharf, Kuckucksbrot, Spießdorn, Spitzbeerli, Zitzerlstrauch.

Arzneilich verwendete Pflanzenteile: Früchte, Blätter, Wurzelrinde.

Drogenbezeichnung: Berberitzenfrüchte = BERBERIDIS FRUCTUS (früher: FRUCTUS BERBERIDIS), Berberitzenblätter = BERBERIDIS FOLIUM (früher: FOLIA BERBERIDIS), Berberitzenwurzelrinde = BERBERIDIS RADICIS CORTEX (früher: CORTEX BERBERIDIS RADICIS).

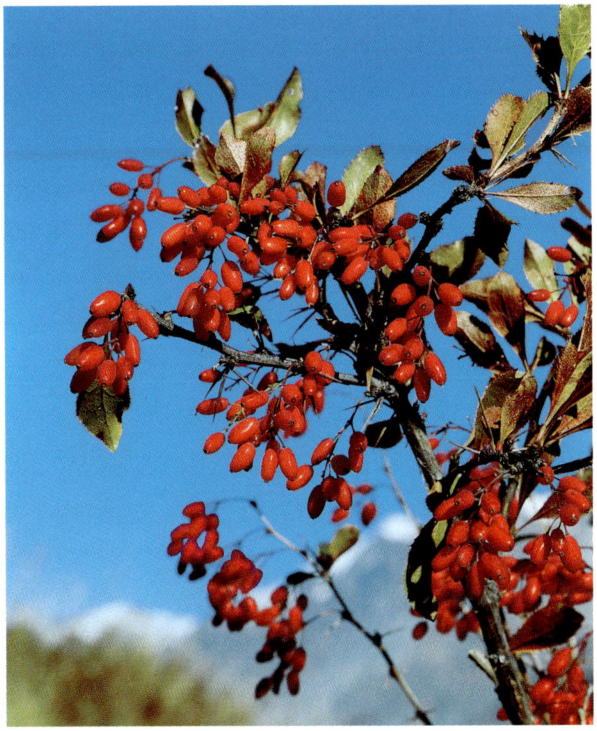

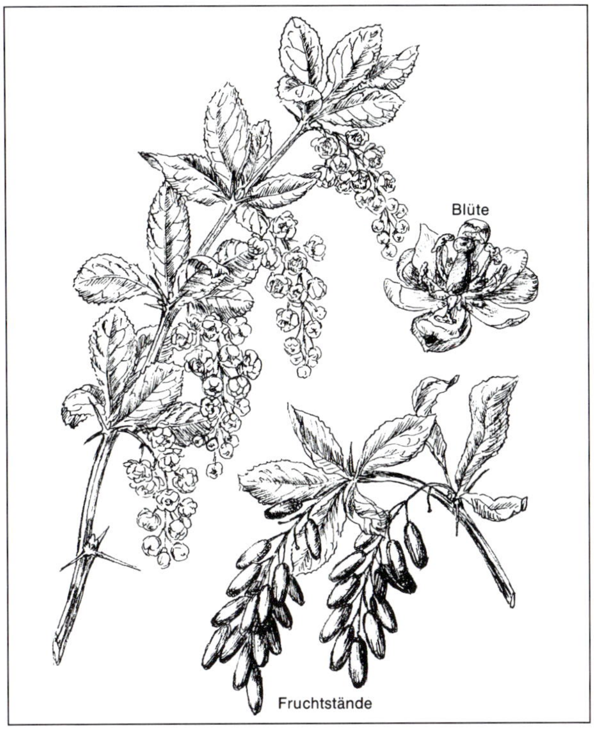

Botanik: *Pflanzenbeschreibung:* Aus Afrika gelangte über Spanien die Berberitze zu uns. Der dornige Strauch wird etwa 4 m hoch. Die Zweige sind in der Jugend braunrot gefärbt, später schmutzig-grau. Die Blätter, teilweise in dreidornige Kurztriebe umgewandelt, stehen büschelig. Die Unterseite der Blätter enthält oft Wintersporen des Getreiderostes, dem die Berberitze als Zwischenwirt dient.
In den Achseln der Blätter entwickelt sich der herabhängende traubige Blütenstand mit gelben Blüten, die nach der Befruchtung walzliche, leuchtend rote Beeren bilden. Bricht man einen Zweig ab oder schneidet die Wurzeln durch, so fällt auf, daß das Innere der Triebe und der Wurzeln gelb gefärbt ist. *Blütezeit:* Mai und Juni. *Vorkommen:* In Hecken, lichten Wäldern, an sonnigen Hügeln und Hängen.
Ernte und Aufbereitung: Im August und September sind die Früchte reif und können gesammelt werden. Zumeist verarbeitet man sie zu Saft, doch lassen sie sich auch trocknen.
Die Blätter müssen im Juni geerntet und sofort an der Luft getrocknet werden. Die Wurzelrinde sammelt man im Herbst. Der November ist der günstigste Monat für die Ernte. Meist schneidet man die gegrabenen Wurzeln in Stücke und schält dann die Rinde ab, die aufgefädelt an der Luft schnell trocknet.
Inhaltsstoffe (Wirkstoffe): Die Früchte enthalten Vitamin C, Zucker und Fruchtsäuren, daneben reichlich Mineralstoffe und Spurenelemente. Alkaloide sind in reifen Früchten nicht vorhanden, deshalb muß man sie als ungiftig bezeichnen. Die Blätter, ganz besonders aber die Wurzelrinde, sind giftig, denn sie enthalten eine Menge verschiedener Alkaloide, zum Beispiel Berberin, Oxyberberin, Berbamin, Jatorrhizin und andere. Außerdem kommen Gerbstoffe, Harz und Wachs darin vor.
Heilwirkung und Anwendung: Die Droge selbst wird in der Medizin recht wenig gebraucht, wenn auch aufgrund der Inhaltsstoffe eine Wirkung zu erwarten ist. Nur gelegentlich verordnet man einen Tee aus den Blättern und aus der Wurzelrinde bei Leberstauungen, ungenügender Gallebildung, Appetitlosigkeit, auch bei Verstopfung, wenn sie durch zuwenig Galleflüssigkeit bedingt ist. Auch schreibt man der Droge eine regulierende Wirkung auf das Herz zu. – Ich meine, man sollte alle Drogen, die Alkaloide enthalten, nur auf ärztlichen Rat hin verwenden. Das gilt also auch für die Berberitze. Allzuleicht ist nämlich durch eine falsche Diagnose oder eine unrichtige Dosierung mehr Schaden angerichtet als Nutzen gebracht. Daß man bei Rheuma alles versucht, was erfolgversprechend scheint, ist nur zu verständlich, denn die Medizin kann diese Krankheit

nicht heilen. So gebraucht man die Berberitze auch als Rheumamittel. Der Erfolg wird sehr unterschiedlich beurteilt.
Das sagt auch das BGA, indem es bei der Bewertung der Droge deren Wirkung als nicht erwiesen ansieht und daher eine Verwendung nicht befürwortet.
Empfehlenswert sind aber Zubereitungen aus den reifen Früchten. Der Saft oder die Marmelade sind erfrischende Bereicherung des Frühstücks; sie heben den Appetit schlecht essender Kinder. Wer die stark sauren Früchte nicht allein verwenden möchte, der kann die Zubereitungen mit süßen Birnen versuchen. Dadurch wird zum einen der oft nichtssagende Geschmack der Birnen »aufgewertet«, zum anderen der saure Geschmack der Berberitze gemildert. Berberitzen-Saft (mit Zuk-ker eingekocht) oder Berberitzen-Marmelade gelten als Mittel gegen Schwangerschaftserbrechen.
• *So wird Berberitzen-Fruchtmarmelade bereitet:* 500 g vollreife Berberitzen werden mit wenig Wasser weich gekocht, durch ein Sieb passiert und mit der gleichen Menge Zucker noch einmal aufgekocht. Diese Marmelade ist gut haltbar und eignet sich besonders zum Mischen mit anderen (vor allem süßen) Marmeladen.
Anwendung in der Homöopathie: Aus der getrockneten Wurzelrinde wird die Urtinktur *Berberis* (auch *Berberis vulgaris* genannt, im Unterschied zu Berberis aquifolium, einer in Amerika wachsenden Berberidacee) bereitet und meist in der zweiten bis sechsten Potenz (D2 bis D6) angewandt bei Gallenkoliken, Gallenblasenentzündungen, Gelbsucht, Hämorrhoiden, Nierenleiden mit Koliken und Blutungen, Nierenbeckenentzündung und auch bei Rheumatismus der Gelenke. Es werden bei Bedarf oder kurmäßig 1- bis 2mal 3 bis 10 Tropfen gegeben. Berberis eignet sich in der homöopathischen Zubereitung mehr für chronische Fälle.
Berberitze als Hausmittel: Alles, was im Abschnitt »Heilwirkung und Anwendung« gesagt wurde, gilt in besonderem Maße für die Volksmedizin. Man gebraucht vornehmlich einen Tee aus den Blättern, nur gelegentlich aus der Wurzelrinde. Die Zubereitung ist in beiden Fällen gleich.
• *So wird Berberitzen-Tee bereitet:* 1 bis 2 Teelöffel Droge (Blätter oder Wurzelrinde) mit 1/4 l kochendem Wasser übergießen und nach 5 Minuten abseihen. 1 bis 2 Tassen Tee pro Tag ist die übliche Dosierung.

Nebenwirkungen: Die Früchte sind frei von Alkaloiden, sie sind deshalb ungefährlich. Manchmal werden sie roh nicht vertragen.
Die alkaloidhaltigen Blätter und die Wurzelrinde sollen nicht ohne ärztlichen Rat verwendet werden. Überdosierung kann schaden. Benommenheit, Brechreiz, Durchfälle, Nasenbluten und Nierenreizungen sind bei Überdosierung beobachtet worden.

Berufkraut, Kanadisches

CONYZA CANADENSIS (L.) CRONQU.
(ERIGERON CANADENSIS L.)
Korbblütengewächse, ASTERACEAE (COMPOSITAE)
Volksnamen: Greisenblume, Hexenkraut, Kanadische Dürrwurz, Berufskraut.
Arzneilich verwendete Pflanzenteile:
Das ganze oberirdische Kraut (ohne die stark verholzten Stengelteile).
Drogenbezeichnung: Berufkraut = ERIGERONIS (CANADENSIS) HERBA (früher: HERBA ERIGERONIS [CANADENSIS]).

Botanik: *Pflanzenbeschreibung:* Die Pflanze wird 10 bis 100 cm hoch, besitzt einen aufrechten stielrunden, bis in die Blütenregion unverzweigten, oben jedoch reichverzweigten Stengel, der steifhaarig und reich beblättert ist. Die Blätter sind lanzettlich, kurz behaart, borstig bewimpert, in den Stiel verschmälert und entfernt leicht gezähnt. Die kleinen gelblich-weißen Blütenköpfchen sind zahlreich in einer reichästigen verlängerten, endständigen Rispe vereinigt. *Blütezeit:* Juli bis August. *Vorkommen:* Heute massenhaft sowohl auf Brachland als auch auf bebautem Boden. Holzschläge, Schonungen, Böschungen, Bahndämme und Schuttplätze werden von diesem Korbblütler besiedelt, der in Amerika heimisch ist und erst im 17. Jahrhundert nach Europa gelangte. Hier breitete er sich sehr schnell aus, wohl wegen seiner Genügsamkeit und der außergewöhnlich großen Samenmenge, die jede Pflanze bildet.
Ernte und Aufbereitung: Man erntet das Kraut zur Blütezeit im Hochsommer; es wird etwa

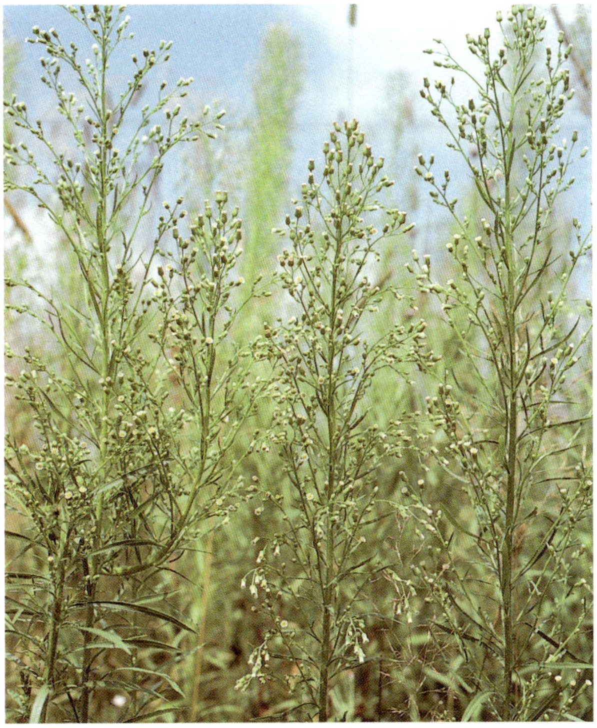

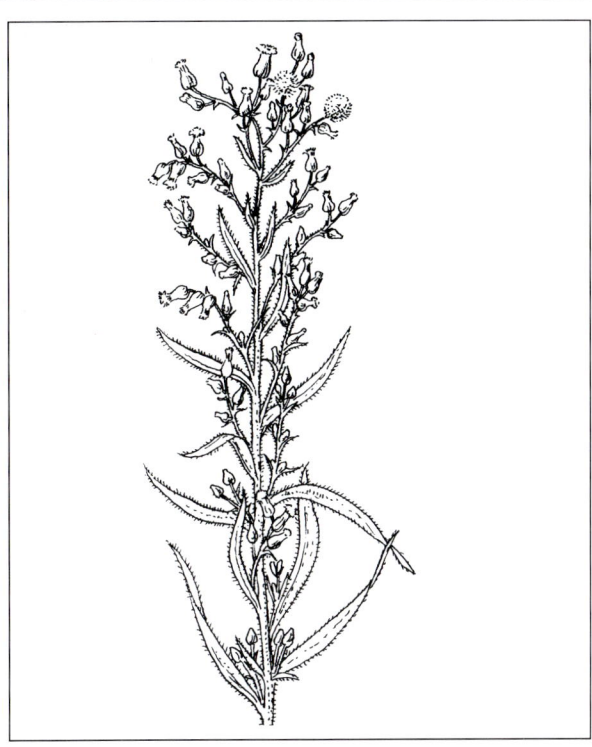

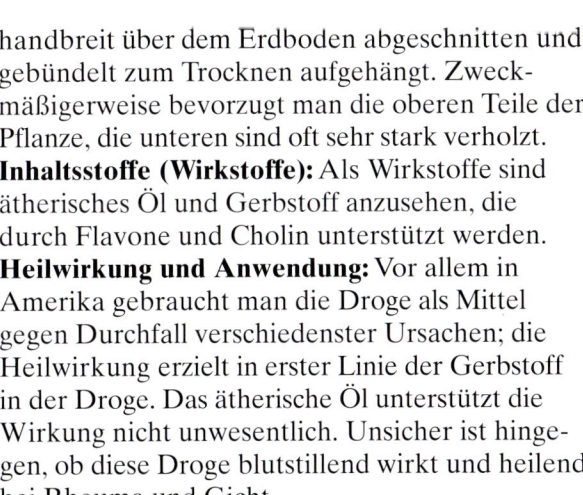

handbreit über dem Erdboden abgeschnitten und gebündelt zum Trocknen aufgehängt. Zweckmäßigerweise bevorzugt man die oberen Teile der Pflanze, die unteren sind oft sehr stark verholzt.
Inhaltsstoffe (Wirkstoffe): Als Wirkstoffe sind ätherisches Öl und Gerbstoff anzusehen, die durch Flavone und Cholin unterstützt werden.
Heilwirkung und Anwendung: Vor allem in Amerika gebraucht man die Droge als Mittel gegen Durchfall verschiedenster Ursachen; die Heilwirkung erzielt in erster Linie der Gerbstoff in der Droge. Das ätherische Öl unterstützt die Wirkung nicht unwesentlich. Unsicher ist hingegen, ob diese Droge blutstillend wirkt und heilend bei Rheuma und Gicht.

• *So wird Berufkraut-Tee bereitet:* 1 gehäuften Teelöffel Berufkraut übergießt man mit 1/4 l kochendem Wasser und seiht nach 10 Minuten ab. Bei Bedarf soll davon 2- bis 3mal täglich schluckweise 1 Tasse ungesüßt getrunken werden. Es lohnt sich nicht, diese Droge gegen Durchfall anzuwenden, denn andere einheimische Heilpflanzen (Blutwurz, getrocknete Heidelbeeren) wirken zuverlässiger.

Anwendung in der Homöopathie: Die Urtinktur (Ø) *Erigeron canadensis* wird aus der frischen, blühenden Pflanze hergestellt. Verwendet wird das Homöopathikum in den Potenzen D3 bis D6 bei Blutungen der Niere und der Gebärmutter.

Berufkraut als Hausmittel: Den Heilkundigen der Antike war die Heilpflanze, deren Heimat Amerika ist, natürlich nicht bekannt. Die Kräuterbuch-Autoren des Mittelalters, die ihr Wissen aus dem Arzneischatz der Antike schöpften, wußten folglich nichts über das Berufkraut, also fand auch die Volksmedizin keine Angaben in mittelalterlichen Kräuterbüchern. So erklärt es sich, daß das Berufkraut nur selten in volksmedizinischen Schriften auftaucht. Wo es erwähnt wird, ist es als Hämostypticum (blutstillendes Mittel) und Antidiarrhoicum (Mittel gegen Durchfälle) beschrieben.
Nebenwirkungen sind nicht bekannt.

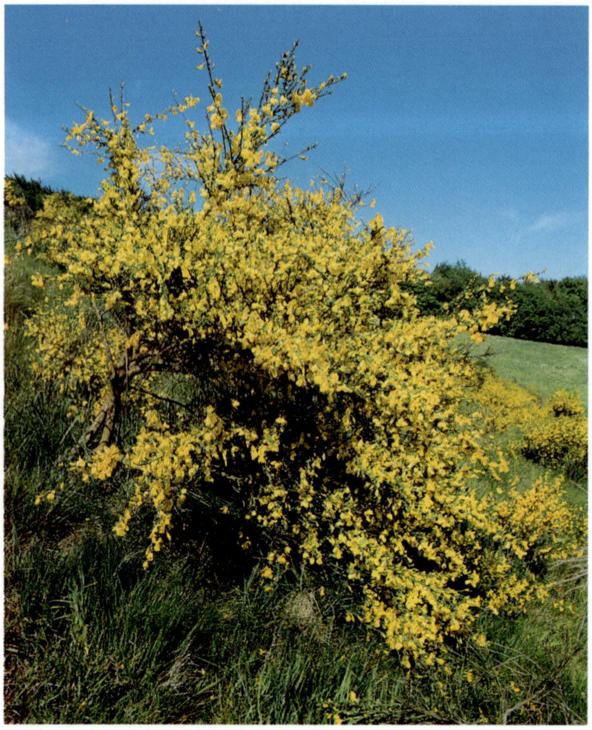

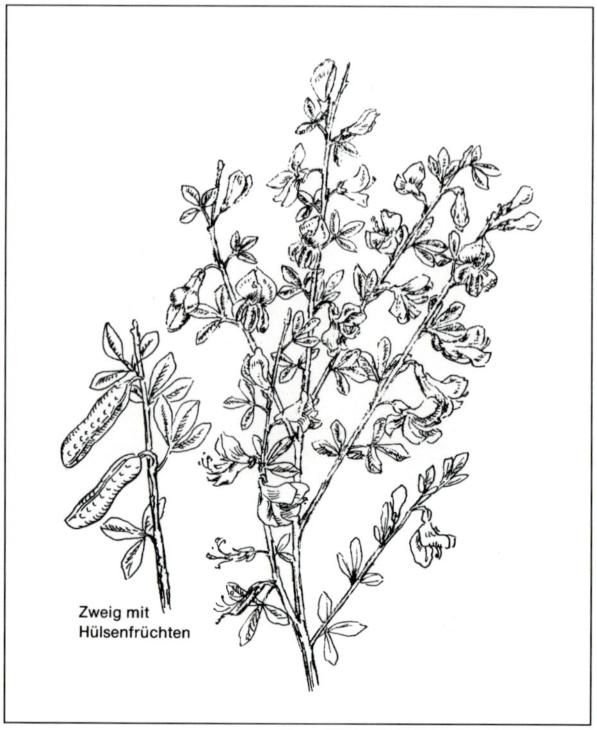

Besenginster

▷ *giftig*

CYTISUS SCOPARIUS (L.) LK. (SAROTHAMNUS SCOPARIUS [L.] WIMM. EX KOCH)
Schmetterlingsblütengewächse, FABACEAE (LEGUMINOSAE)
Volksnamen: Besenstrauch, Gelbe Scharte, Gilbkraut, Mägdebusch, Mägdekrieg.
Arzneilich verwendete Pflanzenteile: Das blühende Kraut, seltener auch Wurzeln und Samen.
Drogenbezeichnung: Besenginsterkraut = SAROTHAMNI SCOPARII HERBA (früher: HERBA SAROTHAMNI SCOPARII), Besenginsterwurzel = SAROTHAMNI SCOPARII RADIX (früher: RADIX SAROTHAMNI SCOPARII), Besenginstersamen = SAROTHAMNI SCOPARII SEMEN (früher: SEMEN SAROTHAMNI SCOPARII).

Botanik: *Pflanzenbeschreibung:* Der Besenginster kommt gesellig vor. Er wird 1 bis 2 m hoch und besitzt eine kräftige Hauptwurzel, lebhaft grüne Sprosse und rutenförmige, fünfkantige Zweige. Die typischen Schmetterlingsblüten sind goldgelb und groß. *Blütezeit:* Mai und Juni. *Vorkommen:* Der Besenginster scheint eine Begleitpflanze der Eisenbahnstrecken zu sein, denn er ist an Bahnböschungen und auf dem angrenzenden Gelände zu Hause. Auch an Autobahnen, die durch Kiefernwälder führen, trifft man ihn häufig, ebenso an sandigen trockenen Waldrändern, an sonnigen Hügeln und in den sandigen Niederungen Norddeutschlands.
Inhaltsstoffe (Wirkstoffe): Der Hauptwirkstoff ist das Spartein, ein Alkaloid. Die verschiedensten Nebenalkaloide sind ebenfalls an der Wirkung beteiligt. Bitterstoffe, Gerbstoffe, biogene Amine, ätherisches Öl, Flavonglykoside sind als Begleitstoffe anzusehen.
Heilwirkung und Anwendung: Es muß gleich hervorgehoben werden, daß nur der Arzt eine Behandlung mit dem Besenginster vornehmen kann. In seiner Hand jedoch sind es zwei Wirkungen, die diese Heilpflanze und die daraus bereiteten Spezialpräparate recht wertvoll machen. Besenginster wirkt auf das Reizleitungssystem des Herzens. Krankhaft beschleunigte Reizbildung wird gehemmt, gesteigerte Erregbarkeit im Reizleitungssystem gedämpft. Vorhof- und Kammerflimmern sowie Extrasystolen werden gebessert. Auch Rhythmusstörungen verschiedenster Art lassen sich gut damit behandeln. Der große Vorteil dieser Heilpflanze besteht in ihrer guten Verträglichkeit auch bei Dauergebrauch, denn manchmal ist eine kurmäßige Anwendung notwendig. Ob die Droge selbst bevorzugt oder

ob die verschiedensten Spezialpräparate gewählt werden, muß ebenso dem Arzt überlassen bleiben wie die Festsetzung der Dosierung. – Spartein kann man in seiner Wirkung mit anderen Alkaloiden vergleichen, mit Chinin und auch Chinidin. Ebenso wie diese beiden Alkaloide wird auch das Spartein des Besenginster in der Gynäkologie zur Behandlung von Blutungen verwendet. Das BGA befürwortet die Verwendung von Besenginster zur Unterstützung der Therapie bei Kreislaufstörungen und zu niedrigem Blutdruck.
Anwendung in der Homöopathie: Das Homöopathikum *Sarothamnus scoparius* wird in erster Linie gegen Herzrhythmusstörungen und Reizleitungsstörungen am Herzen eingesetzt. Man verwendet das Mittel in der zweiten bis sechsten Potenz (D2 bis D6) und gibt davon mehrmals täglich 5 bis 10 Tropfen. Auch gegen allergische Hautkrankheiten nutzt man dieses Mittel in der dritten und zwölften Potenz (D3 und D12).
Besenginster als Hausmittel: Für die Volksmedizin war wieder einmal P. A. Matthiolus der Gewährsmann. Demnach wirkt Besenginster blutreinigend, leistet gute Dienste bei Nieren- und Blasensteinen, bei Gicht und Rheuma, bei Flechten, Ausschlägen und bei Herzbeschwerden. Die Verwendung in der Volksmedizin hat jedoch keine besonders positive Bedeutung erlangt, vielleicht deshalb, weil häufig Vergiftungen aufgetreten sind oder die erwartete Wirkung ausblieb.
Nebenwirkungen: Lähmungen bei unsachgemäßer Anwendung der Droge (starke Überdosierung); echte Vergiftungen können mit dem Herztod enden. Entleerung des Magens, Verabreichen von Tierkohle und starkem Kaffee sind bis zum Eintreffen des Arztes angezeigt. – Nicht anwenden bei Bluthochdruck und in der Schwangerschaft.

Betonie (Ziest)

BETONICA OFFICINALIS L. (STACHYS OFFICINALIS [L.] TREV.)
Lippenblütengewächse, LAMIACEAE (LABIATAE)
Volksnamen: Betonienziest, Heilziest, Heilbatunge, Pfaffenblume, Zahnkraut, Zehrkraut.
Arzneilich verwendete Pflanzenteile:
Das Kraut (ohne die Wurzel).
Drogenbezeichnung: Betonienkraut = BETONICAE HERBA (früher: HERBA BETONICAE).

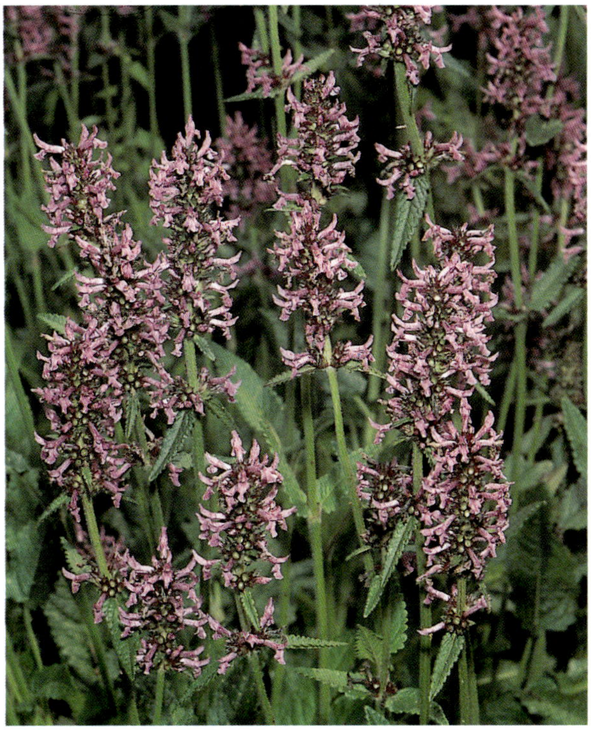

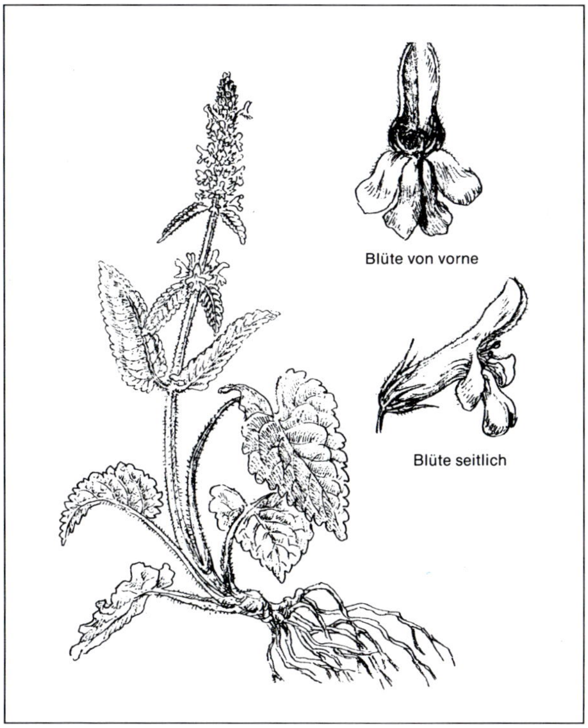

Botanik: *Pflanzenbeschreibung:* 30 bis 60 cm hoch wird diese ausdauernde Pflanze, sie bildet einen aufrechten vierkantigen Stengel, der rauhhaarig und nur wenig verzweigt ist. Die gegenständig angeordneten Blätter sind eiförmig bis lanzettlich, am Grund herzförmig eingebuchtet und am Rand gekerbt. Die unteren Blätter sind gestielt, die oberen hingegen fast sitzend. Die purpurroten Blüten bilden an der Stengelspitze eine Ähre aus mehreren Scheinquirlen. *Blütezeit:* Juli und August. *Vorkommen:* Die Betonie (Ziest) wächst auf trockenen Wiesen und sandigen Triften, an sonnigen Abhängen und gelegentlich auch in trockenen Wäldern.

Ernte und Aufbereitung: Man sammelt das blühende Kraut, schneidet es etwa handbreit über dem Erdboden ab – die gelegentlich verholzten unteren Teile sollte man meiden – und trocknet, zu Bündeln vereinigt, an luftigem Ort im Schatten.

Inhaltsstoffe (Wirkstoffe): Gerbstoffe, Bitterstoffe und das sogenannte Stachydrin, ein Betain, dem man blutstillende Eigenschaften zuschreibt.

Heilwirkung und Anwendung: Die Inhaltsstoffe weisen die Betonie, den Heilziest, als Gerbstoffdroge aus, deren Wirkung durch die Bitterstoffe noch unterstützt wird. Die Verwendung auch in der Schulmedizin wäre also durchaus sinnvoll. Doch hier wird die Droge nicht genutzt, weder bei Durchfällen noch als Adstringens bei Halsentzündung. Auch die Homöopathie gebraucht die Betonie nur sehr selten als Kräftigungsmittel bei Schwächezuständen und Asthma.

Betonie (Heilziest) als Hausmittel: Es ist oft der Fall, daß die Schulmedizin eine Heilpflanze nicht nutzt, während die Volksmedizin sehr viel von ihr hält. Das trifft in ganz besonderem Maße für den Heilziest zu. Der Tee aus Betonienkraut gilt in der Volksmedizin als ausgezeichnetes Mittel bei Durchfall und Darmbeschwerden. Auch wird er zum Gurgeln und Mundspülen bei Entzündungen im Rachen und am Zahnfleisch mit Erfolg angewandt.

• *So wird Betonien-(Heilziest-)Tee bereitet:*
1 gehäufter Teelöffel Betonienkraut wird mit 1/4 l kochendem Wasser übergossen und mindestens 15 Minuten ausgezogen. Nach dem Abseihen ist der Tee gebrauchsfertig zum Gurgeln und Spülen und zur innerlichen Anwendung gegen Durchfälle und Magen- und Darmbeschwerden; bei Bedarf 1- bis 3mal täglich 1 Tasse Tee trinken. Gelegentlich gebraucht man den Tee auch bei Lungenverschleimung und Asthma. Die Anwendung bei Gicht und Rheuma dagegen ist fast ganz in Vergessenheit geraten.

Nebenwirkungen: Wenn man Überdosierungen vermeidet, sind keine Nebenwirkungen zu befürchten.

Bibernelle

Große Bibernelle: PIMPINELLA MAJOR (L.) HUDS. (PIMPINELLA MAGNA L.)
Kleine Bibernelle: PIMPINELLA SAXIFRAGA L.
Doldengewächse, APIACEAE (UMBELLIFERAE)
Volksnamen: Bockwurz, Pfefferwurz, Pimpernell, Steinpeterlein.

Anmerkung: Auch der Kleine Wiesenknopf (SANGUISORBA MINOR SCOP.) wird gelegentlich als Bibernelle oder Pimpinelle bezeichnet, so daß Verwechslungsgefahr besteht!

Arzneilich verwendete Pflanzenteile: Die Wurzel.

Drogenbezeichnung: Bibernellwurzel = PIMPINELLAE RADIX (früher: RADIX PIMPINELLAE).

Botanik: *Pflanzenbeschreibung:* Die Große Bibernelle wird je nach Standort über 1 m hoch. Der Stengel ist kahl, hohl, gefurcht und bis zur Spitze entfernt beblättert. Die Blätter sind einfach fiederschnittig, die Blüten in 5- bis 12strahligen Dolden angeordnet, ohne Hüll- und Hüllchenblätter. Die Blüten sind weiß, oft rosa. Die Kleine Bibernelle ist deutlich zierlicher und kleiner. Die mittleren und unteren Blätter sind feiner zerschlitzt. *Blütezeit:* Juni bis August. *Vorkommen:* Beide Arten kommen auf Wiesen, an Gräben und auf sonnigen Hängen, auf Schutthalden, an Ufern und auf Ödland häufig vor.

Ernte und Aufbereitung: Sorgfältig bestimmen – Verwechslungsmöglichkeit mit anderen, giftigen Doldenblütlern! Die Bibernellwurzeln erntet man entweder im Frühjahr (März bis April) oder im Herbst (September bis Oktober). Nach dem Ausgraben werden sie von anhaftender Erde befreit, der Länge nach gespalten, zum Welken auf Bindfäden gereiht, luftig aufgehängt und nach 8 Tagen im Ofen schnell nachgetrocknet.

Inhaltsstoffe (Wirkstoffe): Ätherisches Öl, Gerbstoffe, Saponine, Polyacetylene, Cumarine.

Heilwirkung und Anwendung: Sowohl die Droge als auch galenische Zubereitungen, besonders die Tinktur, werden bei Bronchitis und Asthma auch heute noch in der Schulmedizin gebraucht. In der Volksmedizin hält sich hartnäckig die Anwendung bei Halsentzündung. Man trinkt den Tee, gurgelt aber vor dem Herunterschlucken damit oder verwendet ihn nur als Gurgelmittel. Das unbeirrte Festhalten an dieser

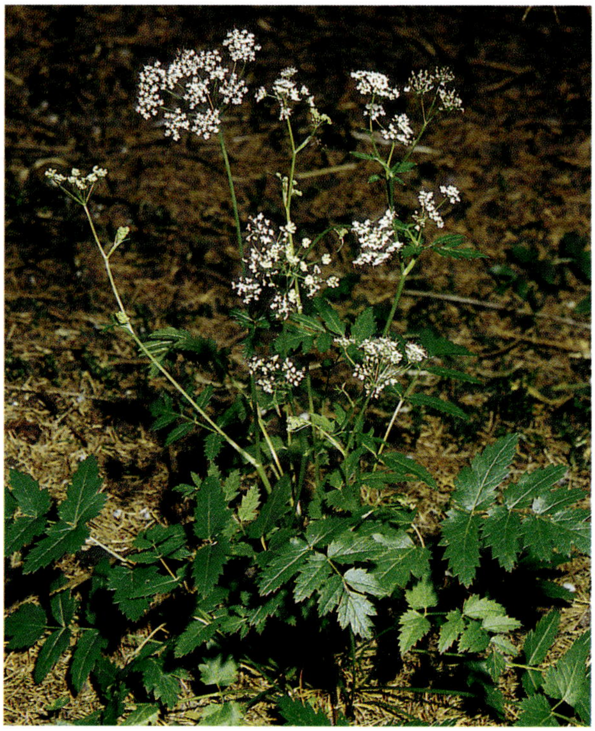

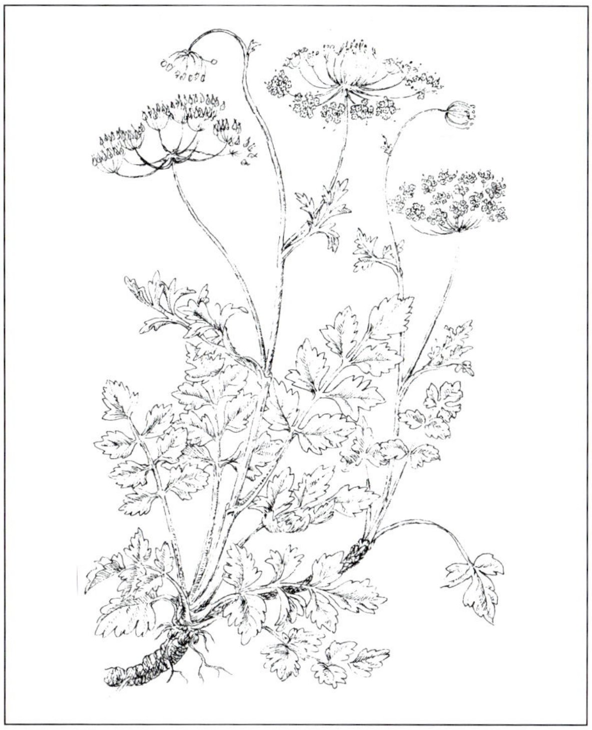

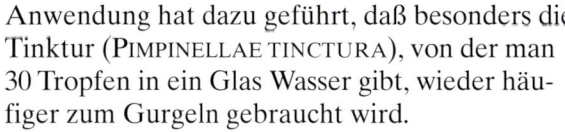

Anwendung hat dazu geführt, daß besonders die Tinktur (PIMPINELLAE TINCTURA), von der man 30 Tropfen in ein Glas Wasser gibt, wieder häufiger zum Gurgeln gebraucht wird.

• *So wird Bibernelle-Tee bereitet:* 1 gehäufter Teelöffel der Droge wird mit 1/4 l kaltem Wasser angesetzt, langsam bis zum Sieden erhitzt, 1 Minute gekocht und dann abgeseiht. Bei Bronchitis und Asthma trinkt man 3mal täglich 1 Tasse Tee mit Honig gesüßt. Ungesüßt ist dieser Tee zum Gurgeln geeignet. Die Anwendung bei Magen- und Darmbeschwerden ist kaum noch üblich.

Mein besonderer Rat: Wenn man bei häufig wiederkehrenden Halsentzündungen mit einem Tee aus der Bibernelle gurgeln möchte, tut man gut daran, zwei andere Drogen hinzufügen.

• *So wird die Teemischung bereitet:*

Bibernellwurzel	20,0
Kamillenblüten	20,0
Blutwurzeln	10.0

Die Zubereitung erfolgt wie oben angegeben.

Anwendung in der Homöopathie: Das Homöopathikum *Pimpinella alba* wird aus der frischen Wurzel beider Arten bereitet. Nasenbluten, Kopfschmerzen, Ohrgeräusche, Magen- und Darmstörungen sowie Bronchitis sind die wichtigsten Anwendungsgebiete, dabei wird das Mittel in den Potenzen D1 bis D6 verwendet.

Bibernelle als Hausmittel: Den alten Griechen und Römern war Bibernelle nicht bekannt, denn sie kam im Gebiet des griechisch-römischen Reiches nicht vor. J. Th. Tabernaemontanus (1588) ist der erste Autor, der über sie berichtet. Demnach gibt es kein besseres Heilkraut als die Bibernelle; es würde Seiten füllen, alle Heilanzeigen aufzuführen. In der Volksmedizin ist die Bibernelle ein gern verwendetes Heilkraut bei Husten, Heiserkeit, Verdauungsstörungen, Gicht, Nieren- und Blasensteinen, Asthma, Wassersucht, Menstruationsstörungen, Sodbrennen und nervösem Herzklopfen. Sebastian Kneipp gebrauchte die Bibernelle bei Rheuma und Nierenentzündungen.

Nebenwirkungen: Therapeutische Dosierung vorausgesetzt, sind Nebenwirkungen nicht zu erwarten.

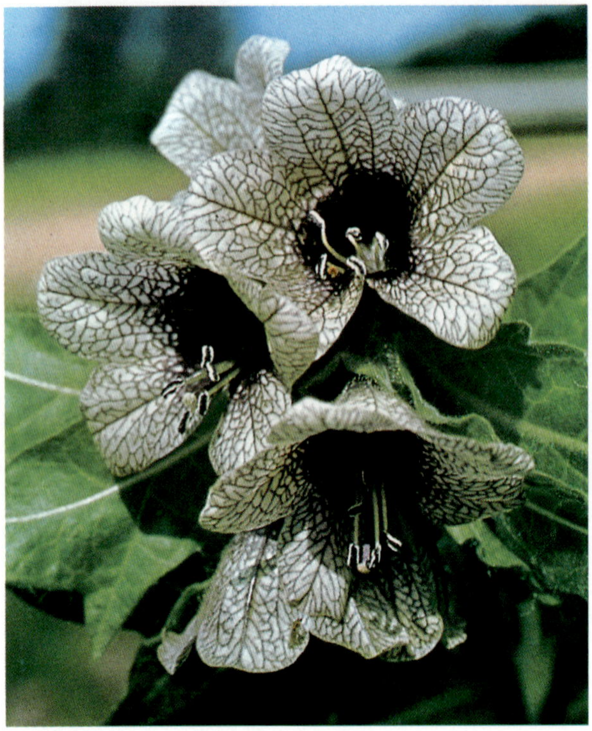

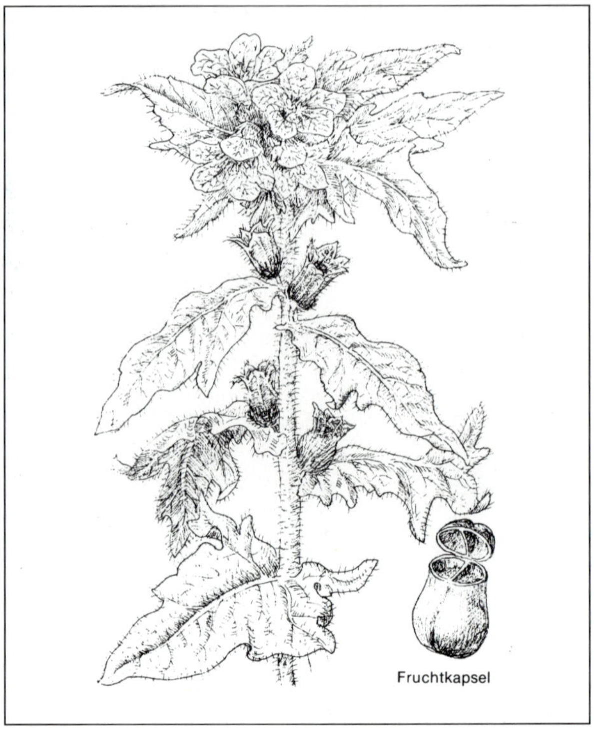

Bilsenkraut

▷ *sehr giftig, geschützt*
HYOSCYAMUS NIGER L.
Nachtschattengewächse, SOLANACEAE
Volksnamen: Apollonienkraut, Becherkraut, Rasewurzel, Schlafkraut, Zahnwehkraut.
Arzneilich verwendete Pflanzenteile: Blätter, auch das ganze Kraut. Seltener die Samen.
Drogenbezeichnung: Bilsenkrautblätter = HYOSCYAMI FOLIUM (früher: FOLIA HYOSCYAMI), Bilsenkraut = HYOSCYAMI HERBA (früher: HERBA HYOSCYAMI), Bilsenkrautsamen = HYOSCYAMI SEMEN (früher = SEMEN HYOSCYAMI).

Botanik: *Pflanzenbeschreibung:* Die Pflanze wird 30 bis 60 cm hoch. Die Stengel sind weichhaarig, zottig und klebrig. Die Blätter sind schmutziggrün, eiförmig bis länglich-eiförmig, grob buchtig gezähnt, die unteren in den Blattstiel verschmälert, die oberen halb stengelumfassend. Die schmutziggelblichen Blüten besitzen einen glockigen, krugförmigen Kelch, sind netzadrig und am Stengel fast sitzend angeordnet. *Blütezeit:* Juni bis Oktober. *Vorkommen:* Auf Schutt- und Gartenland. Das Bilsenkraut ist eng verwandt mit Tollkirsche und Stechapfel. Alle drei Pflanzen sind gefährlich giftig, und Laien sollten sich mit Bilsenkraut oder mit Zubereitungen daraus auf keinen Fall selbst behandeln. Im Gegensatz zur Tollkirsche, deren Beeren Kindern besonders gefährlich werden, sind Vergiftungen mit Bilsenkraut seltener, weil die ganze Pflanze nicht gut aussieht und unangenehm betäubend riecht. Die Vergiftungserscheinungen ähneln jenen, die durch den Genuß der Tollkirsche hervorgerufen werden. Die Erste-Hilfe-Leistung hat auch entsprechend zu erfolgen (Seite 33).
Inhaltsstoffe (Wirkstoffe): Hyoscyamin, Skopolamin und Nebenalkaloide.
Heilwirkung und Anwendung: Eine Verschreibung als Tee ist nicht mehr üblich. Allzu stark schwanken die Inhaltsstoffe in der Droge. Weniger der Zeitpunkt der Ernte als der jeweilige Standort der Pflanze (Bodenbeschaffenheit, Lichtverhältnisse) bedingen diese Unterschiede in der Qualität der Droge. Dennoch werden Bilsenkrautzubereitungen immer noch gebraucht. Man bekämpft damit Krampfzustände im Magen- und Darmbereich, versucht das Zittern alter Leute zu beeinflussen und Unruhezustände zu dämpfen. Nicht zu vergessen: Einreibemittel, die Bilsenkrautöl enthalten, und mit denen man erfolgreich Schmerzzustände verschiedener Art bekämpft.
Anwendung in der Homöopathie: Aus der ganzen, frischen blühenden Pflanze wird die Urtink-

tur (Ø) des Homöopathikums *Hyoscyamus* bereitet, und in den Potenzen D1 und D2 gegen Kitzelhusten, sonst als D4 bis D6 gegen Erregungszustände, Krämpfe, Delirien, Schlaflosigkeit und auch bei Durchfällen verwendet.
Bilsenkraut als Hausmittel: Die Verwendung von Bilsenkraut in der Volksmedizin ist sehr stark rückläufig durch den Hinweis auf die Giftigkeit dieser Droge. Bilsenkrautöl allerdings wird weiterhin gegen rheumatische Schmerzen verwendet. Es handelt sich dabei um ein fettes Öl, das nach verschiedenen Methoden hergestellt wird. Ein Rezept dafür gebe ich selbstverständlich nicht an, niemand soll zur Selbstbehandlung mit Giftpflanzen angeregt werden.
Nebenwirkungen: Überdosierung kann Erbrechen, Schwindel und Krämpfe auslösen und sogar den Tod zur Folge haben.

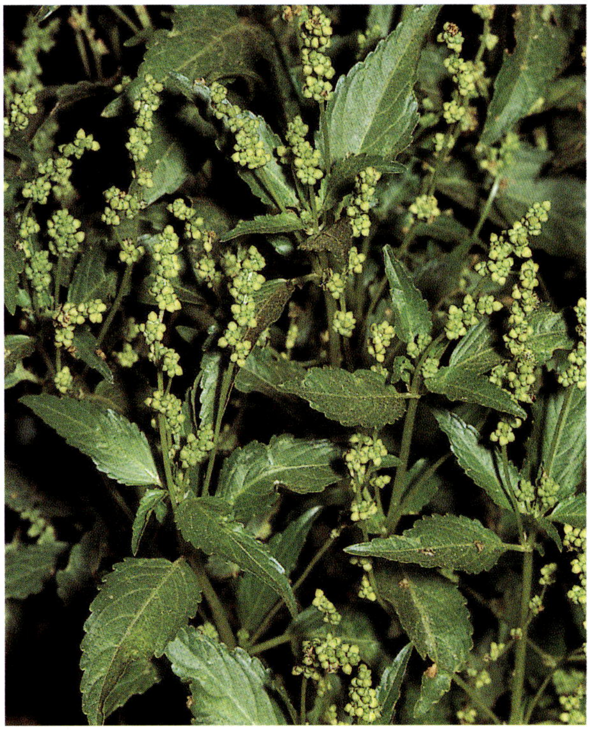

Bingelkraut

▷ *frisch giftig*
MERCURIALIS ANNUA L.
Wolfsmilchgewächse, EUPHORBIACEAE
Volksnamen: Büngelkraut, Gartenbingelkraut, Hundskohl, Schuttbingel.
Arzneilich verwendete Pflanzenteile: Das Kraut.
Drogenbezeichnung: Bingelkraut = MERCURIALIS HERBA (früher: HERBA MERCURIALIS).

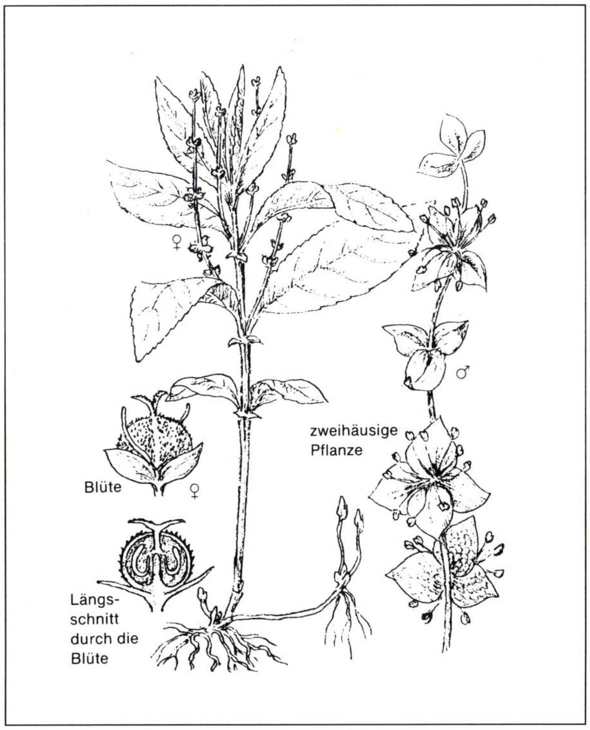

Botanik: *Pflanzenbeschreibung:* 20 bis 40 cm hoch wird das Bingelkraut, ein dunkelgrünes Unkraut mit kahlem Stengel, der in der oberen Region verzweigt ist. Die kurzgestielten Blätter, zugespitzt und stumpfsägezähnig, sind stark geädert und oft von kleinen Nebenblättern begleitet. Die kleinen gelblich-grünen männlichen Blüten sind ährenförmig angeordnet, während die weiblichen Blüten einzeln oder zu 2 bis 3 auf kurzen Stielen in den Blattachseln sitzen. *Blütezeit:* April bis Mai. *Vorkommen:* Auf Schuttplätzen, an Zäunen und Wegen, auch in Gärten sowie auf Äckern.
Ernte und Aufbereitung: Man sammelt das blühende Kraut, bindet es büschelförmig zusammen und trocknet es an einem luftigen Ort.
Inhaltsstoffe (Wirkstoffe): Saponine, ätherisches Öl, Bitterstoff und Scharfstoffe.
Heilwirkung und Anwendung: Das Bingelkraut könnte als Abführmittel und zur Entwässerung verwendet werden, doch die Schulmedizin gebraucht es nicht. In der Volksmedizin hingegen spielt es eine ganz besondere Rolle.
Bingelkraut als Hausmittel: Schon die Hippokratiker im fünften und vierten vorchristlichen Jahrhundert benutzten das Bingelkraut gegen

Frauenleiden, besonders bei gestörter Monatsblutung. Dioskorides und Plinius gaben diese Erfahrung weiter, die Kräuterbuch-Autoren des Mittelalters dehnten dann die Anwendung aus. Wassersucht, Verstopfung, Verschleimung der Bronchien, Appetitlosigkeit, Rheuma und Gicht gelten seither in der Volksmedizin als Heilanzeige. Gebraucht wird der Tee.

• *So wird Bingelkraut-Tee bereitet:* 1 Teelöffel Bingelkraut mit 1/4 l kaltem Wasser übergießen, zum Sieden erhitzen und nach dem Erkalten abseihen. 2 Tassen Tee täglich gilt als richtige Dosierung.

Nebenwirkungen: Überdosierung ist zu vermeiden. Vor der Verwendung des frischen Krautes muß gewarnt werden; in getrocknetem Zustand ist es ungefährlich.

Birke

BETULA PENDULA ROTH (BETULA VERRUCOSA EHRH.), (BETULA ALBA L. P.P.) und BETULA PUBESCENS EHRH. (BETULA ALBA L. P.P.)
Birkengewächse, BETULACEAE
Volksnamen: Besenbirke, Frühlingsbaum, Hängebirke, Maibaum, Moorbirke, Rauhbirke, Sandbirke, Warzenbirke, Weißbirke.

Arzneilich verwendete Pflanzenteile:
Blätter, Teer und Saft.

Drogenbezeichnung: Birkenblätter = BETULAE FOLIUM (früher: FOLIA BETULAE) Birkenteer = BETUALE PIX (früher: PIX BETULINA), Birkensaft = BETULAE LIQUOR (früher: LIQUOR BETULAE).

Botanik: *Pflanzenbeschreibung:* Das Aussehen einer Birke (ihre Heimat ist das gemäßigte Europa) zu beschreiben, kann ich mir wohl ersparen, ich möchte hier nur auf den Unterschied der beiden Birkenarten eingehen. Betula pendula ist die Hängebirke und Betula pubescens die Moorbirke. Die *Hängebirke* ist größer als die Moorbirke und bevorzugt trockene Standorte. Ihre Zweige hängen herab und sind in jungem Zustand mit warzigen Harzdrüsen besetzt. Auch sind die Blätter größer. Die *Moorbirke* hingegen besitzt behaarte junge Zweige (sie heißt deshalb auch Haarbirke), der Name (Moorbirke) weist auf den Standort hin; sie wächst in feuchten Wäldern, Mooren und Sümpfen lieber als auf trockenen Böden. Beide Arten werden arzneilich genutzt.

Ernte und Aufbereitung: Zumeist werden die jungen Blätter in den Monaten Mai und Juni gesammelt und an der Luft getrocknet. Den Birkensaft gewinnt man im Frühjahr, wenn die Säfte aufsteigen, indem man die Rinde einschneidet und den ausfließenden Saft in Blechbehältern auffängt. Eine andere Saftgewinnungsmethode ist das Anbohren: Mit einem etwa 1 cm dicken Bohrer bohrt man 5 cm tiefe Löcher in den Stamm, setzt in das Bohrloch sofort ein Röhrchen oder eine Rinne ein und hängt das Auffanggefäß daran. Aus einem Bohrloch fließt dann etwa 10 Tage lang der Birkensaft in einer Tagesmenge von 1 bis 5 Litern, was von der Witterung und auch der Temperatur abhängig ist.
Den Birkenteer gewinnt man durch die sogenannte trockene Destillation aus den Zweigen und der Stammrinde. Die Birkenrinde, die hauptsächlich der Teergewinnung dient, wird im Frühjahr vom Stamm oder von älteren Zweigen und Ästen geschält und anschließend getrocknet.

Inhaltsstoffe (Wirkstoffe): Als Wirkstoffe der Blätter hat man die Flavonoide erkannt, die durch zahlreiche andere Inhaltsstoffe (ätherisches Öl, Bitterstoffe, Gerbstoffe, Saponine, Vitamin C und andere) ergänzt werden. Birkensaft enthält Invertzucker, organische Säuren, Salze, Eiweißstoffe und pflanzliche Wuchsstoffe. Birkenrinde enthält reichlich Betulin (Birkenkampfer), ein Phytosterin, Gerbstoffe, Bitterstoffe, ätherisches Öl, Harze und andere organische Substanzen. Der Birkenteer zeichnet sich durch den Gehalt an Phenolen (Guajacol, Kresol und andere) aus.

Heilwirkung und Anwendung: Birkenblätter-Tee ist einer der besten Tees zur Wasserausscheidung. Er reizt die Niere nicht, sorgt aber dennoch für vermehrte Harnbildung. Sein Einsatz zur Durchspülungstherapie der Harnwege bei bakteriellen, entzündlichen Erkrankungen, auch verbunden mit krampfartigen Zuständen, ist allgemein beliebt, sowohl bei Urologen (Fachärzten für Harnleiden) und praktischen Ärzten als auch bei Laien.
Und das BGA nennt unter dem Abschnitt Anwendungsgebiete: »Erhöhung der Harnmenge sowie Behandlung von Erkrankungen, bei denen eine erhöhte Harnbildung erwünscht ist (Harngrieß, zur Vorbeugung von Harnsteinen)«. Als Gegenanzeigen gelten Wasseransammlungen (Ödeme) infolge eingeschränkter Herz- und Nierentätigkeit.

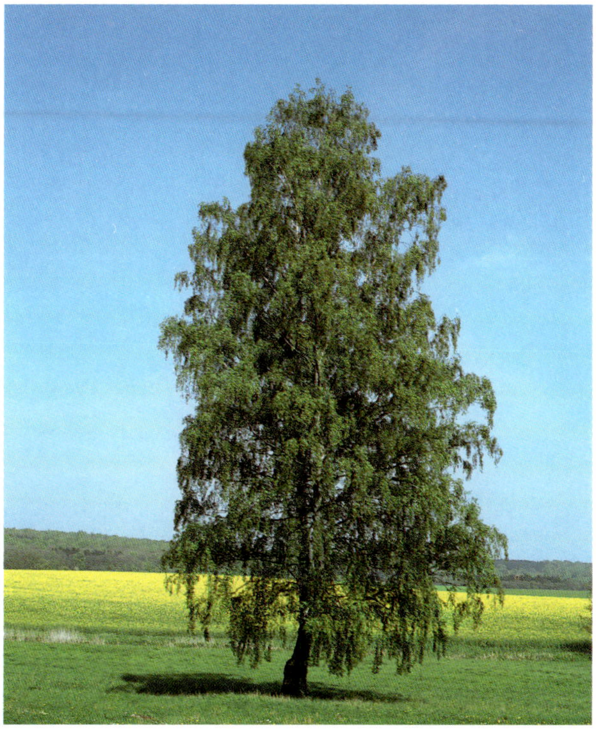

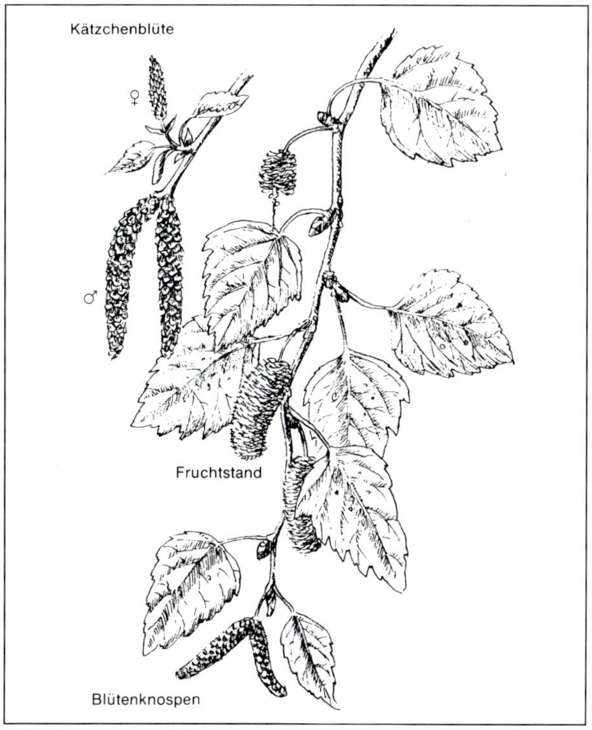

Ob und in welchem Ausmaß durch Birkenblättertee eine Ausscheidung von Salzen (besonders der harnsauren Salze) möglich ist, darüber sind die Wissenschaftler noch unterschiedlicher Meinung. Es mehren sich jedoch die Ansichten, daß durch kurmäßige Anwendung von Birkenblättertee der Harnsäurespiegel im Körper verringert werden kann.

• *So wird Birkenblätter-Tee bereitet:* 2 gehäufte Teelöffel Birkenblätter werden mit 1/4 l kochendem Wasser übergossen und nach 10 Minuten abgeseiht. Der Tee soll mäßig warm getrunken werden. 3 Tassen pro Tag sind die richtige Dosierung. Nach Beendigung der Entwässerung muß der Tee wieder abgesetzt werden.

Darüber hinaus sind Birkenblätter Bestandteil zahlreicher Teemischungen gegen Stoffwechselerkrankungen, zur Frühjahrs- und Herbstkur, gegen Rheuma und Gicht. Birkenteer wird zu Salben und Einreibungen verarbeitet, die man jedoch vornehmlich in der Tiermedizin verwendet. Er soll gegen Räude und andere Hautschäden wirksam sein. Sehr selten werden Einreibungen aus Birkenteer auch bei Rheuma gebraucht. Das Birkenwasser kennt man als Haarwasser. Es soll den Haarausfall stoppen, der Schuppenbildung entgegenwirken und das Haar entfetten.

Birkenblätter, Birkenwasser und Birkenteer als Hausmittel: Im slawischen und germanischen Volks(aber)glauben hat die Birke eine ganz besondere Rolle gespielt. Daran erinnern heute noch die Pfingst- und Fronleichnamsbirken. Deshalb ist es verständlich, daß die Volksmedizin die Birke nicht nur sehr viel genutzt hat, sondern sie auch überbewertet. Was im Abschnitt »Heilwirkung und Anwendung« ausgeführt wurde, ist vertretbar, doch was darüber hinausgeht, sollte mit Vorsicht gewertet werden: In der Volksmedizin gibt man Birkenwasser bei Magenkoliken, zieht mit Birkenteer Abszesse auf, verarbeitet den Teer zu Salben gegen Schrunden und Hornhaut und empfiehlt den Tee aus Rinde und Blättern gegen Zuckerkrankheit.

Zu akzeptieren allerdings sind frische junge Birkenblätter als Bereicherung eines Frühlingssalates. Zusammen mit Löwenzahn, Kresse und Feldsalat ergibt das eine gesunde Abwechslung.

Nebenwirkungen: Bei der Verwendung von Birkenblättern als Tee sind in der oben angegebenen Dosierung keine Nebenwirkungen zu befürchten. Die innerliche Anwendung des Birkensaftes in unverdünntem Zustand kann nicht empfohlen werden, bei der Verwendung des Teers sind Hautreizungen möglich.

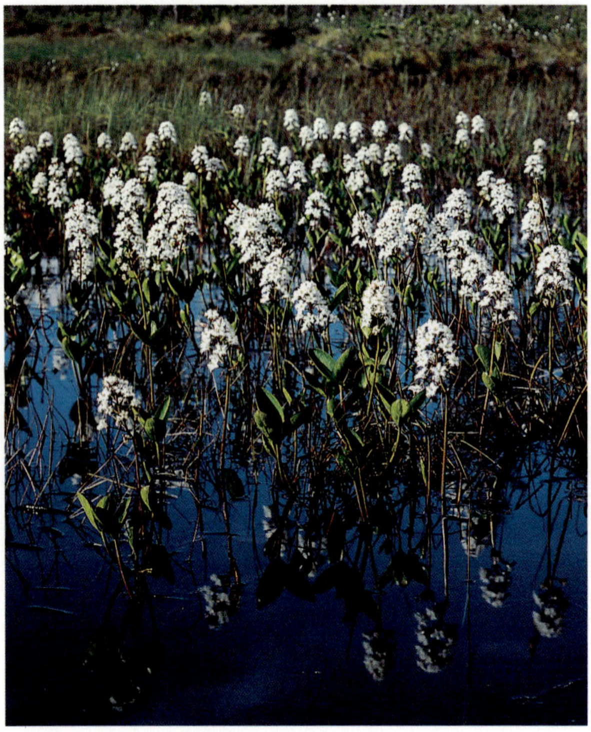

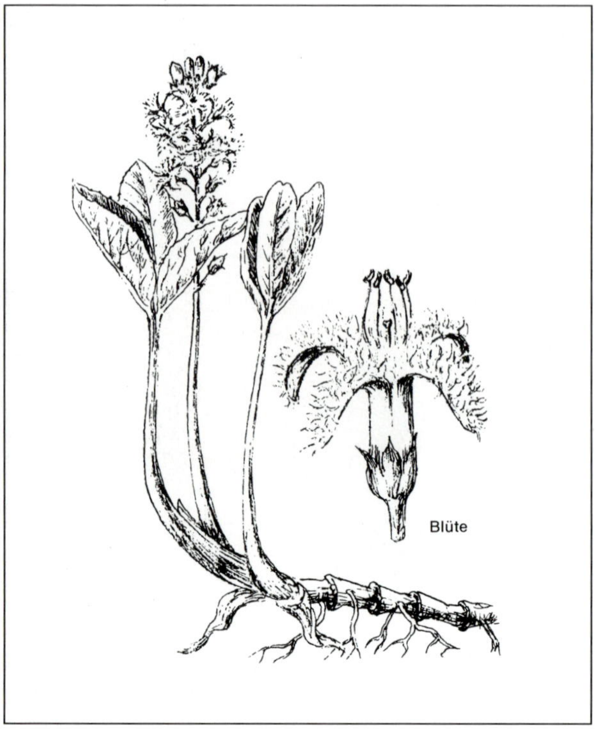

Bitterklee
(Fieberklee)

▷ *geschützt*
MENYANTHES TRIFOLIATA L.
Fieberkleegewächse, MENYANTHACEAE
Volksnamen: Bachgläsli, Dreiblatt, Hasenohr, Gallkraut, Wasserfieberkraut, Wasserklee, Ziegenlappen.
Arzneilich verwendete Pflanzenteile: Die Blätter.
Drogenbezeichnung: Bitterkleeblätter = Fieberkleeblätter = TRIFOLII FIBRINI FOLIUM (früher: FOLIA TRIFOLII FIBRINI).

Botanik: *Pflanzenbeschreibung:* Diese Pflanze wächst auf dem sumpfigen Boden von Gewässern oder Schlamm mit einem bis zu 1 m langen kriechenden Wurzelstock, der sich an den Knoten bewurzelt und sie im Boden befestigt. Das Ende dieser Grundachse richtet sich auf und trägt einen Blütenstand sowie einen Blattschopf von 3 bis 4 dreizähligen Blättern. Der Blütenstand, eine Traube oder Rispe, besitzt zahlreiche Blüten mit trichterförmiger Krone, deren 5 rötlich-weiße Zipfel innen zottig behaart sind. Eine hübsche Pflanze, die vielleicht nur deswegen noch nicht ausgerottet ist, weil man nasse Füße riskiert, wenn man sie pflücken will. *Blütezeit:* Mai bis Juli. *Vorkommen:* Sümpfe, Wiesengräben, Torfwiesen, Teich- und Seeufer sind die Fundorte für Bitterklee.
Ernte und Aufbereitung: Gebraucht werden die Blätter, die mit dem Stiel in den Monaten Mai bis Juli geerntet und an der Luft getrocknet werden. Wir importieren sie aus der ehemaligen UdSSR, aus Polen, dem ehemaligen Jugoslawien und Ungarn.
Inhaltsstoffe (Wirkstoffe): Die Wirkstoffe des Bitterklee – wie schon der Name sagt – sind hauptsächlich Bitterstoffe glykosidischer Natur. Außer Gerbstoffen und Flavonoiden sind alle anderen Inhaltsstoffe als Begleitstoffe (wenn auch nicht unwichtig) anzusehen. Der Bitterklee ist eng verwandt mit dem Gelben Enzian (GENTIANA LUTEA).
Heilwirkung und Anwendung: Wenn bei den Inhaltsstoffen einer Heilpflanze Bitterstoffe im Vordergrund stehen, die zudem von Gerbstoffen begleitet sind, so eignet sie sich zur Behandlung von Magen- und Darmstörungen. Ganz besonders gut regen derartige Drogen den saftlosen Magen an und fördern die Eßlust. Nach Enzian, Beifuß, Wermut und Tausendgüldenkraut gehört auch Bitterklee zu der Gruppe der Bitterstoffdrogen. Wenn er auch die letzte Stelle einnimmt, so

wäre es falsch, ihn zu vernachlässigen, denn auch er hat seine Qualitäten. Sein Gerbstoffgehalt nämlich läßt den Bitterklee auch bei Gärungsdurchfällen wirksam sein. Und weil er den Galleabfluß fördert, eignet er sich zur Behandlung von Magen- und Darmbeschwerden, die durch zu geringen Gallefluß ausgelöst werden.

• *So wird Bitterklee-Tee bereitet:* 1 Teelöffel Bitterkleeblätter mit 1/4 l Wasser kalt ansetzen, zum Sieden erhitzen und etwa 1 Minute kochen, dann abseihen und mäßig warm, in jedem Fall ungesüßt und schluckweise trinken; bei Appetitlosigkeit 1/2 Stunde vor den Hauptmahlzeiten.

• *So wird eine Teemischung gegen alle bisher genannten Magen-, Darm- und Gallebeschwerden bereitet:*

Bitterkleeblätter	15,0
Pfefferminzblätter	10,0
Tausendgüldenkraut	5,0

1 gehäuften Teelöffel dieser Mischung mit 1/4 l kochendem Wasser übergießen, 5 Minuten ziehen lassen, abseihen. Den Tee ungesüßt und mäßig warm schluckweise trinken.

Anwendung in der Homöopathie: Das Homöopathikum *Menyanthes* (so nennt die Homöopathie ihr Bitterkleepräparat) gebrauchte man früher wie den Enzian zur Stärkung der Magenfunktionen. Heute versucht man es auch bei Kopfschmerzen, besonders solchen, die mit Wallungen einhergehen, bei Trigeminusneuralgie (Gesichtsneuralgie), bei Ohrensausen älterer Menschen und gegen Nervenschmerzen. Die erste bis dritte Potenz (D1 bis D3) des Mittels sind die geeigneten Darreichungsformen. Man gibt davon mehrmals täglich 3 bis 5 (10) Tropfen.

Bitterklee als Hausmittel: Hier ist diese Heilpflanze vornehmlich als Fieberklee bekannt, denn man verabreicht den Tee bei fieberhaften Erkrankungen. Es gibt keinen Hinweis, daß aufgrund der Inhaltsstoffe eine eigentliche fiebersenkende Wirkung vorhanden ist. Wenn dennoch hartnäckig an dieser Verwendung festgehalten wird, so vielleicht deswegen, weil Bitterstoffdrogen die Eßlust fördern und den Organismus besonders nach fieberhaften Erkrankungen tonisieren (stärken), was der Genesung sehr förderlich ist. Ansonsten decken sich die Heilanzeigen der Volksmedizin mit denen, die im Abschnitt »Heilwirkung und Anwendung« genannt wurden. Galle- und Leberleiden, besonders Gallensteine, werden häufig mit einem Tee aus Fieberklee behandelt. Die Erfahrung lehrt, daß eine unruhige Steingalle durch Bitterstoffdrogen zur Ruhe kommt. Die Verwendung als Rheumamittel ist kaum noch üblich.

Nebenwirkungen: Sofern die angegebenen Mengen nicht wesentlich überschritten werden, sind Nebenwirkungen nicht bekannt.

Bittersüß
(Bittersüßer Nachtschatten)

▷ *giftig*

SOLANUM DULCAMARA L.

Nachtschattengewächse, SOLANACEAE

Volksnamen: Glanzbeere, Günzkraut, Hirschkraut, Mäuseholz, Rote Hundsbeere, Roteierle, Teufelsklatten.

Arzneilich verwendete Pflanzenteile: Die oberen Stengelteile.

Drogenbezeichnung: Bittersüß-Stiele = DULCAMARAE STIPES (früher: STIPITES DULCAMARAE).

Botanik: *Pflanzenbeschreibung:* Bittersüß ist ein rankender Halbstrauch, unten holzig, oben krautig. Die markgefüllten Stengel sind verzweigt und mit wechselständig angeordneten Blättern besetzt. Die Blätter, die am Grund häufig 2 Seitenlappen aufweisen, sind von herz- bis eiförmiger oder von spießförmiger Gestalt. Bittersüß ist eine hübsche Pflanze, die durch die violetten Blüten mit dem gelben Staubblattkegel auffällt.
Die reifen, herrlich roten Beeren sind eiförmig. *Blütezeit:* Juni bis August. *Vorkommen:* Bittersüß ist recht häufig an feuchten und schattigen Stellen zu finden, hier vornehmlich in Gebüschen, Hecken und Flußuferbewachsungen.
Bittersüßer Nachtschatten ist zwar nicht so giftig wie die mit ihm verwandten Tollkirsche, Bilsenkraut und Stechapfel, doch darf man ihn keineswegs als ungiftig oder harmlos bezeichnen. Deshalb gilt auch hier: Vorsicht! Keine Selbstbehandlung mit dieser Heilpflanze!

Inhaltsstoffe (Wirkstoffe): Glykosidische Bitterstoffe, Saponine, Steroidalkaloide sowie Gerbstoffe.

Heilwirkung und Anwendung: Wie alle pflanzlichen Drogen, die nicht als ungiftig bezeichnet werden können und deren arzneiliche Wirkung

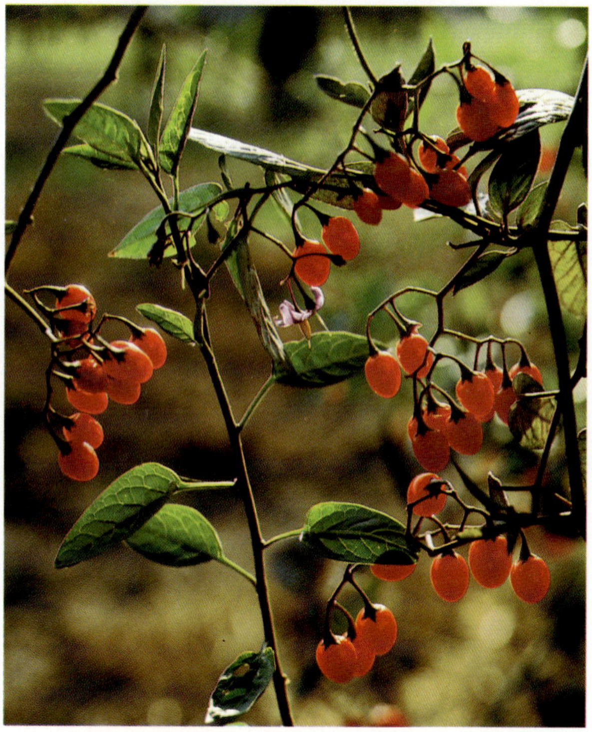

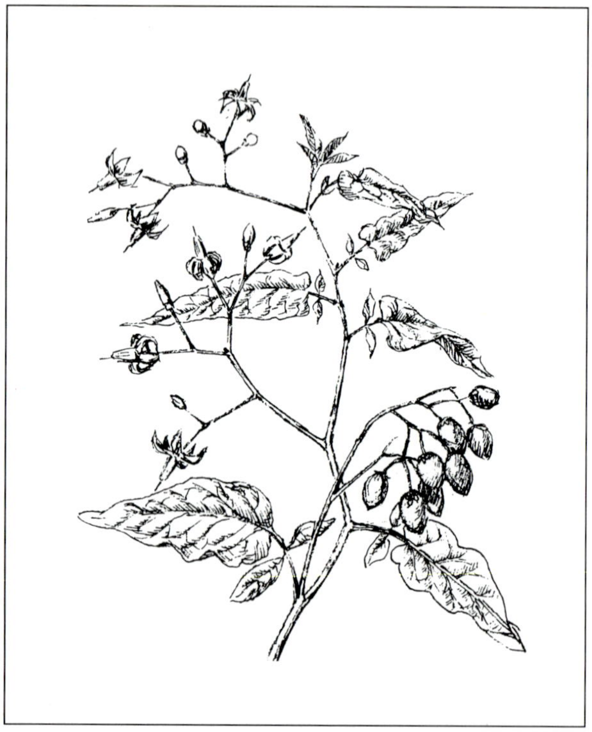

nicht besonders überzeugt, wird auch der Bittersüß wenig verwendet. Er wirkt leicht wassertreibend und stoffwechselstimulierend. Die Anwendung von Bittersüß bei manchen Hautleiden und bei Rheuma scheint durch diese Wirksamkeit gerechtfertigt.

Bittersüß als Hausmittel: Es verwundert nicht, daß diese so auffallende Pflanze viele Freunde in der Volksmedizin gefunden hat. Das ist aber auch darauf zurückzuführen, daß ihre Stoffwechselwirkung bei vielen Leiden doch eine Linderung bringt. So verwendet man den Tee – sicher nicht ganz zu Unrecht – bei chronischen Katarrhen der Luftwege, bei Keuchhusten, bei Asthma, Gicht, Rheumatismus, Wassersucht, Ekzemen und anderen Hautkrankheiten.
Nebenwirkungen: Bei Einnahme größerer Mengen Bittersüß kommt es zu Erregungserscheinungen und zu Sprachstörungen. Schluckbeschwerden, Erbrechen, Schwindel und Krämpfe wurden ebenfalls beobachtet. Vorsicht! Die Beeren sind besonders in unreifem Zustand giftig und können für Kinder eine Gefahr bedeuten.

Bockshornklee

TRIGONELLA FOENUM-GRAECUM L.
Schmetterlingsblütengewächse, FABACEAE (LEGUMINOSAE)
Volksnamen: Fenugräk, Filigrazie, Gelblicher Schabziegerklee, Griechisch Heu, Kuhhornklee, Rektum, Stundenkraut.
Arzneilich verwendete Pflanzenteile:
Die Samen.
Drogenbezeichnung: Bockshornkleesamen = FOENUGRAECI SEMEN (früher: SEMEN FOENUGRAECI).

Botanik: *Pflanzenbeschreibung:* Bockshornklee ist ein Schmetterlingsblütler, der sehr stark riecht. Mit kräftiger Pfahlwurzel verankert sich das einjährige Kraut fest im Erdboden und treibt einen Blühsproß an die Oberfläche, der bis zu 60 cm hoch wird. Oft liegen aber auch die Triebe am Boden. Der Stengel ist stielrund und nur oben verästelt. Die kleeähnlichen Blätter sind dreizählig. Die gelben oder auch gelblich-weißen Schmetterlingsblüten stehen einzeln oder zu zweien in den Blattachseln. Die Frucht wird bis zu 10 cm lang, sieht säbelförmig aus und bildet 5 bis etwa 20 Samen aus. *Blütezeit:* Mai bis Juni.
Vorkommen: Vom Mittelmeer bis Zentralasien wächst diese Pflanze wild, nördlich der Alpen jedoch wird sie – zwar nur noch selten – kultiviert. Der Anbau ist bei uns überall möglich, man muß

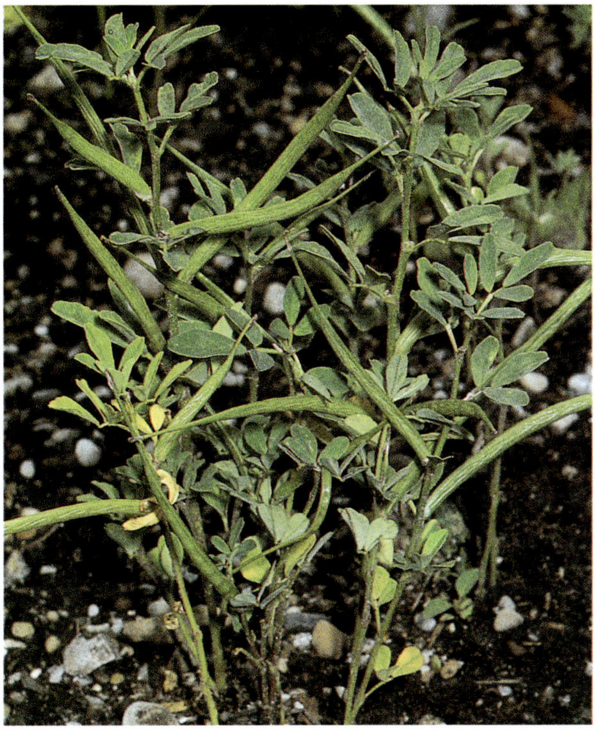

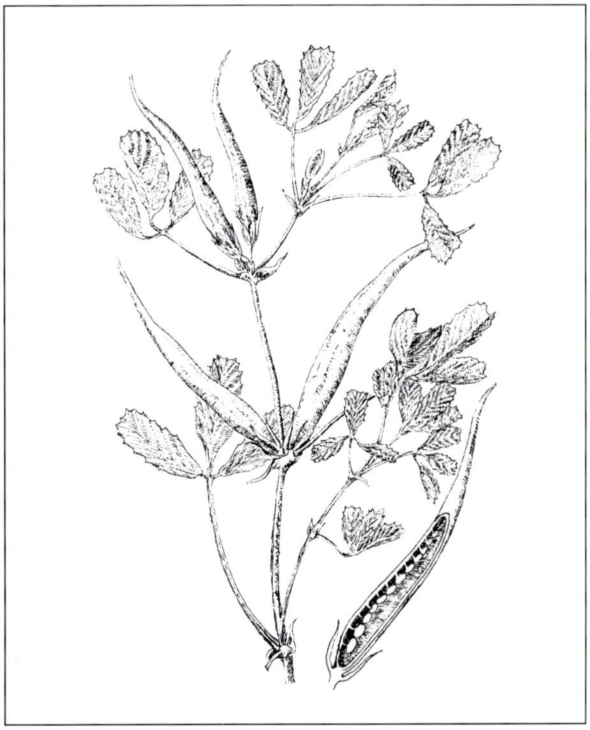

die reifen Samen in Reihen aussäen, etwa 20 cm voneinander entfernt, damit die einzelnen Pflanzen sich gut entwickeln können.

Ernte und Aufbereitung: Die Samen trocknet man für arzneiliche Zwecke.

Inhaltsstoffe (Wirkstoffe): Die Wirkstoffe der Bockshornkleesamen sind weitgehend bekannt. Der hohe Schleimgehalt (20 bis 45 %), die Proteine (25 %) und der Fettanteil (ca. 8 %) sind für Samen typisch und rechtfertigen die ältere Anwendung als Kräftigungsmittel. Daneben hat man mehrere Steroidsaponine, Sterole, Flavonoide und etwas ätherisches Öl mit über 50 Komponenten gefunden. Der charakteristische Geruch des Samens geht auf das 3-Hydroxy-4,5-dimethyl-2(5H)-furanon zurück.

Heilwirkung und Anwendung: Die Anwendung ist vielseitig und in manchen Punkten auch umstritten. Äußerlich gebraucht man den Bockshornkleesamen ähnlich wie Leinsamen zum Aufweichen von Furunkeln und Karbunkeln als heißen Brei-Umschlag.

• *So wird dieser Brei-Umschlag bereitet:*

100 g grob gemahlene Bockshornkleesamen werden mit wenig Wasser vermischt und zu einem Brei verkocht. Diesen streicht man dann recht dick auf einen Leinenlappen, den man über die aufzuweichende Stelle legt. 3- bis 4mal täglich den Verband erneuern. Die Verwendung von Essig statt des Wassers bei der Bereitung soll die Wirkung erhöhen. Vor allem hat sich ein solcher Breiverband bei Panaritien (Nagelbetteiterungen) und Phlegmonen (Zellgewebsentzündungen) bewährt, auch bei Unterschenkelgeschwüren (den sogenannten »offenen Beinen«).

Innerlich gebraucht man die Droge, eßlöffelweise mehrmals täglich eingenommen, als Kräftigungsmittel. Zur Anregung der Darmbewegung (Peristaltik) empfiehlt man ebenfalls, die gepulverten Samen zusammen mit Mus einzunehmen. Die Wirkung bei Husten ist umstritten. Vieles bedarf noch der genaueren Untersuchung, so etwa die von der Volksmedizin behauptete antidiabetische Wirkung, die Möglichkeit einer Senkung des Cholesterinspiegels durch Bockshornkleesamen, die stimulierende Wirkung auf das Herz oder die wachstumshemmende Wirkung auf Bakterien.

Verwendung als Gewürz: Weil gepulverter Bockshornkleesamen sehr stark riecht und ihm magenstärkende sowie anregende Kräfte zugestanden werden, hat man sich vielerorts bemüht, ihn in die Küche als Gewürz einzuführen. Diesen Versuchen war jedoch wenig Erfolg beschieden, weil immer der Fehler gemacht wurde, damit zu überwürzen. Man darf nur sehr wenig verwenden (ähnlich wie Muskat), um Geschmack daran zu finden. In den zahlreichen Gewürzmischungen, die bei uns unter der Bezeichnung »Curry«

geführt werden, ist diese Droge enthalten. Die anderen Gewürze darin verhindern, daß sie dominierend wirkt. In guter Curry-Mischung darf jedoch kein Bockshornkleesamen enthalten sein.
Bockshornkleesamen als Hausmittel: Alles, was über die Anwendung bisher berichtet wurde, kennt auch die Volksmedizin. Darüber hinaus gebraucht man die Samen auch zur Förderung der Milchsekretion und gibt sie als Tee mit Vorliebe älteren Menschen mit chronischen Husten.
• *So wird Bockshornklee-Tee bereitet:* 2 gehäufte Eßlöffel gepulverte Bockshornkleesamen mit $^1/_4$ l kaltem Wasser übergießen, 3 Stunden stehen lassen, kurz zum Sieden erhitzen, sofort abseihen und mäßig warm trinken. Honig verstärkt bei Husten die Wirkung. In einem halb so stark angesetzten Tee kann man auch Hände und Füße baden, um den lästigen Schweiß einzudämmen.
Nebenwirkungen: Nachteilige Wirkungen sind nicht bekannt.

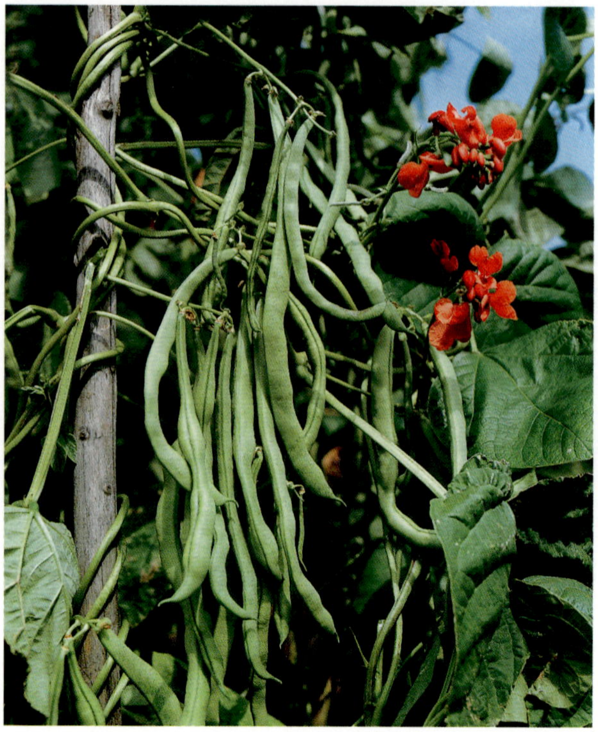

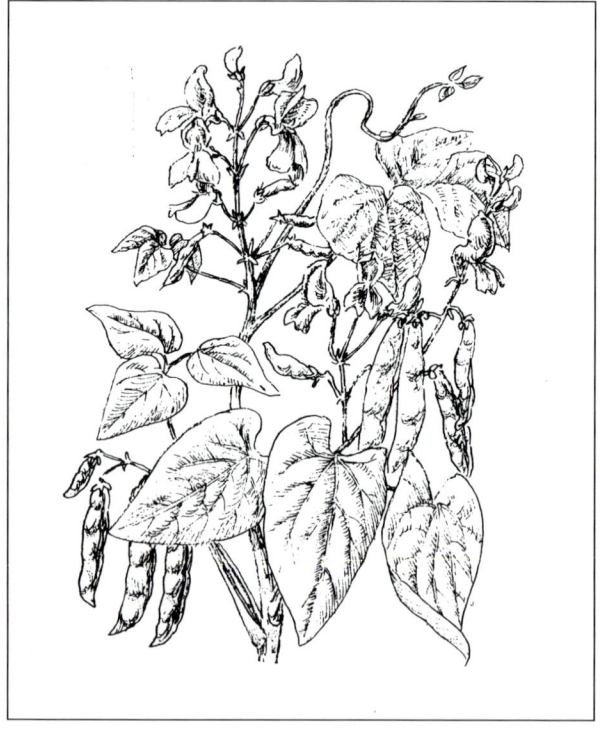

Bohne

▷ *Samen und unreife Hülsen ungekocht giftig*
PHASEOLUS VULGARIS L.
Schmetterlingsblütengewächse, FABACEAE (LEGUMINOSAE)
Volksnamen: Budenbohne, Buschbohne, Chrücherli, Gartenbohne, Gruberli, Kriechbohne, Phasaeli, Fisole, Staudenbohne, Strauchbohne.
Arzneilich verwendete Pflanzenteile: Die Hülse (Früchte, ohne Samen).
Drogenbezeichnung: Bohnenhülsen = PHASEOLI PERICARPIUM (früher: FRUCTUS PHASEOLI SINE SEMINE).

Botanik: *Pflanzenbeschreibung:* In Gärten und in Großkulturen werden verschiedene Sorten und Varietäten zur Gewinnung der Gemüsebohne und der arzneilich gebrauchten Bohnenschale angebaut. Es ist nicht ratsam, eine detaillierte Beschreibung zu geben, weil die verschiedenen Varietäten unterschiedlich gefärbte Blüten, unterschiedlich lange, breite oder runde Früchte und unterschiedlich gestaltete Blätter ausbilden. Auch die Pflanzengröße variiert. Die Schalen aller angebauten Bohnenarten werden arzneilich genutzt.

Ernte und Aufbereitung: Wenn die Früchte (die Bohnen) völlig reif sind, so daß sie aufplatzen, dann ist die Zeit der Ernte gekommen. Man entfernt die Samen, die als Nahrungsmittel Verwendung finden, und trocknet die Schalen an der Sonne nach. Dann sind sie gebrauchsfertig.

Inhaltsstoffe (Wirkstoffe): Eiweißstoffe, verschiedene Aminosäuren, Kohlenhydrate, Kieselsäure und Mineralstoffe (zum Beispiel Chrom), wie sie in vielen Fruchtschalen vorkommen. Was die Bohnenschalen jedoch arzneilich interessant macht, ist das Vorhandensein von blutzuckersenkenden Substanzen. Außerdem enthalten Bohnenschalen diuretisch wirkende Substanzen (Arginin) und Flavone.

Heilwirkung und Anwendung: Im Vordergrund der Verwendung steht die wassertreibende (diuretische) Wirkung der Bohnenschalen, die exakt abgesichert ist und von der auch die Ärzte Gebrauch machen.

Das BGA nennt als Anwendungsgebiete Erhöhung der Harnmenge, um der Bildung von Harngrieß und Harnsteinen vorzubeugen.

• *So wird Bohnenschalen-Tee bereitet:* 1 gehäuften Eßlöffel geschnittener Bohnenschalen mit 1/4 l kaltem Wasser übergießen, zum Sieden erhitzen und kurze Zeit kochen (3 bis 5 Minuten). Dann wird abgeseiht. 2- bis 3mal täglich 1/4 l Tee trinken.

Nicht zuletzt wegen ihrer diuretischen Wirkung sind Bohnenschalen Bestandteil der sogenannten Blutreinigungstees, Teemischungen, die zur Frühjahrs- und Herbstkur verwendet werden.

• *So wird ein Tee zur Frühjahrs- und Herbstkur bereitet:*

Bohnenschalen	20,0
Birkenblätter	10,0
Schachtelhalme	5,0
Schafgarbe	5,0
Pfefferminzblätter	5,0

2 Teelöffel dieser Mischung mit 1/4 l kaltem Wasser übergießen, langsam zum Sieden erhitzen, 5 Minuten lang ziehen lassen, abseihen. 2- bis 3mal täglich 1 Tasse Tee trinken.

Patienten, die unter Ödemen infolge eingeschränkter Herz- und Nierentätigkeit leiden, sollten vorher den Arzt befragen!

Die blutzuckersenkende Eigenschaft der Bohnenschalen steht zwar fest, doch der Diabetes ist eine viel zu ernste Krankheit, als daß man sich auf Experimente – zum Beispiel mit dieser Heilpflanze – einlassen sollte. Ihre Wirkung ist zu gering.

Anwendung in der Homöopathie: Aus der nach der Blütezeit gesammelten Pflanze wird das Homöopathikum *Phaseolus nanus* gewonnen, das bei Wassersucht und bei Harnsäureansammlung zur Anwendung kommt. Das Mittel wird in den mittleren Potenzen (D3 bis D6) verabreicht: 3- bis 5mal täglich 5 bis 10 Tropfen.

Bohnenschalen als Hausmittel: Bohnenschalen-Tee verwendet man in der Volksmedizin schon seit alten Zeiten: als wassertreibendes Mittel bei Harnverhaltung und Wassersucht, aber auch bei Nierensteinen, Nierenentzündung, Blasenleiden, Rheumatismus, Ischias und Gicht. Natürlich versucht auch die Volksmedizin, Bohnenschalen zusammen mit Heidelbeerblättern gegen Zuckerkrankheit einzusetzen. Und nicht zuletzt werden Bohnenschalen bei Hautunreinheiten und Ekzemen gebraucht.

Nebenwirkungen: Bei Bohnenschalen-Tee sind Nebenwirkungen nicht bekannt. Bohnen – vor allem die Samen – sind ungekocht sehr giftig! Rohkostler sollten das beachten.

Bohnenkraut

SATUREJA HORTENSIS L.
Lippenblütengewächse, LAMIACEAE (LABIATAE)
Volksnamen: Kölle, Pfefferkraut, Weinkraut, Wurstkraut.

Arzneilich verwendete Pflanzenteile:
Das ganze blühende Kraut (ohne die Wurzeln).

Drogenbezeichnung: Bohnenkraut = SATUREJAE HERBA (früher: HERBA SATUREJAE), das aus der Pflanze gewonnene ätherische Öl = SATUREJAE AETHEROLEUM (früher: OLEUM SATUREJAE).

Botanik: *Allgemeines:* Die ursprüngliche Heimat des Bohnenkrautes ist wohl das Schwarze Meer und das östliche Mittelmeergebiet. Wie so viele duftende Kräuter brachten die Benediktiner auch dieses über die Alpen zu uns, wo es in Gärten gezogen wurde. Seit Karl dem Großen wird diese Arznei- und Gewürzpflanze angebaut. Jede Hausfrau, die über ein Stückchen Garten verfügt, sollte die Kultivierung versuchen. *Anbau:* Bohnenkraut sät man im April im Freien in lockeren Boden, windgeschützt und in warmer Lage aus, und zwar in einem Reihenabstand von 25 cm. Man benötigt etwa 15 g Samen für einen Normalhaushalt. Der Samen keimt in längstens 3 Wochen. *Pflanzenbeschreibung:* Bohnenkraut ist ein 30 bis 40 cm hohes Kraut, das vom Grund an stark verästelt ist, lanzettliche, spitz auslaufende Blätter an mehr oder weniger behaartem Stengel ausbildet und in den Blattachseln lila bis weiße Blüten trägt. *Blütezeit:* Je nach Lage von Juli bis September.

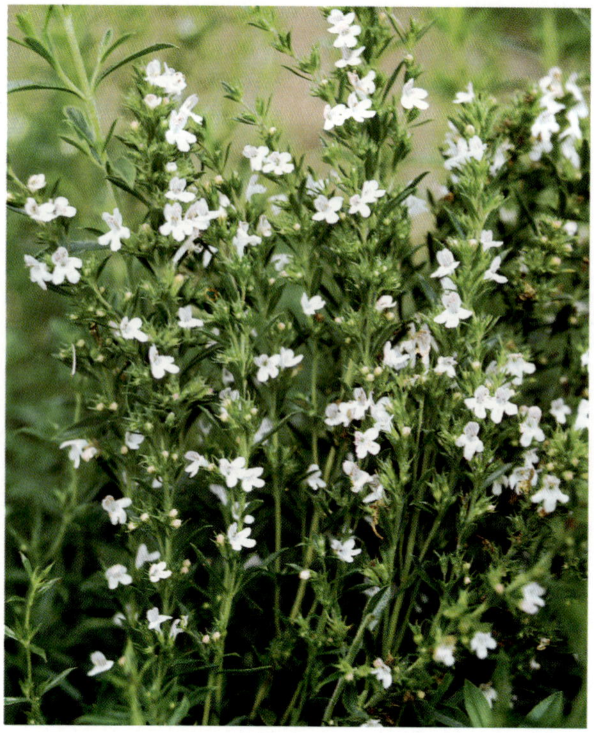

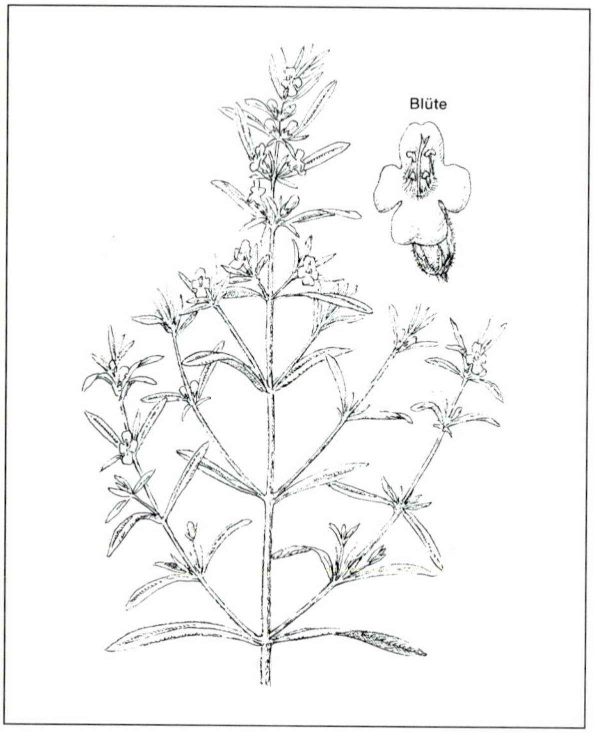

Ernte und Aufbereitung: Man sollte das Kraut zur Blütezeit ernten und es an der Luft trocknen. Als Gewürz kann man die jungen Blätter täglich frisch aus dem Garten holen, doch auch getrocknet ist das Bohnenkraut ein ausgezeichnetes und gesundes Gewürz. Neben dem einjährigen Bohnenkraut gebraucht man auch noch das mehrjährige kräftigere Bergbohnenkraut, von dem es wiederum zwei Arten gibt, nämlich das Niederliegende und das Aufrechte Bergbohnenkraut. Wirkung und Anwendung aller Arten sind fast gleich.

Inhaltsstoffe (Wirkstoffe): Ätherisches Öl, Gerbstoffe, Bitterstoffe, Sitosterin, Ursolsäure. Das ätherische Öl wiederum besteht aus Carvacrol, Cymol, Thymol, Dipenten, Phenolen und anderen.

Heilwirkung und Anwendung: Es handelt sich beim Bohnenkraut um eine Droge, die den gesamten Magen- und Darmtrakt günstig beeinflußt. Zur Förderung der Verdauung eignet sie sich ebenso wie als Mittel gegen Blähungen und zur Appetitanregung. Bei Durchfällen, die mit Gärungserscheinungen einhergehen, zeigt sich nach kurzer Zeit deutliche Besserung, die wohl auf das ätherische Öl zurückzuführen ist. Gegeben wird die Droge als Tee – auch bei Husten und Verschleimung.

• *So wird Bohnenkraut-Tee bereitet:* 2 Teelöffel Bohnenkraut mit 1/4 l kochendem Wasser übergießen, 10 Minuten ziehen lassen, abseihen und warm trinken. Bei Verwendung als Hustentee ist Süßen mit Honig zu empfehlen.

Verwendung als Gewürz: Eine noch größere Rolle spielt das Bohnenkraut als Gewürz, auch in der Diätküche. Es schmeckt aromatisch scharf bis bitter, so daß man es den AROMATICA-AMARA-ACRIA zuordnen kann. Man würzt vornehmlich deftige Hausmannskost mit Bohnenkraut, wie Bratkartoffeln mit Speck, Gemüse- und Fleischeintöpfe, dicke Bohnen, Wurst, Gehacktes und »schwere Braten«. Ganz besonders paßt Bohnenkraut zum Bauernfrühstück (Bratkartoffeln mit Eiern und Speck). In der Diätküche ist Bohnenkraut erlaubt, wenn man nicht überwürzt. Zusammen mit Basilikum kann es Salz und Pfeffer weitgehend ersetzen.

Bohnenkraut als Hausmittel: Die Anwendung in der Volksmedizin ist die gleiche wie im Abschnitt »Heilwirkung und Anwendung« angegeben. Lediglich die unterstützende Anwendung durch Bäder bei Keuchhusten der Kinder und der Asthmatiker ist hier nachzutragen. Wohl in Anlehnung an die Verwendung des Thymian zu Bädern benutzt man auch das Bohnenkraut als Heilbad. In ganz alten Kräuterbüchern werden ohnehin die Heilpflanzen Thymian, Quendel und Bohnenkraut nicht so genau auseinandergehalten.

• *So wird der Bohnenkraut-Badezusatz bereitet:* 100 g Bohnenkraut mit 1 l kochendem Wasser übergießen, 20 Minuten ziehen lassen. Die abgeseihte Flüssigkeit wird dem Vollbad zugesetzt.
Nebenwirkungen: Nebenwirkungen sind nicht zu befürchten. Es sollte jedoch nicht überdosiert werden.

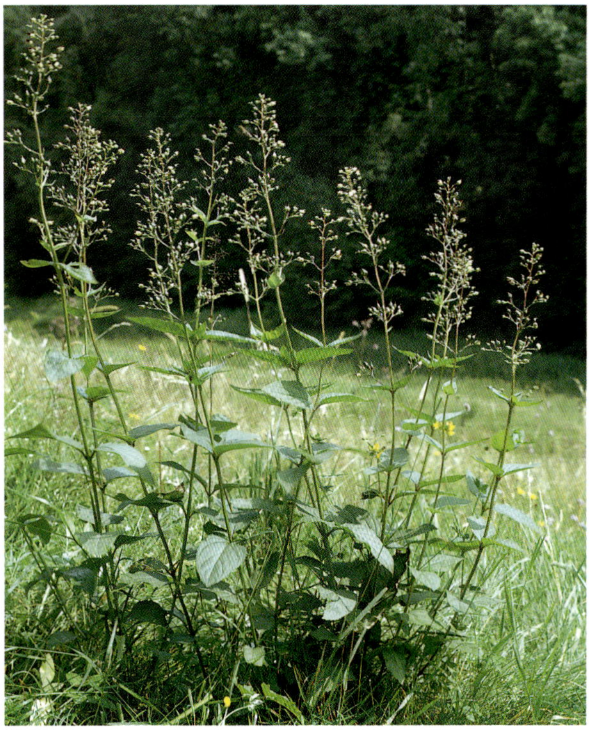

Braunwurz

SCROPHULARIA NODOSA L.
Braunwurzgewächse, SCROPHULARIACEAE
Volksnamen: Feigwurzel, Nachtgewächs, Skrofel.
Arzneilich verwendete Pflanzenteile: Das Kraut und die Wurzel.
Drogenbezeichnung: Braunwurzkraut = SCROPHULARIAE HERBA (früher: HERBA SCROPHULARIAE), Braunwurzel = SCROPHULARIAE RADIX (früher: RADIX SCROPHULARIAE).

Botanik: *Pflanzenbeschreibung:* Die Braunwurz ist eine ausdauernde Pflanze, die in frischem Zustand unangenehm riecht. Sie besitzt einen knollig verdickten Wurzelstock, aus dem ein vierkantiger Stengel entspringt, der gelegentlich verästelt, doch immer kahl ist. Er wird 1/2 bis 1 m hoch, trägt gegenständig angeordnet eiförmige Blätter, die am Rand gesägt und vorne zugespitzt sind. In lockeren Rispen sind bauchig-kugelige Blüten von schmutzig-braungelber Farbe angeordnet.
Blütezeit: Juni bis August. *Vorkommen:* In ganz Europa heimisch, häufig auf feuchtem Boden, in Gebüschen und an Bächen.
Ernte und Aufbereitung: In den Monaten Juni und Juli sammelt man das Kraut ein, von dem man die oberen Teile bevorzugt. Man trocknet an der Luft im Schatten. Die Wurzeln werden zweckmäßigerweise im März gegraben, von anhaftendem Erdreich befreit und schnell, aber schonend getrocknet.
Inhaltsstoffe (Wirkstoffe): Saponine, Flavonglykoside, Herzglykoside, organische Säuren, ein Alkaloid und Harpagoid.
Heilwirkung und Anwendung: Die moderne Schulmedizin verwendet die Braunwurz nicht, dies überläßt sie der Volksmedizin. Das ist ähnlich wie mit dem Stiefmütterchen. Dennoch kommt der Braunwurz bei den verschiedensten Hautkrankheiten eine Heilwirkung zu.

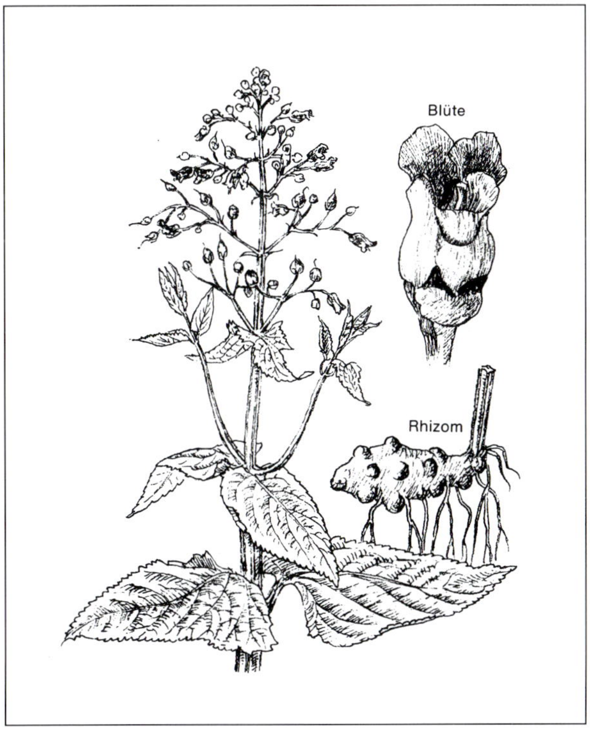

Mein besonderer Rat: Es gibt eine Menge Hautkrankheiten, die der äußerlichen Behandlung trotzen. Dazu gehören die Akne und manch andere ekzemartige Hautveränderungen im Gesicht. Da lohnt es sich, den Braunwurz-Tee zu versuchen.

• *So wird Braunwurz-Tee bereitet:* 1 Teelöffel geschnittenes Braunwurzkraut wird mit 1/4 l kochendem Wasser übergossen, 10 Minuten ausgezogen und abgeseiht. Bei Bedarf 2mal täglich 1 Tasse Tee schluckweise trinken.
Eine Kur sollte etwa 4 bis 8 Wochen dauern. In vielen Fällen bessern sich die Hautausschläge. Bewährt hat sich auch eine Mischung aus Braunwurzkraut und Stiefmütterchenkraut zu gleichen Teilen (Zubereitung wie oben).

Anwendung in der Homöopathie: Das Homöopathikum *Scrophularia nodosa* wird vornehmlich in den Potenzen D1 bis D3 bei Entzündungen der Lymphdrüsen, bei Ekzemen, Skrofulose und Leberleiden verwendet. Gelegentlich gebraucht man das Mittel auch bei Harnverhaltung.

Braunwurz als Hausmittel: Die Volksmedizin schöpft ihr Wissen aus alten Kräuterbüchern des Mittelalters. Hieronymus Bock und Leonhart Fuchs sind die Gewährsleute. Im Vordergrund der Anwendung stehen hier gleichfalls Hautleiden, Drüsenschwellungen und Geschwülste. Auch gegen Hämorrhoiden und Harnverhaltung wird Braunwurz empfohlen.

Nebenwirkungen: Wer sich an die oben genannten Dosierungen hält, braucht Nebenwirkungen nicht zu befürchten.

Brennessel

URTICA DIOICA L. – Große Brennessel
URTICA URENS L. – Kleine Brennessel,
Brennesselgewächse, URTICACEAE
Volksnamen: Donnernessel, Hanfnessel, Nessel, Saunessel, Senznettel.

Arzneilich verwendete Pflanzenteile:
Das Kraut, die Samen und die Wurzeln.

Drogenbezeichnung: Brennesselkraut = URTICAE HERBA (früher: HERBA URTICAE), Brennesselsamen = URTICAE SEMEN (früher SEMEN URTICAE), Brennesselwurzel = URTICAE RADIX (früher: RADIX URTICAE).

Botanik: *Pflanzenbeschreibung:* Ich vermag mir nicht vorzustellen, daß es Menschen gibt, die sich noch nie an einer Brennessel gebrannt haben. Folglich kann es auch niemanden geben, der nicht weiß, wie die Brennessel aussieht. Eine Beschreibung ist daher sicher überflüssig. Hinweisen möchte ich lediglich auf die Tatsche, daß es zwei Brennesselarten bei uns gibt, die beide arzneilich Verwendung finden. Urtica urens ist die kleinere und zartere, doch auch die aggressivere der beiden Brennesselarten, während Urtica dioica, die Große Brennessel, häufiger Verwendung findet. Zwei andere, seltenere Brennesseln, die URTICA PILULIFERA (Pillenbrennessel) und URTICA KIOVIENSIS (Sumpfbrennessel) werden arzneilich nicht genutzt. *Blütezeit:* Mai bis Juli (Blüten klein, grünlich, in hängenden Ähren angeordnet und zweihäusig). *Vorkommen:* Beide Brennesselarten sind sehr häufig. Sie wachsen bevorzugt in der Nähe menschlicher Behausungen in Gärten, an Zäunen, Grabenrändern, auf Schuttplätzen und Ödland.

Ernte und Aufbereitung: In den Monaten (Mai), Juni und Juli (August) sammelt man die Blätter wildwachsender Brennesselpflanzen, die man vorsichtig (Handschuh) von den Stengeln streift, um sie an der Luft zu trocknen. Das ganze Kraut wird zur Bereitung eines Brennesselsaftes verwendet. Die Wurzeln gräbt man im Frühjahr oder Herbst aus, befreit sie von anhaftender Erde und trocknet sie an der Luft oder bei künstlicher Wärme (40 °C).

Inhaltsstoffe (Wirkstoffe): Flavonoide, Chlorophylle, Carotinoide, Vitamine, Mineralsalze, Beta-Sitosterin, Pflanzensäuren; in den Brennhaaren Amine (Histamin). – Der Gehalt an Sterolen und Sterylglucosiden sowie an Lignanen und Gerbstoffen in den Wurzeln ist erwähnenswert. Ob in der Brennessel blutzuckersenkende Stoffe (»Glukokinine«) enthalten sind, ist umstritten.

Heilwirkung und Anwendung: Vielleicht deshalb, weil die Brennesseln ein so übles Unkraut sind, dauerte es so lange, bis sich die wissenschaftliche Medizin ihrer annahm. Heute verwendet man Brennesselblätter zur Anregung des gesamten Körperstoffwechsels; sie sind daher beliebter Bestandteil von Teemischungen, die gegen Rheuma und Gicht, Galle- und Leberbeschwerden eingesetzt werden, und finden sich vornehmlich in Teemischungen für die Frühjahrs- und Herbstkur. Aber auch aus Brennesselblättern oder den Wurzeln alleine kann man einen Tee kochen, der die Harnausscheidung anregt und bei Männern mit Prostatabeschwerden als wirksam bezeichnet wird. Das BGA erkennt Brennesselblätter-Tee zur Erhöhung der Harnmenge und zur Unterstützung der Behandlung von Beschwerden beim

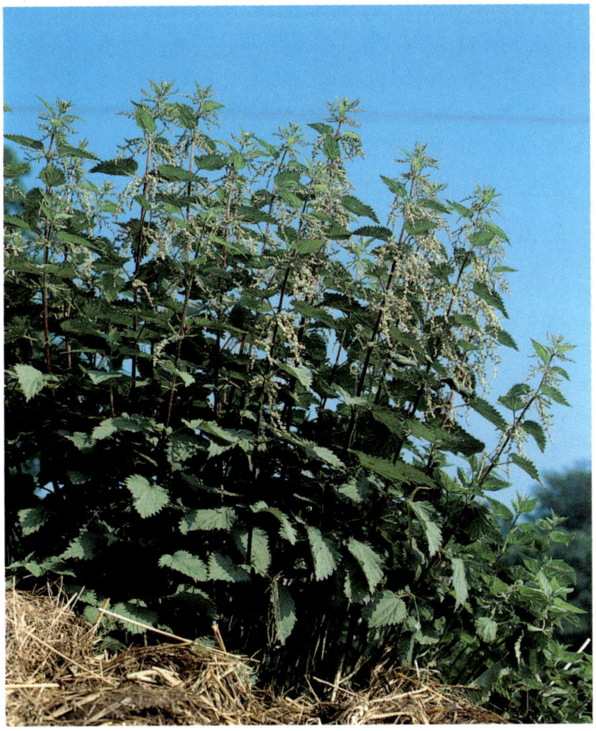

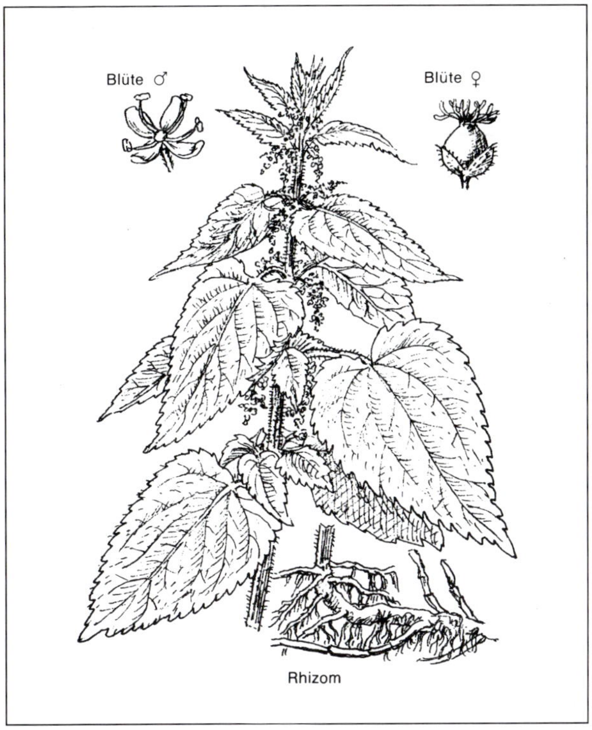

Wasserlassen an und den Tee aus den Brennesselwurzeln bei Miktionsbeschwerden (Beschwerden beim Wasserlassen) sowie Prostata-Adenom (gutartige Prostatavergrößerung) im Stadium I und II, weil die Restharnmenge erniedrigt und der Harnfluß verbessert wird.
Nicht angezeigt ist die Verwendung von Brennnessel-Tee, Saft und Teemischungen mit viel Brennessel bei Stauungen und Wasseransammlungen infolge eingeschränkter Herz- und Nierentätigkeit, was auch für viele andere Diuretika (wassertreibende Tees) gilt.
• *So wird Brennesselblätter-/Brennesselwurzel-Tee bereitet:* 2 gehäufte Teelöffel Brennesselblätter oder -wurzeln mit 1/4 l kochendem Wasser übergießen, 5 Minuten kochen, abseihen. Den Tee mäßig warm schluckweise trinken. Morgens und abends je 1 Tasse Tee über einen Zeitraum von 4 bis 8 Wochen ist die richtige Dosierung.
Zu einer Teemischung, die Menschen zu empfehlen ist, die an Rheuma, degenerativen Gelenkerkrankungen oder an Nieren- und Gallensteinen leiden, werden auch Brennesselblätter verwendet.
• *So wird die Teemischung bereitet:*

Brennesselblätter	20,0
Löwenzahnwurzel mit Kraut	20,0
Schachtelhalm	10,0
Birkenblätter	5,0
Hagebutten mit Samen	5,0

Man benötigt 2 gehaufte Teelöffel für 1/4 l Tee. Mit kochendem Wasser übergießen, 15 Minuten ziehen lassen, abseihen.
Sechs Wochen lang soll man kurmäßig 3mal täglich 1 Tasse Tee trinken. Vor einer Kur mit Brennnesselblätter-Tee den Arzt befragen!
Mit dem Brennessel-Haarwasser oder dem Brennessel-Haarspiritus ist nicht mehr als die Pflege des Haarbodens zu erreichen.
Anwendung in der Homöopathie: In der Homöopathie wird nur die kleine Brennessel, Urtica urens, gebraucht, und so heißt auch das Homöopathikum, das aus Blättern, Stengeln und Wurzeln, die während der Blütezeit geerntet werden, bereitet wird. Man gebraucht *Urtica urens* in den Potenzen D2 bis D6 gegen Nesselsucht und andere Hautausschläge mit Brennen und Jucken, bei leichten Verbrennungen und Sonnenbrand in der Dosierung von mehrmals täglich 5 bis 10 Tropfen. Auch bei Rheuma, Gicht und zur besseren Ausscheidung der Harnsäure wird das Homöopathikum Urtica urens gebraucht; hier jedoch die Urtinktur.
Brennessel als Hausmittel: Was bisher über die Anwendung der Brennessel gesagt wurde, trifft auch für die Volksmedizin zu. Darüber hinaus kennt man dort eine etwas spartanische Art der Anwendung. Bei Rheuma, Gicht und Lähmungen, bei Rippenfellentzündung, Masern und

Scharlach peitscht man die Haut mit frischen Brennesseln. Das soll Linderung und Heilung bringen.
Sehr beliebt ist in der Volksmedizin der Brennesselsaft – zweifellos zu Recht. Man kann ihn in der Apotheke kaufen, ihn aber auch selbst bereiten. In der Volksmedizin verwendet man dazu die ganze blühende Pflanze, die zerschnitten, mit etwas Wasser eingeweicht und nach 12stündigem Ausziehen ausgepreßt wird (Presse, Entsafter). Frische Brennesseln ergeben zusammen mit ganz frischen Löwenzahn- und Birkenblättern einen guten Frühlingssalat. Darin brennen sie nicht mehr, weil sie bei der Zubereitung schon leicht angewelkt sind.
Anmerkung: In der Volksmedizin, wo ihre Verwendung allein üblich ist, spricht man von Brennnesselsamen, doch richtig muß es Brennesselfrüchte heißen; sie enthalten Proteine, Schleime, fettes Öl, Carotinoide und Chlorophylle.
Die Anwendungsgebiete in der Volksmedizin sind sehr vielfältig, doch heute kristallisiert sich mehr und mehr der Gebrauch der Samen heraus und zwar als »Kräftigungsmittel älterer Menschen«, denn es werden damit, so heißt es, »alle Lebensvorgänge aktiviert und die körpereigenen Abwehrkräfte gesteigert.« Diesbezüglich geeignete Präparate sind auch schon im Handel: als Pulver, als Wein, als Öl. In der Apotheke wird man Sie beraten.
Nebenwirkungen sind nicht zu befürchten.

Brombeere

RUBUS FRUTICOSUS AGG.
Rosengewächse, ROSACEAE
Anmerkung: Sehr formenreiche Sammelart, das heißt, zahlreiche, zum Teil schwer unterscheidbare Kleinarten. Außerdem treten Bastardisierungen dieser Art auf.
Volksnamen: Bramel, Feldschwarzbeere, Frombeere, Hirschbollen, Hundsbeere, Kroatzbeere, Moren, Rahmbeere, Schwarze Haubeeren.
Arzneilich verwendete Pflanzenteile:
Blätter, aus den Früchten bereiteter Saft.
Drogenbezeichnung: Brombeerblätter = RUBI FRUTICOSI FOLIUM (früher: FOLIA RUBI FRUTICOSI), Brombeersaft = RUBI FRUTICOSI SIRUPUS (früher: SIRUPUS RUBI FRUTICOSI).

Botanik: Der Brombeerstrauch ist sicher allgemein bekannt. Er wächst und wuchert in vielen verschiedenen Arten überall, in der Ebene und auf den Bergen. *Vorkommen:* Schuttplätze, lichte Waldungen, Kahlschläge, Wegböschungen und sonnige Abhänge sind Lieblingsplätze der Brombeere. Ihr Gestrüpp kann schier undurchdringlich sein, ihre Äste und Zweige tragen gebogene Stacheln. *Besonderheiten:* Brombeersträucher haben keine einheitliche Blütezeit. Sie blühen von Mai bis in den Winter, legen während dieser Zeit oft eine Pause ein, um danach wieder voll zu erblühen. Man findet daher an einem Strauch zugleich Blüten, unreife und reife Früchte nebeneinander. Oft blüht der Strauch noch beim ersten Schnee. Die Blüten sind weiß oder blaßrötlich gefärbt; sie bilden nach der Befruchtung zunächst grüne Steinsammelfrüchte, die erst rot und reif von blauschwarzer Farbe sind. Je nach der Unterart, wovon es zahlreiche gibt, sind die Früchte mehr oder weniger hellblau bereift, größer oder kleiner, wäßrig oder aromatisch. Die Blätter sind unten fünfzählig gefiedert, oben dreizählig. Die großen, eiförmig zugespitzten, gesägten Blättchen sind oben glatt, an der Unterseite behaart und besitzen mit Stacheln besetzte Blattstiele. Zuweilen sind auch die Blattrippen an der Unterseite stachelig.
Ernte und Aufbereitung: Die Blätter bilden die Droge. Man muß sie in verhältnismäßig jungem Zustand, jedoch voll entfaltet, ernten. Das späte Frühjahr ist die ideale Sammelzeit. Gleich nach dem Sammeln müssen die Blätter getrocknet werden. Künstliche Wärme ist empfehlenswert, wenn die Temperatur 40 °C nicht überschreitet. Zur Herstellung von Brombeer-Saft braucht man vollreife Früchte. Nur die sind wertvoll.
Inhaltsstoffe (Wirkstoffe): Die Brombeerblätter enthalten Gerbstoffe, organische Säuren, Flavonoide, etwas Vitamin C und Spuren eines ätherischen Öls. Der Saft enthält wertvolle Fuchtsäuren, Mineralstoffe und Vitamine.
Heilwirkung und Anwendung: Brombeerblätter sind wegen des Gerbstoffgehaltes ein mildes Adstringens, das sich zur Behandlung leichter Durchfallerkrankungen (was auch das BGA anerkennt) und entzündeter Schleimhäute (gurgeln und spülen) gut eignet. Besonders beliebt ist der herbe Geschmack der Brombeerblätter in Teemischungen verschiedenster Art, auch in den sogenannten Haustees. Zusammen mit Himbeerblättern können Brombeerblätter die Teegrund-

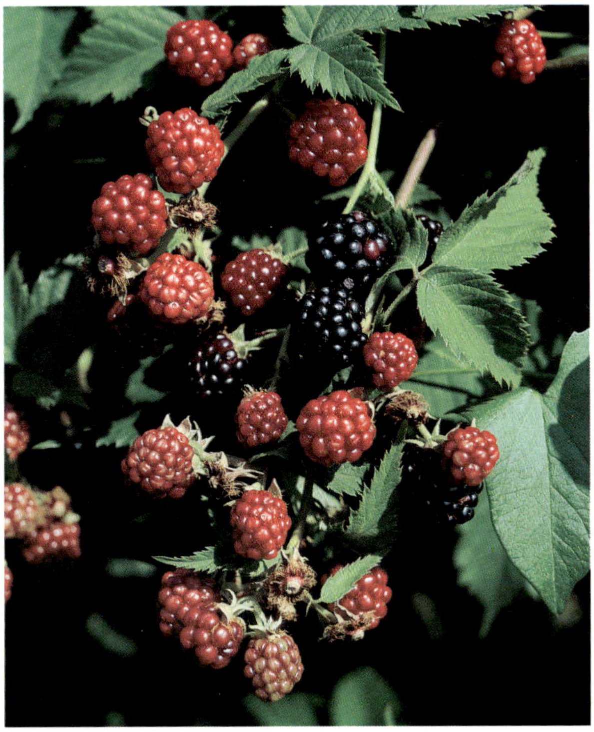

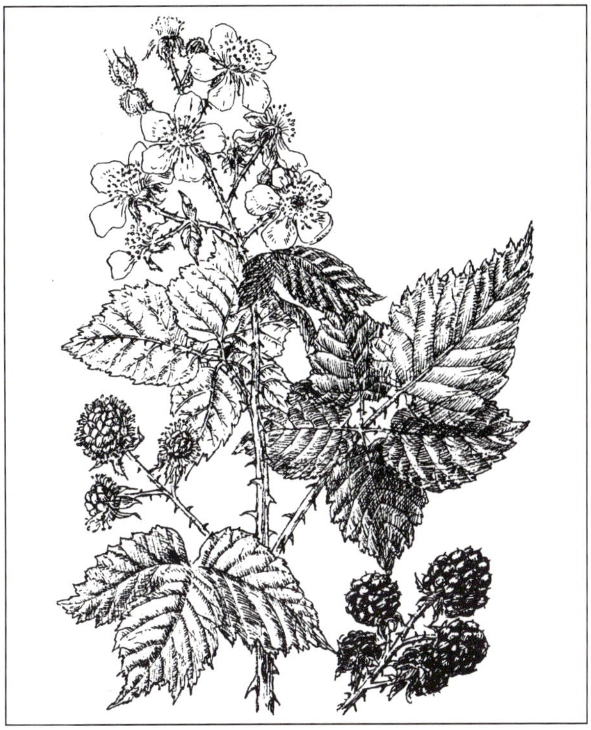

lage bilden. Aber auch Brombeerblätter alleine liefern schon einen guten Tee.

• *So wird Brombeerblätter-Tee bereitet:* 2 gehäufte Teelöffel Brombeerblätter mit $^1/_4$ l kochendem Wasser übergießen, 15 Minuten ziehen lassen, abseihen und mit Zitrone versetzt und (oder) mit Honig gesüßt trinken. – Zum Gurgeln verwendet man den Tee natürlich ohne jeden Zusatz.

Mein besonderer Rat: Ich kann dem, der Freude daran hat, sich selbst einen guten Haustee zusammenzustellen und die Bestandteile auch selbst zu sammeln, folgendes Rezept empfehlen: Frische junge Himbeerblätter und die doppelte Menge ebenfalls frischer Brombeerblätter sammeln und mischen. Danach sollen sie etwas welken, damit man sie mit einem Rollholz (Nudelwalker) leicht zerdrücken kann. Die mit wenig Wasser bespritzten Blätter knotet man dann in ein Leinentuch, das an einem warmen Ort aufgehängt wird. Durch einen Fermentierungsprozeß entsteht nach 2 bis 3 Tagen ein herrlicher Duft, der an Rosen erinnert. Dann wird schnell getrocknet. Den so bereiteten Tee gibt man in ein gut schließendes Gefäß. Dieser gesunde Haustee wird wie schwarzer Tee zubereitet.

Man kann bei der Zubereitung die verschiedensten anderen Heilkräuter zufügen, je nach Bedarf und Notwendigkeit. Das Verhältnis richtet sich nach dem Zweck, den man zu erreichen wünscht. Ein Drittel darf die Grundmischung in jedem Fall ausmachen. Zwei Beispiele: Ein Haustee in Erkältungszeiten, der die körpereigenen Abwehrkräfte stärkt und auch bei leichtem Husten wirksam ist.

• *So wird der Haustee bereitet:*

Brombeer-Himbeerblätter-Mischung	10,0
Huflattichblätter	10,0
Lindenblüten	10,0

Ein Tee, der Magenverstimmungen beseitigt, der Magenschmerzen und Übelkeit behebt und der auch bei Blähungen und Durchfall gute Dienste leistet.

• *So wird der Magentee bereitet:*

Brombeer-Himbeerblätter-Mischung	10,0
Kamillenblüten	10,0
Pfefferminze	10,0

Zubereitung beider Tees: Jeweils 1 bis 2 Teelöffel Droge mit $^1/_4$ l kochendem Wasser übergießen, 10 Minuten stehen lassen, abseihen.

Noch ein Hinweis auf die Nützlichkeit des Brombeer-Saftes: Heiserkeit läßt sich sehr schnell beseitigen, wenn man mit Brombeersaft gurgelt und ihn schluckweise trinkt. Dabei soll er leicht angewärmt sein. Besonders Sänger und Redner können auf diese einfache Weise ihre überanstrengte Stimme pflegen. Daß man dem Körper mit Brombeersaft erfrischende und belebende Fruchsäuren, Vitamine und Mineralien zuführt, sei nicht nur am Rande erwähnt.

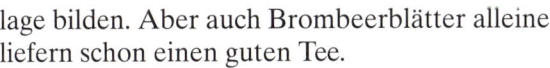

Die Brombeere als Hausmittel: Durch den römischen Feldarzt Galenos, durch Plinius und Dioskorides wissen wir, daß schon die alten Römer die Brombeeren sehr schätzten. Man kaute die jungen Blätter zur Kräftigung des Zahnfleisches und gebrauchte die jungen Sprosse bei Durchfall und Blutungen. In den Kräuterbüchern des Mittelalters (so auch bei Matthiolus 1563) wird viel Lobenswertes über die Brombeere gesagt. Blätter, Jungsprosse, Blüten und Beeren, ja selbst die Wurzeln wurden gebraucht: in der Hauptsache zur Blutreinigung, zur Kräftigung und gegen Magen- und Darmbeschwerden. Auch bei Grippe, Verschleimung der Atmungsorgane, Fieber, Mandelentzündung und Hautausschlägen wurde die Pflanze verwendet. Das alles steht auch in den neueren Kräuterbüchern der Volksmedizin und ist nicht falsch, man sollte sich jedoch auf die Verwendung des Tees aus Blättern beschränken.
Nebenwirkungen: Brombeeren und Teezubereitungen aus den Blättern sind ohne Nebenwirkungen.

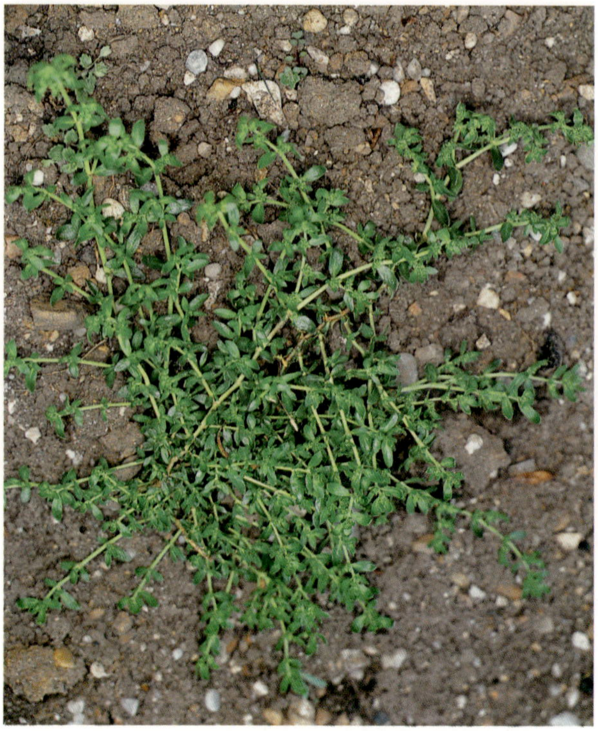

Bruchkraut

HERNIARIA GLABRA L.
Nelkengewächs, CARYOPHYLLACEAE
Volksnamen: Christusschweiß, Guggerseife, Harnkraut, Kuckuksseife, Nierenkraut, Tausendkorn.
Arzneilich verwendete Pflanzenteile:
Das ganze blühende Kraut (ohne die Wurzeln).
Drogenbezeichnung: Bruchkraut = HERNIARIAE HERBA (früher: HERBA HERNIARIAE).

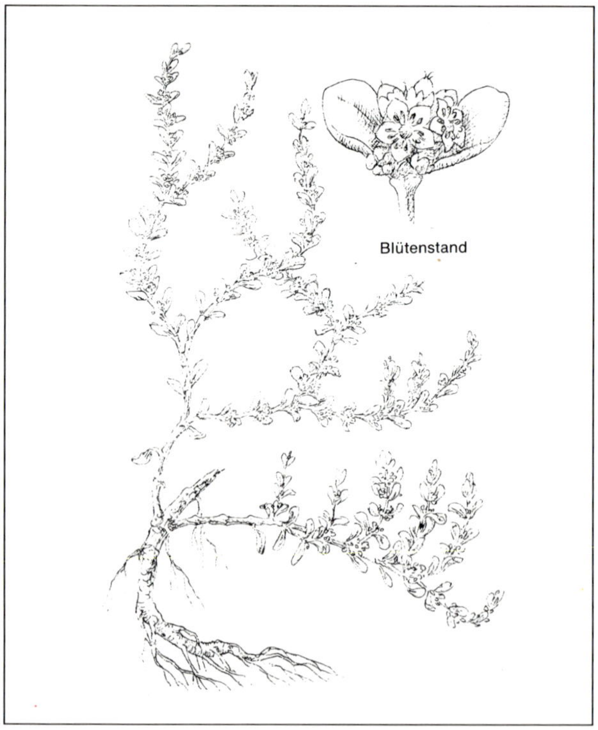

Botanik: *Pflanzenbescheibung:* Flach am Boden liegend, bildet das Bruchkraut kahle Stengel aus, an denen kleine elliptische oder lanzettliche Blättchen von 3 bis 8 mm Länge gegenständig angeordnet sind. Die winzig kleinen grünlichgelben Blüten werden selten größer als 1 mm. Sie sitzen zu 5 bis 10 knäuelförmig in den Blattachseln. – Eine andere Art des Bruchkrauts ist das behaarte Bruchkraut (HERNIARIA HIRSUTA L.), das ebenfalls arzneilich genutzt wird. Es unterscheidet sich von der beschriebenen Art nur durch die behaarten Stengel und Blätter. *Blütezeit:* Juni bis September. *Vorkommen:* Das Bruchkraut ist so unscheinbar, daß es kaum bekannt ist, und in der Natur nur selten beobachtet wird. Es wächst auf Wegen, sandigen Äckern und Triften, Schuttplätzen und steinigem Ödland in ganz Mitteleuropa. Bruchkraut liebt Kalk- und Kieselboden.

Ernte und Aufbereitung: Zur Blütezeit muß man diese Heilpflanze ernten. Die Wirkstoffe sind sehr empfindlich, deshalb muß man, um eine wirksame Droge zu erhalten, schonend im Schatten trocknen. Trocknen bei künstlicher Wärme ist weniger zu empfehlen. Auch läßt die Wirkung der Droge mit der Alterung rasch nach, so daß man bemüht sein sollte, stets frische Ware zu bekommen. Auf keinen Fall darf die Droge über ein Jahr alt sein.
Inhaltsstoffe (Wirkstoffe): Ein Gemisch verschiedener Saponine, Flavonoide, die zwei Cumarine Herniarin und Umbelliferon, etwas ätherisches Öl und Gerbstoffe.
Heilwirkung und Anwendung: Schon immer hat man der Droge eine Stoffwechselwirkung zugeschrieben. Man ist der Meinung, daß dies ebenso wie eine leicht harntreibende Wirkung auf die Saponine zurückzuführen sei. Saponindrogen sind meist auch brauchbare Hustenmittel, weil sie zähen Schleim lösen und das Abhusten erleichtern. Doch diese Eigenschaften treten hinter der krampflösenden Wirkung dieser Droge im Bereich der Niere und Blase zurück. Man kann das Bruchkraut als ein Antispasmodikum (krampflösendes Mittel) für die Harnwege bezeichnen. Deshalb ist Bruchkraut auch Bestandteil sehr vieler Teemischungen gegen Blasen- und Nierenleiden. Bärentraubenblätter sind das klassische Desinfektionsmittel der ableitenden Harnwege. Kombiniert man sie mit Bruchkraut, so erhält man einen ausgezeichneten Tee, der auch bei krampfartigen Schmerzen hilft.
Das BGA empfiehlt Bruchkraut nicht, weil es die Wirksamkeit bei den beanspruchten Anwendungsgebieten für unzureichend belegt hält.
Ich wies schon an anderer Stelle darauf hin, daß das aber nicht bedeutet, daß eine Droge nicht mehr verwendet werden darf. Ich halte das Bruchkraut durchaus für einen brauchbaren Bestandteil in Blasen- und Nierentees.
• *So wird eine wirksame Teemischung bereitet:*

Bärentraubenblätter	20,0
Bruchkraut	25,0

2 Teelöffel dieser Mischung mit 1/4 l Wasser kalt ansetzen und erst nach 12 Stunden abseihen. Danach wird der Tee trinkgerecht erwärmt. Bei Bedarf 2- bis 3mal täglich 1 Tasse Tee trinken.
Bruchkraut als Hausmittel: Heute gebraucht man Bruchkraut in der Volksmedizin nur wenig; vermutlich weil kaum jemand das so unscheinbare Kraut noch kennt. In alten und neuen Kräuterbüchern findet man häufig den Hinweis, daß Bruchkraut bei Husten, Lungenschwindsucht, Nieren- und Blasenleiden, Gelbsucht und Frauenkrankheiten von Nutzen sei, doch das überschwengliche Lob, das die Volksmedizin verhältnismäßig vielen anderen Pflanzen zollt, fehlt hier. Auch die Verwendung zum Baden schlecht heilender Wunden ist rückläufig. Es gibt Besseres (Kamille, Arnika, Beinwell, Ringelblume)!
Nebenwirkungen: Bei der oben angegebenen Dosierung sind Nebenwirkungen nicht zu befürchten. Nur bei sehr starker Überdosierung kann es zu zentralen Lähmungserscheinungen kommen.

Brunnenkresse

NASTURTIUM OFFICINALE R. BR. AGG.
(RORIPPA NASTURTIUM-AQUATICUM [L.] HAYEK)
Kreuzblütengewächse, BRASSICACEAE (CRUCIFERAE)
Volksnamen: Bachbitterkraut, Bitterkresse, Bittersalat, Bornkassen, Kersche, Wasserkresse, Wassersenf.
Arzneilich verwendete Pflanzenteile: Vor allem die frischen Blätter und das frische Kraut als Salat oder ein daraus bereiteter Saft, sehr selten die getrocknete ganze Pflanze.
Drogenbezeichnung: Brunnenkresse = NASTURTII HERBA (früher: HERBA NASTURTII).

Botanik: *Pflanzenbeschreibung:* Die Brunnenkresse ist eine ausdauernde Pflanze, die 30 bis 90 cm lange, meist niederliegende Triebe besitzt, die dichte Rasen ausbilden. Die Sprosse, die überwintern können, sind hohl, kantig-gefurcht und mit dunkelgrünen, fleischigen Blüten besetzt, die unten ein- bis dreizählig, oben fünf- bis neunlappig (unpaarig gefiedert) ausgebildet sind. Die weißen Blüten sind doldentraubig angeordnet und mit gelben Staubbeuteln ausgestattet. Dadurch läßt sich die Brunnenkresse sicher von dem bitteren Schaumkraut unterscheiden, das an den gleichen Stellen vorkommt und der Brunnenkresse sehr ähnlich ist. Es hat jedoch violette Staubbeutel. Eine Verwechslung ist aber unbedeutend, weil Wirkung und Geschmack ebenfalls ähnlich sind. *Blütezeit:* April bis Juni. *Vorkommen:* Die Brunnenkresse liebt sauberes, langsam fließendes,

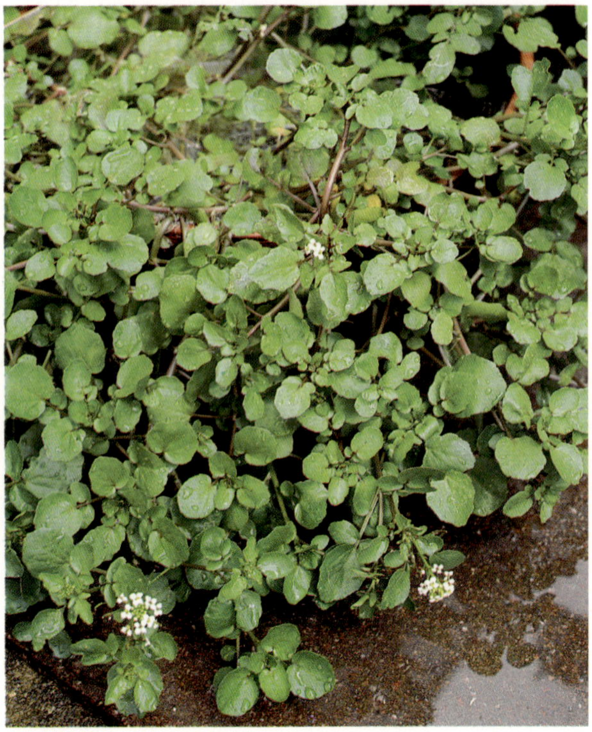

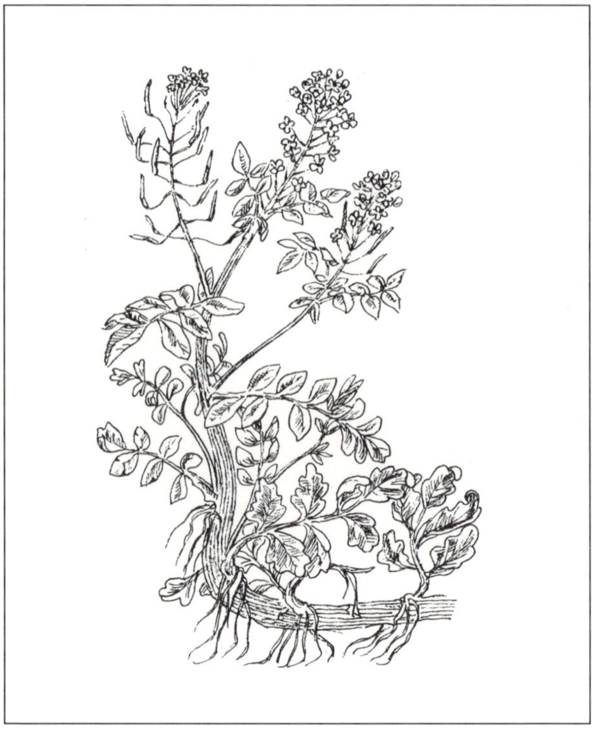

gleichmäßig temperiertes Wasser in Quellen, Bächen, Flüssen und Gräben.

Ernte und Aufbereitung: Natürlich besonders im Frühjahr, doch im Grunde das ganze Jahr hindurch läßt sich das frische Kraut pflücken. Weil es nur in frischem Zustand wirksam ist, sollte man von einer Konservierung durch Trocknen absehen. Lediglich die Saftbereitung aus der frischen Pflanze ist sinnvoll. Die Pharmaindustrie konserviert den Saft. So steht er immer zur Verfügung. Man sammelt für Frühjahrskuren zweckmäßigerweise nur die Blätter junger Pflanzen, die noch nicht geblüht haben.

Inhaltsstoffe (Wirkstoffe): Glukonasturtin, ein Senfölglykosid, Phenylaethylsenföl, Kalium, Eisen, Arsen, Jod, Bitterstoff, die Vitamine A, C, D.

Heilwirkung und Anwendung: Wenn man davon ausgeht, daß die Schulmedizin auffrischenden und aktivierenden Frühjahrskuren zur Verbesserung des Stoffwechsels oder zur unspezifischen Reiztherapie aufgeschlossen gegenübersteht, so kann man sagen, daß auch die Brunnenkresse medizinisch genutzt wird. Man verwendet diese Heilpflanze als Preßsaft, als Salat zusammen mit Löwenzahnblättern, frischen Brennesselblättern, eventuell unter Beigabe von jungen Birkenblättern bei mangelhafter Nierentätigkeit, als Magenmittel, bei gestörter Leber- und Gallefunktion und bei den Stoffwechselstörungen, zu denen man auch rheumatische Beschwerden und die Gicht zählen muß.

Mein besonderer Rat: Ich gehöre zu den Menschen, die frische Salate zu den gesündesten Dingen zählen, weil sie weit mehr bewirken, als wir durch die Kenntnis der Inhaltsstoffe annehmen dürfen. Es gibt eine Menge Heilpflanzen, deren frische Triebe im Frühjahr genutzt werden können. Neben den frischen Birkenblättern, den Löwenzahnblättern und den Blättern der Brunnenkresse möchte ich noch weitere zur Verwendung empfehlen: die jungen Grundblätter der Schafgarbe, frische Johanniskraut- und Löffelkrautblätter und ganz junge Triebe des Scharbockskrautes sind eine ebenso gesunde Salatbeigabe wie alle Küchenkräuter. Ein Salat, der zur einen Hälfte aus Feld- oder Kopfsalat besteht, zur anderen aus den vielen Kräutern, die im Frühling auf unseren Wiesen, im Wald und im Garten wachsen, angemacht mit viel Lauch, Zwiebeln, wenig Öl und Zitronensaft, ist das gesündeste Mittel gegen Leistungsabfall und Frühjahrsmüdigkeit. »Grün« sollte immer »in« sein, nicht nur als Salat, sondern auch Rühreiern, Suppen, Eintöpfen kurz vor dem Servieren beigegeben (nicht mitkochen) und unter alle Weichkäse gemischt werden.

Brunnenkresse als Hausmittel: Alles, was bisher gesagt wurde, gilt ebenso für die Volksmedizin.

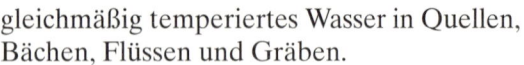

Auch hier bevorzugt man den Salat oder gibt zerdrückte Brunnenkresseblätter mit etwas Zucker. Heilanzeigen sind: Schwächezustände, Stoffwechselstörungen, Stuhlverstopfung, Hautkrankheiten, Nervenschwäche, Husten, und Lungenleiden, Rheuma und Gicht, Galle-, Leber-, Magen-, Darm-, Blasen- und Nierenleiden.
Nebenwirkungen: Bei übermäßigem Genuß kann es zu leichten Reizungen der Magenschleimhaut und mitunter auch der Niere kommen.

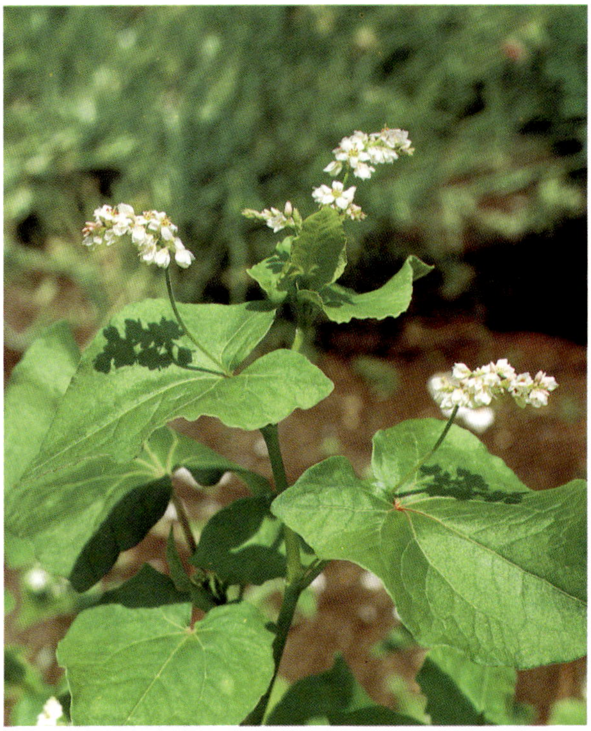

Buchweizen

FAGOPYRUM ESCULENTUM MOENCH (FAGOPYRUM SAGITTATUM GILIB.), (FAGOPYRUM VULGARE NEES), (POLYGONUM FAGOPYRUM L.)
Knöterichgewächs, POLYGONACEAE
Drogenbezeichnung: Buchweizenkraut = FAGOPYRI HERBA (früher: HERBA FAGOPYRI).

Botanik: *Pflanzenbeschreibung:* Der Buchweizen ist ein einjähriges, aufrecht wachsendes Kraut, das etwa 15 bis 60 cm hoch wird. Am Stengel, der zuerst grün ist, aber bald rot wird, sitzen kurzgestielte herzpfeilförmige Blätter, die so lang wie breit oder länger als breit sind. In den Blattachseln entspringen die knäuelförmigen Blütenstände mit vielen roten, gelegentlich auch weißen Einzelblüten. Die Früchte sind scharfkantig und in reifem Zustand schwarz. *Blütezeit:* Juni bis September.
Vorkommen: Die Heimat des Buchweizen ist Mittel- und Ostasien. Von dort gelangte er im Mittelalter nach Europa, wo er auf kargen und sandigen Böden angebaut wird. Aus diesen Kulturen verwilderte er; auch heute ist er da und dort noch verwildert anzutreffen. Die medizinisch verwendeten Pflanzenteile, das Kraut mit Blüten und Blättern, stammen ebenso aus Kulturen, wie die als Getreideersatz genutzten Früchte, die einen hohen Vitamin- und Mineralstoffgehalt besitzen und wertvolles Pflanzeneiweiß enthalten. Das Kraut wird zur Blütezeit geerntet und an der Luft getrocknet, die Früchte gewinnt man nach der Reife durch Dreschen.
Inhaltsstoffe (Wirkstoffe): Im Kraut Rutin (1 bis 8 %) und andere Flavonoide, Gerbstoffe, Fagopyrin; in den Früchten viele Mineralstoffe, vor allem Kalzium, reichlich Vitamine der B- Gruppe sowie Fette und wertvolle Eiweißstoffe.

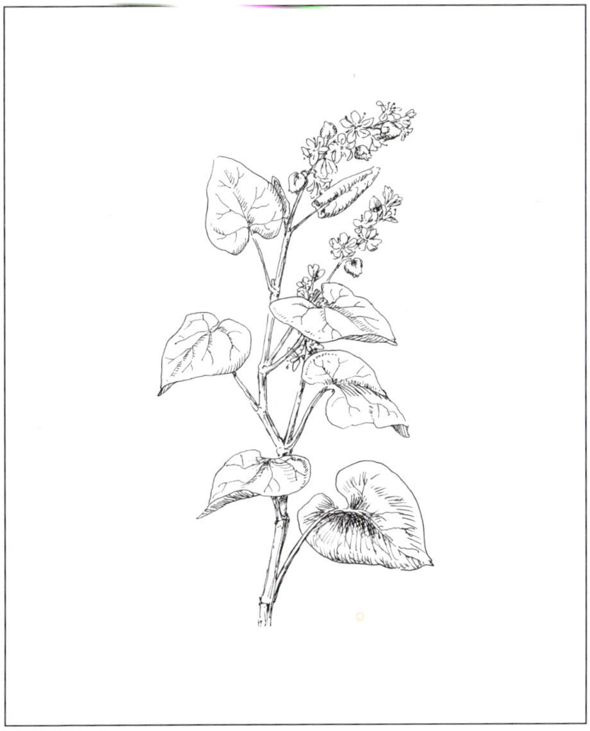

Heilwirkung und Anwendung: Bis vor kurzer Zeit nutzte man den Buchweizen nur in England als Arzneipflanze, doch heute wird er auch im deutschsprachigen Raum wegen seines hohen Gehaltes an Rutin und anderen Flavonoiden arzneilich verwendet und zwar zur Behandlung von Gefäßveränderungen und zur Erhaltung der Funktionstüchtigkeit des Gefäßsystems. Durchblutungsstörungen, Venenschwäche, Krampfadern und Ödeme sprechen auf eine Behandlung mit Buchweizen ebensogut an wie erhöhte Kapillardurchlässigkeit oder Kapillarbrüchigkeit. Auch zur Behandlung und Vorbeugung der Arteriosklerose ist Buchweizen sehr geeignet. Die Forschungsarbeiten von Professor H. Schilcher bestätigen die Wirksamkeit. Wie sehr oft bei der Behandlung mit Heilpflanzentees ist keine Sofortwirkung zu erwarten, doch bei täglicher Einnahme von 2 bis 3 Tassen Tee aus dem Buchweizenkraut tritt bereits nach 2 bis 3 Wochen eine deutlich spürbare Besserung der Beschwerden ein.

• *So wird der Tee aus Buchweizenkraut bereitet:* 2 Teelöffel Buchweizenkraut werden mit 1/4 l siedendem Wasser übergossen. Diesen Aufguß läßt man etwa 1 Minute lang kochen, nimmt ihn dann vom Herd und läßt ihn zugedeckt noch 10 bis 15 Minuten ziehen. 2 bis 3 Tassen Tee pro Tag über einen Zeitraum von 4 bis 8 Wochen zu trinken, gilt als empfehlenswerte Kur.

Buchweizen als Hausmittel: Über die Verwendung in der Volksmedizin ist wenig bekannt. Nur die aus den Früchten bereitete Buchweizengrütze gilt als kräftigende Diät für ältere Leute und für Menschen, die schwere Krankheiten überstanden haben. Mancherorts trinkt man den Tee wegen seiner schlaffördernden Wirkung zum Abendessen; wissenschaftlich begründbare Anhaltspunkte gibt es für diese Wirkung nicht.

Nebenwirkungen: Auch bei längerer Anwendung in der angegebenen Dosierung sind kaum Nebenwirkungen zu befürchten.

Hinweis: Fagopyrin macht lichtempfindlich.

Diptam

▷ *geschützt*

DICTAMNUS ALBUS L.

Rautengewächse, RUTACEAE

Volksnamen: Brennkraut, Escherwurz, Pfefferkraut, Spechtwurzel, Weißer Diptam.

Arzneilich verwendete Pflanzenteile: Das Kraut und die Wurzel.

Drogenbezeichnung: Diptamkraut = DICTAMNI HERBA (früher: HEBA DICTAMNI), Diptamwurzel = DICTAMNI RADIX (früher: RADIX DICTAMNI).

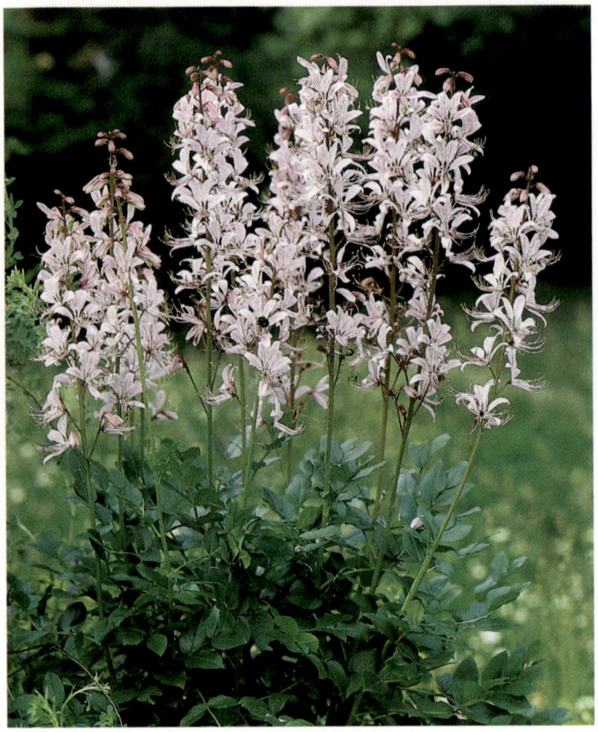

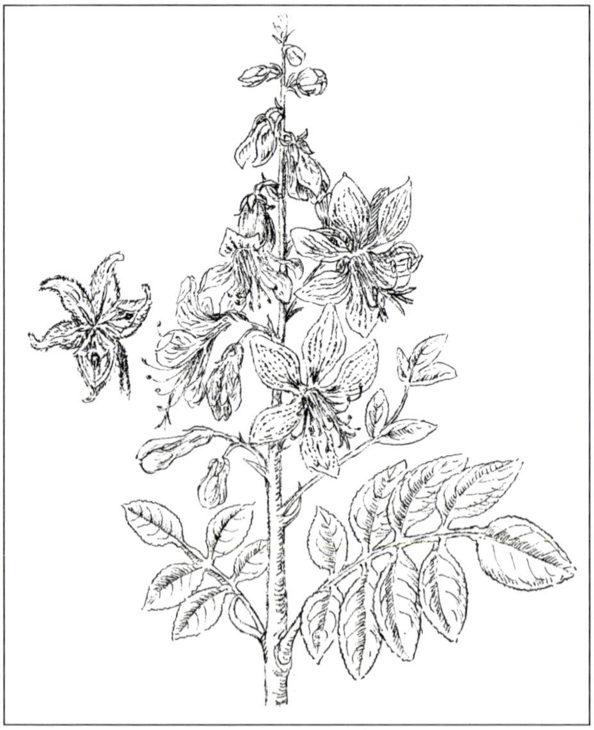

Botanik: *Pflanzenbeschreibung:* Der Diptam ist eine ausdauernde Pflanze, die bis über 1 m hoch wird. Er besitzt einen walzlichen knotigen und stark verästelten Wurzelstock, aus dem mehrere aufrechte Stengel sprießen, die flaumig behaart und im oberen Teil mit schwarzen Drüsen besetzt sind. Die Blätter sind unpaarig gefiedert, sitzen wechselständig am Stengel und erscheinen durch zahlreiche Öldrüsen durchsichtig punktiert. Die hübschen Blüten stehen in einer lockeren Traube, sind weiß, rosarot oder gar purpurrot gefärbt, dunkler geadert und duften stark nach Zitrone. Sie enthalten so viel ätherisches Öl, daß man sie in lauen und schwülen Sommernächten anzünden kann, ohne daß sie dabei Schaden nehmen. Das gilt auch für die Blätter. *Blütezeit:* Juni bis Juli. *Vorkommen:* In Süddeutschland an sonnigen, trockenen Orten; in lichten Gebüschen und auf Lichtungen im Laubwald kann man den Diptam gelegentlich sogar in großen Beständen antreffen. Sonst findet man ihn meistens nur als Gartenflüchtling.

Ernte und Aufbereitung: Zweckmäßigerweise erntet man von den im Garten gezogenen Pflanzen nur die oberen Triebteile, die man gebündelt im Schatten trocknet. Die Wurzeln gräbt man – wie fast alle Wurzeln und Wurzelstöcke – entweder im zeitigen Frühjahr oder im späten Herbst. Vor dem Trocknen im Schatten sollten die dickeren Teile gespalten werden.

Inhaltsstoffe (Wirkstoffe): Alkaloide, ätherisches Öl, Bergapten, Saponine, Bitterstoffe, Anthocyane und Flavonglykoside sind in der Hauptsache für die Wirkung verantwortlich.

Heilwirkung und Anwendung: Diptam, so sagt man, reguliert die Monatsblutung, treibt den Harn und beseitigt Blähungen. Doch die Wirkung ist nicht so eindeutig, als daß sich die Schulmedizin dieser Heilpflanze bedienen würde.

Anwendung in der Homöopathie: Das Homöopathikum *Dictamnus albus* wird aus frischen Blättern bereitet, die man kurz vor der Blütezeit erntet. Man verabreicht das Mittel bei Magen- und Darmbeschwerden mit Blähungen und stinkenden Stühlen, doch hauptsächlich bei unregelmäßiger Periode in den Potenzen D3 bis D6. Empfohlen wird eine Dosierung von 2mal bis mehrmals täglich 5 bis 15 Tropfen.

Diptam als Hausmittel: Eine Wurzelabkochung gilt als Kräftigungsmittel bei Patienten mit »saftlosem Magen«, als Wurmmittel und als Frauenmittel. Doch muß hinzugefügt werden, daß der Diptam nur noch sehr selten gebraucht wird.

Nebenwirkungen: Nebenwirkungen sind zwar nicht bekannt, sie können aber auch nicht ausgeschlossen werden – der Inhaltsstoff Bergapten macht lichtempfindlich.

Dost

ORIGANUM VULGARE L.
Lippenblütengewächse, LAMIACEAE (LABIATAE)
Volksnamen: Badchrut, Brauner Dost, Dorant, Grober Chölm, Orangenkraut, Wilder Majoran.

Arzneilich verwendete Pflanzenteile: Das ganze Kraut (ohne die Wurzeln). In feiner Ware sind die meist verholzten und wenig wirkstoffhaltigen unteren Stengelpartien nicht enthalten.

Drogenbezeichnung: Dostenkraut = ORIGANI HERBA (früher: HERBA ORIGANI).

Botanik: *Pflanzenbeschreibung:* Die ausdauernde Staude wird 20 bis 50 cm hoch, ist im oberen Teil verzweigt und zeigt oft rotüberlaufene Stengel. Die Pflanze ist drüsig behaart und besitzt gegenständige Blätter von sehr unterschiedlicher Größe, die nach oben zu immer kleiner werden. Sie sind eiförmig oder elliptisch, ihr Rand ist meist glatt. An den Enden der Zweige stehen, büschelförmig angeordnet, sehr viele rote bis rosarote Blüten, die etwa 5 mm groß sind. Besonders beim Zerreiben zwischen den Fingern nimmt man einen aromatischen Duft wahr, der ein wenig an Thymian erinnert. *Blütezeit:* Juni bis August. *Vorkommen:* Die Heimat des Dost ist das Mittelmeergebiet, doch wächst er auch in Süddeutschland, in Österreich und in der Schweiz (allgemein in ganz Mitteleuropa) auf Kalk- und Kiesböden an warmen Stellen wie Südhängen, Böschungen, südlichen Waldrändern und mageren Wiesen.

Ernte und Aufbereitung: Gesammelt wird das ganze Kraut zur Blütezeit. Es ist zweckmäßig, nur die oberen Pflanzenteile einzusammeln. Getrocknet wird an der Luft und im Schatten. Die Trockentemperatur soll 35 °C nach Möglichkeit nicht übersteigen, weil sonst die wertvollen ätherischen Öle verlorengehen.

Inhaltsstoffe (Wirkstoffe): Die arzneilich wirkenden Stoffe im Dost sind das ätherische Öl, die Gerbstoffe und Bitterstoffe.

Heilwirkung und Anwendung: Heilpflanzen, die gleichzeitig Gerbstoffe, Bitterstoffe und ätherische Öle enthalten, sind ein ausgezeichnetes Mittel bei Erkrankungen im Magen- und Darmkanal. Desinfektion des Verdauungstraktes und Aktivierung der Verdauungssaftproduktion gehen Hand in Hand; der Gerbstoffanteil wirkt auch bei Durchfällen. Gegen alle diese Beschwerden

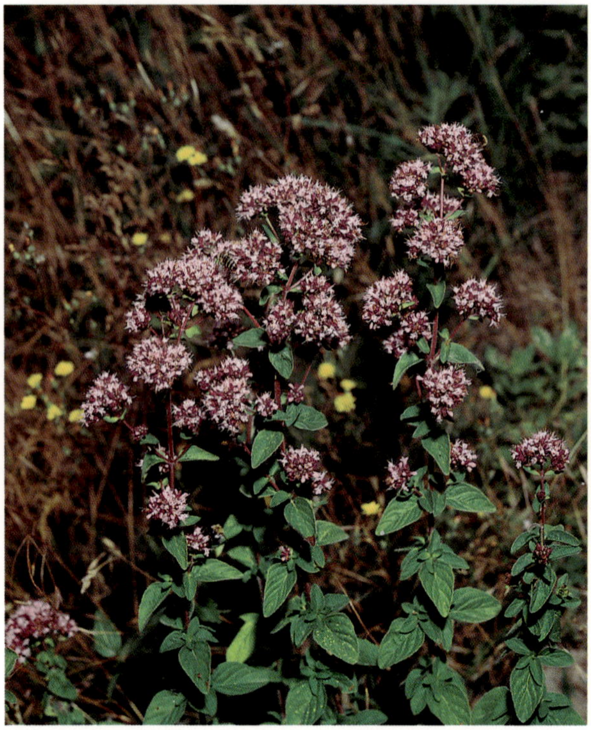

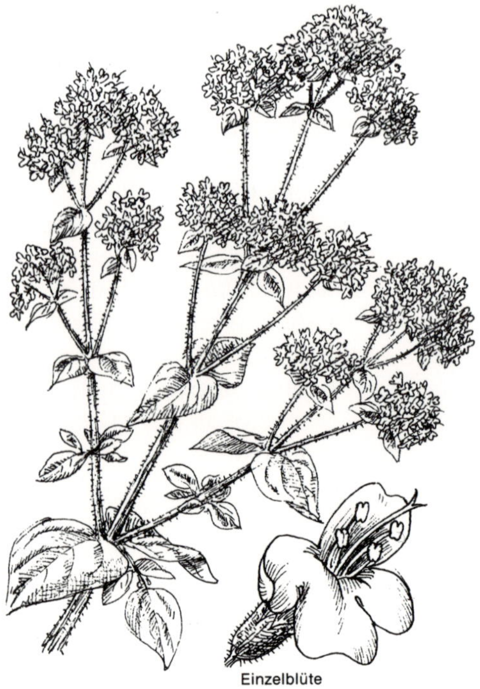
Einzelblüte

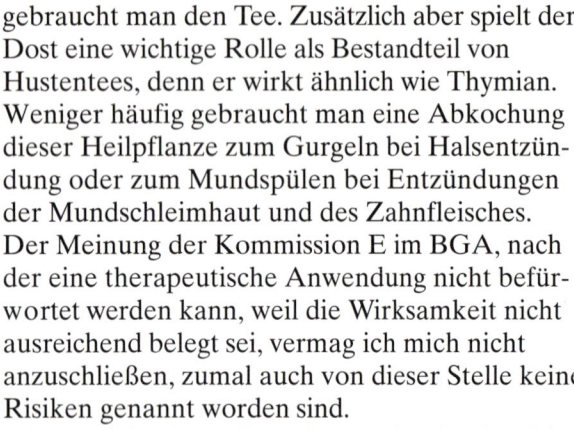

gebraucht man den Tee. Zusätzlich aber spielt der Dost eine wichtige Rolle als Bestandteil von Hustentees, denn er wirkt ähnlich wie Thymian. Weniger häufig gebraucht man eine Abkochung dieser Heilpflanze zum Gurgeln bei Halsentzündung oder zum Mundspülen bei Entzündungen der Mundschleimhaut und des Zahnfleisches.
Der Meinung der Kommission E im BGA, nach der eine therapeutische Anwendung nicht befürwortet werden kann, weil die Wirksamkeit nicht ausreichend belegt sei, vermag ich mich nicht anzuschließen, zumal auch von dieser Stelle keine Risiken genannt worden sind.

• *So wird der Dost-Tee zubereitet:* 1 gehäufter Eßlöffel Dostkraut wird mit 1/4 l kochendem Wasser übergossen und nach 10 Minuten abgeseiht.
Der Tee wird als Hustentee mit Honig gesüßt, gut warm schluckweise getrunken.
Diese Zubereitung ist auch als Magentee sowie zum Gurgeln und Mundspülen (dann aber ungesüßt) zu gebrauchen.

Verwendung als Gewürz: Dost wird oft als der robustere Bruder des Majoran bezeichnet. Das ist aber keineswegs eine Abwertung. Es soll lediglich darauf hingewiesen werden, daß er eine sehr starke Würzkraft besitzt.
In jüngerer Zeit wurde der aus Italien kommende Oregano (eine sehr aromatische Spielart unseres Dostes) auch bei uns beliebt, weil wir viele Gerichte der italienischen Küche übernommen haben. Was paßt besser zu Spaghetti mit Fleischsauce als ein aromatisches Gewürz? Auch Tomatensaucen kann man damit eine besondere Note geben. Und eine Pizza ohne Oregano ist keine »echte« Pizza – dieses Gewürz gehört einfach dazu. Wer von der italienischen Küche nichts hält, der kann Oregano einmal zu Bratkartoffeln, zu Grillfleisch oder im Kraut versuchen. Mit Basilikum gemischt, unter Zusatz von ganz wenig Thymian und Rosmarin, ersetzt er das Salz in der Diätküche.

Dost als Hausmittel: Magen, Darm, Galle und Leber sind die Organe, bei deren Erkrankung die Volksmedizin den Dost verwendet, gleichgültig, ob es sich dabei um Durchfälle mit Gärungserscheinungen und Blähungen handelt, um Appetitlosigkeit, Magenschmerzen oder Gallebeschwerden. Wenn es »im Bauch« weh tut oder rumort, dann gibt man einen Tee aus Dost, dem gelegentlich noch etwas Schafgarbe beigemischt wird. Husten, Asthma, Keuchhusten und chronische Bronchitis werden ebenfalls mit dieser Heilpflanze behandelt. Auch hier wird der mit Honig gesüßte Tee verabreicht (Zubereitung wie oben beschrieben). Zusätzlich aber sollte man in einer Abkochung des Krautes baden, was die Wirkung bei Bronchitis und Keuchhusten sicherlich gut unterstützt. Der Dost ist dort, wo er wild wächst, auch in größeren Mengen preiswert zu bekommen.

• *So wird das Dost-Bad bereitet:* 100 g Dost mit 1 l Wasser übergießen, zum Sieden erhitzen und nach 10 Minuten abseihen. Die Flüssigkeit wird dem Vollbad zugesetzt.

Als Gurgel- und Spülmittel spielt der Dost ebenfalls eine große Rolle in der Volksmedizin. Vielfach mischt man ihn mit Salbei und Kamille, was auch ich für sehr empfehlenswert halte. Diese drei Drogen sollten zu gleichen Teilen in der Mischung vertreten sein. Zubereitet wird der Tee, wie im Dost-Teerezept angegeben.

Die Behandlung von Wunden aller Art mit einer Dost-Abkochung wird zwar noch praktiziert, doch eine Kamillen-Anwendung ist hier wirkungsvoller.

Nebenwirkungen: Überdosierungen sind zu vermeiden; in der Schwangerschaft sollte die innerliche Anwendung unterbleiben.

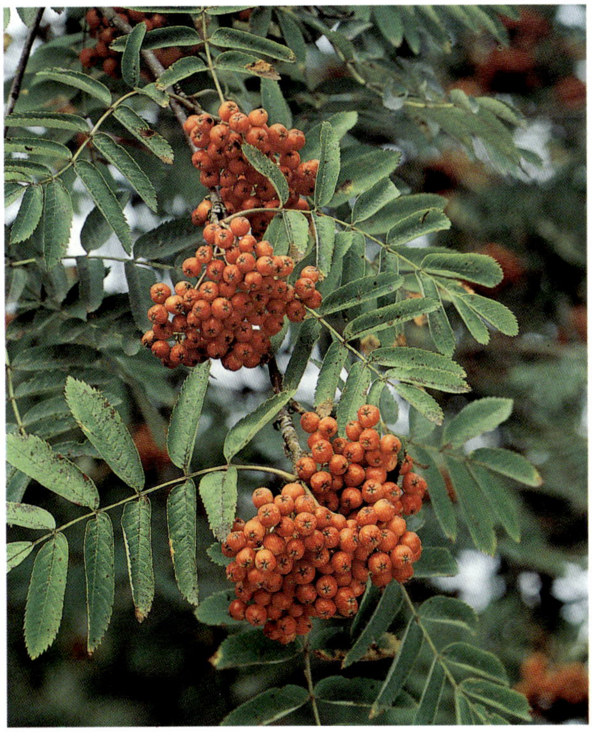

Eberesche

SORBUS AUCUPARIA L. (PIRUS AUCUPARIA [L.] GAERTN.)
Rosengewächse, ROSACEAE
Volksnamen: Drosselbeeren, Eibschen, Kronawetterbeeren, Vogelbeeren.
Arzneilich verwendete Pflanzenteile: Die Frucht in voller Reife.
Drogenbezeichnung: Vogelbeeren (Ebereschenbeeren) = SORBI FRUCTUS (früher: FRUCTUS SORBI).

Botanik: *Pflanzenbeschreibung:* Mal wächst die Eberesche strauchig, mal als Baum. Man kennt bei uns zwei Sorten, von denen die eine, die häufiger vorkommt, sehr herbe und bittere Beeren liefert, die andere die sogenannte Böhmische Eberesche, milde Früchte ausbildet. Ihre gefiederten Blätter mit 11 bis 19 Fiedern sind scharf gezähnt, an der Unterseite behaart und besitzen schirmartige, krautige Blütenstände mit weißen Blüten, aus denen sich im Sommer korallrot gefärbte Beeren entwickeln. *Blütezeit:* April, Mai. *Vorkommen:* Die Eberesche ist in ganz Europa verbreitet. Sie kommt teils in den Wäldern vor, gelegentlich als einzelstehender Baum oder in Parkanlagen.

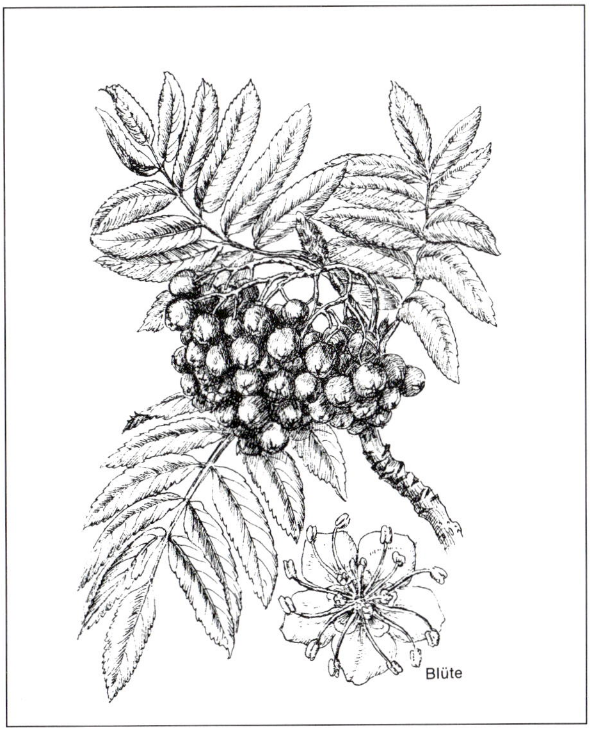

Ernte und Aufbereitung: Gesammelt werden die vollreifen Früchte zweckmäßigerweise erst dann, wenn sie den ersten Frost abbekommen haben. Man schneidet die ganzen Fruchtstände ab. Zu Hause werden die Beeren abgezupft und zu Mus verarbeitet.

Inhaltsstoffe (Wirkstoffe): Reichlich Vitamine, besonders Vitamin C, organische Säuren, etwas ätherisches Öl, Gerbstoff, Bitterstoff, Sorbit, Parasorbinsäure.
Heilwirkung und Anwendung: Als eigentliches Arzneimittel kann man die Ebereschenfrüchte wohl schwerlich bezeichnen, doch sind sie sehr beliebt als Mus bei Appetitlosigkeit und Magenverstimmung. Man gibt davon mehrmals täglich 1/2 bis 1 Teelöffel und regt damit die Saftproduktion im Magen an.
• *So wird Vogelbeer-Marmelade (Mus) bereitet:*
Die Vogelbeeren werden mit wenig Wasser weichgekocht, durch ein Sieb gegeben und mit der gleichen Gewichtsmenge Zucker und einem Schuß Weißwein zu Marmelade (Mus) dickgekocht.
In der Volksmedizin gebraucht man – allerdings sehr selten – auch getrocknete Vogelbeeren. Der daraus bereitete Tee wird ebenfalls gegen Magenverstimmungen empfohlen.
• *So wird der Vogelbeeren-Tee bereitet:*
1 Eßlöffel getrocknete, zerkleinerte Beeren mit 1/4 l kochendem Wasser übergießen und 8 bis 10 Minuten zugedeckt ziehen lassen. Bei Bedarf 1 Tasse, bei Durchfall 2mal täglich 1 Tasse Tee.
Nebenwirkungen: Ich zweifle zwar an der Giftigkeit roher Vogelbeeren, doch halte ich es für meine Pflicht, vor dem Genuß größerer Mengen wegen der darin vorhandenen Parasorbinsäure zu warnen. (Der herbe, gallbittere Geschmack hindert in der Regel daran.) In der Literatur findet man Angaben über leichte Vergiftungen, die jedoch nicht als gefährlich bezeichnet werden können. Beim Kochen und Trocknen wird die Parasorbinsäure weitgehend eliminiert.

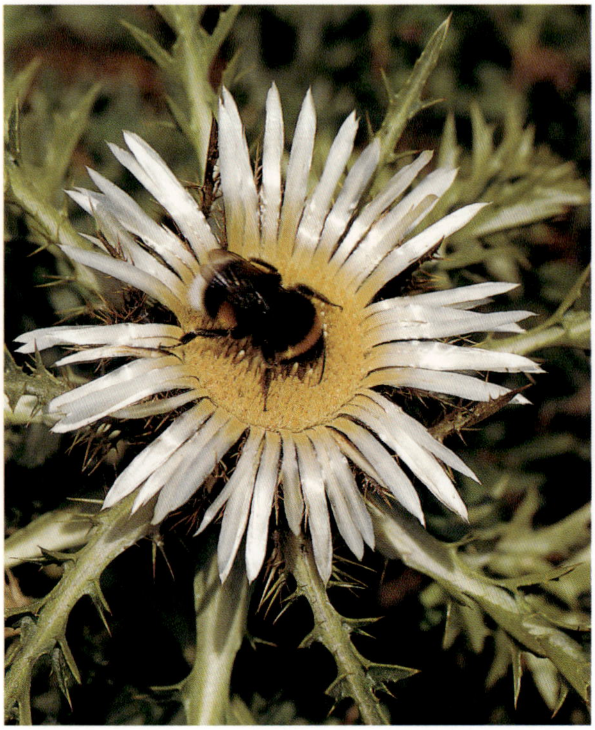

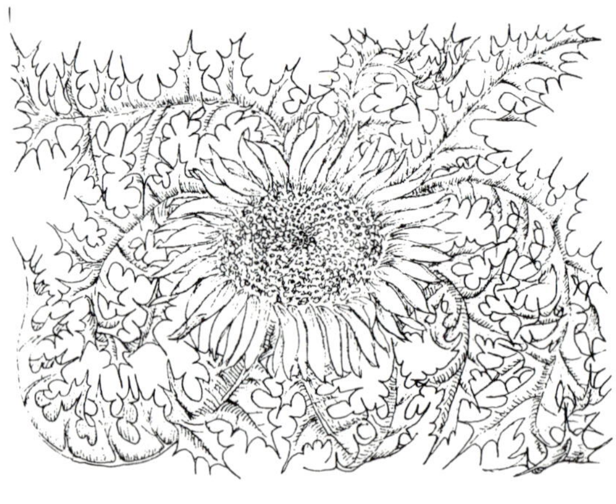

Eberwurz

▷ *geschützt*
CARLINA ACAULIS L.
Korbblütengewächse, ASTERACEAE (COMPOSITAE)
Volksnamen: Heustecher, Nebelpflanze, Regenwurzel, Silberdistel, Silbersonne, Tschöggli, Wetterdistel.
Arzneilich verwendete Pflanzenteile:
Die Wurzeln.
Drogenbezeichnung: Eberwurzel = CARLINAE RADIX (früher RADIX CARLINAE).

Botanik: *Pflanzenbeschreibung:* Die ausdauernde Pflanze ist mit einer langen Pfahlwurzel im Boden verankert. Daraus entwickelt sich eine Blattrosette, die dem Boden aufliegt und aus 5 bis 15 cm langen Blättern zusammengesetzt ist, die alle grob fiederschnittig und stachelig gezähnt sind. Die

einzelnen Blattabschnitte sind ungleich groß. Unmittelbar auf der Blattrosette sitzen die Blüten, die 6 bis 12 cm groß und mit einem Kranz derber, silberweißer Hüllkelchblätter umgeben sind. In der Mitte befinden sich viele weiße, rötliche oder gelbe Scheibenblüten.
Blütezeit: Juli bis September. *Vorkommen:* Von der Ebene bis in die Alpen, wo die Pflanze bis zu einer Höhe von 2600 m anzutreffen ist. Im Jura auf mageren Triften und vielerorts an Steppenheidehängen gibt es die Eberwurz noch recht häufig. Sie ist geschützt, um sie vor dem Aussterben zu bewahren.
Inhaltsstoffe (Wirkstoffe): Das ätherische Öl mit dem antibiotisch wirkenden Carlinaoxyd und Gerbstoff sind neben Harzen und Inulin die Hauptwirkstoffe der Eberwurz.
Heilwirkung und Anwendung: In der Humanmedizin verwendet man die Eberwurz fast nicht mehr, doch in der Tierheilkunde gilt die Wurzel als ein hervorragendes Mast- und Brunstpulver.
Eberwurz als Hausmittel: In der Volksmedizin spielt der Eberwurz-Tee eine Rolle als Mittel gegen chronischen Bronchialkatarrh, gegen Harnverhaltung und Wassersucht.
• *So wird der Eberwurz-Tee bereitet:*
1 bis 2 gehäufte Teelöffel Eberwurz mit 1/4 l kaltem Wasser ansetzen, langsam zum Sieden erhitzen, kurz durchkochen und danach abseihen.
Man trinkt den Tee 1- bis 3mal täglich gesüßt (bei Bronchialkatarrh mit Honig) oder ungesüßt, mäßig warm und schluckweise.
Nebenwirkungen: Überdosierungen sind zu vermeiden, weil Übelkeit und Erbrechen als unangenehme Nebenwirkungen gelegentlich beobachtet worden sind.

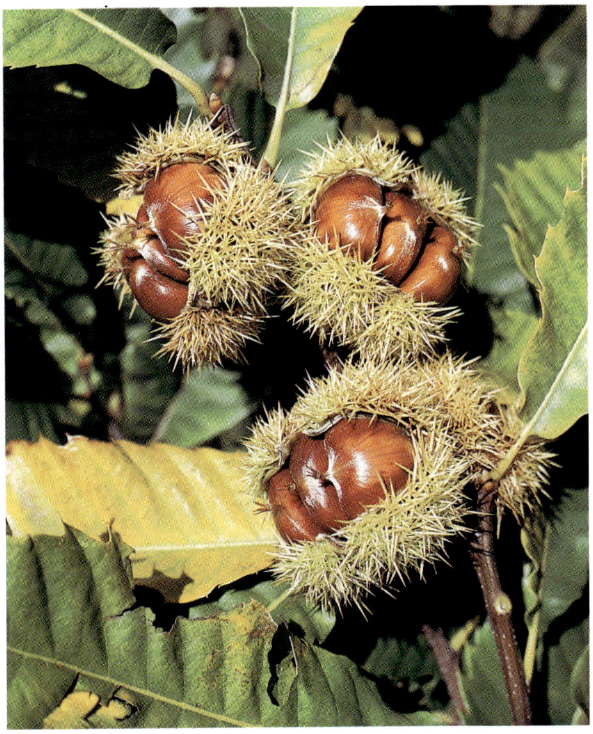

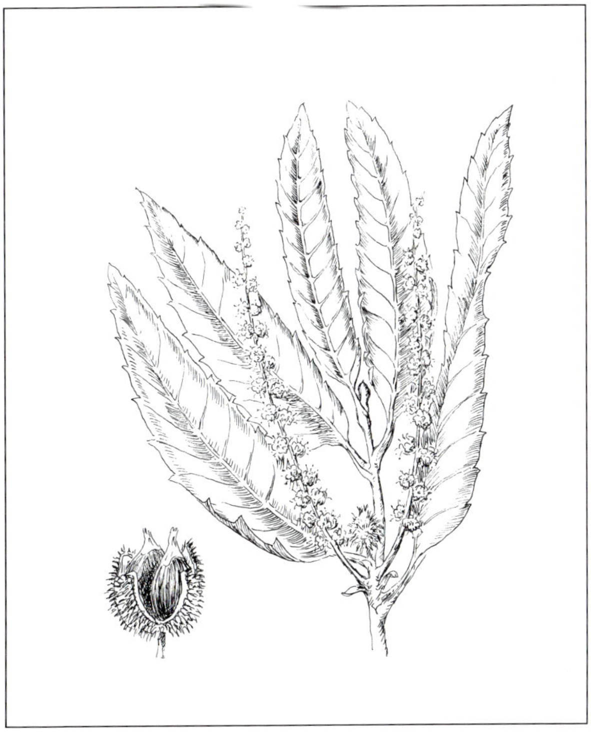

Edelkastanie
(Echte Kastanie)

CASTANEA SATIVA auch CASTANEA VULGARIS oder CASTANEA VESCA)
Buchengewächse, FAGACEAE
Volksnamen: Eßkastanien, Maroni.
Arzneilich verwendete Pflanzenteile:
Die Blätter
Drogenbezeichnung: Edelkastanienblätter = CASTANEAE FOLIUM (früher: FOLIA CASTANEAE)

Botanik: *Pflanzenbeschreibung:* Der Edel- oder Eßkastanienbaum erreicht eine Höhe von über 30 Metern. Seine Blätter, die arzneilich verwendet werden, sind länglich-lanzettlich. Der gezähnte Blattrand ist stachelig. Die männlichen Blüten stehen in aufrechten Kätzchen, während die

weiblichen Blüten mit einem schuppigen Fruchtbecher ausgestattet und nur zu 2 bis 3 vereinigt sind, sofern sie nicht einzeln stehen. *Blütezeit:* Mai (Juni). Die Früchte enthalten braune Samen und sind außen dicht stachelig. *Vorkommen:* Die Heimat der Echten Kastanie dürfte der Mittelmeerraum und Südosteuropa sein. Bei uns findet man sie gelegentlich in Parkanlagen oder Kulturen. Die Droge stammt aus der ehemaligen UdSSR, Ungarn und dem ehemaligen Jugoslawien. In manchen Gegenden ist die Echte Kastanie in Eichenwäldern recht häufig verwildert und eingebürgert zu finden (etwa Mosel-, Rhein-Nahegebiet, Pfalz, Schwarzwald, Odenwald).
Ernte und Aufbereitung: In den Monaten August, September und Oktober werden die bis 20 cm langen Blätter geerntet und getrocknet.
Inhaltsstoffe (Wirkstoffe): Gerbstoffe, Triterpene, Vitamin C, Flavonoide.
Heilwirkung und Anwendung: Obwohl die Volksmedizin seit vielen Hunderten von Jahren die Blätter als Mittel gegen Bronchitis, Keuchhusten, Asthma und andere Beschwerden im Bereich der Atemwege erfolgreich nutzt, stellt das BGA in seiner Monographie vom 23.04.1987 fest: »Da die Wirksamkeit bei den beanspruchten Anwendungsgebieten nicht belegt ist, kann die therapeutische Anwendung nicht befürwortet werden.«
Vielleicht ergeben aber weitere Untersuchungen doch noch Hinweise auf wirksame Inhaltsstoffe. Einen Tee zur Linderung von Atemwegsbeschwerden möchte ich an dieser Stelle dennoch empfehlen.
• *So wird ein Tee aus Edelkastanienblättern bereitet:* 2 gehäufte Teelöffel geschnittener Blätter werden mit kaltem Wasser übergossen, kurz aufgekocht und abgeseiht. 2 bis 3 Tassen Tee täglich sind die rechte Dosierung.
Nebenwirkungen: Bei bestimmungsmäßigem Gebrauch sind keine Nebenwirkungen oder Risiken bekannt.
Anmerkung: Die Früchte der Eßkastanie sind die beliebten Maronen (Maroni), die geröstet als Spezialität gegessen oder zur Füllung von Geflügel (Gans) gerne verwendet werden.

Efeu

▷ *giftig*
HEDERA HELIX L.
Araliengewächse, ARALIACEAE
Volksnamen: Eppig.
Arzneilich verwendete Pflanzenteile:
Die Blätter und die Krautspitzen mit Blüten.
Drogenbezeichnung: Efeublätter = HEDERAE HELICIS FOLIUM (früher: FOLIA HEDERAE HELICIS).

Botanik: *Pflanzenbeschreibung:* Efeu ist eine Kletterpflanze, die an Bäumen emporklettert und sich dort mit ihren Haftwurzeln festhält, ohne sich Nahrung aus Bäumen zu holen, wie es etwa die Mistel mit den Saugwurzeln tut. Deshalb klettert der Efeu auch an Dachrinnen und Mauern empor und schmückt auf diese Weise das Haus. Im Wald breitet er sich manchmal auf dem Boden aus. Besonders ältere Exemplare haben unterschiedlich gestaltete Blätter. Sie sind ledrig, dunkelgrün, 3- bis 5eckig und gestielt. An den oberen Blühtrieben ähneln die Blätter denen des Birnbaums, sind lang zugespitzt, ganzrandig und matt. Die unscheinbaren Blüten stehen in kleinen Dolden, sind grünlich-gelb und bilden erbsengroße Früchte aus, die im Winter reifen und dann blauschwarz aussehen. *Blütezeit:* Je nach Standort von August bis November. *Vorkommen:* Der Efeu ist bei uns nicht selten. Er wird in Gärten und auf Friedhöfen gezogen, wächst aber auch in Parks und lichten Auwäldern, wo er entweder große Polster bildet oder an Bäumen emporklettert.
Ernte und Aufbereitung: Die Ernte von Efeublättern ist eigentlich zu jeder Zeit möglich, doch sind sie im Herbst, noch vor der Blütezeit, am gehaltreichsten. Man bringt also Herbstblätter ein, die schonend an der Luft getrocknet werden müssen. Neuerdings hält man die im Spätherbst geernteten blühenden beblätterten Zweigspitzen für die beste Ware.
Inhaltsstoffe (Wirkstoffe): Saponine, von denen man dem im Efeu enthaltenen Hederasaponin C eine Hemmwirkung auf Pilze und antibiotische Eigenschaften nachsagt, Glykoside, organische Säuren und die verschiedensten Mineralien. Für die Homöopathie ist das Vorhandensein von Jod von großer Bedeutung.
Heilwirkung und Anwendung: Efeu vermochte die Schulmedizin nicht zu überzeugen, obgleich

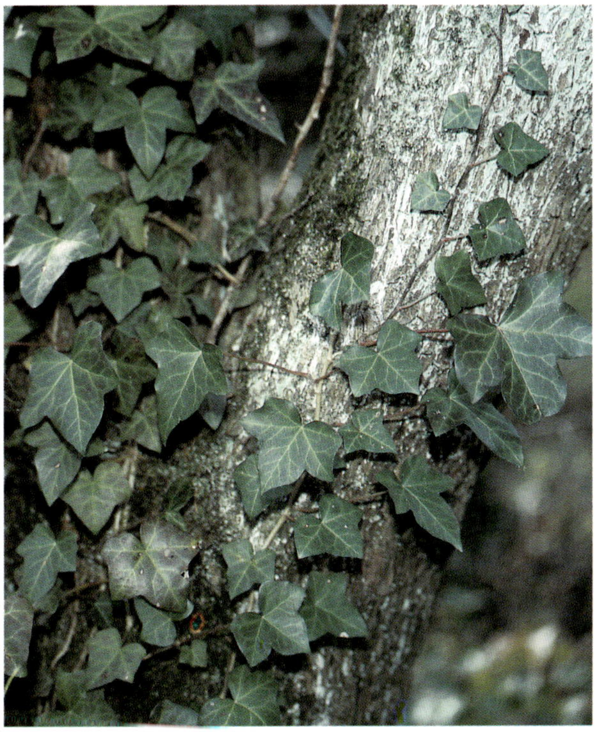

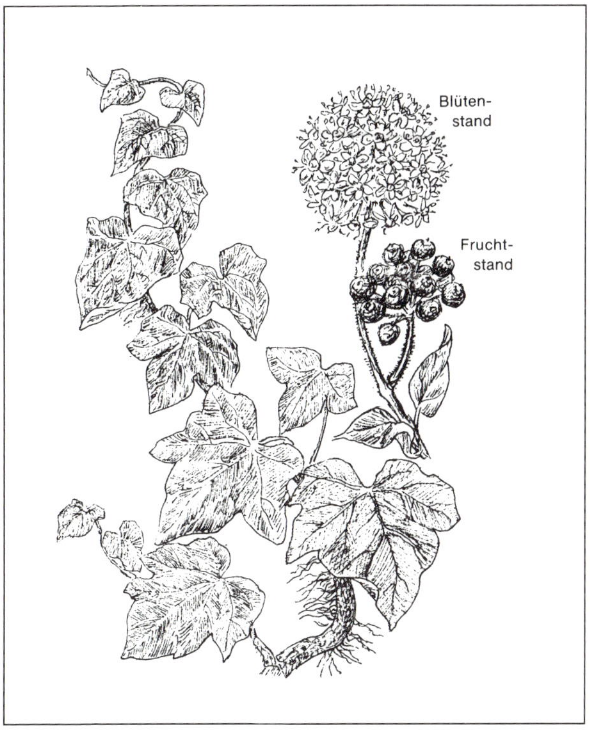

er als Heilpflanze schon in der antiken Literatur erwähnt wird. Erst in letzter Zeit gibt es einige Präparate, die aus Efeu bereitet sind und gegen Husten, Bronchitis, Asthma der Kinder und vor allen Dingen gegen Keuchhusten empfohlen werden. *Prospan®* sei hier als Beispiel genannt. Einen Tee aus Efeublättern gebraucht man hingegen, von der Volksmedizin einmal abgesehen, nicht. Viel umfangreicher ist die Verwendung in der Homöopathie. Es ist aber zu erwarten, daß sich auch die Schulmedizin in nächster Zeit mehr des Efeu annehmen wird.

Das BGA erkennt die Anwendung gegen Katarrhe der Luftwege und bei chronisch entzündlichen Bronchialerkrankungen an.

Anwendung in der Homöopathie: Das Homöopathikum *Hedera helix* ist überaus beliebt und wird vielseitig verwendet. Wegen des Gehaltes an Jod gebraucht man es gegen Überfunktion der Schilddrüse. Hier ist es jedoch notwendig – so die homöopathischen Ärzte –, das Mittel in den verhältnismäßig hohen Dilutionen D12 bis D30 einzusetzen. Gleich danach folgt die Anwendung bei Skrofulose und Schleimhautkatarrhen, besonders im Bereich der Nebenhöhlen. Hier darf man das Mittel in niederen Potenzen (etwa D3 bis D6) einsetzen. In diesen Verdünnungen gebraucht man Hedera auch bei Husten und Keuchhusten, bei Schnupfen, Asthma und Emphysem. Die Verwendung bei Magen-, Galle- und Leberbeschwerden, bei Rheuma und Gicht ist weniger von Bedeutung.

Efeu als Hausmittel: Im Vordergrund steht die Verwendung des Efeu bei Katarrhen verschiedenster Art als Tee oder alkoholischer Auszug.

• *So wird Efeu-Tee bereitet:* 1 gehäuften Teelöffel Efeublätter mit 1/4 l kochendem Wasser übergießen und nach 10 Minuten abseihen. Der Tee kann gesüßt (zweckmäßigerweise mit Honig) getrunken werden.

Weiterhin verwendet man den Tee bei Hautunreinheiten (auch zu Waschungen), bei Gallebeschwerden, Rheuma, Gicht und äußerlich gegen Läuse und Krätze.

Nebenwirkungen: In normaler Dosierung sind keine Nebenwirkungen zu befürchten. Die Früchte sind giftig (Saponine)! Kontakt-Allergien sind möglich.

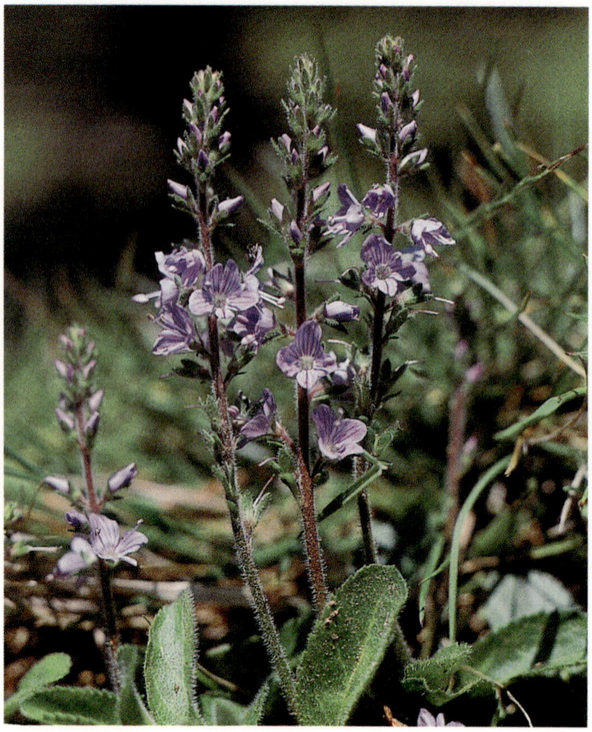

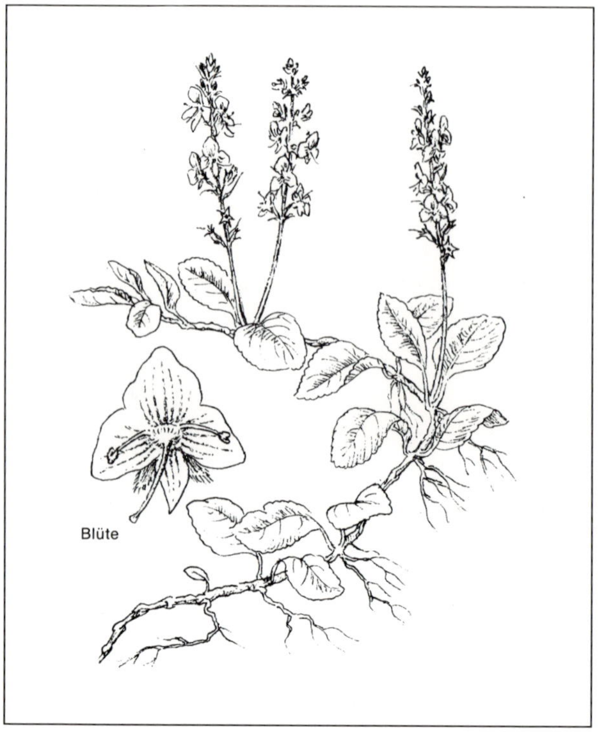

Ehrenpreis

VERONICA OFFICINALIS L.
Braunwurzgewächse, SCROPHULARIACEAE
Volksnamen: Allerweltsheil, Bunger, Grindheil, Hühnerraute, Männertreu, Veronika, Viehkraut, Zittli.
Arzneilich verwendete Pflanzenteile:
Das ganze Kraut (ohne die Wurzeln).
Drogenbezeichnung: Ehrenpreiskraut = VERONICAE HERBA (früher: HERBA VERONICAE).

Botanik: *Pflanzenbeschreibung:* Die Stengel des Ehrenpreis werden etwa 30 cm lang, sie liegen dem Boden an, steigen dann jedoch auf, sind rauhhaarig und bilden an den unteren Gelenken Wurzeln aus. Die graugrünen Blätter sind gegenständig angeordnet, kurz gestielt, verkehrt eiförmig oder elliptisch, weichhaarig und am Rand gesägt. In ihren Achseln stehen in Blütentrauben hellblaue Blüten, die dunkel geadert sind. *Blütezeit:* Mai und Juni. *Vorkommen:* Heideland, Kahlschläge im Wald und trockene, lichte Wälder sowie Waldränder sind beliebte Plätze des Ehrenpreis. Man findet ihn häufig.
Ernte und Aufbereitung: Man erntet das blühende Kraut ohne Wurzeln und niederliegende Teile. Dann wird im Schatten getrocknet. Es ist darauf zu achten, daß die Pflanzen ganz trocken sind, bevor sie geschnitten werden.
Inhaltsstoffe (Wirkstoffe): Gerbstoffe, Bitterstoffe, Flavonoide, wenig ätherisches Öl und das Iridoid Aucubin.
Heilwirkung und Anwendung: Ehrenpreis ist Bestandteil verschiedener Teezubereitungen, die gegen Brust- und Lungenleiden, Leber- und auch Hautleiden verwendet werden. Doch es mehren sich die Stimmen, die dem Ehrenpreis all diese Wirkungen absprechen. Sebastian Kneipp empfahl den Ehrenpreis als wirkungsvolles Heilmittel gegen die Schwindsucht, gegen Rheuma, Gicht und Blasenkatarrh. Andere Autoren (beispielsweise H. Schulz und A. Dinand) loben seine Wirkung bei Hautjucken alter Menschen, bei Magenverstimmung und Appetitlosigkeit. Und R. F. Weiß, ein bedeutender Phytotherapeut unserer Zeit, hält die Droge für wenig wirksam. Betrachtet man die Inhaltsstoffe, so ist dieses Urteil vielleicht ein wenig hart. Ich möchte es so formulieren: Für die angegebenen Anwendungsgebiete haben wir im Pflanzenreich Besseres anzubieten.
Ehrenpreis als Hausmittel: In der Volksmedizin ist diese Droge als »Allerweltsheil« sehr beliebt. Man verwendet den Tee bei Husten und Erkältungskrankheiten, als Gurgelmittel, bei Schleimhautentzündungen in Mund und Rachen, gegen Appetitlosigkeit, gegen Leber- und Nierenleiden,

Rheuma und Gicht, bei Magenbeschwerden und Durchfällen. Wie groß der Erfolg ist, läßt sich schwer sagen.

• *So wird Ehrenpreis-Tee bereitet:* 2 gehäufte Teelöffel Ehrenpreis werden mit $^{1}/_{4}$ l kochendem Wasser übergossen, nach 10 Minuten abgeseiht und schluckweise mäßig warm getrunken. 3mal täglich 1 Tasse reicht aus.

Nebenwirkungen sind nicht bekannt.

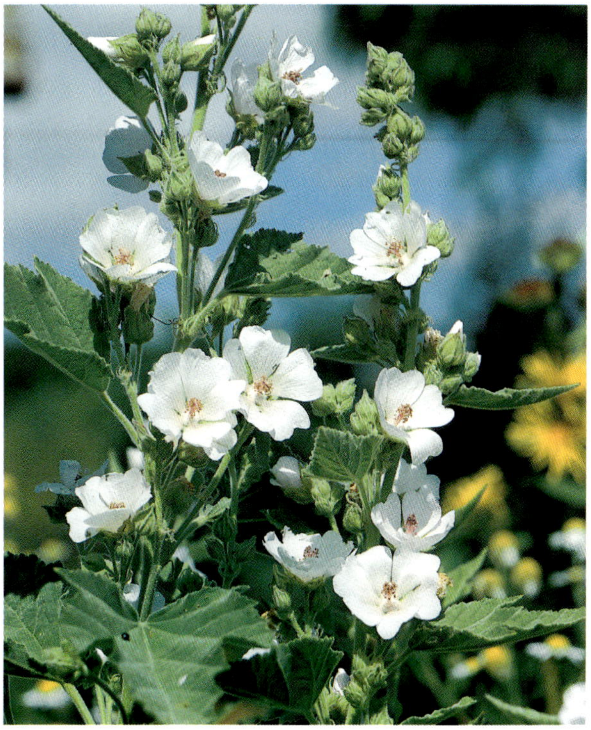

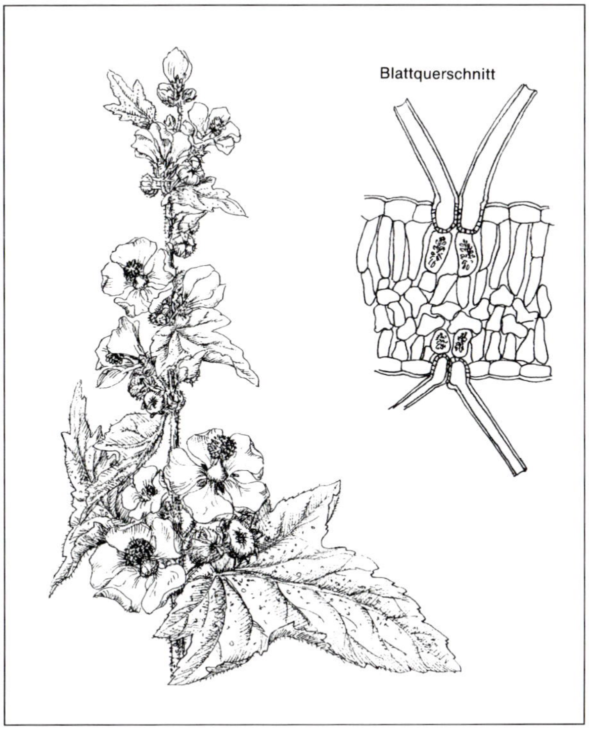

Eibisch

ALTHAEA OFFICINALIS L.
Malvengewächse, MALVACEAE
Volksnamen: Adewurzel, Alter Thee, Driantenwurzel, Flußkraut, Heilwurz, Heimischwurzel, Ibsche, Schleimwurzel, Weiße Malve, Weiße Pappel, Weißwurzel.

Arzneilich verwendete Pflanzenteile: Wurzel, Blätter, Blüten.

Drogenbezeichnung: Eibischwurzel = ALTHAEAE RADIX (früher: RADIX ALTHAEAE), Eibischblätter = ALTHAEAE FOLIUM (früher: FOLIA ALTHAEAE), Eibischblüten = ALTHAEAE FLOS (früher: FLORES ALTHAEAE).

Botanik: *Pflanzenbeschreibung:* Eibisch ist eine ausdauernde, behaarte Staude, die bis 1,5 m hoch wird. Man erntet in der Hauptsache die zweijährige Wurzel. Die gestielten Blätter, die spiralig am Stengel angeordnet sind und sich durch eine filzige weißliche Behaarung auszeichnen, sind drei- bis fünflappig und am Rand unregelmäßig gekerbt. In Ihren Achseln entwickeln sich in büscheliger Anordnung gestielte weiße oder rötliche große Blüten. *Blütezeit:* Juni bis August. *Vorkommen:* Eibisch im Freien zu suchen, dürfte bei uns in Mitteleuropa ein wenig erfolgversprechendes Unterfangen sein, denn Wildbestände sind überaus selten. Auf salzigen Böden (in der Nähe von Salinen), an der Ostsee, auf feuchten Wiesen behauptet er sich noch gelegentlich, sonst aber stammt aller Eibisch des Handels aus Kulturen. Die Heimat dürften die Länder um das Kaspische Meer, das Schwarze Meer und das östliche Mittelmeer sein.

Ernte und Aufbereitung: Um eine einwandfreie Droge zu erhalten, muß man die frisch geerntete Wurzel sehr rasch trocknen. Das kann an der Luft oder bei künstlicher Wärme geschehen. Dauert der Trockenvorgang zu lange oder liegen die noch feuchten Wurzeln herum, so siedeln sich sehr schnell Saprophyten (Pilze) an, die eine Zersetzung einleiten. Die so minderwertig gewordene Droge ist fleckig und riecht auch muffig.

Blätter und Blüten werden jung gepflückt und schnell im Schatten getrocknet.

Inhaltsstoffe (Wirkstoffe): Im Vordergrund steht der hohe Schleimgehalt des Eibisch. Aber auch die bis zu 35 % in der Wurzel enthaltene Stärke ist erwähnenswert; Rohrzucker und Pektin sowie zahlreiche Mineralstoffe ebenfalls. Blätter und Blüten enthalten weniger Schleim, aber etwas ätherisches Öl.

Heilwirkung und Anwendung: Seit der Antike ist die Eibischpflanze bekannt und seit dieser Zeit nutzt man sie. Es ist interessant, daß die Anwendung in der Medizin über all die Jahrhunderte gleichgeblieben ist. Schleim wirkt reizlindernd bei Entzündungen im Innern des Körpers (Magen und Darm) und äußerlich auf der Haut und an den Schleimhäuten von Mund und Rachen. Schleimdrogen bewähren sich auch als Hustenmittel, weil sie den Hustenreiz dämpfen und das Abhusten erleichtern.

Und folglich wird eine Abkochung der Eibischwurzel (Tee) innerlich bei Magenschmerzen, bei Durchfällen und Darmbeschwerden mit Erfolg gegeben.

Ein Eibisch-Tee mit Honig gesüßt ist ein gutes Hustenmittel und lindert auch die Beschwerden bei chronischem Asthma, Staublunge und Emphysem.

Bei Entzündungen im Mund, am Zahnfleisch und im Rachen kann man mit einer Eibisch-Abkochung spülen oder gurgeln und dürfte sehr bald Linderung verspüren.

Dies wird auch vom BGA anerkannt, sowohl für Eibischwurzeln als auch für Eibisch-Blätter.

Der Schleim legt sich wie eine Schutzschicht über die empfindlichen und gereizten Stellen, die darunter schneller abheilen. Bei Verletzungen der Haut ist die Wirkung ebenso gut. Und wer einen heißen Umschlag mit Eibisch bei Furunkeln und Karbunkeln macht, wird gleichfalls Linderung (Reifung) erfahren.

Eine Eibischwurzel-Abkochung muß auf besondere Art zubereitet werden, denn die Stärke darf nicht verkleistern. So stimmt das Wort Abkochung eigentlich nicht, weil bei der Zubereitung nicht gekocht wird, doch gebraucht man den Begriff als Fachausdruck immer noch.

• *So wird Eibischwurzel-Tee (Abkochung) bereitet:* 2 Teelöffel geschnittene Eibischwurzel mit 1/4 l kaltem Wasser übergießen und unter gelegentlichem Umrühren 1/2 Stunde stehen lassen. Danach rührt man noch einmal gründlich um und seiht den Tee durch Mull ab. Der fertige Tee wird auf Trinktemperatur erwärmt. Man trinkt ihn ganz langsam in kleinen Schlucken.

• *Einen Eibischblätter-Tee bereitet man so:* 2 Teelöffel Eibischblätter werden mit 1/4 l heißem Wasser übergossen und 10 Minuten lang ausgezogen. – Ungesüßt trinkt man diesen Tee bei Magen- und Darmstörungen, gebraucht ihn zu Spülungen und zum Gurgeln oder zu Umschlägen bei Wunden. Bei Husten ist Süßen mit Honig zu empfehlen. Diabetiker nicht süßen.

Mein besonderer Rat: In früherer Zeit war der Eibisch-Sirup ein sehr beliebtes Hustenmittel in der Kinderheilkunde. Wenn man ihn zusätzlich mit einigen Tropfen einer ammoniakalischen Anisöl-Lösung versetzt, dem sogenannten *Liquor Ammonii anisatus* (Anistropfen), den man bestimmt noch in der Apotheke bekommt, dann hat man einen natürlichen und wirksamen Hustensaft gegen Reizhusten und Bronchitis der Kinder. 3- bis 5mal täglich 1 bis 2 Teelöffel sind die richtige Dosierung. Eibisch-Sirup ist nicht lange haltbar. Weil er heute kaum mehr verordnet wird, haben ihn die Apotheken nur noch selten vorrätig. Deshalb gebe ich hier eine Vorschrift an, nach der man diesen Sirup selbst herstellen kann.

• *So wird Eibisch-Sirup bereitet:* 2 g grob zerschnittene Eibischwurzel gibt man auf einen Filter und übergießt sie mit einer Mischung aus 1 g Weingeist und 45 g Wasser. Das ablaufende Wasser fängt man auf, um es sofort erneut über den Eibisch zu gießen. Das soll eine Stunde lang ununterbrochen geschehen. 37 g der so erhaltenen Flüssigkeit versetzt man mit 63 g Zucker und kocht auf, nachdem man den Zucker in der Flüssigkeit gelöst hat.

Eibisch als Hausmittel: Alle oben genannten Anwendungen kennt die Volksmedizin auch, doch wird hier noch sehr häufig mit den Blättern und Blüten gearbeitet. Aus den Blättern kocht man einen Brei, der auf Wunden gelegt wird, die Blüten verwendet man, mit Honig gekocht, als Hustenmittel. Oft wird auch die unzubereitete Wurzel bei Halsweh gekaut.

Nebenwirkungen: Die Anwendung von Eibisch ist unbedenklich. Man muß jedoch peinlichst darauf achten, keine angeschimmelte Ware zu bekommen. – Apothekenware ist einwandfrei.

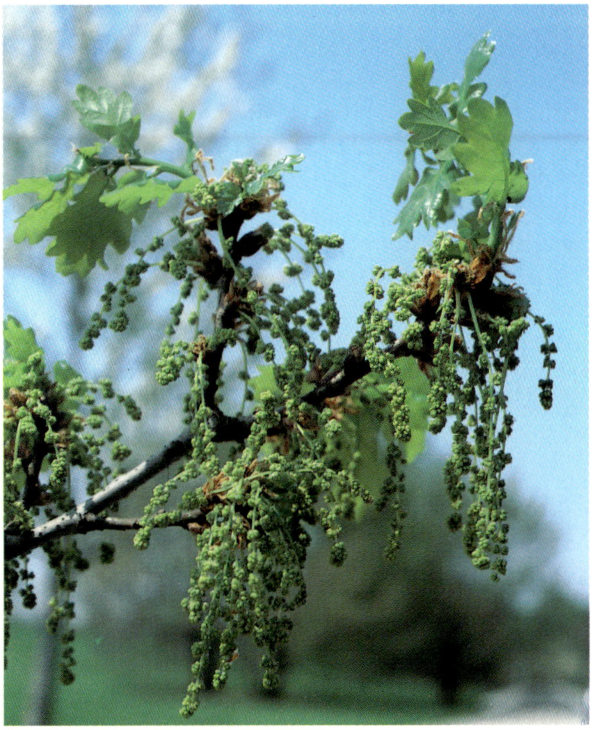

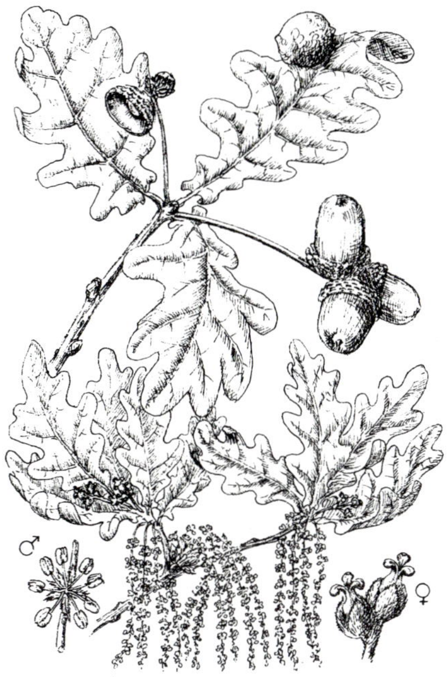

Kätzchenblüte ♂ Stempelblüte ♀

Eiche

QUERCUS ROBUR L. – Stieleiche oder Sommereiche (QUERCUS PEDUNCULATA EHRH.); QUERCUS PETRAEA (MATT.) LIEBL (QUERCUS SESSIFLORA SALISB.) – Trauben- oder Wintereiche Buchengewächse, FAGACEAE
Arzneilich verwendete Pflanzenteile: die geschälte Rinde junger Triebe (ohne Borke).
Drogenbezeichnung: Eichenrinde = QUERCUS CORTEX (früher: CORTEX QUERCUS).

Botanik: Das Aussehen unserer beiden häufigsten Eichbäume zu beschreiben, kann ich mir wohl ersparen. Man kennt diesen robusten, oft knorrigen, sehr widerstandsfähigen Baum und sein Erscheinungsbild. *Vorkommen:* Die Stiel- oder Sommereiche bevorzugt feuchte Böden, findet sich häufig in Mischwäldern, während die Trauben- oder Wintereiche sich im hügeligen und gebirgigen Gelände am wohlsten fühlt.
Ernte und Aufbereitung: Zur Rindengewinnung werden Eichen in sogenannten Schäl- oder Lohwäldern als Sträucher kultiviert. Etwa alle 10 Jahre erfolgt die Abholzung. Durch Stockausschlag entstehen neue Sträucher.
Für pharmazeutische Zwecke gebraucht man die Rinde jüngerer Zweige. Beide Eichen sind im Hinblick auf wirksames Drogengut gleichwertig. Die Rinde wird im Frühjahr geschält. Es ist selbstverständlich, daß für pharmazeutische Zwecke nur Rinde verwendet wird, die noch keine Borke besitzt. Sie glänzt zumeist und wird Spiegelrinde genannt. Die Grobrinde, auch Rauh- oder Reitelrinde genannt, ist weniger wertvoll.
Wer nun seine eigene Eichenrinde einbringen möchte, der muß einige Dinge beachten: Auch er sollte bestrebt sein, die Rinde von Stockausschlägen zu bekommen und darauf achten, daß der Durchmesser der Äste oder Zweige, von denen er die Rinde nimmt, nicht mehr als etwa 6 cm beträgt. Im Frühjahr, wenn die Säfte steigen, läßt sich die Rinde leicht vom Holz schälen. Es dürfen keine Flechten oder Algen auf der Rinde angesiedelt sein. Das mindert den Wert. Das Trocknen soll schnell geschehen.
Inhaltsstoffe (Wirkstoffe): Der Wirkstoff der Eichenrinde ist der in sehr großer Menge enthaltene Gerbstoff (Catechingerbstoffe). Alle anderen Inhaltsstoffe treten dahinter zurück. Beim Lagern verringert sich der Gerbstoffgehalt. Rauh- und Reitelrinde enthalten oftmals erheblich weniger Gerbstoff als die offizinelle Glanz- oder Spiegelrinde.
Heilwirkung und Anwendung: Eichenrinde ist eine Gerbstoffdroge, wohl die bekannteste und am meisten gebrauchte. Gerbstoffe wirken zu-

sammenziehend und entzündungswidrig, ferner stopfend bei Durchfällen und kräftigend auf den Darm. Daraus ergeben sich ungezählte Möglichkeiten für eine gezielte Anwendung als Heil- und Linderungsmittel.
Ein Aufguß oder eine Abkochung, ein Tee also, wird erfolgreich zum Gurgeln bei Infektionen im Mund- und Rachenraum sowie am Zahnfleisch benutzt. Der Gerbstoff »härtet« die Schleimhäute und entzieht somit den Bakterien den Nährboden. Später werden diese »gegerbten« Schleimhäute abgestoßen, um neuem gesundem Gewebe Platz zu machen. Ähnlich ist auch die Wirkung im Darm. Gärungserreger kann man auf diese Weise mit einem Tee aus Eichenrinde bekämpfen und Durchfälle stoppen.
Mit Erfolg badet man durch Frost geschädigte Hände und Füße in Eichenrinden-Tee, macht Umschläge bei entzündeten Augen mit einer Eichenrinden-Abkochung und behandelt auch nässende Ekzeme, Verbrennungen und sekundärinfizierte Unterschenkelgeschwüre (sogenannte »offene Beine«) mit Umschlägen.
• *So wird eine Eichenrinden-Abkochung bereitet:* 1 bis 2 Teelöffel geschnittene Eichenrinde mit 1/4 l kaltem Wasser übergießen. Den Ansatz zum Sieden erhitzen, etwa 3 bis 5 Minuten kochen, abseihen und lauwarm anwenden.
Als innerliche Anwendung genügen 2 Tassen Tee pro Tag. Gurgeln sollte man damit recht häufig (etwa alle 3 Stunden), und die feuchten Umschläge mit Eichenrinden-Abkochung müssen 2- bis 3mal täglich erneuert werden.
Es ist wichtig, besonders bei Unterschenkelgeschwüren, den Verband durchlässig und locker anzulegen. Ein Abdecken mit Plastikfolie sollte man vermeiden. Für die Anwendung am Auge ist der Tee mit der gleichen Menge abgekochten Wassers zu verdünnen.
Das Eichenrinden-Bad bei Hämorrhoiden und die Bäder bei Frostbeulen und Schweißfüßen werden stärker vertragen. Man rechnet etwa 2 Eßlöffel Droge je 1 l Wasser.
Eichenrinde als Hausmittel: Die Anwendung der Eichenrinde in der Volksmedizin deckt sich mit der Verwendung, über die unter »Heilwirkung und Anwendung« berichtet wurde. Die innerliche Anwendung, wenn auch in der Volksmedizin immer noch üblich, ist stark rückläufig, und zumeist bildet Eichenrinde nur einen unter mehreren Bestandteilen in Magen- und Darmtees. Wir verfügen über bessere pflanzliche Mittel gegen Magen- und Darmbeschwerden, wie beispielsweise Kamille, Pfefferminze, Tausendgüldenkraut und gegen Durchfälle Blutwurz (Tormentill) oder auch getrocknete Heidelbeeren.
Die äußerliche Verwendung von Eichenrindenabkochungen hingegen ist auch heute noch sinnvoll.
Das BGA nennt folgende Anwendungsgebiete: Entzündungen von Zahnfleisch und Mundschleimhaut; vermehrte Fußschweißsekretion; ergänzende Behandlung bei Frostbeulen und Anal-(After-)Fissuren.
Ich möchte jedoch diese Anwendungsgebiete noch erweitern. Hämorrhoiden, Unterschenkelgeschwüre und chronische Ekzeme sprechen auf Bäder mit Eichenrinde gut an.
Nebenwirkungen: Bei der angegebenen Dosierung sind keine Nebenwirkungen zu fürchten.

Einbeere

▷ *giftig*
PARIS QUADRIFOLIA L.
Liliengewächse, LILIACEAE
Volksnamen: Fuchsauge, Krähenauge, Sauauge, Schwarzperle, Teufelsauge, Vierblatt, Wolfsauge.
Arzneilich verwendete Pflanzenteile: Die ganze Pflanze (mit dem Wurzelstock).
Drogenbezeichnung: Einbeerenkraut = PARIDIS HERBA (früher: HERBA PARIDIS).

Botanik: *Pflanzenbeschreibung:* Aus einem waagrecht im Erdboden verlaufenden Wurzelstock entspringt ein Stengel, der etwa 30 cm hoch wird, unten ein zweispaltiges Scheideblatt trägt und oben einen Quirl von in der Regel 4 eirundlichen, netzadrigen Laubblättern ausbildet, die vorne zugespitzt sind. Nicht selten findet man auch Pflanzen, die nur 3, aber auch 5 bis 7 Blätter tragen. Über den Blättern steht eine einzige grünliche sternförmige, vierzählige Blüte, die wenig ansprechend ist. Auffälliger als die Blüte ist die Frucht, die einer blauschwarzen Perle gleicht und die Größe einer Heidelbeere hat. *Diese Beeren sind – wie alle Teile der Pflanze – schwach giftig!* Man muß bei Spaziergängen mit kleinen Kindern darauf achten, daß sie diese so verlockend aussehenden Beeren nicht essen. Eine oder zwei bis drei Beeren sind noch nicht gefähr-

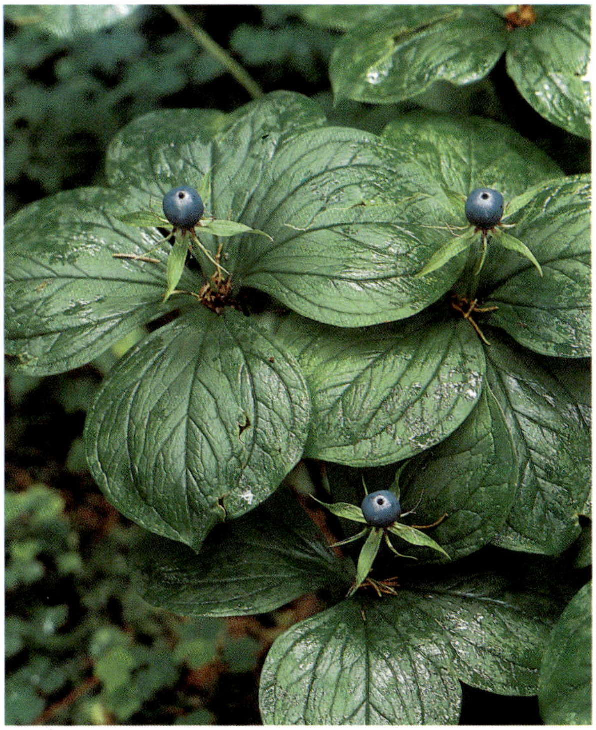

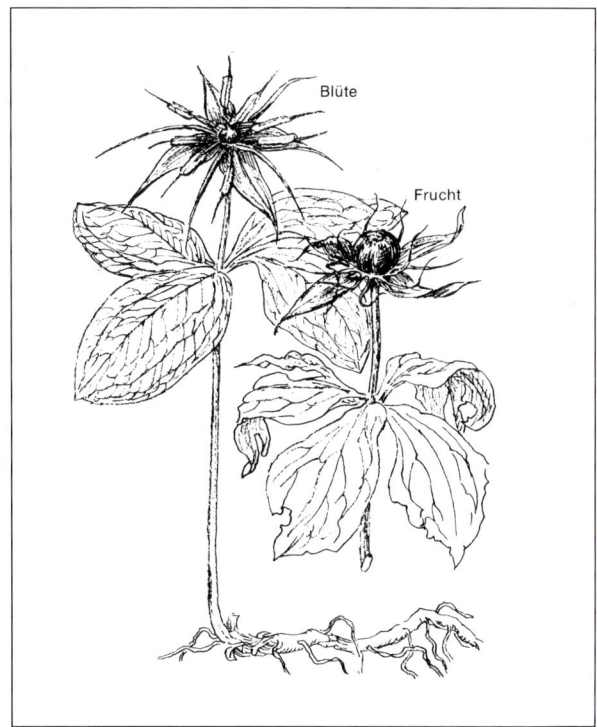

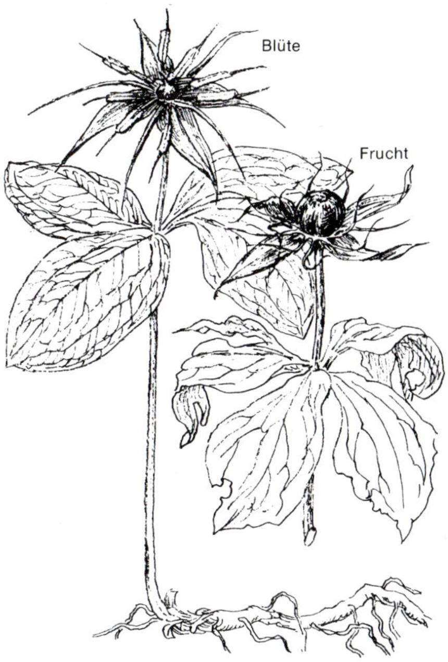

lich, doch bei einer größeren Menge kommt es zu Vergiftungserscheinungen wie Erbrechen und Durchfall; tödliche Vergiftungen durch die Einbeere sind jedoch nicht bekannt geworden. *Blütezeit:* Mai bis Juni. *Vorkommen:* In schattigen Laubwäldern, Gebüschen, Hecken und auf feuchten Felsen. *Fruchtreife:* Juli und August.

Inhaltsstoffe (Wirkstoffe): Saponine, organische Säuren.

Heilwirkung und Anwendung: Schul- und Volksmedizin gebrauchen die Einbeere nicht oder nicht mehr. Die Homöopathie hingegen schätzt die Heilpflanze auch heute noch.

Anwendung in der Homöopathie: Aus der frischen Pflanze wird das Homöopathikum *Paris quadrifolia* bereitet und in den Dilutionen D3 bis D6 bei neuralgischen Kopf- und Gesichtsschmerzen sowie bei immer wiederkehrenden Kehlkopfkatarrhen gegeben. Auch bei Augenkatarrhen mit Lidzuckungen kann das Mittel Hilfe bringen.

Nebenwirkungen: Alle Teile dieser Pflanze, vor allem die Beeren (weniger die Blätter) sind schwach giftig. Vergiftungserscheinungen wurden beobachtet wie Durchfälle, Koliken, Schwindelanfälle. Selbstmedikation ist daher verboten.

Aus der Geschichte dieser Heilpflanze: Im Mittelalter glaubte man daran, daß »verzauberte« Menschen, die durch Unholde um ihren Verstand gebracht worden waren, durch Einbeeren wieder »entzaubert« werden könnten. Die Beeren, am Körper getragen oder in Kleider eingenäht, galten als Schutz gegen die Pest und andere ansteckende Krankheiten, vorausgesetzt, sie waren zwischen dem 15. August und 8. September gepflückt worden. – Man fürchtete die Einbeere und gebrauchte sie deshalb nicht viel. Bei Matthiolus steht zum Beispiel zu lesen: »Ettliche sprechen das dise beer schlafen machen kann / wann sie gegessen werden / Ich will o nicht versuchen / möcht vielleicht gar entschlaffen.«

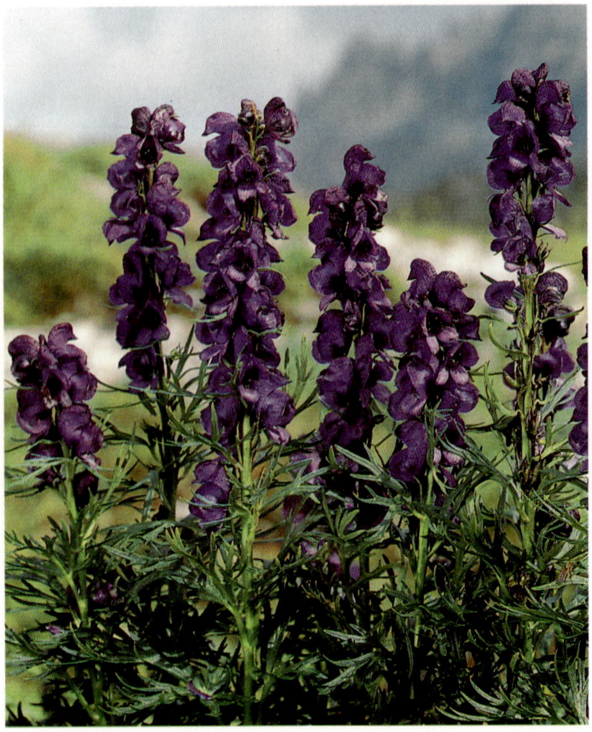

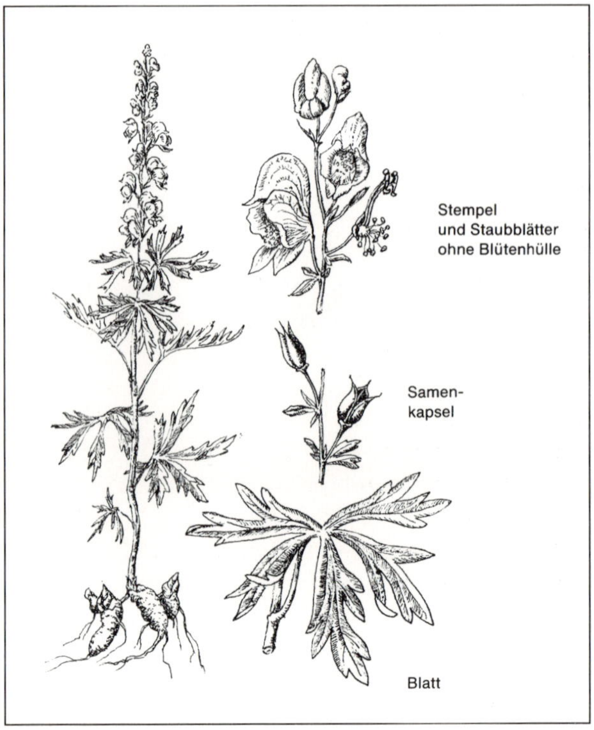

Eisenhut

▷ *tödlich giftig, geschützt*
ACONITUM NAPELLUS L.
Hahnenfußgewächse, RANUNCULAEAE
Volksnamen: Fuchswurz, Giftkraut, Sturmhut, Tübeli, Venuswagen, Wolfskraut.
Arzneilich verwendete Pflanzenteile: Die junge, diesjährige Wurzelknolle, auch das ganze oberirdische Kraut im Zustand des Blühens.
Drogenbezeichnung: Eisenhutknolle = ACONITI TUBER (früher: TUBERA ACONITI), Eisenhutkraut = ACONITI HERBA (früher: HERBA ACONITI).

Botanik: *Pflanzenbeschreibung:* Eisenhut ist eine ausdauernde Pflanze mit rübenartigen Wurzeln, die in jedem Jahr eine neue Knolle entwickeln, während die vorjährige abstirbt. Aus dieser Wurzel steigt ein Stengel auf, der bis 120 (150) cm hoch wird, und tief geschlitzte fünf- bis siebenlappige Blätter trägt. Die tiefblauen, helmartigen Blüten sitzen gestielt in einem langen, ährenartigen Blütenstand an der Spitze der Pflanze. *Blütezeit:* Juni bis September. *Vorkommen:* In den Gebirgen ganz Mitteleuropas, besonders auf feuchten Hochgebirgswiesen (Almen) mit hohem Nährstoffgehalt, wächst Eisenhut oft massenhaft.

Schon hier weise ich darauf hin, daß die Pflanze stark giftig ist, daß man sie niemals ohne ärztlichen Rat selbst anwenden darf und daß man Kinder vor ihr warnen muß. Es soll schon zu Vergiftungen gekommen sein, nachdem ein Kind eine Knolle längere Zeit in der feuchten Hand getragen hatte. Der Eisenhut ist eine der giftigsten Pflanzen, die es bei uns gibt.
Inhaltsstoffe (Wirkstoffe): Aconitin und andere Alkaloide.
Heilwirkung und Anwendung: In pharmazeutischen Dosen wirkt Eisenhut über das Nervensystem auf fast den gesamten Organismus ein. Im Vordergrund steht die schmerzlindernde Wirkung bei Neuralgien, Ischias und auch Gicht. Die Wirkung gegen das Fieber und die günstige Beeinflussung von Erkältungskrankheiten (besonders Schnupfen und Bronchialkatarrh) sei hervorgehoben. Innerlich als Tinktur, äußerlich als flüssige oder salbenförmige Einreibung werden Eisenhutpräparate zur Schmerzlinderung noch gelegentlich ärztlich verordnet.
Eine Selbstbehandlung außer mit homöopathischen Zubereitungen darf nicht erfolgen.
Anwendung in der Homöopathie: Das Homöopathikum *Aconitum* wird aus der frischen blühenden Pflanze bereitet. Man verwendet das Mittel ab der vierten Potenz (D4) gern bei fieberhaften Erkältungskrankheiten, Grippe, Neural-

gien, Ischias und anderen Schmerzzuständen. Selbst bei gewissen Herzleiden verabreicht man Aconitum.
Bei beginnender Erkältung, beim ersten Niesen oder Frösteln verhütet Aconitum D4, 3- bis 5mal täglich 5 bis 10 Tropfen genommen, oft einen grippalen Infekt.
Eisenhut als Hausmittel: Im Altertum kannte man den Eisenhut mehr als Giftpflanze denn als Heilkraut. Man vergiftete Pfeil- und Speerspitzen sowie Schwerter damit.
Plinius berichtet lediglich über die Anwendung bei Augenleiden. Auch die Medizin des Mittelalters war zurückhaltend. Erst als sich die Homöopathie seiner annahm, wurde der Eisenhut auch in der Volksmedizin verwendet. Erkältungen, Schmerzen, Rheuma, Gicht, Schlaflosigkeit, Entzündungen im Verdauungstrakt und in den Atemwegen stehen bei der Anwendung im Vordergrund. Alkoholische Auszüge aus dem ganzen Kraut und Ansätze mit Wein spielen als Anwendungsformen eine große Rolle.
Ich muß jedoch nochmals davor warnen, den Eisenhut selbst anzuwenden. Er ist nun einmal eine der giftigsten Pflanzen unserer Flora.
Nebenwirkungen: Vergiftungen durch falsche Anwendung als Heilmittel sind glücklicherweise sehr selten. Auch Kinder bleiben zumeist verschont, weil die Früchte oder die anderen Teile der Pflanze wenig zum Verzehr einladen.
Dennoch sollte man über die Vergiftungserscheinungen Bescheid wissen. Sie zeigen sich sehr bald (schon nach wenigen Minuten) durch Brennen im Mund und Kribbeln am ganzen Körper. Gleichzeitig treten Schweißausbrüche auf, die von Frösteln und starkem Kältegefühl abgelöst werden. Übelkeit, Erbrechen und Durchfall sowie starker Speichfelfluß sind weitere Vergiftungssymptome. Schließlich sterben die Gliedmaßen ab, die Atmung wird flach und verlangsamt, und durch Kollaps kann oft schon nach 20 Minuten der Tod eintreten.
Die Erste-Hilfe-Leistung muß sehr schnell erfolgen: Sofort Arzt (Notarzt) und Krankenhaus verständigen! Erbrechen herbeiführen: Salzwasser (1 bis 2 Eßlöffel Kochsalz pro Glas) trinken, mit Finger, Löffelstiel oder Feder den Rachen kitzeln, bis Erbrechen erfolgt. Nach der Magenentleerung reichlich Tierkohle geben (20 bis 30 g in Wasser aufgeschwemmt).
Bewußtlosen jedoch nichts eingeben!

Eisenkraut

VERBENA OFFICINALIS L.
Eisenkrautgewächse, VERBENACEAE
Volksnamen: Druidenkraut, Eisenhart, Richardskraut, Sagenkraut, Stahlkraut, Taubenkraut, Wundkraut.
Arzneilich verwendete Pflanzenteile:
Das ganze Kraut (meist ohne Wurzeln).
Drogenbezeichnung: Eisenkraut = VERBENAE HERBA (früher: HERBA VERBENAE).

Botanik: *Pflanzenbeschreibung:* Eisenkraut wird etwa 30 bis 50 (60) cm hoch, besitzt einen steifen, rauhen, vierkantigen Stengel, der oben sparrig verästelt ist. Am Ende der Stengelverästelungen bilden sich, in nackten Ähren angeordnet, kleine rötliche oder blaßblaue Blüten aus. Die gegenständigen Stengelblätter sind unten gestielt und fast ungeteilt, oben jedoch sitzend, dreispaltig oder fiederlappig mit gesägten Zipfeln. *Blütezeit:* Juni bis September. *Vorkommen:* Eisenkraut ist ein ausdauerndes Unkraut und an Hecken, Mauern, Wegrändern, auf Schuttplätzen, sowie Ödland häufig anzutreffen.
Ernte und Aufbereitung: Gesammelt wird das ganze Kraut zur Blütezeit, man trocknet es an der Luft, am besten gebündelt aufgehängt.
Inhaltsstoffe (Wirkstoffe): Iridoid-Glykoside (Verbenalin), ätherisches Öl (wenig), Gerbstoffe, lösliche Kieselsäure (wenig), Bitterstoffe, Schleim.
Heilwirkung und Anwendung: Als gerbstoffhaltige Bitterstoffdroge kann man Eisenkraut bei leichten Magenbeschwerden, Durchfällen und Appetitlosigkeit anwenden, man kann den Tee bei Erkältungen trinken oder damit gurgeln, doch gibt es in jedem Fall bessere Mittel: Tausendgüldenkraut, Wermut, Beifuß, Blutwurz, Huflattich, Kamille. Das BGA beurteilt das Eisenkraut ebenfalls negativ, denn es hält die Wirksamkeit bei den beanspruchten Indikationen für »nicht belegt«. Bei Katarrhen der oberen Luftwege wird eine unterstützende Wirkung anderer Heilpflanzen jedoch nicht ganz ausgeschlossen.
Anwendung in der Homöopathie: Die Urtinktur wird aus der frischen blühenden Pflanze bereitet. Das Homöopathikum *Verbena* wird bei Schlaflosigkeit, Nervenleiden, Epilepsie und bei Nieren-und Gallensteinen gegeben. In der neueren Literatur kommt dieses Mittel jedoch kaum noch vor.

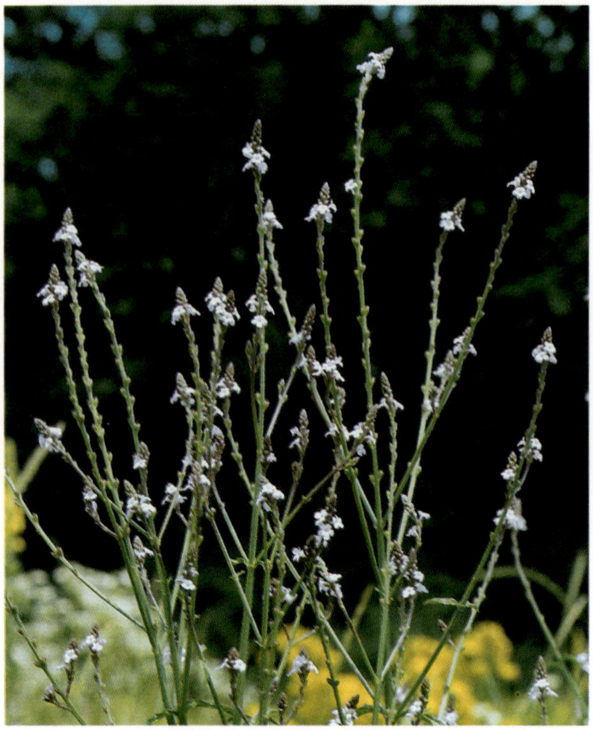

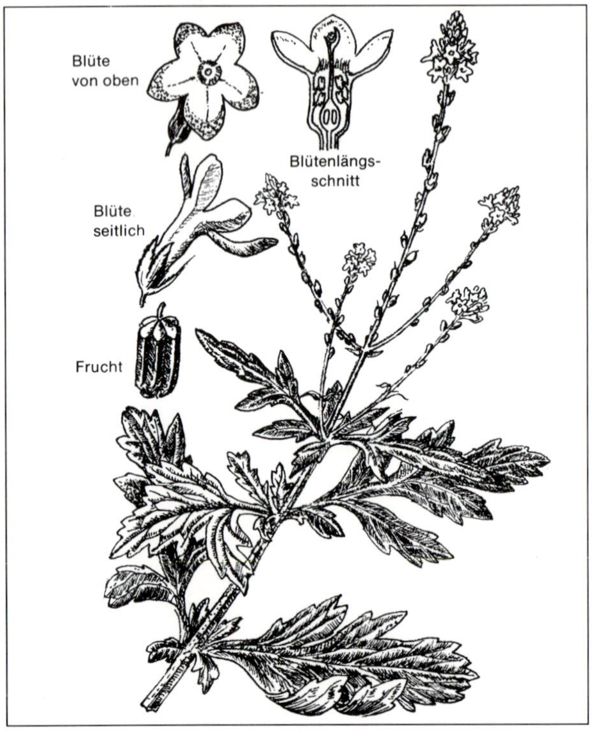

Eisenkraut als Hausmittel: Viel häufiger ist die Anwendung dieses »Wundkrautes« in der Volksmedizin, denn da richtet man sich immer noch nach den Angaben mittelalterlicher Kräuterbücher. An erster Stelle der Heilanzeigen steht die Wundbehandlung, es folgt die Behandlung der Störungen so ziemlich aller Organe. Es ist müßig, alles aufzuzählen, denn es gibt jeweils bessere Drogen.

• *So wird Eisenkraut-Tee bereitet:* 2 gehäufte Teelöffel Droge mit $^{1}/_{4}$ l kochendem Wasser übergießen, und 5 Minuten ziehenlassen, danach abseihen.

Dieser Tee kann innerlich und äußerlich gebraucht werden.

Nebenwirkungen sind nicht bekannt.

Hinweis: Der »duftende Verbena-Tee«, der »echte Verbenen-Tee«, die »Vervaine«, oder unter welchem Namen diese Spezialität auch immer verlangt wird, sind die Blätter des Zitronenstrauches LIPPIA TRIPHYLLA (LIPPIA CITRIODORA oder ALOYSIA TRIPHYLLA). Sie enthalten duftendes ätherisches Öl und werden beispielsweise in Frankreich oder der Schweiz gern dem Schwarztee beigegeben. Man schreibt diesen Blättern eine roborierende, entwässernde, schlankmachende und ausgleichende Wirkung zu.

Lippia triphylla ist auch in der Familie der Eisenkrautgewächse (Verbenaceae) zu finden. Die Heimat dieses Verbenaceae-Strauches ist Argentinien, Uruguay und Chile. In Südeuropa zieht man ihn in Gärten und Kulturen.

Engelsüß
(Gemeiner Tüpfelfarn)

POLYPODIUM VULGARE L.
Tüpfelfarngewächse, POLYPODIACEAE
Volksnamen: Baumfarn, Eichfarn, Erdfarn, Insüß, Otternkraut, Süßholz, Steinlakritze, Wrangenwurzel.
Arzneilich verwendete Pflanzenteile:
Der Wurzelstock.
Drogenbezeichnung: Engelsüßwurzelstock = POLYPODII RHIZOMA (früher: RHIZOMA POLYPODII).

Botanik: *Pflanzenbeschreibung:* Engelsüß ist ein Farn, der dicht unter dem Boden oder im Moos einen kriechenden, bis zu 1 cm dicken und sehr süß schmeckenden Wurzelstock ausbildet. Daraus entspringen einfach gefiederte Blätter mit unterseits vorstehendem Mittelnerv, neben dem zwei Reihen Sporenhäufchen sitzen, die in

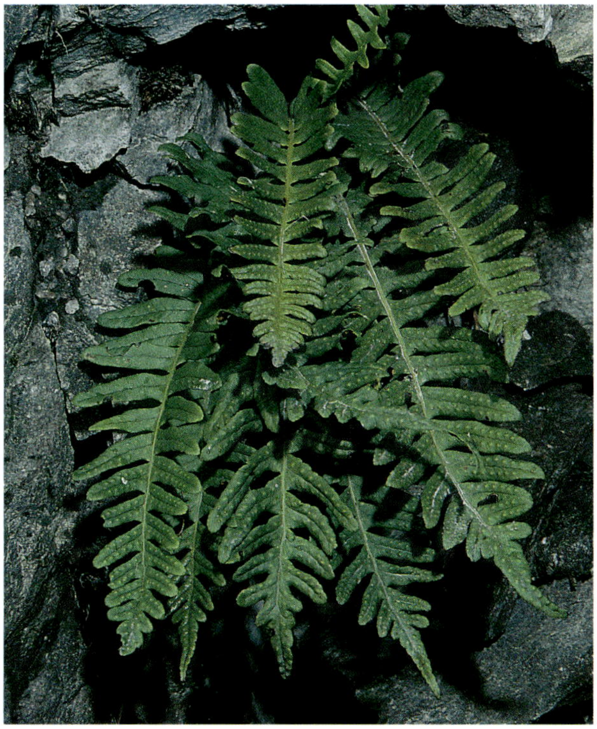

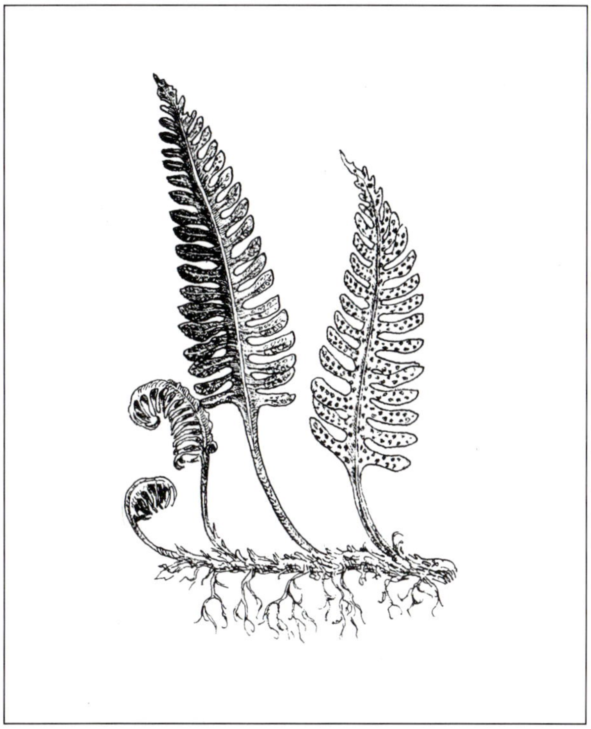

jungem Zustand orange, später braun gefärbt sind. *Sporenreife:* Juni bis August. *Vorkommen:* In der Ebene und im Gebirge gleichermaßen häufig, wächst Engelsüß auf kalkarmen aber humusreichen Waldböden, auf Felsen, in deren Spalten er sich verankert und wächst sogar auf bemoosten Bäumen.

Ernte und Aufbereitung: Geerntet wird im Herbst. Man nimmt die Wurzelstöcke, befreit sie durch Waschen von anhaftendem Erdreich und trocknet schnell und vollständig.

Inhaltsstoffe (Wirkstoffe): Geringe Mengen ätherisches Öl, Gerb- und Bitterstoffe, Saponine, von denen eines einen süßen Geschmack besitzt. In älterer Literatur wird von gallewirksamen Inhaltsstoffen gesprochen.

Heilwirkung und Anwendung: Engelsüß zählt nur noch gelegentlich zu den Bestandteilen von Bronchialtees, weil seine schleimlösende Wirkung nicht besonders hervorstechend ist. In sogenannten Blutreinigungstees und in Galle- und Lebertees findet man diese Heilpflanze auch nicht mehr häufig, obgleich die Verwendung hier wegen der galletreibenden und der leicht abführenden Wirkung gerechtfertigt ist.

Engelsüß als Hausmittel: In der Volksmedizin findet Engelsüß Anwendung bei Asthma, Verschleimung, Heiserkeit, chronischem Husten und Fieber. Auch bei Appetitlosigkeit, Stuhlverstopfung, Gelbsucht, Rheuma und Gicht wird Engelsüß als Tee verwendet.

• *So wird Engelsüß-Tee bereitet:* 2 gehäufte Teelöffel Engelsüßwurzel mit 1/4 l kaltem Wasser übergießen, zum Sieden erhitzen und 5 Minuten lang kochen. 2 bis 3 Tassen Tee täglich sind angezeigt.

Gelegentlich verwendet man auch den pulverisierten Wurzelstock, von dem man 2- bis 3mal täglich 2 g gibt, mit Marmelade, Honig oder Mus gemischt.

Nebenwirkungen wurden nicht beobachtet.

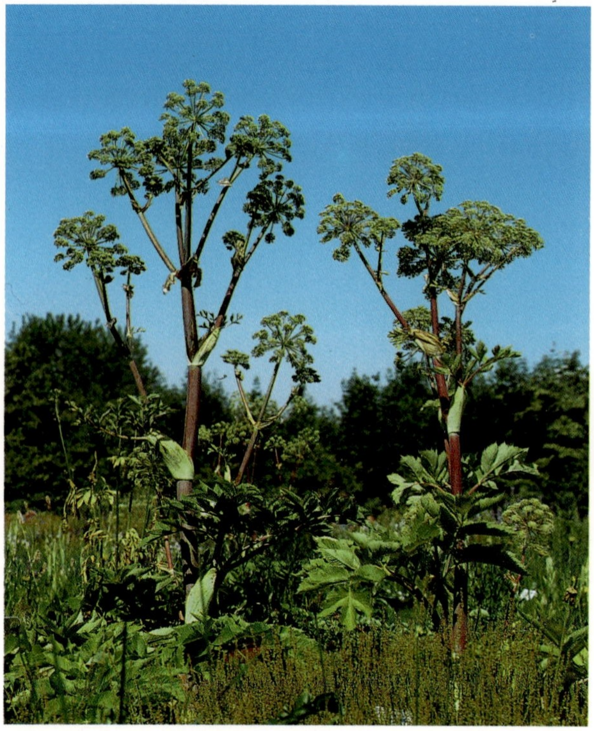

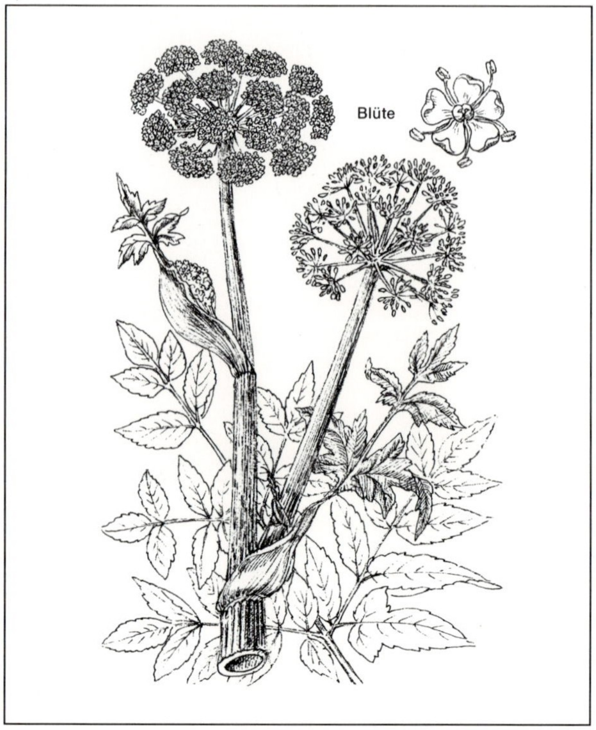

Engelwurz
(Angelikawurzel)

ANGELICA ARCHANGELICA L., (ARCHANGELICA OFFICINALIS HOFFM.)
Doldengewächse, APIACEAE (UMBELLIFERAE)
Volksnamen: Angelika, Brustwurz, Engelswurz, Giftwurz, Heiligenbitter, Theriakwurz, Waldbrustwurz, Zahnwurzel.
Arzneilich verwendete Pflanzenteile: Die Wurzeln mit den Nebenwurzeln.
Drogenbezeichnung: Angelikawurzel = ANGELICAE RADIX (früher: RADIX ANGELICAE), Angelikaöl = ANGELICAE AETHEROLEUM (früher: OLEUM ANGELICAE).

Botanik: *Pflanzenbeschreibung:* Engelwurz ist ein Doldengewächs, das bis zu 2 m hoch werden kann. Sein Stengel ist hohl, gerillt, im oberen Bereich zuweilen purpurrot angelaufen. Die Blätter, mit großen bauchigen Scheiden versehen, sind kahl, an der Unterseite blaugrün und 1- bis 3fach fiederteilig. Die kleinen, grünlich-weißen Blüten sind in 20- bis 40strahligen Doppeldolden (halbkugelig) angeordnet. Die Dolden weisen keine Hüllblätter auf, die Döldchen tragen hingegen zahlreiche Hüllchenblätter. *Blütezeit:* Juli und August. *Vorkommen:* Engelwurz gedeiht in ganz Nordeuropa und Nordasien an Flußufern und auf Wiesen. In Deutschland sind es besonders die feuchten Wiesen der Mittelgebirge und die Schluchten höherer Gebirge. Nur zerstreut trifft man die Engelwurz an der Nord- und Ostseeküste und in der Norddeutschen Tiefebene.
Ernte und Aufbereitung: Sorgfältig bestimmen – die Wurzel kann mit der des giftigen Wasserschierlings verwechselt werden! – Verwendet wird der getrocknete Wurzelstock mit den größeren Wurzeln. Er kann im Frühjahr und im Spätherbst gegraben werden. Nach gründlicher Reinigung wird das Sammelgut der Länge nach gespalten und zum Trocknen aufgehängt. Der braungraue bis rötliche Wurzelstock riecht und schmeckt stark aromatisch. Bei der Aufbewahrung muß man große Sorgfalt walten lassen, weil es kaum eine Droge gibt, die so stark dem Insektenbefall ausgesetzt ist – auch die gekaufte Droge unbedingt darauf untersuchen.
Inhaltsstoffe (Wirkstoffe): Die Wirkstoffe, auf die sich die Anwendung stützt, sind das ätherische Öl, Bitterstoffe (Sesquiterpene) und Gerbstoffe, Furanocumarine, Harze, Wachs, Stärke, Pektin und Zucker.
Heilwirkung und Anwendung: Engelwurz ist ein typisches Amarum aromaticum, eine Droge also, deren Wirkung auf das ätherische Öl und Bitter-

stoffe zurückgeht. Deshalb muß man sie unter die appetitanregenden, verdauungsfördernden Magenmittel (Stomachika) einreihen, die gleichzeitig, vor allem im Darm, desinfizierende Eigenschaften entwickeln und so dazu beitragen, Blähungen zu beseitigen. Engelwurz ist also auch ein Karminativum. Ebenfalls bestätigt wurde, daß Angelika die Gallesekretion anregt und die Wasserausscheidung belebt.
Auch als Hustenmittel verwendet man die Engelwurz gelegentlich. Hervorzuheben sind weiter die leicht krampflösenden Eigenschaften.
Das BGA nennt für die Angelikawurzel (Engelwurz) als Anwendungsgebiete Beschwerden wie Völlegefühl, Blähungen und leichte krampfartige Magen-Darmstörungen, Magenbeschwerden, etwa durch mangelhafte Bildung von Verdauungssäften. Bei Magen- und Darmgeschwüren soll die Engelwurz nicht angewandt werden.
Im allgemeinen gebraucht man die Engelwurz als Tee oder als Tinktur, die aus der Droge bereitet wird, seltener verwendet man das ätherische Öl.

• *So wird Engelwurz-Tee bereitet:* 2 gehäufte Teelöffel Engelwurz mit 1/4 l kaltem Wasser übergießen, zum Sieden erhitzen, etwa 2 Minuten ziehen lassen, abseihen und schluckweise mäßig warm trinken. 2 bis 3 Tassen Tee pro Tag.

Mein besonderer Rat: Engelwurz ist in der Wirkung dem Kalmus sehr ähnlich und sollte häufiger, als es der Fall ist, bei nervösen Magenbeschwerden, verursacht durch Hetze, Ärger und Unruhe, angewendet werden. Engelwurz wirkt besonders dann, wenn Völlegefühl und Blähungen im Vordergrund der Beschwerden stehen.
Da aber Menschen mit nervösem Magen eine längere Behandlung nötig haben, muß man auch darauf bedacht sein, eine Teekombination zu schaffen, die schmeckt.

• *So wird die Teemischung zubereitet:*

Engelwurz	20,0
Kalmus	20,0
Melissenblätter	10,0
Erdbeerblätter	10,0

1 gehäufter Eßlöffel dieser Mischung wird mit 1/4 l kochendem Wasser übergossen und an einem warmen Ort zugedeckt 15 Minuten lang ausgezogen. Nach dem Mittag- und Abendessen jeweils 1 Tasse Tee trinken.

Engelwurz als Hausmittel: Die Anwendung in der Volksmedizin ist für die Engelwurz sehr umfassend. Sie schließt alle oben genannten Anwendungen ein, empfiehlt diese Heilpflanze jedoch zusätzlich bei Krämpfen kleiner Kinder, bei Alkohol- und Nikotinvergiftung sowie bei Rheuma und Gicht. Ein Wein aus Engelwurz wird, ähnlich wie der Pepsinwein, als Verdauungshilfe gebraucht.

• *So wird Engelwurz-Wein bereitet:* Man übergießt 50 g fein zerschnittene Engelwurz mit 1 l Moselwein, läßt das Gemisch etwa 5 Tage stehen, seiht ab und bewahrt diesen Wein in kleinen, gut schließenden Flaschen auf, um bei Bedarf 1 Südweinglas voll davon zu trinken.

Vor der innerlichen Verwendung des ätherischen Öls aus der Engelwurz muß gewarnt werden, jedoch sind Einreibungen als Salben oder Linimente gebräuchlich, vor allem bei Rheuma und Gicht. Ich bin allerdings der Meinung, daß es hier Besseres gibt, doch Angelika-Bäder bei Rheuma und anderen Stoffwechselstörungen möchte ich nicht ablehnen.

• *So wird das Engelwurz-Bad bereitet:* Man nimmt 100 g Engelwurz, übergießt mit 1 l Wasser, erhitzt zum Sieden, kocht 15 Minuten lang weiter und gibt die abgeseihte Flüssigkeit einem Vollbad zu. Bei Bedarf 2 Bäder pro Woche sind angezeigt. Rheumatiker halten viel von Kräuterbädern und sind durchaus auch für Abwechslung. Im Wechsel mit einem Thymian- oder einem Schachtelhalm-Bad ist das Angelika-Bad zu empfehlen. Daß Kräuterbäder bei den verschiedensten Erkrankungen wirksam sein können, bedarf eigentlich keiner besonderen Erwähnung. Es ist wissenschaftlich erwiesen, daß pflanzliche Wirkstoffe beim Baden vom Körper über Haut und Schleimhäute resorbiert werden.

Nebenwirkungen: Eine Heilpflanze, die sehr viel ätherisches Öl enthält, ist nicht immer als ganz harmlos anzusehen. Man muß wissen, daß Überdosierungen Schaden verursachen können. Die mißbräuchliche Verwendung des Öls als Abortivum führt zweifellos weniger zum angestrebten Erfolg als vielmehr zu echten Vergiftungen, denn es wirkt lähmend auf das Zentralnervensystem. Auch sei auf die photosensibilisierenden Eigenschaften der Furanocumarine in der Engelwurz hingewiesen; sie machen lichtempfindlich und führen zu Hautreizungen. Bei längerer Einnahme das pralle Sonnenlicht meiden.

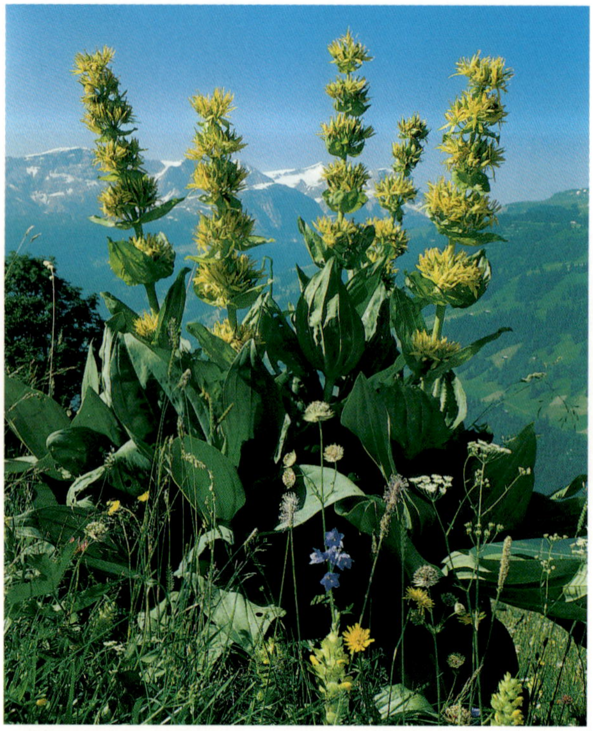

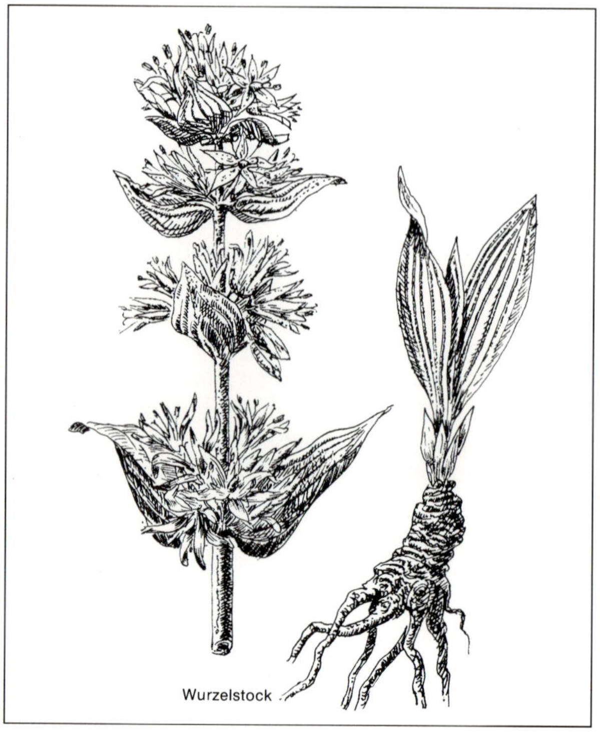

Enzian

▷ *geschützt*

GENTIANA LUTEA L. und andere Enzianarten
Enziangewächse, GENTIANACEAE
Volksnamen: Bergfieberwurzel, Bitterwurzel, Gelber Enzian, Jänzene, Jäuse, Sauwurz, Zergang, Zinzalwurz.

Arzneilich verwendete Pflanzenteile:
Die Wurzel.

Drogenbezeichnung: Enzianwurzel = GENTIANAE RADIX (früher: RADIX GENTIANAE); Enzian-Tinktur = GENTIANAE TINCTURA (früher: TINCTURA GENTIANAE), Enzianextrakt = GENTIANAE EXTRACTUM (früher: EXTRACTUM GENTIANAE).

Botanik: *Pflanzenbeschreibung:* Beschrieben ist hier der Gelbe Enzian, weil diese Art von alters her als Heilpflanze im Vordergrund steht. Es ist noch nicht so lange her, da war der Gelbe Enzian für Bergbauern ein lästiges Unkraut, das ausgerottet werden mußte. Heute ist diese stattliche Pflanze, die etwa 1 m hoch wird, so stark dezimiert, daß sie unter strengem Naturschutz steht. Der kahle aufrechte Stengel ist hohl und trägt kreuzgegenständige große elliptische, bläulich-grüne, mit starken Bogennerven durchzogene Blätter, deren Stiele von unten nach oben immer kürzer werden. Die mit einer langen kräftigen Wurzel im Boden verankerte Pflanze ist ausdauernd. Sie bildet erst nach mehreren Jahren ihre gelben Blüten aus, die in reichblütigen Scheinquirlen angeordnet sind. *Blütezeit:* Juli und August (September). *Vorkommen:* Hauptsächlich auf Kalkböden der Alpen, allgemein in den Gebirgen des südlichen Mitteleuropa und Südeuropas.

Inhaltsstoffe (Wirkstoffe): Bitterstoffe, hauptsächlich Gentiopikrin und der jüngst entdeckte Bitterstoff Amarogentin, der den höchsten Bitterwert aufweist, wenig Gerbstoffe und ätherisches Öl.

Heilwirkung und Anwendung: Enzianwurzel ist eine reine Bitterstoffdroge. Die anderen Inhaltsstoffe sind von untergeordneter Bedeutung. Der Gehalt an Gerbstoffen ist nur gering, was für die Verwendung als Magentonikum sehr wichtig ist, denn unerwünschte Reizwirkungen entfallen deshalb. Appetitlosigkeit, Magenschwäche mit mangelnder Magensaftsekretion (Absonderung), Störungen der Magenentleerung, Blähungen sowie Krampf- und Erschlaffungszustände des Magens und des Darms können mit einem Enzian-Tee (oder mit Enzian-Tropfen, der Tinctura Gentianae aus der Apotheke) erfolgreich behandelt werden. Auch die Gallesekretion wird durch Enzian günstig beeinflußt. Die Bitterstoffe wirken

zum einen durch die Berührung mit der Mundschleimhaut, indem sie heilende Reflexe auslösen, zum anderen nach Aufnahme in den Körper.
Bei der Anwendung des Enzian sollte man gut auseinanderhalten, welche Form einer Magenfunktionsstörung vorliegt.
Beim saftlosen, schlaffen Magen ist Enzian das Mittel der Wahl, jedoch beim reizempfindlichen, übersäuerten Magen nicht geeignet. Melisse, Kümmel, Kamille, Anis oder Fenchel sind in solchen Fällen besser.
Auch das BGA erkennt die Enzianwurzel als probates Mittel zur Appetitanregung und gegen Magenbeschwerden durch mangelnde Magensaftbildung an. Es wird aber gleichzeitig auf Magen- und Darmgeschwüre als Gegenanzeige hingewiesen.
• *So wird Enzian-Tee bereitet:* 1 Teelöffel zerschnittene Enzianwurzel mit 1/4 l Wasser übergießen und 5 Minuten kochen.
Der Tee muß vor den Hauptmahlzeiten mäßig warm getrunken werden. – Eine andere Zubereitungsart, bei der das Endprodukt nicht ganz so viele Bitterstoffe enthält und vor allen Dingen keine Gerbstoffe mehr (also milder ist in der Wirkung), ist ein Kaltansatz, der über 8 bis 10 Stunden (bei gleicher Ausgangsmenge) ausziehen muß.
Interessant ist die Feststellung von Professor Glatzl, daß Enzian kreislaufbelebend wirkt.
Anwendung in der Homöopathie: Das Homöopathikum *Gentiana lutea,* aus der frischen Wurzel bereitet, wird in niedrigen Potenzen (D1 bis D3) bei Appetitlosigkeit, Völlegefühl im Magen und bei Verdauungsschwäche gebraucht. Bei Bedarf 10 Tropfen oder mehrmals täglich 3 bis 5 Tropfen.
Enzian als Hausmittel: Magen-, Darm-, Leber- und Gallebeschwerden sind die Hauptanwendungsgebiete für den Enzian auch in der Volksmedizin. Schon bei den Hippokratikern im 5. und 4. Jahrhundert vor Christus bekannt, findet man Hinweise auch bei Dioskorides und Plinius. Galenos empfahl Enzian zusätzlich als Mittel bei Rheuma und Gicht. Das übernahmen die Ärzte des Mittelalters, und von dort wiederum haben volkstümliche Kräuterbücher ihr Wissen. Eine Kostprobe aus dem Kräuterbuch von Hieronymus Bock (1557) liest sich so: »Die aller gebreuchlichst wurzel in Germania / ist Entian /... So weiss der gemein man kein besseren Tiriak oder magenartznei / als eben den Entian. Dann was sie innerlich presten im leib und magen fülen / vertreiben sie mit Entian / Calmus / oder mit Ingwer...« Und Sebastian Kneipp meint, daß derjenige, der Salbei, Wermut und Enzian zur Hand hat, gleich über die ganze Apotheke verfügt. Die früher häufige Verwendung des Enzian als Wurmmittel ist heute nur noch selten.
Nebenwirkungen: Man braucht bei der angegebenen Dosierung keine Nebenwirkungen zu befürchten, sollte bei Menschen mit sehr hohem Blutdruck, solchen mit Magen- und Darmgeschwüren sowie bei schwangeren Frauen jedoch von der Verwendung absehen, weil sie Enzian nicht gut vertragen.
Bei der Verwendung von Enzian-Tropfen (Tinktur) sind 35 Tropfen die empfohlene Obergrenze. Es gibt Menschen, die auf Bitterstoffe (allergisch reagieren) Kopfschmerzen bekommen. Diese sollten daher alle Heilpflanzen aus der Gruppe der Amara und Amara aromatica, solche also, die bitter oder bitter-aromatisch schmecken, meiden: folglich auch Enzian-Tee.

Erdbeere

FRAGARIA VESCA L.
Rosengewächse, ROSACEAE
Volksnamen: Besingkraut, Darmkraut, Erbel, Erbern, Flohbeere, Hafelsbeere, Rote Besinge, Walderdbeere.
Arzneilich verwendete Pflanzenteile:
Am häufigsten verwendet man die Blätter und die frischen reifen Früchte, gelegentlich auch die Wurzeln.
Drogenbezeichnung: Erdbeerblätter = FRAGARIAE FOLIUM (früher: FOLIA FRAGARIAE), Erdbeeren = FRAGARIAE FRUCTUS (früher: FRUCTUS FRAGARIAE); Erdbeerwurzel = FRAGARIAE RADIX (früher: RADIX FRAGARIAE).

Botanik: *Pflanzenbeschreibung:* Die Rosettenstaude wird 5 bis 20 cm hoch, bildet lange Ausläufer, die am Boden kriechen und sich an den Knoten bewurzeln. Die Blätter sind langgestielt, dreizählig, oberseits hellgrün, unterseits weißlich bis graugrün, behaart. Die Blüten bestehen aus 5 weißen Kronblättern, 5 grünen Kelchblättern und 1 Außenkelch. Der Blütenboden wird nach dem Verblühen fleischig und entwickelt die Scheinfrucht, die jedermann als Erdbeere kennt.

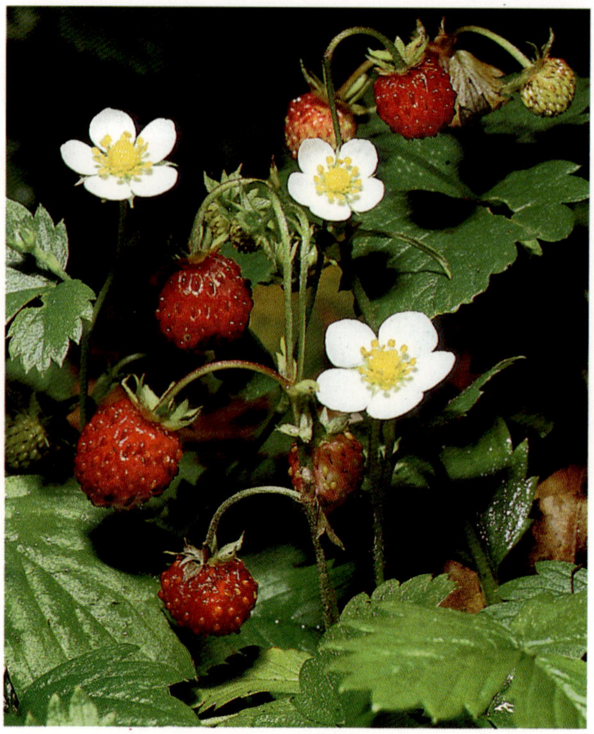

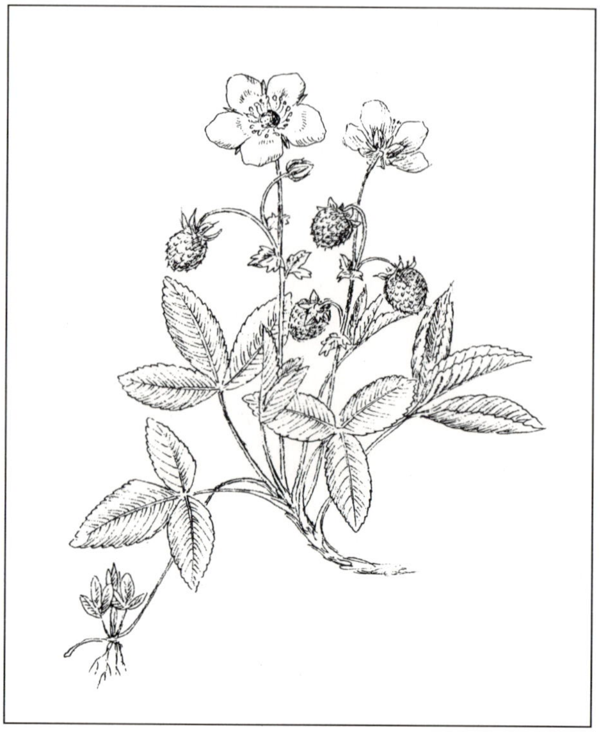

Die kleinen hartschaligen, glänzenden Nüßchen (Früchte) sind in die Scheinfrucht eingebettet. *Blütezeit:* Mai bis Juni. *Vorkommen:* Die Erdbeere, die köstlichste Beere unter den Waldfrüchten, wächst an Wegböschungen, auf oder am Rand von Waldwegen, auf Holzschlägen oder auf sonnigen Lichtungen der Ebene bis hinauf an die Waldgrenze der Berge. Sie ist häufig, doch nur selten bildet sie flächige Bestände.

Ernte und Aufbereitung: Wer die Blätter ernten will, muß das im Frühsommer tun, etwa zur Blütezeit. Wem es aber weniger auf die Heilwirkung der Blätter ankommt, sondern wer die Erdbeerblätter als Haustee verwenden möchte, der sammelt sie in ganz jungem Zustand, wenn nur wenig Gerbstoffe vorhanden sind. Gemischt mit 1/4 der Menge Waldmeisterkraut erhält man einen wohlschmeckenden Tee, den schon Kneipp empfohlen hat. Die Wurzeln werden im Frühjahr oder im Herbst gegraben. Das Trocknen erfolgt in beiden Fällen an der Luft. Die frischen Früchte sind mit ihren heilenden und stärkenden Wirkstoffen am wirksamsten.

Inhaltsstoffe (Wirkstoffe): Die Blätter enthalten Gerbstoff, wenig ätherisches Öl, Vitamin C und Flavonoide. Der Gerbstoffgehalt ist in jungen Blättern nur gering, später steigt er an. Der Hauptwirkstoff der Wurzel ist Gerbstoff, der in Mengen bis zu 10 % darin enthalten ist.

Bei den reifen Früchten muß vor allen Dingen das Vitamin C erwähnt werden. Reife Walderdbeeren gehören zu den Vitamin-C-reichsten Früchten: in 100 g eßbarem Anteil sind durchschnittlich 60 mg enthalten. Die erfrischenden Fruchtsäuren, wertvolle Mineralstoffe wie Kalium, Magnesium, Kalzium, Eisen, Zink, Mangan, Kupfer, Kobalt, Phosphor sowie weitere Vitamine sind an der Wirkung mit beteiligt.

Heilwirkung und Anwendung: Die Wurzeln und die Blätter werden als Gerbstoffdrogen eingesetzt. Man gurgelt und spült bei entzündlichen Schleimhäuten mit einer Abkochung (Tee) und behandelt ebenso Magen- und Darmstörungen, besonders Durchfälle, damit. Auch bei Gelbsucht sollen Erfolge erzielt worden sein. Sebastian Kneipp empfahl einen Tee aus Erdbeerblättern als gesundheitsförderndes Getränk für schwächliche Kinder.

• *So wird Erdbeerblätter-Tee bereitet:* 2 gehäufte Teelöffel Erdbeerblätter mit 1/4 l kochendem Wasser übergießen, 15 Minuten lang ziehen lassen, danach abseihen.

3mal täglich 1 Tasse Tee trinken oder bei Bedarf mit lauwarmem Tee gurgeln beziehungsweise spülen. – Der Tee aus den Wurzeln wird nur halb so stark aufgebrüht (1 Teelöffel auf 1/4 l Wasser). Die Anwendung der frischen Früchte zur Verbesserung der Leber- und Gallefunktion kannte man

schon im Altertum. Die moderne Wissenschaft bestätigt die Wirkung. Walderdbeertage sind Heiltage für die überbeanspruchte Leber: 3mal täglich 125 g Erdbeeren essen – das ist ein Kurtag, den man zur Walderdbeerzeit jede Woche einlegen sollte.
Anwendung in der Homöopathie: Die frischen Früchte sind das Ausgangsmaterial für das Homöopathikum *Fragaria,* das – zwar selten nur – zur Behandlung von Nesselausschlägen, Verdauungsschwäche und Durchblutungsstörungen gebraucht wird. D2 und D3 sind die wirksamsten Potenzen des Mittels, von dem man 2mal täglich 5 bis 8 Tropfen verabreicht.
Die Erdbeere als Hausmittel: In sehr hohem Ansehen stehen die frischen Walderdbeeren. Hier muß betont werden, daß die Volksmedizin den zahlreichen Gartenformen keine Bedeutung als Heilmittel zugesteht. Selbstverständlich sind Walderdbeeren aromatischer, reicher an Duftstoffen, Vitaminen und Mineralstoffen, doch wertlos sind die Gartenerdbeeren – besonders die sogenannten Monatserdbeeren – sicher nicht. Dennoch, die Volksmedizin lehnt sie ab – sie empfiehlt frische Walderdbeeren bei Herzbeschwerden, Leber- und Galleleiden, Nervenschwäche, Blutarmut und Energiemangel, Gicht, Rheuma, Akne und bei chronischer Verstopfung. Auch Würmer sollen sich damit vertreiben lassen. Erdbeerblätter-Tee gilt als blutreinigend, blutvermehrend und nervenberuhigend. Darüber hinaus rühmt man ihn – wohl in Anlehnung an Berichte aus alten Kräuterbüchern – als Heilmittel bei Hämorrhoiden, Milz- und Leberbeschwerden, bei Frauenschmerzen und Wassersucht. Selbst bei Asthma und chronischer Bronchitis will man Erfolge erzielt haben.
Den Tee aus der Wurzel empfiehlt man bei Durchfall und Gelbsucht. Jedoch sollten die volksmedizinischen Ratschläge keinesfalls zu hoch bewertet werden.
Nebenwirkungen: Es gibt Menschen, die auf frische Erdbeeren allergisch reagieren und nach dem Genuß der Früchte einen stark juckenden Ausschlag bekommen; sie müssen auch die Walderdbeeren meiden. Der Erdbeerblätter-Tee ist ihnen jedoch erlaubt.

Erdrauch

FUMARIA OFFICINALIS L.
Mohngewächse, PAPAVERACEAE
Volksnamen: Ackerrautenkraut, Blausporn, Grindkraut, Rauchkraut.
Arzneilich verwendete Pflanzenteile: Das Kraut (ohne die Wurzeln).
Drogenbezeichnung: Erdrauchkraut = FUMARIAE HERBA (früher: HERBA FUMARIAE).

Botanik: *Pflanzenbeschreibung:* Daß der Erdrauch ein Mohngewächs ist, sieht man ihm nicht sofort an. Er ist einjährig und sehr zierlich im Hinblick auf Blüte und Blatt. Im allgemeinen wächst er aufrecht, erreicht eine Höhe von 20 bis 40 cm, doch an manchen Fundstellen liegt er nieder. Die hohlen Stengel sind dünn, glatt, zart, saftig-krautig, bläulich bereift und stark verästelt. Die wechselständig angeordneten Blätter sehen graugrün aus, sind im oberen Teil der Pflanze sitzend angeordnet, unten gestielt, doppelt bis dreifach gefiedert mit kleinen schmalen Fiederabschnitten. Die gespornten zierlichen, in lockeren Trauben angeordneten Blüten sind rosa bis dunkelrot gefärbt, sie besitzen an der Spitze einen schwarz-roten Fleck. *Blütezeit:* Juni bis Juli. *Vorkommen:* Wer den Erdrauch sammeln möchte, muß Schuttstellen, Brachland, Gärten und Äcker aufsuchen, wo die Pflanze gesellig und nicht selten wächst.
Ernte und Aufbereitung: Erdrauch wird zur Blütezeit gesammelt. Man nimmt die oberirdischen Teile und bevorzugt aufrechte Sprosse, um anhaftendes Erdreich nicht erst abwaschen zu müssen. Zweckmäßigerweise trocknet man gebündelt an schattigem Ort.
Inhaltsstoffe (Wirkstoffe): Mehrere Alkaloide (zum Beispiel Protopin, Cryptocavin, Corydalin, Sinactin), Bitterstoffe, Harze, Cholin, Flavonoide und Schleimstoffe.
Heilwirkung und Anwendung: Lange Zeit war Erdrauch nur der Verwendung durch die Volksmedizin überlassen, doch in neuerer Zeit haben Forschungsergebnisse diese Heilpflanze auch für die Schulmedizin interessant gemacht. Man hat festgestellt, daß der Erdrauch (übrigens auch das Schöllkraut, ebenfalls ein Mohngewächs) Wirkstoffe enthält, die Gallenwegserkrankungen günstig beeinflussen, weil sie krampflösend wirken und den Galleabfluß regulieren. Bei akuten eben-

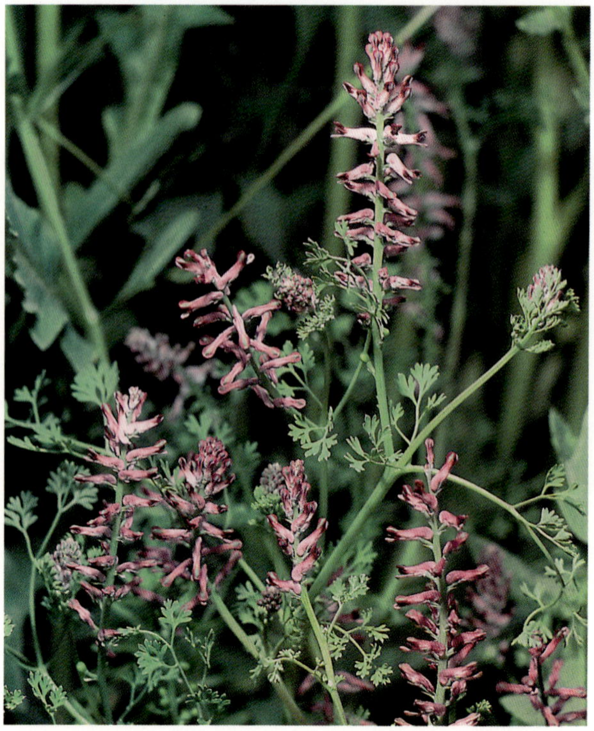

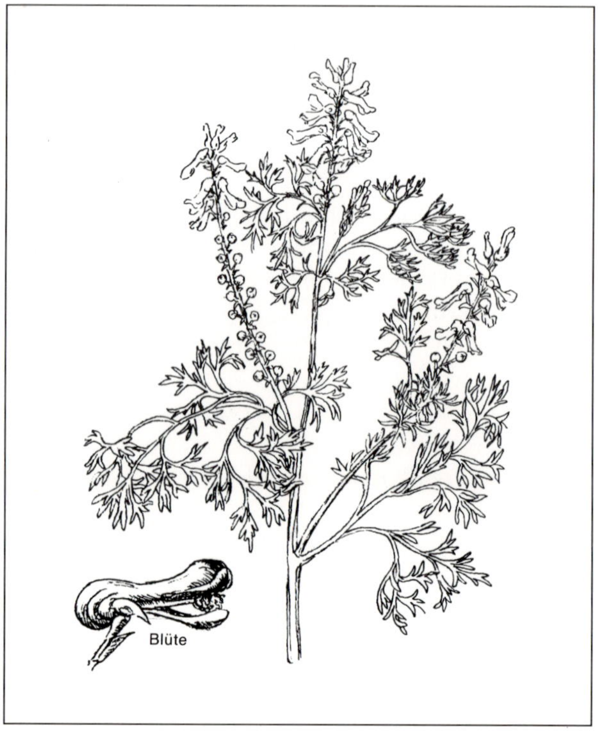

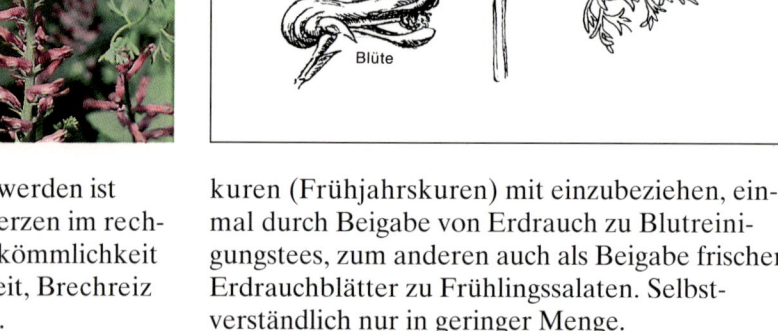

so wie bei chronischen Gallebeschwerden ist Erdrauch zu empfehlen. Die Schmerzen im rechten Oberbauch lassen nach, die Bekömmlichkeit der Speisen wird besser und Übelkeit, Brechreiz und Kopfschmerzen verschwinden.

Das BGA nennt für Erdrauch als Heilanzeigen krampfartige Gallebeschwerden und Verstopfung. Es gibt galenische Präparate, die Erdrauch-Auszüge enthalten, und die Zahl der Teemischungen mit Erdrauch, neben Schöllkraut, Pfefferminze, Kamille, Tausendgüldenkraut, Beifuß und anderen, nimmt zu. Aber auch allein ist Erdrauch-Tee von Nutzen.

• *So wird Erdrauch-Tee bereitet:* 1 Teelöffel Erdrauch mit 1/4 l Wasser übergießen, zum Sieden erhitzen, 10 Minuten ziehen lassen, abseihen. Bei Bedarf bis zu 3 Tassen Tee pro Tag trinken.

Mein besonderer Rat: Neben der Gallewirksamkeit und der krampflösenden Wirkung bescheinigt man dem Erdrauch seit langer Zeit auch leichte harntreibende Eigenschaften sowie eine Wirkung bei Stuhlverstopfung. Der Wirkungsmechanismus ist noch nicht völlig klar. Da Harnverhaltung und Stuhlverstopfung oftmals ihre Ursache in Verkrampfungen haben, könnte die krampflösende Wirkung des Erdrauch dafür verantwortlich sein. Es lohnt sich, nimmt man die zuvor erwähnten Wirkungen zusammen, die Heilpflanze in die sogenannten Blutreinigungskuren (Frühjahrskuren) mit einzubeziehen, einmal durch Beigabe von Erdrauch zu Blutreinigungstees, zum anderen auch als Beigabe frischer Erdrauchblätter zu Frühlingssalaten. Selbstverständlich nur in geringer Menge.

• *Ein Frühlingssalat mit Erdrauch:*

Feldsalat (als Grundlage)	65 %
Schnittlauch, junge Schafgarbenglätter, Löwenzahnblätter (zu gleichen Teilen)	30 %
Johanniskrautblätter, Erdrauch (zu gleichen Teilen)	5 %

• *So wird eine Teemischung zur Frühjahrs- und Herbstkur mit Erdrauch bereitet:*

Erdrauch – Birkenblätter – Brennesselblätter – Schachtelhalm – Stiefmütterchen – Löwenzahnwurzel mit Kraut – Faulbaumrinde – Melissenblätter zu gleichen Teilen.

2 Teelöffel dieser Mischung mit 1/4 l kochendem Wasser übergießen, 10 Minuten ziehen lassen, abseihen. 2mal täglich 1 Tasse Tee ist hier die richtige Dosierung.

Dieser Tee entwässert, entschlackt, regt den Stoffwechsel an, führt leicht ab, sorgt für reine Haut.

Erdrauch als Hausmittel: Dioskorides und Plinius sind die Gewährsmänner für die Kräuterbuch-Autoren des Mittelalters. Schon im ersten in deutscher Sprache gedruckten Kräuterbuch »Hortus Sanitatus / gart der gesundheit« (Mainz 1485), später bei Leonhart Fuchs (1543), wird über

Erdrauch berichtet – was in späteren Kräuterbüchern steht, deckt sich im wesentlichen damit. Man kann es so zusammenfassen: Die Volksmedizin gebraucht Erdrauch bei chronischer Verstopfung, Wassersucht, Leber- und Galleerkrankungen, Gicht, Hauterkrankung und als sogenanntes Blutreinigungsmittel, weiterhin zur Anregung des Appetits und zur Stärkung besonders bleichsüchtiger Mädchen. Bei H. Marzell, der sich viel mit Brauchtum und Aberglauben des Menschen in der Pflanzenwelt beschäftigt hat, steht zu lesen, daß junge Mädchen, die Erdrauch an ihrem Busen tragen, den Mann heiraten, der ihnen dann als erster begegnet.
Nebenwirkungen: Überdosierungen sind zu vermeiden, weil es möglicherweise zu Bauchschmerzen kommt. Bedenkliche Nebenwirkungen kennt man jedoch nicht.

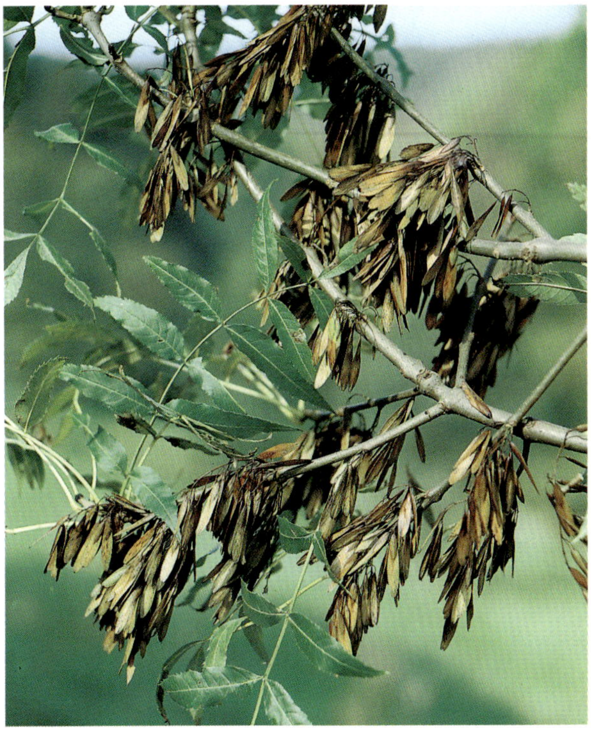

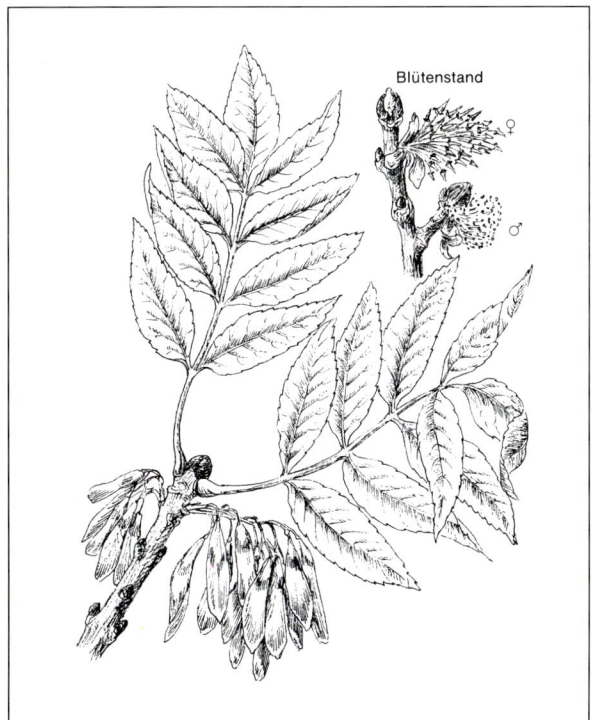

Esche

FRAXINUS EXCELSIOR L.
Ölbaumgewächse, OLEACEAE
Volksnamen: Asche, Geisbaum, Oesch, Wundbaum.
Arzneilich verwendete Pflanzenteile:
Die Fiederblättchen, die sorgfältig von der wertlosen Mittelrippe entfernt worden sind.
Drogenbezeichnung: Eschenblätter = FRAXINI FOLIUM (früher: FOLIA FRAXINI).

Botanik: *Pflanzenbeschreibung:* Die Esche wächst als Baum, der bis zu 30 m hoch wird, oder strauchig. An den schwarzen Knospen und den Fiederblättchen ist sie leicht zu erkennen. Die Blätter stehen kreuzgegenständig an den Zweigen und besitzen 7 bis 13 Fiederblättchen (die Droge). Die Blätter entwickeln sich erst nach der Blüte. Die Blüten, in Rispen angeordnet, haben meist weder Kelch- noch Kronblatt. Sie fallen durch die roten Staubblätter auf. Die Früchte, die sich aus den Blüten entwickeln, hängen in Büscheln am Baum und sind geflügelt. *Blütezeit:* April.
Vorkommen: In ganz Europa, in Deutschland häufig, vor allem an feuchten Standorten, an Flußund Bachufern, in feuchten Wäldern von der Ebene bis in die Mittelgebirge.
Ernte und Aufbereitung: Man sammelt die Blätter in jungem Zustand, doch sollen sie voll entwickelt sein. Die Fiederblättchen werden noch vor dem Trocknen von der Mittelrippe getrennt. Das Trocknen soll im Schatten erfolgen.
Wird bei künstlicher Wärme getrocknet, ist zu beachten, daß die Temperatur 40 °C nicht übersteigen darf.

Inhaltsstoffe (Wirkstoffe): Rutin, Quercitrin und andere Flavonoide, Cumarine, Bitterstoffe, Harz, Gummi, Gerbstoffe und ätherisches Öl.
Heilwirkung und Anwendung: Der Tee aus Eschenblättern wirkt leicht wassertreibend, abführend und wird gegen Wasserstauungen im Körper eingesetzt. Die kranke Niere, die häufig solche Wasserstauungen verursacht, wird milde aktiviert, ohne gereizt zu werden. Besonders in der Volksmedizin gebraucht man Eschenblätter-Tee bei Rheuma und Gicht. Auch setzt man die Blätter den verschiedensten Tees zur Blutreinigung zu, weil man ihnen eine leichte Abführwirkung nachsagt.
• *So wird Eschenblätter-Tee bereitet:* 2 gehäufte Teelöffel Droge mit $^{1}/_{4}$ l kaltem Wasser ansetzen, zum Sieden erhitzen und dann noch etwa 3 Minuten ausziehen. Nach dem Abseihen und Abkühlen auf Trinktemperatur ist er gebrauchsfertig. 3 Tassen Tee täglich sind die richtige Dosierung. Bei Rheuma und Gicht soll man den Tee kurmäßig anwenden. Dann allerdings nur 2 Tassen pro Tag, jedoch über mindestens 14 Tage.
Nebenwirkungen sind nicht bekannt.

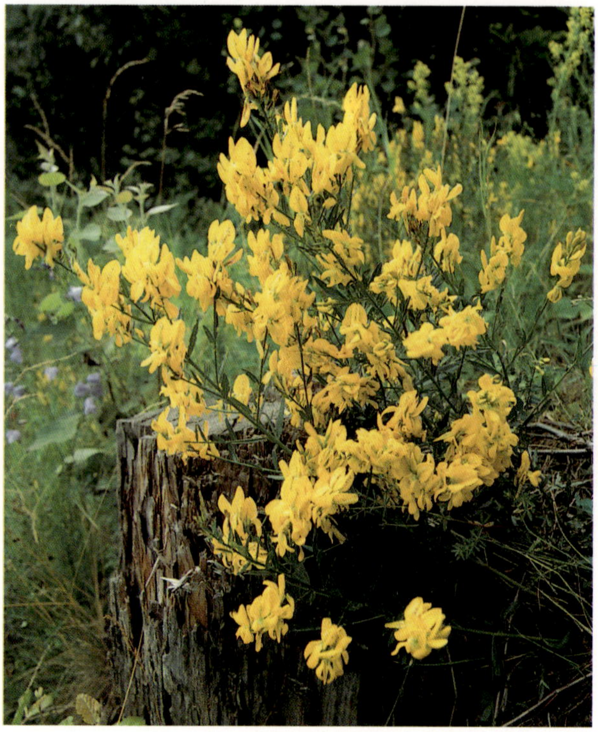

Färberginster

▷ *schwach giftig*
GENISTA TINCTORIA L.
Schmetterlingsblütengewächse, FABACEAE (LEGUMINOSAE)
Volksnamen: Gelbe Färbeblume, Gilbblümli, Heideschmuck, Schöngelb.
Arzneilich verwendete Pflanzenteile: Das blühende Kraut, bevorzugt die oberen Triebe.
Drogenbezeichnung: Färberginster(kraut) = GENISTAE TINCTORIAE HERBA (früher: HERBA GENISTAE TINCTORIAE).

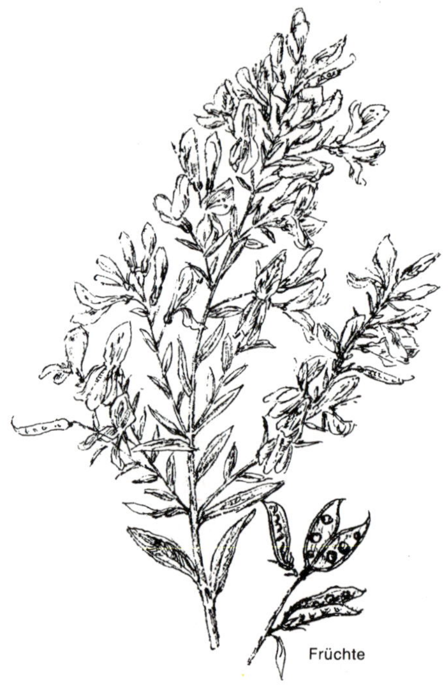

Botanik: *Pflanzenbeschreibung:* Der Färberginster ist ein 30 bis 60 cm hoher Halbstrauch, der sehr zur Ausbildung von Varietäten neigt. Der aufrechte Stengel, der später verholzt, trägt lange rutenförmige Äste, die oftmals besenartig verzweigt sind. Daran sitzen kahle lanzettliche, oberseits dunkelgrüne Blättchen. Die gelben Schmetterlingsblüten, die in endständigen, langen und reichblütigen Rispen stehen, machen diese Heilpflanze zu einer Augenweide. *Blütezeit:* Mai bis Juli (stark standortabhängig). *Vorkommen:* Der Färberginster kommt in Deutschland – außer in den Alpen –, im übrigen Europa und in Asien recht häufig vor. Er wächst meist an Waldrändern, auf trockenen Waldwiesen, in Eichen- und Föhrenwäldern und auch an Böschungen.

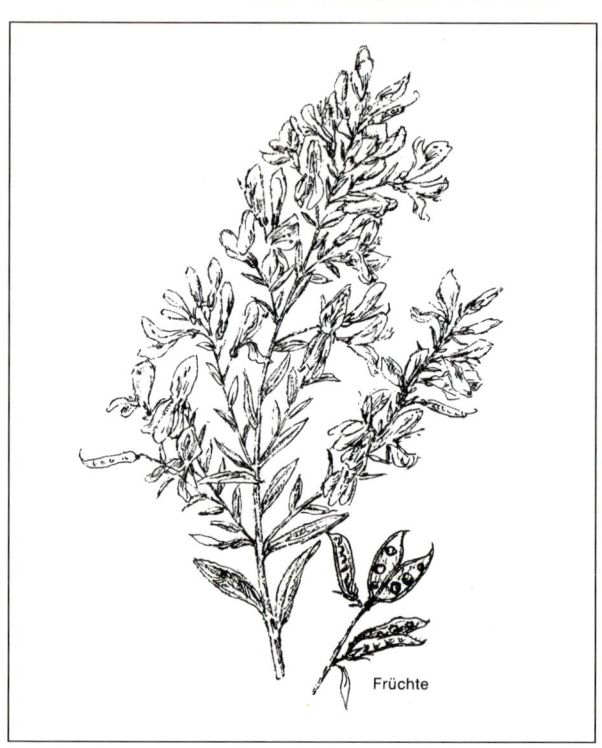

Ernte und Aufbereitung: Zur Blütezeit werden die jungen Triebe mit den Blüten gesammelt und im Schatten getrocknet. Man sollte darauf achten, keine verholzten Teile mit einzubringen, denn die sind weniger wertvoll.
Inhaltsstoffe (Wirkstoffe): Die Schulmedizin verwendet aufgrund der wenigen exakten Angaben über ihre Wirkung diese Heilpflanze nicht. Dennoch ist sie in manchen, auch verordneten Blutreinigungstees als wassertreibender Bestandteil und ebenso als abführende Komponente enthalten.
Färberginster als Hausmittel: Was Sebastian Kneipp empfohlen hat, das läßt die Volksmedizin nicht fallen, und so gilt diese Heilpflanze immer noch viel als Kräftigungsmittel nach schwerer Krankheit, als Blutreinigungsmittel und zur Beseitigung von Harnsteinen und Harngrieß. Gegen Verstopfung, rheumatische und gichtige Schmerzen, gegen Menstruationsstockungen und bei leichten Herzbeschwerden wird Färberginster empfohlen.
Das BGA nennt in der Standardzulassung auf dem vorgeschriebenen Beipackzettel unter dem Stichwort Anwendungsgebiete: »Zur Erhohung der Harnmenge sowie zur unterstützenden Behandlung von Erkrankungen, bei denen eine erhöhte Harnbildung erwünscht ist (Harngrieß, Vorbeugung von Harnsteinen)«.
Als Gegenanzeige wird Bluthochdruck erwähnt. Die Anwendungsform für diese Heilpflanze ist der Tee.
• *So wird Färberginster-Tee bereitet:* 1 gehäufter Teelöffel Färberginsterkraut wird mit 1/4 l kaltem Wasser übergossen, zum Sieden erhitzt, abgeseiht. Der Tee wird langsam schluckweise (etwa 1/4 l über den Tag verteilt) getrunken.
Nebenwirkungen: Diese Heilpflanze ist zu wenig untersucht, als daß man Nebenwirkungen ausschließen könnte. Überdosierungen sollten in jedem Fall vermieden werden. Es sind Fälle von Durchfall beobachtet worden.
Mein Rat: Es gibt gegen die Beschwerden, gegen die die Volksmedizin den Färberginster gebraucht, bessere Heilpflanzen (Löwenzahn zum Beispiel), so daß auf die Anwendung verzichtet werden kann.

Faulbaum

▷ *Beeren giftig*
FRANGULA ALNUS MILL. (RHAMNUS FRANGULA L.)
Kreuzdorngewächse, RHAMNACEAE
Volksnamen: Chrottebeeri, Gichtholz, Grindholz, Hundsbeere, Pulverholz, Schusterholz, Sprickel.
Arzneilich verwendete Pflanzenteile:
Die Rinde, die erst nach einjähriger Lagerung in den Handel gelangt.
Drogenbezeichnung: Faulbaumrinde = FRANGULAE CORTEX (früher: CORTEX FRANGULAE).

Botanik: *Pflanzenbeschreibung:* Der baumartige Strauch wird bis zu 6 m hoch und fällt auf durch die zahlreichen grauweißen Lentizellen der Rinde (Entlüftungsgewebe), die sonst glatt, graubraun und glänzend ist. Aus unscheinbaren zwittrigen Blüten, die in den Blattachseln zu 2 bis 6 angeordnet sind, entwickeln sich nach der Befruchtung anfangs grüne, später rote und in reifem Zustand blauschwarze bis blauviolette Steinfrüchte. Die Laubblätter sind elliptisch, ganzrandig, haben eine glänzende Oberfläche und sind wechselseitig angeordnet. Die Zweige sind dornenlos – im Gegensatz zum Kreuzdorn, dessen Rinde und Beeren ebenfalls abführend wirken. *Blütezeit:* Mai bis Juli. *Vorkommen:* Bei uns in Europa häufig in Auwäldern, Erlenbrüchen, an Wegrändern und in Hecken.
Ernte und Aufbereitung: Man gewinnt die Faulbaumrinde durch Abschälen oberirdischer Achsen (Äste und Zweige). Das sollte im zeitigen Frühjahr geschehen, wenn die »Säfte steigen«, weil das Abschälen zu dieser Zeit besonders einfach ist. Man trocknet die Rinde an der Sonne oder im Schatten, darf sie jedoch für arzneiliche Zwecke erst nach einem Jahr der Lagerung verwenden, weil frische Droge brechreizerregend wirkt. Nach dieser Zeit etwa sind durch Fermente die störenden Frangularoside abgebaut und somit die unliebsamen Begleiterscheinungen ausgeschaltet. Neuerdings erhitzt man die Droge zur schnellen »künstlichen Alterung« im Luftstrom.
Inhaltsstoffe (Wirkstoffe): Die Hauptwirkstoffe der abgelagerten Rinde sind Glukofrangulin und Frangulin (Anthrachinonderivate).
Heilwirkung und Anwendung: Faulbaumrinde ist ein mildes, aber doch durchgreifend wirksames

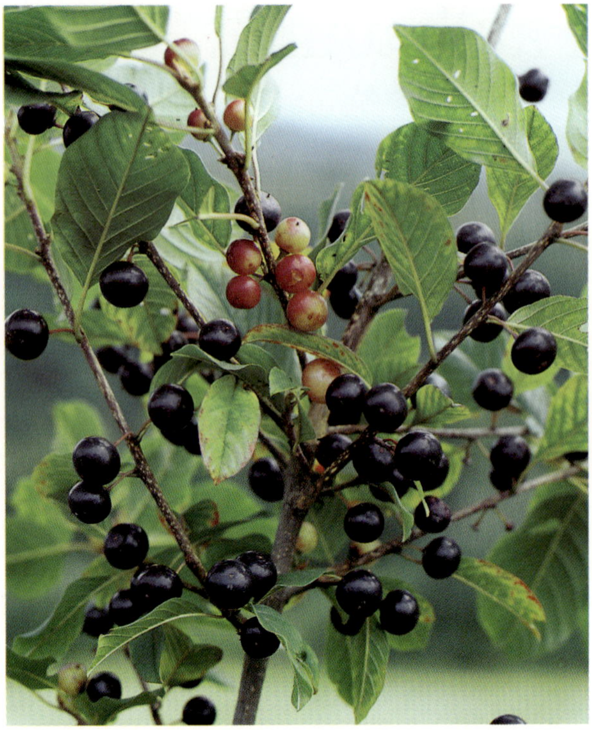

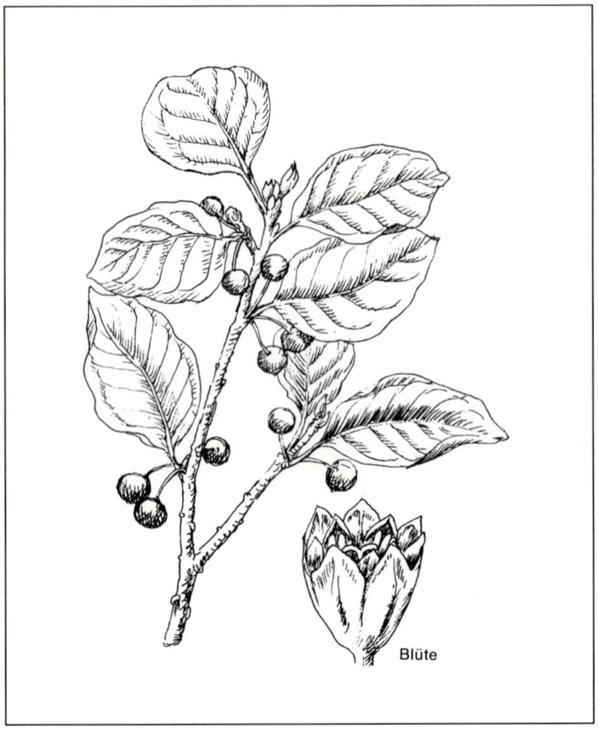

Abführmittel, das seine Wirkung im Dickdarm entfaltet. Aufgrund ihrer Inhaltsstoffe, also hinsichtlich ihrer Wirkung, ist die Faulbaumrinde mit Sennesblättern, Aloe und dem medizinischen Rhabarber verwandt. Sie wirkt milder als Aloe und Senna, doch stärker als der medizinische (pontische) Rhabarber. Man verwendet den Tee allein, aber auch in Mischungen mit anderen Drogen, besonders den sogenannten Karminativa (Mittel gegen Blähungen). Darüber hinaus ist Faulbaumrinde ein beliebter Bestandteil vieler Tees zur Frühjahrs- und Herbstkur, bei denen eine schonende Abführwirkung erwünscht ist. Zahlreiche galenische Zubereitungen, besonders in Drageeform, enthalten Wirkstoffe der Faulbaumrinde.

• *So wird Faulbaumrinden-Tee bereitet:* 1 Teelöffel geschnittene Rinde mit 1/4 l kaltem Wasser übergießen, 12 Stunden unter wiederholtem Umrühren ausziehen, abseihen und vor dem Schlafengehen lauwarm trinken. Wer es eilig hat, der kann auch die Rinde mit heißem Wasser übergießen und 5 bis 10 Minuten lang ausziehen.
Bei einem auf diese Weise zubereiteten Tee sind wäßrige Stühle, Reizung der Darmschleimhaut und Blutüberfüllung der Beckenorgane nicht zu befürchten.

Mein besonderer Rat: Harter Stuhl, verbunden mit Blähungen und Völlegefühl kann so viele Ursachen haben, daß man oft vergeblich nach ihnen sucht. Da aber Hilfe nötig ist, kann ich eine erprobte Teemischung empfehlen.

• *So wird die Teemischung bereitet:*

Faulbaumrinde	20,0
Kümmelfrüchte	10,0
Kamillenblüten	10,0
Tausendgüldenkraut	5,0

1 bis 2 Teelöffel dieser Mischung werden mit 1/4 l kaltem Wasser übergossen, 12 Stunden ausgezogen und abgeseiht. Zweckmäßigerweise abends 1 Tasse Tee lauwarm trinken. Wer besonders unter Blähungen leidet, der sollte den Kümmel zerstoßen oder zerquetscht in die Teemischung geben.

Faulbaum als Hausmittel: Auch in der Volksmedizin gilt die Faulbaumrinde als probates Abführmittel, doch darüber hinaus – wie schon von P.A. Matthiolus empfohlen – als Mittel bei Galle- und Leberleiden, bei Bleichsucht, Grind, Fieber und vor allen Dingen bei Hämorrhoiden. Man gebraucht den Tee (Zubereitung siehe oben).

Nebenwirkungen: Bei richtiger Dosierung und der Verwendung mindestens ein Jahr lang gelagerter Droge sind Nebenwirkungen nicht zu befürchten. Wie alle drastischen Abführmittel soll man auch die Faulbaumrinde nicht andauernd verwenden. Man muß versuchen, die Stuhlbeschwerden anders zu behandeln (zum Beispiel

mit Leinsamen). Die frischen Beeren sind schwach giftig. Sie erzeugen, vor allem bei Kindern, kolikartige Durchfälle.
Anmerkung: Das BGA gibt dem Benutzer von Faulbaumrinde eine Menge von Hinweisen. Sie sind auf der vorgeschriebenen Beilage aller Faulbaumrinden-Tee-Packungen aufgeführt. Als Anwendungsgebiete werden Verstopfung und alle Erkrankungen, bei denen eine leichte Darmentleerung mit weichem Stuhl erwünscht ist, genannt: etwa bei Analfissuren, Hämorrhoiden und nach rektal-analen operativen Eingriffen. Im Falle eines Darmverschlusses sowie in der Schwangerschaft und Stillzeit darf Faulbaumrinde nicht verwendet werden. Gewarnt wird auch vor dem Dauergebrauch und seinen schädlichen Folgen in Form von Kalium- und Mineralstoffverlusten und darauf verwiesen, daß erhöhte Kaliumverluste die Wirksamkeit der Herzglykoside verstärken.
Vor der Verwendung von Abführmitteln, auch rein pflanzlichen – Faulbaum bildet hierfür ein gutes Beispiel – ist zweckmäßigerweise der Arzt zu befragen.

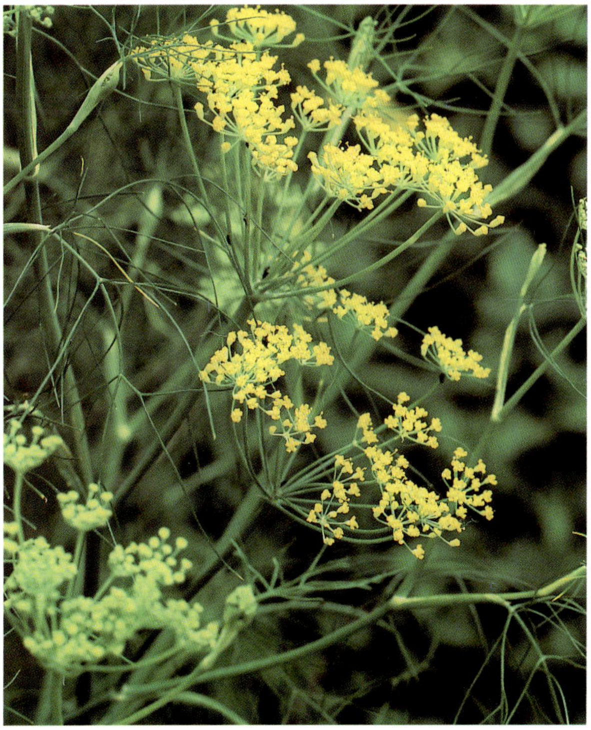

Fenchel

FOENICULUM VULGARE MILL. SSP. VULGARE
Doldengewächse, APIACEAE (UMBELLIFERAE)
Volksnamen: Brotanis, Brotsamen, Femis, Fenikel, Frauenfenchel, Kammfenchel, Kinderfenchel, Langer Anis.
Arzneilich verwendete Pflanzenteile:
Die reife Frucht, sehr selten die Wurzel.
Drogenbezeichnung: Fenchelfrüchte = FOENICULI FRUCTUS (früher: FRUCTUS FOENICULI), Fenchelöl = FOENICULI AETHEROLEUM (früher: OLEUM FOENICULI), Fenchelwurzel = FOENICULI RADIX (früher: RADIX FOENICULI).

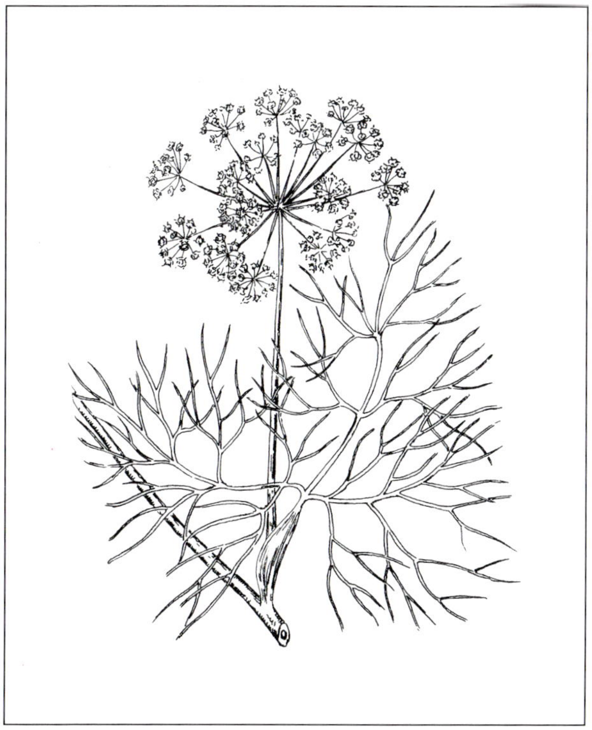

Botanik: *Pflanzenbeschreibung:* Fenchel ist eine ein- bis mehrjährige Pflanze, die mit einer fleischigen Wurzel in der Erde verankert ist und etwa 1 bis 2 m hoch wird. Der stielrunde Stengel ist fein gerillt, blau bereift, im oberen Teil reich verästelt und mit mehrfach fiederschnittigen Blättern ausgestattet. Die Blattzipfel sind schmal. Die mittleren und oberen Blätter besitzen eine große Blattscheide. Die Blüten, in Dolden angeordnet, sind gelb, Dolden und Döldchen ohne Hüllblätter. *Blütezeit:* Juli bis September. *Vorkommen:* Im Mittelmeerraum beheimatet, wird der Fenchel heute in fast allen südeuropäischen Ländern zur Drogengewinnung angebaut. Auch in Amerika gibt es Kulturen. Bei uns findet man ihn außerdem in Gärten und gelegentlich daraus verwildert.

(Sorgfältig bestimmen – Verwechslungsmöglichkeit mit anderen, giftigen Doldenblütlern!) Arzneilich verwendeter Fenchel jedoch stammt ausschließlich aus Kulturen. Wir beziehen ihn aus China, Bulgarien, Ungarn und Ägypten.

Ernte und Aufbereitung: Weil die Früchte weder auf einem Feld noch an einer Pflanze gleichzeitig reifen, kann man die Ernte nicht auf einmal erledigen. Man schickt daher Arbeiter durch die Kulturen, die nur die reifen Dolden herausschneiden. Das nennt man traumeln oder kämmen. Da hierbei große Sorgfalt aufgewendet wird, ist der Traumel- oder Kammfenchel von besserer Qualität als die restliche Droge, die dann durch Ausreißen oder Abmähen der Fenchelpflanzen geerntet wird. Die Früchte gewinnt man durch Dreschen. Nach dem Trocknen zerfallen Fenchelfrüchte häufig in ihre beiden Teilfrüchte.

Inhaltsstoffe (Wirkstoffe): Der Wirkstoff beim Fenchel ist das ätherische Öl, das in guter Ware bis zu 6 % enthalten ist. Es besteht zu 50 bis 70 % aus dem süßlich schmeckenden trans-Anethol und dem nach Kampfer schmeckenden Fenchon und anderen Stoffen. Es ist dem Anisöl sehr ähnlich. Die weiteren Inhaltsstoffe, fettes Öl, Eiweiß und Zucker, sind höchstens Begleitstoffe im Hinblick auf die Wirkung.

Heilwirkung und Anwendung: Fenchel wird in der Medizin sehr viel gebraucht als auswurfförderndes Hustenmittel, als Beruhigungsmittel, besonders bei Kindern, und auch als Karminativum (Mittel gegen Blähungen), was auch das BGA anerkennt. Sehr oft wählt man eine Mischung mit Anis und Kümmel (Rezept Seite 57).

• *So wird Fenchel-Tee bereitet:* 1 gehäufter Teelöffel zerdrückter Fenchelfrüchte wird mit ¼ l kochendem Wasser übergossen und nach 10 Minuten abgeseiht.

Gegen Husten trinkt man davon 2- bis 5mal täglich 1 Tasse Tee, mit Honig gesüßt; Diabetiker nicht süßen. Als Magentee und gegen Blähungen ist Fenchel-Tee ungesüßt besser. Diesen Tee kann man auch zu Augenwaschungen verwenden, wenn man ihn mit der gleichen Menge abgekochten Wassers mischt.

Fenchelfrüchte sind Bestandteil zahlreicher Teemischungen gegen Husten, Magen- und Darmbeschwerden, Galle- und Leberleiden und zur Frühjahrs- und Herbstkur. Wirkstoffe des Fenchel (das ätherische Öl) werden zu Hustensäften, den sogenannten »Windsäften« und Fenchelhonig verarbeitet.

Verwendung als Gewürz: Hier gilt all das, was bereits bei Anis ausführlich beschrieben wurde. Man würzt Brot und andere Backwaren, eingemachte Früchte und Krautgerichte mit Fenchel. Es sei noch erwähnt, daß es eine Fenchel-Varietät gibt, die als Gemüse sehr beliebt ist.

Anwendung in der Homöopathie: Das Homöopathikum *Foeniculum* gilt als ein gutes Mittel bei Appetitlosigkeit, Blähungen, Husten und Asthma. Darüber hinaus nimmt man Foeniculum zur Anregung der Milchsekretion und als augenstärkendes Mittel ein. D1 bis D2 sind die gebräuchlichsten Potenzierungen. Mehrmals täglich 5 bis 10 Tropfen.

Fenchel als Hausmittel: Der Leibarzt Kaiser Ferdinands I., P.A. Matthiolus, veröffentlichte 1563 in Prag eine Abhandlung über »Natur / Krafft / vnd Würckung des Fenchels«, worin er alle Heilanzeigen bringt, die auch heute noch in der Volksmedizin – teilweise auch in der Homöopathie und der Schulmedizin – Beachtung finden. Zusammenfassend und in unser Deutsch übertragen sieht das dann so aus: Fenchel hilft bei Magenverstimmung, Blähungen, Appetitlosigkeit, Verschleimung, Menstruationsbeschwerden, Augenentzündung, Galle- und Leberleiden, mangelhafter Milchsekretion, nervöser Unruhe, Geschwüren und entzündeten Brüsten.

Sebastian Kneipp lobte die Wirkung des Fenchel-Tees besonders bei Husten, Lungenleiden und als krampflösendes Mittel gegen Keuchhusten und Asthma. Und als Besonderheit gilt Fenchel-Tee als Mittel gegen Kopfschmerzen, die durch schlechte Verdauung ausgelöst werden.

Nebenwirkungen: In sehr seltenen Fällen wurden allergische Haut-, Magen- und Darmreaktionen beobachtet.

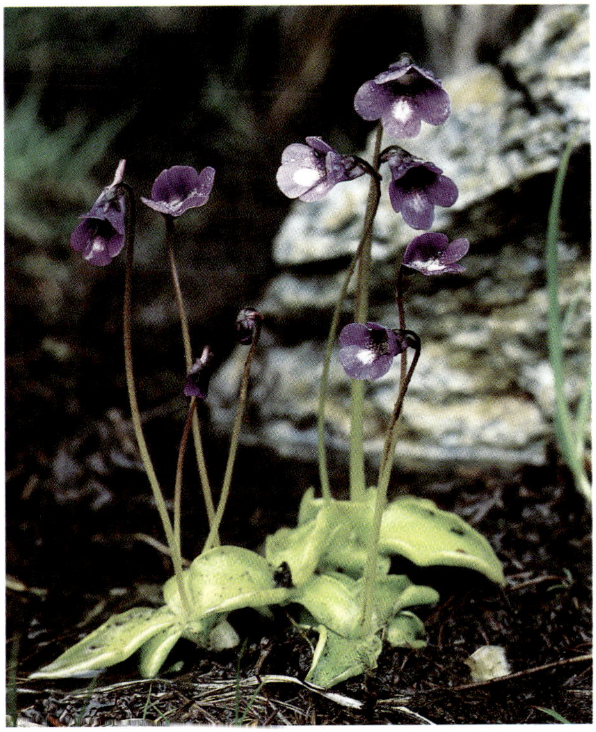

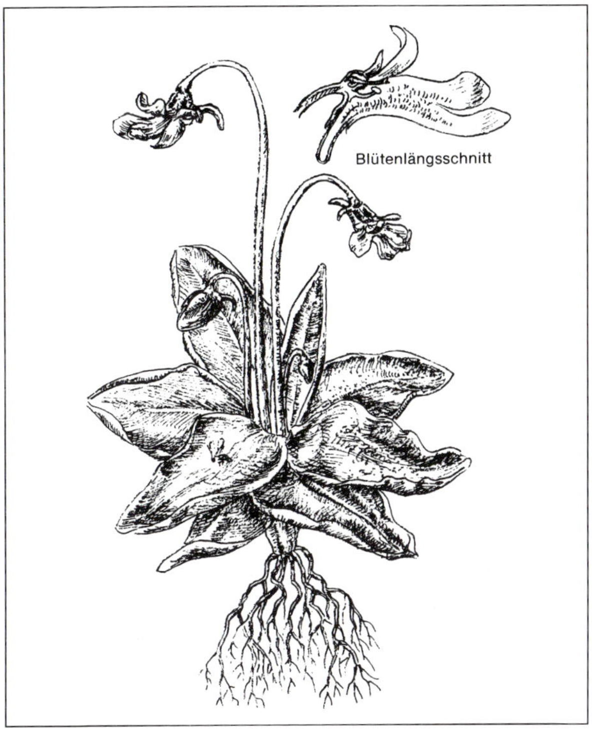

Fettkraut

▷ *geschützt*
PINGUICULA VULGARIS L.
Wasserschlauchgewächse, LENTIBULARIACEAE
Volksnamen: Blaues Fettkraut, Butterkraut.
Arzneilich verwendete Pflanzenteile:
Das ganze Kraut.
Drogenbezeichnung: Fettkraut = PINGUICULAE HERBA (früher: HERBA PINGUICULAE).

Botanik: *Allgemein:* Wer sich mit dem Fettkraut beschäftigt, der sollte auch gleich den Sonnentau mit einbeziehen. Wenn auch beide Pflanzen nicht nur verschieden aussehen, sondern zusätzlich zwei verschiedenen botanischen Familien angehören, so besitzen doch beide gleichermaßen zwei besondere Eigenschaften: sie gehören zu den »fleischfressenden Pflanzen« und beeinflussen arzneilich den Reiz- und Keuchhusten günstig. Weil beide Pflanzen relativ selten sind und ihre Aufbereitung schwierig ist, kommt Sammeln nicht in Frage. *Vorkommen:* Man findet das Fettkraut vornehmlich in Hochmooren, wo auch der Sonnentau wächst. Das Fettkraut allerdings ist nicht so wählerisch hinsichtlich des Standorts, er muß nur genügend feucht sein. Selbst an nassen Felsen bis in etwa 2000 m Höhe kommt es vor.

Pflanzenbeschreibung: Aus der an den Boden gepreßten Blattrosette entspringen blattlose Blütenstiele, die endständig eine gespornte, blauviolette Blüte tragen. Ausgewachsene Blätter besitzen einen eingerollten Rand, an dem in großer Zahl klebrige Drüsen zu finden sind, die kleine Insekten festhalten; andere, die einen Verdauungssaft absondern, mit dessen Hilfe Insekten verdaut werden. Auf diese Weise beschafft sich die Pflanze den Stickstoff, der im Boden nicht vorhanden ist, den sie aber dringend benötigt. *Blütezeit:* Sehr unterschiedlich, von Juni bis September. Der Standort spielt dabei eine große Rolle.
Inhaltsstoffe (Wirkstoffe): Spuren von ätherischem Öl, Mineralstoffe, organische Säuren, spasmolytisch (krampflösend) wirkende Stoffe, proteolytische (Eiweiß verdauende) Fermente und Labenzym.
Heilwirkung und Anwendung: Es ist nicht ganz sicher, ob die Pinguicula, das Fettkraut, nur von dem Ruhm des Sonnentau profitiert. Besondere Bedeutung in der Therapie der Erkältungskrankheiten und des Hustens kommt ihm nicht zu.
Nebenwirkungen sind nicht bekannt.

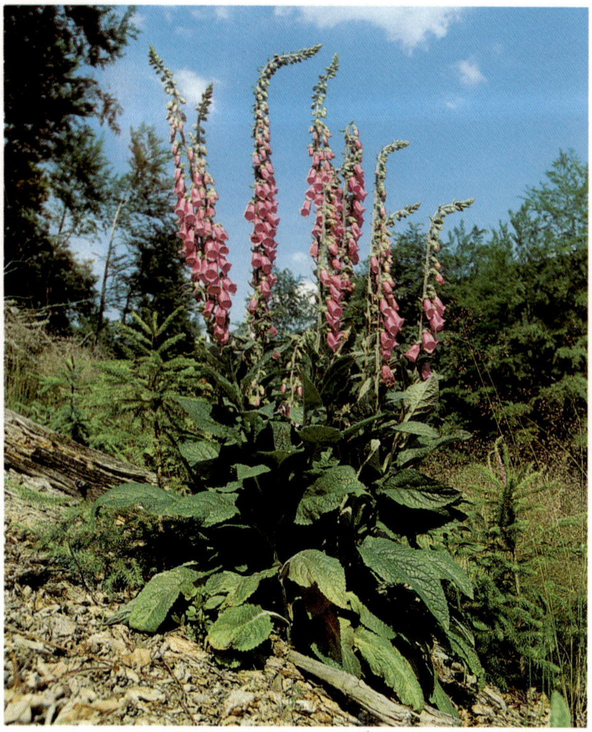

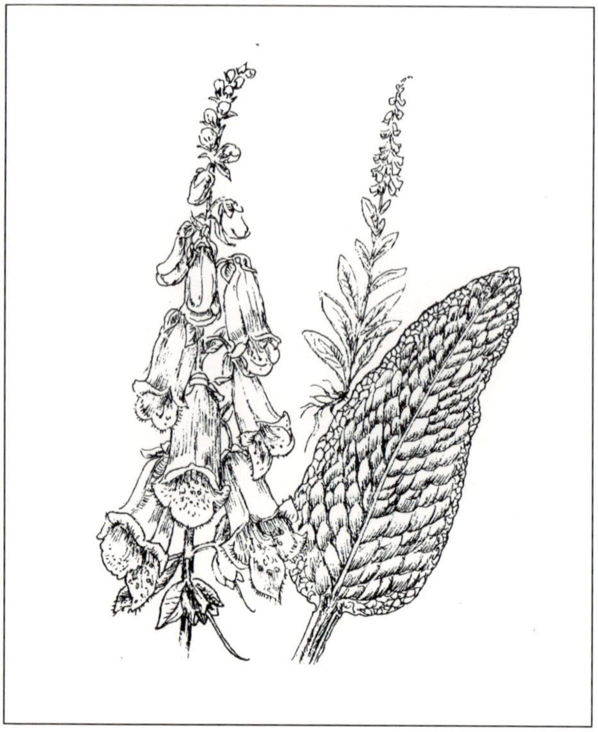

Fingerhut, Roter

▷ *tödlich giftig, geschützt*
DIGITALIS PURPUREA L.
Braunwurzgewächse, SCROPHULARIACEAE
Volksnamen: Fingerpiepen, Handschuhkraut, Potschen, Waldglocke, Waldschelle.
Arzneilich verwendete Pflanzenteile: Die Blätter (jedoch nur mit standardisiertem, also genau eingestellten Wirkwert).
Drogenbezeichnung: Digitalis purpurea-Blätter (Fingerhutblätter) = DIGITALIS PURPUREAE FOLIUM (früher FOLIA DIGITALIS PURPUREAE).

Botanik: *Pflanzenbeschreibung:* Der Rote Fingerhut ist eine zweijährige Pflanze, die jedoch in Kulturen, aus denen die größte Menge der Droge stammt, auch ausdauern kann. Aus einer verästelten Pfahlwurzel bildet sich im ersten Jahr an gestauchter Achse eine Blattrosette mit sehr großen und kräftigen Blättern aus. Im zweiten Jahr erfolgt eine Streckung der Achse bis zu 2 m Höhe. An diesem aufrechten unverzweigten Sproß sitzen wechselständig die Laubblätter. An der Spitze steht die einseitswendige Blütentraube. Die großen Blüten haben einen fünfzipfeligen, grünen Kelch und eine zweilippige, röhrig glockige Krone, die meistens purpurrot gefärbt und innen gefleckt ist. Die Frucht ist eine zweifächrige Kapsel. Gelegentlich werden auch weiße Blüten ausgebildet. *Blütezeit:* Juni bis September.
Vorkommen: Der Rote Fingerhut liebt kalkfreie Bergwälder und ist in West- und Mitteleuropa zu Hause. Vorzugsweise findet man ihn auf Kahlschlägen. Im Harz ist diese hübsche stattliche Pflanze so häufig, daß die Fremdenverkehrswerbung sie auf ihren Prospekten abbildet.
Inhaltsstoffe (Wirkstoffe): Die wirksamen Inhaltsstoffe dieser berühmten Heilpflanze sind herzwirksame Glykoside, die sehr empfindlich sind. Deshalb muß man bei der Aufbereitung der aus Kulturen stammenden Blattware größte Sorgfalt walten lassen. Diese Glykoside werden zu den verschiedensten Herzarzneimitteln verarbeitet. Daneben sind an der Wirkung dieser Heilpflanze noch Saponine, Schleime und ein wassertreibendes Flavonglykosid beteiligt.
Heilwirkung und Anwendung: *Der Rote Fingerhut ist eine der stärksten Giftpflanzen unserer heimischen Pflanzenwelt. Jede Selbstbehandlung ist strengstens verboten!* Fingerhutblätter, vor allen Dingen aber die zahlreichen daraus gewonnenen galenischen Präparate oder die Arzneimittel, die isolierte Wirkstoffe der Digitalis (Fingerhut) enthalten, sind die klassischen Herzmittel, die bei unregelmäßiger Herztätigkeit angewendet werden. Sie erhöhen die Pumpleistung des Herz-

muskels. Dadurch wird der Blutumlauf im Körper beschleunigt, und krankhafte Wasserstauungen durch vermehrte Harnabsonderung ausgeschwemmt. Das alles versteht man unter der allgemein gebrauchten Bezeichnung »Digitaliswirkung«. Neben der klassischen Herzwirksamkeit gibt es noch eine andere Wirkung der Digitalis, die lange Zeit sehr vernachlässigt wurde, jedoch heute wieder Beachtung findet: Umschläge mit Fingerhutabkochungen fördern die Wundheilung.

Anwendung in der Homöopathie: Das Homöopathikum *Digitalis purpurea* wird aus den frischen, vor der Blütezeit gesammelten Blättern bereitet. Man gebraucht es in erster Linie auch als Herzmittel. Weiterhin sieht die Homöopathie bei Digitalis eine Beziehung zu Niere und Blase, wodurch die Anwendung bei Harnbeschwerden, Wasserstauungen und Nierenschwäche gegeben zu sein scheint. Aber auch Depressionen, Schlafstörungen, Migräne mit schwerer Übelkeit, Leberschwellungen, Gelbsucht und Prostataleiden sind Heilanzeigen in der Homöopathie. Die Dosierung ist sehr unterschiedlich. Zumeist gibt man Dilutionen von D3 bis D6 (etwa 3- bis 5mal täglich 3 bis 5 Tropfen), doch sind höhere bis hohe Potenzen ebenso gebräuchlich. *Als Laie sollte man sich auch an homöopathischen Fingerhutpräparaten nicht selbst versuchen.*

Nebenwirkungen: Es wurde schon gesagt, daß alle Fingerhutarten sehr starke Giftpflanzen sind. Vergiftungen zeigen sich durch unregelmäßigen Puls, Übelkeit, Erbrechen und Durchfall, heftige Leibschmerzen, Blaufärbung der Lippen, Atemnot, Herzstillstand.

Erste Hilfe: Magen und Darm müssen schnellstens entleert werden. Viel Kohle zur Bindung der Giftstoffe geben, sofort den Arzt aufsuchen. Starker Kaffee ist nicht falsch.

Anmerkung: Zu erwähnen ist noch, daß es eine Reihe anderer Fingerhutarten gibt, die ebenfalls arzneiliche Verwendung finden, denn auch sie enthalten die wirksamen Herzglykoside. Wenn dennoch der Rote Fingerhut im Vordergrund steht, so hat das wohl historische Gründe. Es war der Rote Fingerhut, der zuerst Eingang in die Medizin fand, er wurde als erster genauer untersucht, und seine Inhaltsstoffe erforscht. In Rußland beispielsweise ist DIGITALIS AMBIGUA MURR. = DIGITALIS GRANDIFLORA MILL. offizinell, und bei uns macht mittlerweile auch DIGITALIS LANATA EHRH., der Wollige Fingerhut, dem Roten Fingerhut schon heftige Konkurrenz; nicht zuletzt, weil er leichter anzubauen ist und mehr Wirkstoffe enthält, die besser isolierbar sind. Diese Art soll daher auch hier gesondert vorgestellt werden.

Fingerhut, Wolliger

▷ *tödlich giftig, geschützt*
DIGITALIS LANATA EHRH.
Braunwurzgewächse, SCROPHULARIACEAE
Volksnamen: Samtfingerhut, Weißer Fingerhut, Wollfingerhut.
Arzneilich verwendete Pflanzenteile: Die Blätter.
Drogenbezeichnung: Digitalis-lanata-Blätter = DIGITALIS LANATAE FOLIUM (früher: FOLIA DIGITALIS LANATAE).

Botanik: *Pflanzenbeschreibung:* Der Wollige Fingerhut (wollig ist vor allem die Blütenstandsregion) ist eine ausdauernde Pflanze, die etwa 1 m hoch wird. Sie besitzt kahle lineallanzettliche, zugespitzte Blätter mit sehr schwach gezähntem Rand und bogig verlaufender Nervatur. Blattrand und Nerven sind behaart. Die fingerhutartigen Blüten sind weißlich oder schwach ockerfarben

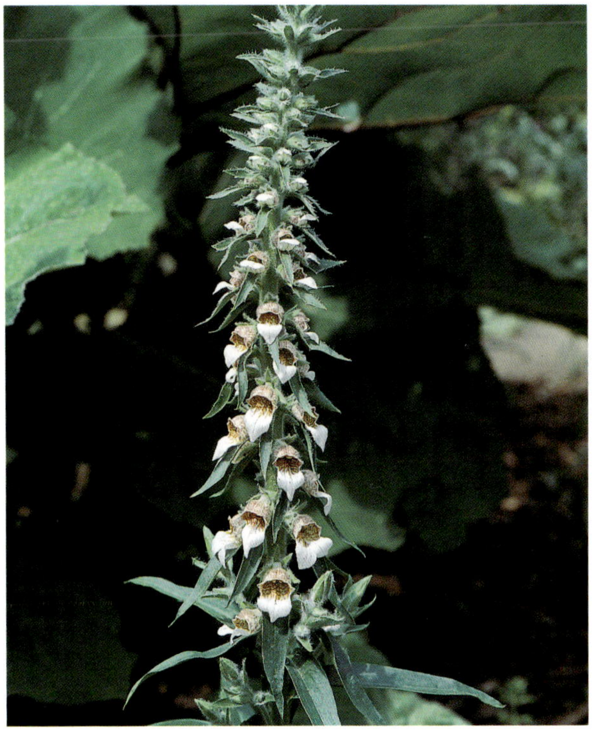

Digitalis lanata Digitalis grandiflora

und von braunen Adern durchzogen. Bemerkenswert ist die spitzeiförmige Unterlippe. *Blütezeit:* Juni bis September. *Vorkommen:* In Kulturen und Gärten, gelegentlich daraus verwildert. Die Heimat ist das pontische Florengebiet Ungarns und Südosteuropas.

Inhaltsstoffe (Wirkstoffe), Heilwirkung und Anwendung: Wie beim Roten Fingerhut sind Glykoside, Saponine und Schleime auch beim Wolligen Fingerhut die Inhaltsstoffe, die ihn als wirksames Herzmittel auszeichnen. Zur Information über Heilwirkung und Anwendungsgebiete kann man sich an allem beim Roten Fingerhut Gesagten orientieren. Auch die Warnung vor einer Selbstmedikation wegen seiner starken Giftigkeit gilt hier wie beim Roten Fingerhut. Der Wollige Fingerhut wird viel zur Reindarstellung der Wirkstoffe herangezogen.

Frauenmantel

ALCHEMILLA VULGARIS L. S. L. AGG.
Rosengewächse, ROSACEAE
Volksnamen: Dächlichrut, Frauenhilf, Frauenrock, Hasenmänteli, Perlkraut, Röckli, Sinau, Taukraut.
Arzneilich verwendete Pflanzenteile: Das Kraut (ohne die Wurzel).
Drogenbezeichnung: Frauenmantelkraut = ALCHEMILLAE HERBA (früher: HERBA ALCHEMILLAE).

Botanik: *Pflanzenbeschreibung:* Die Stammpflanze ist eine ausdauernde Staude, die 10 bis 50 cm lange Blühtriebe ausbildet, die kahl oder auch behaart, verzweigt und beblättert sind. Die sieben- bis elflappigen Blätter bleiben auch in ganz ausgewachsenem Zustand etwas gefaltet. Sie sind im Umriß fast kreisrund, 3 bis 8 cm groß, manchmal kahl, öfter jedoch behaart (zottig) und am Rand gezähnt. Die kleinen unscheinbaren, gelbgrünlichen Blüten, nur wenige Millimeter groß, sind knäuelförmig angeordnet. *Blütezeit:* Mai bis August (September). *Vorkommen:* In Gebüschen, lichten Wäldern und auf Wiesen, in trockenen Gräben und am Weg findet man die Pflanze, die oft flächige Bestände ausbildet.

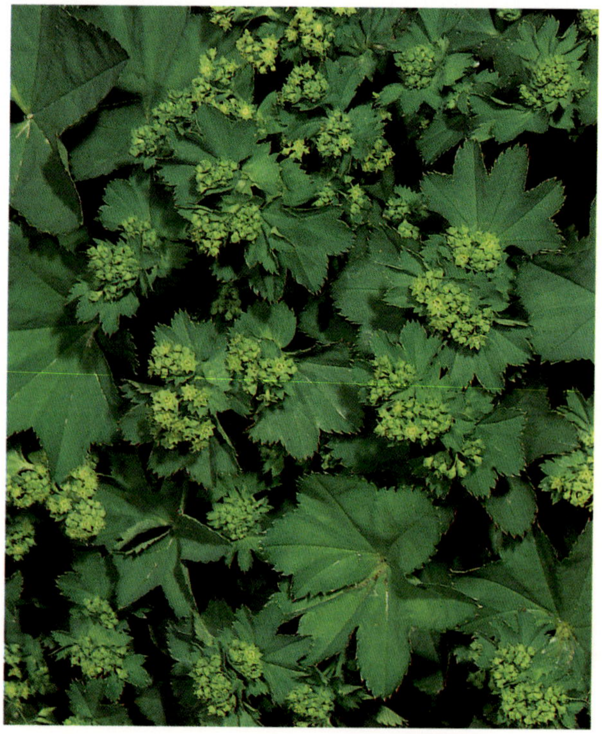

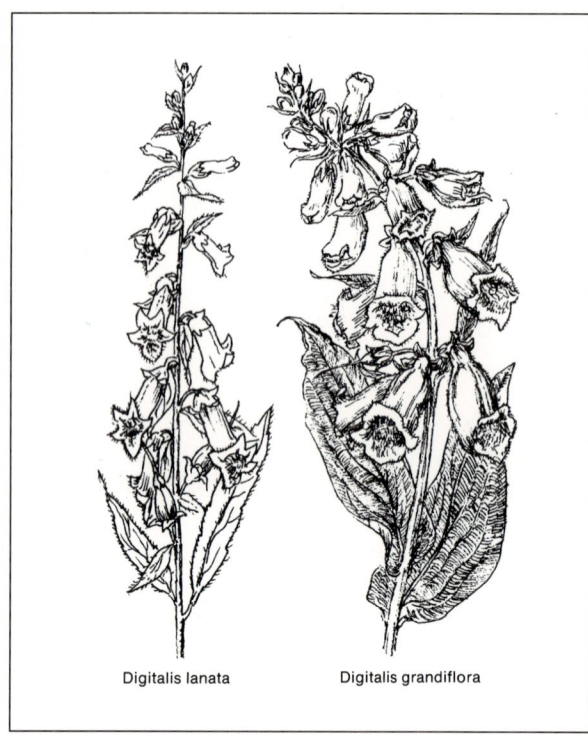

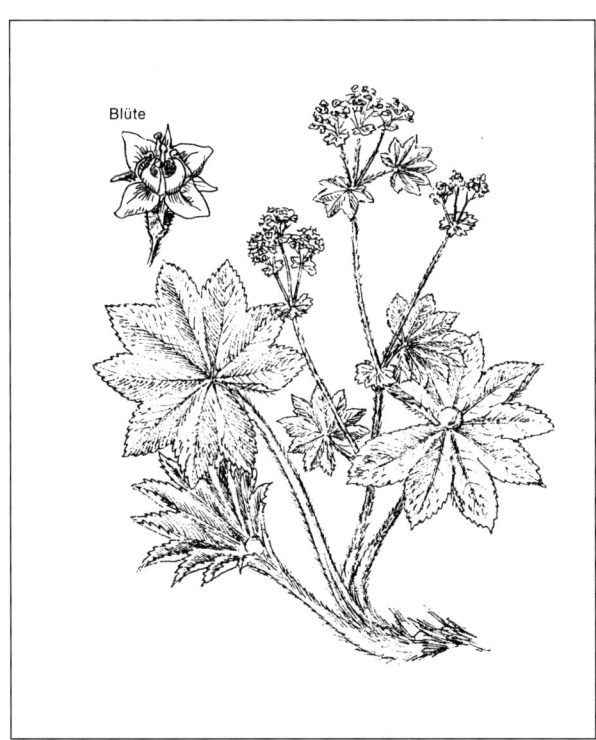

Ernte und Aufbereitung: Man sammelt die Blätter vom Frühjahr bis zum Juli, die dann an der Luft im Schatten getrocknet werden. Man sollte sie sammeln, wenn der Morgentau oder die in feuchten Nächten oft aktiv aus der Pflanze herausgepreßten Wassertropfen (Guttation) abgetrocknet sind.
Inhaltsstoffe (Wirkstoffe): Gerbstoffe, Bitterstoffe, wenig ätherisches Öl, Flavonoide.
Heilwirkung und Anwendung: Es gibt zwar einige galenische Zubereitungen – vor allem gegen Beschwerden der Wechseljahre der Frau – sowie Teemischungen, die Frauenmantel enthalten, gegen Stoffwechselstörungen und Frauenbeschwerden, doch die Schulmedizin hält diese Droge hierfür unwirksam. Die Wirkstoffe sind wenig erforscht, ernsthafte Prüfungen der Wirkung fehlen.
Das BGA nennt als Anwendungsgebiete die Unterstützung der Therapie akuter, unspezifischer Durchfallerkrankungen, sowie Magen-Darmstörungen bei Erwachsenen und Schulkindern und empfiehlt, längstens nach 3 bis 4 Tagen, wenn keine Besserung der Durchfälle eingetreten ist, den Arzt aufzusuchen.
Frauenmantel als Hausmittel: Ganz im Gegensatz zur Meinung der Schulmedizin steht Frauenmantel-Tee in der Volksmedizin hoch im Kurs. Innerlich gebraucht man ihn gegen Beschwerden der Wechseljahre und gegen zu starke Monatsblutungen, bei Magen- und Darmbeschwerden, gelegentlich auch gegen Husten. Zur sogenannten Blutreinigungskur wird Frauenmantel-Tee ebenfalls häufig herangezogen, wobei man die Beseitigung von Hautunreinheiten junger Mädchen besonders hervorhebt. Hier gibt man am besten eine Teemischung aus gleichen Teilen Stiefmütterchen und Frauenmantel. Äußerlich verwendet man den Tee zu Waschungen und Spülungen der Scheide bei konstitutionell bedingtem Ausfluß (Fluor albus) junger Mädchen. Man wäscht auch eiternde Wunden, entzündete Augen und nässende Ekzeme damit, spült den Mund bei entzündeten Schleimhäuten und gurgelt damit bei Halsweh.
• *So wird Frauenmantel-Tee bereitet:* 1 schwach gehäufter Eßlöffel Frauenmantelkraut wird mit $^1/_4$ l Wasser übergossen und bis zum Sieden erhitzt. Dann läßt man an warmem Ort etwa noch 10 bis 15 Minuten ziehen und seiht ab, oder man übergießt 2 Teelöffel voll Frauenmantelkraut mit $^1/_4$ l siedendem Wasser und läßt 10 Minuten lang ausziehen. Innerlich bei Bedarf 1 bis 3 Tassen Tee täglich trinken. Diesen Tee kann man auch zu den genannten äußerlichen Anwendungen verwenden.
Nebenwirkungen sind nicht bekannt.

Frühlings-Adonisröschen

▷ *giftig, geschützt*
ADONIS VERNALIS L.
Hahnenfußgewächse, RANUNCULACEAE
Volksnamen: Adonis, Adonisröschen, Feuerröschen, Teufelsauge.
Arzneilich verwendete Pflanzenteile: Das blühende Kraut (ohne die Wurzeln).
Drogenbezeichnung: ADONIDIS HERBA (früher: HERBA ADONIDIS).

Botanik: *Pflanzenbeschreibung:* Diese wunderschöne Pflanze ist bei uns so selten geworden, daß man sie nur noch an ganz wenigen Plätzen antritt. Sie steht streng unter Naturschutz! Das Adonisröschen ist ausdauernd, es wird 15 bis 30 cm hoch und ist im Erdboden verankert mit einem kräfti-

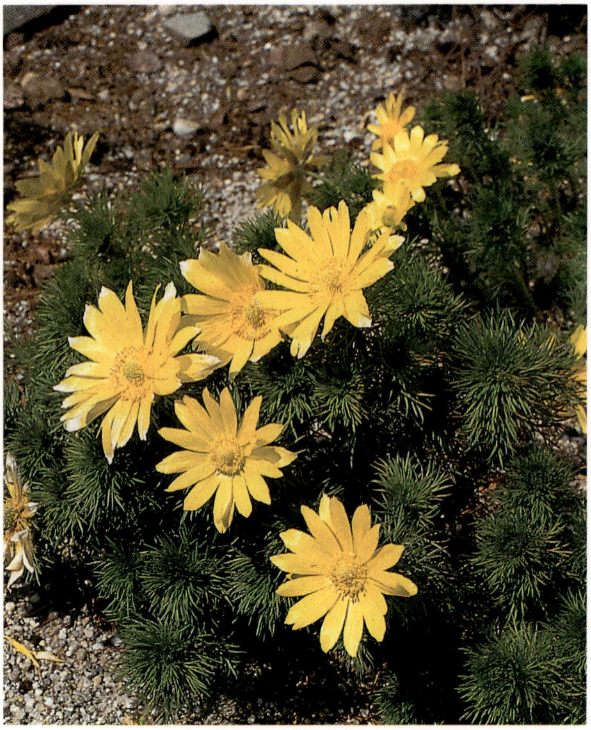

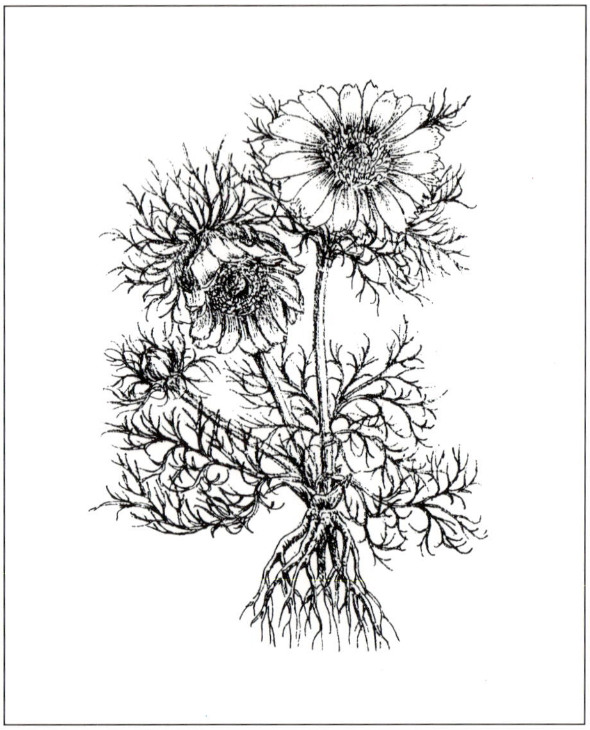

gen fingerdicken Wurzelstock, der zahlreiche Nebenwurzeln ausbildet. Aus diesem Wurzelstock entspringen meistens mehrere aufrechte runde Stengel, die anfangs schwach behaart sind. An den Stengeln stehen zahlreiche Laubblätter, die drei- bis vierfach gefiedert sind. Die einzelnen Abschnitte sind dünn und lineal. Eine große Blüte (bis zu 7 cm im Durchmesser), goldgelb und glänzend, aufrecht oder nickend, krönt die Blühstengel. *Blütezeit:* April bis Mai.
Vorkommen: Das Adonisröschen bevorzugt hohes Steppengras. Es kommt in Ost- und Südeuropa vor, ist aber bei uns in Deutschland nur noch an wenigen Plätzen (die des Schutzes wegen nicht genannt werden sollen) an sonnigen Hügeln und auf trockenen Steppenheidewiesen oder auch an felsigen Stellen anzutreffen.
Inhaltsstoffe (Wirkstoffe): Herzwirksame Glykoside.
Heilwirkung und Anwendung: Die Droge ist noch gelegentlich Bestandteil von Herz- und Kreislauftees, wird ansonsten ausschließlich in (teilweise standardisierten) galenischen Zubereitungen bei Herz- und Kreislaufbeschwerden unter ärztlicher Aufsicht angewendet. Leichte bis mittelschwere Herzmuskelschäden, Leistungsminderung des Herzens, Herzjagen bei Schilddrüsenüberfunktion sowie nervöse Herzbeschwerden sind die Hauptanwendungsgebiete. – Früher gebrauchte man die Droge in der Volksmedizin auch zur Austreibung von Blasen- und Nierensteinen.
Anwendung in der Homöopathie: Das Homöopathikum *Adonis vernalis* wird bei Herzrhythmusstörungen auf nervöser Grundlage, zur Kreislaufunterstützung bei Infektionskrankheiten gegeben, soll aber auch bei Prostataleiden wirksam sein. Man gibt von der Tinktur 2- bis 3mal täglich 5 bis 10 Tropfen, bei stärkeren Beschwerden auch bis zu 20 Tropfen.
Nebenwirkungen: Bei Überdosierung kommt es zu nervöser Erregung, Magen- und Darmstörungen sowie zu Übelkeit und Erbrechen.

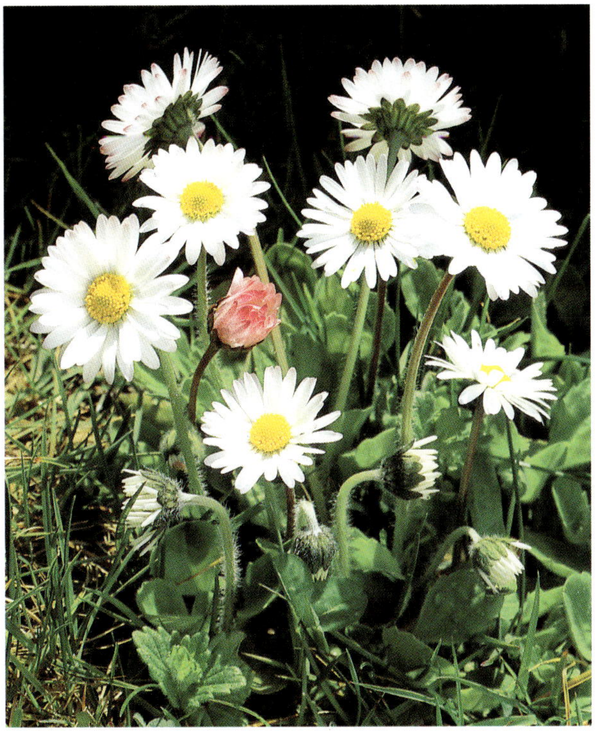

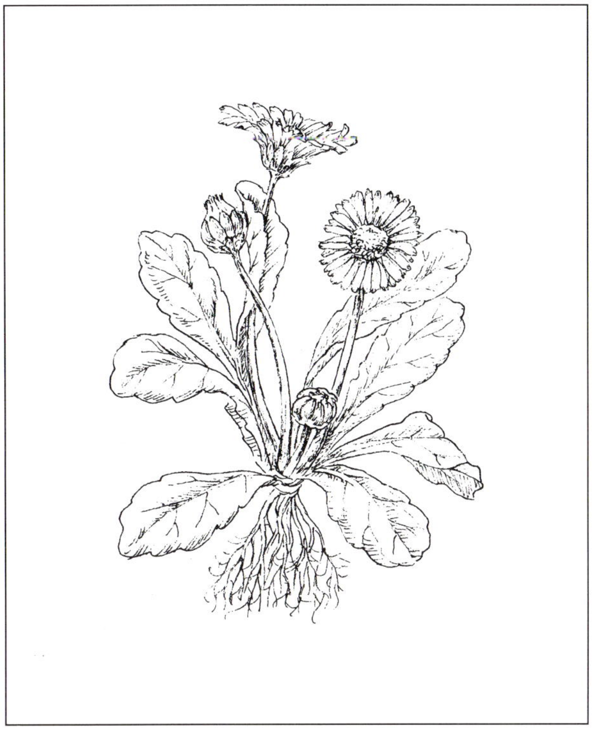

Gänseblümchen

BELLIS PERENNIS L.
Korbblütengewächse, ASTERACEAE (COMPOSITAE)
Volksnamen: Angerbleamerl, Augenblümchen, Himmelsblume, Maiblume, Marienblümchen, Maßliebchen, Mondscheinblume, Mümmeli, Regenblume, Tausendschön.
Arzneilich verwendete Pflanzenteile: Die Blüten und die Blätter.
Drogenbezeichnung: Gänseblümchen = BELLIDIS FLOS (früher: FLORES BELLIDIS), Gänseblümchenblätter = BELLIDIS FOLIUM (früher: FOLIA BELLIDIS).

Botanik: *Pflanzenbeschreibung:* Diese häufig vorkommende Blume bedarf wohl kaum einer ausführlichen Beschreibung, denn den meisten Lesern wird sie als Kränzchenblume, aus Liedern und Reimen ihrer Kinderzeit bekannt sein. Das Gänseblümchen bildet eine Blattrosette aus, aus der ein kurzer, an sonnigen Plätzen längerer (10 cm) blattloser Blütenstiel entspringt. Oben sitzen einzeln die Köpfchenblüten mit weißen Strahlenblüten, die unterseits zumeist rötlich angelaufen sind und gelbe Scheibenblüten haben. Bei Sonnenschein sind sie weit geöffnet, nachts und bei Regen schließen sie sich und senken das Köpfchen. *Blütezeit:* Von den ersten Frühlingstagen an bis weit in den Spätherbst. *Vorkommen:* Felder und Grasflächen, Gärten und Wegränder sind die Lieblingsplätze des Gänseblümchens, das lehmigen Boden besonders schätzt.
Ernte und Aufbereitung: Man kann das Gänseblümchen genaugenommen das ganze Jahr hindurch ernten, doch schreibt man der Droge, die um den 24. Juni (Johannistag) herum gesammelt wurde, die größte Wirkung zu, weil dann die Entwicklung der Pflanze ihren Höhepunkt erreicht hat. Man sammelt Blüten sowie Blätter und trocknet sie gründlich an der Luft.
Inhaltsstoffe (Wirkstoffe): Saponine, Bitterstoffe, Gerbstoffe, etwas ätherisches Öl, Anthoxanthin und Flavonoide.
Heilwirkung und Anwendung: Die Schulmedizin verwendet das Gänseblümchen nicht, obgleich es sich in Teemischungen, die der Anregung des Gesamtstoffwechsels dienen sollen, als durchaus wirksam erweisen würde.
Gänseblümchen als Hausmittel: Überaus groß war die Wertschätzung des Gänseblümchens im Mittelalter. Leonhart Fuchs (1543) schreibt: »Die Gennssblum ist fürtreffenlich gut zu den lamen glidern / verzeret auch die kröpff / ist gut zu dem Podagra / vnnd hüfftwee / dann es zerteylt vnnd verzert allerley grobe feuchtigkeyt.« A. Lonicerus

(1564) berichtet: »Fürn krampff / siede die maßlieben in guten wein / trincks so du schlaffen wilt gehn / es hilfft. Für flecken am leib / siede diss kraut mit der wurzel in regenwasser / wäsche damit die flecken / sie vergehn... Massliebchen hevlet die wunden / kület die leber / löschet innerlich hitz.« – P.A. Matthiolus und Hieronymus Bock rühmen ganz besonders die wundheilende Wirkung. Die heutige Volksmedizin verwendet diese Heilpflanze zur Appetitanregung, als Magen-, Galle- und Lebermittel, vor allem als Blutreinigungsmittel. Auch bei Husten und Hautleiden wird sie gebraucht.

• *So wird Tee aus Gänseblümchenblüten und -blättern bereitet:* 2 Teelöffel Droge mit 1/4 l kochendem Wasser übergießen, 10 Minuten ziehen lassen, abseihen. 2mal täglich 1 Tasse Tee trinken. Diesen Tee benutzt man in der Volksmedizin auch für Umschläge auf schlecht heilende Wunden oder zum Betupfen von Hautausschlägen. Bei unreiner Haut hilft das Waschen mit einem Tee aus Gänseblümchen- und Stiefmütterchenkraut zu gleichen Teilen, den man sich durch kaltes Ausziehen bereitet.

• *So wird der Tee bereitet:* Je 1 Eßlöffel Gänseblümchen- und Stiefmütterchenkraut werden mit 1 l zimmerwarmem Wasser übergossen und 8 bis 10 Stunden (über Nacht) beiseite gestellt, erst danach abgeseiht.

Nebenwirkungen sind nicht bekannt.

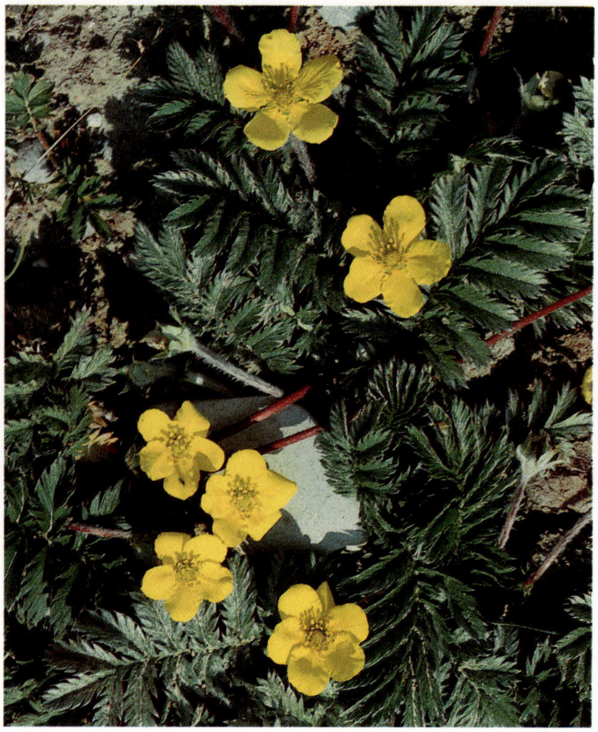

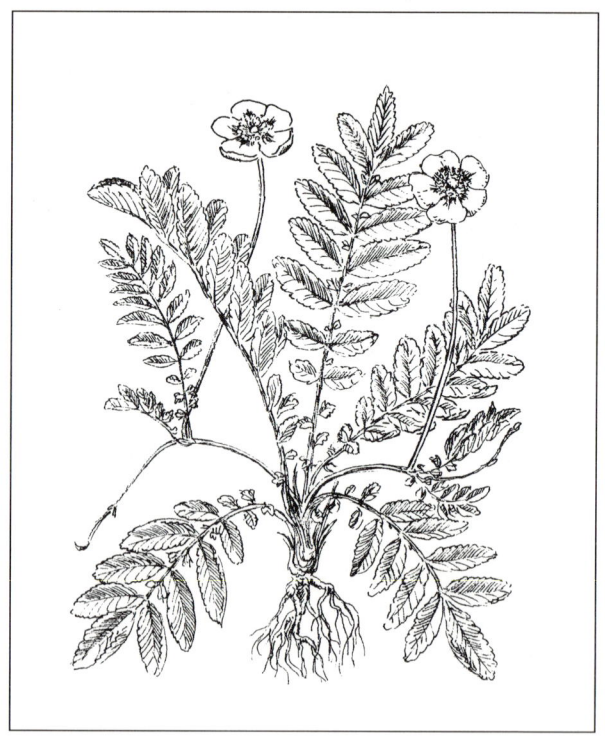

Gänsefingerkraut

POTENTILLA ANSERINA L.
Rosengewächse, ROSACEAE
Volksnamen: Säukraut, Silberchrut, Anserine, Gänserich, Krampfkraut, Martinshand, Stierlichrut.
Arzneilich verwendete Pflanzenteile:
Das Kraut (ohne die Wurzeln).
Drogenbezeichnung: Gänsefingerkraut = ANSERINAE HERBA (früher: HERBA ANSERINAE).

Botanik: *Pflanzenbeschreibung:* Aus einem ausdauernden Wurzelstock entwickeln sich eine Blattrosette und liegend rankende, an den Knoten sich bewurzelnde Ausläufer, die zahlreiche Blätter ausbilden. Die Ausläufer werden bis über 1 m lang. Die langen Fiederblätter sind gegenständig. Die Blättchen, scharf gesägt und oberseits kahl, haben auf der Unterseite silberweiße Behaarung. Die Blüten entspringen meist dort in den Blattachseln, wo sich der Ausläufer bewurzelt hat. Sie sitzen endständig auf verhältnismäßig langen Stielen und sind leuchtend gelb gefärbt.

Blütezeit: Mai bis September. *Vorkommen:* Gänsefingerkraut ist sehr häufig, liebt feuchten, tonigen Boden und wächst vornehmlich in Gräben, auf Wiesen, an Wegrändern und auch auf Ödland.
Ernte und Aufbereitung: Zur Blütezeit sammelt man vor allem die Fiederblätter, doch dürfen auch Ausläufer und Blüten mitverwendet werden. Das Trocknen soll nachhaltig und schnell geschehen, jedoch bei Temperaturen unter 45 °C.
Inhaltsstoffe (Wirkstoffe): Gerbstoffe, Bitterstoffe, Flavonoide und ein noch nicht näher untersuchter spasmolytisch (krampflösend) wirkender Stoff.
Heilwirkung und Anwendung: Es ist schwierig, die Wirkung dieser Heilpflanze richtig einzuschätzen. Sie gilt als wirksames Magenmittel bei Durchfällen mit kolikartigen Krämpfen und wird als schmerzlindernd bei Menstruationsbeschwerden gelobt. Es liegen aber auch Berichte aus ärztlichen Praxen vor, in denen diese Wirkung bestritten wird. Exakte wissenschaftliche Untersuchungen wurden nicht gemacht. Ich halte diese Heilpflanze für wirksam!
Wegen des relativ hohen Gerbstoffgehaltes des Gänsefingerkrautes nennt das BGA als Anwendungsmöglichkeiten: leichte Entzündungen im Bereich der Mund- und Rachenschleimhaut (spülen und gurgeln), aber auch die Unterstützung der Therapie bei akuten, unspezifischen Durchfallerkrankungen mit leichten, krampfartigen Magen-Darmbeschwerden bei Schulkindern und Erwachsenen.
• *So wird Gänsefingerkraut-Tee bereitet:* 2 gehäufte Teelöffel Gänsefingerkraut mit 1/4 l kochendem Wasser übergießen, 10 Minuten ziehen lassen, abseihen. 2 bis 3 Tassen Tee täglich; möglichst heiß und schluckweise trinken und zweckmäßigerweise ungesüßt. Mischt man Gänsefingerkraut zu gleichen Teilen mit Pfefferminze und Melisse und bereitet eine Tee wie oben beschrieben, so verstärkt man die Wirkung in angenehmer Weise.
Anwendung in der Homöopathie: Aus der frischen blühenden Pflanze wird das Homöopathikum *Potentilla anserina* bereitet. Interessanterweise gebraucht man in der Homöopathie sehr gern die Urtinktur (Ø), wovon man bei Regelbeschwerden – auch schon vorbeugend – 3mal täglich 5 Tropfen verabreicht.
Gänsefingerkraut als Hausmittel: Die Volksmedizin verwendet den Tee (Zubereitung wie beschrieben) bei Unterleibskrämpfen der Frau, Muskel- und Wadenkrämpfen, Menstruationsbeschwerden und Magenleiden. – Vermutlich weil dieses Kraut überall wächst, findet es in größerem Umfang Anwendung in der Tiermedizin. Wenn Wiederkäuer Magenverstimmung haben, bereitet man ihnen einen Heiltrank: Man übergießt 1 große Handvoll getrocknetes Gänsefingerkraut mit 1 l Wasser, erhitzt zum Sieden, seiht ab und gibt den Tieren diesen Aufguß lauwarm zu trinken.
Nebenwirkungen: Nebenwirkungen sind nicht bekannt. – Bei einem Reizmagen können bereits bestehende Beschwerden verstärkt werden.

Goldrute

SOLIDAGO VIRGAUREA L.
Korbblütengewächse, ASTERACEAE (COMPOSITAE)
Volksnamen: Goldwundkraut, Heidnisch Wundkraut, Schoßkraut, Waldkraut.
Arzneilich verwendete Pflanzenteile: Das Kraut (ohne die Wurzeln).
Drogenbezeichnung: Goldrutenkraut = SOLIDAGINIS HERBA (früher: HERBA VIRGAUREAE).

Botanik und Sammeltips: *Pflanzenbeschreibung:* Goldrute ist eine Staude, die bis 1 m hoch wird. Der Stengel ist rund, gestreift, in den oberen Teilen kurz behaart, unten braun, violett oder purpurn gefärbt. Die Verzweigung ist rispig, die Blätter sind wechselständig angeordnet. Unten sind sie gestielt, oben fast sitzend. Die Blüten sind gelb, riechen schwach aromatisch und stehen in einfachen Trauben oder in Rispentrauben. *Blütezeit:* August bis Oktober.
Vorkommen: Im späten Sommer und frühen Herbst erfreut diese Heilpflanze den Wanderer auf trockenen Waldwiesen, auf Kahlschlägen, in lichten Wäldern, an sonnigen Hügeln und Waldrändern.
Ernte und Aufbereitung: Am besten erntet man zu Beginn der Blütezeit, also in den ersten Augustwochen. Man nimmt nicht die ganzen oberirdischen Teile, sondern bevorzugt die Blühregion. Diese Partien sind meistens auch nicht verholzt. Zu Büscheln vereinigt, wird die Droge im Schatten getrocknet.
Inhaltsstoffe (Wirkstoffe): Ätherisches Öl, Gerbstoff, Bitterstoffe, Saponine und Flavonoide.

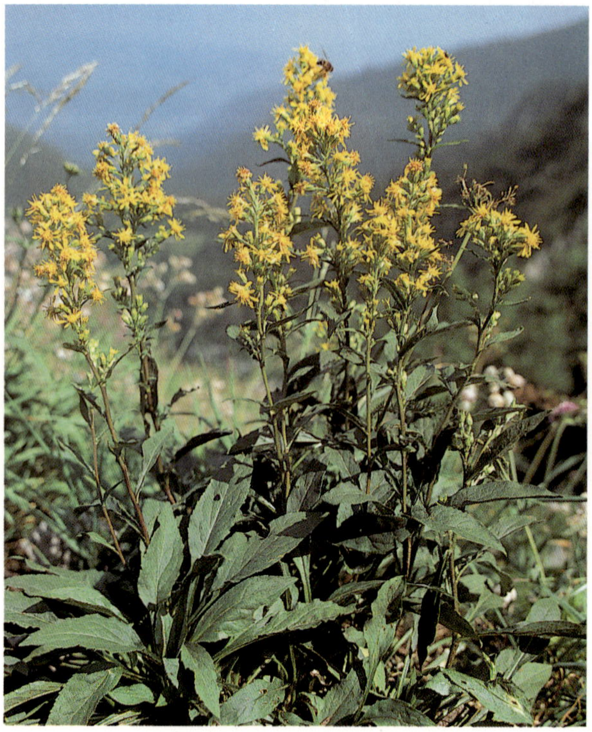

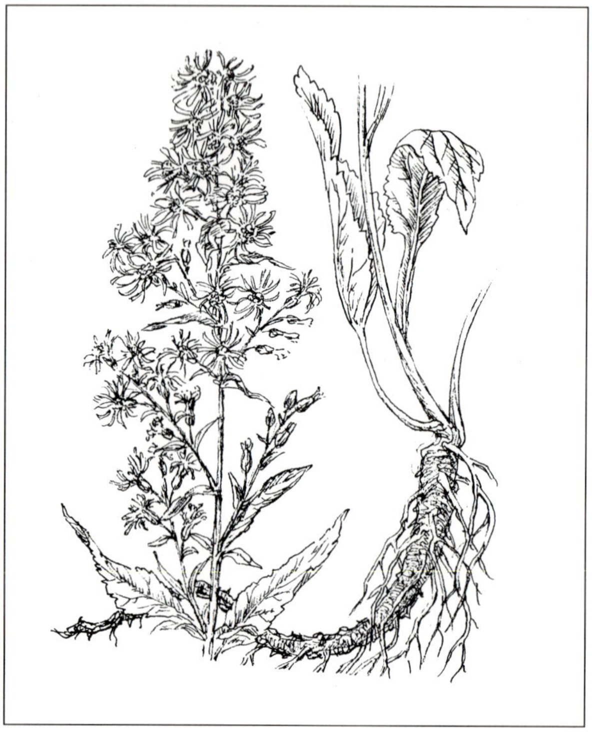

Heilwirkung und Anwendung: Die Goldrute hat sich einen festen Platz erobert bei der Behandlung von Blasen- und Nierenentzündungen, bei schmerzhafter Harnentleerung, besonders aber auch zur Durchspülungstherapie. Zur Anregung des Stoffwechsels, bei Hauterkrankungen und auch bei Leberleiden kann die Goldrute unterstützend wirken. In zahlreichen Tees (besonders in solchen gegen Rheuma und Gicht oder in den sogenannten Blutreinigungstees) ist Goldrutenkraut vorhanden.

Das BGA empfiehlt Goldrutenkraut zur Durchspülung bei entzündlichen Erkrankungen der ableitenden Harnwege, bei Harnsteinen und Nierengrieß sowie zur vorbeugenden Behandlung bei Harnsteinen und Nierengrieß, mit der Einschränkung, daß diese Empfehlungen nicht gelten bei Ödemen infolge eingeschränkter Herz- und Nierentätigkeit.

Hinweis: Die Kanadische Goldrute (SOLIDAGO CANADENSIS) und die Riesengoldrute (SOLIDAGO GIGANTEA) sind in ihrer Wirkung ähnlich.

• *So wird Goldruten-Tee bereitet:* 1 bis 2 gehäufte Teelöffel Goldrute mit 1/4 l kaltem Wasser übergießen, zum Sieden erhitzen, 2 Minuten ziehen lassen; oder mit siedendem Wasser übergießen und 10 Minuten lang ausziehen.

Wenn keine Gegenanzeigen vorliegen, trinkt man 3 Tassen Tee pro Tag.

Anwendung in der Homöopathie: Das Homöopathikum *Solidago virga aurea* wird aus frischen Blüten bereitet. Es gilt in der Homöopathie als ein Organspezifikum der Niere. Besonders chronische Nierenentzündungen, wenn sie mit Hautausschlägen, Drüsenschwellungen, Wasserstauungen, Katarrhen und rheumatischen Zuständen einhergehen, lassen sich mit diesem Mittel behandeln. D_1 bis D_2 sind die gebräuchlichen Dilutionen des Mittels, von dem man 2- bis mehrmals täglich 5 bis 10 Tropfen verordnet.

Goldrute als Hausmittel: Auch in der Volksmedizin gebraucht man Goldrute in erster Linie als Blasen- und Nierenmittel, gegen Wassersucht, Bettnässen, Rheuma und Gicht, aber auch gegen die verschiedensten Hautleiden. Bei Keuchhusten und Asthma soll die Goldrute ebenfalls gute Dienste leisten.

Der Vollständigkeit halber soll erwähnt werden, daß in der Volksmedizin Zahngeschwüre, eiternde Wunden und Geschwülste durch Auflegen frischer zerquetschter Blätter der Goldrute behandelt werden. – Martin Luther soll Goldrutenkraut sehr geschätzt und damit seine zahlreichen Gebrechen behandelt haben.

Nebenwirkungen: Nebenwirkungen sind nicht bekannt. – Im Falle chronischer Nierenleiden sollte man jedoch vor der Anwendung den Arzt befragen.

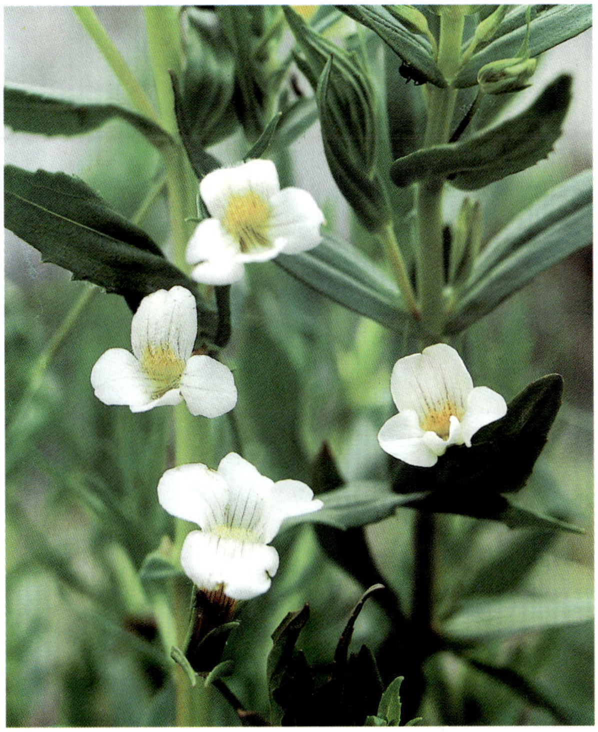

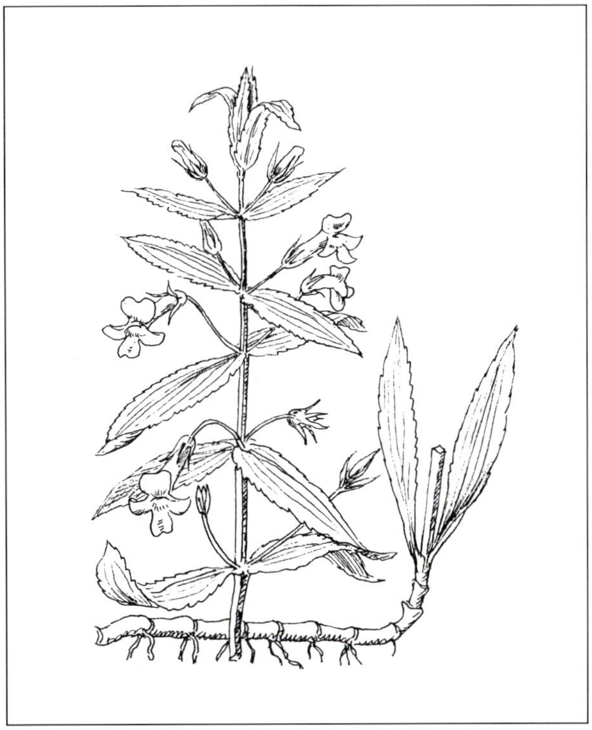

Gottesgnaden-kraut
(Gnadenkraut)

▷ *giftig, geschützt*
GRATIOLA OFFICINALIS L.
Braunwurzgewächse, SCROPHULARIACEAE
Volksnamen: Allerheiligenkraut, Erdgalle, Gallenkraut, Gradeze, Laxierkraut, Magenkraut, Speikräuterl, Fischkraut, Nieskraut, Heckenysop, Wilder Aurin.
Arzneilich verwendete Pflanzenteile: Das Kraut (ohne die Wurzel).
Drogenbezeichnung: Gottesgnadenkraut = GRATIOLAE HERBA (früher: HERBA GRATIOLAE).

Botanik: *Pflanzenbeschreibung:* Wenige Zentimeter unter der Erdoberfläche kriecht der ausdauernde dünne Wurzelstock fast waagrecht dahin. Daraus entspringt ein aufrechter vierkantiger Stengel, der etwa 30 bis 40 cm hoch wird und gegenständig angeordnete, sitzende lanzettliche Blätter trägt, die am Rand kleingesägt sind. Die großen Blüten stehen an langem Stiel einzeln in den Blattachseln, sind röhrenförmig gestaltet, rötlich gefärbt und mit gelben (innen auch weißen) Längsstreifen versehen. Die Frucht ist eine kleine Kapsel mit zwei Fächern. *Blütezeit:* Juni bis August. *Vorkommen:* Nicht gerade häufig, in ganz Mittel- und Osteuropa. Man findet sie an Gräben, Ufern und auf feuchten Wiesen.
Inhaltsstoffe (Wirkstoffe): Ätherisches Öl, Bitterstoffe, Gerbstoffe, Saponine und vor allen Dingen Glykoside (eines der Glykoside, das Gratiotoxin, besitzt digitalisähnliche Wirkung). Die Giftigkeit des Gottesgnadenkrautes beruht nicht allein, wie man bislang glaubte, darauf, daß es Herzglykoside (Gratiotoxin) enthält, sondern auch auf seinem Gehalt an den Cucurbitacinglykosid Elatericid.
Anmerkung: Eine der bedeutendsten Heilpflanzen für die Herztherapie ist der Rote Fingerhut (Digitalis purpurea). Will man nun in der Therapie eine bestimmte Herzwirksamkeit, die jener des Fingerhuts entspricht, charakterisieren, so spricht man von digitalisähnlicher Wirkung.
Heilwirkung und Anwendung: Früher hoch geschätzt, was schon sein Name zum Ausdruck bringt, ist das Gottesgnadenkraut der Volks- und Schulmedizin kaum noch bekannt, denn gegen Stuhlverstopfung, Wassersucht, Leber- und Gallebeschwerden und gegen Unterschenkelgeschwüre gibt es Besseres; für die Herztherapie schließlich hat man die Digitalis (den Roten Fingerhut und die anderen Digitalis-Arten).

Dennoch gibt es ein Anwendungsgebiet, für das gerade diese Heilpflanze sehr geeignet ist. R. F. Weiß empfiehlt die Verwendung der Heilpflanze als Emmenagogum (blutungsfördernd im Bereich der Genitalorgane der Frau), denn man muß Unregelmäßigkeiten auf diesem Gebiet nicht immer gleich mit Hormonen zu Leibe rükken. Natürlich ist das nur unter Aufsicht eines Arztes möglich. Jede Selbstmedikation – das sei hier noch einmal wiederholt – mit den in diesem Buch als giftig bezeichneten Pflanzen ist verboten, weil gefährlich!

Anwendung in der Homöopathie: Das Homöopathikum *Gratiola* wird bei Magen-, Darm- und Leberstörungen gebraucht. Die weiteren Anwendungsmöglichkeiten (Kopfweh, Reizbarkeit, verfrühte Periode, Hautausschläge und Rheuma) sind unbedeutend. Man verwendet D3 bis D12 und gibt 3- bis 5- (bis 10) mal täglich 3 bis 8 Tropfen.

Nebenwirkungen: Gottesgnadenkraut ist giftig und darf deshalb nicht selbst angewendet werden. Vergiftungserscheinungen: Speichelfluß, Übelkeit, Erbrechen, Koliken, Durchfälle, Nierenschädigungen, Krämpfe, Herzbeschwerden, Kollaps, Atemstillstand.

Erste Hilfe: Arzt beziehungsweise Krankenhaus aufsuchen. Sofort Erbrechen einleiten, Kohle einnehmen (Seite 33).

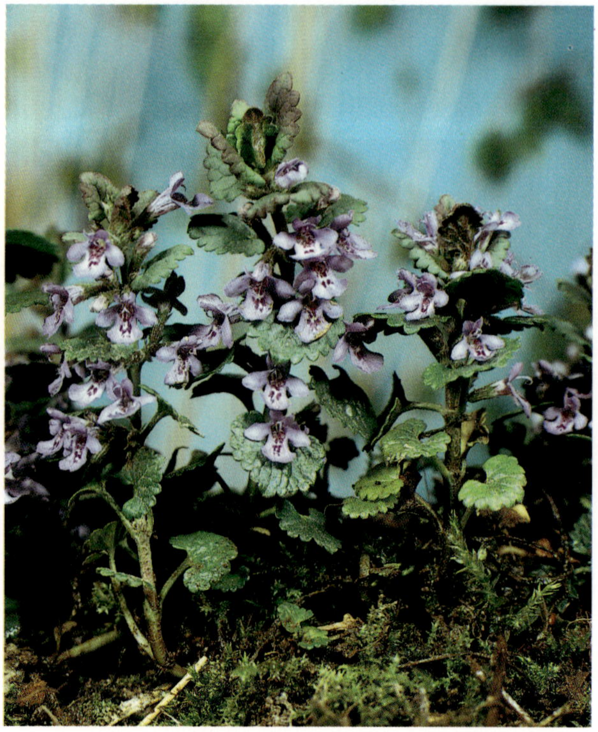

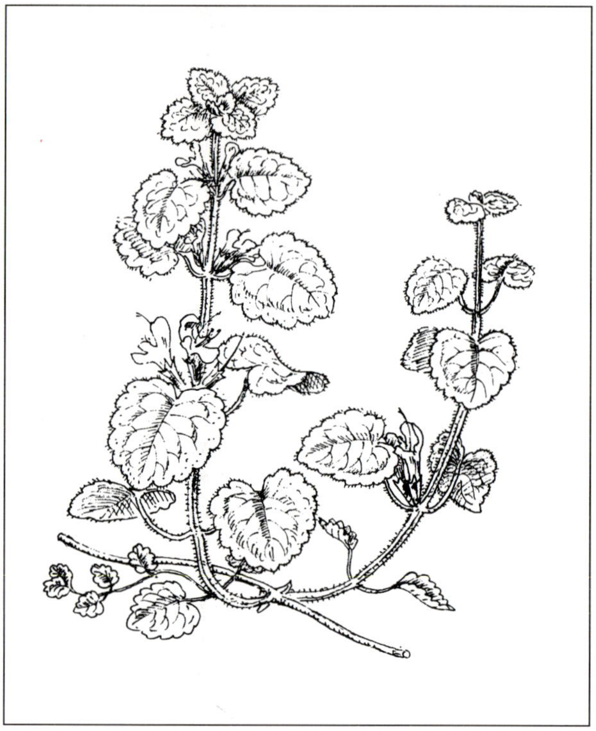

Gundelrebe
(Gundermann)

GLECHOMA HEDERACEA L. (NEPETA HEDERACEA [L.] TREV.)
Lippenblütengewächse, LAMIACEAE (LABIATAE)
Volksnamen: Blauhuder, Donnerrebe, Erdefeu, Gunelreif, Heilrauf, Huder, Udrang, Zickelskräutlein.

Arzneilich verwendete Pflanzenteile: Das blühende Kraut (ohne Wurzeln).

Drogenbezeichnung: Gundelrebenkraut = HEDERAE TERRESTRIS HERBA (früher: HERBA HEDERAE TERRESTRIS).

Botanik: *Pflanzenbeschreibung:* Die ausdauernde kleine Pflanze liegt mit dem vierkantigen Stengel dem Erdboden an und wurzelt oft an den Knoten. An diesen niederliegenden Stengeln stehen gegenständig nieren- bis herzförmige Blättchen, die am Rand gekerbt sind. Die blühenden Teile richten sich auf und tragen in den Blattachseln, als Scheinquirle angeordnet, hellviolette Blüten, die mit einem dunkleren Fleck auf der Unterlippe

versehen sind. Blüten und Stengel haben beim Zerreiben einen starken unangenehmen Geruch. *Blütezeit:* März bis Juni. *Vorkommen:* Häufig auf Brachland, als Unkraut in Gärten, auf Wiesen, an Wegrändern und in Hecken. Die Pflanze braucht reichlich Feuchtigkeit, um gedeihen zu können.
Ernte und Aufbereitung: Man sammelt das blühende Kraut der Gundelrebe im Frühjahr, befreit es durch Abwaschen von Erdresten und trocknet an der Luft schnell und gründlich.
Inhaltsstoffe (Wirkstoffe): Bitterstoffe, Gerbstoffe, Vitamin C, Mineralstoffe (besonders Kalium) und verschiedene organische Säuren. Etwas Saponin und ätherisches Öl sind auch vorhanden.
Heilwirkung und Anwendung: Die Inhaltsstoffe schließen eine Wirksamkeit nicht aus, aber die Schulmedizin verwendet die Gundelrebe nicht. – Man kann jedoch neben jungen Schafgarbenblättern, Kerbelblättern, Brunnenkresse, Gänseblümchen, Brennesselblättern und Birkenblättern auch etwas Gundelrebe mit in den Frühlingssalat geben. Solche Salate sind in letzter Zeit immer beliebter geworden und werden mitunter sogar vom Arzt empfohlen, weil sie durch leichte Reizwirkung die Aktivität fast aller Körperorgane steigern, was das Wohlbefinden fördert.
Gundelrebe als Hausmittel: In der Schrift »Volksmedizinische Botanik der Germanen« (Höfler) wird gesagt, daß die Gundelrebe eine wichtige Heilpflanze der Germanen gewesen ist. Die heutige Volksmedizin hat ihr Wissen aus den Schriften der Äbtissin Hildegard von Bingen, von Brunsfeld, Bock und anderen Autoren des Mittelalters. Man kann die Heilanzeigen etwa so zusammenfassen: Appetitlosigkeit, Magenverstimmung mit Durchfällen, Husten mit zähem Schleim, Gelbsucht, Galle-, Leber-, Nierenbeschwerden. Äußerlich zur Wundbehandlung und zum Spülen und Gurgeln bei Entzündungen in Mund und Rachen.
• *So wird Gundelreben-Tee bereitet:* 1 bis 2 Teelöffel Gundelrebe werden mit 1/4 l kochendem Wasser übergossen und 5 Minuten ausgezogen. Nach dem Abseihen gibt man bei Bedarf 1 Tasse oder zur Kur 2mal täglich 1 Tasse Tee.
Nebenwirkungen: Nicht überdosieren.
Bei Einhalten der angegebenen Dosierungsvorschrift sind keine Nebenwirkungen zu befürchten.

Habichtskraut

HIERACIUM PILOSELLA L.
Korbblütengewächse, CICHORIACEAE (COMPOSITAE)
Volksnamen: Felsenblümeli, Kleines Habichtskraut, Mausöhrlein, Nagelkraut.
Arzneilich verwendete Pflanzenteile:
Das blühende Kraut (ohne Wurzeln).
Drogenbezeichnung: Habichtskraut = HIERACII PILOSELLAE HERBA (früher: HERBA HIERACII PILOSELLAE).
Alter Name: (im Drogenhandel immer noch gebraucht) = HERBA AURICULAE MURIS.

Botanik: *Pflanzenbeschreibung:* Habichtskraut gehört in die große Familie der Körbchenblütler und unterscheidet sich von den nahverwandten anderen Habichtskräutern durch den 10 bis 20 cm hohen blattlosen Blütenstengel, der nur ein einziges Blütenköpfchen mit unterseits rötlich gestreiften Randblüten trägt. Die lanzettlichen Rosettenblätter erscheinen unterseits durch angedrückte Haare weißfilzig, während die hellgrüne Blattoberseite zerstreut stehende, längere Borstenhaare besitzt. *Blütezeit:* Stark standortabhängig von Mai bis Oktober. *Vorkommen:* Man braucht nicht lange zu suchen, denn auf trockenen Wiesen, lichten Waldstellen, an Abhängen und Hügeln, Feldrainen und in der Heide findet man das leuchtend gelb blühende, bescheidene Habichtskraut häufig.
Ernte und Aufbereitung: Gesammelt wird das blühende Kraut mit der Blattrosette. Man trocknet im Schatten.
Inhaltsstoffe (Wirkstoffe): Gerbstoffe, Bitterstoffe, Flavonoide und Umbelliferon sind für die Wirkung verantwortlich.
Wirkung und Anwendung: Die Ärzte verordnen Habichtskraut nicht mehr, weil es bessere Gerb- und Bitterstoffdrogen gibt. Diese Heilpflanze für wirkungslos zu halten, wird ihr allerdings nicht gerecht. Sie ist ein mildes Mittel gegen Entzündungen in Mund und Rachen und leichte Durchfälle, besonders bei Kindern und alten Leuten.
• *So wird Habichtskraut-Tee bereitet:* 2 gehäufte Teelöffel Habichtskraut mit 1/4 l kochendem Wasser übergießen, 10 Minuten lang ausziehen, abseihen und bei Bedarf ungesüßt 2mal täglich 1 Tasse Tee trinken. Dieser Tee wird auch zum Gurgeln und Mundspülen verwendet.

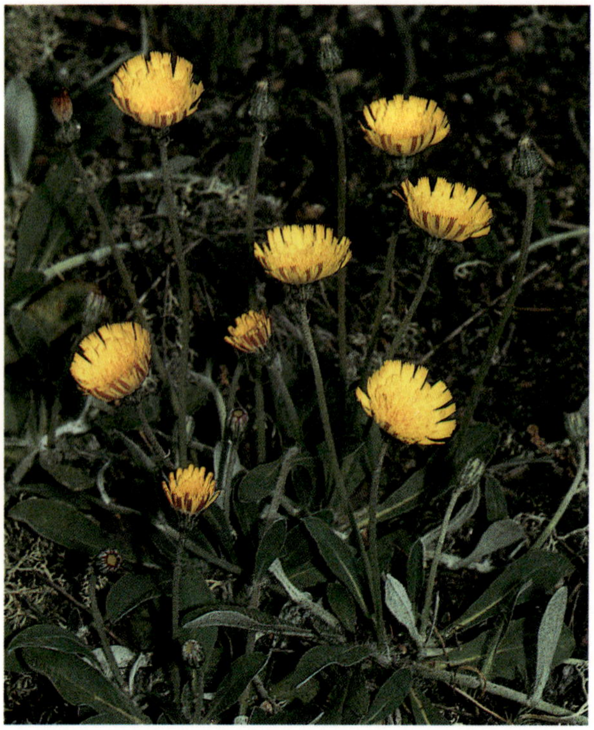

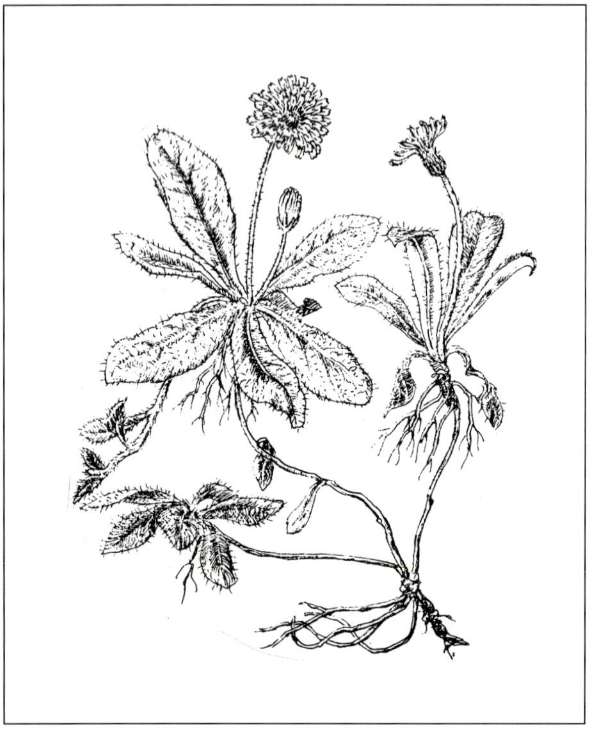

Habichtskraut als Hausmittel: In der Volksmedizin lebt diese Heilpflanze noch und wird fleißig genutzt. Im Vordergrund der Heilanzeigen stehen Magen- und Darmbeschwerden, Leberkrankheiten, Menstruationsbeschwerden und Wassersucht. Hinzu kommt noch die Verwendung als stärkendes Augenwasser. Man spült und wäscht die Augen mit Habichtskraut-Tee, um die Sehkraft lange gut zu erhalten. Der Name Habichtskraut – so sagt man – deute an, daß Habichte ihre Sehkraft dem Kraut verdanken.

Nebenwirkungen: Bei therapeutischer Dosierung sind Nebenwirkungen nicht bekannt.

Hafer

AVENA SATIVA L.
Süßgräser, POACEAE (GRAMINEAE)
Volksnamen: Biwen, Flöder, Haber, Hattel, Howern, Saathafer.

Arzneilich verwendete Pflanzenteile:
Die entspelzten Früchte (als Nahrungsmittel und Diätetikum), die frische blühende Pflanze (in der Homöopathie), Grüner Hafer und das Haferstroh (für Bäder).

Drogenbezeichnung: Haferfrüchte = AVENAE FRUCTUS (früher: FRUCTUS AVENAE), Haferpflanze (Haferkraut) = AVENAE HERBA (früher: HERBA AVENAE), Grüner Hafer = AVENAE HERBA RECENS (früher: HERBA AVENAE RECENS) Haferstroh = AVENAE STRAMENTUM (früher: STRAMENTUM AVENAE).

Botanik: Pflanzenbeschreibung: Der Hafer ist eine Kulturpflanze, die überall angebaut wird. Botanisch ist er ein Rispengras. Wie alle Getreidearten wächst der Hafer aufrecht und trägt seine Blüten am Ende des hohlen Stengels. Sie sind in Rispen angeordnet, genauer gesagt, seine Ährchen, die aus 2 bis 4 Blüten bestehen, sind an Ästchen angeordnet, die ihrerseits die Rispe bilden. Die sich bei der Reife bildenden Haferkörner sind von Spelzen umgeben, mit denen sie nicht verwachsen sind. Dadurch unterscheidet sich unter anderem der Hafer von Weizen, Gerste und Roggen. *Blütezeit:* Juni bis August. *Vorkommen:* Bei uns wird er überall angebaut. Seine Kultur ist sogar bis in Höhen von 1600 m möglich.
Man kann Haferfrüchte überall kaufen und bekommt auch den Grünen Hafer-Tee in Apotheken, Drogerien und Reformhäusern. Auch das Haferstroh erhält man beim Bauern. Für die Herstellung der homöopathischen Tinktur *Avena sativa* werden zumeist eigene Kulturen angelegt, weil man die frische blühende Pflanze benötigt.

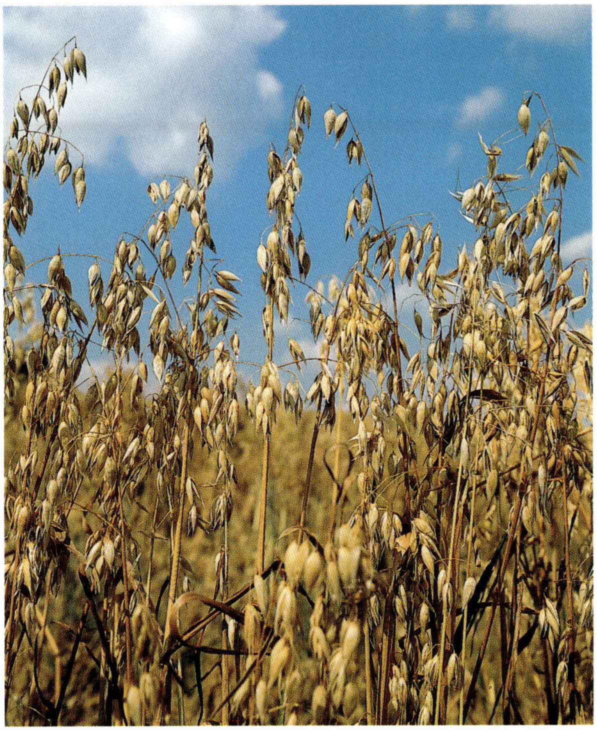

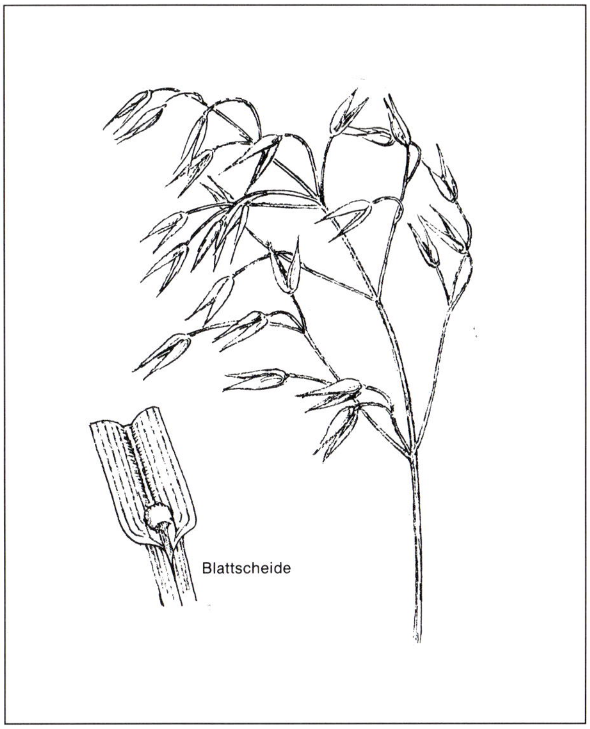

Inhaltsstoffe (Wirkstoffe): Für die Verwendung als Diätetikum sind die wichtigen Aminosäuren der Eiweißstoffe, die Vitamine der B-Gruppe, die Mineralstoffe Phosphor, Eisen, Kobalt, Mangan, Zink, Aluminium, Kalium und andere, die Vitamine K und E sowie das Provitamin A (Carotin), die Spurenelemente Bor und Jod von hoher Bedeutung. Keine Heilpflanze enthält soviel Zink wie der Hafer; die Kieselsäure rechtfertigt die Verwendung des Haferstrohs als Bademittel.
Doch für die medizinische Anwendung ist neben all diesen Inhaltsstoffen eine Substanz von Bedeutung, die sedative (beruhigende) Eigenschaften besitzt: das Avenin, ein Indol-Alkaloid.
Heilwirkung und Anwendung: Der große Nutzen der Haferflocken und anderer Zubereitungen aus Hafer bei Schwächezuständen, bei Ernährungsstörungen und als Diätetikum (Schonkost bei unzähligen Beschwerden) ist unumstritten. Hier aber interessiert in erster Linie die sedative Wirkung alkoholischer Auszüge aus dem Hafer. Man kann sie nach Art der Tinkturbereitung der Apotheker durch Ansetzen der Haferkörner mit verdünntem Weingeist im Verhältnis 1:10 herstellen, doch rate ich in diesem Fall, sich der homöopathischen Tinktur *Avena sativa* zu bedienen, mit der man die meisten Erfahrungen gemacht und gute Erfolge erzielt hat. Diese Tinktur kann man in der Apotheke bekommen. Beim Hafer als Sedativum gehen Allopathie und Homöopathie Hand in Hand.
Grüner Hafer: Darunter versteht man die kurz vor der Vollblüte geernteten, schnell getrockneten, bei der Ernte noch grünen oberirdischen Teile der Haferpflanze, aber auch die frischen Haferpflanzen. Der Grüne Hafer hat sich in den letzten Jahren hauptsächlich in der Volksmedizin einen besonderen Ruf erworben. Haferstroh-Tee findet Verwendung bei nervöser Erschöpfung, Schlaflosigkeit und Nervenschwäche als Beruhigungsmittel; man behauptet auch, daß er den Harnsäurespiegel im Blut zu senken vermag, bei Rheuma und Gicht hilfreich sei, und als Tonikum für ältere Leute gute Dienste leiste. Selbst als Herz- und Kreislaufmittel wird Grüner Hafer versucht, ebenso bei Hautausschlägen und Sexualstörungen.
Was wirklich an alledem dran ist, läßt sich schwer sagen. Da die Wirksamkeit von Haferkrautzubereitungen nicht belegt ist, kann eine therapeutische Anwendung nicht befürwortet werden (BGA).
Da aber keine Nebenwirkungen und Risiken bekannt geworden sind, steht einem Versuch dennoch nichts im Wege, meine ich.
Anwendung in der Homöopathie: Im Vordergrund steht die nervöse Erschöpfung mit Appetitlosigkeit, Schlaflosigkeit, mangelnder Konzentration infolge von Sorgen. Herzklopfen als Beglei-

terscheinung bessert sich ebenfalls. Auch Erschöpfung nach sexuellen Exzessen oder überstandenen Infektionskrankheiten läßt sich mit »Hafertropfen« gut behandeln. Wer sich das Rauchen abgewöhnen möchte, dem helfen diese Tropfen. In Entwöhnungsanstalten für Morphinisten versucht man das Mittel auch. Man gibt die Tinktur (Ø) mehrmals täglich in der Dosierung von etwa 5 bis 10 (bis 15) Tropfen in Wasser. Bei akuter Schlaflosigkeit können auch 20 Tropfen etwa 2 bis 3 Stunden vor dem Zubettgehen genommen werden. Verdünnungen von D1 bis D3 werden selten gegeben; allenfalls bei Appetitlosigkeit nach fieberhaften Erkrankungen.
Mein besonderer Rat: Es hat sich herausgestellt, daß das Homöopathikum *Avena sativa* überlasteten Managern und Schülern oder Studenten in Examensvorbereitungen sehr gute Dienste leistet, vor allem dann, wenn sie die Tinktur mit der gleichen Menge Baldriantinktur und (oder) dem Homöopathikum *Passiflora* (→ Seite 404) kombiniert einnehmen. Diese Mixtur, in heißem Wasser genommen, wirkt als Schlafmittel.
Hafer als Hausmittel: Hier ist an erster Stelle das Haferstroh-Bad zu nennen. Bei Rheuma, Gicht und anderen Stoffwechselstörungen wird es empfohlen. Sitz- oder Teilbäder bei Frostbeulen, Grind und Frauenbeschwerden gelten ebenfalls als Heilanzeigen.
• *So wird das Haferstroh-Bad bereitet:* Geschnittenes (gehäckseltes) Haferstroh – für ein Vollbad etwa 100 g – wird mit 3 l Wasser etwa 20 Minuten gekocht, abgeseiht und dem Bad zugesetzt.
Und natürlich sind auch in der Volksmedizin Hafersuppen, Haferschleim und Haferbrei als schonende und kräftigende Kost beliebt. Die Hafergrütze gibt man bei Magen- und Darmbeschwerden, bei Nieren- und Blasenleiden, bei Erkrankungen der Leber, der Milz und der Lunge, bei Nervenleiden und Schlaflosigkeit.
P.A. Matthiolus schreibt »über die Würkung vom Habern« (1563) dies: »Die brüe / darin Habermehl gesotten ist / ist gutt wider den husten. Das Habermuss wol gekocht / vnd gegessen / stopft den stulgang. Wider den lendenstein pflegt der gemeine man Habern oder Wacholterbeere zuwermen / vnd in einem säckle auffzulegen... Wider die räude vnd schebichten grindt der kleinen Kindlen ist nichts besser / dann Haberstroh gesotten/vnd darinne gebadet.«
Nebenwirkungen: Durch starke Überdosierung kann es zu Kopfschmerzen kommen.

Hagebutte
(Heckenrose)

ROSA CANINA L.
Rosengewächse, ROSACEAE
Volksnamen: Hagrose, Hainrose, Heinzerlein, Hiefenstrauch, Hundsrose, Wilde Heiderose, Wildhips.
Arzneilich verwendete Pflanzenteile: Die Scheinfrüchte mit oder ohne Nüßchen, die Nüßchen.
Drogenbezeichnung: Hagebutten = CYNOSBATI FRUCTUS CUM SEMINE (früher: FRUCTUS CYNOSBATI CUM SEMINE), Entkernte Hagebutten = CYNOSBATI FRUCTUS SINE SEMINE (früher: FRUCTUS CYNOSBATI SINE SEMINE), Hagebuttensamen (Hagebuttenkerne) = CYNOSBATI SEMEN (früher: SEMEN CYNOSBATI).

Botanik: *Pflanzenbeschreibung:* Die Heckenrose ist ein Strauch, der ein bis mehrere Meter hoch wird. Die Stämme und Äste hängen über. Sie sind mit unpaarig gefiederten Blättern besetzt, die am Grund beiderseits geflügelt sind. Meist besteht ein Blatt aus 5 bis 7 Fiederblättchen. Stämmchen und Äste sind mit derben Stacheln besetzt. Die Blüten sind hellrosarot, ungefüllt und duftlos. Aus der fleischigen Blütenachse entwickeln sich die Scheinfrüchte, die in reifem Zustand leuchtend rot aussehen und im Innern zahlreiche steinharte Schließfrüchte (Nüßchen) enthalten; sie werden fälschlich Samen genannt. Im Innern sind die Hagebutten (die Scheinfrüchte) mit Borstenhaaren ausgestattet, die man als Juckpulver kennt. *Blütezeit:* Juni (Juli). *Vorkommen:* Waldränder, Raine, Gebüsche, Hecken und sonnige Heidehänge.
Ernte und Aufbereitung: Im Herbst sammelt man die vollreifen (roten) Hagebutten. Zum Trocknen schneidet man sie auf; die Kerne (Semen) werden entfernt, wenn man diese extra haben möchte oder die Droge ohne Kerne (sine semine) wünscht. Das Trocknen soll sehr schnell geschehen. Künstliche Wärme bis 40 °C ist erlaubt. Die Droge muß in gut schließenden Behältern aufbewahrt werden, damit die Inhaltsstoffe erhalten bleiben.
Inhaltsstoffe (Wirkstoffe): Viel Vitamin C, andere Vitamine (A, B_1, B_2, K, P). Mineralstoffe, Fruchtsäuren, Flavonoide, Gerbstoffe und Zucker. In den Kernen Vanillin.

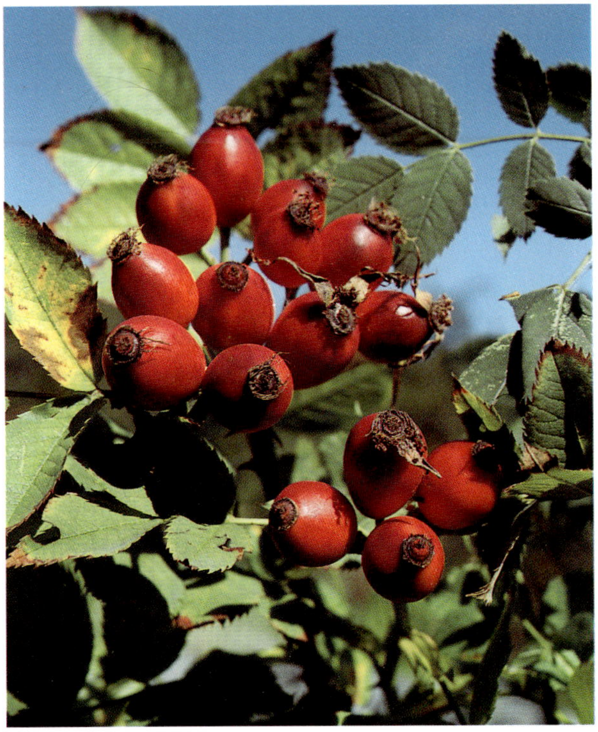

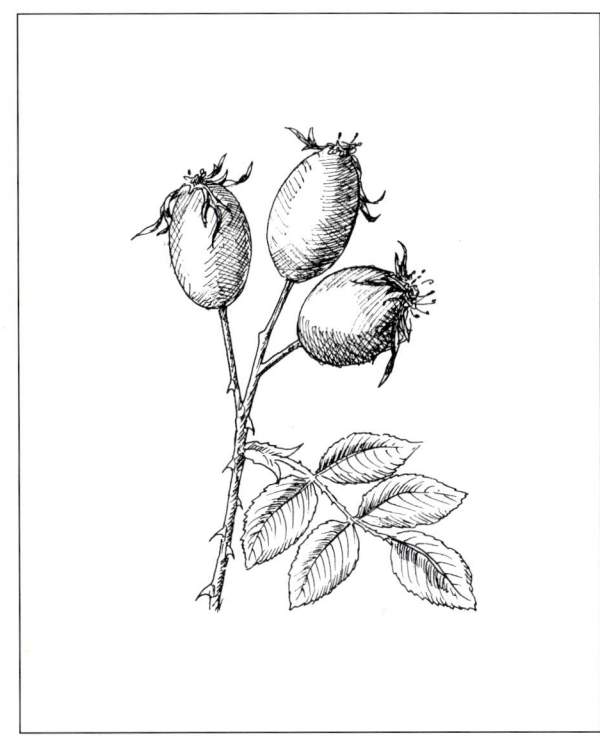

Heilwirkung und Anwendung: Die Wirkstoffe machen die Hagebutte zu einer wertvollen Frucht, deren Tee nicht nur angenehm schmeckt, sondern gerade in Erkältungszeiten vorbeugend wirkt. Fieberkranke werden erfrischt, die Abwehrkräfte erhöht. Das Vitamin C wirkt unterstützend bei der Immunkörperbildung und der Steigerung der Abwehrkräfte gegen Infektionen. Bei Fieber wird Vitamin C im Organismus besonders schnell aufgebraucht, ein Zeichen dafür, daß der Körper es bei seinem Abwehrkampf benötigt und wie wichtig es ist, dem Körper Vitamin C zuzuführen. Es hat eine nachgewiesene Wirkung auf die Nebennieren, also auf die Produktion wichtiger Hormone und damit auf die Lebenskraft. Schließlich ist Vitamin C bei der Wundheilung unentbehrlich. Hagebutten-Tee also bei Infektionen und Fieber, bei allgemeiner Schwäche und bei schlecht heilenden Wunden. Wichtig aber auch für ältere Menschen, bei denen der Darm die zugeführten Vitamine nur noch spärlich aufnimmt. Wegen ihres Gehaltes an Fruchtsäuren und Pektinen wirken die Hagebutten leicht abführend. Sie eignen sich als Beigabe zu allen Teemischungen für die Frühjahrskur.

• *So wird Hagebutten-Tee bereitet:* 2 gehäufte Teelöffel zerkleinerte Hagebutten werden mit 1/4 l Wasser übergossen, zum Sieden erhitzt und 10 Minuten lang gekocht; oder man übergießt sie mit siedendem Wasser und läßt sie 15 Minuten lang ausziehen. Während der Vitamingehalt in Tees im allgemeinen schnell abnimmt, behält der Hagebutten-Tee über mehrere Stunden seinen vollen Gehalt an Vitaminen. Das macht ihn zu einem empfehlenswerten Tee für die Thermosflasche.

Mein besonderer Rat: In Erkältungszeiten kann man mit Kräutertees aktive Vorbeugung leisten. Dafür eignen sich – wie bereits gesagt – die Hagebutten besonders gut. Nun gibt es noch andere Heilpflanzen, die die Abwehrkräfte unseres Körpers erhöhen, die helfen, Infektionen abzuwehren und uns damit schützen. Mischt man zum Beispiel Lindenblüten zu gleichen Teilen mit Hagebutten, so vereinigen sich die Wirkungskomponenten beider Heilkräuter zu einem ganz besonders wirksamen und noch dazu sehr angenehm schmeckenden Tee, den man in Erkältungszeiten zum Haustee erheben sollte.

• *So wird diese Teemischung bereitet:*

Hagebutten mit Kernen	25,0
Lindenblüten	25,0

2 gehäufte Teelöffel dieser Mischung mit 1/4 l kaltem Wasser übergießen, zum Sieden erhitzen und 5 Minuten kochen; oder mit siedendem Wasser 10 Minuten lang ausziehen. Mäßig warm, mit Honig gesüßt oder mit 1 Teelöffel Zitronensaft versetzt, zum Abendessen oder 2- bis 3mal täglich 1 Tasse Tee trinken. Diabetiker nicht süßen.

Hagebutten als Hausmittel: Hagebutten-Tee, vornehmlich mit den Kernen, gilt in der Volksmedizin als Gesundheitstee, besonders bei Husten und anderen Erkältungskrankheiten. Die aus den Hagebutten bereitete Marmelade wird gegen Appetitlosigkeit teelöffelweise gegeben. Vom Strauch gepflückte Hagebutten (mit Kernen gegessen) sollen den Bandwurm abtreiben. Die Hagebuttenkerne werden volksmedizinisch gegen Harnsteine, als leichtes Diuretikum und bei Rheuma und Gicht genutzt.
Nebenwirkungen: Sehr selten können sich bei Dauergebrauch (über viele Monate) allergische Hautreaktionen einstellen. Mir ist bisher nur ein Fall aus einer Apotheke bekannt; nach Absetzen des Hagebutten-Tees verschwand die Hautallergie wieder vollständig.

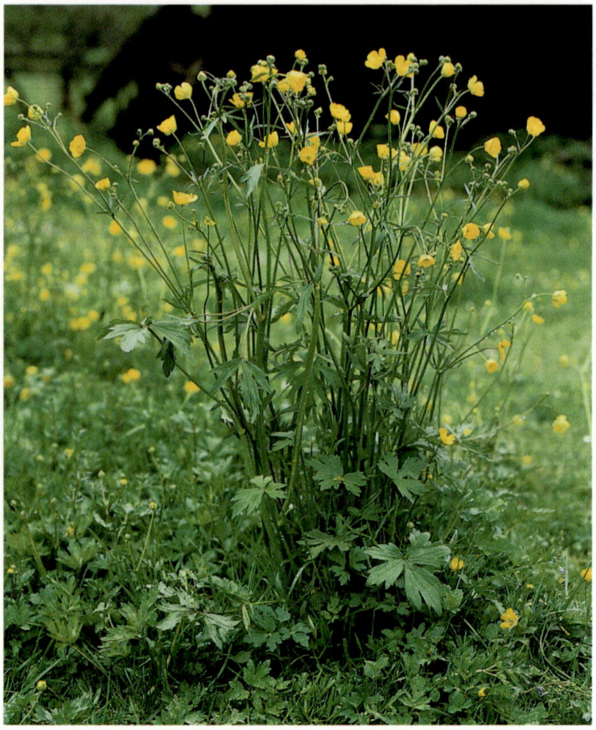

Hahnenfuß, Scharfer

▷ *giftig*
RANUNCULUS ACRIS L.
Hahnenfußgewächse, RANUNCULACEAE
Volksnamen: Butterblume, Brennkraut, Gichtkraut, Gilberich, Hahnentritt, Schmalzblume.
Arzneilich verwendete Pflanzenteile: Das Kraut (soll nur in frischem Zustand wirksam sein.)
Drogenbezeichnung: Hahnenfußkraut = RANUNCULI ACRIS HERBA (früher: HERBA RANUNCULI ACRIS).

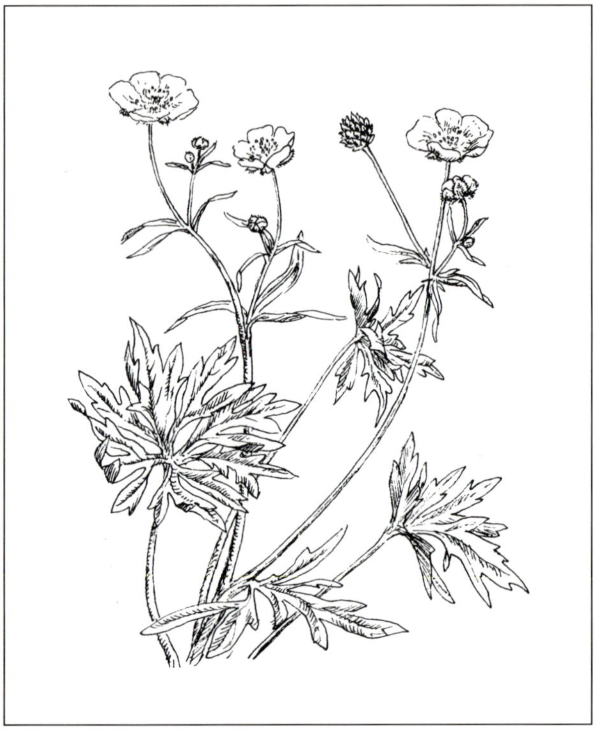

Botanik: *Pflanzenbeschreibung:* Aus einem sehr kurzen verdickten Wurzelstock entspringen die aufrechten Stengel, die 30 bis 100 cm hoch werden. Sie sind unten hohl, verzweigt und schwach behaart. An den Enden der Zweige stehen die leuchtend goldgelben Blüten. Die Laubblätter werden verschiedenartig ausgebildet. Die grundständigen Blätter sind langgestielt und handförmig fünf- bis siebenteilig. Die Abschnitte sind geteilt, unregelmäßig eingeschnitten oder gekerbt. Die Stengelblätter sind einfacher und oben ungestielt. *Blütezeit:* Mai bis Juni. *Vorkommen:* Sehr häufig auf Wiesen, wo er vom Bauern gar nicht gern gelitten ist, denn in frischem Zustand ist der scharfe Hahnenfuß für das Weidevieh gefährlich giftig. Die Scharfstoffe werden erst unwirksam, wenn die Pflanzen getrocknet sind. Heu ist daher für das Vieh ungefährlich. – Es gibt noch andere gelbe Hahnenfußarten, die von ähnlichem Aussehen sind, aber in der Volksmedizin nicht unterschieden werden, wie der knollige Hahnenfuß (RANUNCULUS BULBOSUS L.), der von der Ho-

möopathie genutzt wird. Er gedeiht auf sonnigen trockenen Wiesen, auf Äckern und Brachland und unterscheidet sich durch die gedrungenere Form, den derberen Stengel, die größeren Blüten und die knollige Basis von den anderen Arten.
Inhaltsstoffe (Wirkstoffe): Alle angegebenen Wirkstoffe sind in fast sämtlichen Hahnenfußarten zu finden. Der wichtigste Wirkstoff ist das Protoanemonin. Darauf geht die haut- und schleimhautreizende Wirkung zurück. An anderen Inhaltsstoffen sind zu nennen Vitamin C, Saponine, Gerbstoff, Asparagin und Arginin.
Heilwirkung und Anwendung: Die Schulmedizin gebraucht den Hahnenfuß nicht.
Anwendung in der Homöopathie: Die Homöopathie bereitet aus der frischen Pflanze das Homöopathikum *Ranunculus bulbosus.* Es wird gegen Reizerscheinungen der Augen (Konjunktivitis), der Nase und des Rachens eingesetzt, gegen rheumaähnliche Schmerzen im Brustraum (Stechen, schmerzhaft behinderte Atmung), bei schmerzenden Muskeln und bei Hautausschlägen mit Bläschenbildung. Dosiert wird ab der Potenz D3. Man gibt 2- bis 5mal täglich 3 bis 5 (bis 8) Tropfen.
Hahnenfuß als Hausmittel: Hier sind alle gelben Hahnenfußarten gemeint, denn in der Volksmedizin wird nicht so genau unterschieden. Man kennt zumeist die ätzende Wirkung des frischen Krautes und warnt davor, besonders die Kinder, die Blasenbildung an den Händen davontragen, wenn sie Hahnenfuß pflücken. Arzneiliche Verwendung finden in der Volksmedizin leider immer noch frische Blätter (bitte nicht versuchen!), fein zerhackt in Milch gegeben, als Abführmittel bei akuter Stuhlverstopfung. Das sagt schon der Leibarzt Kaiser Ferdinands I., auf den auch die äußerliche Anwendung bei Warzen zurückgeht. In seinem Bericht über die »Kraft / vnd Würkkung der verschiedenen Hahnenfußarten oder Geißblumen« schreibt er im Jahre 1563 folgendes : »Die Hahnenfüß treiben unten auß / dann so man fünff oder sechs bletter mit rosinlen isset / machen sie ettliche stulgänge. So man die bletter außen auflegt / etzen sie ab die runzlen von den fingernägeln / item die wartzen / masen / vnd andere vnförmliche gewächse. ...Wider das hufftwee: Nim die bletter von Hanenfuß / zerstoß / vnd leg sie auff die hüfft / laß sie darüber vngefähr fünff oder sechs stunden ligen / biß sie blasen machen / dann also ziehen sie die jnnerliche böse vnd schmerzhaffte feuchtung heraußer auff die haut.«

Nebenwirkungen: Das frische Kraut ist giftig! Die Scharfstoffe ätzen Haut und Schleimhäute und führen innerlich zu Magen- und Darmreizungen mit Durchfällen und Koliken. Bei Vergiftungen ist Erbrechen herbeizuführen und viel Kohle einzunehmen, die Verätzungen sind mit Schleim zu lindern. Der Arzt wird sich dann weiter um den Patienten bemühen. Die äußerlichen Hautschäden heilen ohne Narbenbildung wieder ab.
Zur Beachtung: Keine Selbstbehandlung mit Hahnenfuß!

Haselwurz

▷ *giftig*
ASARUM EUROPAEUM L.
Osterluzeigewächse, ARISTOLOCHIACEAE
Volksnamen: Brechwurzel, Hasenblatt, Scheibelkraut.
Arzneilich verwendete Pflanzenteile: Der Wurzelstock. In der Volksmedizin auch die frischen Blätter.
Drogenbezeichnung: Haselwurzwurzel (Haselwurz-Wurzelstock) = ASARI RHIZOMA (früher: RADIX ASARI).

Botanik: *Pflanzenbeschreibung:* Die Haselwurz fällt durch die nierenförmigen, überwinternden, an der Oberfläche spiegelblanken und langgestielten Laubblätter auf. Sie entwickeln sich im Frühjahr an einem kurzen Stengel, der aus einem kriechenden verzweigten, mit schuppenförmigen Niederblättern besetzten Wurzelstock entspringt. Der Stengel ist, wie im jungen Zustand die ganze Pflanze, ein wenig zottig behaart. In den Achseln der zwei Laubblätter sitzt eine unscheinbare braunrote, glockenförmige, etwas nickende Blüte. *Blütezeit:* April und Mai. *Vorkommen:* Wer die Haselwurz erst einmal kennt, der wird feststellen, daß sie recht häufig ist. Sie wächst etwas versteckt in Gebüschen, Laubwäldern und schattigen Schluchten, kommt aber auch gelegentlich an Zäunen und Waldrändern vor.
Inhaltsstoffe (Wirkstoffe): Ätherisches Öl mit Asaron, einem kampferähnlichen Stoff, Gerbstoffe, Flavonoide, Zucker, Harz, Stärke.
Heilwirkung und Anwendung: Wenn auch die Haselwurz noch in der Schweiz offizinell ist, so wird sie doch nur wenig oder gar nicht mehr von

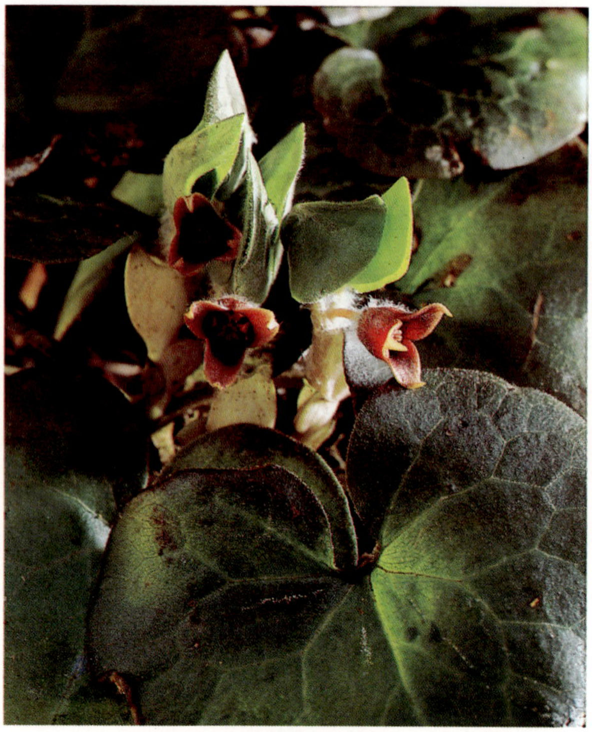

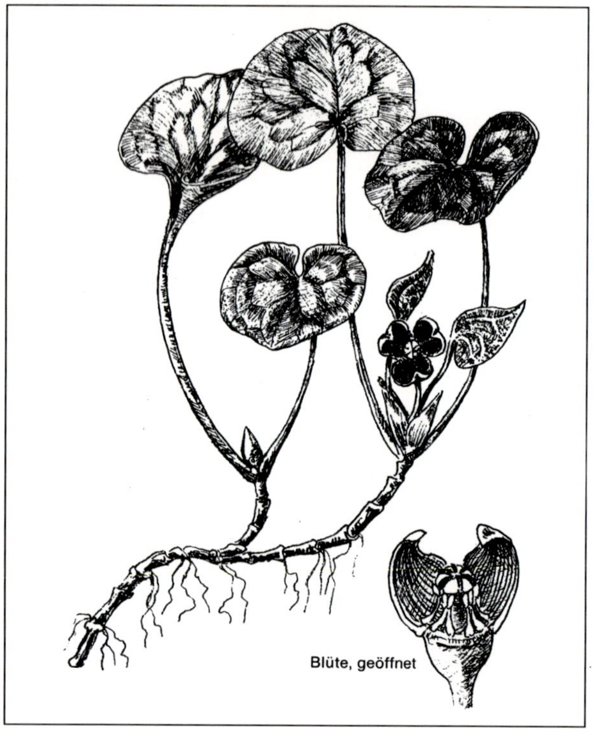

Ärzten verwendet. Im Vordergrund der Wirkung steht die Brechreiz erregende Eigenschaft. Es gibt ungefährlichere Mittel, wenn man durch Erbrechen den Magen entleeren will: zum Beispiel eine Kochsalzlösung (1 bis 2 Eßlöffel auf ein Glas warmes Wasser).

Anwendung in der Homöopathie: Die homöopathische Urtinktur (Ø) *Asarum* wird aus dem frischen Wurzelstock bereitet, und man verwendet die Potenzen (nicht unter D3) gegen abendliche Blutwallungen, nervöse Erschöpfung, frostig-kalte Hände, Erkältungen.

Haselwurz als Hausmittel: Im Altertum gebrauchte man die Haselwurz gegen Wassersucht, Ischias, mangelhafte Menstruation und als Abführmittel.

Die Römer brachten ihr Wissen um diese Droge über die Alpen. Sowohl im »Capitulare de villis« Karls des Großen und Ludwigs des Frommen als auch in der »Physika« der Äbtissin Hildegard von Bingen und bei Albertus Magnus können wir über die Wirkung der Haselwurz nachlesen. Die späteren Kräuterbücher von Fuchs (Basel 1543), Matthiolus (Prag 1563) und alle folgenden nennen als Heilanzeigen Wassersucht, Verstopfung, Husten, Kopfweh und Menstruationsbeschwerden. Das sind auch die Heilanzeigen der Volksmedizin heute. Um Alkoholiker zu entwöhnen, gab man auch Haselwurz-Extrakt in das Getränk. Es entsteht Übelkeit und es kommt zum Erbrechen. *Hiervor möchte ich jedoch ernsthaft warnen, weil die Reizwirkungen zu Schäden in Darm, Galle, Niere und Leber führt.*

Nebenwirkungen: Haselwurz darf vom Laien niemals verwendet werden: Bei Überdosierung muß man damit rechnen, daß Magen und Darm (Erbrechen), Galle, Leber und Niere geschädigt werden.

Hauhechel

ONONIS SPINOSA L.
Schmetterlingsblütengewächse, FABACEAE (LEGUMINOSAE)
Volksnamen: Hasenöhrle, Heudorn, Ochsenbrech, Schafhechle, Stachelkraut, Stallchrut, Weiberkrieg.
Arzneilich verwendete Pflanzenteile: Die Wurzel.
Drogenbezeichnung: Hauhechelwurzel = ONONIDIS RADIX (früher: RADIX ONONIDIS).

Botanik: *Pflanzenbeschreibung:* 30 bis 60 cm hoch wird dieser Halbstrauch, der aus einer langen kräftigen Pfahlwurzel aufrechte einreihig behaar-

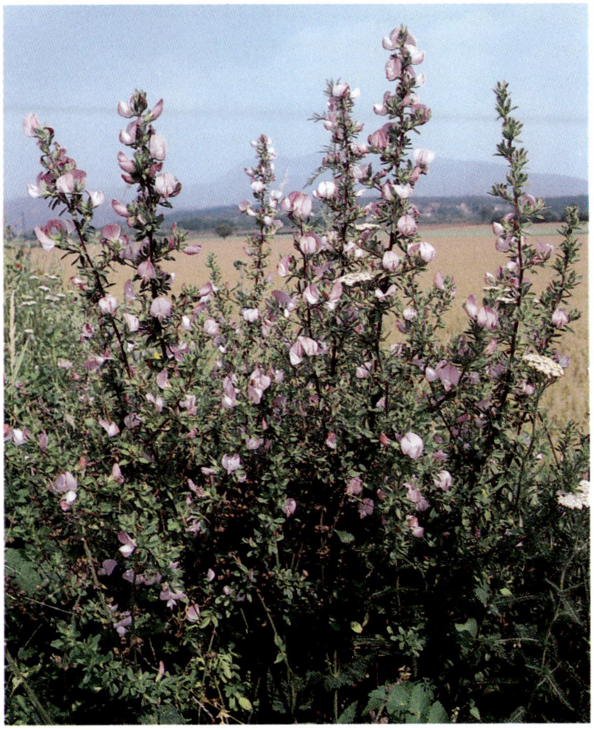

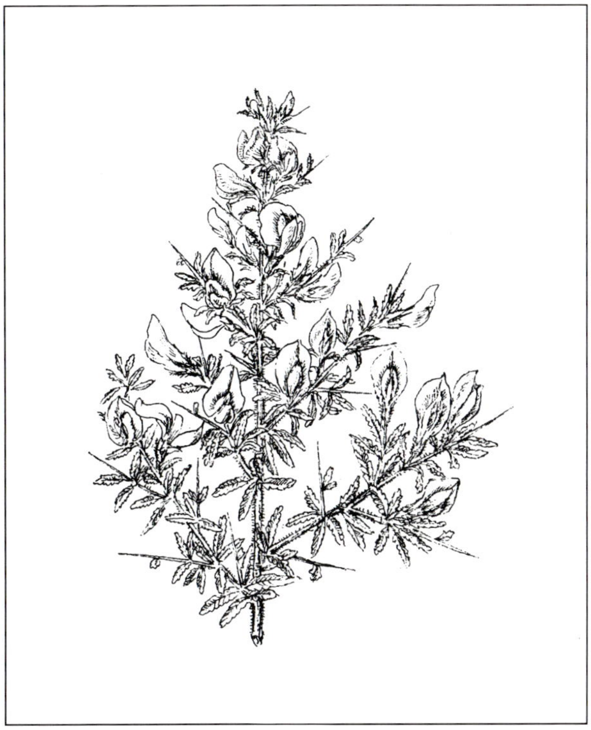

te, dornige Stengel bildet, an denen dreizählige, am Rand kleingezähnte Blätter mit Nebenblättern sitzen. Der Hauhechel ist wegen seiner in lockeren traubigen, beblätterten Blütenständen vereinigten oder zu 1 bis 3 an Kurztrieben sitzenden rosaroten Blüten eine attraktive Pflanze. *Blütezeit:* Juni bis August. *Vorkommen:* Hauhechel liebt sonnige trockene Plätze an Wald-, Weg- und Ackerrändern und kommt häufig an Böschungen und auf Triften vor.

Ernte und Aufbereitung: Man gräbt die 50 bis 100 cm lange Wurzel im Herbst. Das ist nicht ganz einfach, weil sie sich tief im Boden verankert. Wenn sie von anhaftender Erde befreit ist, schneidet man sie der Länge nach auf, um sie dann an der Luft oder auch bei künstlicher Wärme zu trocknen.

Inhaltsstoffe (Wirkstoffe): Ätherisches Öl, Isoflavone, (Ononin, Trifolirhizin), Onocol, Gerbstoff und Sitosterin.

Heilwirkung und Anwendung: Von alters her gilt Hauhechel in der Medizin als wassertreibendes Mittel. Diese Anwendung hat sich behauptet; wassertreibende Tees und die sogenannten Blutreinigungstees enthalten Hauhechelwurzel. In neuerer Zeit jedoch ist man der Droge gegenüber etwas skeptischer geworden, denn manchmal wirkt sie, dann aber auch wieder nicht. Es hat sich herausgestellt, daß nicht in jedem Fall in der Hauhechelwurzel Saponine enthalten sind und auf diese Inhaltsstoffe stützt sich hauptsächlich die wassertreibende Wirkung. Es kann auch an der Zubereitung liegen, denn ein anderes diuretisch wirkendes Prinzip der Droge, das ätherische Öl, ist wasserdampfflüchtig. Bereitet man nun, wie das bei Wurzeldrogen oft geschieht, den Tee durch langes Auskochen, so gehen diese Wirkstoffe verloren. Trotz aller Schwierigkeiten bleibt Hauhechelwurzel nach meiner Überzeugung ein geschätzter Bestandteil in wassertreibenden Tees. Das BGA empfiehlt Hauhechelwurzel-Tee ebenfalls »zur Erhöhung der Harnmenge bei Nierenbecken- und Blasenkatarrhen, Harngrieß und zur Vorbeugung von Harnsteinen« und nennt als Gegenanzeigen Wasseransammlungen (Ödeme) infolge eingeschränkter Herz- und Nierentätigkeit.

• *So wird Hauhechel-Tee bereitet:* 2 gehäufte Teelöffel geschnittene Wurzeln werden mit 1/4 l kochendem Wasser übergossen und an warmem Ort 1/2 Stunde lang ausgezogen. 2 Tassen Tee pro Tag sind ausreichend.

Hauhechel-Tee soll nur wenige Tage getrunken werden, da die Wirkung bald nachläßt. Nach einer Pause von mehreren Tagen kann die Therapie fortgesetzt werden.

Anwendung in der Homöopathie: Das Homöopathikum *Ononis spinosa* gilt in der Homöopathie als ein ganz ausgezeichnetes Diuretikum (wassertreibendes Mittel). Mit der Urtinktur (Ø) erzielt man bei Verabreichung von 3mal täglich 10 Tropfen gute Erfolge bei Bauchwassersucht und anderen Wasseransammlungen im Körper. Auch Harnverhaltung bei Nierenerkrankungen (Nierengrieß und Nierensteine) kann mit dieser Dosierung beseitigt werden.

Hauhechel als Hausmittel: Schon Theophrast berichtet etwa im vierten vorchristlichen Jahrhundert über die Verwendung von Hauhechelwurzel gegen Blasen- und Nierensteine. Auch bei Dioskorides und Plinius finden wir die gleichen Heilanzeigen; der römische Feldarzt Galenos weiß über vermehrte Harnausscheidung zu berichten und vertritt die Ansicht, Hauhechel verkleinere Harnsteine.

In deutschen Kräuterbüchern wird Hauhechel erst im 16. Jahrhundert erwähnt. Die heutige Volksmedizin gebraucht diese Heilpflanze zur Behandlung von Wasserstauungen im Körper, zur Anregung des Stoffwechsels bei Blasen- und Nierensteinen, bei Gelenkrheuma und Gicht, bei Hautausschlägen und nässenden Ekzemen.

Nebenwirkungen sind keine zu erwarten.

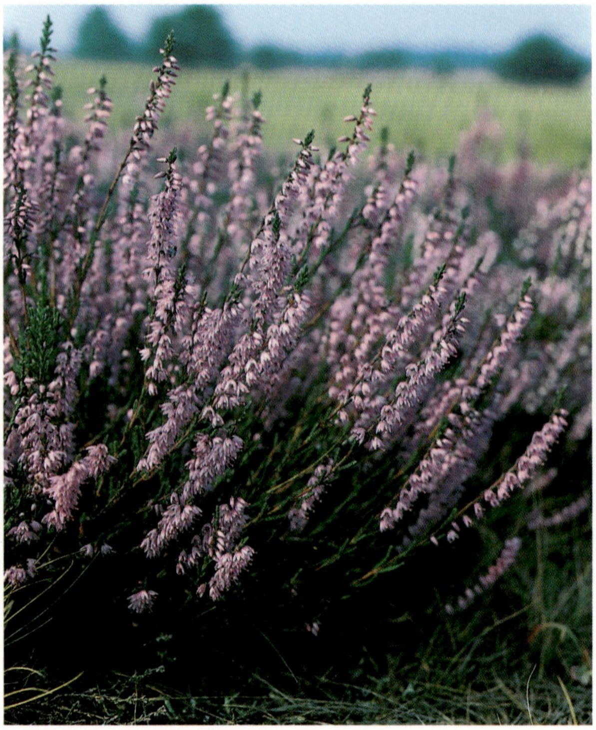

Heidekraut

CALLUNA VULGARIS (L.) HULL
Heidekrautgewächse, ERICACEAE
Volksnamen: Besenheide, Besenkraut, Brandheide, Hoaden, Immerschön, Kuhheide, Zetten.

Arzneilich verwendete Pflanzenteile: Die Blüten und die blühenden Krautspitzen (Kraut).

Drogenbezeichnung: Heideblüten (Heidekrautblüten) = ERICAE FLOS (früher: FLORES ERICAE), Heidekraut = ERICAE HERBA (früher: HERBA ERICAE).

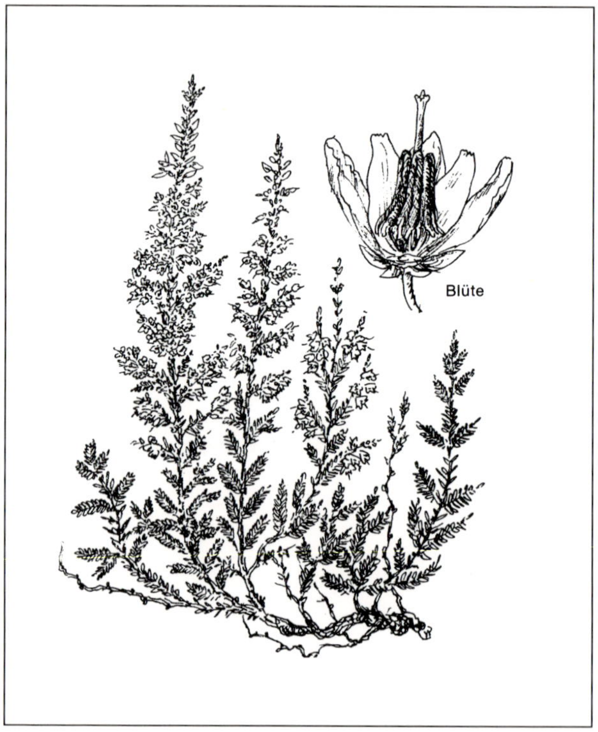

Botanik: *Pflanzenbeschreibung:* Das Heidekraut ist ein ausdauernder Zwergstrauch, der ein sehr hohes Alter erreicht (bis etwa 45 Jahre). Die reich verästelten Stengel, die bis zu 1 m lang werden, liegen nieder, die Zweige hingegen streben auf. An ihnen sitzen die kleinen Blätter in vier Reihen. Sie sind lineallanzettlich und dachziegelartig angeordnet. Die kleinen hellvioletten Blüten stehen locker und mehr oder weniger zahlreich in einseitswendigen Trauben. *Blütezeit:* (August) September (Oktober). *Vorkommen:* Als große Bestände in lichten, trockenen Wäldern, Heiden, Hochmooren und im Sanddünengelände. Kalkarmer Boden wird bevorzugt.

Ernte und Aufbereitung: Zur Blütezeit bringt man die blühenden, beblätterten Triebspitzen ein

oder rebelt die Blüten von den Zweigen. Das Trocknen soll im Schatten erfolgen.
Inhaltsstoffe (Wirkstoffe): Arbutin oder das Spaltprodukt Hydrochinon, Enzyme, Flavonglykoside, Gerbstoffe, Saponine, Mineralstoffe, besonders Kalk und Kieselsäure.
Heilwirkung und Anwendung: Trotz der Wertschätzung, die Sebastian Kneipp der Heilpflanzen zollte – er entdeckte die in Vergangenheit geratene Droge neu –, konnten sich die Schulmediziner bisher noch nicht entschließen, dieses Kraut näher zu prüfen. Die Volksmedizin hingegen denkt anders darüber.
Heidekraut als Hausmittel: Mittelalterliche Kräuterbücher sind die Quellen der Volksmedizin. Danach war – und ist es auch heute noch – das Heidekraut ein vortreffliches Blutreinigungsmittel, ein harntreibendes Mittel und »ein vürtrefflich artzenei bei Blasen- und Nierensteinen, Rheuma und Gicht«. Doch mehr und mehr wurde diese Heilpflanze vergessen, bis Sebastian Kneipp ihre »blutreinigende« Eigenschaft und ihre Heilwirkung bei Rheuma und Gicht wieder entdeckte und besonders lobte. Bei Ekzemen wird Heidekraut-Tee in der Volksmedizin ebenfalls gebraucht.
• *So wird Heidekraut-Tee bereitet:* 1 bis 2 Teelöffel Heidekraut (oder 1 Teelöffel Heidekrautblüten) werden mit 1/4 l kochendem Wasser übergossen und 10 Minuten lang ausgezogen. Nach dem Abseihen 2- bis 3mal täglich 1 Tasse Tee lauwarm und schluckweise trinken. Wenn man ihn mit Honig süßt (dafür ist der Tee aus Blüten besser geeignet), soll er das Einschlafen fördern. Dieser Tee kann auch zu Umschlägen und Waschungen gebraucht werden. Diabetiker nicht süßen.
Nebenwirkungen: Überdosierungen sind zu vermeiden, weil es dann zu Magenbeschwerden kommen kann.

Heidelbeere

VACCINIUM MYRTILLUS L.
Heidekrautgewächse, ERICACEAE
Volksnamen: Bickbeere, Blaubeere, Griffelbeere, Haselbeeri, Krähenauge, Schnuderbeeri, Schwarzbeere, Sentbeere, Taubeere, Wehlen, Worbel.
Arzneilich verwendete Pflanzenteile: Die Früchte und die Blätter.
Drogenbezeichnung: Heidelbeeren = MYRTILLI FRUCTUS (früher: FRUCTUS MYRTILLI), Heidelbeerblätter = MYRTILLI FOLIUM (früher: FOLIA MYRTILLI).

Botanik: *Pflanzenbeschreibung:* Die Heidelbeerpflanze ist ein kleiner Halbstrauch, der bis zu 50 cm hoch wird. Seine grünen Stengel sind kantig und reich verästelt. Die derben Blätter sind kurz gestielt, eiförmig, am Rand leicht gesägt und wechselständig angeordnet. In ihren Achseln stehen einzeln oder zu zweien angeordnet die glockigen kugeligen, grünen, rot überlaufenen Blüten, die sich im Sommer während der Reife zu blauschwarzen Beeren wandeln. *Blütezeit:* Mai bis Juni. *Vorkommen:* Die Heidelbeere ist sehr häufig zu finden. In schattigen Wäldern, Torfmooren und Heiden bildet sie ausgedehnte Bestände.
Ernte und Aufbereitung: Die vollreifen Früchte werden gesammelt und bei künstlicher Wärme (40 bis 50 °C) getrocknet. Die Blätter streift man in jungem Zustand von den Zweigen und trocknet sie im Schatten.
Inhaltsstoffe (Wirkstoffe): Der wichtigste Wirkstoff der Früchte, um dessentwillen man sie arzneilich verwendet, ist Gerbstoff. Die Flavonoide, Mineralstoffe, Fruchtsäuren, Vitamine und Zucker sind sympathische, doch auch wichtige Zugaben. Beachtung findet jedoch in letzter Zeit der blaue Farbstoff, der nach Ansicht bedeutender Wissenschaftler das Bakterienwachstum hemmt. R. F. Weiß zieht eine Parallele zum roten Farbstoff der Blutwurz, des Rotweins und auch der Roten Bete. Wirkstoffe der Heidelbeerblätter sind Flavone, Gerbstoffe, Arbutin, Glykoside und möglicherweise Substanzen, die den Blutzucker zu senken vermögen. Beachtung verdient der hohe Gehalt an Mangan und Chrom.
Heilwirkung und Anwendung: Im Vordergrund steht die Verwendung der Früchte, die in getrocknetem Zustand ein beliebtes Durchfallmittel sind,

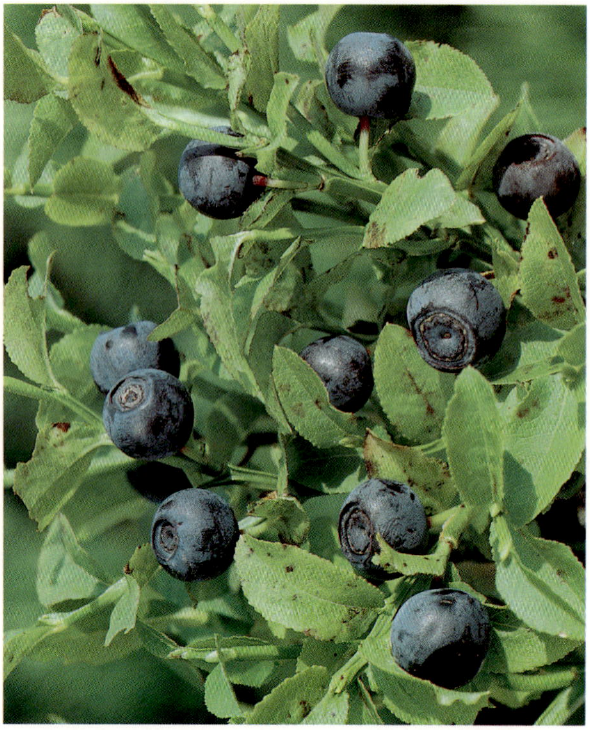

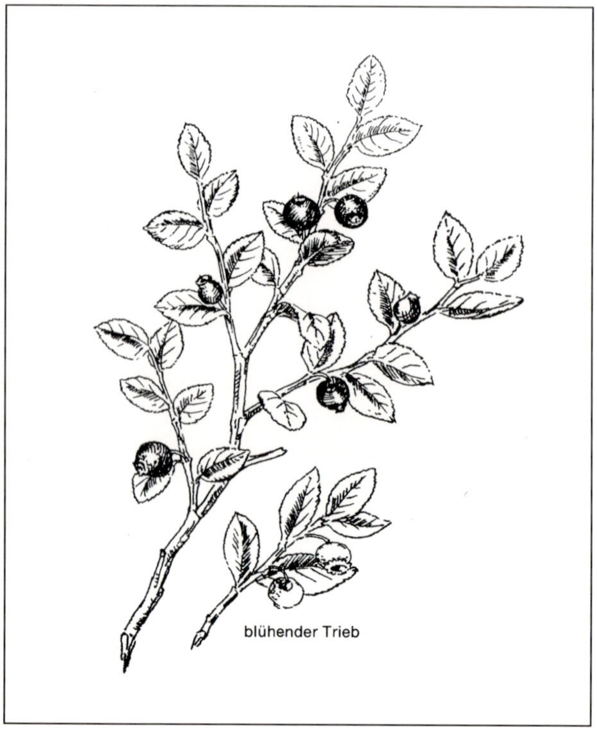

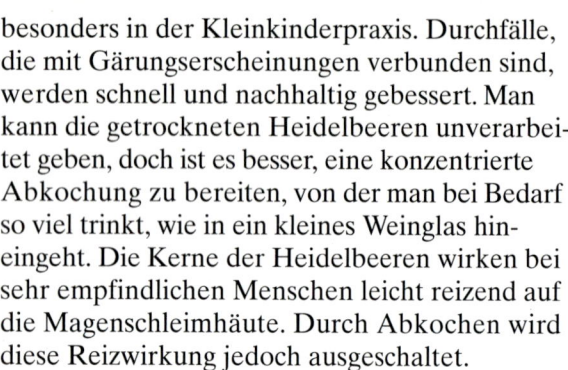

besonders in der Kleinkinderpraxis. Durchfälle, die mit Gärungserscheinungen verbunden sind, werden schnell und nachhaltig gebessert. Man kann die getrockneten Heidelbeeren unverarbeitet geben, doch ist es besser, eine konzentrierte Abkochung zu bereiten, von der man bei Bedarf so viel trinkt, wie in ein kleines Weinglas hineingeht. Die Kerne der Heidelbeeren wirken bei sehr empfindlichen Menschen leicht reizend auf die Magenschleimhäute. Durch Abkochen wird diese Reizwirkung jedoch ausgeschaltet.

• *So wird Heidelbeeren-Tee bereitet:* 3 gehäufte Eßlöffel getrocknete Heidelbeeren mit $1/2$ l kaltem Wasser übergießen und etwa 10 Minuten kochen, danach abseihen. Außer bei Durchfall kann man diese Abkochung auch als Gurgelmittel bei den verschiedensten Entzündungen in Mund und Rachen verwenden, denn Gerbstoffdrogen sind in solchen Fällen wirksam.

Die Verwendung frischer Heidelbeeren ist wegen der Vitamine, der Mineralstoffe und der erfrischenden Fruchtsäuren als Obst sehr empfehlenswert. Reife Heidelbeeren mit Milch, mit Zucker, als Mus oder Marmelade sind sehr gesund. Gegen Durchfall jedoch darf man Heidelbeeren nur getrocknet verwenden, weil sie in frischem Zustand eher das Gegenteil bewirken. Die Verwendung der Heidelbeerblätter ist der Volksmedizin vorbehalten.

Heidelbeeren als Hausmittel: Was über die Anwendung der getrockneten Beeren gesagt wurde, gilt in vollem Umfang ebenso für die Volksmedizin. Ein Tee aus den Blättern der Heidelbeere wird ebenfalls bei Durchfall gebraucht, außerdem bei Husten, Magenbeschwerden, Blasenschwäche, Hautkrankheiten (besonders bei der Schuppenflechte) und äußerlich zu Waschungen, Umschlägen bei entzündeten Augen und zur Behandlung von Brandwunden.

• *So wird der Heidelbeerblätter-Tee bereitet:* 1 bis 2 Teelöffel Blätter mit $1/4$ l kochendem Wasser übergießen, 10 Minuten ausziehen und abseihen. 2- bis 3mal täglich 1 Tasse Tee trinken, oder auch (unverdünnt) für Spülungen, Waschungen und Umschläge verwenden.

Immer wieder hört man Erfolgsberichte über die Anwendung bei leichter Zuckerkrankheit. Es hat den Anschein, als sei ein antidiabetisch wirkender Stoff, ein Glukokinin, in den Blättern vorhanden. Bis zum heutigen Tag aber sind sich die Wissenschaftler darüber nicht einig geworden.

Ganz besonderer Wertschätzung in der Volksmedizin erfreut sich ein Tee (Zubereitung wie oben beschrieben) aus den getrockneten Früchten zur Behandlung von Hämorrhoiden. Nach einer Kur über 3 bis 4 Wochen, während der man 2mal täglich 1 Gläschen trinkt, seien die Hämorrhoiden völlig ausgeheilt, so heißt es.

Während das BGA den Tee aus getrockneten Heidelbeeren für wirksam bei unspezifischen akuten Durchfallerkrankungen und leichten Entzündungen der Mund- und Rachenschleimhaut hält, lehnt es die Verwendung des Heidelbeerblätter-Tees strikt ab. Begründung: »Da die Wirksamkeit nicht belegt ist, kann eine therapeutische Anwendung von Heidelbeerblätter-Zubereitungen aufgrund der Risiken (Vergiftungen bei höherer Dosierung oder längerem Gebrauch) nicht vertreten werden.«
Nebenwirkungen: Bei Verwendung der Beeren sind keine Nebenwirkungen zu erwarten; beim Blättertee ist Vorsicht geboten (Hydrochinonvergiftung bei Überdosierung oder Dauergebrauch).

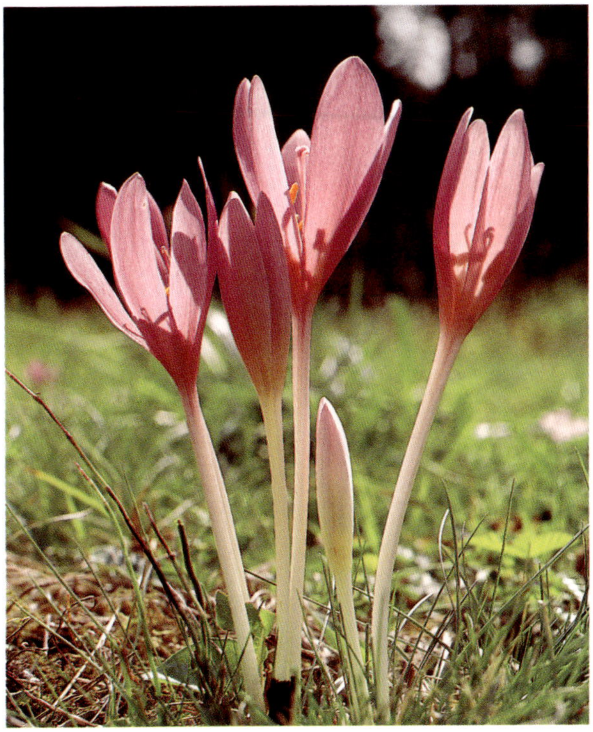

Herbstzeitlose

▷ *tödlich giftig*
COLCHICUM AUTUMNALE L.
Liliengewächse, LILIACEAE
Volksnamen: Ägidibleamel, Butterwecken, Giftblume, Giftkrokus, Hennengift, Herbstblume, Heugucken, Hundszwiebel, Katharinenblume, Kuheuter, Lausblume, Lichtblume, Michaeliblume, Spinnblume, Teufelsbrot, Wiesensafran, Wilde Zwiebel.
Arzneilich verwendete Pflanzenteile: Die Samen und die Knolle (Zwiebel).
Drogenbezeichnung: Herbstzeitlosensamen = COLCHICI SEMEN (früher: SEMEN COLCHICI), Herbstzeitlosenknolle (Zwiebel) = COLCHICI BULBUS (früher: BULBUS COLCHICI).

Botanik: *Pflanzenbeschreibung:* Wie blaue Krokusse sehen die Herbstzeitlosenblüten aus. Im Erdboden mit einer herzeiförmigen Zwiebelknolle tief verankert, entwickelt die Herbstzeitlose im September ihre Blühtriebe, die nackt an die Oberfläche gelangen. Die Blüten bestehen aus einer langen Kronröhre, die mit 6 Zipfeln abschließt. Staubbeutel und Griffel ragen aus der Kronröhre hervor. Nach der Befruchtung reift unter der Erde der Fruchtknoten mit den Samen heran, um im nächsten Frühjahr an die Oberfläche geschoben zu werden. Gleichzeitig wachsen auch die Blätter an die Erdoberfläche.
Blütezeit: September. *Vorkommen:* Auf feuchten Wiesen; im Süden häufiger als im Norden.

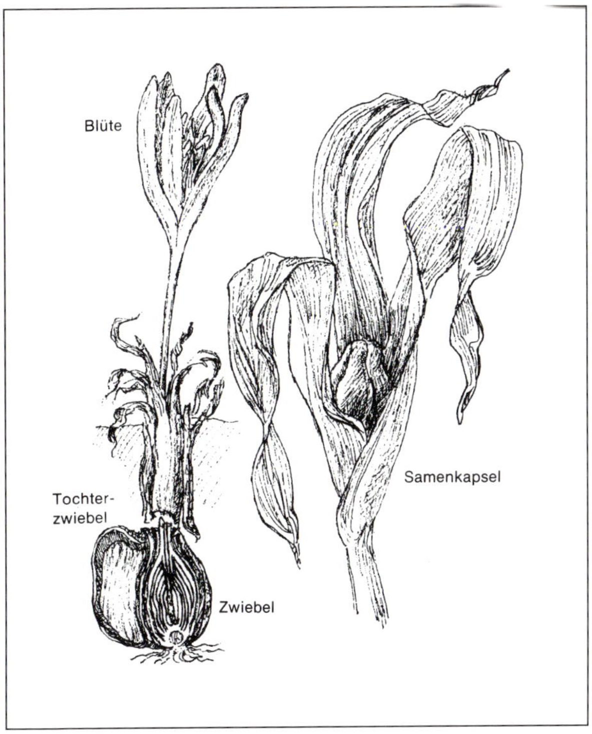

Inhaltsstoffe (Wirkstoffe): Der Hauptwirkstoff ist das als Alkaloid bezeichnete sehr giftige Colchizin, das in der Knolle nur vor der Samenreife enthalten sein soll, in den gut ausgereiften Samen jedoch in zuverlässig konstanter Menge von 0,3 bis 0,5 % vorkommt. – Etwa 20 weitere Alkaloide.

Heilwirkung und Anwendung: Zu Beginn eine Warnung: *Die Herbstzeitlose ist eine tödlich giftige Pflanze und in keinem Fall zur Selbstmedikation geeignet.*
In der Hand des Arztes hingegen stellt sie ein hervorragendes Mittel bei akuten Gichtanfällen dar. Die Dosierung bestimmt der Arzt, der auch die Behandlung überwachen muß. Er entscheidet ebenfalls, ob er reines Colchizin oder eine Tinktur aus der Pflanze verwendet. Da die Dosierung sehr hoch sein muß, treten auch unter ärztlicher Aufsicht gelegentlich Nebenreaktionen auf, die behandelt werden müssen, wie beispielsweise Durchfälle am zweiten Tag der Therapie mit dieser Droge.
Anwendung in der Homöopathie: Das Homöopathikum *Colchicum* wird zwar auch als Gichtmittel und bei Gelenkrheumatismus gebraucht, doch in der Hauptsache bei Magen- und Darmkatarrhen. Auch bei Kopfneuralgien, Kitzelhusten, Herz- und Kreislaufstörungen wird Colchicum gebraucht. Bei Gicht verwendet man die Urtinktur (Ø) und die niederen Potenzen (D2 bis D4) des Mittels, bei Herzbeschwerden gibt man vornehmlich D3 bis D6, die man auch bei Magen- und Darmbeschwerden wählt.
Nebenwirkungen: Da die Herbstzeitlose in allen Teilen (auch in den Blüten) Colchizin enthält, kommt es beim Pflücken der Blüten durch Kinder, die sie gern in den Mund stecken, gelegentlich zu gefährlichen Vergiftungen. Weil sich die Beschwerden aber oft erst einige Stunden nach Aufnahme des Giftes bemerkbar machen, wenn dieses schon in die Blutbahn gelangt ist, muß die erste Hilfe schnellstens erfolgen.
Diese Anzeichen lassen auf eine Vergiftung mit Herbstzeitlose schließen: Heftiges Erbrechen, das nach der Magenentleerung nicht aufhört. Es werden dann Galle und reiswasserähnlicher Magenschleim erbrochen. Großer Durst stellt sich ein, gefolgt von Übelkeit, kolikartigen Durchfällen, die überaus übel riechen. Der Puls ist anfangs verlangsamt, steigt dann aber auf 150 Schläge pro Minute und mehr an und läßt sich kaum wahrnehmen. Die Gesichtsfarbe wird blaß, die Lippen werden blau, die Nasenspitze bekommt ebenfalls eine blaue Farbe. Die Haut bedeckt sich mit klebrigem Schleim, und es treten Krämpfe auf. Schließlich treten Lähmungserscheinungen ein. Es ist so schnell wie möglich ein Krankenhaus aufzusuchen, denn nur dort kann wirklich geholfen werden.

Herzblatt

PARNASSIA PALUSTRIS L.
Herzblattgewächse, PARNASSIACEAE
Volksnamen: Einblatt, Studentenröschen, Sumpfherzblatt, Weißes Leberblümchen.
Arzneilich verwendete Pflanzenteile: Das blühende Kraut (ohne die Wurzel).
Drogenbezeichnung: Herzblattkraut = PARNASSIAE PALUSTRIS HERBA (früher: HERBA PARNASSIAE PALUSTRIS).

Botanik: *Pflanzenbeschreibung:* Aus einer grundständigen Blattrosette mit langgestielten ganzrandigen, herzeiförmigen Blättern wächst der kantige aufrechte Stengel, der in seinem unteren Drittel ein einziges Blatt trägt und dessen Ende eine relativ große reinweiße Blüte ziert. Die Kronblätter fallen wegen der durchscheinenden Nerven auf. Auch das Innere der Blüte ist auffallend. Es stehen 5 Staubgefäße im Wechsel mit umgewandelten Staubgefäßen, die gefranst und drüsig ausgebildet sind. *Blütezeit:* Juli bis August.
Vorkommen: Sumpfige Wiesen, feuchte Gräben und Moore.
Ernte und Aufbereitung: Geerntet wird das Kraut zur Blütezeit. Es läßt sich leicht und schnell an der Luft trocknen.

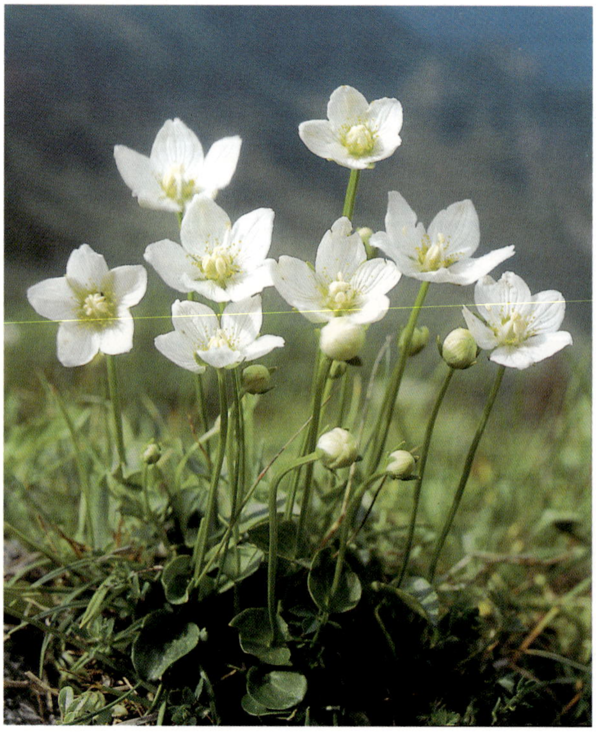

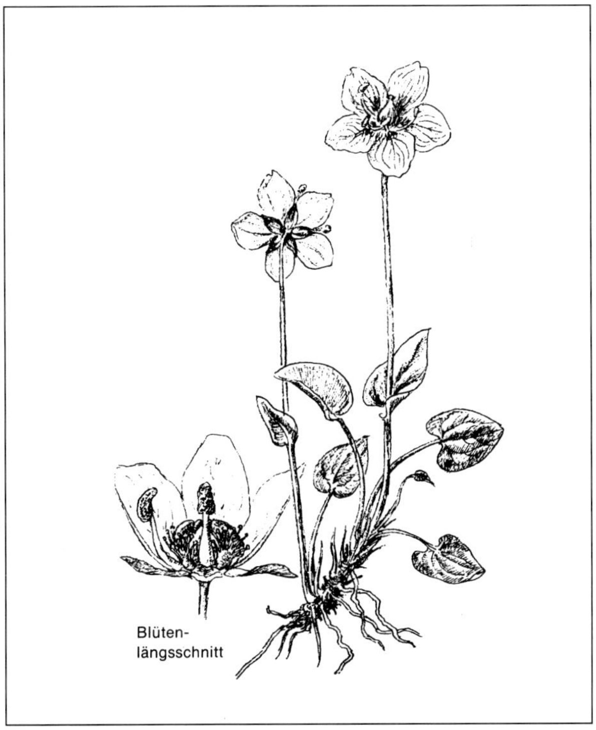

Inhaltsstoffe (Wirkstoffe): Sie sind noch ungenügend erforscht; neben Gerbstoff müssen noch weitere Wirkstoffe enthalten sein, ohne die sich manche Wirkung nicht erklären läßt.
Heilwirkung und Anwendung: Zweifellos ist diese Heilpflanze noch zu wenig untersucht. Das bedeutet Vorsicht bei der Anwendung. Es sollen diese Ausführungen daher mehr der Information als der Ermunterung zum Ausprobieren dienen. Herzklopfen, nervöse Unruhe, Erregungszustände und Ängste sollen sich mit Herzblatt lindern lassen. Außerdem liest und hört man gelegentlich, daß unter Behandlung mit dieser Droge epileptische Anfälle weniger schwer verlaufen seien. Dieser Hinweis reicht zwar nicht aus, um diese Heilpflanze gezielt einzusetzen, doch er sollte ausreichen, um sich mehr darum zu kümmern.
Herzblatt als Hausmittel: Man hat dem Herzblatt auch den Namen »Weißes Leberblümchen« gegeben, weil es, so kann man in älteren Kräuterbüchern lesen, »die verstopfte Leber öffnet«. Und so gebraucht man diese Heilpflanze gegen die verschiedensten Leberleiden, gegen Gallebeschwerden und Unregelmäßigkeiten im Verdauungstrakt. Viele Anhänger hat das Herzblatt in der Volksmedizin nicht.
Nebenwirkungen: Weil man über die Pflanze noch zu wenig weiß, ist Vorsicht geboten.

Herzgespann

▷ *geschützt*
Leonurus cardiaca L. (Leonurus villosus Desf. ex Spreng.)
Lippenblütengewächse, Lamiaceae (Labiatae)
Volksnamen: Herzgold, Herzkräutel, Löwenschwanz, Schwanzchrut.
Arzneilich verwendete Pflanzenteile: Das blühende Kraut (ohne die Wurzeln). – In Apothekerware sind die besonders derben, stark verholzten Stengelteile nicht enthalten.
Drogenbezeichnung: Herzgespannkraut = Leonuri cardiacae herba (früher: Herba Leonuri cardiacae).

Botanik: *Pflanzenbeschreibung:* Die ausdauernde Pflanze wird etwa 1 m hoch. Aus einem kurzen Wurzelstock bilden sich mehrere aufrechte, ästige, derbe Stengel, die vierkantig, gerillt, innen hohl und oft rot überlaufen sind. Die Blätter sind gestielt, gegenständig angeordnet, unten handförmig gespalten, im oberen Teil jedoch nur dreilappig. Sie sind dicht behaart und am Rande gesägt. Die kleinen blaßroten Lippenblüten sind in Scheinquirlen angeordnet. *Blütezeit:* Juli bis August. *Vorkommen:* Ob die Heimat Osteuropa oder Mittelasien ist, weiß niemand so recht zu sagen. In Europa fast überall verbreitet; an Zäunen und Hecken, an Wegrändern und Dorfstraßen, auf Schutt und trockenen Weiden.
Ernte und Aufbereitung: Die Pflanzen werden zur Blütezeit geerntet, dabei sollte auf die derben unteren Teile verzichtet werden. Getrocknet werden die gebündelten aufgehängten Pflanzen an der Luft im Schatten.
Inhaltsstoffe (Wirkstoffe): Bitterstoff, ätherisches Öl, Gerbstoffe, Flavonoide, herzwirksame Glykoside und geringe Mengen von Alkaloiden.
Heilwirkung und Anwendung: Klimakterische Beschwerden mit Hitzewallungen und Angstzuständen, starkem Herzklopfen besonders im Liegen, bei nervöser Unruhe und Atemnot sind die Heilanzeigen, die im Vordergrund stehen. Aber auch Blähungen sowie Magen- und Darmstörungen sprechen auf Herzgespann gut an. Als Herzstärkungsmittel zusammen mit Baldrian und Weißdorn wird es auch versucht.
• *So wird Herzgespann-Tee bereitet:* 2 gestrichene Teelöffel des getrockneten Krautes mit $^1/_4$ l kochendem Wasser übergießen, 10 Minuten auszie-

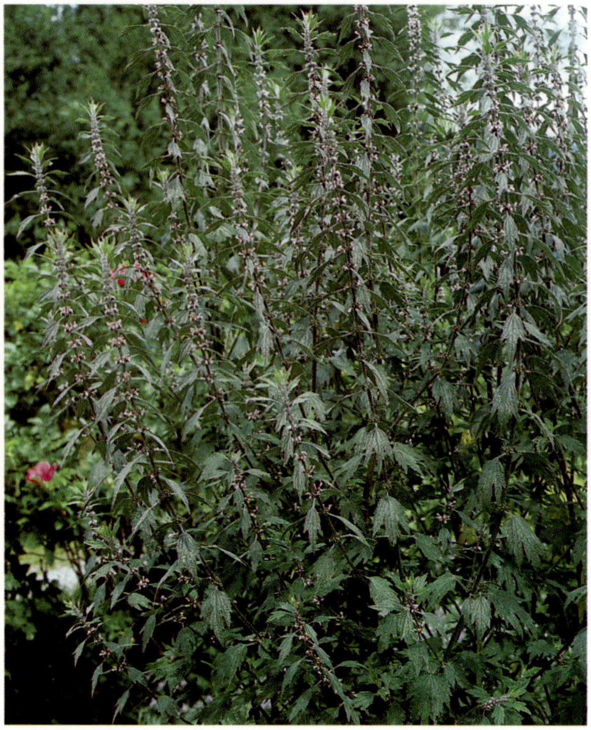

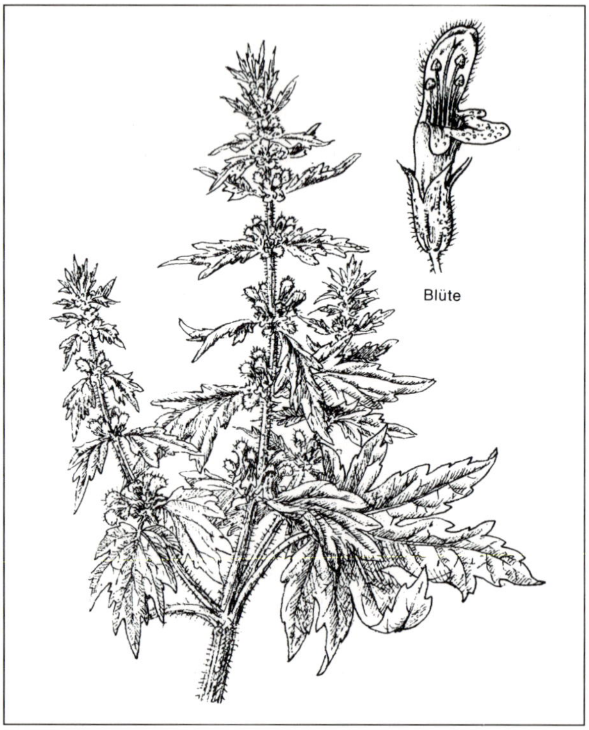

hen, abseihen. Bei Bedarf 1 Tasse oder kurmäßig 2 bis 4 Wochen 2- bis 3mal täglich 1 Tasse Tee ungesüßt schluckweise mäßig warm trinken.

Mein besonderer Rat: Vielfach sind es nervöse Herzbeschwerden, schlechte Durchblutungen des Herzens und arteriosklerotische Gefäßveränderungen, die bei älteren Menschen zu Schlaflosigkeit, Verstimmung und Angstzuständen führen. Hier empfehle ich einen Tee, der neben Herzgespann auch andere Heilpflanzen enthält:

• *So wird die Teemischung bereitet:*

Herzgespann	20,0
Johanniskraut	15,0
Weißdornblüten	10,0
Melissenblätter	10,0
Baldrianwurzel	5,0

2 Teelöffel dieser Mischung mit 1/4 l kochendem Wasser übergießen, nach 5 Minuten abseihen.

Ein Schlaf- und Beruhigungstee für Patienten mit Angstzuständen und Menschen, die unter vegetativer Dystonie leiden.

• *So wird die Teemischung bereitet:*

Herzgespann	20,0
Melissenblätter	10,0
Johanniskraut	10,0
Baldrianwurzel	10,0

2 Teelöffel dieser Mischung mit 1/4 l kochendem Wasser übergießen, nach 5 Minuten abseihen.

Anwendung in der Homöopathie: Die homöopathische Urtinktur *Leonurus cardiaca* wird aus dem frischen Kraut bereitet. Man verwendet das Mittel vornehmlich in der zweiten Potenz (D2), selten in den höheren Potenzen, eher in der Potenz D1 oder die Urtinktur. Dosiert wird verhältnismäßig hoch: 2- bis 3mal täglich 10 bis 15 Tropfen, bei klimakterischen Beschwerden, Herzschwäche, Nervenschwäche und Meteorismus (Blähungen). Überall da, wo Baldriantinktur gute Dienste leistet, kann auch Herzgespann verwendet werden.

Herzgespann als Hausmittel: Stärkend, belebend, anregend, wirksam gegen Angst und Unruhe, aber auch gegen Würmer, Magendrücken und Verschleimung – so charakterisiert die Volksmedizin diese Heilpflanze. Zusätzlich gilt Herzgespann als Mittel gegen Kropf. Ursprünglich glaubte ich, es handle sich bei dieser Angabe um eine Verwechslung mit dem botanisch ähnlichen Wolfstrapp (Lycopus), dessen Wirkung wissenschaftlich abgesichert ist, doch die moderne Medizin spricht auch dem Herzgespann diese Wirkung nicht ab, wenn auch dem Wolfstrapp bei Schilddrüsenüberfunktion der Vorzug gegeben wird.

Nebenwirkungen: In den angegebenen therapeutischen Dosen sind Nebenwirkungen nicht zu befürchten. In größerer Menge eingenommen kommt es zu Erbrechen, Leibschmerzen, blutigen Stühlen und unstillbarem Durst.

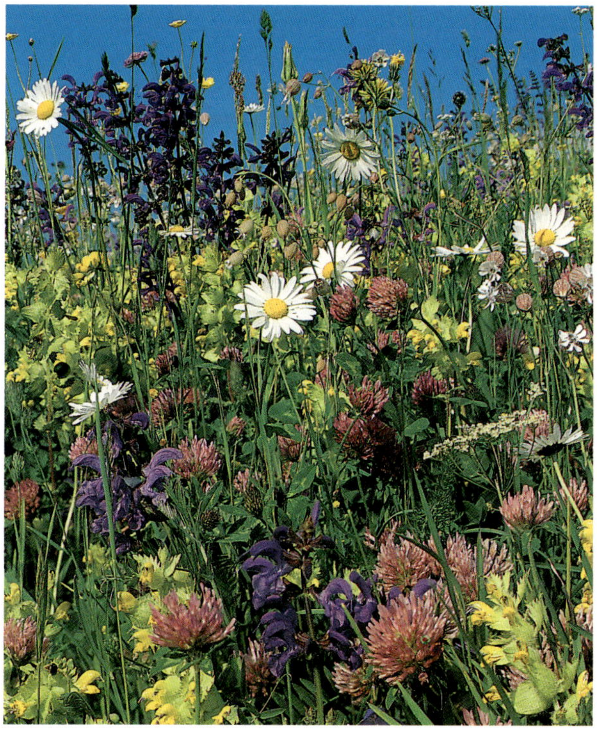

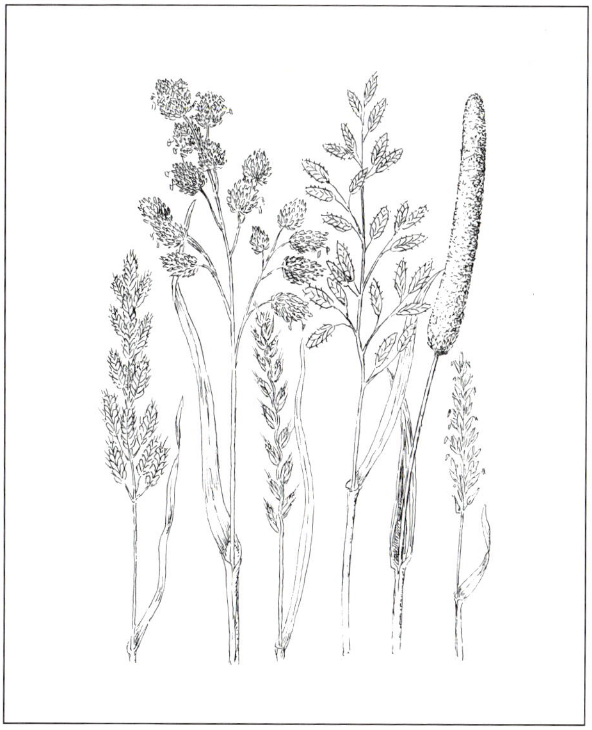

Heublumen
(Grasblüten)

Wiesengräser, POACEAE
Arzneilich verwendete Pflanzenteile: Gemisch von Blütenteilen, Samen, kleineren Blatt- und Stengelstücken, verschiedener Wiesenpflanzen, vornehmlich der Gräser *Quecke, Trespe, Wiesenlolch, Wiesenschwingel, Lieschgras, Fuchsschwanzgras, Ruchgras und Knäuelgras.*
Drogenbezeichnung: GRAMINIS FLOS (früher: FLORES GRAMINIS).

Gewinnung der Heublumen: Geerntetes Heu von geeigneten Wiesen wird durch mehrfaches Sieben zunächst von groben Stengelteilen, alsdann von Sand, Staub und Erde befreit. Die verbleibenden Blüten- und Blatteile, Samen und kleinen Stengelstückchen werden vor Feuchtigkeit geschützt aufbewahrt. Auf dem Land gelten als Heublumen alle die Pflanzenteile, die auf der Tenne, wo das Heu gelagert wird, von der Heugabel nicht erfaßt werden. Oft liegt eine dicke Heublumenschicht auf dem Tennenboden. Auch hier wird durch Sieben gereinigt.
Inhaltsstoffe (Wirkstoffe): Hierüber verbindliche Aussagen zu machen, ist unmöglich. Neben den im Pflanzenreich überall vorkommenden Stoffen konnten in unterschiedlicher Menge neben Flavonoiden Gerbstoffe, ätherisches Öl, Cumarine, Furanocumarine nachgewiesen werden.
Heilwirkung und Anwendung: Aufgrund der Tatsache, daß Heublumen in ihrer Zusammensetzung so sehr unterschiedlich sind, befaßt sich die Schulmedizin nicht oder nur wenig mit ihnen. Lediglich die Volksmedizin gebrauchte Heublumen für Auflagen und Bäder zur Schmerzlinderung, zur Beruhigung und Entspannung verkrampfter Muskulatur, zur Elastizitätsverbesserung des Bindegewebes, zur Durchblutungssteigerung und Aktivierung des Gewebestoffwechsels schon immer. Heublumenbäder, Heublumenwickel und sogar das Heublumenhemd gelten in der Volksmedizin als wirksam zur Erhöhung der körpereigenen Abwehrkräfte und werden bei grippalen Infekten und Fieber mit Erfolg gebraucht. Sehr gute Erfahrungen hat man mit Heublumenbädern auch bei Rheuma gemacht, bei Wechseljahrbeschwerden, vegetativer Dystonie und bei Hautleiden. Nieren- und Blasenleiden sprechen auf Heublumenbäder und Heublumenauflagen ebenfalls sehr gut an.
Ganz besonders Sebastian Kneipp war von der Wirkung der Heublumen bei all den genannten Heilanzeigen überzeugt, das BGA hingegen billigt den Graminis flos lediglich Wirksamkeit

als lokales Wärmetherapeutikum bei degenerativen Erkrankungen des rheumatischen Formenkreises zu und nennt als Gegenanzeigen offene Verletzungen, akute rheumatische Schübe, sowie akute Entzündungen.
Wer Heublumen als Bad-, Auflage- oder als Heublumenhemd anwenden will, der muß über die Zubereitung gut Bescheid wissen, sonst sind Mißerfolge nicht auszuschließen. Man kann sich zwar Heublumenextrakte, Heublumensäcke in verschiedenen Größen fertig kaufen, doch der Umgang damit ist nicht immer einfach.

• *Das Heublumenbad:* 300 bis 500 Gramm Heublumen werden mit 5 Liter Wasser übergossen und zum Sieden erhitzt. Man läßt sie 15 Minuten lang auskochen und seiht sie danach ab. Den Extrakt gibt man dem Badewasser (Vollbad) zu. Badetemperatur 35 bis 38 °C, Badedauer 10 bis 15 Minuten. Nach dem Bad Bettruhe.
Für Sitz-, Fuß-, Hand- oder Armbäder rechnet man auf 1 Liter Badewasser 5 gehäufte Eßlöffel Heublumen.

• *Das Heublumenhemd* wird von Naturheilkundeärzten zur Bekämpfung von Erkältungskrankheiten bei Kindern empfohlen. Man bereitet sich dafür einen Heublumenabsud, indem man 500 Gramm Heublumen mit etwa 5 Liter Wasser übergießt und diesen Ansatz einige Minuten lang kocht. Dann taucht man ein einfaches Leinenhemd zusammengerollt in den abgegossenen Absud, wringt es aus, zieht es dem Kind an, das dann sofort – in eine Decke gewickelt und gut zugedeckt – zu Bett gebracht wird. Man läßt das Hemd eine halbe Stunde wirken.

• *Heublumensäcke (Auflagen):* Zunächst näht man sich in der Größe der zu behandelnden Stelle einen Leinensack, den man 5 bis 8 cm dick mit Heublumen füllt oder kauft sich einen bereits gefüllten Heublumensack in der Apotheke. In einem Topf wird dieser Sack mit siedendem Wasser übergossen und etwa 15 Minuten lang ausgezogen. Der Topf muß während dieser Zeit gut zugedeckt sein, damit die zumeist flüchtigen Wirkstoffe nicht entweichen können. Dann wird der Heublumensack aus der noch heißen Flüssigkeit genommen und – das ist sehr wichtig – kräftig ausgepreßt: zweckmäßigerweise zwischen zwei Brettern. Dieser Vorgang sollte, nach Lageveränderung des Sackes, mehrmals wiederholt werden. Den solcherart gut ausgepreßten Heublumensack schlägt man in ein Tuch, legt ihn auf die zu behandelnde Stelle, wo er mit einem Wolltuch so befestigt wird, daß er dem Körper fest anliegt. Die Temperatur soll etwa 42 °C betragen. Der Heublumensack bleibt cirka 1 Stunde liegen.
Eine andere Bereitungsweise ist die in strömendem Wasserdampf. Man nimmt dafür am besten einen Einmachtopf, füllt Wasser ein, bringt es zum Kochen und legt den Sack so auf den Rost, daß er mit dem Wasser nicht in Berührung kommt. Nach 10 bis 15 Minuten ist der Sack heiß. Man kann auch einen gewöhnlichen Topf nehmen, in den man einen Ziegelstein legt, auf den der Heublumensack plaziert wird.
Beide Methoden haben den Vorteil, daß das umständliche Auspressen entfällt.
Nebenwirkungen: Außer in sehr seltenen Fällen beobachteten allergischen Hautreaktionen sind Nebenwirkungen nicht zu befürchten.

Himbeere

RUBUS IDAEUS L.
Rosengewächse, ROSACEAE
Volksnamen: Ambas, Hohlbeere, Katzenbeere, Madebeere, Mollbeere, Runtzelbeere, Waldhimbeere.
Arzneilich verwendete Pflanzenteile: Junge Blätter, doch vor allem der Saft aus den Früchten als Geschmackskorrigens.
Drogenbezeichnung: Himbeerblätter = RUBI IDAEI FOLIUM (früher: FOLIA RUBI IDAEI), Himbeersirup = RUBI IDAEI SIRUPUS (früher: SIRUPUS RUBI IDAEI).

Botanik: *Pflanzenbeschreibung:* Der Himbeerstrauch wird 1 bis 2 m hoch; er hat krautige, oft gebogene und schwach stachelige Stengel. Die Blätter sind handförmig zusammengesetzt, das Endblättchen ist gestielt. Die eiförmigen Blättchen sind an der Oberseite dunkler als an der Unterseite, an der sie weißfilzig behaart sind. Die weiß bis rosa gefärbten Blüten sind 5-zählig und stehen in lockeren Trauben. *Blütezeit:* Mai bis Juni.
Vorkommen: Auf sonnigen Waldlichtungen, an Waldrändern und Böschungen, auf Halden und Kahlschlägen, ja selbst am Wegrand wächst die Waldhimbeere sowohl im Flachland als auch im Gebirge. Je höher der Standort, je kärglicher sie ihr Dasein fristen muß, desto aromatischer schmecken ihre Beeren.

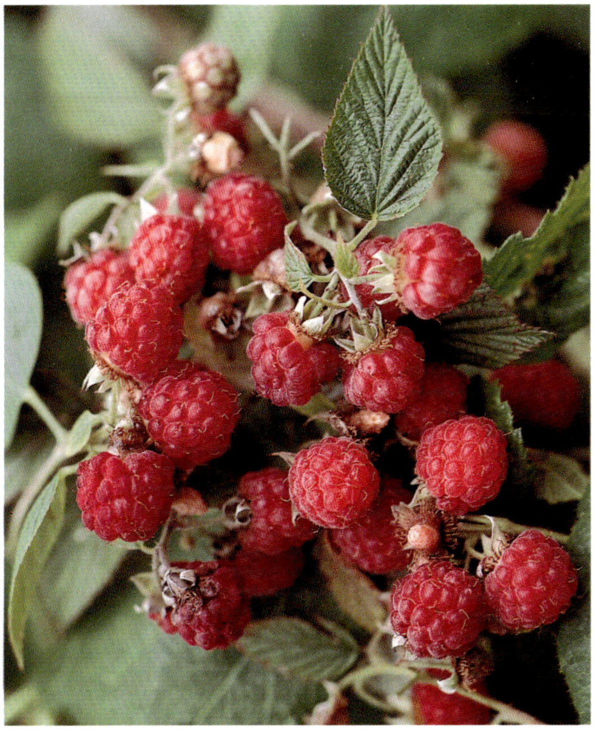

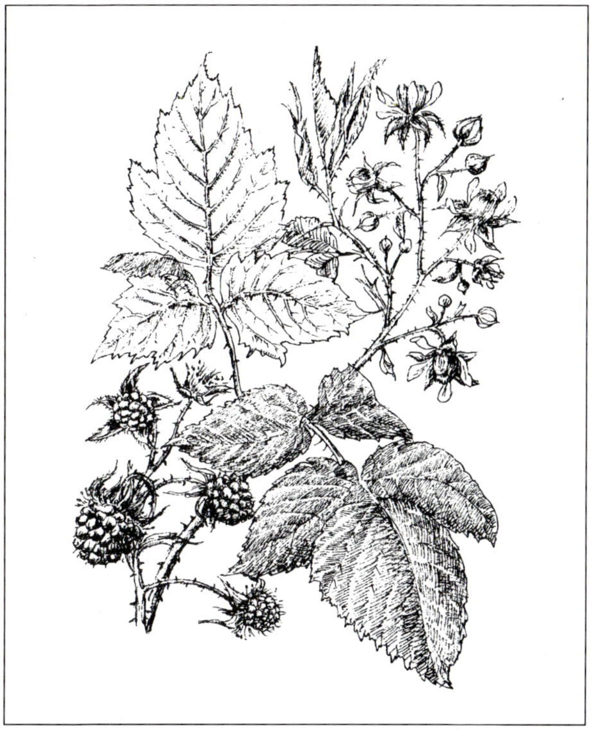

Ernte und Aufbereitung: Bis zum Herbst (Spätsommer) reifen die himbeerroten Früchte, die seit uralter Zeit vornehmlich zur Bereitung des so vielseitig verwendbaren Himbeersaftes bis heute in großer Menge geerntet werden. Wer die Blätter sammeln will, muß das im Frühjahr tun, wenn sie noch jung und zart sind. Getrocknet wird an der Luft oder bei künstlicher Wärme. Die Früchte sollen gut ausgereift geerntet werden.
Inhaltsstoffe (Wirkstoffe): Gerbstoff ist hier, wie auch bei der Brombeere, der wichtigste Inhaltsstoff der Blätter. Und die Früchte enthalten neben Aromastoffen, erfrischenden Fruchtsäuren, Vitaminen der B-Gruppe und Provitamin A eine Menge Mineralstoffe, vor allem Kalium, Phosphor, Kalzium, Eisen und Magnesium.
Heilwirkung und Anwendung: Die Himbeerblätter wirken leicht adstringierend (zusammenziehend) und eignen sich daher zur Behandlung von Schleimhautentzündungen in Mund und Rachen. Und wie alle Gerbstoffdrogen wirken die Blätter auch gegen Durchfall. Dennoch spielen Himbeerblätter in der heutigen Medizin keine Rolle mehr. Sie finden sich höchstens als Beigabe in den verschiedensten Teemischungen zur »Blutreinigung«. Der Himbeersaft hingegen behauptet sich nach wie vor als gesundes Getränk für Fieberkranke, als geschmacksverbessernde Beigabe zur »bitteren Arznei« und als Erfrischungsgetränk für groß und klein. Es sah eine Zeitlang so aus, als ob die Zitrusfrüchte die Himbeeren verdrängen würden. Die Gefahr scheint gebannt zu sein, weil man eingesehen hat, daß Himbeeren im Hinblick auf den gesundheitlichen Nutzen den Zitrusfrüchten nicht nachstehen.
Mein besonderer Rat: Ich will Ihnen ein Teerezept vorstellen, das sich bei uns und bei vielen meiner Freunde großer Beliebtheit erfreut, wenn es darum geht, im Winter ein gesundes Getränk zum Frühstück oder Abendessen zu bereiten. Himbeerblätter (→ auch Brombeere) spielen dabei eine wichtige Rolle, weil sie mild adstringieren, zur Bekömmlichkeit der Teemischung wesentlich beitragen und geschmacklich auch an schwarzen Tee erinnern.
• *Das Grundrezept für die Teemischung:*

Himbeerblätter	20,0
Erdbeerblätter	10,0
Brombeerblätter	5,0
Waldmeisterkraut	2,0

Man nimmt 2 gehäufte Teelöffel für 1/4 l Tee, für eine Kanne Tee (für 6 Personen) 2 Eßlöffel Grundmischung, übergießt mit kochendem Wasser, läßt etwa 5 Minuten ziehen und seiht ab. Mit diesem Tee läßt sich nun experimentieren. Man probiert aus, ob eine Prise Thymian, einige zerdrückte Wacholderbeeren, 1 Teelöffel Hibiskusblüten oder Melissenblätter die Zusätze sind,

die man schätzt. Auch Hagebutten sind zu empfehlen. Auf alle Fälle bereitet man sich so einen gesunden Haustee, den man mit Zitrone (sogar mit Milch) versetzen und mit Honig oder Zucker süßen kann. Diabetiker nicht süßen.
Himbeere als Hausmittel: In der Volksmedizin gebraucht man Himbeerblätter genauso wie Brombeerblätter. Auch die Blüten, die jungen Triebe und die Wurzeln werden so verwendet: Zur Kräftigung des Zahnfleisches, zur Blutreinigung, gegen Magen- und Darmbeschwerden, auch bei Hautausschlägen – es scheint fast, als handle es sich um ein und dieselbe Pflanze. In alten Kräuterbüchern hat man sicherlich nicht so genau unterschieden, so daß auch heute noch ein kleines Durcheinander herrscht, was in diesem Fall (Himbeere = Brombeere) auch keineswegs tragisch ist.
Nebenwirkungen sind nicht bekannt.

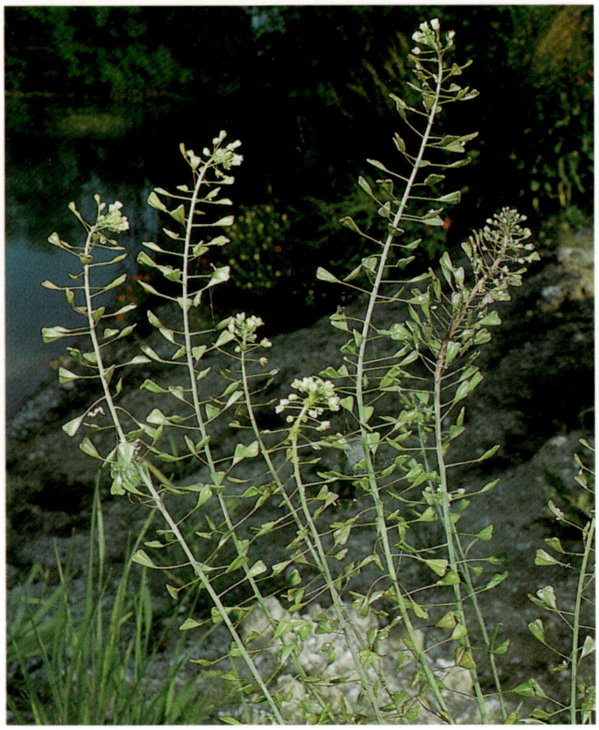

Hirtentäschel

CAPSELLA BURSA-PASTORIS (L.) MED.
Kreuzblütengewächse, BRASSICACEAE (CRUCIFERAE)
Volksnamen: Bauernsenf, Herzkraut, Löffeli, Säcklichchrut, Schinkenkraut, Schneiderbeutel, Taschenkraut.
Arzneilich verwendete Pflanzenteile:
Das Kraut.
Drogenbezeichnung: Hirtentäschelkraut = BURSAE PASTORIS HERBA (früher: HERBA BURSAE PASTORIS).

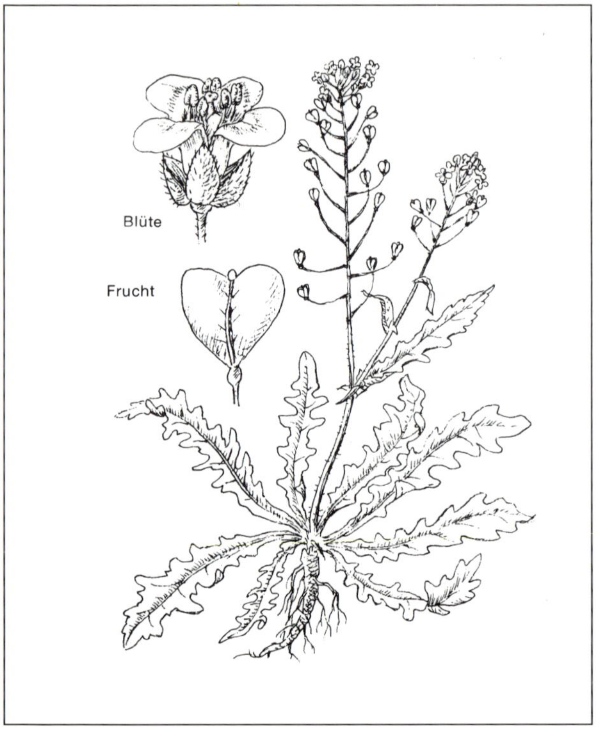

Botanik: *Pflanzenbeschreibung:* Das Hirtentäschelkraut ist ein zweijähriges Kraut. Ein Charakteristikum ist die Blattrosette, die – aus schrotsägeförmigen Blättern zusammengesetzt – dem Boden anliegt oder auch aufsteigt. Die Stengel können 20 bis 40 cm lang werden. Da Hirtentäschelkraut sehr genügsam ist, wächst es auch an den ungünstigsten Stellen (zum Beispiel zwischen Pflastersteinen), wo die Pflänzchen allerdings nur wenige Zentimeter hoch werden. Die Stengel können sowohl verzweigt als auch einfach sein. Die wenigen Stengelblätter sind sitzend angebracht. Auffallend an der Pflanze ist, daß sie das ganze Jahr hindurch blüht und fruchtet. Man findet an einer Pflanze gleichzeitig oben noch Blütenknospen, darunter geöffnete vierzählige Blüten und weiter unten die gestielten, dreieckigen Kapselfrüchte. *Blütezeit:* März bis November. *Vorkommen:* Als Unkraut in Gärten, auf Äckern, auf Schuttplätzen, an Wegen und Böschungen, auf Wiesen und Triften, Grasplätzen, Ödland und Mauern.

Ernte und Aufbereitung: Die Heilpflanze kann das ganze Jahr hindurch gesammelt werden, doch sind die Frühjahrsmonate die günstigste Erntezeit. Man zupft das Kraut mit der Wurzel aus, befreit es von anhaftendem Erdreich und hängt es gebündelt zum Trocknen an schattigem Ort auf.
Inhaltsstoffe (Wirkstoffe): Flavonoide, viel Kalium, ein Peptid mit blutstillender Wirkung.
Heilwirkung und Anwendung: Um die Wirkung des Hirtentäschelkrautes ist in der Medizin sehr viel gestritten worden. Es ging dabei vornehmlich um die Verwendung als Hämostyptikum (Mittel gegen Blutungen) in der Frauenheilkunde. Manche Forscher behaupteten, das Hirtentäschel sei überhaupt nicht wirksam, sondern die Wirkung gehe auf einen Pilz zurück, der sehr häufig auf dieser Pflanze parasitiere. Andere erklärten, die Wirksamkeit sei fast so gut wie die des Mutterkorns. Nach dem heutigen Stand der Erkenntnisse dürfte feststehen, daß Hirtentäschel ein Hämostyptikum ist, wenn auch mit nur schwacher Wirkung und ohne große Zuverlässigkeit, weil die Droge einen sehr schwankenden Wirkstoffgehalt aufweist. Die Ärzte lehnen die Anwendung meist ab. Dennoch finden wir das Hirtentäschelkraut in verschiedenen Teemischungen und in Form einiger anderer galenischer Zubereitungen, die gegen Menstruationsbeschwerden gebraucht werden. Auch in den sogenannten Blutreinigungstees ist Hirtentäschel enthalten. – In letzter Zeit spricht man über die Herz- und Kreislaufwirksamkeit des Hirtentäschelkrautes. Es wirkt ähnlich wie die Mistel: ausgleichend und regulierend auf das geschwächte Herz, besonders bei älteren Menschen. Dabei ist es gleichgültig, ob der Blutdruck zu hoch oder zu niedrig ist. Ein Tee ist hierbei die geeignete Darreichungsform.

• *So wird Hirtentäschel-Tee bereitet:* 2 Teelöffel Hirtentäschelkraut mit 1/4 l kochendem Wasser übergießen, 10 Minuten ausziehen, danach abseihen. Regelmäßig 2 Tassen Tee täglich trinken.

• *So wird eine Teemischung gegen altersbedingte Herz- und Kreislaufbeschwerden bereitet:*

Hirtentäschelkraut	10,0
Weißdornblüten	10,0
Baldrianwurzel	5,0
Melissenblätter	5,0

2 Teelöffel dieser Mischung mit 1/4 l kaltem Wasser übergießen, 10 Stunden ausziehen und dann angewärmt schluckweise trinken.
Hirtentäschel als Hausmittel: In der Volksmedizin hat diese Heilpflanze ihre eigentliche Heimat, unbeeinflußt vom Streit der Mediziner um die Wirksamkeit bei der Regelblutung. Sie wendet die Droge an (als Tee, wie oben beschrieben) und hat wohl auch Erfolg damit. Ebenso wird Hirtentäschel als Blutreinigungsmittel zur Frühjahrskur empfohlen. Zusammen mit Zinnkraut gibt man den Tee bei Husten, bei Rheuma und Gicht. Auch bei Leber- und Gallebeschwerden gebraucht die Volksmedizin das Hirtentäschel. Äußerlich, zum Gurgeln und Spülen, hat es als Mund- und Rachendesinfektionsmittel und zur Behandlung schlecht heilender Wunden seinen festen Platz. – Auch bei Zuckerkrankheit soll man nach Ansicht der Volksmedizin Hirtentäschelkraut als Tee anwenden. Darüber gibt es aber keinerlei verläßliche Untersuchungen. Und weil die Zuckerkrankheit selbstverständlich ärztlich behandelt werden muß, sollte man Hirtentäschel auf keinen Fall selbst ausprobieren wollen. Empfehlenswert ist hingegen die Gepflogenheit, im Frühjahr frische Hirtentäschelblätter dem Frühlingssalat beizumischen.
Das BGA erkennt Hirtentäschelkraut zur unterstützenden Behandlung von Nasenbluten (lokal) und übermäßigen Monatsblutungen an (Beipackzettel der Standardzulassung für Hirtentäschelkraut).
Nebenwirkungen sind nicht bekannt.

Hohlzahn

GALEOPSIS SEGETUM NECK. (GALEOPSIS OCHROLEUCA LAM.), (GALEOPSIS DUBIA LEERS)
Lippenblütengewächse, LAMIACEAE (LABIATAE)
Volksnamen: Bluttee, Brandkraut, Daunnessel, Gelber Hohlzahn, Gelbes Distelkraut, Haarige Kornwut, Mauschkraut, Stachelnessli.
Arzneilich verwendete Pflanzenteile:
Das Kraut (ohne die Wurzel).
Drogenbezeichnung: Hohlzahnkraut = GALEOPSIDIS HERBA (früher: HERBA GALEOPSIDIS).

Botanik: *Pflanzenbeschreibung:* Der Hohlzahn ist eine einjährige Pflanze, die eine Höhe von 10 bis 30 cm erreicht. Der deutlich vierkantige Stengel ist an den Knoten nicht verdickt, dabei stark behaart und an der Basis oft rot gefärbt. Er ist ästig und mit behaarten stumpfzähnigen, eiförmig-

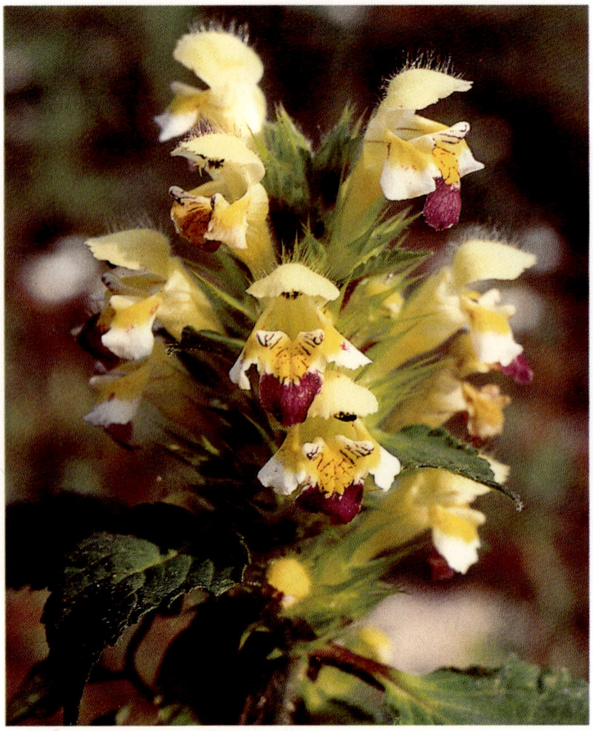

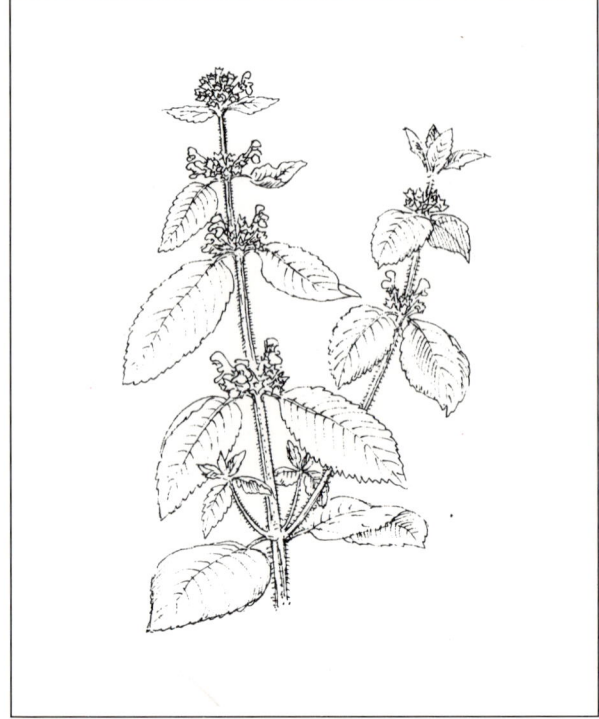

lanzettlichen, gestielten Blättern besetzt. Die großen gelblichweißen Blüten mit einem deutlichen gelben Fleck und rotvioletter Zeichnung auf der Unterlippe sind seidigweich behaart.
Blütezeit: (Juni) Juli, August (September).
Vorkommen: Auf kalkhaltigem Boden, Geröll, Kieshalden, Steinbrüchen und Äckern.
Ernte und Aufbereitung: Zur Blütezeit wird die Pflanze geerntet, indem man sie kurz über dem Erdboden abschneidet und an schattigem Ort trocknet.
Inhaltsstoffe (Wirkstoffe): Kieselsäure, Gerbstoffe, Iridoide, wenig Saponine und ätherisches Öl.
Heilwirkung und Anwendung: Vom Hohlzahn sollte man keine Wunder erwarten, doch wenn man ihn richtig anwendet, nämlich mit Ausdauer und Gewissenhaftigkeit, kann er bei chronischen Lungenkrankheiten eine Menge helfen. Die Kieselsäure und die Saponine besitzen eine schleimlösende und auswurffördernde Wirkung, die Bitterstoffe sorgen für eine wohltuende Besserung des Allgemeinbefindens und regen den Appetit an. Selbst bei Keuchhusten kann Hohlzahn-Tee Erleichterung bringen.
• *So wird Hohlzahn-Tee bereitet:* 2 gehäufte Teelöffel Hohlzahnkraut werden mit 1/4 l kochendem Wasser übergossen, 10 Minuten ausgezogen und abgeseiht. Mit Honig gesüßt, sollte er, besonders bei Husten, kurmäßig getrunken werden: 2 bis 3 Tassen täglich sind die richtige Dosierung.
Mein besonderer Rat: Gegen chronische Bronchitis, Lungenemphysem oder Staublunge kann man mit Arzneimitteln nicht viel ausrichten. Es ist daher jeder Versuch, den Patienten Linderung zu verschaffen, ihnen das morgendliche Abhusten zu erleichtern und ihre quälenden Hustenanfälle zu lindern, gerechtfertigt. Ich habe in diesem Buch schon mehrmals erwähnt, daß oft mit Heilpflanzen Besserung erzielt werden konnte, von denen man es eigentlich kaum erwartete. Eine Heilpflanze, die alle Patienten zufriedenstellt, gibt es natürlich nicht. Deshalb ermuntere ich immer wieder zu Versuchen mit Heilpflanzen, wenn es, wie hier, Hoffnung auf Erfolg gibt.
• *So wird eine bewährte Teemischung bereitet:*

Hohlzahnkraut	10,0
Malvenblätter	10,0
Thymiankraut	10,0

2 gehäufte Teelöffel von dieser Mischung mit 1/4 l kochendem Wasser übergießen, 15 Minuten ausziehen, abseihen. Mit Honig süßen und schluckweise morgens vor dem Aufstehen trinken. Auch am Abend vor dem Zubettgehen sollte 1 Tasse Tee getrunken werden. Bei Keuchhusten lohnt sich ein Versuch mit diesem Tee ebenfalls.
Anwendung in der Homöopathie: Nur gelegentlich gebraucht man heute noch das Homöopathikum *Galeopsis* bei Blasenbeschwerden und

Nierenleiden. Die Dosierung ist recht unterschiedlich. Man gibt von der Urtinktur (Ø) 3mal täglich 10 Tropfen, greift aber auch zu Dilutionen D3 bis D6, von denen man 3- bis 5mal täglich 5 bis 10 Tropfen verordnet.
Hohlzahn als Hausmittel: Auch die Volksmedizin bedient sich dieser Heilpflanze in erster Linie bei Husten und Lungenleiden allgemein, darüber hinaus aber auch als Blutreinigungsmittel, bei Galle- und Leberbeschwerden, bei Blutarmut und als allgemeines Kräftigungsmittel nach überstandenen Infektionskrankheiten. Hervorzuheben ist die Anwendung bei Furunkulose und anderen Hautkrankheiten. Diese Wirkung dürfte auf das Vorhandensein von Kieselsäure in der Droge zurückzuführen sein. Die wassertreibende Wirkung wird allerdings in der Volksmedizin überbewertet.
Nebenwirkungen sind nicht bekannt.

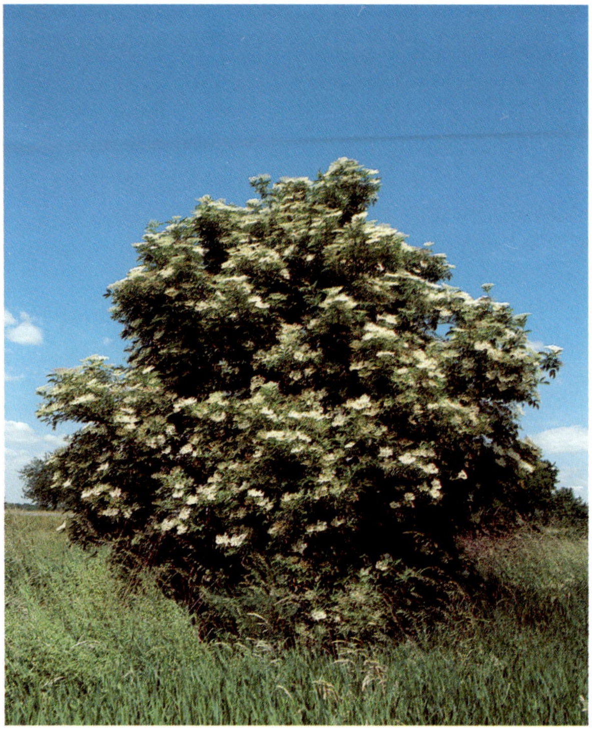

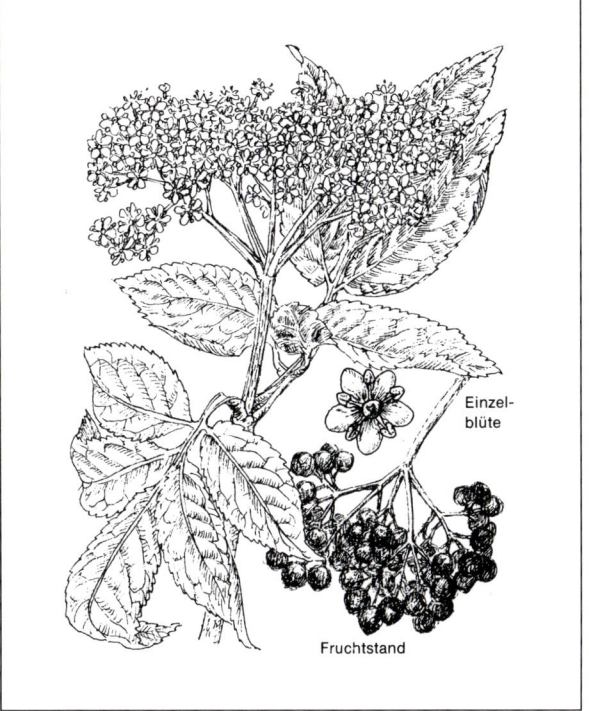

Holunder

SAMBUCUS NIGRA L.
Geißblattgewächse, CAPRIFOLIACEAE
Volksnamen: Elderbaum, Holder, Holler, Husholder, Keilken, Kisseke, Schwarzer Holunder, Schwarzholder, Schwitztee.
Arzneilich verwendete Pflanzenteile:
Die Blüten, in der Homöopathie Blüten und Blätter, in der Volksmedizin auch gelegentlich Rinde und Früchte.
Drogenbezeichnung: Holunderblüten = SAMBUCI FLOS (früher: FLORES SAMBUCI), Holunderblätter = SAMBUCI FOLIUM (früher: FOLIA SAMBUCI), Holunderbaumrinde = SAMBUCI CORTEX (früher: CORTEX SAMBUCI), Holunderfrüchte = SAMBUCI FRUCTUS (früher: FRUCTUS SAMBUCI).

Botanik: *Pflanzenbeschreibung:* Der Holunder ist ein ästiger Strauch oder ein kleiner Baum, der zwischen 3 und 7 m hoch wird. Kennzeichen sind die warzige, unangenehm riechende Rinde, die markreichen Äste und Zweige mit gegenständig angeordneten, unpaarig gefiederten Blättern sowie die großen trugdoldigen, flachen Blütenstände mit den gelblichweißen, unangenehm riechenden Blüten, aus denen sich im Herbst glänzendschwarze bis schwarzviolette Beeren entwickeln. *Blütezeit:* Mai bis Juli. *Vorkommen:* In Gärten, Hecken, Gebüschen und an Bachufern findet man den Holunder recht häufig. In ländlichen Gegenden steht sehr oft ein Holunderstrauch in der Nähe der Viehställe, der Scheunen oder auch der Wohnhäuser. Hier spielt der Aberglaube eine Rolle, worauf ich noch eingehen werde.

Ernte und Aufbereitung: Man erntet die Holunderblüten, indem man die ganzen Blütenstände abschneidet und gebündelt oder auf Darren ausgebreitet trocknet. Dann werden die kleinen Blüten abgerebelt und nachgetrocknet. Das Trocknen muß sehr sorgfältig geschehen, damit die Fermente der Blüten die Wirkstoffe nicht zerstören. Die Blätter erntet man in ganz jungem Zustand und trocknet sie an der Luft. Auch die Rinde schält man von jungen Zweigen und trocknet schnell und schonend, im Schatten oder bei künstlicher Wärme, jedoch nicht über 40 °C. Die Beeren (Früchte) werden vollreif (schwarzviolett bis schwarz) geerntet.

Inhaltsstoffe (Wirkstoffe): In den Blüten sind ätherische Öle, schweißtreibende Glykoside, Flavonoide, Gerbstoffe und ein Schleim die wichtigsten Bestandteile, in den Blättern und der Rinde wurde ein Blausäure abspaltendes Glykosid nachgewiesen. Auch unreife Früchte sollen dieses Glykosid enthalten. Reife Früchte sind reich an Vitaminen und Mineralien.

Heilwirkung und Anwendung: Hauptanwendung der Holunderblüten ist der Schwitztee bei fieberhaften Erkältungskrankheiten und – weniger stark aufgebrüht und nur lauwarm getrunken – neuerdings als Vorbeugungsmittel gegen Erkältungen und Grippe. Dies wird auch vom BGA bestätigt. Holunderblüten (auch Lindenblüten) mobilisieren in hervorragender Weise die körpereigenen Abwehrkräfte; sie sind deshalb auch Bestandteil vieler Tees gegen Erkältungskrankheiten. Auch gegen Rheuma gebraucht man, zwar mit bescheidenem Erfolg, Holunderblüten-Tee.

• *So wird Holunderblüten-Tee bereitet:* 2 gehäufte Teelöffel Holunderblüten mit 1/4 l kochendem Wasser übergießen und 10 Minuten ausziehen. Will man ihn als Schwitztee verwenden, so muß man etwa 1/2 l Tee sehr warm trinken. Gegen rheumatische Beschwerden trinkt man ihn kurmäßig (über 3 Wochen 3mal täglich 1 Tasse Tee).

• *So wird der Tee aus den Blättern oder der Rinde bereitet:* 2 gestrichene Teelöffel Droge werden mit 1/4 l kaltem Wasser übergossen, bis zum Sieden erhitzt und sofort abgeseiht. Man trinkt etwa 1/4 l dieses Tees schluckweise über den Tag verteilt gegen Wasserstauungen im Körper, gegen Harnverhaltung, Stuhlträgheit und Rheumatismus.

Anwendung in der Homöopathie: Das Homöopathikum *Sambucus nigra* wird aus frischen Blüten und Blättern bereitet. Es findet Verwendung als Schnupfenmittel für Säuglinge und Kleinkinder und wird anfälligen und schwächlichen Kindern zur Vorbeugung und zur Aktivierung der körpereigenen Abwehrkräfte gegeben, in der dritten Potenz (D3) auch gegen Asthma der Kinder. Für die Schwitztherapie verordnen auch Homöopathen gern den sogenannten Flieder-Tee, die Holunderblüten also. Die Dosierung des Homöopathikums ist recht unterschiedlich. Man gebraucht sowohl die Urtinktur (Ø) als auch die Dilutionen bis D6 3- bis 5mal täglich werden jeweils 5 bis 8 bis 10 Tropfen gegeben.

Holunder als Hausmittel: Nur wenige Heilpflanzen sind in der Volksmedizin so beliebt sind wie der Holunder; aber auch als Wohnsitz der beschützenden Hausgötter war der Holunder im Volk berühmt. Es ist daher kein Zufall, daß er so häufig in der Nähe von oder direkt an Stallungen, Speichern oder bäuerlichen Wohnhäusern wächst und es selbst heute keiner so recht wagt, einen Holunderstrauch zu fällen. Seit der Steinzeit, das ließ sich nachweisen, nutzte man den Holunder. Dabei spielten die Beeren eine ganz besondere Rolle, deren Saft man als Abführmittel verwendete und ein daraus bereitetes Mus gegen Husten und Erkältungskrankheiten als sehr wirksam lobte. Die Blüten verwendet man als Tee zum Schwitzen und gegen Infektionskrankheiten, in der Volksmedizin nicht anders als in der Schulmedizin, zusätzlich gelten sie als das beste Blutreinigungsmittel bei Hautunreinheiten und üblem Körpergeruch. Auch bei Rheuma und Gicht gebraucht man die Holunderblüten, ebenso die Rinde und die Blätter. Von der Rinde wird im Volk behauptet, daß sie nur dann als Abführmittel wirksam sei, wenn man sie von oben nach unten abschabe. In entgegengesetzter Richtung sei sie ein Brechmittel. Das steht bei keinem Geringeren als bei Albertus Magnus zu lesen. Zur Bekräftigung schrieb auch er noch dazu »et haec saepius est expertum« (und das ist oft ausprobiert worden).

Nebenwirkungen: Bei der Verwendung der Holunderblüten in angegebener Dosierung ist keine Nebenwirkung zu befürchten. Vorsichtiger sollte man Blätter und Rinde verwenden – gelegentlich wurden Magen- und Darmreizungen beobachtet. Unreife Beeren sind schwach giftig. Der gekochte Saft ist sehr empfehlenswert, roh ruft er gelegentlich Übelkeit, Erbrechen und Durchfall hervor. Das gilt auch für die rohen Beeren. Als Mus hingegen sind sie sehr gesund, sie enthalten Vitamine und wertvolle Mineralstoffe.

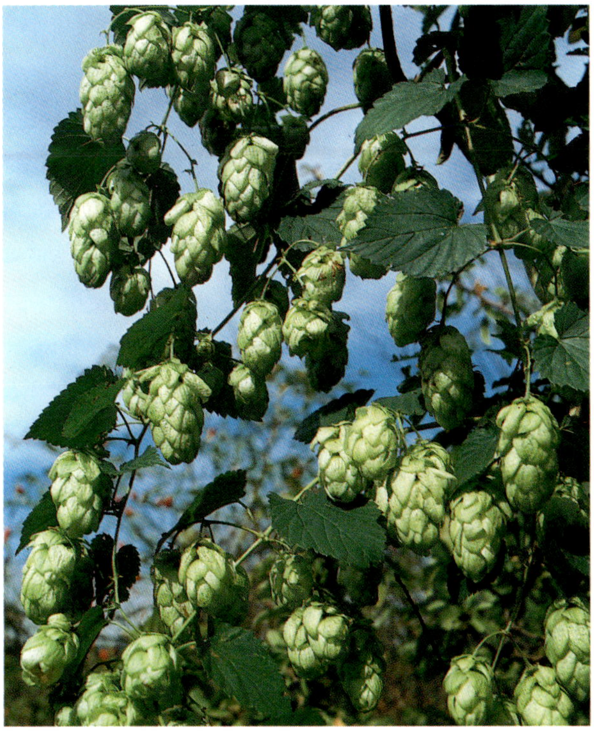

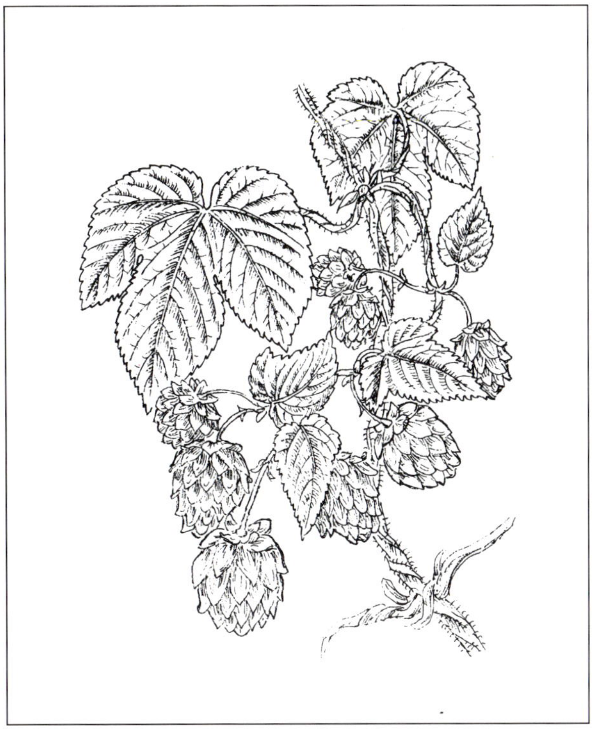

Hopfen

HUMULUS LUPULUS L.
Hanfgewächse, CANNABACEAE
Volksnamen: Bierhopfen, Hopf, Hopfenblüten, Hopfenzapfen, Hoppen, Hupfen, Wilder Hopfen.
Arzneilich verwendete Pflanzenteile:
Die weiblichen Blüten (Hopfenzapfen) und die Hopfendrüsen (Drüsenschuppen).
Drogenbezeichnung: Hopfenzapfen = LUPULI STROBULUS (früher: FLORES HUMULI LUPULI), Hopfendrüsen = LUPULI GLANDULA (früher: GLANDULAE LUPULI).

Botanik: *Pflanzenbeschreibung:* Der Hopfen ist ein ausdauerndes Schlinggewächs mit rechtswindendem Stengel, der durch Klimmhaare rauh ist. Er ist gegenständig mit langgestielten, drei- bis fünflappigen sehr rauhen Blättern besetzt. Hopfen wird etwa 3 bis 6 m hoch. Die männlichen Blütenstände bilden achselständige lockere Trugdolden mit unscheinbaren, grünlich-weißen kleinen Blüten. Sowohl für die Brauindustrie als auch für die arzneiliche Nutzung des Hopfens sind aber nur die weiblichen Pflanzen von Interesse. Sie bilden dichtblütige Blütenstände aus, die in Scheinähren stehen, mit Lupulindrüsen besetzt sind und sich später zu den sogenannten Hopfenzapfen vergrößern. Diese werden arzneilich genutzt, aber auch die Lupulindrüsen, die an den »Zapfendeckblättern« und den »Vorblättern« der Einzelblüten sitzen. *Blütezeit:* Sommer.
Vorkommen: Bei uns wird der Hopfen kultiviert, recht häufig jedoch findet er sich auch wild in feuchten Gebüschen, an Ufern, Waldrändern und in Hecken.
Ernte und Aufbereitung: Man erntet die weiblichen Blütenstände im Spätsommer, kurz bevor sie völlig ausgereift sind, damit bei der Ernte die Drüsenschuppen nicht abfallen. Dann werden sie nachgetrocknet. Will man die Hopfendrüsen allein verwenden, so rubbelt man sie von den Deck- und Vorblättern ab. Das geschieht in ganz trockenem Zustand mit Hilfe von Sieben. Durch das Schütteln fallen die Drüsenschuppen ab und werden als grüngelbes, etwas klebriges Pulver gewonnen.
Inhaltsstoffe (Wirkstoffe): Bitterstoffe, Harzsubstanzen, Humulon und Lupulon, ätherisches Öl, Mineralstoffe, Flavonoide sind die wichtigsten Inhaltsstoffe, die im Zusammenspiel auch die beruhigende Wirkung des Hopfens ausmachen. Neuerdings glaubt man, das neu entdeckte 2-Methyl-3-buten-2-ol sei der beruhigende Hopfenwirkstoff, doch ich meine, daß die Hopfenwirkung nicht nur ihm zugeschrieben werden kann.

Heilwirkung und Anwendung: Es gibt drei Wirkungsrichtungen, die für Hopfen charakteristisch sind. Zunächst sind die Gerb- und Bitterstoffe für die appetitanregende Wirkung verantwortlich, dann wirkt Hopfen bei nervöser Erregung, bei Einschlafstörungen und leichten Depressionen, und schließlich sagt man dem Hopfen eine anregende Wirkung auf den Periodenzyklus nach. Das trifft alles sowohl für die Hopfenblüten als auch für die Hopfenschuppen zu. Obwohl die Wirkung der Hopfenschuppen intensiver und stärker ist, gebraucht man meist den Tee aus den Hopfenblüten.

Das BGA empfiehlt Hopfen-Tee jedoch lediglich bei Befindensstörungen wie Unruhe und Angstzustände sowie bei Schlafstörungen.

• *So wird Hopfenblüten-Tee bereitet:* 2 gehäufte Teelöffel Hopfenblüten werden mit 1/4 l kochendem Wasser übergossen und etwa 15 Minuten ausgezogen. Man trinkt entweder 2mal täglich 1 Tasse Tee als Beruhigungsmittel allgemein oder 1/2 Stunde vor dem Zubettgehen 1 Tasse Tee als Schlaftrunk.

In letzterem Fall ist es angezeigt, bei der Teebereitung auch 1 Teelöffel Baldrian hinzuzugeben.

Bei dieser Gelegenheit eine Anmerkung: Das Anwendungsgebiet des Hopfens ist sehr weit gespannt, doch wird er meist anderen Heilpflanzen zur Unterstützung oder Verstärkung beigegeben; selten gebraucht man ihn allein. So ist er in Blutreinigungstees, in Magentees, in Beruhigungs- und Schlaftees vertreten, er findet sich, zusammen mit Weißdorn, Mistel, Baldrian und Knoblauch, in verschiedenen Galenika gegen Altersbeschwerden, und wenn von Teemischungen gegen die Hetze unseres Alltags die Rede ist, so ist auch da Hopfen häufiger Bestandteil. Man sollte sich merken: Tees gegen Magen- und Darmbeschwerden, gegen Appetitlosigkeit und auch gegen Galleleiden kann man immer mit Hopfen »aufbessern«, wenn die Beschwerden nervöser Art sind. Ein Viertel oder ein Fünftel der Mischung darf Hopfen sein. In Tees gegen nervöse Herzbeschwerden, Rhythmusstörungen (Herzjagen) und leichte Depressionen ist Hopfen eine wirksame Beigabe. Die Beliebtheit als Adjuvans (unterstützender Zusatz) wird auch dadurch deutlich, daß es sehr viele Arzneispezialitäten gibt, die neben anderen Wirkstoffen auch die des Hopfens enthalten.

Anwendung in der Homöopathie: Auch hier gilt das Homöopathikum *Humulus lupulus* in erster Linie als ein gutes Beruhigungsmittel, daneben als Magenmittel bei nervösen Magenbeschwerden. Es ist interessant, daß auch in der Homöopathie gern Kombinationen mit anderen Mitteln (beispielsweise Hafer) probiert werden, wobei ebenfalls der Hopfen meistens »Zweiter« bleibt.

Hopfen als Hausmittel: Neben den Anwendungen, die schon oben genannt wurden, spielt Hopfen in der Volksmedizin eine besondere Rolle zur Behandlung der Periodenbeschwerden und Beschwerden verschiedenster Art, die ihre Ursache im Klimakterium haben. Auch gegen Blasen- und Nierenleiden wird Hopfen häufig gebraucht. Man gibt den Tee (Zubereitung wie beschrieben), oder man gebraucht die Hopfenschuppen, von denen 2- bis 3mal täglich 1 kleine Messerspitze voll genommen wird. Hopfen ist auch ein beliebter Bestandteil von Schlafkissenfüllungen.

Nebenwirkungen: Bei normaler Dosierung sind keine Nebenwirkungen zu befürchten.

Huflattich

TUSSILAGO FARFARA L.
Korbblütengewächse, ASTERACEAE (COMPOSITAE)

Volksnamen: Brandlattich, Chappeler, Eselschrut, Fohlenfuß, Hitzeblätter, Lehmblümel, Männerblume, Märzblume, Sandblume, Tabakkraut, Ohmblätter, Zytröseli.

Arzneilich verwendete Pflanzenteile: Die Blätter; seltener die Blütenköpfchen.

Drogenbezeichnung: Huflattichblätter = FARFARAE FOLIUM (früher: FOLIA FARFARAE), Huflattichblüten = FARFARAE FLOS (früher: FLORES FARFARAE).

Botanik: *Pflanzenbeschreibung:* Die leuchtend gelben Blütenköpfchen, die noch dazu nach Honig duften, erfreuen in jedem Jahr die Vorfrühlingswanderer. Lange bevor die Laubblätter erscheinen, entsendet der Wurzelstock die schon im Herbst angelegten Blühtriebe, die auf schuppigen, behaarten Stengeln ihre leuchtend gelben Blütenstände tragen. Erst viel später werden die Blätter ausgebildet. Sie sind langgestielt, rundlich herzförmig, handgroß, flach gebuchtet und grob gezähnt. Oben sind sie dunkelgrün und unterseits durch

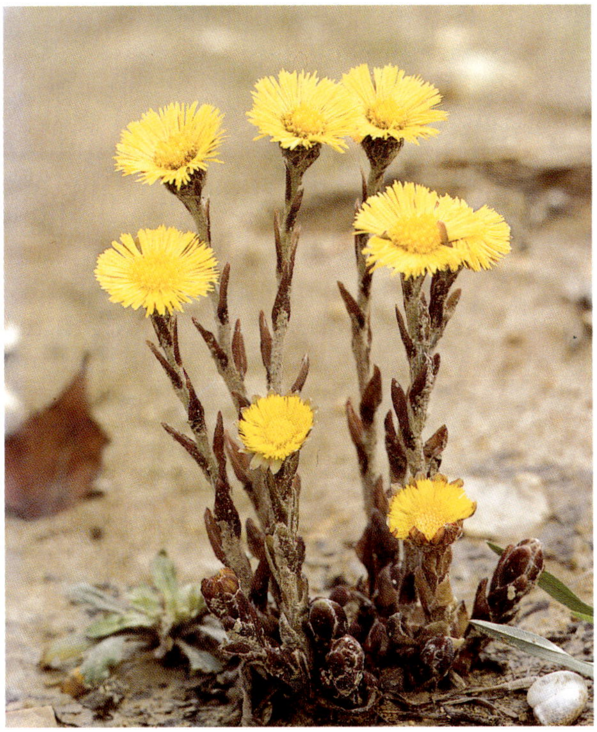

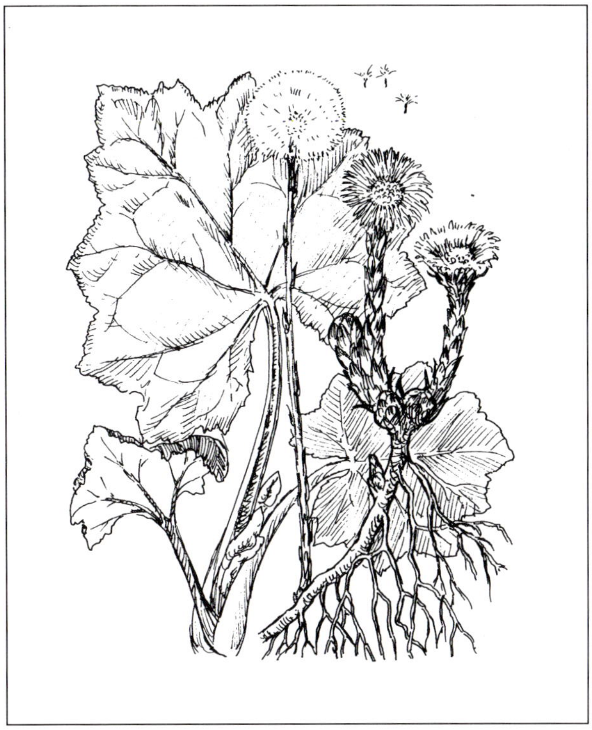

starke Behaarung weißfilzig. *Blütezeit:* Februar bis März. *Vorkommen:* Der Huflattich bevorzugt lehmigen und tonigen Boden. Man findet ihn meist auf Ödland, in der Nähe von Ziegeleien, auf Schuttplätzen, an Böschungen und Eisenbahndämmen, aber auch an Acker- und Wegrändern.

Ernte und Aufbereitung: Die Blüten sammelt man bei schönem Wetter, wenn sie ganz entfaltet sind. Man muß sie schnell trocknen, um eine ansehnliche Ware zu erhalten. Doch weit mehr als die Blüten werden die Blätter für arzneiliche Zwecke genutzt. Man sammelt sie in den Monaten Mai und Juni, bevorzugt junge, meist handtellergroße Blätter und nimmt nur solche, die sauber und nicht von der Erde beschmutzt sind. Wegen des Schleimgehaltes ist Waschen unzweckmäßig. Es hat sich durch Untersuchungen herausgestellt, daß die Blätter von Huflattichpflanzen, die in der Sonne wachsen, inhaltsstoffreicher und besser sind als Schattenblätter. Das sollte bei der Ernte berücksichtigt werden. Auch ist es ratsam, die frischen Blätter schon zu zerschneiden, um das Trocknen zu beschleunigen. Nur intensiv getrocknete Blätter sind haltbar und gut.

Inhaltsstoffe (Wirkstoffe): Die wichtigsten Inhaltsstoffe sind Pflanzenschleime, Gerb- und Bitterstoffe sowie Flavonoide, die sich alle bei der Heilwirkung auf erkrankte Lungen und Bronchien bestens ergänzen. Hingewiesen sei jedoch auch auf die Pyrrolizidinalkaloide in manchen Provenienzen. Die Blüten sind weitgehend frei davon.

Wirkung und Anwendung: Huflattich ist ein bewährtes Hustenmittel besonders gegen Reiz- und Kitzelhusten, aber auch gegen Verschleimung. Mit Huflattich-Tee kann man das Abhusten erleichtern, den zähen Bronchialschleim verflüssigen und besonders Patienten mit chronischer Bronchitis, Staublunge und Lungenemphysem echte Linderung bringen.

• *So wird Huflattich-Tee bereitet:* 2 gehäufte Teelöffel geschnittene Huflattichblätter werden mit 1/4 l kochendem Wasser übergossen und dann abgeseiht. Von diesem Tee sollten alle Hustenpatienten 3mal täglich 1 Tasse trinken. Das Süßen mit Honig ist, ausgenommen für Diabetiker, empfehlenswert.

R. F. Weiß empfiehlt allen, die an chronischer Bronchitis leiden, eine Staublunge haben oder Emphysempatienten sind, schon morgens vor dem Aufstehen eine Tasse Tee zu trinken, weil dadurch das Abhusten des in der Nacht gestauten Schleims erleichtert wird. – Neben der Behandlung von Lungenleiden kann ein Huflattich-Tee auch bei Reizerscheinungen in Mund und Rachen als Gurgelmittel gute Dienste leisten. Gereizte Schleimhäute in Magen und Darm erfahren durch Huflattich-Tee ebenfalls Linderung.

In solchen Fällen soll der Tee aber ungesüßt getrunken werden.
Das BGA empfiehlt Huflattichblättertee zur Reizlinderung bei Schleimhautentzündungen im Mund- und Rachenraum; zur Milderung eines trockenen Hustenreizes bei Bronchialkatarrhen. Die Anwendungsdauer von Huflattichblätter-Tee ist auf maximal 6 Wochen pro Jahr zu beschränken. Nicht anwenden während Schwangerschaft und Stillzeit!
Huflattich als Hausmittel: Was bisher über die Anwendung der Huflattichblätter gesagt wurde, gilt auch für die Volksmedizin. Doch hier stehen die Blüten ebenso hoch im Kurs und man gebraucht auch die Huflattich-Abkochung (Tee) zur Behandlung von Wunden und Entzündungen, Hautausschlägen und zur Blutreinigung.
Nebenwirkung: Nach neueren Untersuchungen kann eine Leberschädigung nicht ausgeschlossen werden. Auch eine krebserzeugende Wirkung ist bei Dauergebrauch möglich.

Isländisch Moos

CETRARIA ISLANDICA (L.) ACH.
Flechten, LICHENES – PERMELIACEAE
Volksnamen: Berggraupen, Blutlungenmoos, Brockenmoos, Fiebermoos, Hirschhornflechte, Isländische Flechte, Matzegge, Raspel, Rentierflechte, Purgiermoos, Strübli.
Arzneilich verwendete Pflanzenteile:
Die ganze getrocknete Pflanze.
Drogenbezeichnung: Isländisches Moos = CETRARIAE LICHEN (früher: LICHEN ISLANDICUS).

Botanik: *Pflanzenbeschreibung:* Zunächst sei einmal richtiggestellt, daß die Bezeichnung »Isländisch Moos« botanisch nicht korrekt ist, denn es handelt sich um kein Moos, sondern um eine Flechte. Sie wird 4 bis 12 cm hoch, ist von sparriger, gabeliger oder geweihartig verzweigter Wuchsform. Die einzelnen Triebe sind 5 bis 20 mm breit, blattartig, doch meistens verkrümmt oder rinnig verbogen. Die Farbe der Oberseite ist oliv- bis braungrün, die der Unterseite weißgrün bis hell bräunlich und oft weißfleckig.
Vorkommen: Zu finden ist diese Heilpflanze in bergigen Gegenden ebenso wie im Flachland. Sie ist eine der häufigsten Bodenflechten der Heiden und Wälder und wächst in Mittelgebirgen, im Fichtelgebirge, im Riesengebirge, im Bayerischen Wald, im Thüringer Wald. Sie kommt vor in Bergtälern der Schweiz, Skandinaviens, Frankreichs, Spaniens und Tirols.
Ernte und Aufbereitung: Man erntet im Spätsommer und Herbst die ganze Pflanze, trocknet sie an der Luft, setzt sie geschnitten den verschiedensten Tees zu oder verarbeitet sie zu Arzneimitteln. Es ist wichtig, die Pflanze bei der Trocknung nicht zu lange dem Licht auszusetzen. Das schadet den wertvollen Inhaltsstoffen.
Inhaltsstoffe (Wirkstoffe): An erster Stelle sei der Schleim genannt, von dem die Pflanze bis zu 70 % enthält. Dann folgen die bitteren Flechtensäuren, die schwach antibiotisch wirken und tuberkulostatisch sind. Zu nennen ist hier das usninsaure Natrium, das nachweislich bakterizid gegen Mycobacterium tuberculosis hominis wirkt. Auch der Gehalt an Jod, an Enzymen, an Vitaminen (A, B_1, B_{12}) und flüchtigen Riechstoffen sei nicht vergessen. Eine immunstimulierende Wirkung wird angenommen.
Heilwirkung und Anwendung: Als Schleimdroge wirkt Isländisch Moos reizmildernd, weil die Schleimstoffe die entzündeten Schleimhäute in Mund und Rachen, in Magen und Darm einhüllen und beruhigen. Daraus ergibt sich die Anwendung als Tee gegen Reizhusten, als Gurgelmittel bei entzündeten Mandeln, als Spülmittel bei Entzündungen im Mund und am Zahnfleisch und zur Wundbehandlung. Die Bitterstoffe wirken tonisierend (kräftigend und anregend) auf Magen und Darm, wodurch die Verdauung aktiviert und der Appetit angeregt werden. Die antibiotisch wirkenden Inhaltsstoffe vervollständigen die Wirkung. Sie allein reichen wohl kaum aus, um im Tee wirksam zu sein, doch das Zusammenspiel aller Wirkstoffe macht diese Heilpflanze zu einem wertvollen Arzneimittel, das leider allzusehr vernachlässigt wird. Ein Tee aus Isländisch Moos ist wirksam bei Reizhusten, Keuchhusten, Magen- und Darmbeschwerden, bei Appetitlosigkeit und Erschöpfungszuständen nach Infektionskrankheiten. In allen Teemischungen gegen derartige Beschwerden bildet diese Droge eine echte Bereicherung.
Das BGA nennt als Anwendungsgebiete lediglich Reizlinderung bei Katarrhen der oberen Luftwege.
• *So wird Isländisch Moos-Tee bereitet:* 2 gehäufte Teelöffel Isländisch Moos mit 1/4 l kaltem Wasser

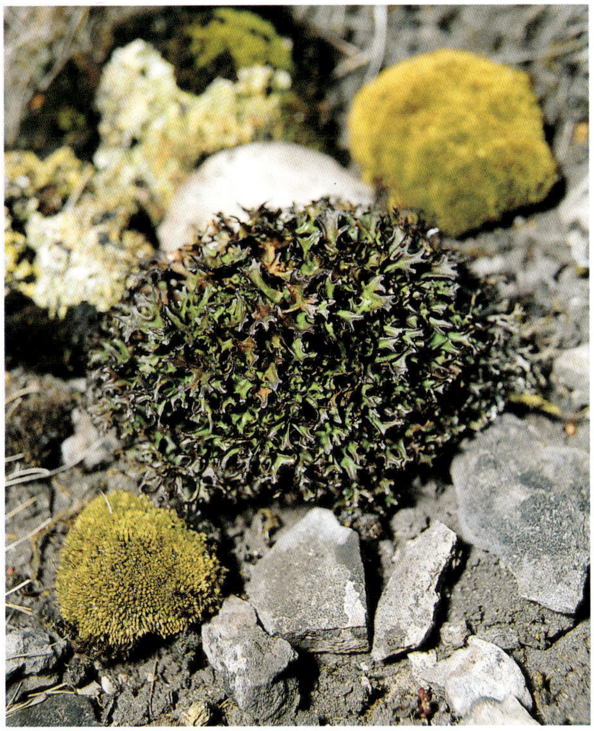

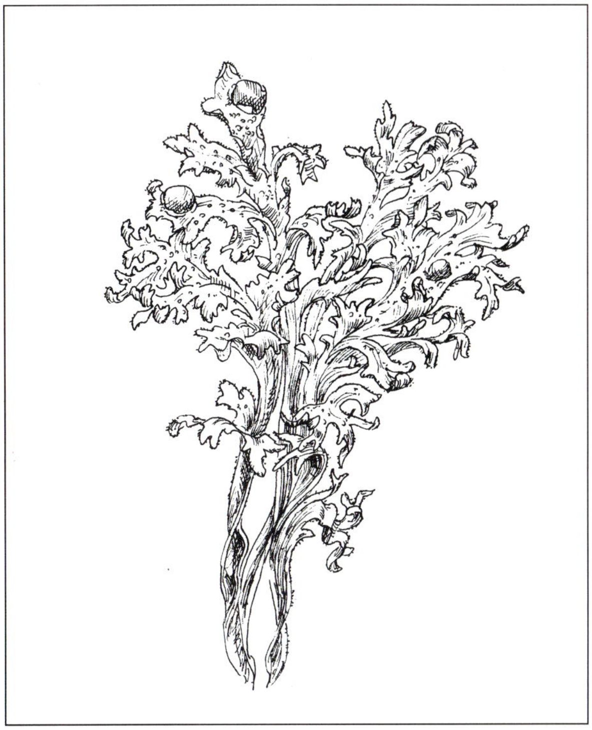

übergießen, langsam bis zum Sieden erhitzen und sofort abseihen. 2- bis 3mal täglich 1 Tasse Tee trinken. Bei Husten sollte der Tee mit Honig gesüßt (Diabetiker nicht süßen), sonst ungesüßt verwendet werden.

Mein besonderer Rat: Wer an chronischer Bronchitis erkrankt ist, unter den Beschwerden einer Staublunge oder eines Lungenemphysems leidet, hat besonders am Morgen heftige Hustenanfälle durchzustehen, bis der zähe Schleim abgehustet ist. Diesen Patienten empfehle ich, vor dem Aufstehen 1 Tasse Tee aus Huflattich und Isländisch Moos zu gleichen Teilen zu trinken. Es hat sich erwiesen, daß man sich dadurch das Abhusten erleichtert, und die Hustenanfälle auf ein erträgliches Maß reduziert werden. Zubereitung wie oben angegeben. Durch den Gehalt an Bitterstoffen, die beide Drogen beinhalten, wird auch das Allgemeinbefinden merklich gebessert.

• *So wird eine Teemischung gegen Keuchhusten bereitet:* Es empfiehlt sich eine Mischung aus Thymian und Isländisch Moos zu gleichen Teilen. Man übergießt 1 gestrichenen Eßlöffel dieser Teemischung mit 1/4 l kochendem Wasser, läßt 5 Minuten ziehen und seiht dann ab. 2- bis 3mal täglich 1 Tasse trinken.

Anwendung in der Homöopathie: *Cetraria* heißt das Homöopathikum aus Isländisch Moos, das mit 60 %igem Alkohol aus dem luftgetrockneten Thallus der Flechte bereitet wird. Diese Urtinktur (Ø) gebraucht man bei Husten und Keuchhusten, bei Appetitlosigkeit und chronischen Magen- und Darmbeschwerden mit anhaltenden Durchfällen. Leider vernachlässigt die moderne Homöopathie diese Heilpflanze etwas. Neuere Erkenntnisse fehlen aus Mangel an Interesse, und in der einschlägigen Literatur wird Cetraria leider nur am Rande erwähnt.

Isländisch Moos als Hausmittel: Diese wertvolle Droge wird auch in der Volksmedizin erst seit dem 17. Jahrhundert gebraucht. Im Vordergrund der Heilanzeigen stehen Lungenleiden, wobei hauptsächlich Asthma, Lungentuberkulose und Keuchhusten genannt werden. Zusätzlich gibt man den Tee auch gegen hartnäckige Akne und andere Hautunreinheiten und rühmt die Wirkung. Da Akne trotz aller modernen Arzneimittel von der Schulmedizin nicht ausreichend beherrscht wird, lohnt sich der Versuch mit diesem Mittel in jedem Fall. Es müssen über längere Zeit täglich 3 Tassen Tee getrunken werden.

Nebenwirkungen: Die Inhaltsstoffe schließen eine unerwünschte Nebenwirkung aus. Isländisch Moos kann unbedenklich verwendet werden.

Hinweis: Seit dem Reaktorunfall von Tschernobyl ist Isländisches Moos nur schwer strahlenfrei zu bekommen. Austausch durch Malvenblüten in meinen Rezepten ist möglich.

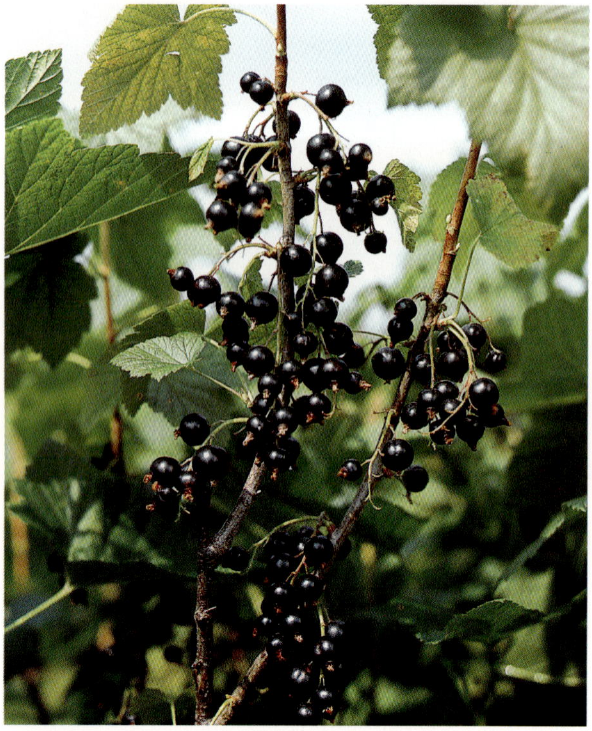

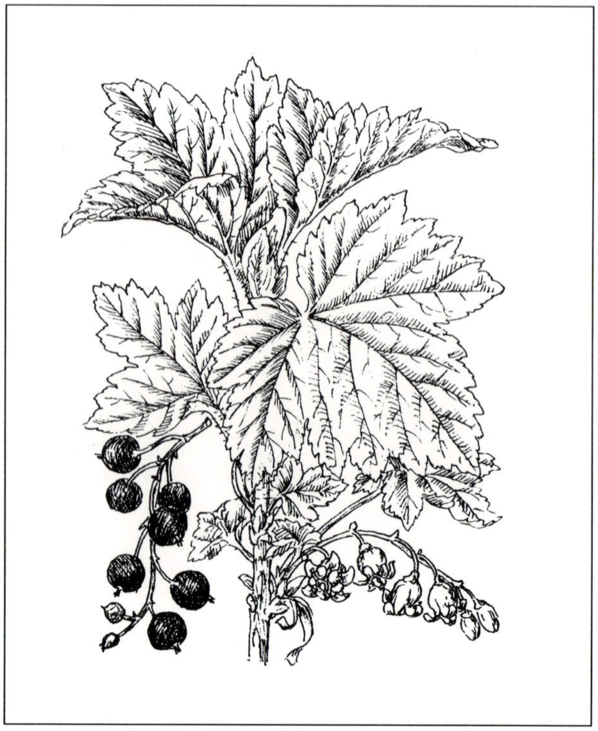

Johannisbeere, Schwarze

RIBES NIGRUM L.
Stachelbeergewächse, GROSSULARIACEAE
Volksnamen: Albeere, Alpenbeere, Bocksbeere, Gichtbeere, Salbeere, Schwarze Zeitbeere, Stinkstrauch, Wanzenbeere.
Arzneilich verwendete Pflanzenteile:
Die reifen Früchte und die Blätter.
Drogenbezeichnung: Schwarze Johannisbeeren = RIBIS NIGRI FRUCTUS (früher: FRUCTUS RIBIS NIGRI), Blätter der Schwarzen Johannisbeere = RIBIS NIGRI FOLIUM (früher = FOLIA RIBIS NIGRI).

Botanik: *Pflanzenbeschreibung:* Die Schwarze Johannisbeere ist ein Strauch, der 1 bis 2 m hoch wird und im Gegensatz zur Stachelbeere gänzlich ohne Stacheln ist. Die drei- bis fünflappigen Blätter sind grob gesägt und tragen an der Unterseite Öldrüsen. Die Blüten sind in hängenden Trauben angeordnet, gelblichgrün und am Rand braunrot gefärbt. Daraus entwickeln sich zunächst braunschwarze, später tiefschwarze Beeren. Die Pflanze hat einen eigenartigen Geruch, der als unangenehm empfunden wird. Das drückt sich auch in einigen Volksnamen aus.
Blütezeit: April bis Mai. *Vorkommen:* Man nimmt an, daß die Heimat der Schwarzen Johannisbeere das europäisch-asiatische Waldgebiet ist. Bei uns wird sie in Gärten und neuerdings auch in Kulturen gezogen. Gelegentlich aber kommt sie auch wild beziehungsweise verwildert vor. In feuchten Wäldern und Erlenbrüchen findet man sie oft.
Ernte und Aufbereitung: Die Blätter der Schwarzen Johannisbeere werden im Juni geerntet. Man nimmt nur die Blattspreiten und muß sehr darauf achten, ausschließlich Blätter zu sammeln, die frei von Pilzen sind. Die Schwarze Johannisbeere wird nämlich häufig vom Kronrost befallen. Das Trocknen geschieht an der Luft. – Die Früchte erntet man in vollreifem Zustand. Sie werden meist zu Saft verarbeitet. Der arzneilich verwendete Saft soll ohne Zusätze in Flaschen gefüllt und sterilisiert werden. Daneben bereitet man auch aus Johannisbeersaft mit Zucker eine haltbare Marmelade oder ein Mus.
Inhaltsstoffe (Wirkstoffe): Die Blätter enthalten wenig ätherisches Öl, dem man eine wassertreibende Wirkung zuschreibt, Gerbstoffe, Vitamin C und Flavonoide. In den reifen Beeren, den Früchten also, steht der Gehalt an Vitamin C im Vordergrund – er ist sehr hoch und beträgt im Mittel 120 mg %. Außerdem das Vitamin C_2 Euler, auch Vitamin J genannt, das ist ein Antipneumoniefaktor, ein Stoff also, der vor Lungenentzündung

schützen soll. Vitamine der B-Gruppe, Vitamin P, organische Säuren, Pektine, Gerbstoffe und Mineralien ergänzen die Hauptwirkstoffe. Der dunkelviolette Farbstoff soll jenem der Holunderbeeren sehr ähnlich sein.
Und schließlich ist noch zu erwähnen, daß der unangenehm riechende Stoff, der nicht ohne Wirksamkeit zu sein scheint, den man aber noch nicht genauer beschreiben kann, sowohl in den Blättern als auch in den Beeren enthalten ist. Beim Kochen der Beeren und beim Trocknen der Blätter verschwindet der Geruch weitgehend. Er wird entweder umgewandelt, oder er ist flüchtig.
Heilwirkung und Anwendung: Die Verwendung der Blätter vermag sich in der Schulmedizin nicht durchzusetzen, obgleich erwiesen ist, daß sie diuretisch (wassertreibend) wirksam sind und auch bei Rheuma und Gicht unterstützende Wirkung zeigen, denn die Schmerzattacken werden nach kurmäßiger Anwendung des Tees aus Blättern seltener und leichter.
• *So wird Johannisbeer-Blätter-Tee bereitet:*
1 bis 2 gehäufte Teelöffel Blätter der Schwarzen Johannisbeere werden mit 1/4 l kaltem Wasser übergossen, langsam zum Sieden erhitzt und sofort abgeseiht. 2 bis 3 Tassen täglich ist die richtige Dosierung bei Wassersucht, Harnverhaltung und Rheuma.
Die Früchte, besonders den daraus bereiteten ungesüßten Saft, gibt man häufig und mit Erfolg bei Husten und Heiserkeit, als Vorbeugemittel gegen Erkältungskrankheiten und vor allen Dingen als Mittel gegen akute und chronische Durchfälle. Besonders Durchfälle, die mit Gärungserscheinungen einhergehen und auffallend übel riechen, werden durch den Saft der Schwarzen Johannisbeere schnell gebessert. Auch bei Keuchhusten sollen mit dem Saft sehr gute Erfolge erzielt worden sein.
Man gibt den Saft in allen hier beschriebenen Fällen mehrmals täglich tee- bis eßlöffelweise. Auch kann man bei Heiserkeit und Entzündungen in Mund und Rachen mit dem Saft gurgeln. Dafür verdünnt man mit der gleichen Menge warmen Wassers. Getrocknete Schwarze Johannisbeeren schließlich werden gelegentlich bei Harnbeschwerden gebraucht. Und auch die vielen gesüßten Zubereitungen sind gesund – ob es sich nun um den Süßmost, die Marmelade oder ein Gelee handelt. Wer den Geschmack mag und den relativ hohen Preis nicht scheut, der tut gut daran, fleißig davon zu essen.

Schwarze Johannisbeere als Hausmittel: Alles, was bisher über die Anwendung der Schwarzen Johannisbeere gesagt wurde, gilt in ganz besonderem Maße für die Volksmedizin. Hier werden auch die Blätter viel genutzt. Rheuma, Gicht, Wassersucht und vor allen Dingen Keuchhusten sind die Krankheiten, gegen die man sie einsetzt. Natürlich gilt auch in der Volksmedizin der Saft als überaus gesund. Als Vorbeugemittel gegen Erkältungskrankheiten und zur Kräftigung allgemein, gegen Appetitlosigkeit und bei Magen- und Darmbeschwerden wird er gleichermaßen gebraucht.
Nebenwirkungen: Nachteilige Wirkungen sind nicht bekannt.

Johanniskraut

HYPERICUM PERFORATUM L.
Hartheugewächse, HYPERICACEAE (GUTTIFERAE)
Volksnamen: Blutkraut, Hartheu, Jesuwundenkraut, Johannisblut, Konradskraut, Wundkraut.
Arzneilich verwendete Pflanzenteile:
Das Kraut (ohne die Wurzel).
Drogenbezeichnung: Johanniskraut = HYPERICI HERBA (früher: HERBA HYPERICI), Johannisöl = HYPERICI OLEUM (früher: OLEUM HYPERICI).

Botanik: *Pflanzenbeschreibung:* 25 bis 90 cm hoch wird das Johanniskraut, eine ausdauernde, Ausläufer treibende Staude. Im oberen Teil sind die Stengel reich verzweigt. Die gegenständig angeordneten Blätter sind elliptisch oder eiförmig, ganzrandig und kahl. Ihre Größe schwankt zwischen 1,5 und 3 cm. Die goldgelben Blüten sind fünfzählig und mit schwarzroten Drüsenschuppen besetzt. Das Johanniskraut besitzt drei außergewöhnliche Merkmale, die das Erkennen erleichtern: 1. Es hat einen zweikantigen Stengel, der im Pflanzenbereich selten vorkommt; Kräuter besitzen zumeist runde oder vierkantige Stengel. 2. Hält man die kleinen Blätter gegen das Licht, so entdeckt man darin helle kleine Punkte, die den Eindruck erwecken, als sei die Pflanze durchlöchert. Es handelt sich hier um Sekretbehälter, die eine helle Flüssigkeit aus ätherischem Öl und Harz enthalten. 3. Die gelben Blüten verfärben sich blutrot, wenn man sie zwischen den Fingern

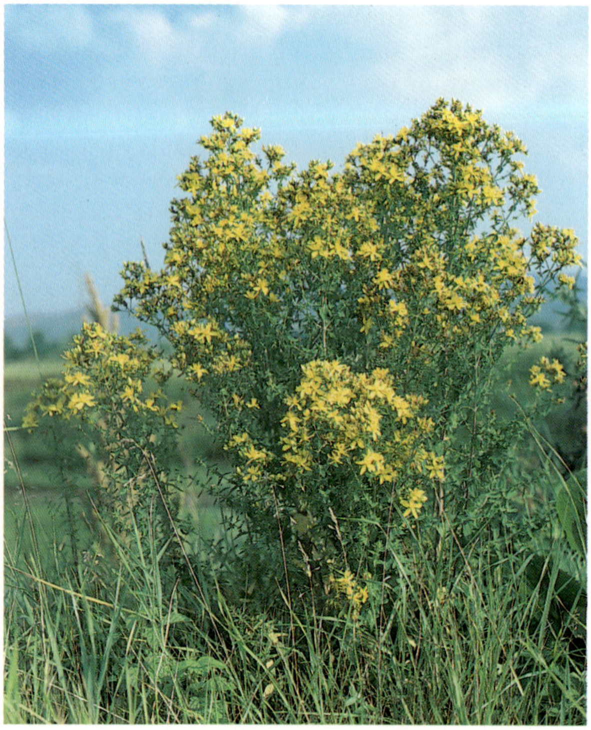

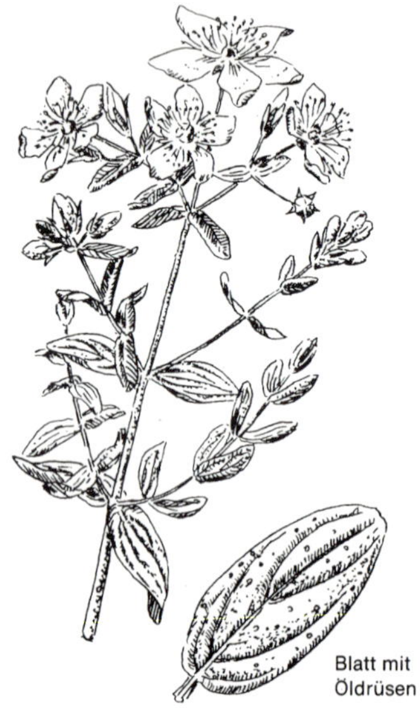

zerreibt. *Blütezeit:* Juli bis September.
Vorkommen: An Wegrändern, Dämmen, Feldrainen, in lichten Wäldern und Gebüschen ist das Johanniskraut in Mitteleuropa sehr verbreitet.
Ernte und Aufbereitung: Man sammelt das Johanniskraut, wenn es voll erblüht ist (um Johanni, 24. Juni, herum), indem man es kurz über dem Erdboden abschneidet, zu Büscheln vereinigt und an der Luft an schattigem Ort trocknet.
Inhaltsstoffe (Wirkstoffe): Ätherisches Öl, Flavonoide (Rutin, Querzitrin, Hyperosid), Harze, Gerbstoffe und Rhodan. Der wichtigste Wirkstoff ist aber das Hypericin, das auch Hypericumrot genannt wird. Phlobaphene sind ebenfalls erwähnenswert.
Heilwirkung und Anwendung: Die Inhaltsstoffe in ihrer Gesamtheit regen die Drüsen der Verdauungsorgane (auch der Galle) an und tonisieren den Kreislauf. Das Hypericin übt eine leicht beruhigende Wirkung aus, darüber hinaus beeinflußt es depressive Zustände besonders im Klimakterium. Bei Behandlung mit Johanniskraut ist nach etwa 4 bis 6 Wochen eine deutliche Aufhellung der Stimmungslage zu erkennen. Man kann Johanniskraut deshalb als ein pflanzliches Antidepressivum bezeichnen. Zwar wirkt es nicht so stark, daß man mit ihm die echten, besonders im Klimakterium schwer verlaufenden endogenen Depressionen behandeln könnte. Bei den sogenannten symptomatischen und den reaktiven Depressionen kann Johanniskraut jedoch chemische Mittel weitgehend ersetzen. Auch bei der vegetativen Dystonie kann man es – andere Maßnahmen flankierend – einsetzen. Interessant ist, daß man auch Bettnässen mit dieser Heilpflanze behandeln kann. Verständlich, denn Bettnässen hat sehr oft seelische Gründe.

• *So wird Johanniskraut-Tee bereitet:* 2 gehäufte Teelöffel Johanniskraut mit 1/4 l Wasser übergießen und bis zum Sieden erhitzen. Nach wenigen Minuten seiht man ab. 2- bis 3mal täglich 1 Tasse Tee ist die richtige Dosierung.

Eine Kur mit diesem Tee sollte über mehrere Wochen konsequent durchgeführt werden.
Da Johanniskraut lichtempfindlich macht, vermeide man während der Kur möglichst das pralle Sonnenlicht, Höhensonne und Solarium.
Für die äußerliche Anwendung eignet sich das Johanniskraut-Öl besser. Man gebraucht es erfolgreich als Einreibung bei Rheuma und Hexenschuß, zur Förderung der Wundheilung und Schmerzlinderung nach Verstauchungen, Verrenkungen, bei Blutergüssen und bei Gürtelrose. Das Öl kann man selbst bereiten (oder es in bester Qualität in der Apotheke kaufen).
Das BGA nennt für den Johanniskraut-Tee auf der Packungsbeilage als Anwendungsgebiete nur nervöse Unruhe und Schlafstörungen, erwähnt

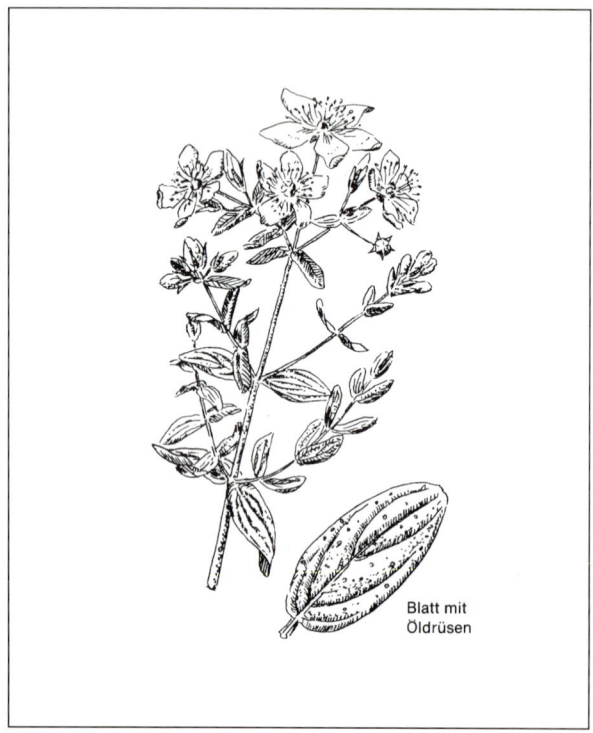

aber in der Heilpflanzenmonographie auch das Johanniskrautöl und dessen innerliche Anwendung bei dyspeptischen Beschwerden. (Verdauungstörungen) sowie die äußerliche Anwendung des Öls bei Muskelschmerzen (Myalgien), scharfen und stumpfen Verletzungen und bei Verbrennungen.

• *So wird Johanniskraut-Öl bereitet:* Man gebraucht das Kraut, dessen Blüten gerade aufgegangen sind. Für 1/2 l Öl sollen es 25 g sein. Die frischen Blüten werden zerquetscht oder in einem Mörser zerstoßen und etwas zerrieben. Dann setzt man 500 g Olivenöl zu, mischt das Ganze und füllt es in eine geräumige Weithalsflasche aus weißem Glas, die zunächst unverschlossen bleibt. An einem warmen Ort überläßt man die Mischung – unter gelegentlichem Umrühren – der Gärung. Wenn sie nach 3 bis 5 Tagen beendet ist, wird die Flasche verschlossen und so lange dem Sonnenlicht ausgesetzt, bis der Inhalt eine leuchtend rote Farbe angenommen hat. Das ist nach etwa 6 Wochen der Fall. Dann wird abgepreßt, das Öl von der wäßrigen Schicht abgegossen und in gut schließenden Flaschen aufbewahrt. Dieses Öl kann man auch innerlich verwenden, zum Beispiel als leicht galletreibendes Mittel oder zur Beruhigung des nervös überreizten Magens. 2mal täglich 1 Teelöffel Johanniskraut-Öl ist die richtige Dosierung.

Anwendung in der Homöopathie: Zur Herstellung des Homöopathikums *Hypericum* gebraucht man die ganze blühende Pflanze. Man gibt es zur Linderung von Schmerzzuständen, nach Gehirnerschütterung, bei Depressionen verschiedener Ursachen und bei Nervenschmerzen als Folge von Verletzungen.

Johanniskraut als Hausmittel: Hippokrates, Paracelsus, Bock, Matthiolus und viele andere sind die Gewährsleute, auf deren Aussagen sich die Anwendung in der Volksmedizin stützt. Verwendet wird es ebenso wie in der Schulmedizin oder in der Homöopathie. Wund- und Schmerzbehandlung stehen im Vordergrund, dann folgen Lungenleiden, Magen-, Darm- und Gallebeschwerden, Durchfälle, Nervosität und Nervenleiden. Man gebraucht den Tee und das Öl gleichermaßen, doch auch einen rein alkoholischen Auszug (die Tinktur), den man zur Wunddesinfektion verwendet.

• *So wird Johanniskraut-Tinktur bereitet:* 10 g getrocknetes Johanniskraut wird mit 50 g Alkohol (70 %) übergossen und 10 Tage lang ausgezogen. Nach dem Abpressen ist die Tinktur gebrauchsfertig.

Nebenwirkungen: Abgesehen von der Tatsache, daß Johanniskraut lichtempfindlich macht und man deshalb bei einer Tee- oder Ölkur das pralle Sonnenlicht, Solarien oder Höhensonne meiden sollte, sind bei normaler Dosierung keine Nebenwirkungen bekannt. Selbst bei längerer Anwendung wird Johanniskraut gut vertragen.

Kalmus

ACORUS CALAMUS L.
Aronstabgewächse, ARACEAE
Volksnamen: Ackerwurz, Chalmis, Deutscher Ingwer, Deutscher Zitwer, Karmsem, Kolmes, Magenwurz, Schwerthenwurzel.

Arzneilich verwendete Pflanzenteile: Der Wurzelstock (ohne die Faserwurzeln). Für den innerlichen Gebrauch verwendet man nur den geschälten Wurzelstock, zu Bädern den ungeschälten Wurzelstock (Badekalmus).

Drogenbezeichnung: Kalmus (Kalmuswurzelstock) = CALAMI RHIZOMA (früher: RHIZOMA CALAMI), Kalmusöl = CALAMI AETHEROLEUM (früher: OLEUM CALAMI).

Botanik: *Pflanzenbeschreibung:* Der Kalmus ist im Boden, der sumpfig oder sehr feucht sein muß, mit einem verzweigten, bis 3 cm dicken Wurzelstock verankert, der an der Unterseite zahlreiche Faserwurzeln hat, mit denen die Nährstoffe aufgenommen werden. Aus dem Wurzelstock treibt die Staude schwertförmige Blätter, die über 1 m lang werden können. Der Blütenstengel ist diesen Laubblättern sehr ähnlich. An seiner Seite bricht im Juni oder Juli ein Blühkolben hervor, der bei uns zwar kleine unscheinbare, grünliche Blüten ausbildet, doch nicht zur Reife kommt. Die Vermehrung erfolgt daher durch den Wurzelstock (vegetativ). *Blütezeit:* Juni bis Juli. *Vorkommen:* Bei uns ist Kalmus nicht heimisch, jedoch seit etwa 1560 eingebürgert. Man findet ihn an Teichrändern, in Sumpfgräben und in waldigen Sumpfstellen, die aber ständig feucht sein müssen.

Ernte und Aufbereitung: Es ist nicht ganz einfach bei uns, den Kalmus zu finden und in größerer Menge zu sammeln. Deshalb gibt es große Kultu-

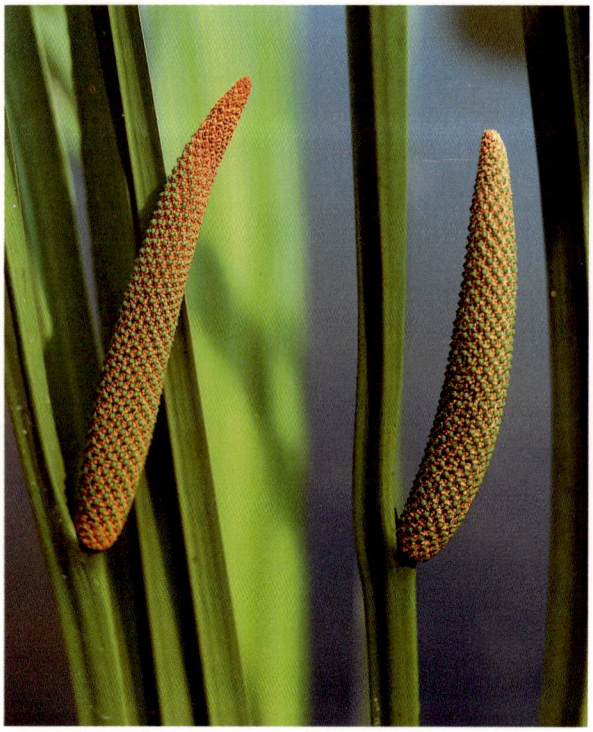

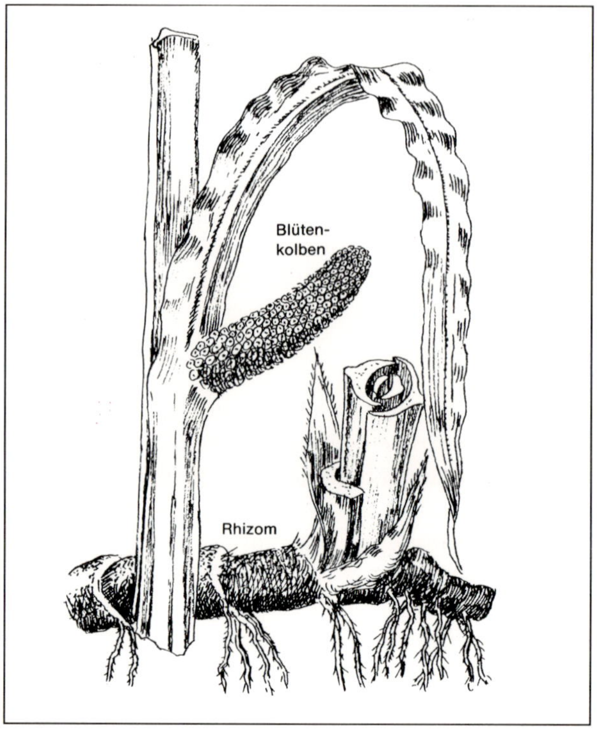

ren, in denen man Rhizomstücke verlegt, um daraus kräftige Pflanzen zu erhalten. In den Monaten Juni bis Juli, doch auch später (in Kulturen ist der Frühherbst Erntezeit) gräbt man die Wurzelstöcke. Nach gründlicher Reinigung werden sie in 10 bis 20 cm lange Stücke zerschnitten, oftmals der Länge nach gespalten und an schattigem Ort zum Trocknen ausgelegt. Da für den innerlichen Gebrauch geschälte Ware Verwendung findet, ist es ratsam, den Wurzelstock noch vor dem Trocknen zu schälen.

Inhaltsstoffe (Wirkstoffe): Die Wirkstoffe des Kalmus sind ätherisches Öl mit β-Asaron und Bitterstoffe. Auch die in geringer Menge vorhandenen Gerbstoffe dürften an der Wirkung beteiligt sein. Vitamine, Mineralstoffe, Eiweiß und Stärke, Bestandteile der meisten Wurzelstöcke, sind beim Kalmus im Hinblick auf seine Wirkung nur Begleitstoffe.

Heilwirkung und Anwendung: Der Kalmus gehört in die Gruppe der aromatischen Bittermittel (Amara aromatica) und ist deshalb bei Magen-, Darm- und Gallebeschwerden, bei Appetitlosigkeit und zur allgemeinen Tonisierung des Verdauungstraktes verwendbar. Bei den Magen- und Darmbeschwerden, deren Ursache im vegetativen Nervensystem zu suchen ist, oder die psychogen zu erklären sind, hilft Kalmus besonders gut. Hier denken wir an Patienten – häufig hager und gelegentlich untergewichtig – mit einem empfindlichen, nervösen Magen. Sie klagen darüber, daß sie selten richtig Appetit haben, oft berichten sie, daß ihnen der Appetit vergehe, sobald sie sich – meist ohne Hunger – an den Tisch setzen. Menschen mit dieser Magenkonstitution essen überaus langsam und freuen sich über jede Pause, die dabei entsteht. In Gesellschaft »hinken« sie den anderen beim Essen immer hinterher. Nach dem Essen klagen sie über Völlegefühl, über Magendruck, gelegentlich über krampfartige Schmerzen und oft über saures Aufstoßen. Durchfälle und Verstopfungen wechseln miteinander ab. Es gibt Phasen, in denen sie völlig beschwerdefrei sind, bis eine berufliche Aufgabe mit Hetze und Aufregung oder eine private Belastung alles Wohlbefinden wieder zunichte macht. Der Arzt findet bei diesen Patienten kein organisches Leiden, er stellt nur erhöhte oder erniedrigte Magensäurewerte fest. Die verordneten Medikamente sprechen wohl an, doch überzeugt die Wirkung auf die Dauer nicht. Weder Spasmolytika (krampflösende Stoffe) noch Antacida (säurebindende Stoffe), Fermentpräparate (Präparate, die die Verdauung fördern) oder entsprechende Kombinationen führen zu dauerhafter Besserung. Gerade diese Patienten sprechen auf eine Kur mit Kalmus-Tee hervorragend an. Wenn sie regelmäßig und zuverlässig vor jeder größeren Mahlzeit – mindestens jedoch 2mal täglich – 1 Tasse Kalmus-Tee lauwarm trinken, verschwinden die Beschwerden langsam aber sicher. Es hat sich bewährt, zur Unterstützung der Therapie Kalmus-Bäder zu nehmen.

• *So wird Kalmus-Tee bereitet:* 2 Teelöffel (etwa 3 g) zerschnittener geschälter Kalmuswurzelstock aus der Apotheke wird mit 1/4 l Wasser heiß überbrüht und etwa 15 Minuten lang ausgezogen. Nach dem Abseihen muß der Tee lauwarm getrunken werden.

• *So wird das Kalmus-Bad bereitet:* Für ein Kalmus-Bad – sofern man nicht die fertigen Badeextrakte vorzieht – benötigt man etwa 100 g des ungeschälten Kalmuswurzelstocks, die man 10 Minuten lang in 1 l Wasser kocht, um dann abzuseihen. Die abgeseihte Flüssigkeit reicht für 1 Vollbad. Da das Kalmus-Bad anregend wirkt, sollte man es nicht am Abend nehmen. Kalmus-Bäder beeinflussen auch allgemeine Erschöpfungszustände nach längerem Krankenlager günstig, außerdem verschiedene Stoffwechselkrankheiten.

Kalmus als Hausmittel: Es dürfte schwer fallen, eine weitere Heilpflanze zu finden, deren Verwendung nachweislich bis ins siebte vorchristliche Jahrhundert reicht. Kalmus, das belegen altpersische Schriften, wurde zu jener Zeit schon gebraucht. Nicht nur in Persien, sondern auch in China und Indien kannte man ihn als hervorragendes Magenmittel schon lange vor unserer Zeitrechnung. In Europa wurde Kalmus durch P. A. Matthiolus etwa 1560 eingeführt. Der Leibarzt von Kaiser Ferdinand I. erhielt die Pflanze aus Konstantinopel. Seit dieser Zeit schätzt man in der Volksmedizin den Kalmus als Mittel gegen Störungen im gesamten Verdauungssystem. Darüber hinaus verwendet man den Tee aus Kalmuswurzel auch als Waschmittel gegen Hautausschläge und Kopfschuppen.

Das ätherische Kalmusöl (durch Wasserdampfdestillation gewonnen) oder ein alkoholischer Auszug aus der Wurzel (Kalmus-Tinktur) wird auch als Einreibemittel gegen rheumatische Beschwerden genutzt.

Nebenwirkungen: Trotz der geschilderten guten Eigenschaften des Kalmus sollte man bei der kurmäßigen Anwendung über längere Zeit Zurückhaltung üben, da das β-Asaron (in europäischen Kalmusarten nur in Spuren vorhanden) schaden kann. – Nicht in der Schwangerschaft anwenden.

Kamille

CHAMOMILLA RECUTITA [L.] RAUSCHERT, (MATRICARIA CHAMOMILLA L.), (MATRICARIA RECUTITA L.)
Korbblütengewächse, ASTERACEAE (COMPOSITAE)
Volksnamen: Feldkamille, Garmille, Hermel, Kummerblume, Mägdeblume, Mueterchrut.
Arzneilich verwendete Pflanzenteile: Die Blüten und das daraus gewonnene ätherische Öl.
Drogenbezeichnung: Kamillenblüten = MATRICARIAE FLOS (früher: FLORES CHAMOMILLAE), Kamillenöl = CHAMOMILLAE AETHEROLEUM (früher: OLEUM CHAMOMILLAE).

Botanik: *Pflanzenbeschreibung:* Die Kamille treibt aus einer kurzen Wurzel 20 bis 50 cm lange Stengel, an denen zwei- bis dreifach fiederteilige Blätter sitzen. Die Blütenköpfchen stehen einzeln an den Enden der verzweigten Sproßspitzen. Das Blütenköpfchen besteht aus einem Kranz weißer Strahlenblüten und etwa 400 bis 500 gelben, röhrenförmigen Scheibenblüten. Die Früchte sind sehr klein, etwa 20 000 Stück wiegen 1 g. Das Blütenköpfchen hat bei einer echten Kamille einen hohlen Blütenboden. *Blütezeit:* Mai bis Juni.
Vorkommen: Die Kamille ist eine anspruchslose Pflanze. Sie wächst in fast ganz Europa auf Äckern, Schuttplätzen und Brachland, an Wegrändern, Böschungen, Feldrainen und vor allem in Getreidefeldern. Der Landwirt nennt diese Heilpflanze ein »übles Unkraut«.

Ernte und Aufbereitung: Gesammelt werden von der Kamille in erster Linie die Blütenköpfchen ohne den Stiel und die anderen krautigen Bestandteile. Doch bei der Badekamille ist man ein wenig großzügiger. Es dürfen Blütenstiele und etwas Blattanteil dabei sein. Weil die Qualität der Kamille in hohem Maße von dem Zeitpunkt des Einsammelns und der Art des Trocknens abhängt, ist hier große Sorgfalt nötig. Der beste Zeitpunkt für das Einsammeln ist der dritte bis fünfte Tag nach dem Aufblühen. Zu dieser Zeit sind die meisten Wirkstoffe ausgebildet. Das Trocknen soll auf luftigen Darren erfolgen bei nicht zu hoher Temperatur (nicht über 45 °C). Ein luftiger schattiger Ort ist dafür geeignet. Kamille für Badezwecke sammelt man als ganzes Kraut, bündelt es und hängt es so zum Trocknen auf. Bei Bedarf reißt man dann die oberen Teile (Blüten mit Stiel

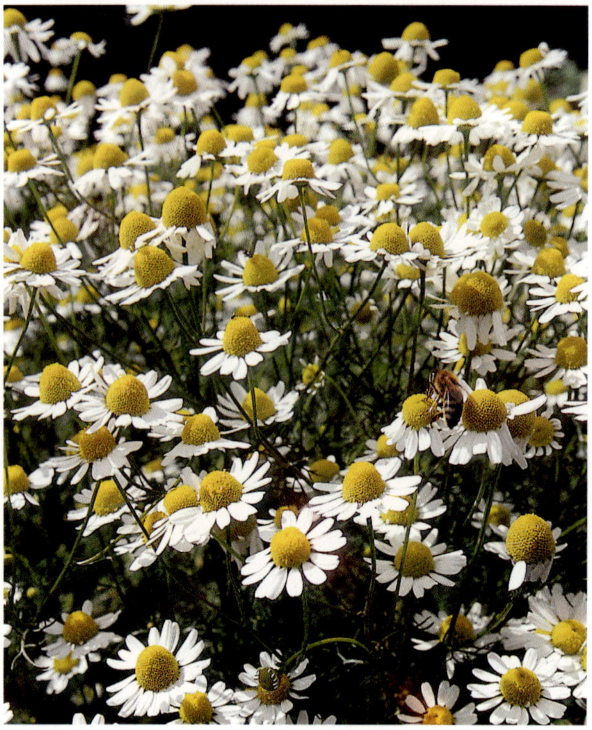

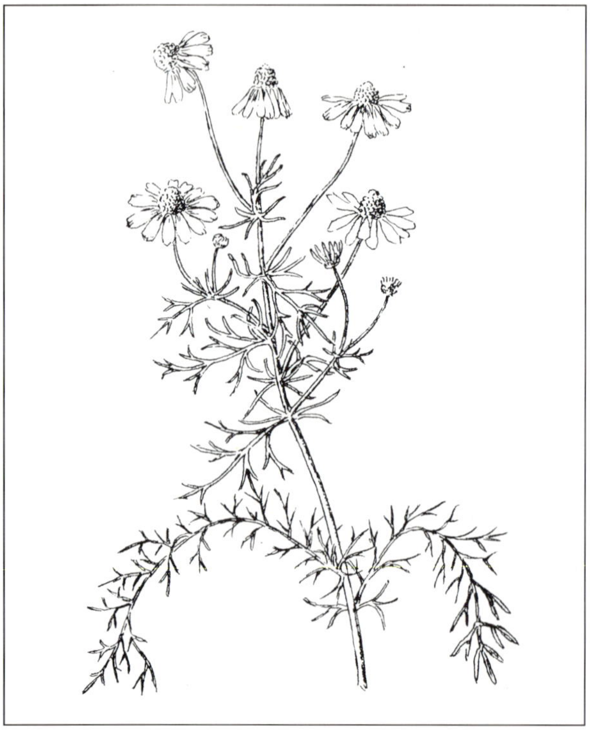

und Blattspitzen) ab. Kamillenöl gewinnt man durch Wasserdampfdestillation.

Inhaltsstoffe (Wirkstoffe): Der wichtigste Bestandteil der Kamille ist das ätherische Öl, das in Apothekerware zu mindestens 0,4 g/100 g enthalten ist. Es ist sehr kompliziert zusammengesetzt. Chamazulen, α-Bisabolol sind die wichtigsten Bestandteile des ätherischen Öls, das im Gegensatz zu anderen ätherischen Ölen eine blaue Farbe hat. Flavonoide und Cumarine sind weitere wichtige Bestandteile der Kamille, doch erst das Zusammenspiel aller Inhaltsstoffe ergibt die bekannte Kamillenwirkung.

Heilwirkung und Anwendung: Kamille wird innerlich und äußerlich gebraucht. Innerlich kann man die Kamille (als Tee) erfolgreich anwenden bei akuten Magenbeschwerden. Sie bringt rasche Linderung und beruhigt den Magen; schon nach kurzer Behandlung ist die akute Magenverstimmung beseitigt. Bei chronischen Entzündungszuständen der Magenschleimhaut, sogar bei Magengeschwüren, ist eine Kur mit Kamillen-Tee ebenfalls zu empfehlen: 3mal täglich jeweils auf leeren Magen 1 Tasse ungesüßten Kamillen-Tee trinken. Bei Magenbeschwerden, denen vermutlich ein Galleleiden zugrunde liegt, empfiehlt es sich, den Kamillen-Tee mit Pfefferminze und Melisse zu mischen. Pfefferminze und Kamille zu gleichen Teilen ergeben eine geeignete Kombination. Sind die Magenbeschwerden teilweise oder überwiegend nervöser Art, so ist die Kombination Kamille und Melisse – Verhältnis 1:1 – erfolgversprechend. Auch die Rollkur mit Kamillen-Tee bei Magenschleimhautentzündung ist eine erfolgreiche Behandlungsmethode. – Äußerlich wird die Kamille wegen ihrer entzündungswidrigen Eigenschaften bei schlecht heilenden Wunden genutzt. Bäder mit Kamillenzusätzen oder feuchte Umschläge auf Wunden haben sich ebenso bewährt wie Spülungen bei entzündeter Mund- und Rachenschleimhaut. Oft wird auch empfohlen, schlecht heilende Wunden mit Kamillen-Umschlägen zu behandeln. Die Heilkraft der Kamille bei Wunden steht außer Zweifel. Auch bei Pilzerkrankungen kann man sie anwenden. Entzündungen und Reizerscheinungen im Anal- und Vaginalbereich werden durch Spülungen mit Kamillen-Tee und durch Kamillen-Dampfbäder günstig beeinflußt. Zur Behandlung von chronischem Schnupfen, akuten und chronischen Schleimhautentzündungen der Nase und des Rachenraums, bei Entzündungen der Nebenhöhlen sind Kamillen-Dampfbäder ebenfalls sehr geeignet. Wenn Sie sich einen Kamillen-Tee in der Apotheke kaufen, so steht auf der Packungsbeilage (vom BGA vorgeschrieben) unter dem Stichwort Anwendungsgebiete nur »Magen-Darm-Beschwerden; Reizung der Mund- und Rachenschleimhaut sowie der oberen Atemwege«. Dennoch erkennt das BGA in der Monographie der Komission E weit mehr Anwendungsgebiete an, dort heißt es nämlich unter dem selben Stichwort: »Äußerlich: Haut- und Schleimhautentzündungen sowie bakterielle Hauterkrankungen einschließlich der Mundhöhle und des Zahnfleisches. Entzündliche Erkrankungen und Reizzustände der Luftwege (Inhalationen). Erkrankungen im Anal- und Genitalbereich (Bäder und Spülungen). Innerlich: gastro-intestinale Spasmen und entzündliche Erkrankungen des Gastro-Intestinal-Traktes« (Gastro-Intestinal-Trakt: Magen- und Darmbereich).

- *So wird Kamillen-Tee bereitet:* 1 bis 2 gehäufte Teelöffel Kamillenblüten mit 1 Tasse heißem Wasser überbrühen, nach 10 Minuten abseihen. Kamillen-Tee gut warm, nicht heiß, trinken.
- *So führt man eine Rollkur durch:* Morgens vor dem Aufstehen 1 Tasse warmen Kamillen-Tee ungesüßt in bedächtigen Schlucken trinken (in der Thermosflasche neben das Bett stellen). Dann 5 Minuten entspannt auf dem Rücken liegen, 5 Minuten Seitenlage links, 5 Minuten auf dem Bauch, 5 Minuten Seitenlage rechts.
- *So wird ein Kamillen-Dampfbad gemacht:* In einem Gefäß übergießt man 1 kleine Handvoll Kamillenblüten mit 1 l kochendem Wasser. 5 bis 10 Minuten lang atmet man, Kopf und Gefäß mit einem großen Tuch abgedeckt, die heißen Kamillendämpfe ein. Auch Dampf-Sitzbäder zur Behandlung entzündeter Hämorrhoiden oder einer entzündeten Vaginalschleimhaut sind zu empfehlen. Für diese Anwendung – ebenso dosiert wie oben beschrieben – wird zweckmäßigerweise ein großes Gefäß genommen, das eine gute Standfestigkeit haben muß, etwa ein Eimer.

Bei der Empfehlung von Kamillen-Dampfbädern stößt man immer wieder auf Ablehnung, weil allgemein angenommen wird, diese Behandlung sei umständlich und verspreche zudem wenig Erfolg. Diese Annahme ist unrichtig; die Wirkung von Kamillen-Dampfbädern ist überraschend gut, die Behandlung einfach durchzuführen. Der gute Erfolg eines Kamillen-Dampfbades läßt sich darauf zurückführen, daß die wasserdampfflüchtigen Wirkstoffe der Kamillenblüte mit dem Dampf Stellen erreichen, die beim Gurgeln oder Spülen nicht erfaßt werden. Zudem beeinflußt der heiße Dampf jeden Heilungsprozeß günstig.

Anwendung in der Homöopathie: Das Homöopathikum *Chamomilla* ist in erster Linie als ein Heilmittel für das Nervensystem zu betrachten. Überempfindlichkeit der Sinnesorgane und auch der sensiblen Nerven werden durch Chamomilla günstig beeinflußt. Man gibt es daher bei Kopf- und Gesichtsneuralgien, stechenden Kopfschmerzen, entzündeten Augen und Ohren mit stechenden Schmerzen, Zahnschmerzen sowie bei krampfartigen Schmerzen im Bereich der Verdauungsorgane. Auch bei Husten (selbst bei Keuchhusten) kann Chamomilla gegeben werden. Glieder- und Muskelschmerzen (Rheumatismus) lassen sich ebenfalls mit Chamomilla günstig beeinflussen. Man verwendet das Mittel meistens in der sechsten Potenz (D6), wovon man 3- bis 5- (bis 8) mal täglich 5 bis 10 Tropfen gibt.

Kamille als Hausmittel: Selbstverständlich wird eine Heilpflanze mit so vielen günstigen Eigenschaften auch in der Volksmedizin fleißig verwendet. Man muß allerdings feststellen, daß man hier der Kamille »alles zutraut«. Aber gerade das schadet einer Heilpflanze mehr als es nützt und führt oft zu falscher Anwendung. Keine Heilpflanze kann gegen alle Beschwerden helfen. Wenn man aber die vier Hauptwirkungen nutzt – die entzündungswidrige, die krampflösende, die beruhigende und die karminative Eigenschaft –, dann wird die Kamille selten enttäuschen. Die Volksmedizin war es wohl auch, die der Wissenschaft eine Erkenntnis aufdrängte, die heute große Beachtung findet. Man verwendete von alters her die Kamille als Tee bei allen Infektionen und behauptete, daß die Patienten sich schnell erholten. Privatdozent Kienholz von der Universität Gießen hat nun festgestellt, daß die Kamille in der Lage ist, Bakteriengifte unschädlich zu machen, so daß bei Infektionskrankheiten – beispielsweise durch Staphylokokken und Streptokokken – die Bakteriengifte »entschärft« werden. Das erklärt, daß Kamillen-Tee bei Infektionskrankheiten eine positive Allgemeinwirkung hat, und auch, warum Kamillendämpfe bei Erkrankungen der Bronchien und der Nasennebenhöhlen wirksam sind.

Nebenwirkungen: Bei richtiger Dosierung ist die Kamille ungiftig. Dennoch muß vor Dauergebrauch gewarnt werden. Manche Menschen erheben den Kamillen-Tee zum Haustee und trinken ihn über Jahre hindurch täglich, um besonders gute Wirkung zu erzielen. In solchen Fällen kann es – allerdings selten – zu Schwindel, Bindehautentzündungen und nervöser Unruhe kommen. Kamillen-Tee soll nicht für Augenspülungen verwendet werden!

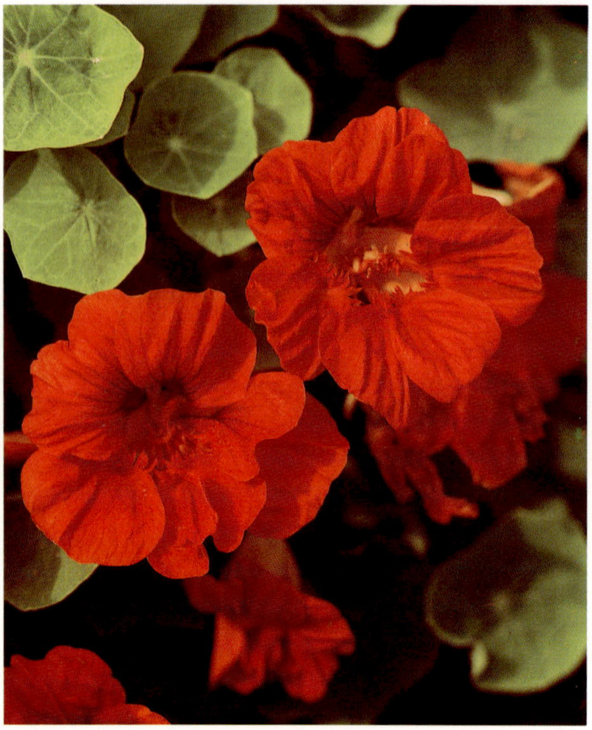

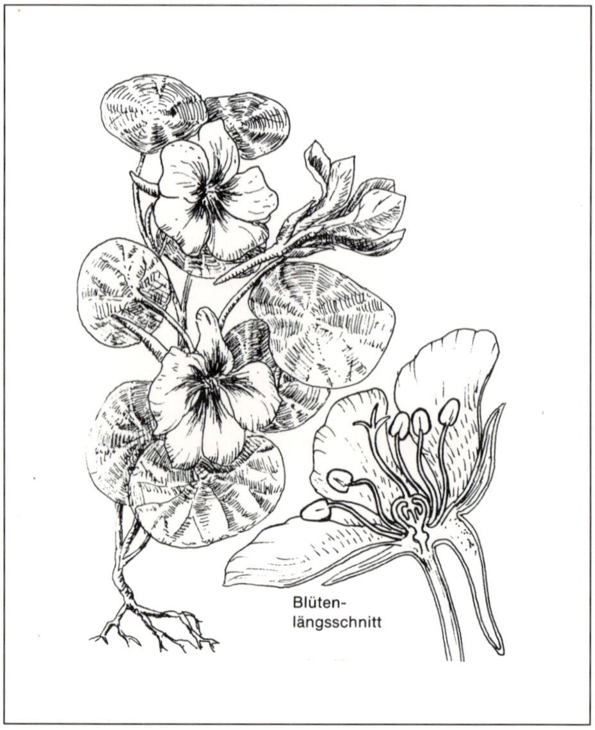

Kapuzinerkresse

TROPAEOLUM MAIUS L.
Kapuzinerkressengewächse, TROPAEOLACEAE
Volksnamen: Gelbes Vögerl, Kapuzinerli, Salatblume.
Arzneilich verwendete Pflanzenteile: Die ganze Pflanze.
Drogenbezeichnung: Kapuzinerkresse = TROPAEOLI HERBA (früher: HERBA TROPAEOLI).

Botanik: *Pflanzenbeschreibung:* Das auffallendste Merkmal der Kapuzinerkresse sind die sattgrünen schildförmigen, runden Blätter, weil dieser Ansatz der Blattspreite am Stiel bei den Pflanzen sehr selten vorkommt. Der Blattdurchmesser beträgt 3 bis 5 cm, der Blattrand ist ausgerandet. Alle Teile der Pflanze sind saftig, die orangeroten Blüten groß und zart. *Blütezeit:* Mai bis Herbst. *Vorkommen:* Die Heimat ist Peru. Von dort gelangte sie als Ziergewächs nach Europa. In Balkonkästen und Blumenbeeten behauptet sie sich schon viele Jahrzehnte. Gelegentlich trifft man sie verwildert an, doch für arzneiliche Zwecke wird sie ausschließlich angebaut.
Ernte und Aufbereitung: Als Droge für Tees wird die Kapuzinerkresse nicht verwendet. Für die Bereitung galenischer Präparate gebraucht man die ganze Pflanze meistens in frischem Zustand. Geerntet wird zur Blütezeit.
Inhaltsstoffe (Wirkstoffe): Ätherisches Öl (= Benzylsenföl) mit antibiotischer Wirkung und Abwehreigenschaften gegen Sproßpilze. Die Nebenwirkstoffe sind noch nicht ausreichend erforscht. Sie bewirken in ihrer Gesamtheit eine Stärkung der körpereigenen Abwehrkräfte.
Heilwirkung und Anwendung: In der Heimat Peru benutzt man die frischen Blätter schon seit alter Zeit zur Behandlung von Wunden aller Art, besonders von infizierten Wunden. Bei uns werden in neuerer Zeit galenische Präparate daraus hergestellt, die gegen Infektionskrankheiten, besonders im Bereich der Nieren, der ableitenden Harnwege und bei Bronchitis gebraucht werden. Dieser Heilpflanze wird auch eine Aktivierung der körpereigenen Abwehrkräfte nachgesagt. In der Volksmedizin gebraucht man die frischen Blätter als blutreinigenden Frühlingssalat und – selten zwar – die Blätter als kühlende Wundauflage.
Nebenwirkungen: Wenn man zuviel von den Blättern als Salat ißt, kann es zu Reizerscheinungen im Magen- und Darmbereich sowie an den Nieren kommen. Bei der Verwendung galenischer Präparate nach Vorschrift sind Nebenwirkungen nicht zu befürchten. Hingewiesen sei auf die Verminderung der Alkoholtoleranz.

Kardobenedikten-kraut

CNICUS BENEDICTUS L.
Korbblütengewächse, ASTERACEAE (COMPOSITAE)
Volksnamen: Benediktenkraut, Bitterdistel, Heildistel, Spinnendistel.
Arzneilich verwendete Pflanzenteile: Das Kraut (ohne die Wurzeln).
Drogenbezeichnung: Benediktenkraut = CNICI BENEDICTI HERBA (früher: HERBA CARDUI BENEDICTI).

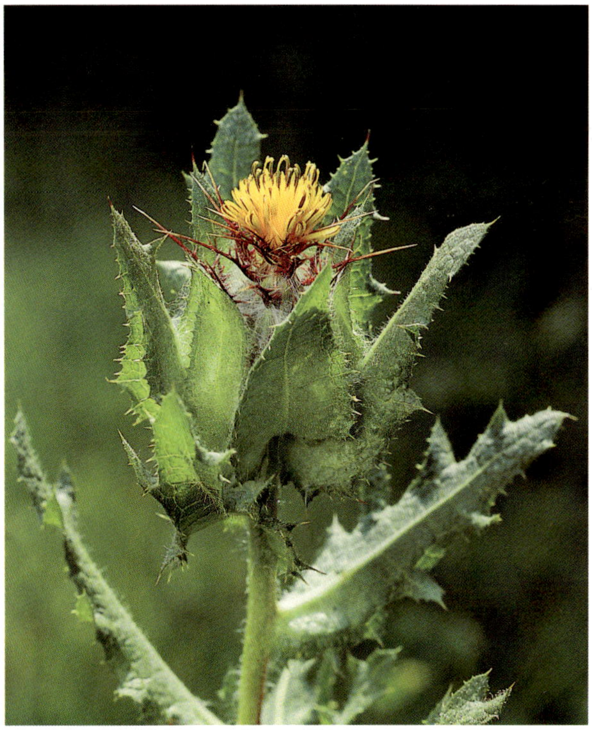

Botanik: *Pflanzenbeschreibung:* Die Pflanze ist einjährig, distelartig, wird etwa 30 bis 50 cm hoch und ist stark verästelt. Der aufrechte Stengel ist fünfkantig, gestreift, unten borstig und mit länglich-lanzettlichen, meist stengelumfassenden Blättern versehen, die schrotsägezähnig berandet, oftmals zottig behaart und klebrig sind. Versteckt in einem Trichter von Hochblättern sitzen die Blüten, die mit spinnwebartig behaarten Hüllkelchblättern ausgestattet sind. *Blütezeit:* Juni bis September. *Vorkommen:* Bei uns kommt die aus dem Mittelmeergebiet stammende Heilpflanze nur gelegentlich als Kulturflüchtling vor. Für arzneiliche Zwecke wird das Benediktenkraut angebaut; man sät in Reihen, die etwa 30 cm voneinander entfernt sind, aus und düngt gut.
Ernte und Aufbereitung: Geerntet wird zur Blütezeit und auf Darren im Schatten getrocknet.
Inhaltsstoffe (Wirkstoffe): Bitterstoffe (Cnicin), etwas ätherisches Öl und Gerbstoffe.
Heilwirkung und Anwendung: In der Hauptsache sind die Bitterstoffe für die Wirkung verantwortlich zu machen. Sie regen die Magensaftsekretion an, verbessern den Appetit, beseitigen Verdauungsbeschwerden (was auch das BGA hervorhebt), vermehren die Galleerzeugung und erleichtern den Galleabfluß. Nur selten gebraucht man den Tee allein, meist sind es Teemischungen, in denen das Kardobenediktenkraut einen wichtigen Bestandteil bildet. Außerdem gibt es eine Menge galenischer Zubereitungen, die Wirkstoffe aus dieser Heilpflanze enthalten. Wer gegen Verdauungsschwäche den Benedikten-Tee trinken möchte, der muß das kurmäßig tun: einige Wochen lang 2mal täglich 1 Stunde vor den Hauptmahlzeiten 1 Tasse Tee trinken.

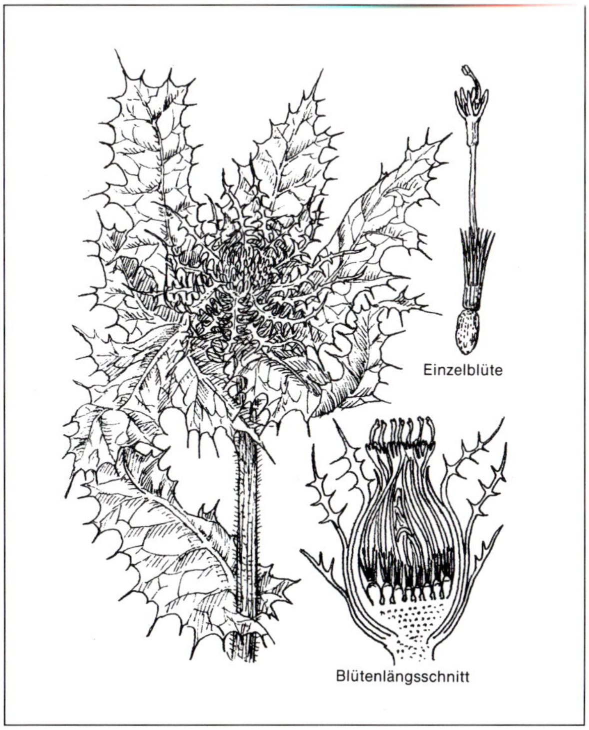

• *So wird Kardobenediktenkraut-Tee bereitet:* 1 gehäufter Eßlöffel Teedroge wird mit 1/4 l Wasser kalt übergossen, langsam zum Sieden erhitzt, dann vom Feuer genommen und nach etwa 2 Minuten abgeseiht. Den Tee lauwarm und schluckweise, doch ungesüßt trinken.

Mein besonderer Rat: Bei chronischen Magenbeschwerden, die mit Appetitlosigkeit einhergehen und möglicherweise nervöser Ursache sind, sowie bei Verdauungsstörungen verschiedenster Art werden Bitterstoffdrogen wirksam. Kombiniert man sie mit Heilpflanzen, die ätherisches Öl enthalten und sich außerdem durch besondere Wirkung auf Magen und Darm auszeichnen, so kann die Anwendungsbreite vergrößert werden. Die Kalmuswurzel bietet sich hier für eine Teemischung an, die schon vielen Magenpatienten geholfen hat.

• *So wird diese Teemischung bereitet:*

Kardobenediktenkraut	30,0
Kalmuswurzel	20,0

2 gehäufte Teelöffel dieser Mischung mit 1/4 l Wasser kalt übergießen, langsam zum Sieden erhitzen, abseihen; ungesüßt 2mal täglich 1 Tasse Tee trinken.

Kardobenediktenkraut als Hausmittel: Auch in der Volksmedizin stehen bei der Anwendung dieser Heilpflanze Magen-, Galle-, Leber- und Darmstörungen im Vordergrund. Appetitlosigkeit, Blähungen, Verstopfungen sind die Beschwerden, die man damit lindert. Darüber hinaus gebraucht die Volksmedizin das Benediktenkraut auch bei Lungenleiden, bei Bleichsucht, Herzstörungen und äußerlich zur Behandlung schlecht heilender Wunden.

Nebenwirkungen: Nur bei Überdosierung kann es zu Übelkeit und Erbrechen kommen. – Allergien sind möglich!

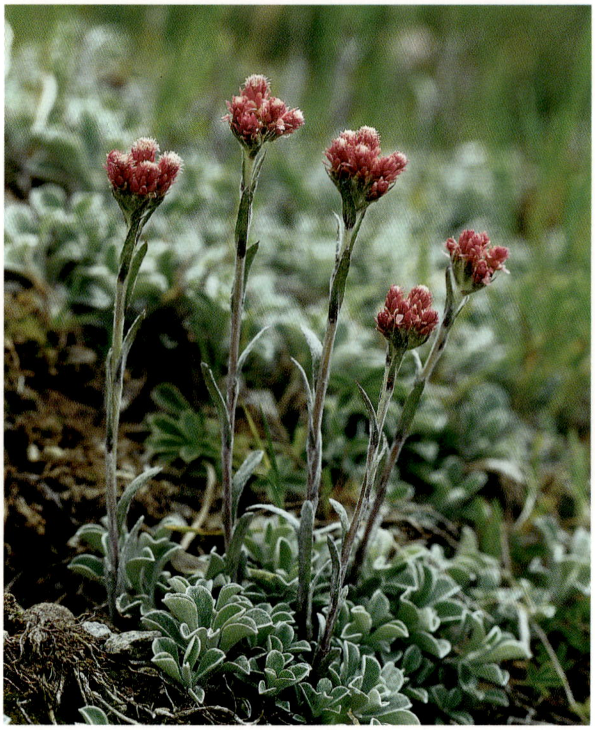

Katzenpfötchen

▷ *geschützt*
ANTENNARIA DIOICA (L.) GAERTN.
(GNAPHALIUM DIOICUM L.)
Korbblütengewächse, ASTERACEAE (COMPOSITAE)
Volksnamen: Chatzetöpli, Galtchrut, Immortelle, Ruhrkraut, Strohblume.

Arzneilich verwendete Pflanzenteile: Die Blüte und das ganze Kraut.

Drogenbezeichnung: Katzenpfötchenblüte = ANTENNARIAE DIOICAE FLOS (früher: FLORES ANTENNARIAE DIOICAE), Katzenpfötchenkraut = ANTENNARIAE DIOICAE HERBA (früher: HERBA ANTENNARIAE DIOICAE).

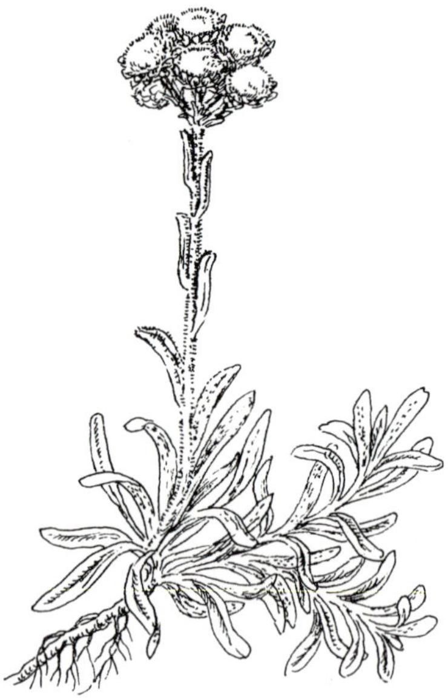

Botanik: *Pflanzenbeschreibung:* Durch wollig behaarte Stengel und Blätter schützt sich die ausdauernde Pflanze vor dem Austrocknen. Sie wird bis 20 cm hoch, bildet Blattrosetten aus und treibt daraus Blühstengel, die beblättert sind. An der Spitze stehen die Blütenköpfchen, die rote

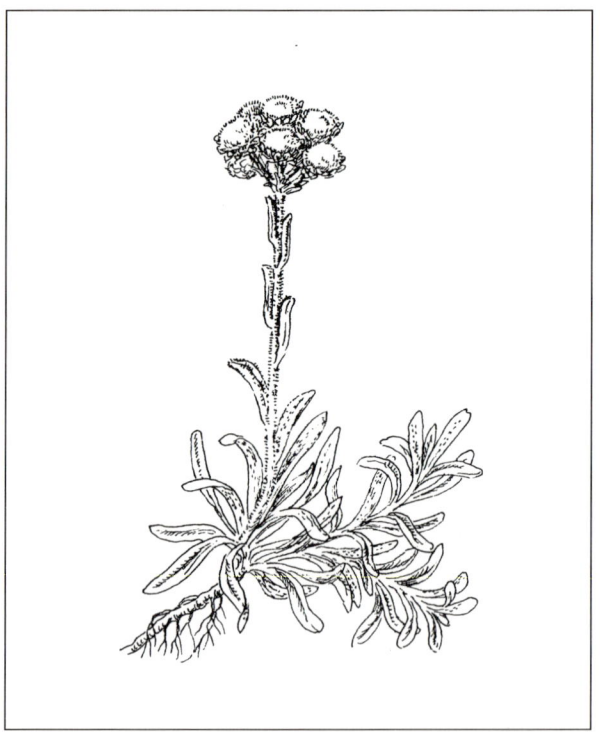

oder weiße Hüllblätter und rote (rosarote) oder weiße Röhrenblüten besitzen. *Blütezeit:* Juni bis Oktober. *Vorkommen:* Magere Triften und sandige trockene Plätze sind die Lieblingsplätze des Katzenpfötchens.
Ernte und Aufbereitung: Man erntet das blühende Kraut oder die Blüten allein und trocknet sie an der Luft.
Inhaltsstoffe (Wirkstoffe): Gerbstoff, Flovonoide und wenig ätherisches Öl sind die Wirkstoffe. Phytosterin, Harz und Bitterstoffe verdienen außerdem genannt zu werden.
Heilwirkung und Anwendung: Mehr als eine Beigabe in Teemischungen vermag ich in der Droge nicht zu sehen. Dennoch gilt sie als wirksam bei Galle- und Leberstörungen, als stopfend bei Durchfällen, als mildernd bei Hustenreiz.
Anmerkung: Es gibt noch eine andere Heilpflanze, die unter dem Namen Katzenpfötchen bekannt ist; zwischen dieser und der hier vorgestellten Pflanze wird in der Volksmedizin nicht immer klar unterschieden. Es handelt sich um HELICHRYSUM ARENARIUM (L.) MOENCH, die auch unter dem Namen »Gelbe Strohblume« bekannt ist. FLORES STOECHADOS oder auch FLORES HELICHRYSI sind die Drogenbezeichnungen, weil hauptsächlich die glänzenden, leuchtend gelben Blütenköpfchen verwendet werden. In vielen Teesorten, wohl auch in solchen, deren Wirkung sie kaum zu beeinflussen vermögen, sind sie als »Kosmetikum« vorhanden. Auch ihnen sagt man Gallewirksamkeit nach. Zusätzlich wurden antibiotisch wirkende Stoffe gefunden.
Katzenpfötchen als Hausmittel: Hier unterscheidet man nicht zwischen den beiden verschiedenen Vertretern, sondern nimmt beide Arten für den gleichen Zweck, nämlich als Mittel gegen Durchfall, Galle- und Leberleiden, Husten, Stoffwechselstörungen, als wassertreibendes Mittel und als Beigabe zu vielerlei Tees.
Nebenwirkungen sind nicht zu erwarten.

Klatschmohn

PAPAVER RHOEAS L.
Mohngewächse, PAPAVERACEAE
Volksnamen: Blutblume, Feldmohn, Feuerblume, Flattermohn, Klatschrose, Kornrose, Schnalle.
Verwendete Pflanzenteile: Die Blüten.
Drogenbezeichnung: Klatschmohnblüten (Klatschrosen) = RHOEADOS FLOS (früher: FLORES RHOEADOS).

Botanik: *Pflanzenbeschreibung:* Auf schwankendem Stiel aus nickender Knospe entwickelt sich die leuchtend rote Blüte des Klatschmohns mit sehr zarten Blütenblättern. Ist diese einmal zu voller Schönheit erblüht, so währt die duftige Pracht nicht lange. Wenige Tage nur, dann fallen die Blütenblätter ab und die Fruchtkapsel ragt ungeschmückt in die Luft. *Blütezeit:* Von Mai bis Juni. *Vorkommen:* Der Klatschmohn wächst als Ackerunkraut auf Getreideäckern, an Wegrändern, Abhängen, Böschungen und auf Schuttplätzen. Durch die moderne Unkrautbekämpfung ist er zwischen den Getreidepflanzen recht selten geworden, dagegen besiedelt er häufig die Ränder von Straßenbaustellen, wo frische Erde bewegt und aufgeworfen wurde. Er säumt oft in ungeheuer großer Menge neue Straßen und Autobahnen.
Ernte und Aufbereitung: Die Blütenblätter müssen gleich nach dem Erblühen gesammelt und sofort getrocknet werden. Meist gelingt es nicht, ihre Farbe zu erhalten, sie werden grau und farblos.
Inhaltsstoffe (Wirkstoffe): Rhoeadin und andere, doch wenig gefährliche Alkaloide in geringer Menge, ein roter Farbstoff, organische Säuren, Gerbstoffe, Saponine, Bitterstoffe, Harz, Schleim, Stärke und Gummi.
Heilwirkung und Anwendung: Die Schulmedizin verwendet die Klatschmohnblüten nicht.
Klatschmohn als Hausmittel: In der Volksmedizin hingegen finden die Blütenblätter immer noch Anwendung in Form eines Sirups gegen Husten und Unruhezustände kleiner Kinder. Der Tee wird gegen Schmerzzustände verschiedenster Art gegeben und auch als Schlaftee gepriesen.
Das BGA lehnt die Verwendung ab, da die Wirkung nicht erwiesen ist. Gegen den Gebrauch als Hilfsstoff in Teemischungen bestehen jedoch keine Bedenken.

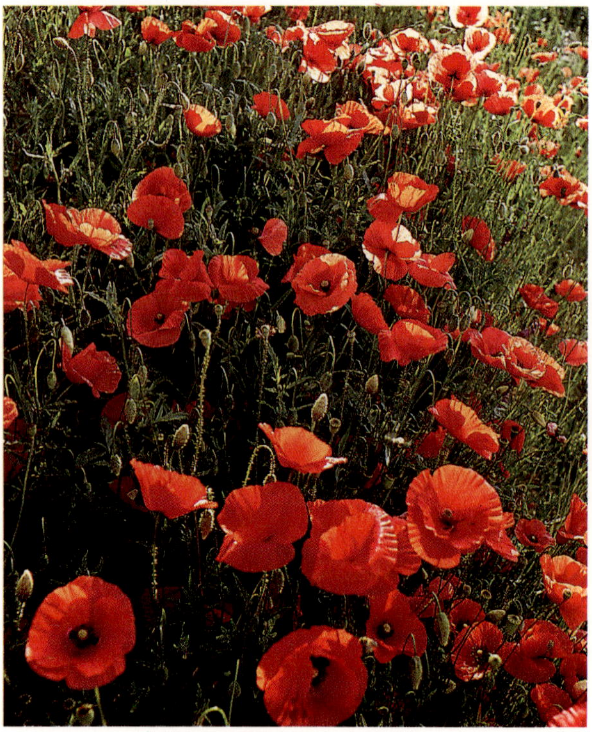

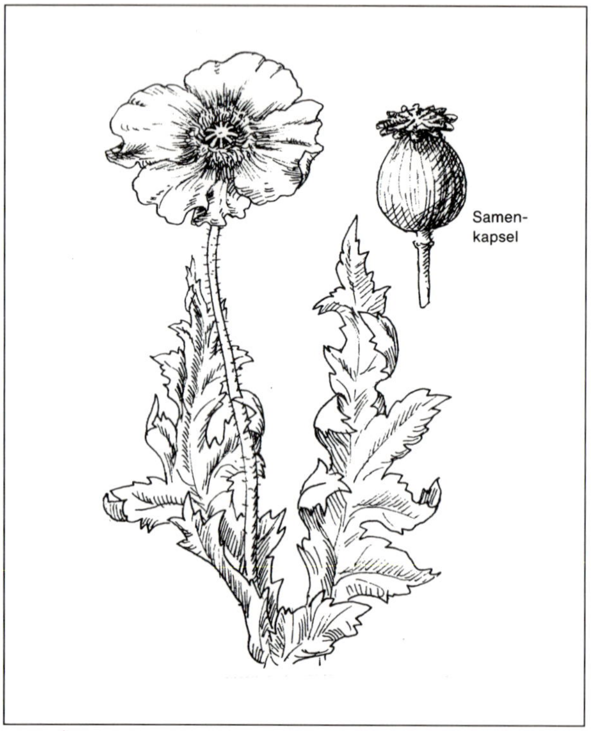

• *So wird der Klatschmohn-Tee bereitet:* 1 gehäufter Eßlöffel getrocknete Blüten mit $^1/_4$ l kochendem Wasser überbrühen, nach 5 bis 10 Minuten abseihen und gegen Husten mit Honig gesüßt, sonst ungesüßt schluckweise und mäßig warm trinken. 2 bis 3 Tassen pro Tag sind ausreichend.

Nebenwirkungen: Abgesehen davon, daß die Anwendung nicht zu empfehlen ist, kann man aber den Tee aus Klatschmohn für ungefährlich erklären; die Inhaltsstoffe des Schlafmohns (Papaver somniferum L.) wie etwa Morphin und Papaverin besitzt er nicht. Die frische Pflanze muß man als schwach giftig ansehen.

Klette

ARCTIUM LAPPA L. (ARCTIUM VULGARE [HILL] EVANS), (LAPPA MAJOR GAERTN.)
Korbblütengewächse, ASTERACEAE (COMPOSITAE)
Volksnamen: Bardane, Bolstern, Chläbere, Haarballe, Haarwachswürze, Klebern, Roßklettenwurz.
Arzneilich verwendete Pflanzenteile: Die Wurzel.
Drogenbezeichnung: Klettenwurzel = BARDANAE RADIX (früher: RADIX BARDANAE).

Botanik: *Pflanzenbeschreibung:* Die Klette ist zweijährig, wird 1 bis 1,5 m hoch und besitzt eine fleischige, bis zu 60 cm lange Wurzel, die ästig verzweigt ist. Der längsfurchige Stengel ist kräftig, sehr oft rot überlaufen, markig und reichlich verzweigt. An den wollig behaarten Ästen finden sich gestielte, herz-eiförmige, oben grüne, unten graue, filzig behaarte Blätter, deren Größe von unten nach oben sehr stark abnimmt. Die bläulichroten Blütenstände stehen in locker doldentraubiger Anordnung. Die Blütenhüllblätter tragen an der Spitze gelbliche Widerhäkchen.
Blütezeit: Juni/Juli. *Vorkommen:* Die Klette ist sehr häufig an Wegrändern, Zäunen, Mauern und Dämmen, auf Ödland und auf Schuttplätzen sowie an Bachufern anzutreffen.
Ernte und Aufbereitung: Im Herbst werden die Wurzeln gegraben, geteilt und an der Luft getrocknet.
Inhaltsstoffe (Wirkstoffe): Inulin, Schleime, Polyacetylene, ätherisches Öl, Gerbstoff, Bitterstoffe, Sitosterin, antibiotisch wirkende Stoffe, fungizid (pilztötend) wirkende und möglicherweise auch tumorhemmende Substanzen.
Heilwirkung und Anwendung: In erster Linie steht hier die Behandlung schuppiger Kopfhaut mit Klettenwurzelöl. Dies ist ein Ölauszug aus der

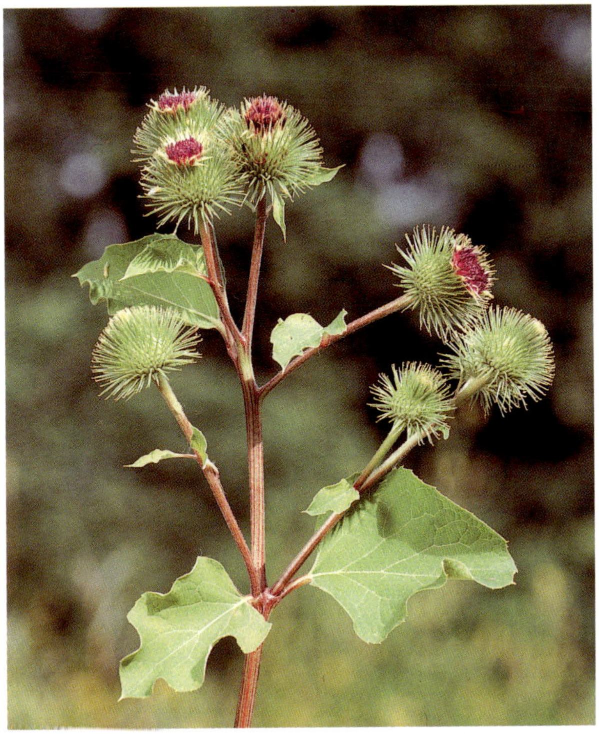

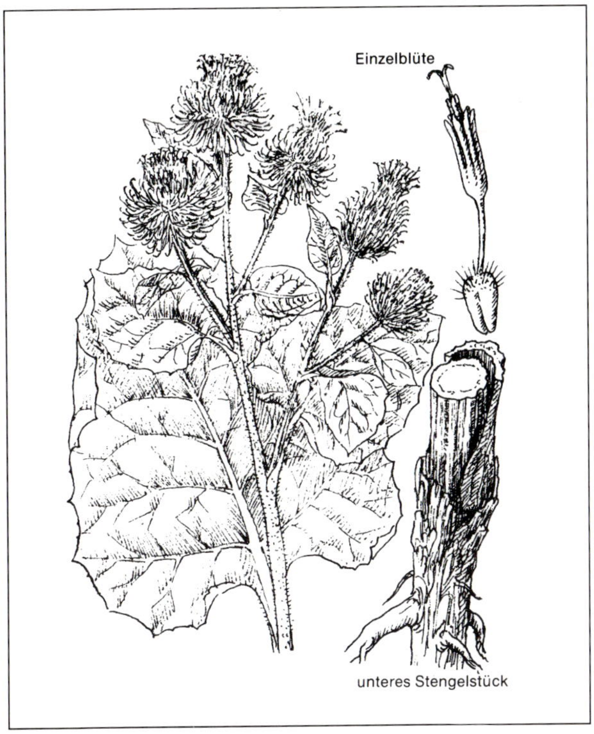

Wurzel, wobei man Oliven- oder Sesamöl verwendet. Die Herstellungsverfahren sind recht unterschiedlich. Die Verwendung der Klettenwurzel als wassertreibendes Mittel ist stark rückläufig, und in den sogenannten Blutreinigungstees findet man sie immer seltener, dagegen kommt sie bei gestörter Leber- und Gallefunktion häufiger zum Einsatz.

Anwendung in der Homöopathie: Das Homöopathikum *Arctium lappa* gebraucht man gegen Akne und Ekzeme, besonders gegen schuppige Erkrankungen der Kopfhaut. Empfohlen werden mittlere bis höhere Verdünnungen (D3 bis D12) des Mittels, wovon man mehrmals täglich 3 bis 5 (bis 10) Tropfen gibt.

Klette als Hausmittel: In der Hauptsache verwendet man die Klettenwurzel als sogenanntes Blutreinigungsmittel, aber auch bei Leber- und Gallestörungen. Gleich danach kommt die innerliche und äußerliche Anwendung bei den verschiedensten Hautkrankheiten.

• *So wird Klettenwurzel-Tee bereitet:* 2 gehäufte Teelöffel geschnittene Klettenwurzel werden mit 1/2 l kaltem Wasser übergossen, nach 5 Stunden kurz zum Sieden erhitzt, 1 Minute im Sieden gehalten und abgeseiht. 3mal täglich 1 Tasse Tee ist die richtige Dosierung.

Mit dem Klettenwurzel-Tee werden auch Hautunreinheiten durch Betupfen, Waschen oder mit Überschlägen behandelt. Daß man sich in der Volksmedizin auch des Klettenwurzel-Öls bedient, erübrigt sich wohl zu betonen.

Nebenwirkungen sind nicht bekannt.

Knabenkraut-Arten (Salep)

▷ *geschützt*

ORCHIS MORIO L. und weitere Orchis-Arten
Knabenkrautgewächse, ORCHIDACEAE
Volksnamen: Johannishände, Orchideen, Salepkräuter.

Arzneilich verwendete Pflanzenteile: Die Tochterknollen.

Drogenbezeichnung: Knabenkrautknollen (Salep) = SALEP TUBER (früher: TUBERA SALEP).

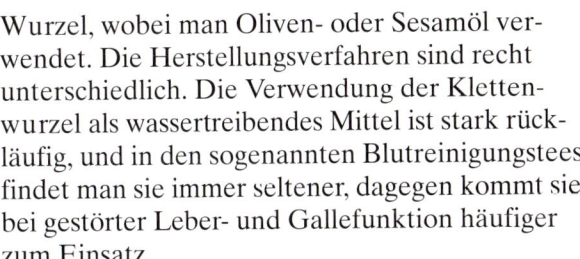

Botanik: *Pflanzenbeschreibung:* Wenn es sich um mehrere, ja sogar viele Arten handelt, die als Stammpflanze einer Droge dienen, so ist es schwierig, hier eine Beschreibung zu geben. Ich will dennoch versuchen, unsere einheimischen Orchis-Arten in der Gesamtheit zu beschreiben: Es sind ausdauernde mittelgroße Kräuter, die in

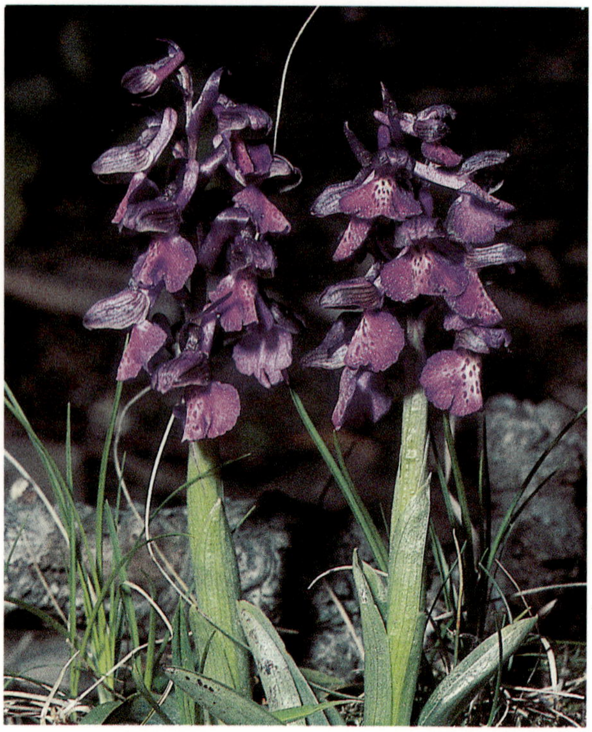

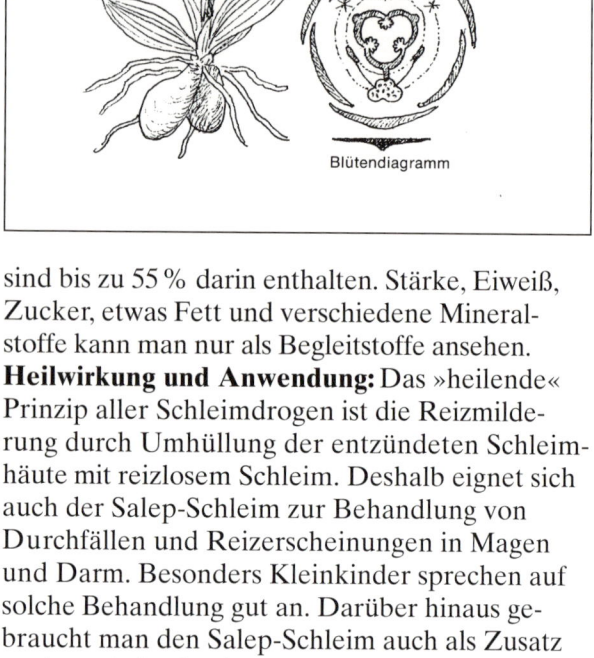

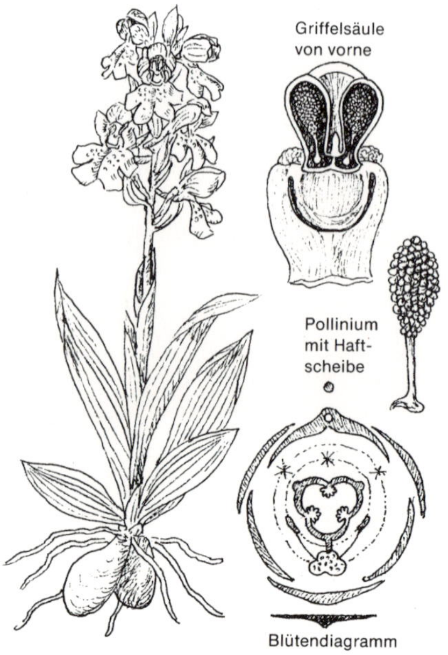

der Erde kugelige bis eiförmige oder auch geteilte Knollen besitzen. Sie senden kahle Stengel und saftige Blätter an die Erdoberfläche, ihre Blüten stehen am Stielende in aufrechten Ähren. Die Blüten sind manchmal mit großen und gefärbten Tragblättern ausgestattet. *Blütezeit:* April bis Juni, je nach Art. *Vorkommen:* Auf Wiesen, an Böschungen und auch in Wäldern, je nach Art.
Ernte und Aufbereitung: Bei uns sind die Orchis-Arten so selten geworden, daß man sie alle unter Naturschutz gestellt hat – man wird wohl kaum noch eine Sammelgenehmigung erhalten. Früher sammelte man die Wurzelknollen zur Blütezeit. Vor allem in der Rhön, im Odenwald und im Taunus waren sie häufig. Man nahm von den beiden Knollen die pralle Tochterknolle, wusch sie, rubbelte die verkorkten Stellen ab und legte sie in Wasser, das dann zum Sieden gebracht wurde. Nach 3 bis 5 Minuten wurde abgeseiht und mit kaltem Wasser abgeschreckt. Die gebrühten Knollen wurden zum Trocknen auf Darren ausgelegt, man trocknete bei künstlicher Wärme (50 bis 60 °C). Wir beziehen heute die aufbereiteten Salepknollen aus Kleinasien, Griechenland, Persien, dem ehemaligen Jugoslawien, Rumänien und Rußland.
Inhaltsstoffe (Wirkstoffe): Die wichtigsten Wirkstoffe der Salepknolle sind die Schleimstoffe, um derentwillen die Droge gebraucht wird; sie sind bis zu 55 % darin enthalten. Stärke, Eiweiß, Zucker, etwas Fett und verschiedene Mineralstoffe kann man nur als Begleitstoffe ansehen.
Heilwirkung und Anwendung: Das »heilende« Prinzip aller Schleimdrogen ist die Reizmilderung durch Umhüllung der entzündeten Schleimhäute mit reizlosem Schleim. Deshalb eignet sich auch der Salep-Schleim zur Behandlung von Durchfällen und Reizerscheinungen in Magen und Darm. Besonders Kleinkinder sprechen auf solche Behandlung gut an. Darüber hinaus gebraucht man den Salep-Schleim auch als Zusatz zu Arzneimitteln, deren Wirkstoffe entweder sehr schlecht schmecken oder Schleimhautreizungen verursachen können.
• *So wird Salep-Schleim bereitet:* Mittelfein gepulverte Salepknolle, 2 g, wird mit 2 g reinem Alkohol in einer Flasche gut vermischt. Dann gibt man 20 g siedendes Wasser hinzu und schüttelt kräftig durch. Das muß so lange geschehen, bis keine Klümpchen mehr zu erkennen sind. Danach wird mit kochendem Wasser auf 200 g aufgefüllt. Dieser Schleim ist zum alsbaldigen Gebrauch bestimmt, weil er sich nicht lange hält. Bei Durchfall gibt man 3- bis 5mal täglich jeweils 1 Teelöffel, bei Reizerscheinungen im Magen reicht eine dreimalige Einnahme täglich aus.
Salep (Knabenkrautknollen) als Hausmittel: Die Salepknollen, besonders die prall gefüllten

Tochterknollen, gelten in der Volksmedizin seit Plinius, Dioskorides und Theophrast, den Gewährsleuten der mittelalterlichen Kräuterbuch-Autoren, wegen ihrer Form, die an menschliche oder tierische Hoden erinnert, und nach der Signaturenlehre, wonach jedes Ding durch Gestalt oder Farbe kundtue, wozu es nützlich sei, als Aphrodisiakum. Man behauptet, daß der Genuß frischer Knollen die Potenz erhöhe. Das ist aber nicht mehr als ein »frommer Wunsch«. Die Verwendung des Salep-Schleims bei Husten, Mund- und Rachenentzündungen, bei Zahnfleischentzündungen und äußerlich als lindernde Umschläge auf Geschwüre und Geschwülste hat jedoch ihre Berechtigung.
Nebenwirkungen: Salep-Schleim zeigt keine Nebenwirkung, auch der Verzehr der frischen Salepknollen ist unbedenklich. Die oberirdischen Teile hingegen sollten nicht gebraucht werden. Es kann zu Magenbeschwerden kommen.

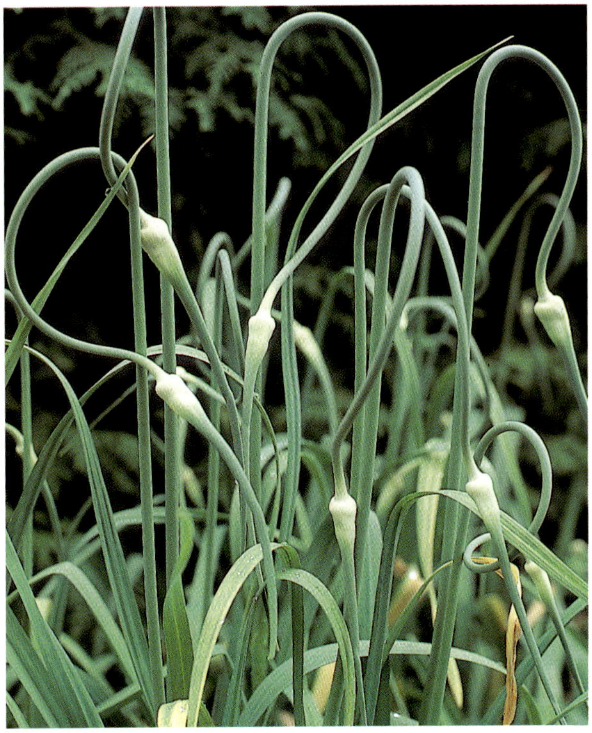

Knoblauch

ALLIUM SATIVUM L. SSP. SATIVUM
Liliengewächse, LILIACEAE
Volksnamen: Gruserich, Knofel, Knoflak, Look.
Arzneilich verwendete Pflanzenteile:
Die frische Knoblauchzwiebel.
Drogenbezeichnung: Knoblauchzwiebel = ALLII SATIVI BULBUS (früher: BULBUS ALLII SATIVI).

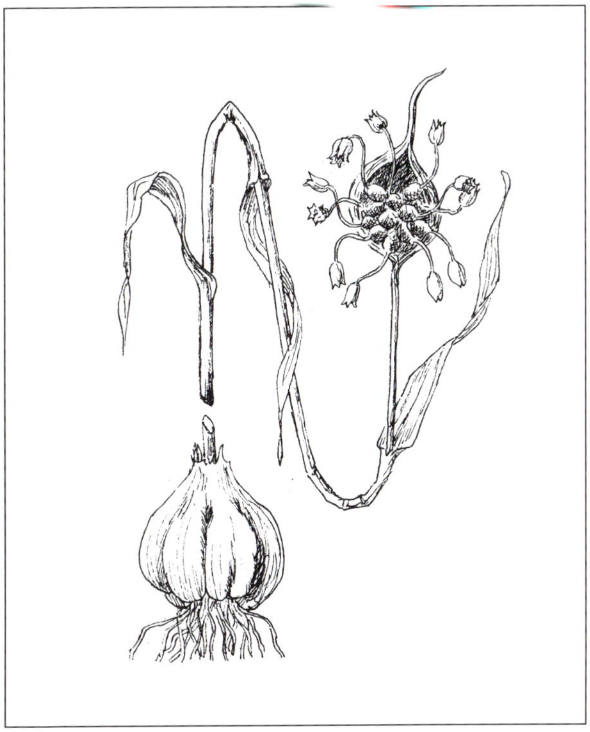

Botanik: *Pflanzenbeschreibung:* Aus einer Zwiebel wächst im Frühjahr ein beblätterter, aufrechter runder Blütenschaft, der bis zu 1 m hoch werden kann. Die Blätter sind breitlineal und zugespitzt, ganzrandig und etwa 1 cm breit. Die Blüten sind in einer Dolde angeordnet, langgestielt und rötlichweiß. Neben den Blüten sitzen etwa 20 bis 25 Brutzwiebeln. Der gesamte Blütenstand ist von einem Hochblatt umgeben, das als Ganzes abfällt. Im Boden entwickelt sich die Zwiebel, die fast kugelig ist und einen durchschnittlichen Durchmesser von 4 cm aufweist. Auf dem Zwiebelkuchen, der unterseits von Wurzeln bedeckt ist, sitzt die eiförmige Hauptzwiebel; um diese herum sind die gekrümmten Nebenzwiebeln, die man Knoblauchzehen nennt, angeordnet. Sie sind von weißlichen, trockenhäutigen Niederblättern gemeinsam umhüllt, und jede Zehe ist außerdem von einer Hülle umgeben. *Blütezeit:* Juli und August. *Vorkommen:* Knoblauch wird bei uns in Gärten und Kulturen gezogen.
Ernte und Aufbereitung: In Kulturen verlangt die Knoblauchpflanze einen schweren, gut gedüngten, doch nur mäßig feuchten Boden. Im März

und April setzt man die Zehen in den Boden, im Herbst kann man ernten. Wenn die Blätter dürr werden, flicht man Zwiebeln und Kraut zu Büscheln, hängt sie zum Trocknen auf. Diese »Knoblauchzöpfe« sind die Handelsware.

Inhaltsstoffe (Wirkstoffe): Allicin mit antibiotischen Eigenschaften (es entwickelt sich durch Einwirkung eines Fermentes aus Alliin), Vitamin A, B_1, Nicotinsäureamid und Vitamin C. Außerdem Hormone, die ähnlich wie männliche und weibliche Sexualhormone wirken, und Fermente, Cholin, Rhodanwasserstoffsäure, Jod. In Ölauszügen Dithiine und Ajoen.

Heilwirkung und Anwendung: Knoblauch ist wirksam bei Gärungsprozessen im Darm, bei damit verbundenen Blähungserscheinungen und spastischen (krampfartigen) Schmerzzuständen. Die Wirksubstanz gegen diese Beschwerden ist das Allicin mit seinen antibiotischen Eigenschaften. In frischem Knoblauch ist allerdings zunächst nur das unwirksame Alliin enthalten, aus dem sich erst durch Einwirkung eines Fermentes das bakterizide (bakterientötende) Allicin bildet. Aus diesem entsteht durch Einwirkung von Sauerstoff der typische Knoblauchgeruch, der dem Diallyldisulfid (einer organischen Schwefelverbindung) anhaftet. Gärungsdyspepsien sind aber nicht die einzigen Anwendungsgebiete. Es hat sich gezeigt, daß Knoblauch auch karminative Eigenschaften besitzt und choleretisch (galletreibend) wirkt. Knoblauch wirkt darüber hinaus gefäßerweiternd und entspannend. Die Gefäße, besonders der Beine, aber auch des Augenhintergrundes und des Gehirns werden erweitert, dadurch besser ernährt und am zu schnellen »Altern« gehindert. Knoblauch senkt den Cholesterinspiegel im Blut und verringert die Thrombozytenaggregationsbereitschaft (das Zusammenballen der roten Blutkörperchen). Man kann den Knoblauch nicht als spezifisches Heilmittel gegen einzelne Beschwerden ansehen, vermag aber mit gutem Gewissen zu sagen: Knoblauch ist wirksam bei Magen- und Darmstörungen, er ist nützlich zur Vorbeugung und Behandlung von Alterungsprozessen des Gefäßsystems (Arteriosklerose) sowie zur Unterstützung der Behandlung von Schlafstörungen, Bluthochdruck, allgemeiner Schwäche und Leistungsminderung.

• *Wie wird Knoblauch angewendet?* Darüber gehen die Meinungen weit auseinander. Der eine glaubt, nur mit frischem Knoblauch oder Knoblauchsaft Erfolg zu haben, der andere lehnt diese Anwendung ab, um seine Umwelt nicht durch den Knoblauchgeruch zu belästigen. Professor Petkow, der Knoblauch genau untersuchte, hat festgestellt, daß die Wirksamkeit der Knoblauchdragees, die man ohne Geruchsbelästigung nehmen kann, im Hinblick auf die Gesamtwirkung den Knoblauchzehen nicht nachsteht. Man kann also mit Knoblauch therapieren, ohne daß der Patient seine Mitmenschen mit seinem Geruch irritiert. Bei der Verwendung der Dragees oder anderer Fertigpräparate ist die empfohlene Dosierung zu beachten. Wer aber frischen Knoblauch essen möchte, der dosiert richtig, wenn er 2- bis 3mal täglich 1 Knoblauchzehe verzehrt.

Anwendung in der Homöopathie: Das Homöopathikum *Allium sativum* gebraucht man in den Potenzen D3 bis D6 bei chronischer Bronchitis, bei Verdauungsstörungen, bei Rheuma, Muskel- und Gliederschmerzen. Doch wird auch eine »Knoblauchkur« mit homöopathischen Verdünnungen als Vorbeugungsmaßnahme gegen vorzeitiges Altern empfohlen. Man muß auf jeden Fall über lange Zeit von dem Mittel in der sechsten Potenz morgens und mittags 10 Tropfen nehmen. Dann sollen Leistungsfähigkeit und Wohlbefinden bis ins hohe Alter erhalten bleiben. Gelegentlich wird älteren Menschen zur Vorbeugung gegen Abbauerscheinungen Allium sativum D3 empfohlen. Es handelt sich dabei um übergewichtige Menschen, die gern und viel (vor allem Fleisch) essen. Meistens sind sie kurzatmig oder asthmatisch. Bei der kleinsten Kostumstellung leiden sie unter Blähungen und Durchfällen. Mit 3mal täglich 10 Tropfen ist diesen Menschen oft geholfen.

Verwendung als Gewürz: Wegen seiner vorzüglichen Wirkung auf Magen und Darm bietet sich der Knoblauch als Gewürz an, seines Geruchs wegen verzichtet man trotzdem häufig darauf. Hausfrauen und Köche sind jedoch gut beraten, wenn sie sparsam, aber regelmäßig mit Knoblauch würzen. Die Gerichte werden nicht nur bekömmlicher, sondern sie erhalten auch einen aparten Wohlgeschmack. Nicht jeder Mensch reagiert auf Knoblauchgenuß gleich. Der eine verträgt größere Mengen, ohne hinterher zu »duften«, der andere nur ganz wenig. Zu welchem »Typ« Sie gehören, müßten Sie durch Experimente herausfinden. Eine Köstlichkeit für den Anfänger wird schon ein Toastbrot sein, das er mit einer halbierten Knoblauchzehe leicht einreibt, um es dann mit Wurst oder Käse zu belegen. Auch

Salate lassen sich behutsam mit Knoblauch würzen. Zu Beginn nur die Schüssel mit einer halbierten Knoblauchzehe ausreiben, darin den Salat bereiten und vorsichtig probieren, ob noch ein wenig Knoblauch hineinpaßt. Haben Sie Ihre Toleranzgrenze erforscht, dann sollten Sie sie netterweise nur überschreiten, wenn Sie die nächsten 20 Stunden nicht »unter Leute« müssen. Suppen, Gemüse- und Eintopfgerichte, Saucen aller Art und besonders Fleisch und Fisch können Sie mit Knoblauch gesund und schmackhaft würzen. Probieren Sie es! Es lohnt sich.

• *Eine besonders gut schmeckende Knoblauchsuppe:* 5 bis 6 große Knoblauchzehen werden in sehr feine Stücke geschnitten und in etwas Olivenöl so lange erhitzt, bis sie glasig, aber nicht braun geworden sind. Darüber gießt man 3/4 l kräftige Fleischbrühe und läßt sie kurz aufkochen. Nun stellt man den Topf vom Feuer und rührt die Eiweiße (Eiklar) von 2 Hühnereiern mit einem Schneebesen dazu. Die Eigelbe werden in einer Tasse mit 2 Eßlöffeln Obstessig verquirlt und der Suppe ebenfalls beigegeben. Mit Pfeffer und Salz abschmecken und frisches Basilikumkraut oder auch Dill, Thymian oder Kerbel kurz vor dem Servieren darüberstreuen. Die Suppe mit reichlich gerösteten Schwarzbrotstücken servieren.

Knoblauch als Hausmittel: Seit 5000 Jahren wird der Knoblauch arzneilich genutzt. Herodot berichtet, daß die Arbeiter an der Cheopspyramide bei Gizeh, Knoblauch, Zwiebeln und Rettich zu essen bekamen, damit sie gesund und leistungsfähig blieben. Es ist bekannt, daß die Phönizier, Griechen, Römer und Germanen den Knoblauch als Gewürz und als Heilmittel gleichermaßen schätzten. Im Vordergrund der Anwendung stehen in der Volksheilkunde die Erkrankungen der Atemwege. Gegen Bronchitis und Keuchhusten gibt man gern Knoblauchzubereitungen – frischen Knoblauchsaft, zerquetschte Knoblauchzehen in Milch mit Honig oder – nach alten Hausrezepten auf verschiedenste Weise bereitet – süße Knoblauch-Säfte. Eines dieser Hausrezepte möchte ich als Beispiel hier erwähnen.

• *So wird Knoblauch-Saft bereitet:*
5 Knoblauchzehen werden zerquetscht oder fein zerhackt und mit 5 Teelöffeln Zucker vermischt. Dazu gibt man Wasser, erhitzt zum Sieden, läßt etwa 5 Minuten ziehen und seiht dann durch ein Tuch. Diese Flüssigkeit, die bei Husten und Bronchitis hilfreich sein soll, wird über den Tag verteilt löffelweise eingenommen. Erkrankungen der Verdauungsorgane im allerweitesten Sinn werden in der Volksmedizin mit Knoblauch behandelt, wobei das Essen von Knoblauch die häufigste Anwendung ist. 5 bis 10 Knoblauchzehen pro Tag sind die richtige Dosierung. Es soll aber nicht verschwiegen werden, daß die Anwendung von Knoblauch in der Volksmedizin rückläufig ist, weil der Geruch die meisten Menschen stört. Man geht mehr und mehr zu den geruchlosen galenischen Präparaten über, die in großer Auswahl als Kapseln und Dragees zur Verfügung stehen. Bei der Einnahme dieser Präparate geht es den Menschen in der Hauptsache um die Erhaltung ihrer Leistungsfähigkeit.

Nebenwirkungen: Knoblauch ist ohne Nebenwirkung. Sein durchdringender Geruch ist als »Schönheitsfehler« zu bezeichnen. Nur bei Verabreichung sehr hoher Dosen sind Magen- und Darmerkrankungen möglich.

Kohl
(Weißkohl, Weißkraut)

BRASSICA OLERACEA L. VAR. CAPITATA
Kreuzblütengewächse, BRASSICACEAE (CRUCIFERAE)
Volksnamen: Kappes, Kohlkopf, Krautkopf.
Arzneilich verwendete Pflanzenteile:
Die Kohlblätter und der daraus bereitete Saft.

Botanik: *Pflanzenbeschreibung und Vorkommen:* Wie ein Weißkohlkopf aussieht, brauche ich wohl niemandem zu erzählen, doch die Botanik ist recht interessant. Der sogenannte Saatkohl, eine von den Mitelmeerküsten bis nach Irland wild vorkommende und schon in vorgeschichtlicher Zeit genutzte Pflanze, dürfte im Laufe der Zeit zu unseren Kulturkohlarten geworden sein. Auf alle Fälle zählt der Kohl zu den ältesten Kulturpflanzen, und seine unendlich vielen Formen sind äußerlich so verschiedenartig, daß die gleiche Abstammung kaum zu erkennen ist. So haben beispielsweise der Blumenkohl, der Kohlrabi, der Chinakohl, der Rosenkohl, der Braunkohl, auch Kohl- und Steckrübe den gleichen Urahn. Kohl wird überall als Gemüse genutzt; erst in jüngerer Zeit wurde bekannt, daß Weißkohl ein hervorragendes Arzneimittel ist.

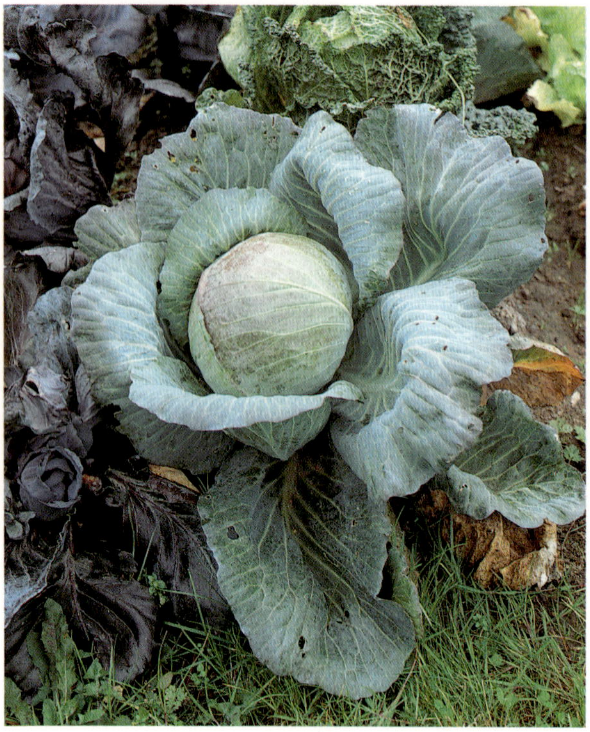

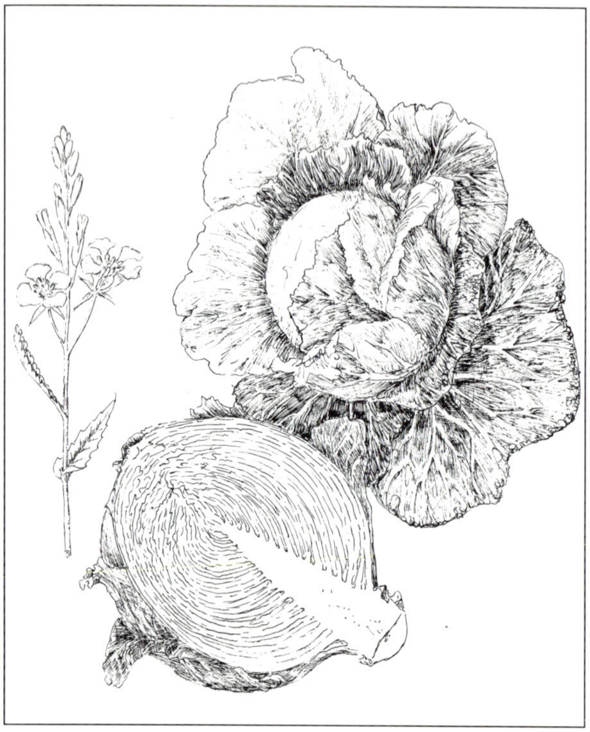

Ernte und Aufbereitung: Im Herbst werden die Kohlköpfe abgeschnitten und eingelagert.
Inhaltsstoffe (Wirkstoffe): Die Inhaltsstoffe des Kohl unterscheiden sich gar nicht so wesentlich von denen anderer Gemüsearten. Mineralien und Spurenelemente, Vitamine, Zucker, Stärke, Zellulose, etwas Bitterstoff und organische Säuren sind zu nennen. Ausdrücklich erwähnt werden muß der besonders wirksame Stoff zur Behandlung von Magengeschwüren, der sogenannte Anti-Ulkus-Faktor, den Cheney 1950 gefunden und so genannt hat. Da man annimmt, daß dieser Stoff ein Vitamin ist, hat man ihn auch als Vitamin U bezeichnet. Zusätzlich sind Senfölglukoside im Kohl enthalten.
Heilwirkung und Anwendung, auch als Hausmittel: Der Volksmedizin gebührt der Ruhm, permanent auf die Heilwirkung des Kohl hingewiesen zu haben, besonders auch auf die innerliche Anwendung des Saftes bei Magengeschwüren. Letzteres wurde von der Wissenschaft aufgegriffen und führte zu ganz erstaunlichen Feststellungen. Aber auch die äußerliche Anwendung, auf die die Volksmedizin schwört, ist es wert, diskutiert zu werden.
Kohlsaft bei Magenleiden: Aus den frischen Blättern des Weißkohlkopfes läßt sich durch Auspressen oder mittels Entsafter ein frischer konzentrierter Saft herstellen. Er besitzt einen merkwürdigen Geruch und einen faden Geschmack. Dieser rohe Kohlsaft, in primitiverer Form auch die zerstampften Kohlblätter, haben eine günstige Wirkung bei Magenleiden, besonders bei Magen- und Zwölffingerdarmgeschwüren. Das wurde durch Versuche in großen Krankenhäusern in den USA festgestellt. Amerikanische Ärzte berichteten schon 1956 darüber (veröffentlicht in »California med« 84:39) Röntgenuntersuchungen zeigen deutlich, daß unter Behandlung mit Kohlsaft die Heilung schneller verläuft. Schweizer Kliniken konnten dies bestätigen. Der Kranke bekommt leichte Schonkost und soll, jeweils nach dem Essen, pro Tag insgesamt etwa 1 l Saft trinken. Die subjektiven Beschwerden, vor allem das saure Aufstoßen und die Schmerzen, verschwinden unter dieser Behandlung sehr schnell. In den meisten Fällen wird der Kohlsaft gut vertragen. Treten gelegentlich Blähungen auf, so kann man diese durch Beimischen von Kümmel-Tee ausschalten. Entzündungen in Dünn- und Dickdarm lassen sich ebenfalls mit Kohlsaft günstig beeinflussen. Viele weitere Untersuchungen sind gemacht worden – immer wieder konnte bestätigt werden, daß Kohlsaft gut vertragen wird und heilsam ist. Die Wirkung geht auf den Anti-Ulkus-Faktor zurück, auch Vitamin U genannt. Ihm kommt eine besondere Schutzwirkung auf die Schleimhäute in Magen

und Darm zu. Dieser Wirkstoff ist auch in anderen grünen Pflanzen vorhanden, doch am meisten wohl im Kohl. Wichtig erscheint mir der Hinweis, daß nur roher Kohlsaft verwendet werden soll, und daß eine Kur etwa 4 bis 5 Wochen dauert.

Kohl als gesundes Nahrungsmittel und Diätetikum: Wie gesund Salate aus den verschiedensten Kohlarten sind, brauche ich wohl nicht zu sagen, aber daß das rohe Sauerkraut dabei eine besondere Stellung einnimmt, verdient hervorgehoben zu werden. Ich kann deshalb jedem Menschen empfehlen, regelmäßig Sauerkraut zu essen, denn es verschafft den nützlichen Darmbakterien eine gesunde Wachstumsgrundlage. Der wichtigste Stoff im Sauerkraut ist die Milchsäure. Nach regelmäßigem und reichlichem Genuß von Kohl als Salat oder als Sauerkraut sollen Bronchialkatarrhe, Ekzeme, Darmträgheit, Ischias, Venenentzündung, selbst Rheuma Besserung erfahren. Im alten Griechenland und später, im Römischen Reich, schätzte man das Kohlblatt als Heilmittel sehr. Was man damals über die Heilanwendung von Kohl sagte, ist heute bestätigt worden.

Die äußerliche Anwendung: Bei Geschwüren und Wunden, die nicht heilen wollen, besonders auch bei den hartnäckigen Unterschenkelgeschwüren, den sogenannten »offenen Beinen« lassen sich durch Auflegen von Kohlblättern erstaunliche Erfolge erzielen. Man verwendet die inneren frischen Blätter, die mit lauwarmem Wasser abgespült, nach dem Abtropfen des Wassers und dem Herausschneiden der Mittelrippe mit einem Rollholz weich gewalzt werden. Die so präparierten Blätter legt man auf die Wunden und befestigt sie locker mit einer Mullbinde. Der Verband wird täglich 2mal gewechselt. Die Wunde reinigt sich dadurch, daß übelriechende Sekrete und Eiter abgesondert werden, was eine schnelle Heilung zur Folge hat. Bei jedem Verbandwechsel ist die Wunde gründlich zu reinigen. Dafür nimmt man lauwarmen Kamillen-Tee, der die Heilung unterstützt und beschleunigt. Auch bei Gürtelrose, bei Röteln und anderen Ausschlägen bewähren sich Umschläge mit Kohlblättern; Verbrennungen und ein Panaritium (Nagelbettentzündung, Umlauf) lassen sich ebenfalls damit behandeln.

Etwas kritischer – so meine ich – sollte man die Empfehlung sehen, Gesichtsneuralgien, Zahnschmerzen, Gicht und Rheuma durch Überlegen der Kohlblätter zu heilen. Das gilt auch für Brustwickel bei Asthma, Bronchitis und Lungentuberkulose. Schaden wird es sicherlich nicht, doch hier liegen zweifellos Übertreibungen vor.

Nebenwirkungen: Nach so viel Lobenswertem über die Wirkung der Kohlblätter und des Sauerkrautes braucht man wohl nicht zu befürchten, man könne sich damit vergiften. Der Vollständigkeit halber soll darüber berichtet werden, daß es Menschen gibt, die durch Kohl gebläht werden; das ist aber nur sehr selten der Fall, und manchmal ist auch die fehlerhafte Zubereitung (nicht genügend durchgekocht) die Ursache. In solchen Fällen hilft schnell und nachhaltig eine Tasse Kümmel-Tee. – Auf das Vorhandensein der sogenannten Brassica-Faktoren (Senfölglukoside) unter den Inhaltsstoffen, die zur Kropfbildung führen können, sei hingewiesen. Beim Weißkohl kommen diese Stoffe nur in sehr geringer, beim Wirsing in größerer Menge vor.

Kohldistel

CIRSIUM OLERACEUM (L.) SCOP. (CNICUS OLERACEUS L.)
Korbblütengewächse, ASTERACEAE (COMPOSITAE)
Volksnamen: Federdistel, Kratzdistel, Pinseldistel, Wiesendistel.

Arzneilich verwendete Pflanzenteile:
Das Kraut, die Blätter und die Wurzel.

Drogenbezeichnung: Kohldistelkraut = CIRSII HERBA (füher: HERBA CIRSII), Kohldistelblätter = CIRSII FOLIUM (früher = FOLIA CIRSII), Kohldistelwurzel = CIRSII RADIX (früher: RADIX CIRSII).

Botanik: *Pflanzenbeschreibung:* Die Kohldistel wird über 1 m groß, an ihrer Spitze entwickeln sich gehäuft stehende und von großen, blaßgelben eiförmigen Deckblättern eingeschlossene Blütenköpfchen, die von Bienen gern angeflogen werden. Sonst ist diese Pflanze mit dem röhrigen, harzenden Stengel und den am Rand dornig bewimperten, fiederspaltigen, stengelumfassenden Blättern zum Verfüttern schlecht geeignet und dem Landwirt nicht besonders willkommen. *Blütezeit:* August, September. *Vorkommen:* Wer diese Pflanze erst einmal kennengelernt hat, der erkennt sie in freier Natur immer wieder. Sie wächst häufig auf feuchten und sauren Wiesen, an Gräben und Bachufern.

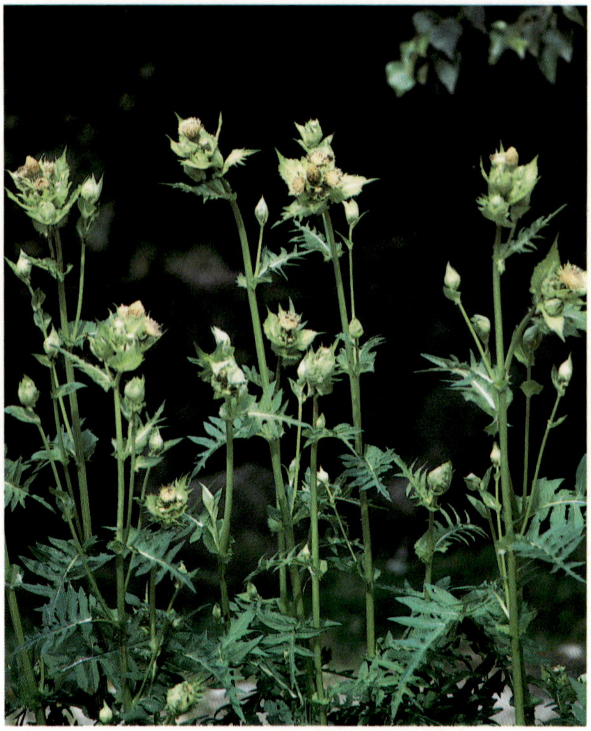

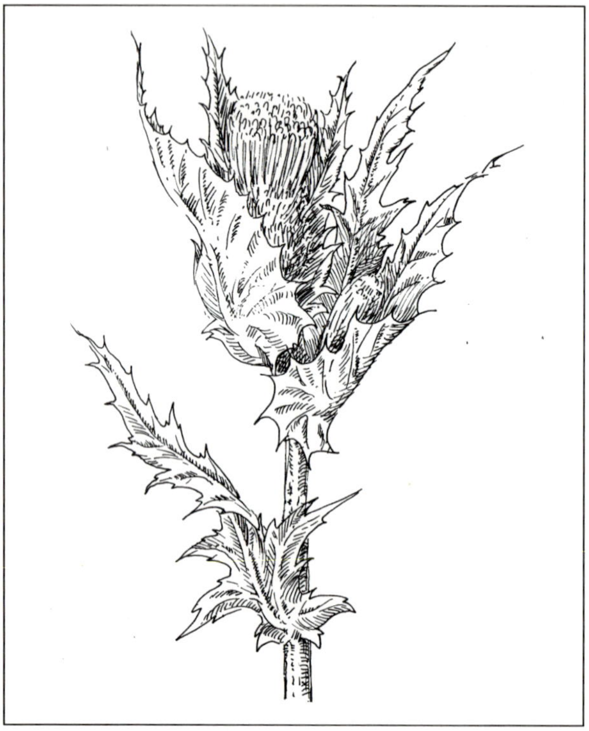

Ernte und Aufbereitung: Die Kohldistel findet nur noch sehr selten Anwendung, selbst in der Volksmedizin. Sie wurde in dieses Buch aufgenommen, weil immer wieder behauptet wird, man könne mit einer Abkochung der Wurzel Rheuma und Gicht heilen.
Wer also die Wurzel graben will, der sollte das im Herbst tun, sie gut abwaschen und schnell trocknen.
Inhaltsstoffe (Wirkstoffe): Um es gleich vorweg zu sagen, man weiß noch sehr wenig über die Wirkstoffe. Gerbstoffe, Alkaloide, ätherisches Öl, Harze, Fette, Flavone und Glykoside sind nachgewiesen worden.
Heilwirkung und Anwendung, auch als Hausmittel: Weil in den mittelalterlichen Kräuterbüchern nur wenig, vor allem nichts Eindeutiges zu finden ist, hielt sich auch die Volksmedizin bei der Verwendung der Heilpflanze zurück. Dennoch spielt sie in manchen Gegenden eine Rolle als Mittel gegen Rheuma und Gicht. Abkochungen aus der Wurzel sollen die Schmerzen lindern und die heftigen Anfälle mildern. Das erscheint mir zwar möglich, doch fehlt die Bestätigung durch eigene Beobachtungen oder durch wissenschaftliche Untersuchungen.
Sicherlich darf man diese Heilpflanze nicht als indifferent bezeichnen, denn dort wo Alkaloide, Glykoside, Harze und Gerbstoffe vorhanden sind, fehlt es auch an Wirkungen nicht. Und außerdem fällt auf, daß – ebenfalls regional – sogenannte »Weise Frauen« damit Zahnschmerzen und Krämpfe behandeln. Auch hierfür fehlen glaubhafte Bestätigungen.
Es würde sich lohnen, diese Heilpflanze einmal näher zu untersuchen, doch den Laien möchte ich nicht dazu ermuntern, eine Selbstbehandlung zu probieren.
Nebenwirkungen: Die Inhaltsstoffe lassen eine Giftwirkung erwarten, worüber jedoch noch zu wenig bekannt ist. Es sei daher vorsorglich vor Dauergebrauch gewarnt.

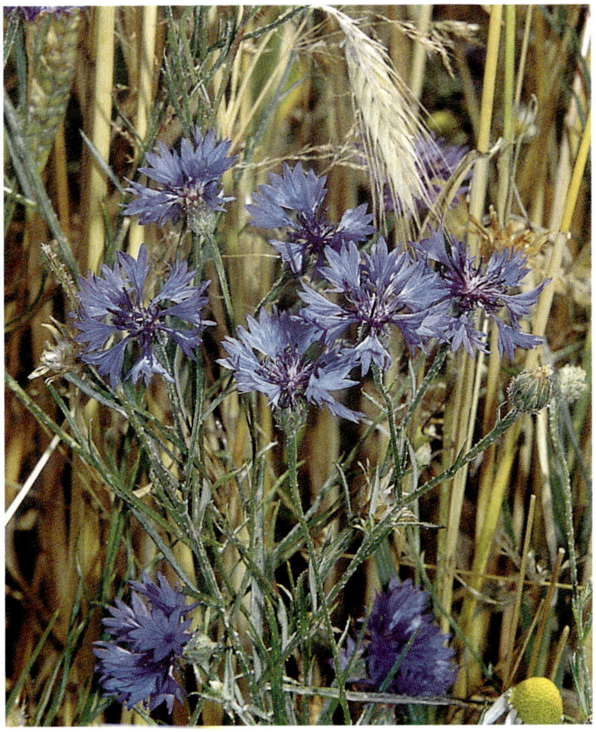

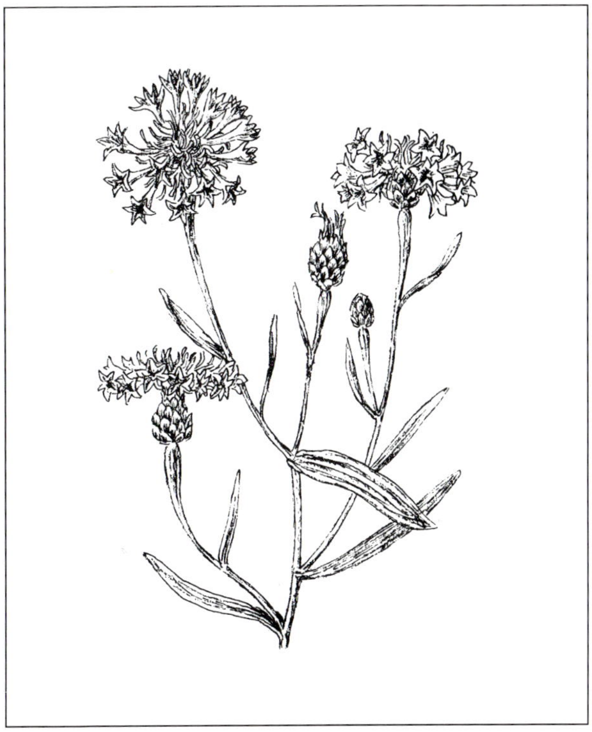

Kornblume

▷ *geschützt*
CENTAUREA CYANUS L. (CYANUS SEGETUM HILL)
Korbblütengewächse, ASTERACEAE
(COMPOSITAE)
Volksnamen: Kornnelke, Rockenblume, Sichelblume, Zachariasblume.
Arzneilich verwendete Pflanzenteile:
Die Blütenköpfe, oft nur die ausgezupften Rand- und Röhrenblüten, seltener auch das ganze oberirdische Kraut.
Drogenbezeichnung: Kornblumenblüten = CYANI FLOS (früher: FLORES CYANI), Kornblumenkraut = CYANI HERBA (früher: HERBA CYANI).

Botanik: *Pflanzenbeschreibung:* Die Kornblume wird etwa 30 bis 50 cm hoch und trägt auf wollig behaarten, oben verzweigten Stengeln endständig himmelblaue Blütenköpfchen. Die inneren Blüten des Köpfchens sind fruchtbar, während die äußeren Trichterblüten mit 7- bis 8spaltigem Saum geschlechtslos sind. Die ebenfalls wollig behaarten, lanzettlichen Blätter sind unten am Stengel gestielt und fiederspaltig, oben sitzend und ungeteilt. *Blütezeit:* Juni bis September. *Vorkommen:* Es ist noch gar nicht so lange her, da fand man dieses Getreideunkraut aus der Familie der Körbchenblütler (Compositae) in großer Zahl in jedem Getreidefeld. Durch die moderne Unkrautbekämpfung wurde die Kornblume jedoch sehr dezimiert. Fast muß man sie schon als selten bezeichnen. Eigentlich stammt sie aus dem Mittelmeerraum, doch anzutreffen ist sie überall in der Welt. Wenngleich man die Kornblume in Getreidefeldern nicht mehr findet, auf Schuttplätzen, an Wegrändern und an Großbaustellen (Straßenbau), an denen viel Erdreich bewegt wurde, trifft man sie in der Gesellschaft von Kamille und rotem Mohn hin und wieder an.
Ernte und Aufbereitung: Die Kornblumen werden zur Blütezeit geerntet. Dabei wird das ganze oberirdische Kraut geschnitten und gebündelt zum Trocknen an einem luftigen und schattigen Ort aufgehängt. Nur so bleibt die himmelblaue Farbe erhalten, und es wird vermieden, daß die Blüten bleichen und schmutzigweiß aussehen.
Inhaltsstoffe (Wirkstoffe): Blauer Blütenfarbstoff, Gerbstoff, Bitterstoffe, Schleim, Wachs.
Heilwirkung und Anwendung: Die Kornblume besitzt eine leichte harntreibende Wirkung, ist durch den Gerb- und Bitterstoffgehalt als Magen- und Darmtee geeignet, doch es gibt überzeugendere Heilpflanzen für diese Anwendungen. Ich möchte mich der Meinung Kroebers anschließen,

der die Kornblume in Magen-, Galle-, Leber-, Blutreinigungs- sowie Blasen- und Nierentees als »brauchbares Kosmetikum beliebter Teemischungen« bezeichnet. Weil sie ja nicht ganz ohne Wirkstoff ist und das Aussehen eines Tees belebt, ist sie eine schon deshalb nützliche Heilpflanze.
Kornblume als Hausmittel: Eine so wunderbar aussehende Pflanze muß wirksam sein. Das glaubten auch die Hippokratiker, die bereits den Namen *Centaurea* gebrauchten. Wir meinen heute, daß man diesen Namen mit dem Kentauren Chiron in Verbindung bringen darf, der der Sage nach Wunderheilungen vollbracht hat. Unser Artname *cyanus* stammt ebenfalls aus dem Griechischen und steht in dieser Sprache für das Wort blau.
Aus den griechischen Schriften gelangte die Kunde über die Heilwirkung der Kornblume in die Kräuterbücher des Mittelalters, woraus die Volksmedizin ihrerseits ihr Wissen bezog.
Bei P. A. Matthiolus, »New Kreuterbuch« (Prag 1563), steht zu lesen: »Man achtet / das die Kornblumen widerstreben den Pestilentzischen febern / So jemandts hoch gefallen ist / vnnd blutt speiet / dem soll man die grosse Kornblumen zu trinken geben mit Wegrichwasser. Die blumen vnd jr samen in wein gesotten / ist gutt getruncken für Spinnen vnd Scorpion gifft / mag vielleicht anderm gifft / auch widerstand thuen. Die blaw Kornblum ist fürtreffenlich gutt zu den hitzigen roten augen / vnnd allen andern heyssen gebresten wider erste / zerstossen vnd vbergeschlagen. Sie dienet auch zu bösen faulen wunden vnd schäden / zerstossen / vnd ausgedruckten safft darein gethan / oder dürr zu puluer gestossen vn darein gesprengt. Der safft ist auch gutt wider die mundfeule vnd blattern / den Mund darmitt ausgeschwenckt.«
Die heutige Volksmedizin gebraucht die Kornblume vornehmlich als Mittel gegen Augenleiden (aus der Zeit der Signaturenlehre), gegen Kopfschmerzen, Blasen- und Nierenbeschwerden, Gelbsucht, Husten und zur Blutreinigung.
Nebenwirkungen sind nicht bekannt.

Kreuzblume, Bittere

POLYGALA AMARA L.
Kreuzblumengewächse, POLYGALACEAE
Volksnamen: Bitteramselkraut, Bitteres Ramsli, Himmelfahrtsblume, Hustenblümlein, Milchkraut, Natterblume, Pilgerblume.
Arzneilich verwendete Pflanzenteile
Das ganze blühende Kraut (mit Wurzeln).
Drogenbezeichnung: Bitteres Kreuzblumenkraut = POLYGALAE AMARAE HERBA CUM RADICE (früher: HERBA POLYGALAE AMARAE CUM RADICIBUS).

Botanik: *Pflanzenbeschreibung:* Die Kreuzblume entwickelt aus einer mehrköpfigen Wurzel mehrere aufrechte, bis 20 cm hohe Stengel, die nicht verästelt sind. Die Blätter bilden am Grund eine scheinbare Rosette aus und stehen am Stengel in schmaler Form aufgelockert, nach oben zu immer kleiner werdend. Am Stengelende sitzen die Blüten – in Trauben angeordnet, von kleinen Deckblättern gestützt. Die bis 5 bis 7 mm langen Kronblätter sind eiförmig. Das vordere ist mit einem vielspaltigen Anhängsel versehen, die seitlichen Kronblätter sind flügelartig gestaltet und außen mit dunkleren Adern durchzogen. Die Blüten sind meistens blau, seltener rötlich, gelegentlich auch weiß. *Blütezeit:* Mai bis August. *Vorkommen:* Die Kreuzblume bevorzugt feuchtere Plätze in lichten Wäldern, an Wegrändern und Rainen, kommt aber auch an trockenen Hängen, auf Weiden und an Böschungen vor.
Ernte und Aufbereitung: Man sammelt das blühende Kraut, befreit die Wurzeln von anhaftendem Erdreich und trocknet an luftigem Ort im Schatten oder in der Sonne.
Inhaltsstoffe (Wirkstoffe): Saponine, Bitterstoffe, ätherisches Öl, Gerbstoffe.
Heilwirkung und Anwendung: Die Wirkstoffe sind denen der ausländischen Senega (Schlangenwurzel) ähnlich, doch wird die heimische Kreuzblume von der Schulmedizin weit weniger genutzt. Es gibt nur noch einige Teemischungen, Hustensäfte oder andere Hustenarzneien, die Auszüge aus der Kreuzblume enthalten. Nur in den sogenannten Blutreinigungstees ist diese Heilpflanze häufiger anzutreffen. Das liegt wohl an der diuretischen (harntreibenden) Wirkung,

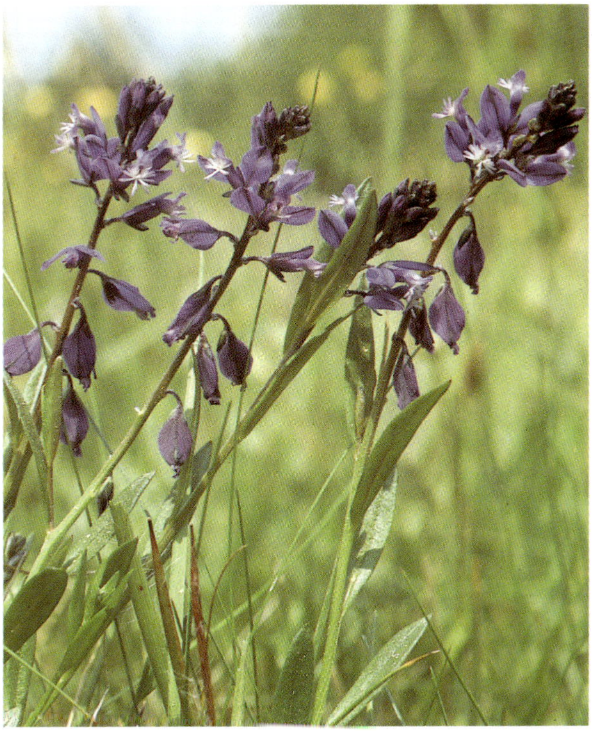

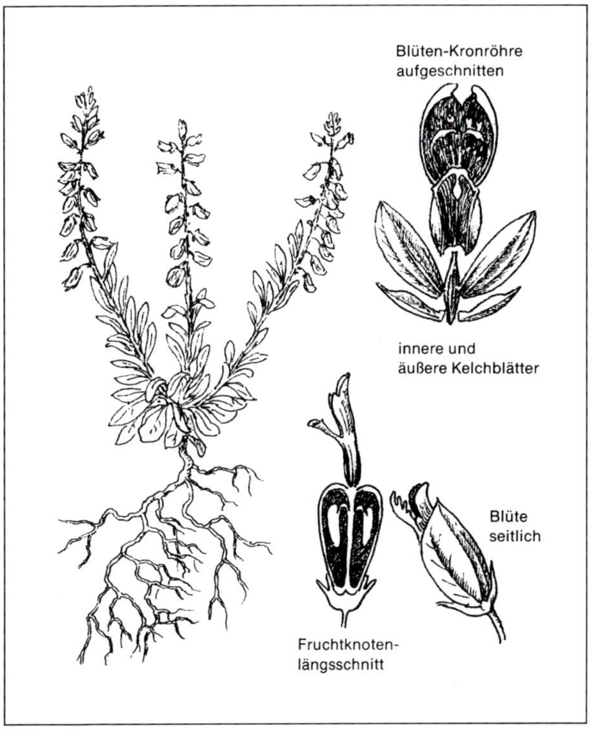

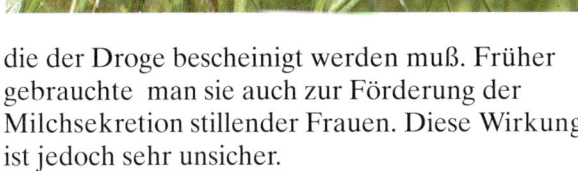

die der Droge bescheinigt werden muß. Früher gebrauchte man sie auch zur Förderung der Milchsekretion stillender Frauen. Diese Wirkung ist jedoch sehr unsicher.

Anwendung in der Homöopathie: Wegen der großen Ähnlichkeit mit der Senega gebraucht die Homöopathie die Kreuzblume (das aus der frischen Pflanze hergestellte Homöopathikum heißt *Polygala amara*) auch als Hustenmittel, besonders für ältere Menschen, denen das Abhusten des zähen Bronchialschleims schwerfällt. Gelegentlich wird es auch zur Linderung der Hustenanfälle bei Keuchhusten zusammen mit *Avena* (das Homöopathikum aus dem Hafer) und *Valeriana* (Baldrian) gebraucht. Es ist aber offensichtlich, daß man auch in der Homöopathie der Senega mehr Beachtung schenkt.

Kreuzblume als Hausmittel: In der Volksmedizin gilt die Kreuzblume als gutes Blutreinigungsmittel, als probates Mittel bei Husten, Asthma, Lungenleiden, Magenbeschwerden und Appetitlosigkeit. Da es den ganzen Stoffwechsel anregt, gebraucht man es auch bei Wassersucht, Nierenleiden, Rheuma und Gicht.

• *So wird Kreuzblumen-Tee bereitet:* 2 gehäufte Teelöffel zerschnittenes Kreuzblumenkraut mit Wurzel wird mit 1/4 l kaltem Wasser übergossen, zum Sieden erhitzt und nach einer Minute abgeseiht. Bei Bedarf oder 2- bis 3mal täglich soll 1 Tasse Tee (bei Husten mit Honig gesüßt) langsam und schluckweise getrunken werden.

Natürlich gibt man Kreuzblumen-Tee auch zur Anregung der Milchsekretion. Diese Weisheit stammt wohl von P. A. Matthiolus, der unter anderem schreibt: »Die in Wein gesottenen Blüten bringen der seugerin die versigene milch wider.« Äußerlich gebrauchte man früher das zerquetschte Kraut für Umschläge auf Geschwülste, Hautausschläge und Wunden. – In neuerer Zeit meint man, daß die Kreuzblume antimykotisch (gegen Pilzerkrankungen) wirkende Substanzen enthält und will auch eine antibiotische Wirkung nachgewiesen haben.

Nebenwirkungen: Nebenwirkungen sind nur zu befürchten, wenn man zuviel davon verwendet, denn alle Saponindrogen reizen bei Überdosierung Magen, Darm und Nieren.

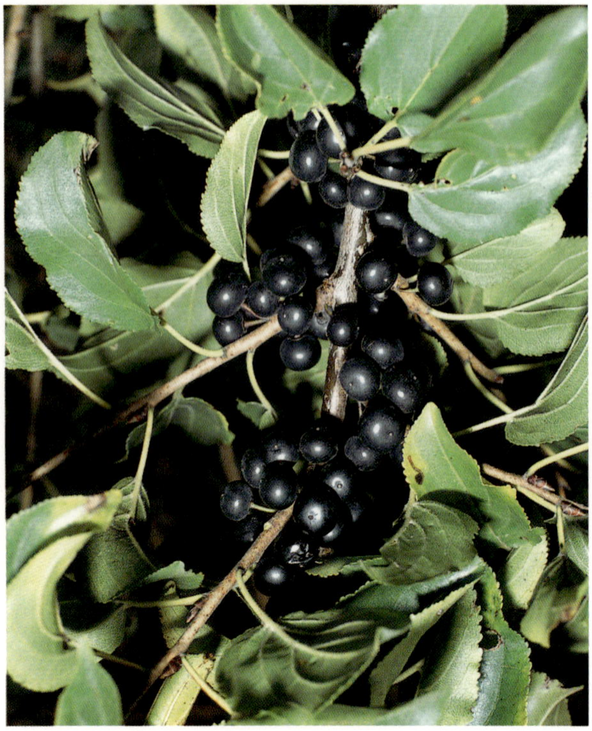

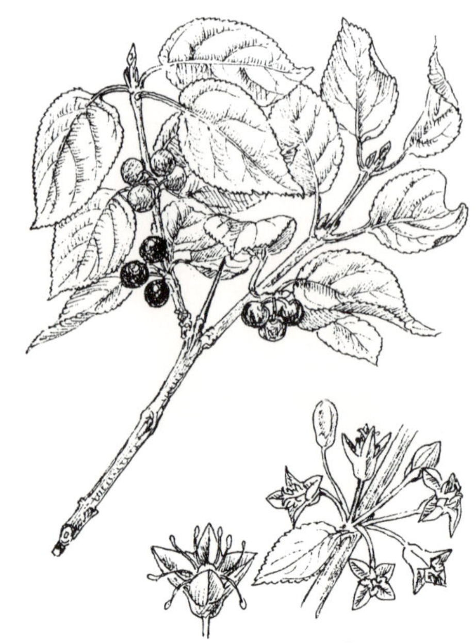

Kreuzdorn

▷ *giftig*
RHAMNUS CATHARTICUS L.
Kreuzdorngewächse, RHAMNACEAE
Volksnamen: Amselbeere, Chelgerli, Färberbeere, Hexendorn, Hirschdorn, Kreuzbeere, Purgierdorn, Schyßbeeri, Wegdorn.
Arzneilich verwendete Pflanzenteile: Die reifen Beere.
Drogenbezeichnung: Kreuzdornbeeren = RHAMNI CATHARTICI FRUCTUS (früher: FRUCTUS RHAMNI CATHARTICI).

Botanik: *Pflanzenbeschreibung:* Der Kreuzdorn ist ein etwa 3 m hoher Strauch mit sparrig abstehenden Zweigen. Die Rinde ist in jungem Zustand silbergrau, später braunschwarz. Man erkennt den Strauch leicht daran, daß seine Zweige am Ende in einen geraden Dorn auslaufen. Die gestielten eiförmigen Blätter sind glänzend, mit vertieften Nerven versehen, am Rand kerbig gesägt und gegenständig angeordnet. In den Blattachseln stehen die vierzähligen, unscheinbar grüngelb gefärbten Blüten in Trugdolden. Sie reifen zu anfangs grünen, dann fast schwarzen kugeligen Beeren heran, die etwa erbsengroß sind. *Blütezeit:* Mai bis Juni. *Vorkommen:* Als nicht sehr häufige Pflanze wächst der Kreuzdorn sowohl an sonnigen trockenen Plätzen als auch auf feuchten Böden in Auwäldern. Man findet ihn an Hecken und an Zäunen, in Gebüschen und an Gräben, an Waldrändern und in Mooren.
Ernte und Aufbereitung: Die reifen Beeren werden in den Monaten August bis Oktober gesammelt. Es ist wichtig, nur reife (= schwarze) Beeren zu nehmen, weil sie unreif Wirkstoffe enthalten, die bei der Anwendung zu Bauchgrimmen führen. Die Beeren werden an der Sonne oder bei künstlicher Wärme getrocknet. – Aus den frischen Beeren bereitet man den Kreuzdornbeeren-Saft durch Auspressen.
Inhaltsstoffe (Wirkstoffe): Die Wirkstoffe sind abführende Anthrachinonderivate, wie sie auch in der Faulbaumrinde oder in den Sennesblättern und dem medizinischen Rhabarber vorkommen, Gerbstoffe, Flavonoide und Pektine.
Heilwirkung und Anwendung: Man macht sich die milde, doch sichere Abführwirkung zunutze. Aus den getrockneten Beeren bereitet man sich einen Tee, ißt sie gepulvert in Mus oder kaut einige Beeren (10 bis 20) unzubereitet. Kleine Kinder bekommen häufig als Abführmittel den Sirup verabreicht, der mit Zucker versetzt wird.
• *So wird Kreuzdornbeeren-Sirup bereitet:*
70 g Kreuzdornbeeren-Saft wird mit 130 g Zucker versetzt und zum Sieden erhitzt. Hat sich der

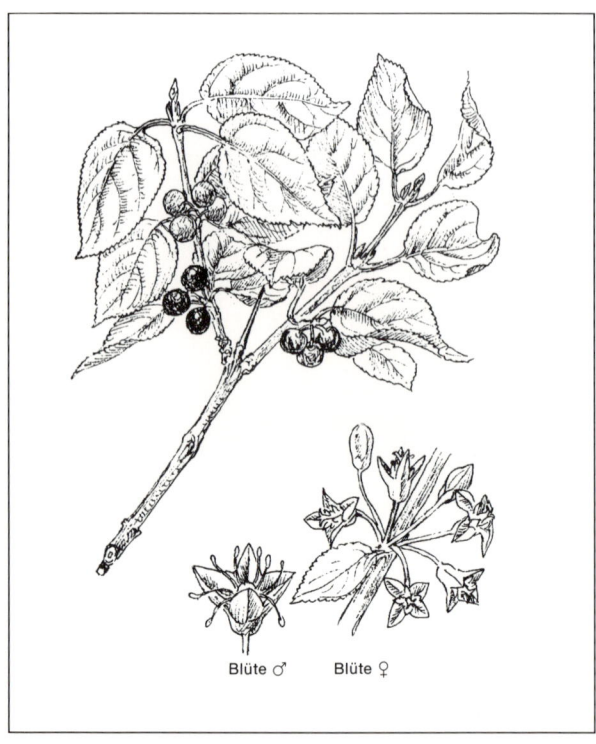

Zucker aufgelöst, kann in kleine Flaschen abgefüllt werden. Von diesem Sirup gibt man kleinen Kindern gegen Verstopfung täglich 1 bis 3 Teelöffel.

• *So wird Kreuzdornbeeren-Tee bereitet:*
2 gehäufte Teelöffel getrocknete Kreuzdornbeeren werden mit 1/4 l heißem Wasser übergossen und nach 10 Minuten abgeseiht. Davon trinkt man am Abend 1 Tasse.

Anwendung in der Homöopathie: Das Homöopathikum *Rhamnus catharticus* gibt man bei Leberleiden sowie als abführendes und wassertreibendes Mittel. Es muß allerdings gesagt werden, daß der Gebrauch sehr selten ist. Das gilt auch für *Frangula*, das Homöopathikum aus der Faulbaumrinde.

Kreuzdornbeeren als Hausmittel: Gicht, Wassersucht, Steinleiden, Rheumatismus, Lähmungen, Gelbsucht, Verdauungsstörungen, Stuhlverstopfung, Appetitlosigkeit und chronische Hautausschläge sind die Indikationen der Volksmedizin. Man bereitet einen Tee (wie beschrieben) aus den Beeren, stellt auf die verschiedenste Weise einen »herben« und einen »süßen« Saft her, zieht die Beeren mit Wein oder Alkohol aus, ißt sie frisch oder getrocknet unter Mus gemischt, nimmt sie mit Milch oder auch Honig. Besonders Kindern gibt man Kreuzdornbeeren gern, wenn sie unter Appetitlosigkeit leiden oder Hautausschläge haben. Auch gegen Akne empfiehlt die Volksmedizin Kreuzdornbeeren-Saft.

Wenn auch Kreuzdornbeeren im Vergleich mit den anderen anthraglykosidehaltigen Heilpflanzen wie Senna, Faulbaum, Rhabarber oder Aloe als recht mild bezeichnet werden müssen, ist das BGA dennoch sehr vorsichtig bei seinen Empfehlungen und nennt zahlreiche Gegenanzeigen, Wechselwirkung und Nebenwirkungen. Das Wichtigste sei hier aufgeführt:

Anwendungsgebiete: Verstopfung; alle Erkrankungen, bei denen eine leichte Darmentleerung mit weichem Stuhl erwünscht ist, wie etwa bei Analfissuren, Hämorrhoiden, und nach rektalanalen operativen Eingriffen.

Gegenanzeigen: Kreuzdornbeeren-Zubereitungen sind nicht anzuwenden bei Vorliegen von Darmverschluß sowie während Schwangerschaft und Stillzeit.

Wechselwirkungen mit anderen Mitteln: Aufgrund erhöhter Kaliumverluste kann die Wirkung von Herzglykosiden verstärkt werden.

Dauer der Anwendung: Tee aus Kreuzdornbeeren soll nur wenige Tage eingenommen werden. Bei längerer Anwendung den Arzt befragen.

Nebenwirkungen: Bei bestimmungsmäßigem Gebrauch nicht bekannt. Bei häufiger und langandauernder Anwendung oder Überdosierung ist ein erhöhter Verlust von Wasser und Salzen möglich. Weiterhin kann es zu Pigmenteinlagerungen in der Darmschleimhaut kommen.

Rohe oder unreife Beeren nicht essen!

Küchenschelle

▷ *giftig, geschützt*

PULSATILLA VULGARIS MILL. (ANEMONE PULSATILLA L.)

Hahnenfußgewächse, RANUNCULACEAE

Volksnamen: Kuhschellenkraut, Osterblume, Schlafblume, Windblume, Wolfspfote.

Arzneilich verwendete Pflanzenteile:
Das Kraut.

Drogenbezeichnung: Küchenschellenkraut = PULSATILLAE HERBA (früher: HERBA PULSATILLAE).

Botanik: *Pflanzenbeschreibung:* Die Küchenschelle zählt zu den schönsten Frühlingspflanzen. Sie ist ausdauernd und treibt im zeitigen Frühjahr aus dem derben, senkrecht im Boden steckenden Wurzelstock einen oder mehrere aufrechte Blütenstengel, die bis zu 25 cm hoch werden können. Sie sind seidig behaart und tragen an ihrem Ende eine große glockenförmige Blüte mit zahlreichen gelben Staubgefäßen, die von silberweiß behaarten Hochblättern umgeben ist. Rosettenförmig angeordnet bildet die Küchenschelle grundständige langgestielte, gefiederte Laubblätter mit unregelmäßig tiefen Einschnitten, die in der Jugend ebenfalls stark behaart sind. *Blütezeit:* März bis Mai. *Vorkommen:* Die unter Naturschutz stehende Küchenschelle wächst auf trockenen sonnigen Grasflächen, in Steppenheiden und an Hängen. Das Sammeln der Küchenschelle ist nicht gestattet.

Inhaltsstoffe (Wirkstoffe): Protoanemonin, das beim Trockenen in das weniger giftige Anemonin übergeht, Saponine, Gerbstoffe.

Anwendung in der Homöopathie: Das Homöopathikum *Pulsatilla* wird aus der frischen, zur Blütezeit gesammelten Pflanze hergestellt. Wäh-

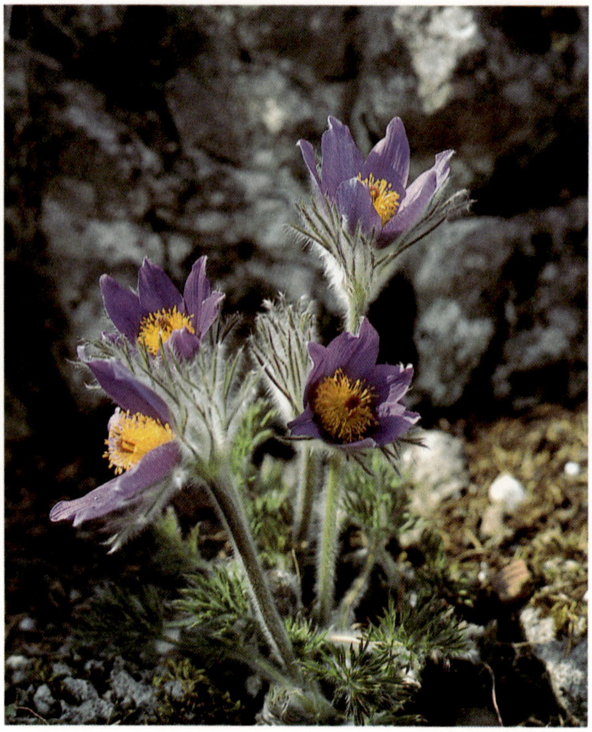

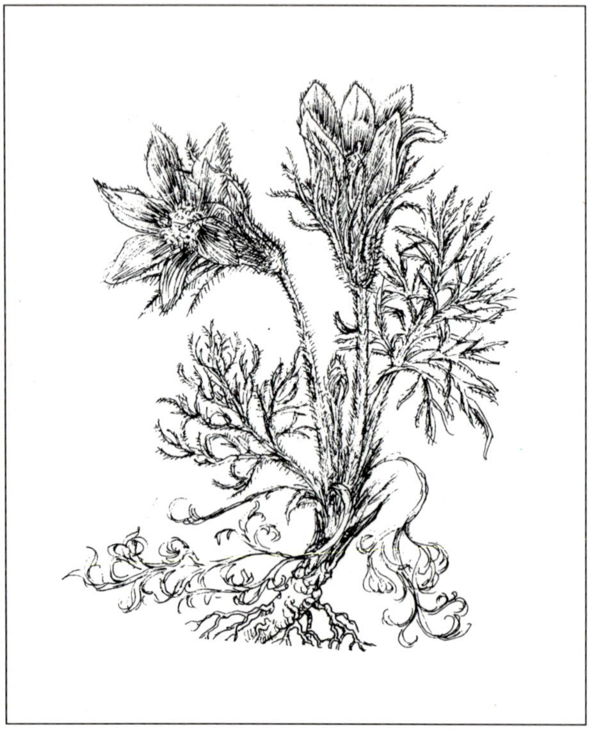

rend die Küchenschelle wegen ihrer starken Giftigkeit (Reizwirkung) in der Heilkunde keine Rolle mehr spielt und auch in der Volksmedizin kaum noch gebraucht wird, verwendet man sie als Homöopathikum häufig und gegen unendlich viele Beschwerden. Depressionszustände, besonders bei jungen Mädchen, Kopfschmerzen in Verbindung mit Magenbeschwerden und unregelmäßiger Periode, Migräne, Magen- und Darmbeschwerden, Galle- und Leberleiden, Blasen- und Nierenleiden gehören ebenso zu den Heilanzeigen wie Erkältungen (Ohr, Nase, Rachen, Kehlkopf, Bronchien). Und auch eine positive Wirkung auf die Haut bei Ekzemen, Frostschäden und Nesselausschlägen ist bei Pulsatilla feststellbar. Krampfadern und Venenentzündungen sowie Rheuma und Gicht stehen ebenfalls im Heilanzeigenkatalog für dieses beliebte Homöopathikum. Auch die Dosierung ist bemerkenswert. Akute Erkrankungen werden mit Pulsatilla D4 bis D12 behandelt, während bei chronischen Störungen D30 gegeben wird.
Nebenwirkungen: Die Küchenschelle sollte, außer in homöopathischen Zubereitungen, arzneilich (als Tee) nicht verwendet werden. Die Scharfstoffe der frischen Pflanze (Protoanemonin) sind so stark, daß es zu Blasenbildung kommt, wenn die Haut auch nur kurze Zeit mit dem Kraut in Berührung kommt. Entsprechend stärker ist die Wirkung auf Schleimhäute.

Kümmel

CARUM CARVI L.
Doldengewächse, APIACEAE (UMBELLIFERAE)
Volksnamen: Chümi, Feldkümmel, Kämen, Karbei, Köm, Kümmich, Wiesenkümmel.
Arzneilich verwendete Pflanzenteile: Die reifen Früchte und das daraus bereitete ätherische Öl.
Drogenbezeichnung: Kümmel = CARVI FRUCTUS (früher: FRUCTUS CARVI), Kümmelöl = CARVI AETHEROLEUM (früher: OLEUM CARVI).

Botanik: *Pflanzenbeschreibung:* Die Stammpflanze ist zweijährig. Aus einer spindelförmigen oder rübenartigen Pfahlwurzel entwickelt sich ein aufrechter, gefurchter, verästelter Stengel mit doppelfiederteiligen grasgrünen Blättern, deren Teilblättchen lineal zugespitzt sind. Die Blütenstände sind Doppeldolden ohne Hüll- und Hüllchenblätter. Die Einzelblüten sind klein und meist weiß gefärbt, seltener (im Gebirge) rötlich bis rot. Die Früchte zerfallen in reifem Zustand in 2 Teilfrüchte von gebogenem oder sichelförmigem Aussehen. *Blütezeit:* Mai bis Juni (Juli).

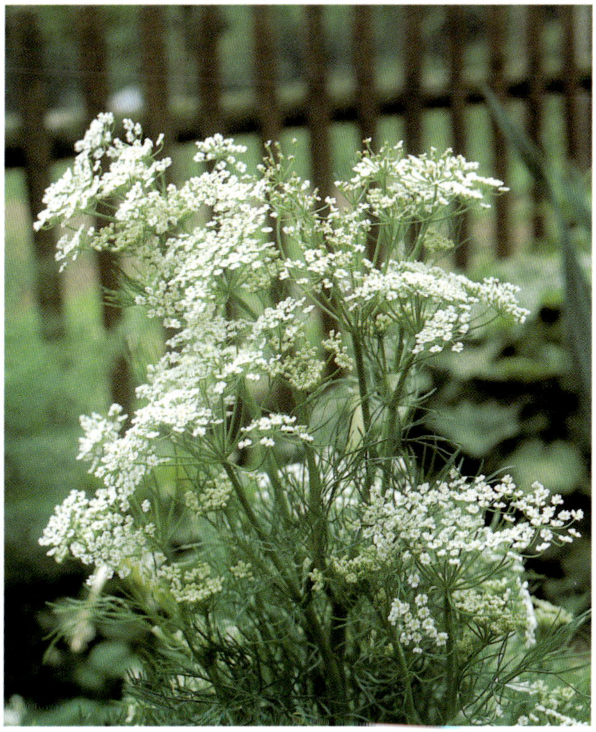

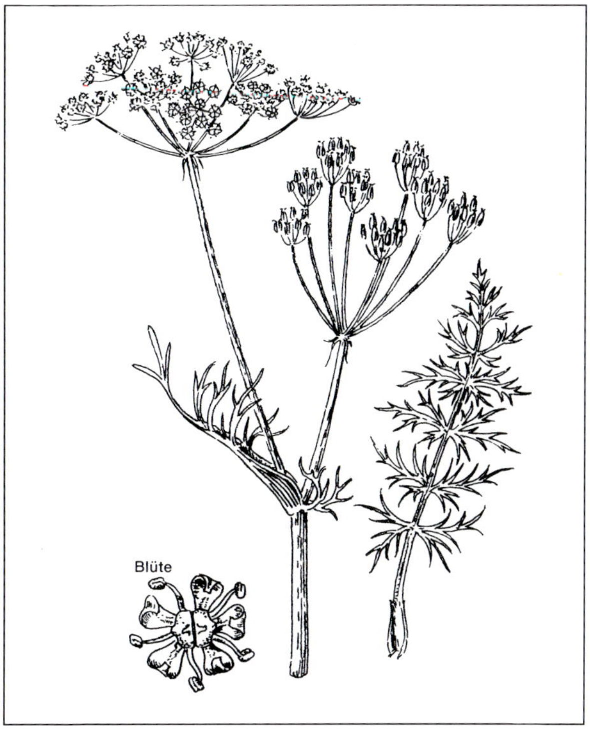

Vorkommen: Bei uns in Mitteleuropa auf Wiesen, Weiden und Grasplätzen, an Wegrändern, Böschungen und Bahndämmen. (Sorgfältig bestimmen – Verwechslungsmöglichkeit mit anderen, giftigen Doldenblütlern!) Der arzneilich verwendete Kümmel stammt aus Kulturen.

Ernte und Aufbereitung: Von wildwachsenden Pflanzen erntet man die Früchte in den Monaten Juli bis September, sobald sie braun werden. Man schneidet die Dolden ab und hängt sie zum Nachreifen an luftigem Ort auf. Wenn die Früchte trocken sind, werden sie von den Dolden abgerebelt und nach kurzer Nachtrocknung in Säcken oder Dosen aufbewahrt. Das ätherische Öl gewinnt man aus frisch geernteten und zerquetschten Früchten durch Wasserdampfdestillation.

Inhaltsstoffe (Wirkstoffe): Der wichtigste Wirkstoff des Kümmels ist das ätherische Öl, das aus Limonen, Carveol, Dihydrocarvon und bis zu 60 % aus Carvon besteht. Es ist zu 3 bis 7 % in der Droge enthalten. Das Deutsche Arzneibuch fordert mindestens 4 ml/100,0. Darüber hinaus sind fettes Öl, Kohlenhydrate, Eiweiß, wenig Gerbstoff, Flavonoide und Harz zu nennen.

Heilwirkung und Anwendung: Kümmelfrüchte sind das beste pflanzliche Karminativum (Mittel gegen Blähungen), über das wir verfügen.
Sie haben sich daher einen sicheren Platz in der Medizin erobert. In unzähligen galenischen Präparaten ist Kümmel zu finden, doch auch als Tee ohne jeden weiteren Zusatz wird er verordnet. Auch das BGA beurteilt den Kümmel sehr positiv. Im Abschnitt Anwendungsgebiete heißt es in der Packungsbeilage der Standardzulassung: »Beschwerden wie Völlegefühl, Blähungen und leichte krampfartige Magen-Darm-Störungen; nervöse Herz- und Magen-Beschwerden; Verdauungsbeschwerden bei Säuglingen.«

• *So wird Kümmel-Tee bereitet:* 1 gehäuften Teelöffel zerdrückte Kümmelfrüchte mit 1/4 l kochendem Wasser überbrühen und nach 10 Minuten abseihen. Den Tee gut warm und schluckweise trinken. Blähungen, krampfartige Magen- und Darmbeschwerden lassen sich auf diese Weise schnell beseitigen. Für Säuglinge im Verhältnis 1:1 mit abgekochtem Wasser verdünnen.

Verwendung als Gewürz: Kümmel ist ein sehr gesundes Gewürz, auf das man nicht verzichten sollte. Es gibt leider viele Menschen, die den Geschmack nicht mögen. Das liegt aber oft nur daran, daß mit Kümmel falsch umgegangen wird. Ganze Kümmelfrüchte im Brot oder auf Semmeln, im Kraut, in Bratkartoffeln oder Salaten sind vielleicht etwas für Kümmelliebhaber, doch einen Feinschmecker kann es stören, wenn er plötzlich durch Zerbeißen eines Kümmelkorns übertrieben mit dem Geschmack konfrontiert wird. Zermahlener Kümmel in frischem Brot, in

Eintöpfen und Salaten dagegen stört weit weniger, auch in Bratkartoffeln oder im Sauerkraut wird er häufig und gern so gegessen. Für Sauerkraut, das durch Kümmelzusatz erst bekömmlich wird, ist das Kräutersäckchen zu empfehlen: Man gibt Kümmel in einem Säckchen vor dem Kochen ins Kraut, verändert gelegentlich die Lage, nimmt es nach dem Kochen heraus, und rührt gut durch. Auf diese Weise stört kein Kümmelkorn beim Essen, aber die Heilkraft wird genutzt. Kümmel ist eines der ältesten Gewürze der Welt, es fördert die Fettverdauung, ist gallefreundlich, und sein Eigengeschmack verträgt sich mit fast allen Speisen. Er »zerschlägt« kein Gericht, duldet aber – wenn man vom Pfeffer einmal absieht – kein anderes aromatisches Gewürz neben sich. Eine sehr gute Würzmischung, die zu allen Käsesorten paßt, erhält man durch eine Verreibung von gleichen Teilen Pfeffer, Kümmel und Kochsalz. – Bei den Gewürzen muß auch noch der Kreuzkümmel (CUMINUM CYMINUM L. = CUMINI FRUCTUS) genannt werden, wohl die Urform unseres Wiesenkümmels. In Asien zu Hause, im Mittelmeerraum verbreitet, wird er dort – und neuerdings auch bei uns – als Gewürz verwendet. Sein Geschmack ist herber und weniger angenehm. Zusammen mit Cayennepfeffer eignet er sich als gutes Gewürz für Hackfleisch. Manche Currymischungen enthalten ebenfalls Kreuzkümmel.
Kümmel als Hausmittel: In der Volksmedizin ist der Kümmel sehr beliebt sowohl als Magenmittel (auch zur Appetitanregung), als Mittel gegen Koliken, gegen Galle- und Leberbeschwerden als auch als Hustenmittel. Man gebraucht ihn als Tee (wie beschrieben), kaut die getrockneten Früchte oder nimmt mehrmals täglich 1 große Messerspitze gepulverten Kümmel ein. Die Verwendung als Beruhigungsmittel für Kleinkinder ist ebenfalls sehr verbreitet – wohl wegen der karminativen Wirkung, denn bei Säuglingen und Kleinkindern sind Blähungen oft Ursache der Unruhe. Gegen schmerzhafte Periode der jungen Mädchen – so behauptet die Volksmedizin – gäbe es kein besseres Mittel als Kümmel-Tee. Ein Säckchen mit Kümmel, vorsichtig auf der Herdplatte erwärmt, wird gern als Auflage bei rheumatischen Zahn- und Kopfschmerzen benutzt. – In der Tierheilkunde ist Kümmel-Tee ein beliebtes Mittel gegen Koliken bei Pferden und Rindern.
Nebenwirkungen: Kümmel ist unschädlich. Aber wie bei allen Drogen mit ätherischem Öl sollte eine starke Überdosierung vermieden werden.

Kürbis

CUCURBITA PEPO L.
Kürbisgewächse, CUCURBITACEAE
Volksnamen: Kerbs, Kerwes, Pepone, Plutzer, Rundgurke.
Arzneilich verwendete Pflanzenteile: Die Samen.
Drogenbezeichnung: Kürbissamen = CUCURBITAE SEMEN (früher: SEMEN CUCURBITAE).

Botanik: Der Kürbis stammt aus Mexiko beziehungsweise aus Texas. Von dort brachten ihn die Spanier nach Europa. Dieser Kürbis hat sich bei uns durchgesetzt, während andere Arten (zum Beispiel der aus Indien stammende Flaschenkürbis) weniger häufig angebaut werden.
Anbau und Aufbereitung: Wer den Kürbis im Garten anbauen will, der muß einen sonnigen Standort wählen, den Boden gut düngen und einige Samen in den lockeren Boden legen. Nach der Keimung läßt man nur wenige kräftige Pflanzen weiterwachsen. Wenn die Pflanzen, die sich üppig ausbreiten, reiche Frucht tragen sollen, muß man ihr Wachstum steuern. Nach der 4. Nebenranke, dem 4. Seitentrieb also, schneidet man die Hauptranke ab und wartet den Fruchtansatz ab. Aus großen, leuchtend gelben Blüten entwickeln sich die Früchte. Mehr als 8 Früchte sollen nicht zur Reife gelangen. Sind die Blüten abgeblüht, so müssen auch die Spitzen der Nebentriebe abgeschnitten werden. Wer so vorgeht, der erntet große und gesunde Kürbisse. Für arzneiliche Zwecke gebraucht man die geschälten Kürbiskerne, die Samen, die an der Luft getrocknet werden, und das kalt gepreßte Kürbisöl. Aber auch das Fruchtfleisch sollte stets verwendet werden; eingemacht ist es eine gesunde Abwechslung auf dem Kompotteller, besonders im Winter und im frühen Frühjahr. Für arzneiliche Zwecke hat sich der weichschalige steirische Ölkürbis (CUCURBITA PEPO L. CONVAR. CITRULLINA I. GERB. VAR. STYRIACA I. GERB.) besonders bewährt. Er wird in besonderen Kulturen gezogen und ist in Apotheken, Reformhäusern und Drogerien zu bekommen. Mit dieser besonderen Art sind auch die neueren pharmakologischen Untersuchungen ausgeführt. Daneben haben sich auch noch der Riesenkürbis und der Bisamkürbis bewährt.
Inhaltsstoffe (Wirkstoffe): Kürbiskerne enthalten viel fettes Öl, sogar etwas ätherisches Öl, Eiweiß,

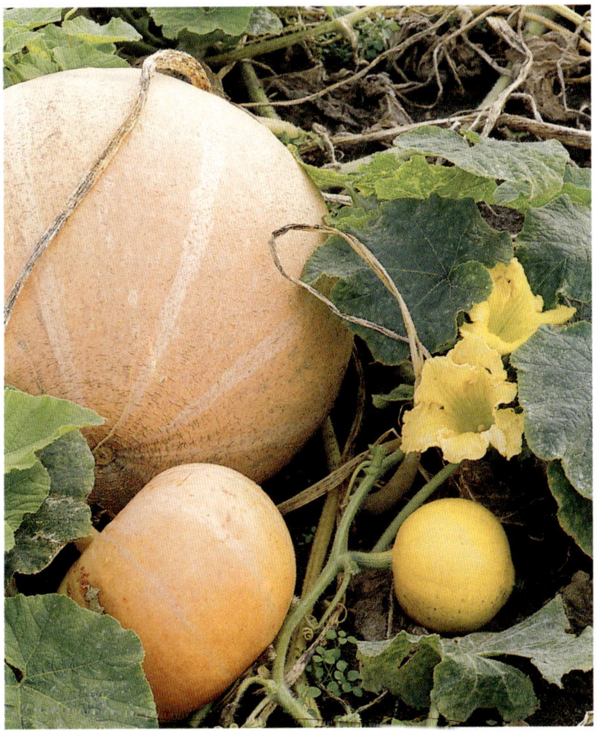

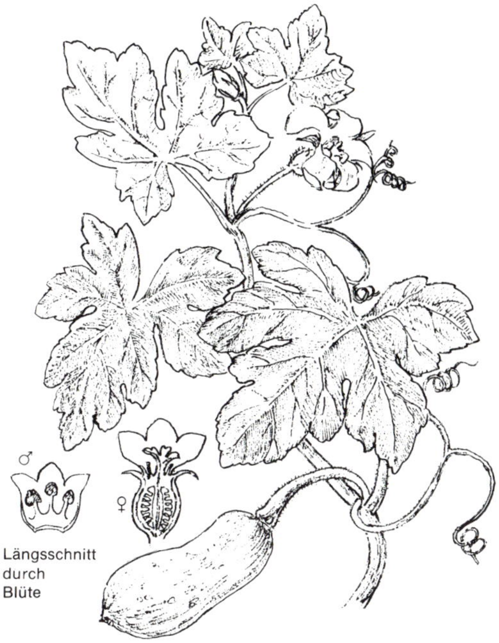

Pektine, Steroide, möglicherweise geringe Mengen eines Alkaloids, Vitamine, besonders Vitamin E, hormonähnliche Stoffe, Selen sowie weitere, noch nicht näher bekannte Wirkstoffe.
Heilwirkung und Anwendung: Wir kennen die Inhaltsstoffe und auch deren Wirkung im einzelnen noch nicht gut genug, um die besondere Wirksamkeit der Kürbiskerne danach richtig beurteilen zu können. Wir wissen aber genau, daß sie wirksam sind, und zwar bei den verschiedensten Blasenleiden, besonders der Reizblase und der Tonusschwäche bei gutartigen Prostataleiden älterer Männer (Prostata = Vorsteherdrüse, eine Drüse, die am Übergang der Harnblase zur Harnröhre liegt und sich im Alter häufig vergrößert). Namhafte Urologen haben bestätigt, daß Kürbiskerne wirksam sind, weil sie in den Mechanismus der Harnentleerung eingreifen. Es ist daher sinnvoll, dieses natürliche Medikament da einzusetzen, wo von ihm Hilfe zu erwarten ist, zumal keinerlei Nebenwirkungen registriert wurden.
Täglich 2- bis 3mal 1 Eßlöffel Kürbiskerne reicht aus. Eine Kur mit Kürbiskernen sollte einige Monate dauern. Tee ist weniger empfehlenswert.
Nachgetragen sei noch, daß Kürbiskerne auch bei Bettnässen von Kindern wirksam sein können, wenn kein organisches Leiden im Sinne einer Organanomalie vorliegt.
Das BGA nennt in der Packungsbeilage der Standardzulassung unter dem Stichwort Anwendungsgebiete: »Zur unterstützenden Behandlung (Therapie) von Funktionsstörungen im Bereich der Blase und Beschwerden beim Wasserlassen.« – In der Monographie der Kommission E werden unter dem selben Stichwort Reizblase, Miktionsbeschwerden bei Prostata-Adenom Stadium I bis II genannt.
Kürbiskerne werden auch als Mittel gegen Eingeweidewürmer verwendet, und zwar in der Hauptsache gegen Bandwürmer. Es hat sich aber gezeigt, daß diese Wirkung – geht man von den Kernen unserer Kürbisart aus – sehr unsicher ist. Eine besondere Sorte, die in der Türkei gezogen wird, soll hier erfolgreicher sein. Anders verhält es sich mit dem fetten Öl aus Kürbiskernen. Seine Erfolge bei Eingeweidewürmern verschiedenster Art sollen sehr zufriedenstellend sein. Etwa 30 g Kürbiskernöl werden auf einmal eingenommen. Wer trotz der Bedenken im Hinblick auf die Zuverlässigkeit eine Wurmkur mit Kürbiskernen machen will, der ißt 14 Tage lang täglich 1 Handvoll mit Milch oder Quark. Zum Abschluß der Kur ist dann ein kräftiges Abführmittel empfehlenswert: etwa 1 Eßlöffel Rizinusöl.
Kürbis als Hausmittel: Alle oben beschriebenen Anwendungen gehen auf die Volksmedizin zurück, die uns ja in so vielen Fällen erst dazu veran-

laßt, eine Heilpflanze genauer zu untersuchen. Wenn sich trotz der Ablehnung durch die Schulmedizin in der Volksmedizin eine bestimmte Anwendung hartnäckig hält, dann lohnt es sich meist, sich näher mit dieser Heilpflanze zu befassen. Abgesehen von den Anwendungen, die bereits genannt sind, empfiehlt die Volksmedizin die Früchte (das Fruchtfleisch) roh oder zubereitet, als Kompott oder Marmelade allen Menschen mit empfindlichen Nieren. Auch Schwangere würden durch Kürbiskompott das lästige Erbrechen los. Scheiben des Fruchtfleisches auf Wunden zu legen, dient wohl mehr der Kühlung als der echten Behandlung. – Bedenklich ist allerdings die Behauptung, daß Diabetes mit Tee aus Kürbiskernen behandelt werden könne. Mir scheint, es wird lediglich die Harnmenge vergrößert, was bei einer Zuckerprobe im Urin zu »niedrigeren« Werten führt.

Nebenwirkungen: Alle Anwendungsmethoden des Kürbisses, die hier beschrieben wurden, sind frei von Nebenwirkungen.

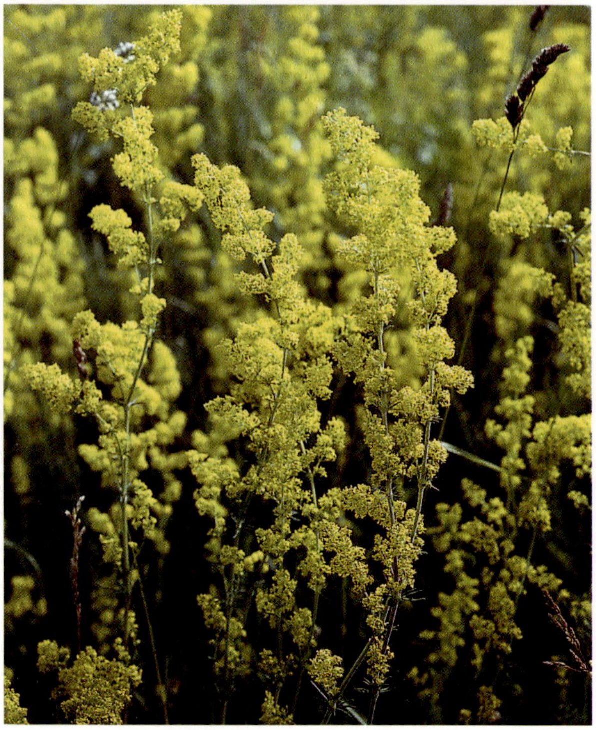

Labkraut, Echtes oder Wahres

GALIUM VERUM L.
Rötegewächse, RUBIACEAE
Volksnamen: Bettstroh, Gelber Butterstiel, Gelbes Käselab, Herzbresten, Lauritzen, Magerkraut.
Arzneilich verwendete Pflanzenteile: Das Kraut.
Drogenbezeichnung: Labkraut = GALII VERI HERBA (früher: HERBA GALII VERI).

Botanik: *Pflanzenbeschreibung:* Das Echte Labkraut ist eine ausdauernde Pflanze, die eine Höhe von 20 bis 80 cm erreicht. Der Stengel ist kantig, wenig verzweigt und mit quirlförmig angesetzten schmal-linealen Blättern versehen. Sie werden etwa 1,5 bis 2 cm lang und sind nur 1 bis 2 mm breit. Oberseits sind sie spärlich, unterseits jedoch dicht behaart. Die kleinen Blüten sind goldgelb gefärbt und sitzen zahlreich an den Enden der Sprosse. *Blütezeit:* Von Juni bis September. *Vorkommen:* Das Echte Labkraut wächst an Waldrändern, auf trockenen Wiesen, an Hängen und Böschungen.

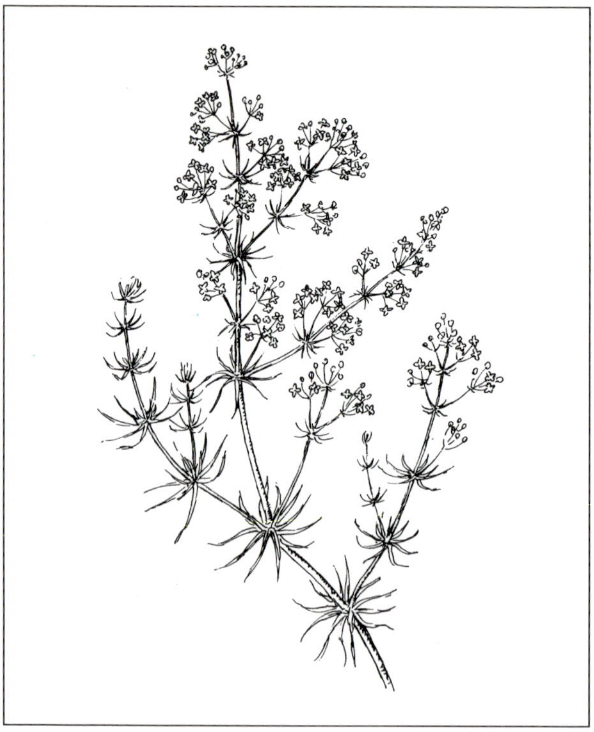

Ernte und Aufbereitung: Verwendung findet das ganze Kraut, eingesammelt wird es zur Blütezeit. Man bündelt die etwa handbreit über dem Erdboden abgeschnittenen Triebe und hängt sie danach an einem luftigen Ort zum Trocknen auf.

Inhaltsstoffe (Wirkstoffe): Wenig ätherisches Öl, viel Kieselsäure, Gerbstoffe, Glykoside, organische Säuren und Flavonoide sind wohl die für die Wirkung verantwortlichen Inhaltsstoffe.
Heilwirkung und Anwendung: In der Hauptsache wirkt das Echte Labkraut wassertreibend. Man gebraucht es allein nur wenig, und selten ist es ein Bestandteil der sogenannten Blutreinigungstees. Anders dachte darüber der Kräuterpfarrer Künzle, der das Labkraut als ausgezeichnetes Mittel gegen Nierenleiden aller Art lobte. Diese Ansicht teilt auch die Volksmedizin.
Labkraut als Hausmittel: Wenn bei langem Stehen die Knöchel anschwellen, wenn die Harnausscheidung gestört ist, wenn Niere und Blase infolge Erkältung schmerzen und brennen, dann gibt man einen Labkraut-Tee.
• *So wird Labkraut-Tee bereitet:* 2 gehäufte Teelöffel Labkraut wird mit 1/4 l kaltem Wasser übergossen und zum Sieden erhitzt. Man kocht diesen Ansatz noch etwa 2 Minuten, läßt erkalten und seiht ab. Dann ist der Tee gebrauchsfertig. 2 bis 3 Tassen Tee täglich ist die richtige Dosierung. Diesen Tee gebraucht man auch für feuchte Umschläge auf schlechtheilende Wunden und bei Sonnenbrand.
Ein *Labkraut-Bad* wird hier besonders gelobt: 100 g Labkraut mit 3 l Wasser 5 Minuten auskochen. Abseihen und dem Vollbad zusetzen.

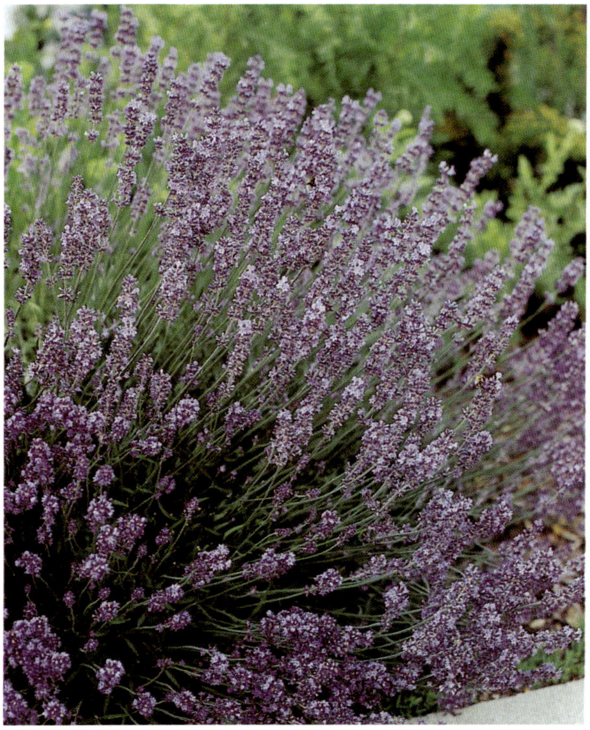

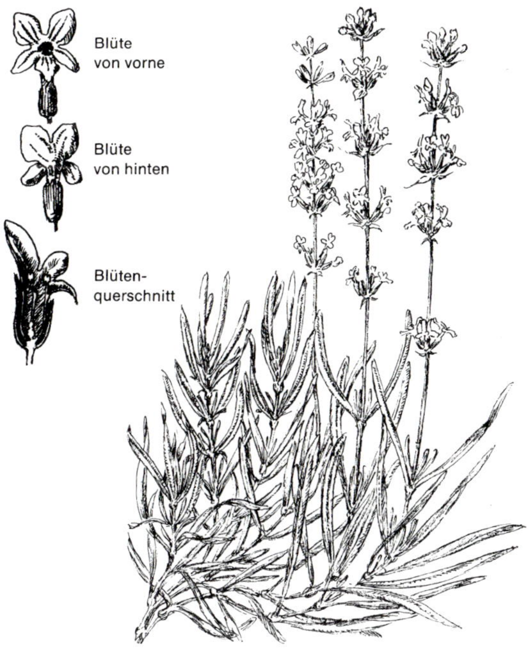

Lavendel

LAVANDULA ANGUSTIFOLIA MILL. (LAVANDULA OFFICINALIS CHAIX), (LAVANDULA SPICA L.)
Lippenblütengewächse, LAMIACEAE (LABIATAE)
Volksnamen: Lavendelkraut, Narden, Speik, Zöpfli.
Arzneilich verwendete Pflanzenteile: Die Blüten und das daraus gewonnene ätherische Öl.
Drogenbezeichnung: Lavendelblüten = LAVANDULAE FLOS (früher: FLORES LAVANDULAE), Lavendelöl = LAVANDULAE AETHEROLEUM (früher: OLEUM LAVANDULAE).

Botanik: *Pflanzenbeschreibung:* Lavendel wird bis zu 1/2 m hoch. Die aufrechten Zweige dieses Halbstrauches tragen gegenständig angeordnet lineale bis lanzettliche ganzrandige, graugrüne Blätter. Sie sind am Rand eingerollt, die unteren zeigen an beiden Seiten eine weißfilzige Behaarung. Die violetten Blüten stehen in Scheinquirlen, die eine unterbrochene Ähre bilden. Jeder Scheinquirl besteht aus 6 bis 10 Blüten. *Blütezeit:* Juli bis August. *Vorkommen:* Im westlichen Mittelmeer ist der Lavendel heimisch. Bei

uns wird er in Gärten gezogen und kommt daraus verwildert gelegentlich frei vor. Der arzneilich genutzte Lavendel stammt aus Kulturen.
Ernte und Aufbereitung: Wenn die Blüten sich gerade entfaltet haben, muß mit der Ernte begonnen werden. Man schneidet die Blühtriebe ab, hängt sie zum Trocknen auf und rebelt dann die Blüten ab. Das ätherische Öl gewinnt man durch Wasserdampfdestillation.
Inhaltsstoffe (Wirkstoffe): Das überaus angenehm duftende ätherische Öl der Blüten ist der Hauptwirkstoff des Lavendel. Zusätzlich sind Gerbstoffe, Flavonoide, Phytosterole und Cumarine zu nennen.
Heilwirkung und Anwendung: Lavendelblüten wirken beruhigend auf das Zentralnervensystem und auch auf das Nervensystem der Luftröhre. Der Gerbstoffgehalt verleiht der Droge eine stopfende Wirkung bei Durchfällen, besonders bei solchen, die mit Gärungserscheinungen einhergehen. Auch als Gallemittel spielen Lavendelblüten eine Rolle. Nur noch selten gebraucht man Lavendelblüten-Tee allein, meist gibt man ihn Mischungen bei, die das Einschlafen fördern oder strapazierte Nerven beruhigen sollen. Die sogenannte vegetative Dystonie ist heute das Hauptanwendungsgebiet für Lavendel, und da wird mehr das Lavendel-Bad als der Lavendel-Tee gebraucht.
• *So wird Lavendelblüten-Tee bereitet:* 2 gehäufte Teelöffel Lavendelblüten werden mit 1/4 l kochendem Wasser übergossen und nach 5 bis 10 Minuten abgeseiht. Mit Honig gesüßt (ungesüßt gegen Magen- und Darmbeschwerden und bei Durchfällen), langsam getrunken, beruhigt der Tee die überreizten Nerven. Diabetiker niemals süßen!
• *So wird ein Lavendel-Bad bereitet:* 50 bis 60 g Lavendelblüten werden mit 1 l Wasser übergossen, zum Sieden erhitzt und nach 10 Minuten abgeseiht. Die Flüssigkeit wird dem Vollbad zugesetzt.
Ein Lavendel-Bad bekommt Hypotonikern (Menschen mit zu niedrigem Blutdruck) besonders gut. Sie werden dadurch erfrischt. Überreizte Menschen erfahren durch ein Lavendel-Bad eine ausgleichende Beruhigung und Entspannung. – Schließlich ist der Lavendelspiritus noch zu erwähnen, eine Spezialität, die man in der Apotheke bekommt. Als Einreibung bei Rheuma wird er häufig verwendet.
Obwohl über die Lavendelwirkung keine pharmakodynamischen Untersuchungen bekannt sind, übernimmt auch das BGA die Erfahrungen der Volksmedizin weitgehend, denn es heißt unter dem Stichwort Anwendungsgebiete auf dem Beipackzettel der Standardzulassung: »Bei Befindensstörungen wie Unruhezuständen, Einschlafstörungen, Appetitlosigkeit sowie bei funktionellen Oberbauchbeschwerden (nervöser Reizmagen, Meteorismus, nervöse Darmbeschwerden)«, und in der Monographie der Kommission E wird auch das Lavendel-Bad zur Behandlung von funktionellen Kreislaufstörungen genannt.
Lavendel als Hausmittel: Matthiolus, dessen Aussagen über Heilpflanzen die Volksmedizin sehr stark beeinflußt haben, sagt, daß Lavendel gut sei, »wider alle kalte gebresten des hirns vnd der Sennadern / als do ist der schwindel / gantze vnd halbe schlag /der fallend siechtag / die schlaffsucht / krampff / zittern / contract vnd läme. Sie erwärmen den blöden kalten magen / zerteylen die Winde. Treiben den harn / der weiberzeit / das bürdle / vnd erwermen die mutter. Oeffnen die verstopffte leber vnd miltz / benemen also die geelsucht / vnd anhebende wasserseuch. – Lavendel in wein gelegt / dieser in mund genommen / stillet den schmertz der zan / bringet die verlegene sprach widerumb. Ist auch gutt / die lamen / kalten glieder damit gerieben.«
Und so wurden im Laufe der Zeit folgende Krankheitsanzeigen (Indikationen) für Lavendel in der Volksmedizin bekannt: Appetitlosigkeit, Blutandrang zum Kopf, Blähungen, Kolik, Übelkeit, Schwindel, Ohnmacht, Migräne, Kopfschmerzen, Schlaganfall, Nervenschwäche, Gelbsucht, Leber- und Milzerkrankungen, beginnende Wassersucht, Lähmungen, Gliederschmerzen, Rheuma und Gicht.
Sehr beliebt sind Lavendelblüten auch als Bestandteil von Schlafkissenfüllungen, zusammen mit Hopfen und Melisse zu gleichen Teilen.
Nebenwirkungen: Lavendelblüten sind unbedenklich anzuwenden. Bei der innerlichen Anwendung von Lavendelöl jedoch ist Vorsicht geboten. In größeren Gaben (etwa ab 1 g) kann es neben Reizerscheinungen in Magen und Darm zu Benommenheit und Bewußtseinsstörungen kommen.

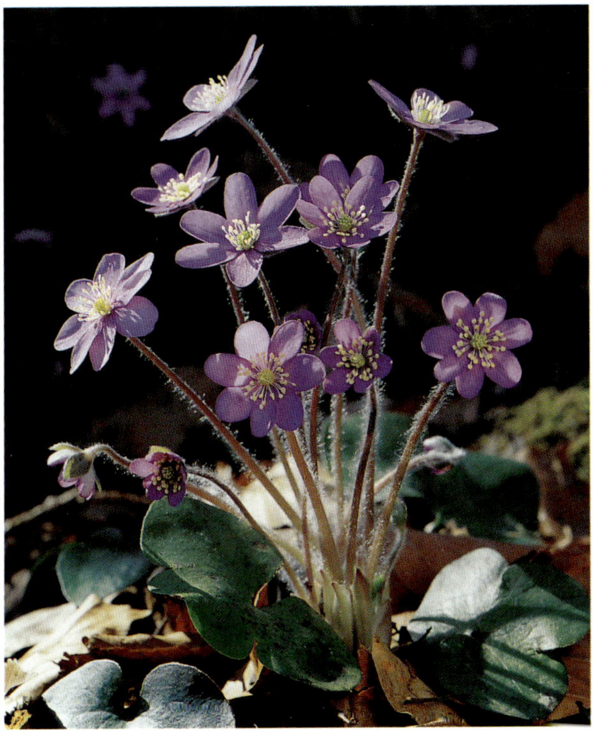

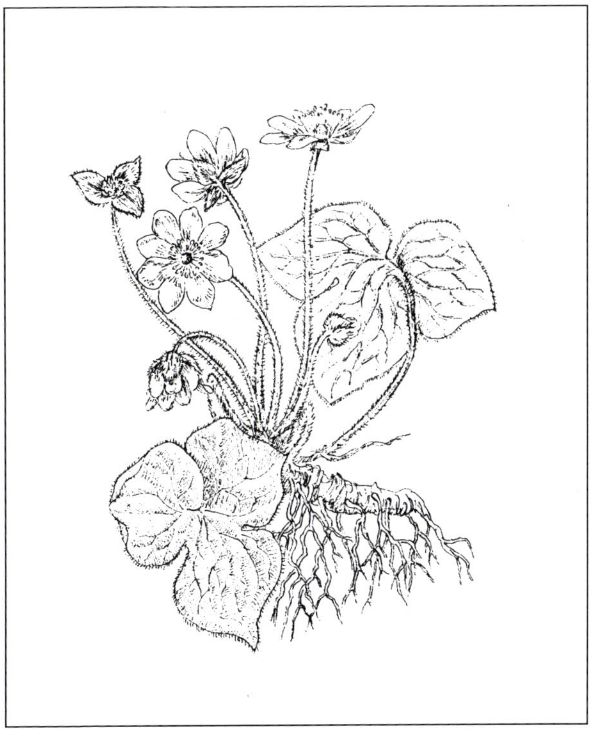

Leberblümchen

▷ *geschützt*
HEPATICA NOBILIS SCHREB. (HEPATICA TRILOBA GILIB.), (ANEMONE HEPATICA L.)
Hahnenfußgewächse, RANUNCULACEAE
Volksnamen: Blaues Herzblumenkraut, Blaue Windblume, Fastenblume, Herzblümli, Hirschklee, Leberkraut.
Arzneilich verwendete Pflanzenteile: Das Kraut (ohne die Wurzeln).
Drogenbezeichnung: Leberblümchenkraut = HEPATICAE HERBA (früher: HERBA HEPATICAE).

Botanik: *Pflanzenbeschreibung:* Das Leberblümchen ist ein mehrjähriges Kraut, das im frühen Frühjahr zwischen den grünbraunen Vorjahrsblättern zunächst nur die gestielten Blütenstengel mit den herrlich blauen Blüten zur Ausbildung bringt. Danach erst entfalten sich die langgestielten, unterseits behaarten dreilappigen Blätter, die bald ledrig werden. Die Blüten können auch weiß oder rötlich gefärbt sein.
Blütezeit: März, April (in den Bergen auch Mai).
Vorkommen: Schattige Wälder mit Kalk- und Lehmböden beherbergen das Leberblümchen vereinzelt, oft aber auch in großflächigen Beständen.

Ernte und Aufbereitung: Das Kraut ohne die Wurzeln wird zur Blütezeit geerntet und im Schatten getrocknet.
Inhaltsstoffe (Wirkstoffe): In der Droge, also im getrockneten Kraut, fehlen die, allen Ranunculaceen in frischem Zustand innewohnenden, scharfen und giftigen Reizstoffe. In der getrockneten Pflanze findet man Anemonin, Anthocyane, Flavonoide, Glykoside und Gerbstoffe.
Heilwirkung und Anwendung: Die Schulmedizin verwendet das Leberblümchen nicht, obgleich es nicht unwirksam ist. In der Homöopathie wird es nur ganz selten noch bei Leberstauungen und bei chronischer Bronchitis genutzt.
Leberblümchen als Hausmittel: In der Volksmedizin hat das Leberblümchen seine Heimat. Die leberartige Form der Blätter war ausschlaggebend dafür, daß diese Heilpflanze nach der mittelalterlichen Signaturenlehre, wonach ein jeglich Kraut durch Aussehen oder Farbe kundtut, wogegen es heilsam ist, bei Leberleiden ausprobiert wurde. Heute kann man sagen, daß der richtig bereitete Tee bei Leber- und Gallebeschwerden, bei Gallensteinen und Gallengrieß wirksam ist. Darüber hinaus gebraucht man den Tee in der Volksmedizin bei Reizerscheinungen im Kehlkopfbereich und bei Lungenleiden. Diese Anwendung ist gerechtfertigt durch die tuberkulostatische Wirkung des Anemonins.

• *So wird Leberblümchen-Tee bereitet:* 1 bis 3 Teelöffel getrocknetes Leberblümchenkraut (frisch darf man es auf keinen Fall verwenden) wird mit ¼ l kaltem Wasser übergossen und 10 Stunden kalt ausgezogen.
Nach dem Abseihen wird der Tee leicht angewärmt und ungesüßt schluckweise über den Tag verteilt getrunken.
Nebenwirkungen: Kein frisches Kraut verwenden! Nur in den angegebenen Mengen einnehmen! Sonst kommt es zu Magenbeschwerden. Vorher den Arzt befragen!

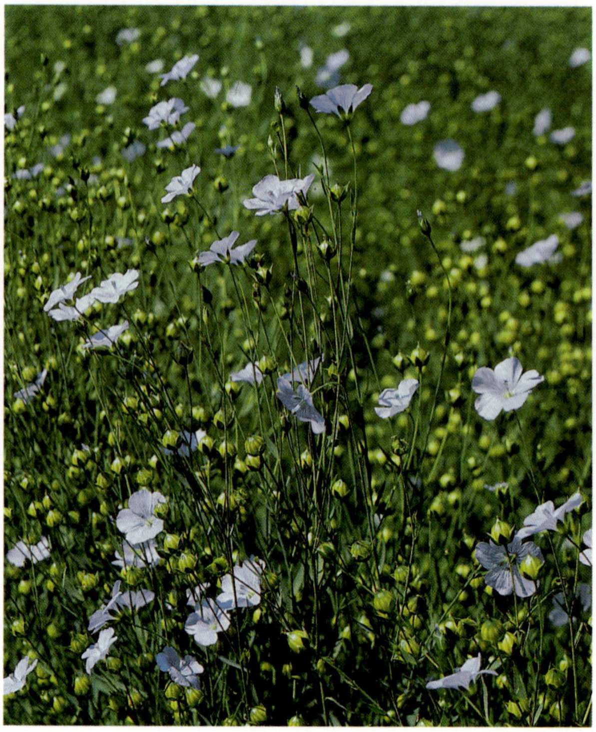

Lein

LINUM USITATISSIMUM L.
Leingewächse, LINACEAE
Volksnamen: Flachs, Flachshere, Flachsleisi, Flachslinsen, Flas, Glix, Haarlinsen, Leinwanzen.
Arzneilich verwendete Pflanzenteile: Leinsamen und das daraus kalt geschlagene fette Öl (Leinöl).
Drogenbezeichnung: Leinsamen = LINI SEMEN (früher: SEMEN LINI), Leinöl = LINI OLEUM (früher: OLEUM LINI).

Botanik: *Pflanzenbeschreibung:* Der Lein ist ein einjähriges Kraut, das bei uns nur in Kulturen vorkommt, woraus es allerdings gelegentlich verwildert. Auf zierlichen Stengeln, die etwa 50 bis 70 cm hoch werden und wechselständig mit vielen schmallanzettlichen Blättern besetzt sind, entwickelt sich endständig eine fünfzählige himmelblaue, gelegentlich auch weiße Blüte. Die Staubgefäße und der Griffel sind blau gefärbt. Bei der Reife entsteht eine rundliche Kapsel, die 8 bis 10 braune (auch goldgelbe) flache, glänzende Samen enthält. *Blütezeit:* Juni bis August.
Vorkommen: Bei uns feldmäßig angebaut. Es gilt als erwiesen, daß der Lein schon seit der Steinzeit als Nutzpflanze gezogen wird.
Ernte und Aufbereitung: Meist im September werden die Samen durch Dreschen geerntet und nachgetrocknet. Nur voll ausgereifte Samen sind wirksam (= reich an Schleim). Das Leinöl hingegen kann auch aus weniger ausgereiften Samen gewonnen werden. Man preßt es aus; das arzneilich gebrauchte Leinöl muß aus kalter Pressung (kalt geschlagen) stammen.

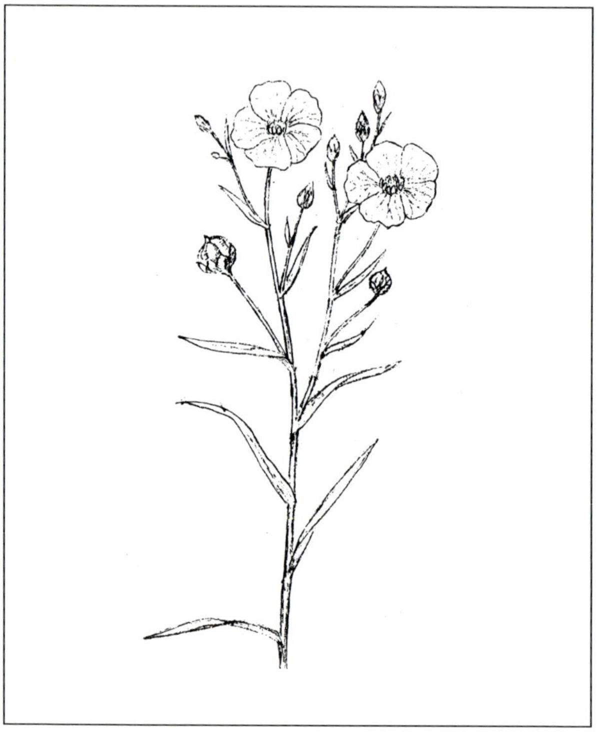

Inhaltsstoffe (Wirkstoffe): Der hohe Schleimgehalt ist der wichtigste Wirkstoff für die Verwendung des Leinsamens in der Medizin. Das fette Öl unterstützt die Wirkung. Linamarin ist ein Glykosid, das fermentativ gespalten wird und dann kleine Mengen Blausäure freigibt.

Heilwirkung und Anwendung: Leinsamen findet sehr vielseitige Anwendung in der Medizin. Im Vordergrund steht die Verwendung als Abführmittel bei chronischer Stuhlträgheit. Denn man hat erkannt, daß die sogenannten drastischen Abführmittel im Dauergebrauch nachteilige Wirkung zeigen, weil sie den Darm reizen und zur Mineralstoffverarmung (besonders Kalium) führen. Mit Leinsamen kann man den Darm »zur Pünktlichkeit« erziehen, bis die Stuhlentleerung wieder ganz ohne Hilfsmittel möglich ist. Infolge des Quellvermögens des Leinsamen wird das Volumen des Darminhalts vermehrt, wodurch es zu einer Dehnung kommt. Dieser Dehnungsreiz wiederum fördert die Darmbewegung (Peristaltik). Verwendet man frisch gemahlenen Leinsamen, so wird auch das fette Öl in den Abführprozeß mit eingeschaltet, weil es als Gleitmittel wirkt.
Leinsamen hat aber wegen seines Schleimgehaltes noch andere Vorzüge. Ein Aufguß bewährt sich als Gurgelmittel bei Entzündungen in Mund, Rachen und am Zahnfleisch, lauwarm getrunken bei Reizhusten, Heiserkeit und Magenschleimhautentzündung, wobei sich jeweils der Schleim als schützende Hülle um die entzündeten und gereizten Schleimhäute legt. Und als Breiumschlag lindert Leinsamen Schmerzen und erweicht Furunkel und Geschwüre. –
Als Abführmittel nimmt man Leinsamen zerquetscht oder grob gemahlen mit viel Flüssigkeit (1/4 l). Vorheriges Einweichen ist, außer bei Entzündungen im Darm, nicht zu empfehlen, weil die Aufquellung des Leinsamen erst im Darm erfolgen soll. Vermischt man den Leinsamen mit Fruchtmus oder süßt mit Honig, dann verstärkt sich die Wirkung, ebenso beim Zusatz von Milchzucker im Verhältnis 1:1. Als Dosierung gilt: morgens und abends müssen jeweils mindestens 2 Eßlöffel Leinsamen genommen werden. Die Wirkung zeigt sich nicht sofort, wer Leinsamen als Abführmittel nimmt, der muß ein wenig Geduld aufbringen. Bei chronischer Verstopfung vergehen sogar manchmal 2 bis 3 Tage, bis sich der Erfolg einstellt.
Das Leinöl, das fette Öl aus dem Leinsamen, ist ebenfalls ein brauchbares Arzneimittel. Äußerlich bei schrundigen Hautaffektionen, bei Restherden der Schuppenflechte (Psoriasis), trockenen Exanthemen (Hautausschlägen) und vor allen Dingen bei der schmerzhaften Gürtelrose (Herpes zoster) kann Leinöl oft lindern und das Abheilen unterstützen. Selbst bei Warzen (2mal täglich aufgetragen) und Hühneraugen soll Leinöl wirksam sein.

• *So wird der Leinsamen-Aufguß-(Tee) bereitet:*
1 bis 2 gehäufte Teelöffel ganze Leinsamen mit 1/4 l kaltem Wasser übergießen und unter gelegentlichem Umrühren 20 Minuten stehen lassen. Ohne auszupressen die Flüssigkeit abgießen und zur Anwendung leicht erwärmen.

• *So wird der Leinsamen-Breiumschlag gemacht:*
Man gibt den zerquetschten Leinsamen in ein Säckchen aus Mull, hängt dieses etwa 10 Minuten lang in heißes Wasser und legt es dann heiß auf die erkrankte Stelle. – Worauf die Wirkung eines Breiumschlags bei Leberschwellungen zurückzuführen ist, kann nicht genau erklärt werden. Aber es tritt eine Linderung ein.
Im Beipackzettel der Standardzulassung wird vom BGA darauf hingewiesen, daß Leinsamen bei Darmverschluß nicht und bei Entzündungen im Darm nur in vorgequollenem Zustand verwendet werden darf. Als Anwendungsgebiete werden genannt: Quellstoff-Abführmittel zur Behandlung von Verstopfung und funktionellen Darmerkrankungen. In Form von Schleimzubereitungen zur Unterstützung bei der Behandlung von entzündlichen Magen-Darm-Erkrankungen.

Leinsamen und Leinsamenöl als Hausmittel: Alles, was bisher über die Verwendung von Leinsamen gesagt wurde, gilt auch für die Volksmedizin. Hier ist das Leinsamensäckchen ganz besonders beliebt zur Linderung von Schmerzen: Man legt es heiß auf die Wange bei Zahnschmerzen und behandelt auch Ischias und Rheuma, Gesichtsneuralgien, Bauchweh, Gallenkoliken, Blasen- und Nierenleiden durch Auflegen heißer Leinsamensäcke. Sicher mit Erfolg; vielleicht ist es die feuchte Wärme, die Linderung verschafft.

Nebenwirkungen: Bei der Verwendung von Leinsamen sind Nebenwirkungen nicht zu befürchten.

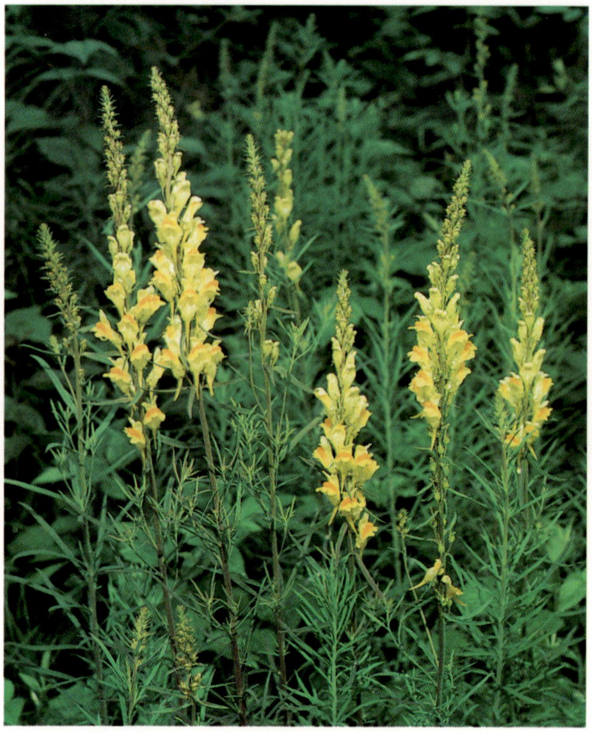

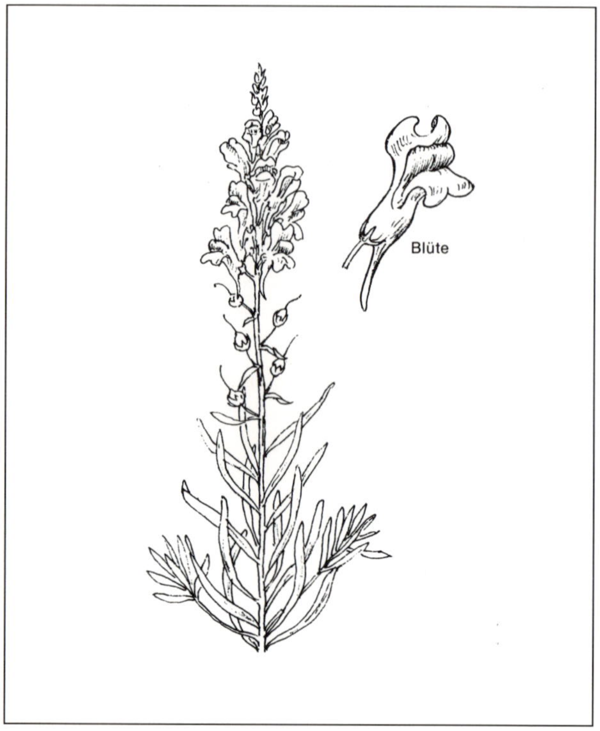

Leinkraut

LINARIA VULGARIS MILL.
Braunwurzgewächse, SCROPHULARIACEAE
Volksnamen: Flachskraut, Frauenflachs, Froschmaul, Gelbes Löwenmaul, Maulaffen.
Arzneilich verwendete Pflanzenteile: Das Kraut (ohne die Wurzeln).
Drogenbezeichnung: Leinkraut = LINARIAE HERBA (früher: HERBA LINARIAE).

Botanik: *Pflanzenbeschreibung:* Die ausdauernde Wurzel entsendet einen meistens unverzweigten Stengel an die Oberfläche, der bis zu 60 cm hoch werden kann, in der Regel aber kleiner ist. Er trägt viele sitzende, lineal-lanzettliche Blätter und am Ende eine Traube dicht zusammenstehender hellgelber Blüten, die am Gaumen orange gefärbt sind und nach hinten in einen geraden Sporn auslaufen. Obwohl ein Unkraut, könnte diese zierliche Pflanze auch im Garten hübsch aussehen. *Blütezeit:* Juli bis September. *Vorkommen:* Auf Schutt, auf steinigen Äckern und auf Brachland, am Wegrand, an Böschungen und Feldwegen ist das Leinkraut recht häufig anzutreffen.
Ernte und Aufbereitung: Das blühende Kraut schneidet man kurz über dem Erdboden ab, bündelt es und trocknet an schattigem Ort.
Inhaltsstoffe (Wirkstoffe): Die Wirkstoffe sind noch wenig erforscht. Flavonglykoside, Cholin und das Alkaloid Peganin werden genannt. Die organischen Säuren und Mineralstoffe sind sicher nur Begleitsubstanzen und wenig an der Wirkung beteiligt.
Heilwirkung und Anwendung: Wissenschaftlich ist die Heilwirkung dieser Heilpflanze wenig belegt. Das ist der Grund, weshalb sie in der Schulmedizin nicht gebraucht wird, obgleich ein bekannter ärztlicher Empiriker (Rademacher, 1859) das Leinkraut als Heilmittel des Gefäßsystems bezeichnet, mit dem er unter anderem Hämorrhoiden erfolgreich behandelt hat. Mancherorts wird auch heute noch eine Leinkraut-Salbe gegen Venenentzündung und schmerzende Hämorrhoiden gebraucht.
Anwendung in der Homöopathie: Auch hier ist man recht zurückhaltend mit der Anwendung. Nur gelegentlich nutzt man das Homöopathikum *Linaria* bei Ohnmacht, Durchfällen, Bettnässen und allgemeiner Blasenschwäche.
Leinkraut als Hausmittel: Harn- und Stuhlverhaltung, Wassersucht und Gelbsucht sowie Venenentzündung, Hämorrhoiden und Hautunreinheiten sind die Heilanzeigen der Volksmedizin für das Leinkraut. Man gebraucht den Tee und die Salbe, die man sich oft selbst bereitet.

• *So wird Leinkraut-Tee bereitet:* 1 gehäufter Teelöffel Leinkraut wird mit 1/4 l kochendem Wasser übergossen und 10 Minuten ausgezogen. Nach dem Abseihen wird der Tee schluckweise über den Tag verteilt getrunken.
• *So wird Leinkraut-Salbe bereitet:* 20 g frisches Leinkraut wird mit 30 g Alkohol angesetzt. Nach etwa 5 Tagen wird abgepreßt und je 5 g des Extraktes mit 50 g ungesalzenem Schweineschmalz vermischt.
Nebenwirkungen: Leinkraut ist zuwenig erforscht, als daß man ihm Unbedenklichkeit bescheinigen könnte. Mein Rat: Selbstbehandlung nur nach Rücksprache mit dem Arzt.

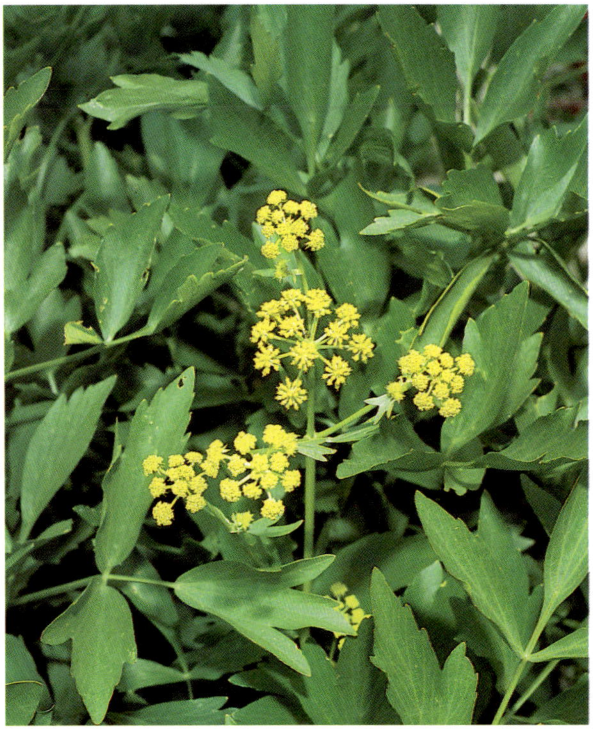

Liebstöckel

LEVISTICUM OFFICINALE KOCH (LIGUSTICUM PALUDAPIFOLIUM [LAM.] ASCHERS.)
Doldengewächse, APIACEAE (UMBELLIFERAE)
Volksnamen: Badekraut, Bärmutter, Gichtstock, Laubstecken, Liebstengel, Lustecken, Maggikraut, Nervenkräutel, Sauerkrautwurz, Wasserkräutel.
Arzneilich verwendete Pflanzenteile:
Vor allem die Wurzel, gelegentlich auch das ganze Kraut. Als Gewürz meistens die Blätter – in frischem und in getrocknetem Zustand. Auch die Früchte werden verwendet.
Drogenbezeichnung: Liebstöckelwurzel = LEVISTICI RADIX (früher: RADIX LEVISTICI), Liebstöckelkraut = LEVISTICI HERBA (früher: HERBA LEVISTICI).

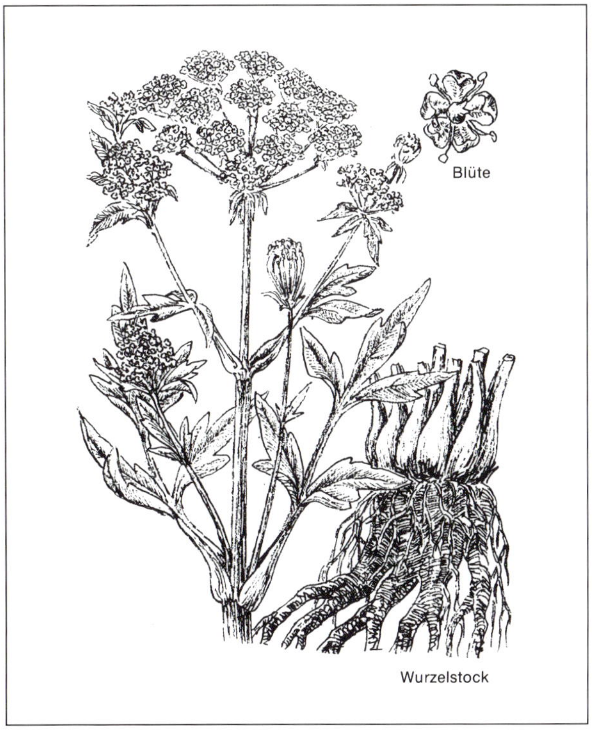

Botanik: *Pflanzenbeschreibung:* Aus einer dicken Grundachse treibt ein röhriger kahler, im Oberteil verästelter Stengel, der eine Höhe von 2 m erreicht. Die unteren Blätter sind langgestielt und besitzen am Stielgrund eine breite Scheide. Die oberen Blätter sind kürzer gestielt. Die Blätter an der Spitze der Pflanze sitzen direkt an den Scheiden. Die unteren Blätter sind 3zählig, 2- bis 3fach fiederschnittig, die mittleren weniger geteilt und die obersten einfach. Der Blütenstand ist eine Doppeldolde. Dolden und Döldchen tragen zahlreiche nach unten geschlagene Hüll- beziehungsweise Hüllchenblätter. Die Blüten sind blaßgelb. *Blütezeit:* Juli und August. *Vorkommen:* Dieses große Doldengewächs stammt aus Südeuropa. Im Orient, in Westasien und in ganz Europa, heute auch in Amerika, kultiviert man Liebstöckel in Gärten als Gewürz oder in Plantagen zur Drogengewinnung; gelegentlich trifft man die Pflanze bei uns als Kulturflüchtling an. (Sorgfältig bestimmen – Verwechslungsmöglichkeit mit anderen, giftigen Doldenblütlern!)

Ernte und Aufbereitung: Die in Kulturen gezogenen Pflanzen läßt man ein Jahr wachsen und erntet höchstens einige Blätter als Gewürz. Erst im September des zweiten Jahres werden die Wurzeln gegraben, gereinigt, an Schnüren aufgereiht und zum Trocknen aufgehängt. Größere Wurzelstöcke halbiert man, um das Trocknen zu beschleunigen. Da die Droge häufig von Insekten befallen wird und obendrein auch noch hygroskopisch (wasseranziehend) ist, muß man sie in gut schließenden Gefäßen aufbewahren.
Die Früchte werden im Spätherbst geerntet, wenn sie völlig ausgereift sind. Blätter zum Würzen kann man das ganze Jahr über ernten; das ganze Kraut nimmt man dann, wenn auch die Wurzeln gegraben werden, trocknet es aber gesondert an der Luft.
Inhaltsstoffe (Wirkstoffe): Der wichtigste Inhaltsstoff ist das ätherische Öl.
Heilwirkung und Anwendung: Liebstöckel wirkt wassertreibend und diese Wirkung ist auf das ätherische Öl zurückzuführen, das in der Wurzel bis zu 1 % vorhanden ist. Dennoch wird die Wurzel sehr selten allein gebraucht. Sie ist hingegen »nur« wertvoller Bestandteil wassertreibender Teemischungen. Gelegentlich ist Liebstöckelwurzel oder -kraut auch in Magentees und Blutreinigungstees enthalten; ob wegen der Wirkung oder wegen des angenehmen Aromas, das schon kleine Mengen der Droge diesen Tees verleihen, läßt sich schwer sagen.
Auf dem Beipackzettel für Liebstöckel-Tee führt das BGA nur Verdauungsbeschwerden wie Aufstoßen, Sodbrennen und Völlegefühl an; als Gegenanzeigen werden dort Entzündungen der ableitenden Harnwege, der Niere sowie eingeschränkte Nierentätigkeit genannt.
Verwendung als Gewürz: Weit häufiger als die arzneiliche Anwendung ist die Verwendung von Liebstöckel (Wurzel – Kraut – Blätter) als Gewürz und zur Aromatisierung von Likören und bitteren Magenschnäpsen. »Macht einen guten Magen und vertreibt die Winde« schrieb schon zur Zeit Karls des Großen ein Koch, der diese Pflanze stets in seinem Garten zog.
Wer es noch nicht probiert hat, der tut gut daran, Liebstöckel-Würze einmal zu versuchen. Frisches Kraut oder nur die frischen Blätter, kleingehackt Gemüsen oder Eintöpfen beigegeben, erhöhen Bekömmlichkeit und Wohlgeschmack dieser Speisen. Nur vor einem Zuviel muß gewarnt werden. Liebstöckel – auch das frische Kraut – muß mitgekocht werden, damit das ganze Aroma frei wird. Ein besonderer Tip: Kochen Sie etwas Liebstöckelwurzel bei der Bereitung von Fleischbrühen, Fleischsaucen und Hackfleischgerichten mit, denn dieses Gewürz hebt und verstärkt den Fleischgeschmack.
Und was besonders hervorgehoben werden muß: Würzen mit Liebstöckel ist sehr gesund und auch in der Diätküche erlaubt!
Anwendung in der Homöopathie: Aus der frischen Wurzel wird die Urtinktur, das *Levisticum* der Homöopathie bereitet, doch die Verwendung dieser Tinktur und des potenzierten Mittels ist sehr selten. Man gibt 5 bis 10 Tropfen 3mal täglich und kann damit Appetitlosigkeit bei kleinen Kindern, Blähungen und Magenschmerzen bekämpfen. Es gibt aber Besseres.
Anwendung als Hausmittel: In der Volksmedizin hat die Droge ihre Heimat. Hier wird sie überaus geschätzt und seit alten Zeiten gebraucht gegen Magenbeschwerden, die auf Verdauungsschwäche zurückzuführen sind, gegen Blasen- und Nierenleiden, gegen rheumatische und gichtige Schmerzen, gegen Menstruationsstörungen und auch gegen Migräne. Meistens wird die Wurzel verwendet.
Man nimmt die pulverisierte Wurzel bei Bedarf messerspitzenweise ein und trinkt einige Schluck Wasser hinterher, oder man bevorzugt den Liebstöckel-Tee aus getrockneter Wurzel.
• *So wird ein Liebstöckel-Tee bereitet:* 2 gestrichene Teelöffel zerschnittene Wurzel mit 1/4 l kaltem Wasser übergießen, zum Sieden erhitzen und gleich danach abseihen. 2 Tassen Tee täglich reichen aus.
Der Name Liebstöckel verführt immer wieder dazu, der Droge eine potenzsteigernde Wirkung zuzuschreiben. In der Volksmedizin versucht man seit dem Mittelalter, daraus einen wirksamen Liebestrank zu bereiten – ohne Erfolg. Der Name Liebstöckel soll aus dem lateinischen Levisticum hervorgegangen sein. Levisticum sei von Ligusticum und dies von Ligurien (der Heimat der Pflanze) abgeleitet.
Nebenwirkungen: In therapeutischen Dosen und bei nur vorübergehender Anwendung sind keine Nebenwirkungen zu erwarten. Nur schwangere Frauen sollten Liebstöckel nicht verwenden.

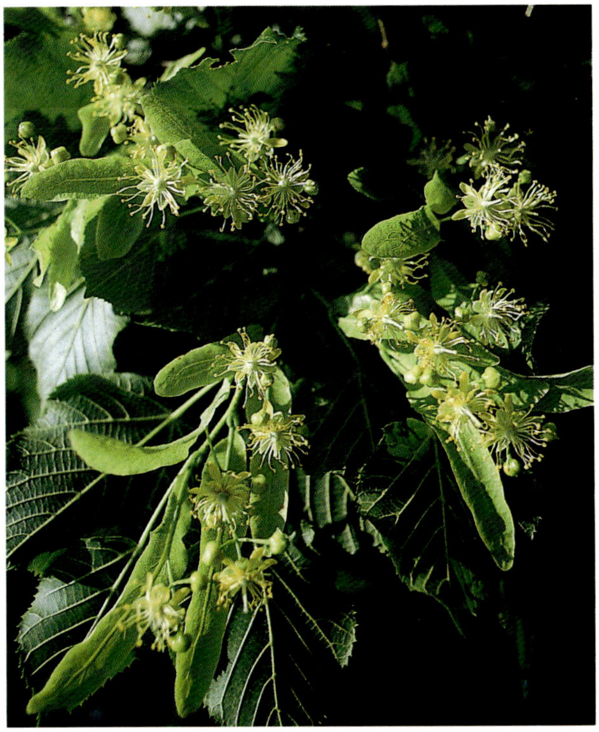

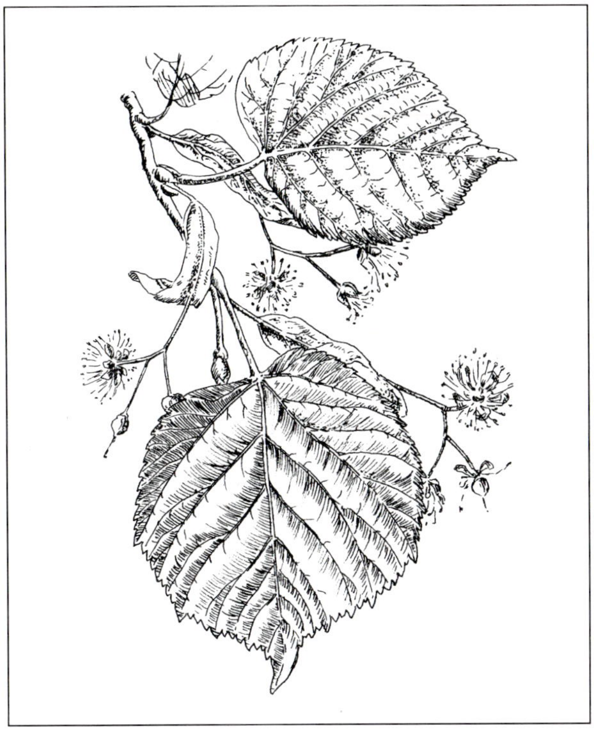

Linde

TILIA PLATYPHYLLOS SCOP. (TILIA GRANDIFOLIA EHRH.) – Sommerlinde
TILIA CORDATA MILL. (THILIA PARVIFOLIA EHRH. EX HOFFM.) – Winterlinde
Lindengewächse, TILIACEAE
Volksnamen: Bastbaum.

Arzneilich verwendete Pflanzenteile: Die voll entwickelten Blütenstände mit dem pergamentartigen Hochblatt. (In der Volksmedizin auch die Blätter, gelegentlich die Rinde.) Die aus Lindenholz bereitete Kohle (LIGNI TILIAE CARBO PULVERATUS).

Drogenbezeichnung: Lindenblüten = TILIAE FLOS (früher: FLORES TILIAE), Lindenblätter = TILIAE FOLIUM (früher: FOLIA TILIAE), Lindenholzkohle = LIGNI TILIAE CARBO PULVERATUS (früher: CARBO LIGNI TILIAE PULVERATUS), Lindenrinde = TILIAE CORTEX (früher: CORTEX TILIAE).

Botanik: *Pflanzenbeschreibung:* Der Lindenbaum ist auch heute noch so bekannt, daß jeder weiß, wovon die Rede ist. Daß es aber zwei Lindenarten bei uns gibt, ist schon nicht mehr so bekannt. Die Winterlinde hat kleinere Blätter und reichblütigere Blütenstände als die Sommerlinde. Sie blüht etwa 14 Tage später und ist häufiger anzutreffen als die Sommerlinde. Es gibt noch ein weiteres Unterscheidungsmerkmal: An der Unterseite der Laubblätter, in den Achseln der Blattnerven sitzen bei der Winterlinde rotgelbe, bei der Sommerlinde weißliche Haarbüschel.

Ernte und Aufbereitung: Die Droge, die Lindenblüten, stammt von beiden Bäumen und besteht aus den ganzen Blütenständen einschließlich des unverwechselbaren pergamentartigen Hochblattes. Wichtig ist, daß die Lindenblüten etwa einen, längstens vier Tage nach dem Aufblühen gesammelt werden, weil zu diesem Zeitpunkt der Wirkstoffgehalt am größten ist.
Man trocknet die Lindenblüten auf luftigen Darren. Das Trocknen darf nicht zu lange dauern, die Temperatur dabei nicht zu hoch sein – maximal 45 °C. Lindenblüten sind sehr empfindlich. Sie müssen nach dem Trocknen und Zerschneiden in luftdicht verschlossenen Behältern aufbewahrt werden. Schon die geringste Feuchtigkeit bei der Lagerung zerstört den aromatischen Duft und mindert die Wirksamkeit.

Inhaltsstoffe (Wirkstoffe): Ätherisches Öl, Flavonoide, Schleim, Gerbstoff und Zucker.
Die zahlreichen weiteren Inhaltsstoffe sind, wie bei allen Heilpflanzen, an der Wirkung mit beteiligt, doch kommt den Flavonoiden und dem ätherischen Öl eine besondere Bedeutung zu.

Heilwirkung und Anwendung: Bekannt war zu allen Zeiten die schweißtreibende Wirkung des Lindenblüten-Tees bei fiebrigen Erkältungskrankheiten, die eine Schwitzkur erforderlich machen. Dies wird auch vom BGA empfohlen. Lindenblüten-Tee aktiviert die Abwehrkräfte des Körpers, so daß Erkältungskrankheiten, die mit Fieber einhergehen, damit schneller überwunden werden. Ganz besonders trifft das bei Kindern zu. In einer Kinderklinik in Chicago stellten die Ärzte Traismann und Hardy bei einer Versuchsreihe fest, daß Aspirin plus Lindenblüten-Tee den Einsatz von Sulfonamiden oder Penicillinen entbehrlich macht: Die kleinen Patienten, die so behandelt wurden, gesundeten ohne Komplikationen und schneller als die Kinder, die Sulfonamide oder Antibiotika bekommen hatten. Lindenblüten-Tee kann auch als hervorragendes Prophylaktikum, also zur Vorbeugung, eingesetzt werden: Wer in der kalten Jahreszeit durchgefroren nach Hause kommt, wer lange mit nassen Füßen herumlief oder wer erhitzt in zugiger Umgebung warten mußte, der kann ziemlich sicher sein, daß er am nächsten Tag einen Schnupfen oder gar eine fiebrige Erkältung hat. Trinkt er dann, sobald er zu Hause ist, eine Tasse heißen Lindenblüten-Tee und 3 bis 4 Stunden später eine zweite, so hat er gute Chancen, nicht zu erkranken. Es ist deshalb empfehlenswert, in Zeiten besonderer Ansteckungsgefahr regelmäßig Lindenblüten-Tee zu trinken. Er schmeckt ausgezeichnet, duftet anregend und läßt sich durch Süßen mit Honig geschmacklich noch veredeln. Und wer eine Bronchitis nicht loswerden kann, der probiere einen Tee aus Huflattichblättern und Lindenblüten zu gleichen Teilen, der wie Lindenblüten-Tee zubereitet wird. Der Erfolg ist erstaunlich, wenn diese Teekur regelmäßig durchgeführt wird.

• *So wird Lindenblüten-Tee bereitet:* Als Schwitztee (wenn vom Arzt empfohlen oder erlaubt): 2 leicht gehäufte Teelöffel Lindenblüten mit 1/4 l kochendem Wasser übergießen, 10 Minuten ziehen lassen, abseihen und sehr heiß trinken. Zur Vorbeugung und als Haustee in Erkältungszeiten reicht 1 Teelöffel Lindenblüten für 1/4 l Wasser aus. In diesem Fall sollte man den Tee nur mäßig warm trinken.

Mein besonderer Rat: Zwei bewährte Teemischungen, zur Vorbeugung und bei Erkältungskrankheiten getrunken, sind ganz besonders wirksam.

• *So werden diese Teemischungen bereitet:*

Lindenblüten	20,0
Hagebutten	10,0
Heidelbeeren, getrocknet	10,0
Kamillenblüten	10,0

1 gehäuften Eßlöffel dieser Mischung mit 1/4 l kochendem Wasser übergießen, 1 Minute kochen, abseihen und bei Bedarf mit Honig süßen. 2 bis 3 Tassen Tee täglich.

Malvenblüten	15,0
Lindenblüten	15,0
Pfefferminzblätter	10,0
Kamillenblüten	10,0

1 gehäuften Eßlöffel dieser Mischung mit 1/4 l kochendem Wasser übergießen und zugedeckt 10 Minuten ziehen lassen. Nach dem Abseihen mäßig warm trinken. Süßen nach Geschmack.

Anwendung in der Homöopathie: Die Homöopathie bereitet aus frischen Lindenblüten die Urtinktur (Ø) *Tilia,* die bei Rheuma, allergischen Ausschlägen (Nesselsucht) und bei Heuschnupfen gebraucht wird und gelegentlich auch als Mittel gegen übermäßige Schweißabsonderung. Von Homöopathen und Naturheilkundeärzten wird, so berichtet Dr. H. Wallnöfer, die Lindenholzkohle gern gebraucht. Pulverisiert eingenommen, löst sie schwere Krampfzustände in einem bestimmten Abschnitt des Dickdarms. Die Wirkung wurde wissenschaftlich nachgewiesen. Unter Anleitung eines Arztes sicher ein lohnendes Anwendungsgebiet.

Lindenblüten, Lindenblätter und Lindenrinde als Hausmittel: Was unter dem Abschnitt »Heilwirkung und Anwendung« angegeben wurde, gilt auch in der Volksmedizin. Die Blätter gbraucht man gelegentlich als Magenmittel und die Rinde zur Linderung von krampfartigen Schmerzen im Verdauungstrakt. Es sind wohl die Schleimstoffe, die hier wirksam werden. Manchmal wird auch ein Aufguß aus Lindenrinde zu Umschlägen und Spülungen gebraucht. Doch diese Anwendungen macht man nur noch selten – es gibt Besseres.

Nebenwirkungen: In jüngster Zeit ist gelegentlich gesagt worden, daß der häufigere Gebrauch des Lindenblüten-Tees das Herz schädige. Das trifft aber wohl nur zu, wenn zu oft Schwitzkuren mit Lindenblüten-Tee gemacht werden. Da aber Lindenblüten die körpereigenen Abwehrkräfte auch unabhängig vom Schwitzen aktivieren, kann jeder, der Auswirkungen auf sein Herz befürchtet, auf die Schwitzkur verzichten.

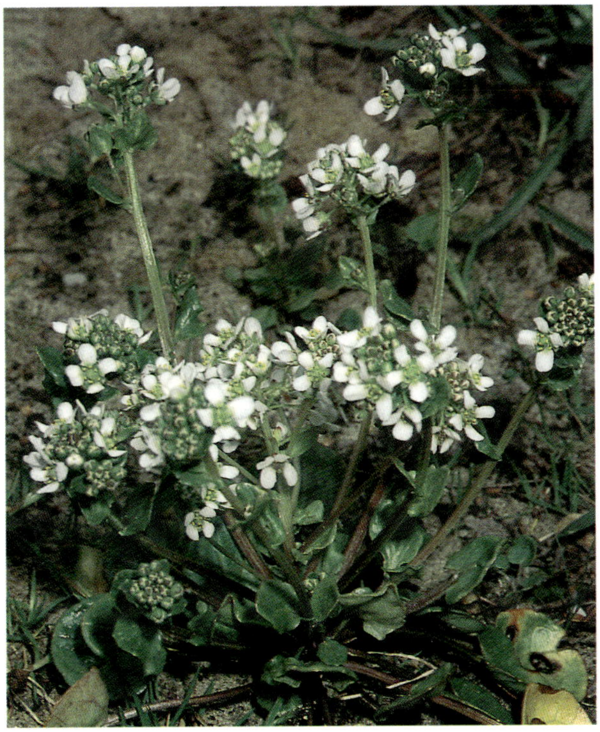

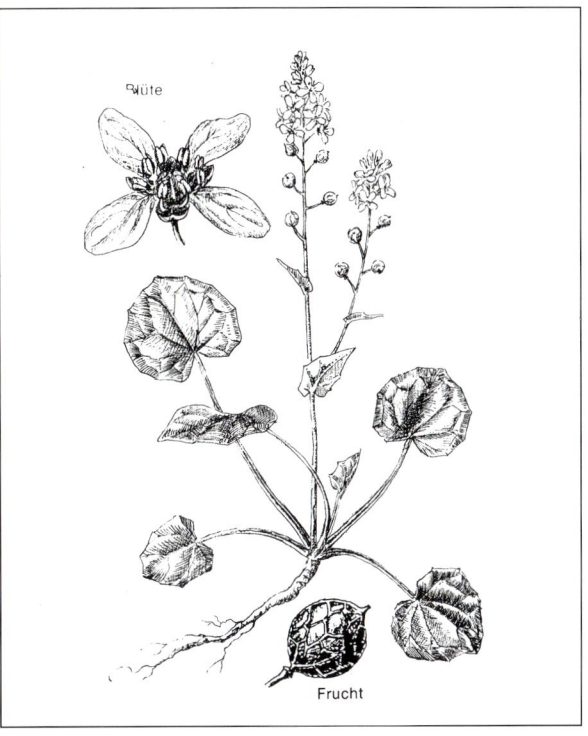

Löffelkraut

COCHLEARIA OFFICINALIS L.
Kreuzblütengewächse, BRASSICACEAE (CRUCIFERAE)
Volksnamen: Bitteres Löffelkraut, Löffelkresse, Skorbutkraut.
Arzneilich verwendete Pflanzenteile: Das ganze frische Kraut, vor allem die frischen Blätter.
Drogenbezeichnung: Löffelkraut = COCHLEARIAE HERBA (früher: HERBA COCHLEARIAE), Löffelkrautblätter = COCHLEARIAE FOLIUM (früher: FOLIA COCHLEARIAE).

Botanik: *Pflanzenbeschreibung:* Löffelkraut ist zwei- bis mehrjährig, wird 15 bis 30 cm hoch, besitzt einen saftigen, wenig beblätterten Stengel, an dem im unteren Teil langgestielte, breit eiförmige, am Grund leicht herzförmige saftige Blätter sitzen. Im Mittelabschnitt der Pflanze sind die Blätter kurzgestielt und oben stengelumfassend, am Grund tief herzförmig. *Blütezeit:* Mai und Juni. *Vorkommen:* Weil das Löffelkraut eine typische Salzpflanze ist, findet man es naturgemäß nicht überall. Bei uns in Deutschland kommt es an der Nordseeküste, in Schleswig-Holstein und nur gelegentlich an salzhaltigen, sumpfigen Stellen des Binnenlandes vor.

Ernte: Das frische Kraut sollte vor der Blüte gesammelt werden, weil zu diesem Zeitpunkt die Inhaltsstoffe optimal zusammengesetzt sind. Die weißen Blüten sind typische »Kreuzblüten«, die angenehm duften. Daraus entwickeln sich dann kugelige aufgeblasene Schötchen. Zerdrückt man die Blätter oder den saftigen Stengel, so entströmt ein scharfer senfartiger Geruch. Der Geschmack ist scharf und erinnert an den Geschmack der Kresse.
Inhaltsstoffe (Wirkstoffe): Glukocochlearin (ein Senfölglykosid), Isothiocyanate, Bitterstoffe, Mineralstoffe, Gerbstoffe und viel Vitamin C. Im frischen Kraut ist etwa 0,18 bis 0,3 % ätherisches Öl enthalten.
Heilwirkung und Anwendung: Dort, wo es wächst, verwendet man das Löffelkraut sowohl als Küchen- und Salatkraut als auch als Arzneimittel. Ersteres meist wegen des erfrischenden und belebenden Geschmacks und wegen des Vitamin C, das besonders im Frühling sehr begehrt ist zur Infektabwehr und zur notwendigen Ergänzung der vitaminarmen Kost. Als Arzneimittel wird Löffelkraut gegen Verstopfung, Appetitlosigkeit, gegen Galleabflußstörungen und zur Aktivierung der Leber häufig genommen. Man bevorzugt die frische Pflanze oder den daraus bereiteten Saft. Die Stoffwechselwirkung, die den Einsatz der frischen Heilpflanze auch gegen rheumatische

Beschwerden und Gicht rechtfertigt, ist der Wirkung frischer Löwenzahnblätter ähnlich. Man macht sich auch die hyperämesierende (hautreizende) Wirkung dieser Heilpflanze nutzbar, um daraus Einreibungen herzustellen. Die Anwendung bei Husten und Asthma, die früher eine Rolle spielte, ist nicht mehr gebräuchlich.
Nebenwirkungen: Wenn man von möglichen Störungen durch die Anwendung des reinen ätherischen Öls der Pflanze absieht, das ohnehin nicht unverarbeitet verwendet wird, sind keine Nebenwirkungen zu befürchten.

Löwenzahn

TARAXACUM OFFICINALE WEB. S. L.
Korbblütengewächse, CICHORIACEAE (COMPOSITAE)
Volksnamen: Butterblume, Kuhblume, Märzenbusch, Milchblume, Lichtli, Pusteblume, Röhrlichchrut, Schmalzblümlein.
Arzneilich verwendete Pflanzenteile:
Das Kraut mit der Wurzel.
Drogenbezeichnung: Löwenzahn (Löwenzahn-Ganzpflanze) = TARAXACI RADIX CUM HERBA (früher: RADIX TARAXACI CUM HERBA), Löwenzahnwurzel = TARAXACI RADIX (früher: RADIX TARAXACI).

Botanik: *Pflanzenbeschreibung:* Der Löwenzahn ist eine äußerst anpassungsfähige Pflanze; er ist mit jedem Boden zufrieden. Seine kräftige Pfahlwurzel, mit der er im Boden verankert ist, wird bis zu 30 cm lang. Die Blätter, rosettenartig angeordnet, sind verschieden tief gesägt oder gespalten, lanzettlich und 5 bis 25 cm lang. Die leuchtend gelben Blütenköpfchen sitzen am Ende eines hohlen Blühstengels, er führt, wie auch Blätter und Wurzeln, einen weißen Milchsaft. Die reifen Früchte sind mit einem fallschirmartigen Anhängsel ausgestattet (Pusteblume). Der Wind kann sie dadurch sehr weit tragen. *Blütezeit:* März bis April (Mai). *Vorkommen:* Auf Wiesen und Feldern, in Gärten und Anlagen, kurz: überall da, wohin jemals ein Same gelangt ist. Selbst zwischen Pflastersteinen kann man Löwenzahn finden.
Ernte und Aufbereitung: Löwenzahn muß im Frühjahr, in den Monaten April und Mai, gesammelt werden. Mit einem Wurzelstecher oder einem anderen geeigneten Gerät sticht man die Wurzeln aus dem Boden, spaltet sie und hängt sie zusammen mit dem Kraut (hauptsächlich der Blattrosette) zum Trocknen an einem luftigen Ort auf. Bei Temperaturen bis 40 °C darf auch im Ofen getrocknet werden.
Inhaltsstoffe (Wirkstoffe): Vitamine, Bitterstoffe, Triterpene und Sterole; Carotine, Flavonoide, Gerbstoffe, Mineralien (viel Kalzium) und Spurenelemente; wenig ätherisches Öl, Schleime, Fructose, Inulin.
Heilwirkung und Anwendung: Will man die Wirkung des Löwenzahns zusammenfassen, so kann man sagen, daß diese Heilpflanze die Niere und die Leber zu erhöhter Aktivität anregt, daß sie einen günstigen Einfluß auf das Bindegewebe ausübt, das dadurch stärker durchblutet wird, und daß sie durch das Zusammenspiel aller Wirkstoffe das Allgemeinbefinden geschwächter Menschen bessert.
Das erste wichtige Anwendungsgebiet ist die Entschlackung in der Frühjahrskur und in der Herbstkur; und weil Löwenzahn die Ausscheidung fördert, Niere und Leber aktiviert, eignet er sich besonders gut dafür.
Ob man den Löwenzahn-Saft aus der Apotheke verwendet, oder ob man lieber eine Löwenzahn-Teekur macht, ist einerlei, wenn man nur berücksichtigt, daß eine solche Kur etwa 4 bis 6 Wochen dauern muß. Danach fühlt man sich wirklich wohl und »verjüngt«. Kurmäßig muß man 2mal täglich 1 Tasse Tee trinken oder statt des Tees jeweils 1 Eßlöffel Löwenzahn-Saft nehmen.
Die günstige Wirkung des Löwenzahns auf das Bindegewebe erklärt seine Heilwirkung bei Rheuma und Gicht, denn dabei handelt es sich um Stoffwechselstörungen, die auch das Bindegewebe schädigen. Rheumatiker stellen immer wieder fest, daß sie sich nach einer Löwenzahnkur besser fühlen, daß die Häufigkeit der Schmerzanfälle abnimmt und die Heftigkeit der Schmerzen nachläßt.
Neuere Forschungsergebnisse haben gezeigt, daß man mit Löwenzahn die Gallensteinentwicklung beeinflussen kann. Bei vielen Menschen kommt es immer wieder zur Neubildung von Gallensteinen (Stein-Diathese). Löwenzahn vermag eine solche Krankheitsdisposition zu ändern. Es kommt nicht zu Neubildungen oder Vergrößerungen von Gallensteinen, wenn zweimal jährlich eine Löwenzahnkur gemacht wird. Aufgelöst werden vorhandene Steine nicht. Wohl aber kann

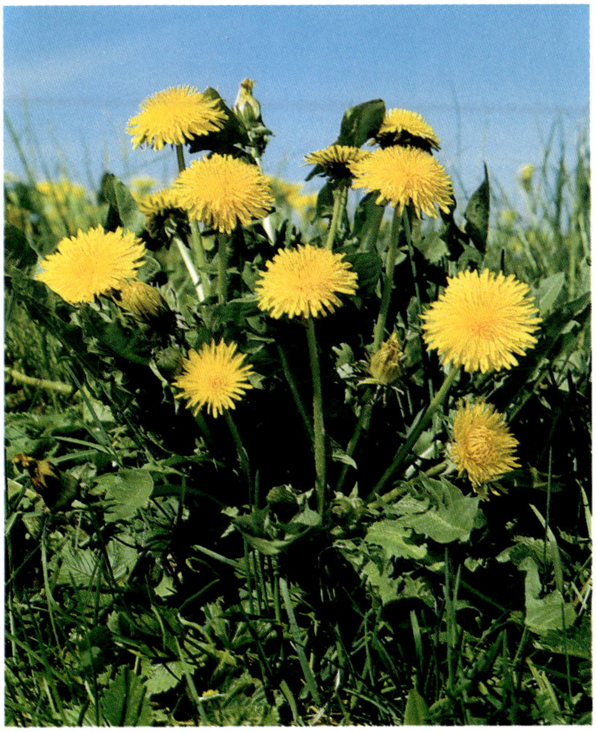

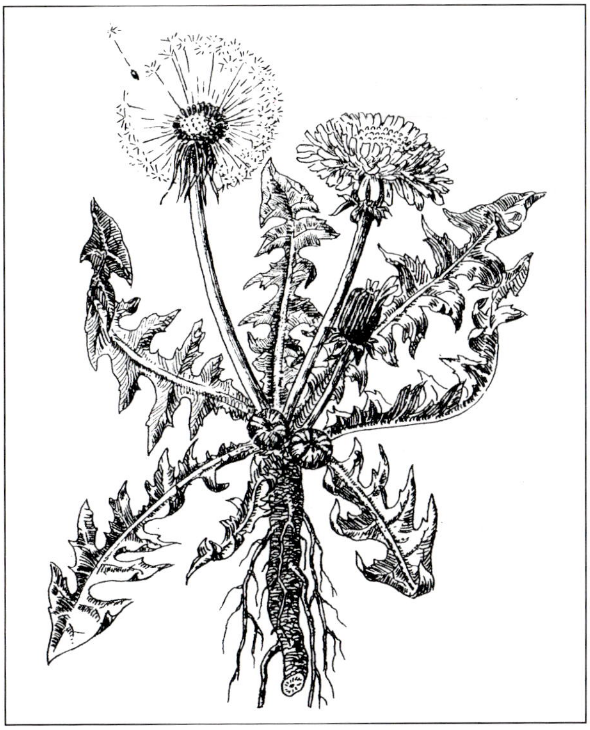

man mit Löwenzahn-Tee eine Steingalle beruhigen und Koliken weitgehend ausschalten.

• *So wird Löwenzahn-Tee bereitet:* 1 bis 2 Teelöffel geschnittene Droge wird mit 1/4 l kaltem Wasser übergossen, zum Sieden erhitzt und 1 Minute lang gekocht. Dann wird nach 10 Minuten abgeseiht. Schließlich macht man sich die harntreibende Wirkung des Löwenzahns bei dem Versuch zunutze, kleine Nierensteine durch einen *Wasserstoß* auszutreiben: Man bereitet sich einen Löwenzahn-Tee aus 2 Eßlöffeln Droge, die man mit 1/2 l kaltem Wasser übergießt, zum Sieden erhitzt und nach 20 Minuten abseiht. Die abgeseihte Flüssigkeit wird mit warmem Wasser auf 1 1/2 l verdünnt. Diese Menge muß man innerhalb von 15 bis 20 Minuten trinken. Es kommt dann zu starker Wasserausscheidung, bei der möglicherweise kleine Steine mit abgehen.

Das BGA nennt Störungen im Bereich des Galleflusses, Beschwerden im Bereich von Magen und Darm wie Völlegefühl, Blähungen und Verdauungsbeschwerden, sowie die Anregung der Diurese als mögliche Anwendungsgebiete und schließt die Anwendung bei Entzündungen oder Verschluß der Gallenwege sowie Darmverschluß aus (Gegenanzeigen).

Anwendung in der Homöopathie: Das Homöopathikum *Taraxacum* wird bei Magenbeschwerden, Appetitlosigkeit, Leber- und Nierenleiden mit häufigem Harndrang gegeben. Auch bei Antriebsschwäche, Gallebeschwerden und Schmerzen (stechend) im Kopf und an den Augen wird Taraxacum versucht. Man gibt entweder von der Urtinktur (Ø) 2- bis 3mal täglich 1 bis 3 Tropfen oder wendet das Mittel in den Potenzen D1 bis D3 an, wovon jeweils 3 bis 5 (bis 8) Tropfen mehrmals täglich gegeben werden.

Löwenzahn als Hausmittel: Alles, was über die Heilwirkung und Anwendung aufgeführt wurde, gilt in ganz besonderem Maße für die Volksmedizin. Hier schätzt man auch die Löwenzahnblätter als Salat oder als appetitanregende Beigabe zu Weichkäse. Ganz allgemein schreibt man dem Löwenzahn eine »stärkende« Wirkung zu.

Nebenwirkungen: Löwenzahn-Saft und Löwenzahn-Tee in therapeutischen Dosen sind nebenwirkungsfrei. Die frischen Löwenzahnstengel sollen schon bei Kindern, die sehr viel davon gegessen haben, »Vergiftungen« hervorgerufen haben.

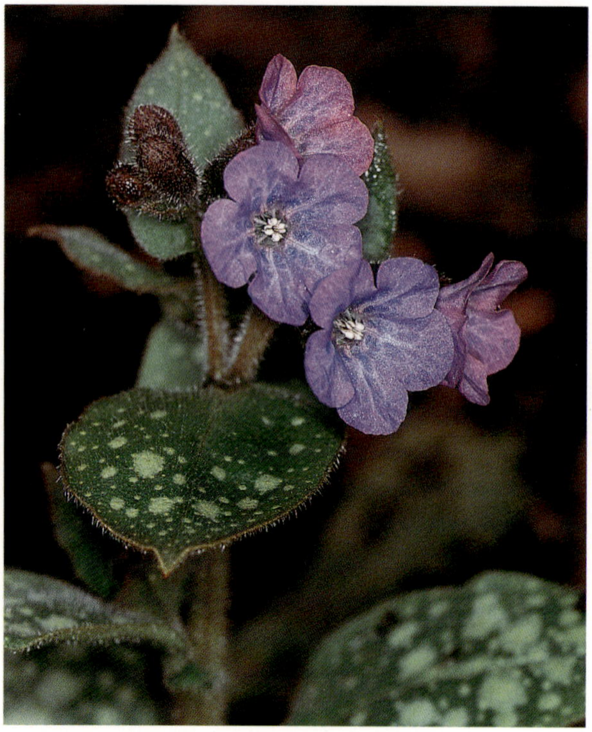

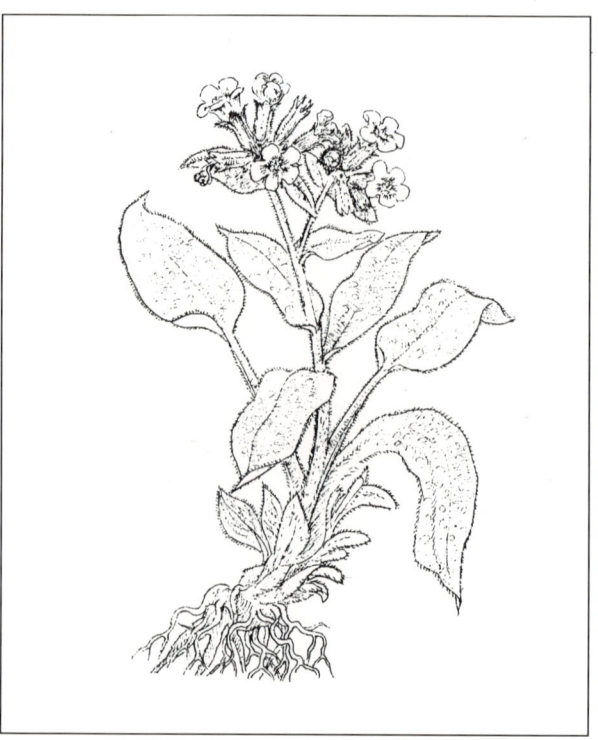

Lungenkraut

PULMONARIA OFFICINALIS L.
Borretschgewächse, BORAGINACEAE
Volksnamen: Brunneschüsseli, Fleckenkraut, Güggelhose, Händschechrut, Hirschkoze, Königsstiefel, Lungenwurz, Waldochsenzunge.
Arzneilich verwendete Pflanzenteile: Das Kraut (ohne die Wurzeln).
Drogenbezeichnung: Lungenkraut = PULMONARIAE HERBA (früher: HERBA PULMONARIAE).

Botanik: *Pflanzenbeschreibung:* Im Erdreich liegt der Wurzelstock des Lungenkrauts einige Zentimeter tief und verläuft waagrecht. Bald nach der Schneeschmelze entwickeln sich daraus 10 bis 30 cm hohe Stengel mit sitzenden länglichen, rauhbehaarten Blättern. Am Stengelende sind die Blüten zu mehreren angeordnet. Beim Verblühen sind sie rötlich und werden später blau.
Blütezeit: März, April. *Vorkommen:* Schattige Laubwälder, Gebüsche und Hecken.
Ernte und Aufbereitung: Verwendet werden die blühenden oberirdischen Teile, die man kurz über dem Boden abschneidet und gebündelt zum Trocknen aufhängt. Es kann auch bei künstlicher Wärme (bis 45 °C) getrocknet werden, wenn eine gute Belüftung gewährleistet ist.

Inhaltsstoffe (Wirkstoffe): Schleimstoffe, Flavonoide, Allantoin, Kieselsäure und andere Mineralstoffe, Pyrrolizidinalkaloide (?).
Heilwirkung und Anwendung: Aufgrund seiner Inhaltsstoffe darf man beim Lungenkraut eine reizlindernde (Schleim) Wirkung erwarten, einen günstigen Einfluß auf das Bindegewebe (Kieselsäure) und auch Linderung bei entzündeten Schleimhäuten in Magen und Darm, in Mund und Rachen. Dennoch wird das Lungenkraut in der Schulmedizin nicht verwendet.
Die meisten Heilanzeigen für die Anwendung dieser Heilpflanze erscheinen auch dem BGA nicht ausreichend belegt, so daß auch von dieser Seite aus empfohlen wird, von der Anwendung Abstand zu nehmen. – In der Tat gibt es geeignetere Heilpflanzen. Nur wenige galenische Zubereitungen enthalten Lungenkraut.
Lungenkraut als Hausmittel: Anders sieht es in der Volksmedizin aus, wo man bei Halsweh, Heiserkeit, Husten und Verschleimung, bei Ruhr und Durchfall und auch bei Blasenleiden sehr häufig einen Lungenkraut-Tee trinkt.
• *So wird Lungenkraut-Tee bereitet:* 2 Teelöffel Lungenkraut wird mit 1/4 l kochendem Wasser übergossen, 10 Minuten ausgezogen und abgeseiht. Mit Honig gesüßt 3mal täglich 1 Tasse Tee trinken. Mit dem ungesüßten Tee behandelt man Durchfälle. Auch zum Gurgeln ist er geeignet.

Anmerkung: Die Verwendung des Lungenkrauts ist auch in der Volksmedizin noch nicht sehr alt. In den klassischen Kräuterbüchern der Alten ist Lungenkraut nicht zu finden und folglich auch wenig bei den mittelalterlichen Autoren.
Die Signaturenlehre des Paracelsus (»Die Natur zeichnet ein jegliches Gewächs, so von ihr ausgeht, zu dem, dazu es gut ist«) dürfte auf diese Heilpflanze aufmerksam gemacht haben, weil man in den Blättern und auch den Blüten einen Hinweis auf Lungenleiden zu erkennen glaubte.
Nebenwirkungen: Bei Dauergebrauch sind Nebenwirkungen nicht auszuschließen. Anwendung nicht empfehlenswert!

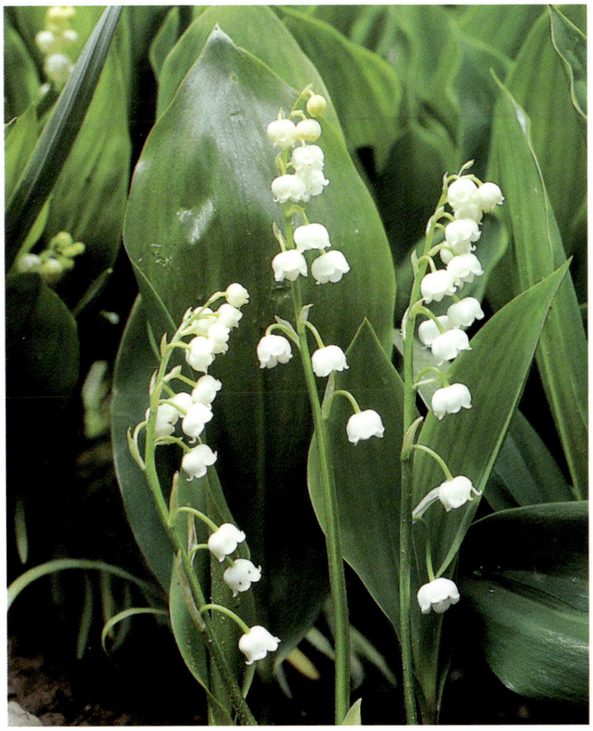

Maiglöckchen

▷ *giftig, geschützt*
CONVALLARIA MAJALIS L.
Liliengewächse, LILIACEAE
Volksnamen: Augenkraut, Chaldron, Faldron, Galleieli, Glasblümli, Herrenblümli, Maienlilie, Marienglöckchen, Marienriesli, Schillerlilie, Schneetropfen, Springauf, Zaucken.
Arzneilich verwendete Pflanzenteile: Die Blätter.
Drogenbezeichnung: Maiglöckchenkraut = CONVALLARIAE HERBA (früher: HERBA CONVALLARIAE), Maiglöckchentinktur = CONVALLARIAE TINCTURA (früher: TINCTURA CONVALLARIAE).

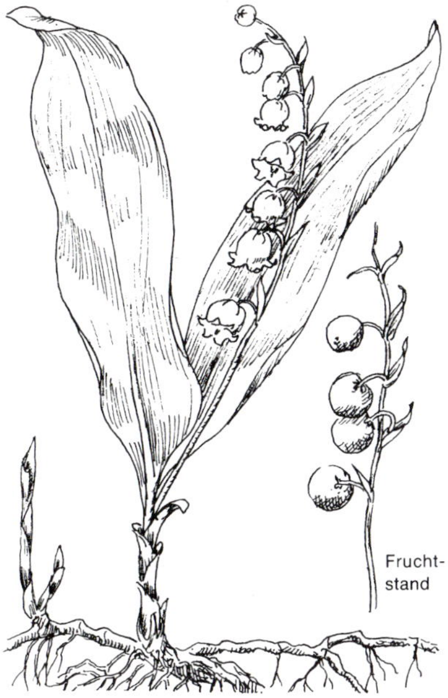

Botanik: *Pflanzenbeschreibung:* Das Augenfälligste am Fundort sind zunächst die großen dunkelgrünen, ovalen bis lanzettlichen Blätter, die über 10 cm lang und etwa 5 cm breit sind. Sie entspringen einem hellbraunen bis weiß-grauen, waagrecht im Erdboden kriechenden Wurzelstock und sind durch einen starken Mittelnerv und viele parallele Seitennerven ausgezeichnet. Zu zweien umschließen sie den Blütenschaft, der unbeblättert ist und im oberen Teil wohlriechende glokkenförmige, nickende, weiße Blüten trägt, die durch einen sechszipfligen Rand ausgezeichnet sind. Dieser Blütenstand ist eine einseitswendige Traube; nach der Reife trägt er leuchtend rote kugelige Beeren. *Blütezeit:* Mai/Juni.
Vorkommen: Vor allem im Buchenwald, seltener in Hohlwegen. In Mittel-, Süd- und Osteuropa; in Nordamerika.

Inhaltsstoffe (Wirkstoffe): Herzwirksame Glykoside (etwa 30 verschiedene), hauptsächlich Convallatoxin und Convallatoxol, die den Strophanthusglykosiden sehr nahe stehen.
Heilwirkung und Anwendung: Die Droge selbst wird in der Medizin heute so gut wie gar nicht

mehr verwendet, doch die galenischen Präparate zählen zu den wichtigen Arzneimitteln bei der Behandlung von chronischen Herzschäden, Herzschwäche nach Infektionen, Reizleitungsstörungen und verschiedenen anderen Herz- und Kreislaufbeschwerden – auch nervöser Art.

Anwendung in der Homöopathie: Das Homöopathikum *Convallaria* wird aus der ganzen, frischen, blühenden Pflanze bereitet. Es wird vornehmlich bei nervösen Herzstörungen in der zweiten Potenz (D2) gebraucht und zweckmäßigerweise in einer Dosierung von 2- bis 3mal täglich 5 bis 10 Tropfen gegeben. Bei Herzschwäche, besonders bei verlangsamter Herztätigkeit, oder bei der sogenannten Herzwassersucht, verwendet man auch die Urtinktur (Ø).

Maiglöckchen als Hausmittel: *Das Maiglöckchen ist eine giftige Pflanze und darf auf keinen Fall selbst angewendet werden.*

Zur Information sei gesagt, daß in der Volksmedizin Maiglöckchenblätter als Tee zur Körperentwässerung und mitunter zur Blutreinigung gebraucht werden.

Es gab eine Zeit, da die Bedeutung des Maiglöckchens so groß war, daß man glaubte, jede Krankheit damit behandeln zu können. Davon ist in der Volksmedizin eine Menge übriggeblieben. Besonders Schlaganfallpatienten und an Epilepsie Leidende versucht man damit zu behandeln.

Erwähnt sei auch noch, daß getrocknete Maiglöckchenblüten Bestandteil des Schneeberger-Schnupftabaks sind.

Nebenwirkungen: Bei der Anwendung der ärztlich verordneten Präparate aus dieser Heilpflanze und bei der richtigen Dosierung homöopathischer Zubereitungen sind Nebenwirkungen nicht zu befürchten.

Sonst aber sind die Inhaltsstoffe des Maiglöckchens, die sich in allen Teilen der Pflanze befinden, giftig.

Dennoch muß gesagt werden, daß die Giftigkeit des Maiglöckchens früher überbewertet worden ist. Die Mär, daß ein Kind gestorben sei, das aus einer Blumenvase Wasser getrunken habe, in der ein Maiglöckchenstrauß gestanden hatte, ist nicht zu belegen.

Ernste Vergiftungen mit Maiglöckchen hat es kaum gegeben, auch nicht nach dem Verzehr von Beeren. Dennoch ist Vorsicht geboten.

Majoran

ORIGANUM MAJORANA L. (MAJORANA HORTENSIS MOENCH)
Lippenblütengewächse, LAMIACEAE (LABIATAE)
Volksnamen: Bratenkräutel, Gartenmajoran, Kuchelkraut, Mairan, Mairon, Miran, Wurstkraut.

Arzneilich verwendete Pflanzenteile: Das ganze blühende Kraut (ohne die Wurzeln).

Drogenbezeichnung: Majorankraut = MAJORANAE HERBA (früher: HERBA MAJORANAE), Majoranöl = MAJORANAE AETHEROLEUM (früher: OLEUM MAJORANAE), Majoran-Salbe = MAJORANAE UNGUENTUM (früher: UNGUENTUM MAJORANAE).

Botanik: *Pflanzenbeschreibung:* Die Stammpflanze wird etwa 20 bis 50 cm hoch, ist stark verästelt, aufrecht und besitzt vierkantige, dünne zähe Stengel und Äste, an denen spatelige, ganzrandige abgerundete, beiderseits kurzbehaarte Blätter sitzend oder kurzgestielt kreuzgegenständig angeordnet sind. Die Sprosse sind flaumig behaart, zuweilen rötlich überlaufen. Die hellroten bis weißen Blüten sitzen in dichten, eiförmigen Scheinähren in den Achseln von Deckblättern. Die ganze Pflanze riecht stark aromatisch.

Blütezeit: Juli/August. *Vorkommen:* In Europa nördlich der Alpen hat sich der echte Majoran, der aus Vorderindien kommend in Arabien, Ägypten und den Mittelmeerländern heimisch wurde, nicht einbürgern können. Frei trifft man ihn nur gelegentlich als Gartenflüchtling an. Man kennt ihn bei uns allerdings schon sehr lange und baut ihn in Gärten und Kulturen an.

Anbau und Ernte: Wer den Anbau auch in seinem Garten versuchen möchte, sät im März etwa 5 g Majoransamen in einem Frühbeetkasten aus – die Pflanze ist sehr kälteempfindlich und würde im Freien möglicherweise gar nicht keimen. Mitte Mai, wenn keine Fröste mehr zu erwarten sind, setzt man (für einen Normalhaushalt) 15 kräftige Pflanzen in leichten, doch nährstoffreichen Boden ins Freie. Der Abstand zwischen den einzelnen Pflänzchen soll 15 cm betragen. Windgeschützt und warm gedeihen die Setzlinge ausgezeichnet, doch wachsen sie nur langsam. Man braucht Geduld und muß fleißig jäten. Ausgewachsene Pflanzen werden etwa 30 bis 40 cm hoch. Wenn sie blühen, soll man ernten. Zu dieser Zeit ist der Gehalt an Aroma-

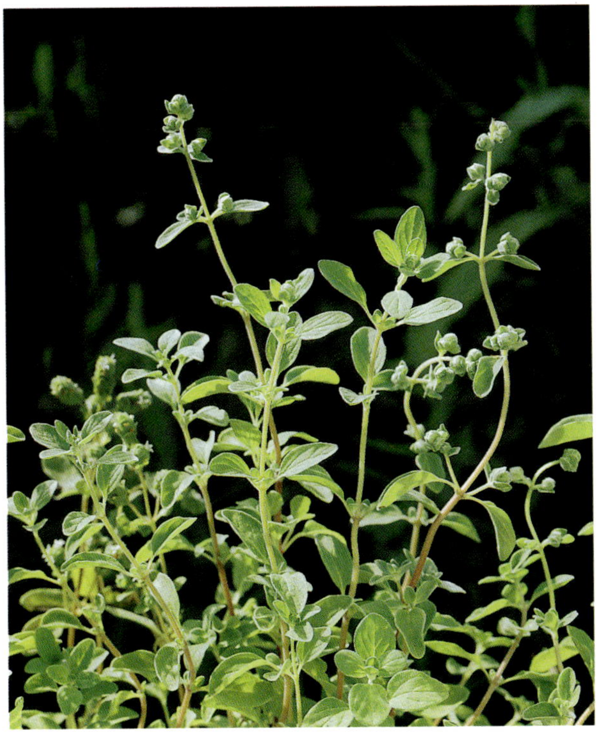

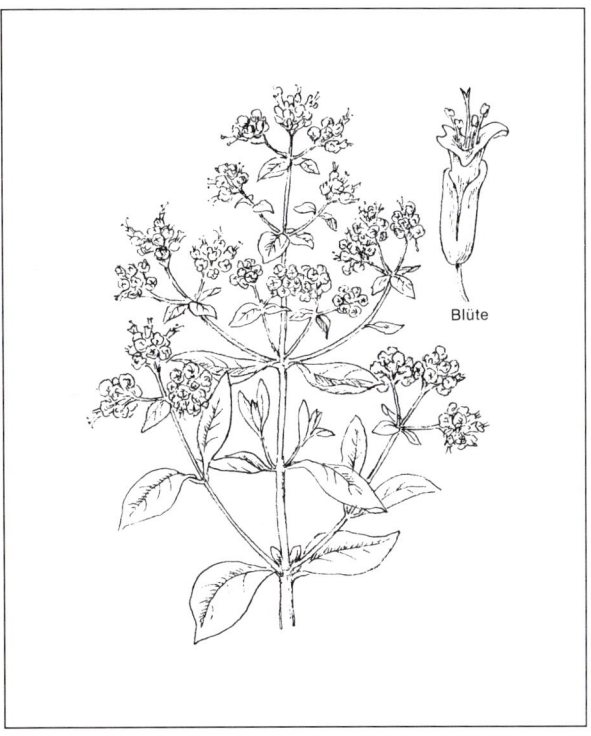

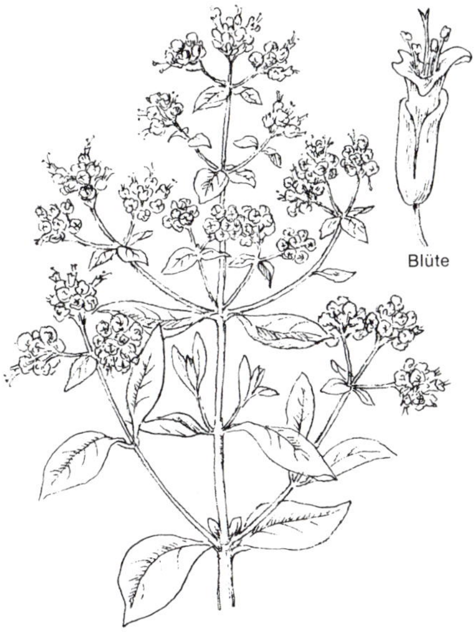

stoffen besonders groß. Man schneidet das Kraut kurz über dem Boden ab und trocknet gebündelt an der Luft. In gut verschlossenen Gefäßen hält sich der Majoran mehrere Jahre lang, ohne merklich an Wirkstoffen zu verlieren.

Inhaltsstoffe (Wirkstoffe): Das ätherische Öl, das in guter Ware etwa zu 0,6 bis 1,0 % enthalten ist, bildet den Hauptwirkstoff. Bitterstoffe und Gerbstoffe ergänzen die Wirkung.

Heilwirkung und Anwendung: Es gibt eine Menge Ärzte, die immer noch den Majoran bei Magen-, Darm- und Gallebeschwerden verordnen. Ihre Patienten bestätigen übereinstimmend die gute Wirkung bei Verdauungsschwäche, Appetitlosigkeit, Blähungen und Durchfällen. Andere Ärzte hingegen lassen dieses Kraut allenfalls noch als gesundes Gewürz gelten. Noch unterschiedlicher ist die Wertschätzung der alten Majoran-Salbe (Unguentum Majoranae), die als Schnupfensalbe besonders für Säuglinge und Kleinkinder, als Einreibung bei Nervenschmerzen und zur Behandlung von Verrenkungen, Wunden und Geschwüren einstmals hoch im Kurs stand.

Das BGA geht sogar soweit, vor der Anwendung des Majoran zu warnen, weil – Nutzen und Risiken gegeneinander abgewogen – die Verwendung bedenklich sei. Ich halte das für übertrieben, denn es sind keine Schadensfälle bekannt geworden.

Mein besonderer Rat: Säuglinge können oft nicht schlafen, weil sie unter Magendruck oder Blähungen leiden. Da hilft meistens ein Fenchel-Tee oder ein Kümmel-Tee, denn diese beiden Drogen sind die besten Karminativa (Mittel gegen Blähungen). Doch nicht immer ist es angebracht, zur Flasche noch einen Tee zu geben. Das erhöht die Trinkmenge und bringt Unruhe. Da bewährt es sich, die Nabelgegend mit einer Majoran-Salbe einzureiben. Viele Mütter berichten, daß etwa 10 bis 20 Minuten nach dem Einreiben die Blähungen vergehen. Und der Schnupfen bei Säuglingen läßt sich auch mit Majoran-Salbe behandeln. Die verstopfte Nase wird frei, der Säugling schläft beschwerdefrei. In der Apotheke bekommt man die Majoran-Salbe meist noch. Man kann sie sich aber auch selbst herstellen. (Das Rezept stammt von meiner Großmutter.)

• *So wird Majoran-Salbe bereitet:* 1 Teelöffel gepulverten Majoran übergießt man mit 1 Teelöffel Weingeist und läßt das Gemisch einige Stunden stehen. Dann gibt man 1 Teelöffel frische ungesalzene Butter dazu und erwärmt das Ganze im Wasserbad etwa 10 Minuten. Zuletzt seiht man durch ein Taschentuch und läßt abkühlen.

Mit dieser Salbe, die aromatisch duftet, kann man die Nase außen und innen leicht einschmieren. Wegen der geringen Haltbarkeit sollte man nur eine kleine Menge herstellen.

Die haltbare Majoran-Salbe, die man in der Apotheke bekommt (sie wirkt auch gut), ist mit weißer Vaseline bereitet, doch sei die mit Butter hergestellte – so heißt es – eindeutig besser.
Verwendung als Gewürz: Seit dem 16. Jahrhundert kennt man in unseren Breiten den Majoran – solange schätzt man ihn auch als Gewürz. Im Altertum war diese Pflanze der Aphrodite geweiht, und es ist ein wenig komisch, daß man Majoran heute auch als Wurstkraut bezeichnet. Zweifellos würzte man in der Antike nicht die Wurst, sondern den schweren Wein mit Majoran, um Liebeskräfte und Liebesverlangen zu wecken. Tips für die Küche: Fette Braten, Würste, Kartoffelsuppen und Gemüseeintöpfe mit einem hohen Anteil an Hülsenfrüchten werden durch Majoran nicht nur schmackhafter, sondern viel bekömmlicher. Saucen, die man als Beigabe zu Nudeln und Spa-ghetti zubereitet, und fette Bratkartoffeln vertragen Majoran gut. Majoran paßt auch sehr gut in Gewürzmischungen zusammen mit Thymian, Rosmarin, Basilikum und Beifuß.
Anwendung in der Homöopathie: Die Homöopathie verwendet *Origanum Majorana* in der Hauptsache bei Störungen der Sexualität, weil es eine besondere Wirkung auf das Nervensystem und die Sexualorgane der Frau hat. Aber auch als Magenmittel und als Tonikum wird es gelegentlich verwendet. Die Dosierung ist sehr unterschiedlich. D4 bis D6 sind wohl die geeignetsten Potenzen des Mittels.
Majoran als Hausmittel: Nervenkrankheiten, Bleichsucht, Erkältungskrankheiten mit Husten und Verschleimung, Asthma, Verdauungsbeschwerden mit Blähungen und Krämpfen, Schnupfen, auch Heuschnupfen, Mundschleimhautentzündungen und Zahnfleischbluten – das alles sind Heilanzeigen für den Gebrauch des Majoran-Tees. Für die Salbe erweitert sich das Anwendungsgebiet. Man behandelt Nervenschmerzen, Verrenkungen und Verstauchungen, schlecht heilende Wunden, Geschwüre und Rheuma mit der Salbe. Hier ist es schwer, eine Wertung vorzunehmen, denn die Inhaltsstoffe schließen keine der genannten Heilanzeigen ganz aus.
Nebenwirkungen: Überdosierung und zu langer Gebrauch (regelmäßig über mehrere Wochen) können zu Kopfschmerzen und Benommenheit führen. Diese Begleiterscheinung dürfte auf das ätherische Öl zurückzuführen sein.

Malve

MALVA SYLVESTRIS L. und MALVA NEGLEITA WALLR.
Malvengewächse, MALVACEAE
Volksnamen: Feldmalve, Johannispappel, Käslikraut, Käspappel, Kaskraut, Katzenkäse, Nüsserli, Roßpappel, Schwellkraut, Wegmalve, Wesing, Wilde Malve, Zigbli, Zigerli.
Arzneilich verwendete Pflanzenteile: Hauptsächlich die Blüten, gelegentlich auch das blühende Kraut oder die Blätter.
Drogenbezeichnung: Malvenblätter = MALVAE FOLIUM (früher: FOLIA MALVAE), Malvenblüten = MALVAE FLOS (früher: FLORES MALVAE).

Botanik: *Pflanzenbeschreibung:* Die Wilde Malve (Malva sylvestris) ist mit einer spindelförmigen Wurzel im Boden verankert. Aus dieser Wurzel entspringen mehrere ästige, rauhhaarige Stengel; sie kommen aufrecht aufsteigend oder niederliegend vor und tragen langgestielte, meist fünflappige Blätter, die beiderseits behaart und am Rand gekerbt sind. In den Blattachseln entspringen lange, ebenfalls behaarte Blütenstiele, die am Ende bläuliche bis rosarote Blüten tragen.
Die 5 Kronblätter sind tief ausgerandet und mit 3 dunklen Längsstreifen versehen. *Blütezeit:* Juni bis August. *Vorkommen:* Wegränder, Feld- und Wiesenränder, Schuttplätze, sonnige Hänge und Mauern sind die Lieblingsplätze der Malve.
Ernte und Aufbereitung: In den Monaten Juni bis August kann man die Heilpflanze sammeln. Die Blüten werden mit Kelch, doch ohne Stiel gepflückt, das ganze Kraut oder die Blätter bringt man zur gleichen Zeit ein. Getrocknet wird an luftigem Ort im Schatten.
Inhaltsstoffe (Wirkstoffe): Der Hauptwirkstoff ist der reichlich vorhandene Pflanzenschleim, daneben wenig ätherisches Öl und Gerbstoff.
Heilwirkung und Anwendung: Wie alle Schleimdrogen wirkt auch die Malve reizlindernd und einhüllend. Die Schulmedizin verwendet die Malve wenig, doch ist sie Bestandteil vieler Hustentees. Gelegentlich gebraucht man den Malven-Tee auch als Linderungsmittel bei Entzündungen in Mund und Rachen, zum Spülen und Gurgeln und bei leichten Durchfällen. Hier wirken Schleim und Gerbstoff zusammen.
Das sind auch im wesentlichen die Empfehlungen des BGA.

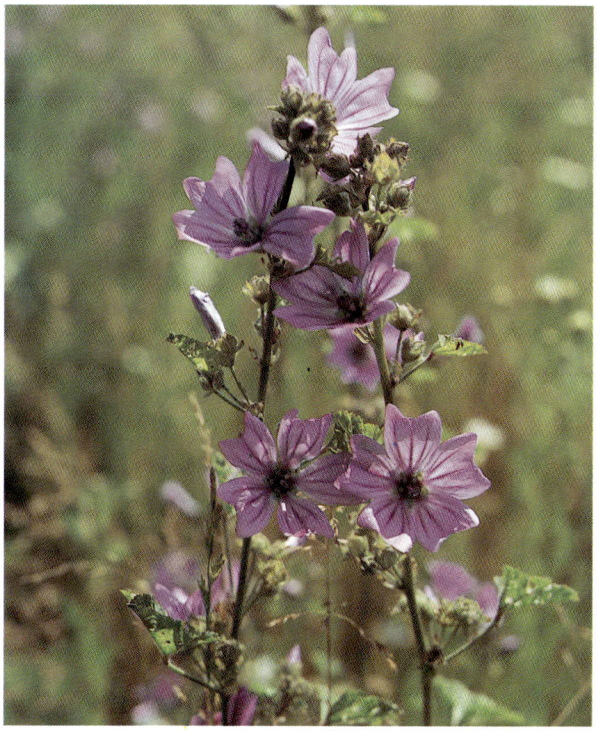

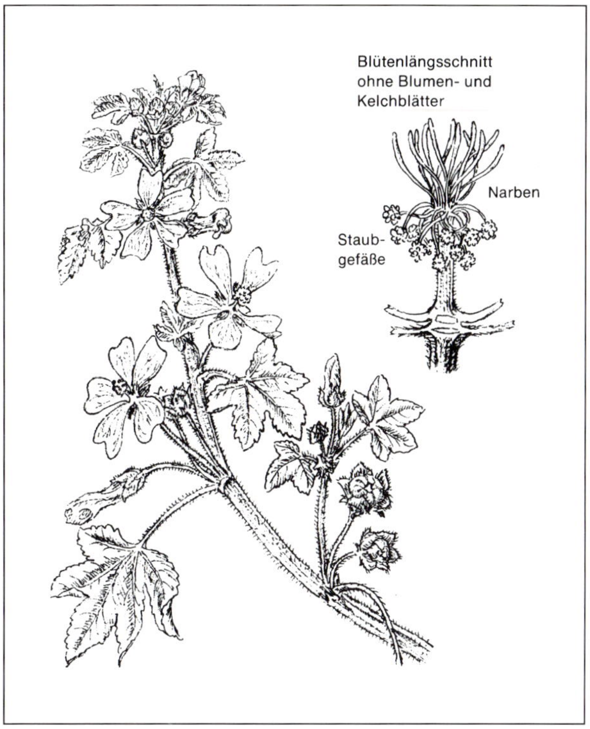

Wer Bedenken hat, Huflattich wegen der möglichen Pyrrolizidinalkaloide zu verwenden, oder wer eine Dauerbehandlung mit einer Schleimdroge anstrebt, der sollte der Malve den Vorzug geben.

• *So wird Malven-Tee bereitet:* Ob man den Blüten, den Blättern oder dem Kraut den Vorzug gibt, ist bei der Zubereitung einerlei.

Man übergießt 2 gehäufte Teelöffel der geschnittenen Droge mit $^1/_4$ l lauwarmem Wasser, läßt den Ansatz unter gelegentlichem Umrühren 5 bis 10 Stunden ziehen, seiht ab und hat einen gebrauchsfertigen Tee zum Einnehmen, zum Gurgeln und Spülen.

Der Tee gegen Husten sollte mit Honig gesüßt werden. Diabetiker nicht süßen.

Ein Hustentee, der als wirksam gespriesen wird, ist eine Mischung aus gleichen Teilen Malve mit Schlüsselblumenwurzel. Schleimlösend und reizlindernd tut er besonders Kindern gut. Auch hier ist Süßen mit Honig von Nutzen.

• *So wird die Teemischung bereitet:* 2 Teelöffel der Mischung werden mit $^1/_4$ l kochendem Wasser übergossen und nach 10 Minuten abgeseiht. 2 bis 3mal täglich 1 Tasse Tee ist die richtige Dosierung.

Malve als Hausmittel: In der Volksmedizin ist der Malven-Tee sehr beliebt. Blüten, Blätter und Kraut werden gleichermaßen genutzt. Im Vordergrund steht die Verwendung bei Erkältungskrankheiten. Besonders Husten, Heiserkeit und Halsweh werden damit behandelt.

Hieronymus Bock (1577) meint dazu: »Plinius schreibt / welcher allen tag ein drunck thu vom Pappelsaft (gemeint ist die Malve) / der sei denselbigen tag für allen zufallenden kranckheiten behüt.«

Auch Magenbeschwerden und Durchfälle heilt man in der Volksmedizin mit Malven-Tee (Zubereitung wie beschrieben). Nicht zu vergessen die Verwendung der Malve für Wundumschläge. Der hohe Schleimgehalt rechtfertigt diese Anwendung, wenn auch die Gefahr von Sekundärinfektionen durch unsachgemäße Handhabung (etwa das Auflegen frischer Blätter) nicht auszuschließen ist. Vorsicht! Wundbehandlung dieser Art ist heute wohl als überholt anzusehen.

Anmerkung: In der Volksmedizin unterscheidet man nicht zwischen den verschiedenen Malvenarten. Es werden außerdem besonders die »kleine Malve« und die Siegmarswurz neben weiteren Malvenarten gebraucht. Die Rote Malve (HIBISCUS SABDARIFFA L.), die uns die Hibiskusblüten liefert, enthält jedoch andere Wirkstoffe; man darf sie nicht mit unseren einheimischen Malvenarten »in einen Topf« werfen. Über diese Heilpflanze ist im Kapitel »Fremdländische Heilpflanzen« (Seite 359) berichtet.

Nebenwirkungen sind nicht bekannt.

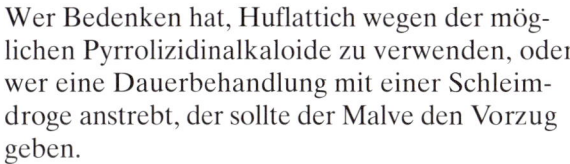

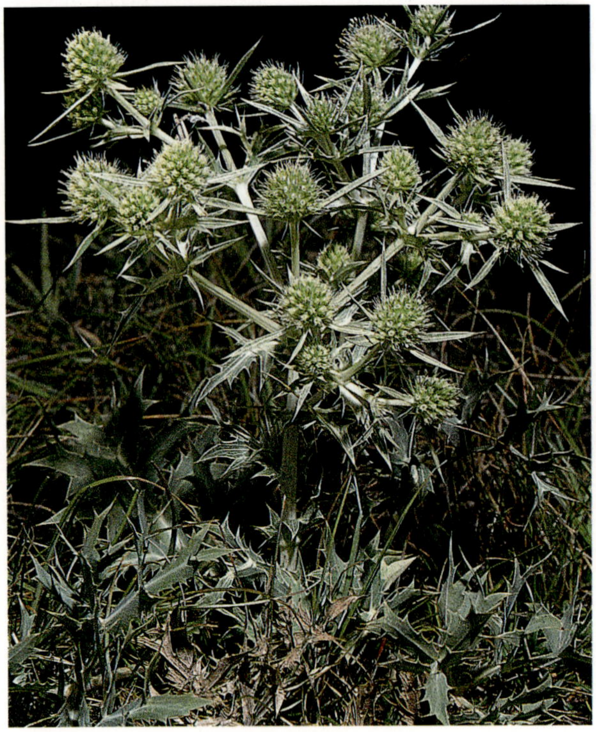

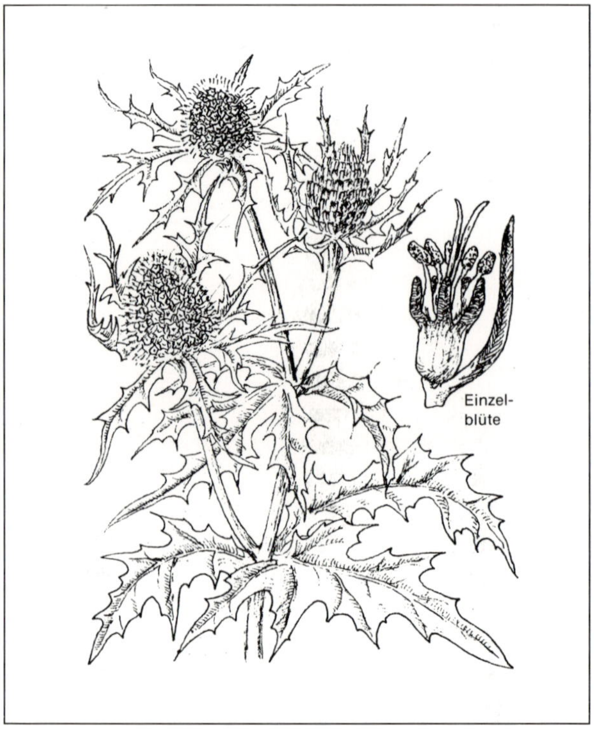

Mannstreu

ERYNGIUM CAMPESTRE L.
Doldengewächse, APIACEAE (UMBELLIFERAE)
Volksnamen: Brachdistel, Feldmannstreu.
Arzneilich verwendete Pflanzenteile:
Die Wurzel.
Drogenbezeichnung: Mannstreuwurzel = ERYNGII RADIX (früher: RADIX ERYNGII).

Botanik: *Pflanzenbeschreibung:* Mannstreu ist ein ausdauernder Busch mit aufrechtem dickem, gerilltem sparrigem Stengel, der derbe kurzgestielte oder sitzende, dornig gezähnte Blätter besitzt. Die reichblütigen Doldenköpfchen sind mit Hüllblättern umgeben, die in einen stechenden Enddorn auslaufen. Die Spreublättchen der weißlichen oder graugrünlichen Einzelblüte sind pfriemlich und in einen langen Dorn verschmälert. Im Boden ist die Pflanze mit einem walzlichen, dicken braunen, verholzten Wurzelstock verankert. *Blütezeit:* Juli bis September. *Vorkommen:* Die Balkanländer, das südliche Sibirien und Nordafrika dürften die Heimat dieser Pflanze sein. Sie kommt aber mehr oder weniger häufig auch in ganz Mitteleuropa auf kargen Wiesen, Ödland, an sandigen Böschungen und Wegrändern vor.

Ernte und Aufbereitung: Der Wurzelstock ist die Droge, die im Frühjahr und Herbst eingebracht wird. Man trocknet an der Luft, nachdem der Wurzelstock vorher halbiert worden ist.
Inhaltsstoffe (Wirkstoffe): Saponine, ätherisches Öl, wenig Gerbstoff, Spuren eines Alkaloids, Apfel-, Zitronen-, Malon-, Oxal- und Glykolsäure.
Heilwirkung und Anwendung: Wenn man von den Inhaltsstoffen ausgeht, so kann man die Droge gegen Bronchitis mit zähem Schleim einsetzen. Man muß ihr auch geringe wassertreibende Kraft zugestehen, doch wäre es übertrieben, Mannstreu ein Hustenmittel oder ein Diuretikum zu nennen. In Teemischungen gegen Husten und Bronchitis, Harnverhaltung, zur Frühjahrs- und Herbstkur hingegen ist die Droge eine Bereicherung.
Mannstreu als Hausmittel: Es gibt nicht viele Heilkräuter mit einer so ruhmreichen Vergangenheit wie Mannstreu. Nach der Sage soll die Dichterin Sappho dieses Mittel als Aphrodisiakum gebraucht haben. Im Altertum glaubte man ganz allgemein an diese Wirkung. Darüber hinaus schätzte man die Wurzel zur Regulierung der Menstruation und bei Magenbeschwerden, außerdem glaubte man an die vorbeugende Wirkung gegen Infektionskrankheiten.
Im Mittelalter dann dehnte man die Verwendung weiter aus und nannte als Indikationen: Brustkrankheiten, Wassersucht, unterdrückte Periode,

Harnverhaltung, Skorbut (Mundschleimhaut- und Zahnfleischentzündung, auch Zahnfleischschwund), Gelbsucht, Lungenschwindsucht und Hautkrankheiten. Die moderne Volksmedizin hat all diese Indikationen übernommen, wohl kritiklos, wie das so oft geschieht.
Nebenwirkungen: Bei der Anwendung dieser Pflanze sind Nebenwirkungen nicht bekannt.
Zusatz: In neuerer Zeit interessierten sich Wissenschaftler auch noch für eine andere Eryngium-Art: für den Flachblättrigen Mannstreu (ERYNGIUM PLANUM L.), Flachblättriger Mannstreuwurzel (ERYNGII PLANI RADIX), der recht gute Wirkung bei Keuchhusten zeigt. Er unterscheidet sich vom Feldmannstreu durch die stahlblaue Färbung seiner Stengel und Blütenköpfchen. Ungarn und andere Balkanländer dürften seine Heimat sein. Im Osten Deutschlands kommt er wild vor, sonst begegnet man ihm zuweilen als Gartenflüchtling. Es dürfte nicht ganz einfach sein, Eryngii plani radix im Handel zu bekommen, weil sie wenig gefragt ist.

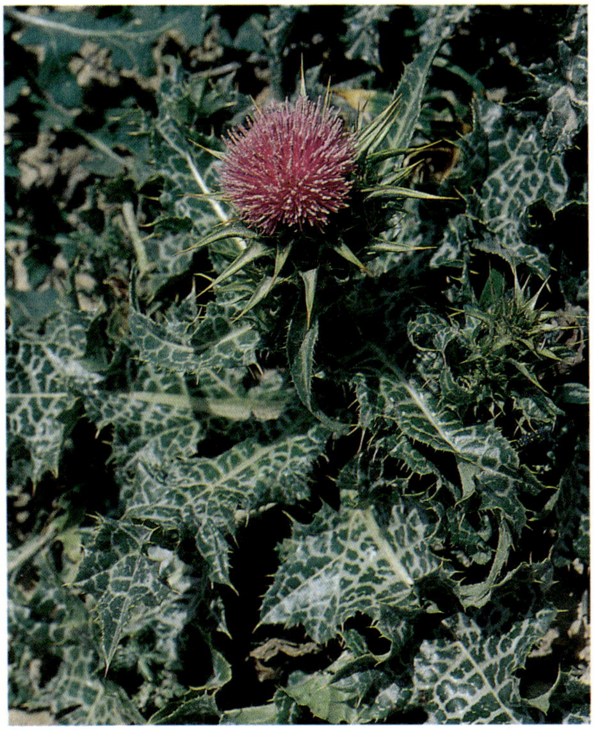

Mariendistel

SILYBUM MARIANUM (L.) GAERTN.
(CARDUUS MARIANUS L.)
Korbblütengewächse, ASTERACEAE (COMPOSITAE)
Volksnamen: Christi Krone, Fieberdistel, Frauendistel, Heilandsdistel, Marienkörner, Stechkörner.
Arzneilich verwendete Pflanzenteile:
Die Frucht ohne Pappus (Haarkrone).
Drogenbezeichnung: Mariendistelfrüchte = CARDUI MARIAE FRUCTUS (früher: FRUCTUS CARDUI MARIAE).

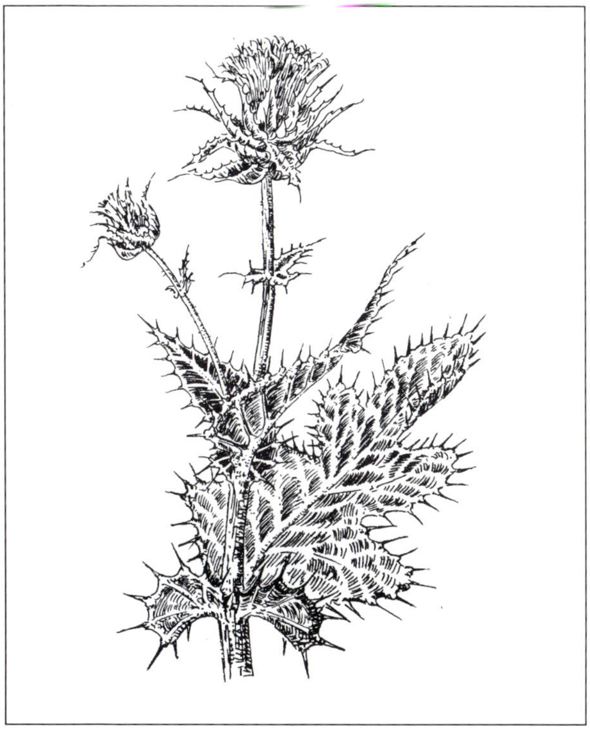

Botanik: *Pflanzenbeschreibung:* Eine der schönsten und größten Disteln ist die Mariendistel. Ihre eigentliche Heimat ist Südeuropa, Südrußland, Kleinasien und Nordafrika. Man kann sie sehr leicht erkennen an ihren großen, grün weiß marmorierten Blättern, die dornig gezähnt sind. An den Stengelspitzen sitzen einzeln die Körbchenblüten, die purpurrot gefärbt und kugelförmig sind. Aus dem befruchteten Blütenstand entwickeln sich hartschalige Früchte mit einem seidigen Pappus (Haarkrone), der aber bald abgeworfen wird. Die Früchte, die zu Heilzwecken verwendet werden, haben eine harte, glänzende schwarze Schalc. *Blütezeit:* Juli bis August.
Vorkommen: Bei uns wird sie in Gärten gezogen oder in Kulturen. Daraus ist sie hier und dort verwildert an warmen und trockenen Plätzen, an Bahndämmen und auf Ödland anzutreffen.

Ernte und Aufbereitung: In den Monaten August und September sind die Samen reif. Sie werden an der Luft gründlich getrocknet.

Inhaltsstoffe (Wirkstoffe): Für die Leberschutzwirkung ist der Wirkstoffkomplex Silymarin (ein Gemisch von drei Flavonolignanen) verantwortlich. Bitterstoffe, wenig ätherisches Öl und Harze sind weitere Wirkstoffe.

Heilwirkung und Anwendung: Die Inhaltsstoffe können die Leber schützen und wirken bei der gerade heute so verbreiteten Fettleber regenerativ. Leberschäden sind sehr häufig. Die akute Hepatitis (ansteckende Leberentzündung), die meist mit Gelbsucht einhergeht, befällt die Menschen epidemisch. Sie hinterläßt oft schwere Dauerschäden, wenn der Patient seine Leber nicht schützt, indem er sich richtig ernährt und Alkohol strikt meidet, bis die vom Arzt vorzunehmenden Blutuntersuchungen über längere Zeit normale Werte liefern und somit eindeutig die Gesundung der Leber beweisen.

Überernährung und übermäßiger Alkoholkonsum führen aber auch ohne vorhergehende Leberentzündung meist zur Leberverfettung, das heißt zu einer Zerstörung oder Stillegung eines großen Teils der Leberzellen. Hier bewährt sich die Mariendistel als unschädliches leberspezifisches Pflanzentherapeutikum. Ihr Wirkstoff ist das Silymarin. Dieser Wirkstoff ist auch in höherer Dosierung nebenwirkungsfrei und im Hinblick auf die Regeneration der Leber außerordentlich wirksam.

Die Leberschutzwirkung wurde im Tierexperiment eindeutig nachgewiesen; leberschädigende Stoffe konnten in ihrer Wirksamkeit abgeschwächt oder gar aufgehoben werden. In einem der Modellversuche experimentierte man sogar mit dem gefährlichsten »Lebergift« – dem Gift des Grünen Knollenblätterpilzes – mit zufriedenstellendem Erfolg. Nach den vorliegenden Untersuchungsergebnissen ist daher nicht daran zu zweifeln, daß die Mariendistel schützend und regenerierend auf die Leber wirkt.

Für Leberkranke oder leberempfindliche Menschen ist deshalb eine Teekur mit Mariendistel empfehlenswert, wenn auch zumeist Fertigpräparaten der Vorzug gegeben wird. Die Beschwerden lassen bald nach, und das Wohlbefinden wird wieder hergestellt.

Auch nach einer überstandenen akuten Hepatitis ist eine Kur mit Mariendistel-Tee als Nachbehandlung zu empfehlen.

Das BGA nennt im Beipackzettel der Standardzulassung für Mariendistelsamen unter dem Stichwort Anwendungsgebiete lediglich leichte Verdauungsbeschwerden.

• *So wird Mariendistel-Tee bereitet:* 1 Teelöffel Mariendistelfrüchte (auch das Kraut ist so zu verwenden) mit 1/4 l kochendem Wasser übergießen, 10 bis 20 Minuten ausziehen und abseihen.

Der Tee wird heiß und schluckweise getrunken, morgens nüchtern, 1/2 Stunde vor dem Mittagessen und abends vor dem Schlafengehen jeweils 1 Tasse.

Man kann den Tee auch mit Pfefferminz-Tee mischen; durch erreicht man nicht nur eine Geschmacksverbesserung, sondern in manchen Fällen eine Wirkungssteigerung.

Anwendung in der Homöopathie: Das Homöopathikum *Carduus marianus* wird ebenfalls gegen Leberleiden verordnet, besonders gegen solche, die mit Schmerzen an Leber und Gallenblase einhergehen. Auch gegen Gallenblasenentzündung, Stirnkopfschmerzen, Ischias, Muskelrheuma und Unterschenkelgeschwüre setzt man mit Erfolg Carduus marianus ein. Gebraucht wird das Mittel hauptsächlich als Urtinktur (Ø) und in der ersten bis zweiten Potenz (D1 und D2).

Mariendistel als Hausmittel: Alle Krankheiten, die bisher angesprochen wurden, behandelt auch die Volksmedizin mit Mariendistel. Zusätzlich wird die Heilpflanze häufig eingesetzt bei der Versorgung der schwer zu beeinflussenden Unterschenkelgeschwüre (Ulcus cruris), der offenen Beine. Auch bei Krampfadern gibt man innerlich gern Mariendistel-Tee. Die offenen Beine bestreut man auch mit dem pulverisierten Samen der Mariendistel oder man macht feuchte Umschläge mit Mariendistel-Tee.

Nebenwirkungen sind nicht bekannt.

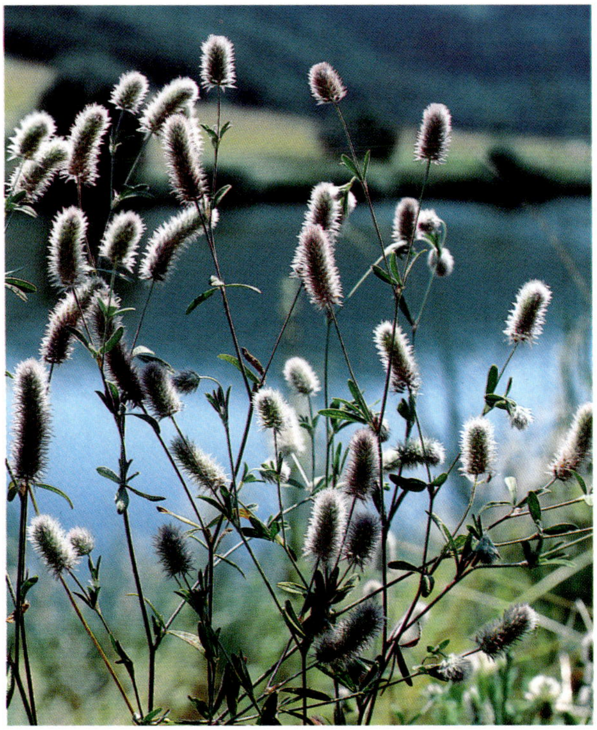

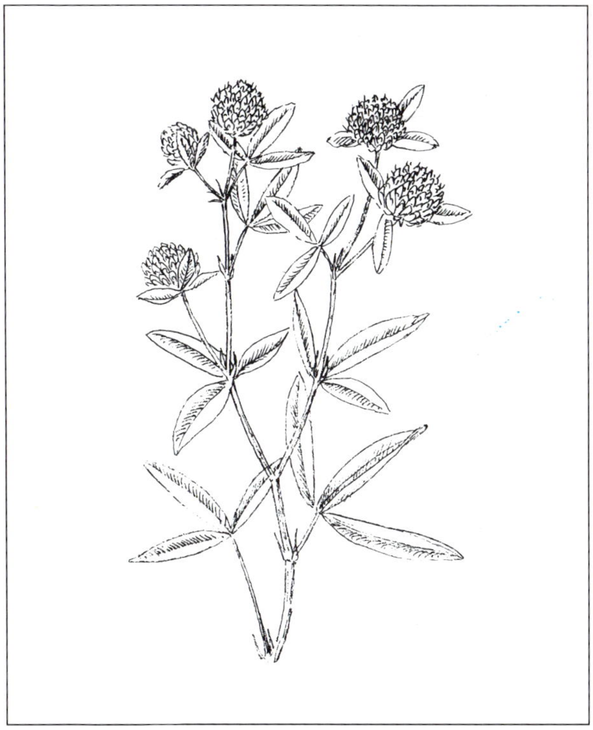

Mäuseklee

TRIFOLIUM ARVENSE L.
Schmetterlingsblütengewächse, FABACEAE (LEGUMINOSAE)
Volksnamen: Hasenklee, Katzenklee.
Arzneilich verwendete Pflanzenteile: Das blühende Kraut (ohne die Wurzeln).
Drogenbezeichnung: Mäuseklee(kraut) = TRIFOLII ARVENSIS HERBA (früher: HERBA TRIFOLII ARVENSIS).

Botanik: *Pflanzenbeschreibung:* Der Name Mäuseklee und auch die Volksnamen deuten schon an, daß sich die Blütenstände der kleeartigen Pflanze wollig und fellartig anfühlen. Das ist in der Tat das auffälligste Merkmal. Die Blüten sitzen bei jungen Pflanzen in köpfchenförmigen, bei alten Pflanzen in walzlichen Blütenständen zwischen den Kelchblättern versteckt, werden von den feinen Kelchzipfeln überragt und fallen mit ihrer unscheinbaren, rötlichen oder weißlichen Färbung selbst gar nicht auf. Hinzu kommt, daß sich die ganze Pflanze durch die seidigen Haare weich anfühlt. Die einjährige Pflanze wird 10 bis 30 cm hoch. Der harte Stengel ist vom Grund an sehr stark verästelt und zerstreut mit dreizähligen, kurzgestielten Blättern besetzt. *Blütezeit:* Von Juni bis in den Herbst hinein. Das hängt vom Standort ab. *Vorkommen:* Der Mäuseklee kommt bei uns auf sonnigen Hügeln oder Abhängen, an Waldrändern und auf trockenen Wiesen vor, er ist nicht selten, doch auch nicht überall reichlich zu finden.
Ernte und Aufbereitung: Zur Blütezeit soll man die oberirdischen krautigen Teile ernten und an der Luft trocknen.
Inhaltsstoffe (Wirkstoffe): Der wichtigste Inhaltsstoff ist der Gerbstoff, der diese Heilpflanze zu einem brauchbaren Mittel bei chronischen Durchfällen Erwachsener und bei solchen der Säuglinge und Kleinkinder macht. Etwas ätherisches Öl, Harz und wenig Schleimstoffe ergänzen die Wirkung, die Mineralstoffe sollte man auch nicht vergessen.
Heilwirkung und Anwendung: Immer wieder wird in letzter Zeit die gute Wirkung der Droge bei Durchfällen gerühmt. Man spricht ihr gleichfalls eine bakterizide Wirkung zu, was die Anwendung als Spül- und Gurgelmittel bei Entzündungen in Mund und Rachen und die Verwendung der Abkochung als Umschlag auf Wunden rechtfertigt. Im wissenschaftlichen Schrifttum ist man noch zurückhaltend.
• *So wird Mäuseklee-Tee bereitet:* 2 Teelöffel Mäuseklee mit 1/4 l kaltem Wasser übergießen, zum Sieden erhitzen, etwa 1 bis 2 Minuten ziehen

lassen, abseihen und bei Bedarf schluckweise ungesüßt trinken. – Der Tee kann auch zur Wundbehandlung und zu Spülungen sowie für Fußbäder verwendet werden.
Anwendung in der Homöopathie: Auch hier ist das Homöopathikum *Trifolium arvense*, das fast vergessen war, wieder interessant. Aus dem frischen Kraut bereitet man die Urtinktur (Ø). Die Dilutionen D1 bis D3 werden gern verwendet, und zwar bei Durchfällen und chronischer Gastritis. Bei Rheuma lohnt sich ein Versuch. Über Erfolge mit Trifolium arvense D2 bei Gelenkrheuma wird berichtet.
Mäuseklee als Hausmittel: Mäuseklee ist in der Volksheilkunde ein beliebtes Mittel bei Magen- und Darmstörungen kleiner Kinder. Besonders gern gibt man den Tee bei den sogenannten Sommerdurchfällen und erzielt schnelle Heilung, wo alle anderen Mittel versagen. Bei Gicht und Rheuma gebraucht man Mäuseklee ebenfalls recht häufig. Auch zur Wundbehandlung und Fußpflege bei Schweißfüßen wird eine Abkochung (Tee) gebraucht.
Nebenwirkungen sind nicht bekannt.

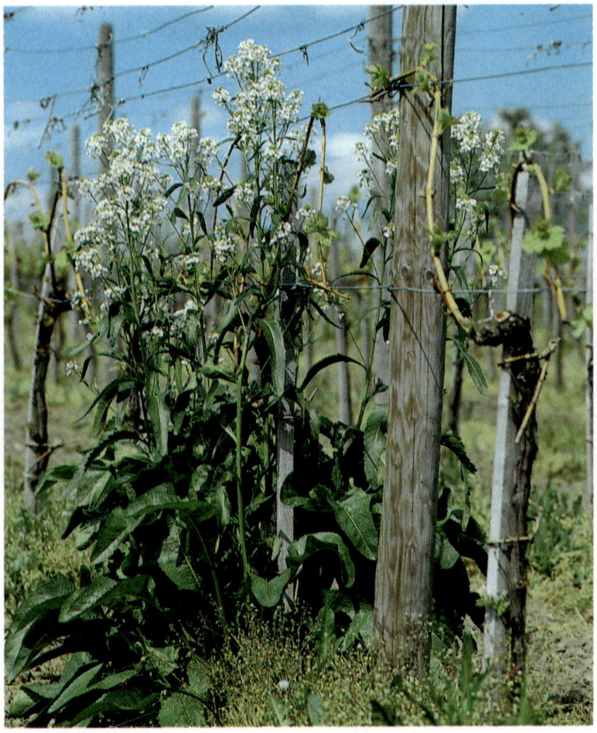

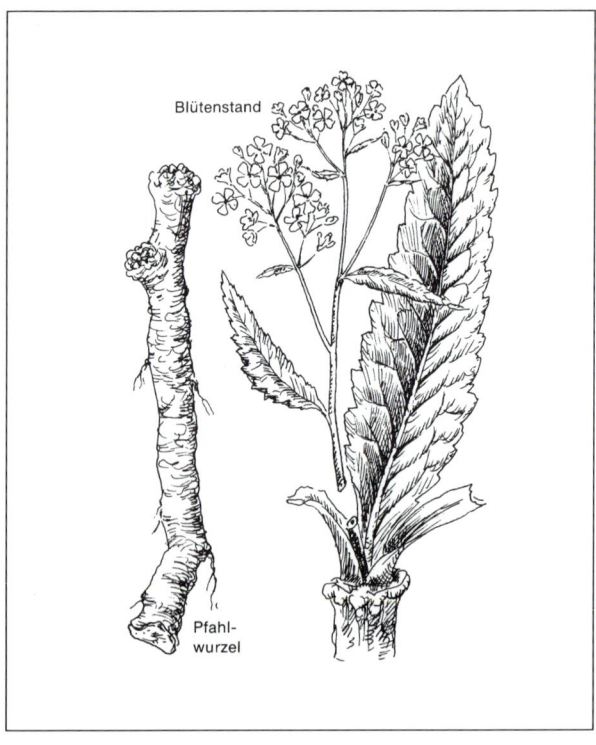

Meerrettich

ARMORACIA RUSTICANA G., M. & SCH. (COCHLEARIA ARMORACIA L.), (ARMORACIA LAPATHIFOLIA UST.)
Kreuzblütengewächse, BRASSICACEAE (CRUCIFERAE)
Volksnamen: Bauernsenf, Fleischkraut, Kren, Krien, Pfefferwurzel, Waldrettich.
Arzneilich verwendete Pflanzenteile: Die Wurzel.
Drogenbezeichnung: Meerrettichwurzel = ARMORACIAE RADIX (früher: RADIX ARMORACIAE).

Botanik: *Pflanzenbeschreibung:* Die ausdauernde Wurzel ist mehrköpfig, walzen- oder rübenförmig und sehr lang. Sie bildet zunächst große langgestielte, längliche, gekerbte Blätter aus. Aus der Mitte schießt dann später der Blühschaft empor, der mit ungestielten, lineallanzettlichen Blättern besetzt ist. Die Blüten, in einer Rispe angeordnet, sind weiß. Daraus entwickeln sich schötchenförmige Früchte. *Blütezeit:* Juni und Juli.

Vorkommen: Der Meerrettich ist in Südeuropa beheimatet, wird aber ganz besonders in Deutschland und auch in den USA oft in Gärten oder Großkulturen gezogen. Besonders in Franken gibt es viele Anbaugebiete, und im Herbst ziehen dann die sogenannten Kren-Weiber aus, um die

Meerrettichwurzelstangen zu verkaufen, denn neben der arzneilichen Verwendung ist der Meerrettich sehr beliebt als Fleischbeigabe, Gewürz und Gemüse. Wild wächst er bei uns nur als Kulturflüchtling.
Ernte und Aufbereitung: In den Monaten September bis Februar kann man die langen Wurzeln ernten. Sie werden ausgegraben und meistens frisch verwendet. Um sie nach der Ernte frisch zu erhalten, lagert man sie, mit Erde bedeckt, im frostsicheren Keller. Um ein Austreiben zu verhindern, sollte der Lagerplatz auch dunkel sein.
Inhaltsstoffe (Wirkstoffe): Senföl abspaltende Glykoside, Gluconasturtiin und Sinigrin. Die Senföle wirken antibakteriell. Der Gehalt an Vitamin C und Kaliumsalzen ist erwähnenswert.
Heilwirkung und Anwendung: Die Meerrettichwurzel wird von der Schulmedizin nicht gebraucht, ihre Anwendung ist der Volksmedizin vorbehalten. Seit man aber antibiotisch wirkende Stoffe darin gefunden hat, nimmt das Interesse an dieser Heilpflanze zu. Man hält Präparate, die diese Wirkstoffe enthalten, für wirksam bei Infektionen der Niere und der ableitenden Harnwege sowie bei Bronchitis.
Meerrettich als Hausmittel: In den Hauptanbaugebieten, wo jeder mit Kren umzugehen versteht, gilt der Meerrettich als ausgezeichnetes Mittel bei Husten. Man vermischt fein geriebenen Meerrettich mit der gleichen Menge Zucker oder Honig und gibt bei Husten 2- bis 3mal täglich 1 Teelöffel voll. Auch bei Blasen- und Nierenleiden wird diese Zubereitung empfohlen. Rheumatikern gibt man geriebenen Meerrettich ein, und als Breiumschlag (frischer geriebener Meerrettich, messerrückendick auf ein Tuch gestrichen) auf den Nacken gelegt, soll er Kopfschmerzen vertreiben, auf die Wange gelegt Zahnschmerzen beseitigen, auf das Gesicht gelegt Sommersprossen entfernen und (als Umschlag) auf der Brust Asthma lindern. Doch in diesen Fällen ist Vorsicht geboten, weil der Meerrettich stark hautreizend wirkt. Die Breiauflagen sollten nur 5 bis 10 Minuten liegenbleiben. Die Anwendung gegen Magen- und Darmbeschwerden ist selten.
Meerrettich als Gewürz: Frisch geriebener Meerrettich oder die milderen Spezialzubereitungen sind ein beliebtes Gewürz für Fleischgerichte. Zu Rind- und auch zu Schweinefleisch paßt er ganz besonders, wenn diese als kalte Braten serviert werden. Auch als Beilage zu fetter Wurst ist Meerrettich zu empfehlen. In Franken reicht man gekochtes Rindfleisch mit Meerrettichsauce als Festessen.
Nebenwirkungen: Bei allen scharfen, haut- und schleimhautreizenden Stoffen ist ein Zuviel schädlich. Wer zuviel Meerrettich einnimmt, wer zu stark damit würzt, der muß mit Reizerscheinungen in Magen, Darm und an der Niere rechnen. Vorsicht beim Reiben von Meerrettich – die Augen werden gereizt!

Meisterwurz

PEUCEDANUM OSTRUTHIUM (L.) KOCH
(IMPERATORIA OSTRUTHIUM L.)
Doldengewächse, APIACEAE (UMBELLIFERAE)
Volksnamen: Anstrenze, Beizichrut, Durstwurz, Haischwurz, Kaiserwurzel, Magisterwurz, Ostrutwurz, Sirenenwurzel.
Arzneilich verwendete Pflanzenteile: Wurzelstock, Ausläufer und Wurzeln.
Drogenbezeichnung: Meisterwurzwurzelstock = IMPERATORIAE RHIZOMA (früher: RHIZOMA IMPERATORIAE).

Botanik: *Pflanzenbeschreibung:* Meisterwurz wird 40 bis 100 cm hoch, ist ausdauernd und trägt nur wenige Laubblätter. Mit einem etwa 1,5 cm dicken braunen Wurzelstock, von dem dünne Ausläufer ausgehen, ist sie im Boden verankert. Die Blätter sind einfach oder doppelt dreizählig und fiederschnittig. Die kleinen weißen Blüten sitzen in reichblütigen großen Dolden.
Blütezeit: Juni bis August. *Vorkommen:* Diese Pflanze bildet oft große Bestände, ist bei uns aber nicht überall anzutreffen. Sie wächst vor allem in den Alpen in Höhen über 1000 m, nur selten tiefer. Sie bevorzugt Kalk- und Kieselböden, feuchte Bergmatten, Bachufer, feuchte Gebüschzonen.
Ernte und Aufbereitung: Sorgfältig bestimmen – Verwechslungsmöglichkeit mit anderen, giftigen Doldenblütlern! – Alle Teile der Pflanze riechen aromatisch. Das trifft besonders für den Wurzelstock zu, der deswegen auch arzneilich verwendet wird. Der Geruch erinnert an Sellerie und an die Engelwurz. Beste Erntezeit für den Wurzelstock ist das frühe Frühjahr oder der späte Herbst. Nach dem Waschen trocknet man die Droge im Schatten.

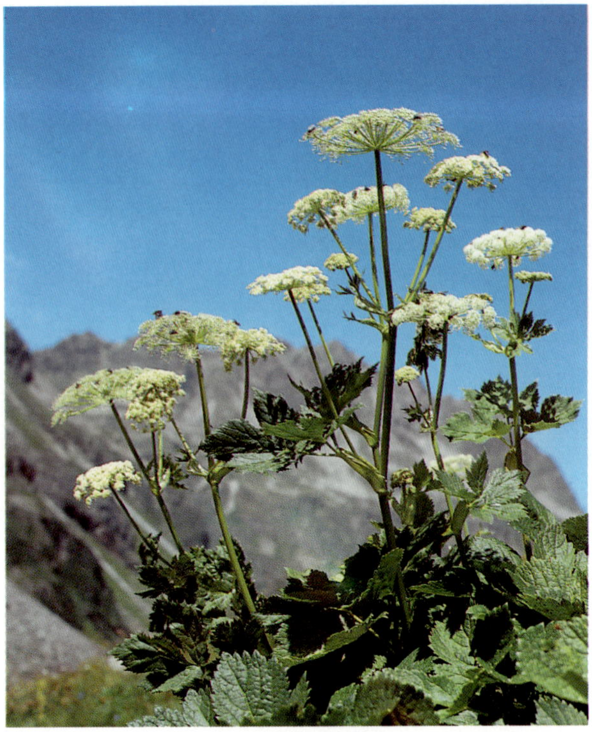

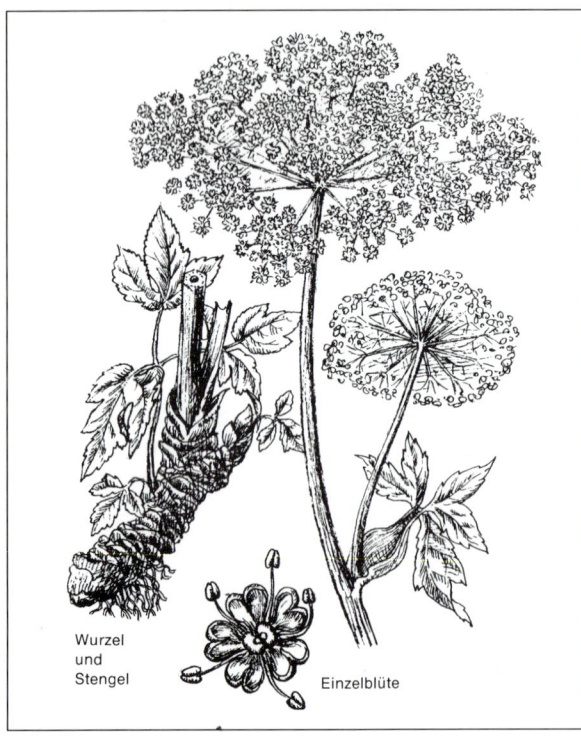

Inhaltsstoffe (Wirkstoffe): Ätherisches Öl, Bitter- und Gerbstoffe sind die Hauptwirkstoffe. Verschiedene Cumarine, Harze und Gummi unterstützen die Wirkung. Wie in fast allen Wurzeln und Wurzelstöcken finden sich auch in der Meisterwurz Stärke, Zucker und Pektin.

Heilwirkung und Anwendung: Wie die Engelwurz ist auch die Meisterwurz eine probate Heilpflanze aus der Gruppe der aromatischen Bitterstoffdrogen. Die im Kapitel Engelwurz genannten Heilanzeigen und Anwendungsmöglichkeiten gelten auch für die Meisterwurz: Magen-, Darm-, Galle- und Leberstörungen. Überdies macht man in manchen Gegenden, vornehmlich in Gebirgsländern (Österreich, Schweiz), mit der Droge Dampfbäder gegen Bronchitis und bei Asthma. Die Wirkung soll gut sein.

• *So wird das Dampfbad mit Meisterwurz bereitet:* Man verwendet 2 Eßlöffel Droge als grobes Pulver oder fein geschnitten. Die Droge wird in einer Schüssel mit 1/2 l kochendem Wasser übergossen. Man inhaliert die heißen Dämpfe etwa 10 Minuten lang.

Nebenwirkungen sind bei sachgemäßer Anwendung der Droge nicht zu befürchten.

Melde

ATRIPLEX HORTENSIS L. und andere A.-Arten
Gänsefußgewächse, CHENOPODIACEAE
Volksnamen: Gartenmelde, Mehlkraut, Wilder Spinat.
Arzneilich verwendete Pflanzenteile:
Das Kraut (ohne die Wurzeln).
Drogenbezeichnung: Meldekraut = ATRIPLICIS HERBA (früher: HERBA ATRIPLICIS).

Botanik: *Pflanzenbeschreibung:* Die Gartenmelde wird bis zu 1 m hoch. In der Jugend ist die ganze Pflanze blaugrün, später hellgrün. Die Blätter, in der unteren Region dreieckig, nach oben mehr länglich-spießförmig, sind ausgerandet oder gezähnt und in jungem Zustand mehlartig überzogen. Die sehr unscheinbaren Blüten bilden lockere, rispige Scheinähren. *Blütezeit:* Juli bis August. *Vorkommen:* Vornehmlich als Unkraut in Gärten, auf Brachland, auch an Wegrändern und auf Schuttplätzen.

Ernte und Aufbereitung: Man sammelt das frische Kraut zu Beginn der Blütezeit. Es wird kurz über dem Erdboden abgeschnitten und gebündelt zum Trocknen aufgehängt.

Inhaltsstoffe (Wirkstoffe): Die Hauptwirkstoffe sind die Saponine. Daneben sind ein Alkaloid und ein noch unbekannter Stoff vorhanden, der

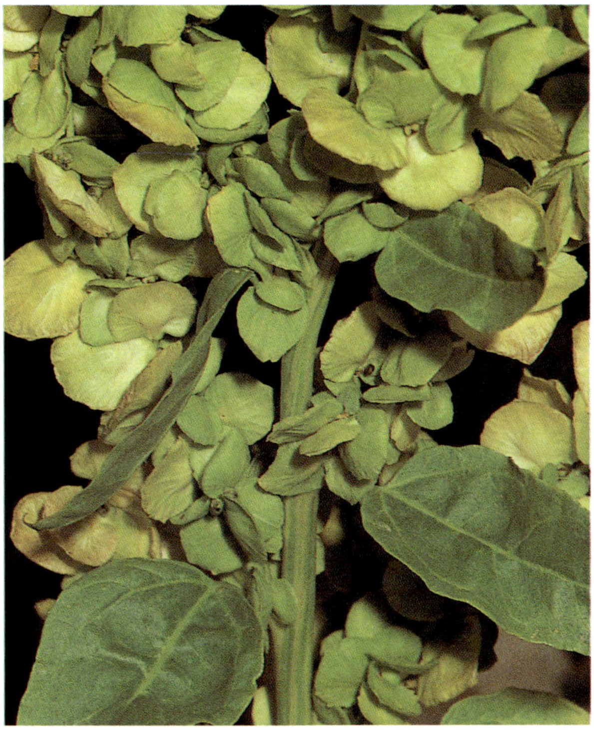

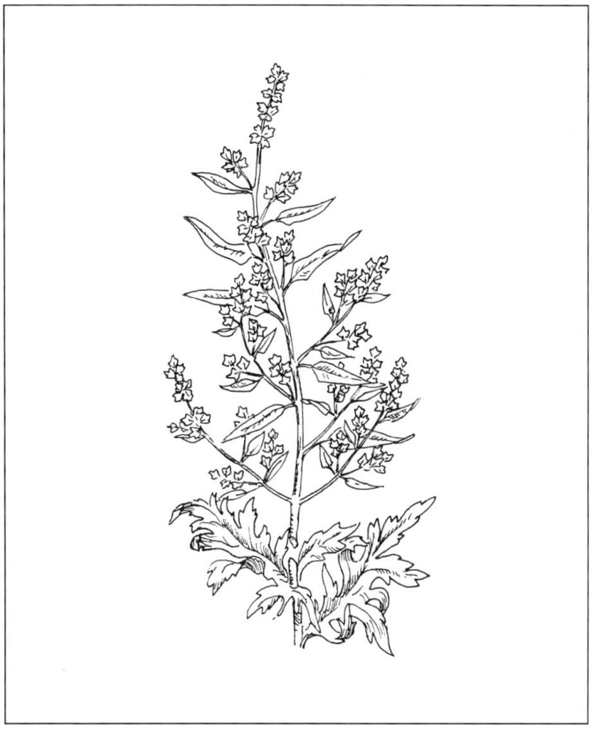

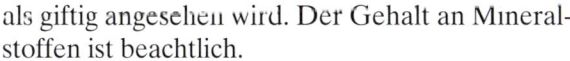

als giftig angesehen wird. Der Gehalt an Mineralstoffen ist beachtlich.

Heilwirkung und Anwendung: Die Inhaltsstoffe der Melde und die exakte Wirksamkeit sind zuwenig belegt, als daß die Schulmedizin diese Heilpflanze verwenden könnte. Es lohnt sich aber, der Melde größere Beachtung zu schenken, zumal sie in der Volksmedizin einen guten Ruf hat. Die Saponine sind wirksam bei Stoffwechselstörungen und Verschleimung.

Die Melde als Hausmittel: Im »Hortus Sanitatis / gart der gesuntheit« von Peter Schöffer (1485), dem ersten in deutscher Sprache gedruckten Kräuterbuch, kann man lesen, daß die Melde zur Kühlung und Erweichung von Geschwülsten und ganz besonders zur Behandlung von Nagelbettentzündungen gut sei. Aber auch gegen Leber-, Blasen- und Lungenleiden könne man diese Heilpflanze mit Erfolg anwenden. Der Autor dieses Buches beruft sich auf Dioskorides, Galenos und Serapion. Heute gebraucht man in der Volksmedizin die Melde meist als Abkochung (Tee) zur Blutreinigung, also zur Anregung sämtlicher Körperdrüsen, bei Lungen-, Blasen- und Nierenleiden sowie häufig auch gegen Hautunreinheiten.

• *So wird Melde-Tee bereitet:* 1 Teelöffel Melde wird mit 1/4 l kochendem Wasser übergossen und nach 10 Minuten abgeseiht. 1 bis 2 Tassen Tee täglich ist die richtige Dosierung.

Nebenwirkungen: Als Tee gebraucht, zeigt die Melde kaum Nebenwirkungen. Dennoch ist Vorsicht geboten, denn man kennt Hautausschläge, die auf den Genuß von Melde als Gemüse (wie Spinat zubereitet) zurückzuführen sind.

Melisse

MELISSA OFFICINALIS L.
Lippenblütengewächse, LAMIACEAE (LABIATAE)
Volksnamen: Bienenkraut, Frauenwohl, Herztrost, Zitronenkraut, Zitronenmelisse.

Arzneilich verwendete Pflanzenteile:
Die Blätter und das daraus bereitete ätherische Öl.

Drogenbezeichnung: Melissenblätter = MELISSAE FOLIUM (früher: FOLIA MELISSAE), Melissenöl = MELISSAE AETHEROLEUM (früher: OLEUM MELISSAE).

Botanik: *Pflanzenbeschreibung:* Etwa 30 bis 70 cm hoch wird die ausdauernde, zumeist stark verästelte Melisse. Gegenständige Blätter, vierkantiger Stengel, weißlichgelbe oder auch reinweiße Lippenblüten, die als Scheinquirle in den Achseln der oberen Blätter angeordnet sind, zeichnen sie aus. *Blütezeit:* (Juni) Juli, August.

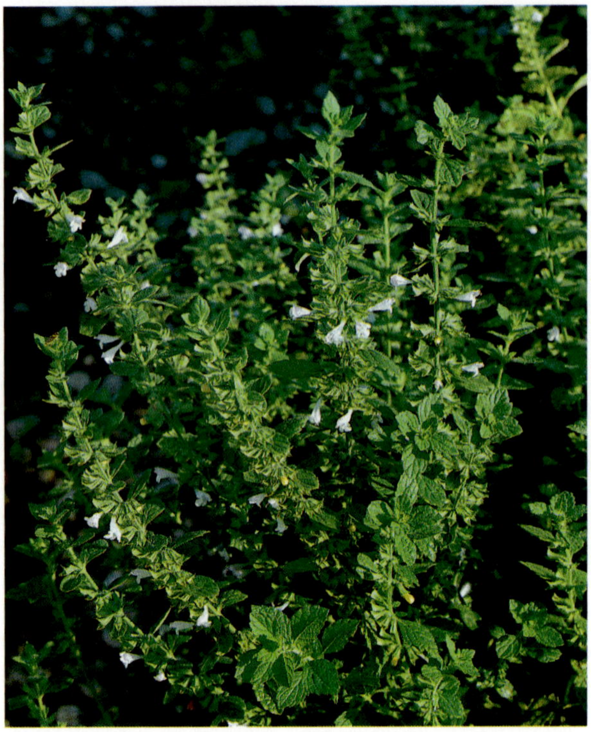

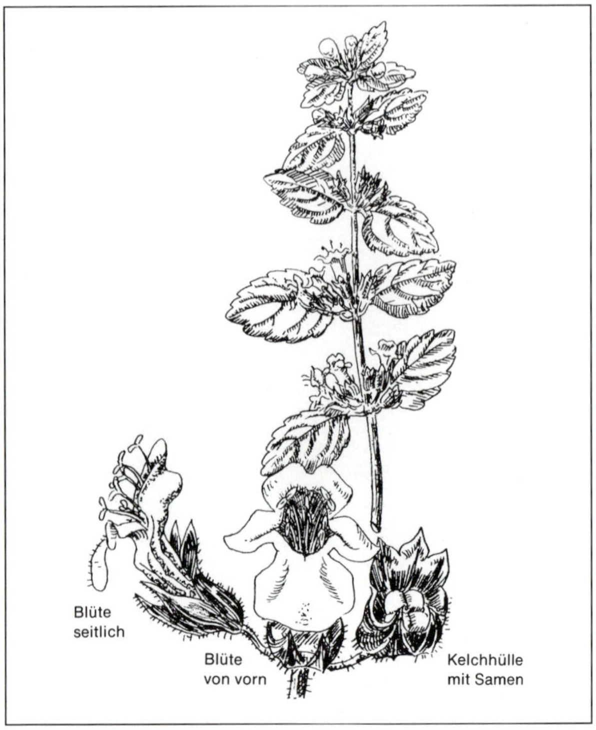

Vorkommen: Die Heimat der Melisse ist das östliche Mittelmeer. Bei uns fehlt sie in der freien Natur, doch wird sie zur Gewinnung der Droge für pharmazeutische Zwecke in Kulturen gezogen. Wie die Pfefferminze kann man auch die Melisse im Garten anbauen.

• *So zieht man sich Melisse im Garten heran:* Für einen kleinen Haushalt genügen 3 Stauden. Die Melisse ist nämlich eine ausdauernde Staude, die durch Stockteilung vermehrt wird. Im zeitigen Frühjahr werden die Stöcke in einem Abstand von 30 x 40 cm gepflanzt. Sie brauchen einen feuchten, humusreichen Boden und eine warme Lage. Wenn man mit etwas Mineraldünger düngt und um die Pflanze herum den Boden flach aufhackt, hat man alles zu ihrer Pflege getan. Die Ernte wird reichlich sein. Die jungen Blätter und Triebspitzen können laufend bei Bedarf geerntet werden.

Ernte und Aufbereitung: Beim Ernten der Melissenblätter (für den Tee) muß man darauf achten, daß dies vor der Blütezeit geschieht, denn wenn die Pflanze blüht, haben Melissenblätter weder einen sonderlich angenehmen Geruch noch einen guten Geschmack. Schonende Trocknung (nicht über 40 °C) erhält der Droge das ätherische Öl. – Das ätherische Melissenöl wird durch Wasserdampfdestillation aus der ganzen Pflanze gewonnen.

Inhaltsstoffe (Wirkstoffe): Der wichtigste Inhaltsstoff ist das ätherische Melissenöl mit Citronellal, Citral und Caryophyllen. Die Mineralstoffe, die Gerb- und Bitterstoffe sowie geringe Mengen Flavonoide müssen auch genannt werden.

Heilwirkung und Anwendung: Im Vordergrund steht die beruhigende Wirkung der Melisse. Dem nervösen Menschen, der Reizüberflutung von außen nicht verkraftet und auch am Abend nicht zur Ruhe kommt, oft lange im Bett liegt, ohne den ersehnten Schlaf zu finden, kann durch eine Kur mit Melissen-Tee geholfen werden. 3 Teelöffel geschnittene Melissenblätter pro Tasse sollte man in diesen Fällen bei der Teezubereitung verwenden. Das scheint überdosiert zu sein, aber sowohl Melissen- als auch Baldrian-Tee muß man stärker »brauen«, als es bei Tees sonst üblich ist, will man den sedativen (beruhigenden) Effekt voll nutzen. Süßen mit Honig verstärkt die Wirkung des Schlaftees. 3 Tassen sollte man täglich von diesem Tee trinken.

• *So wird Melissen-Tee bereitet:* 3 Teelöffel geschnittene Melissenblätter pro Tasse mit $^1/_4$ l kochendem Wasser übergießen und zugedeckt 10 Minuten ziehen lassen.

Die beruhigende Wirkung der Melisse macht man sich auch bei Magenbeschwerden zunutze, vor allem beim »nervösen« Magen. Neben der sedativen Komponente steht deutlich wahrnehm-

bar auch eine spasmolytische (krampflösende) und leicht karminative (windetreibende) Wirkung. Erst durch alle diese Eigenschaften wird der Melissen-Tee zu einem Linderungs- und Heilmittel bei Magenbeschwerden und Galleerkrankungen.
Das ätherische Öl der Melisse ist Bestandteil sehr vieler Arzneispezialitäten, von denen der Melissengeist ganz besonders beliebt ist. Man nimmt ihn bei nervösen Herzbeschwerden, bei nervösen Magen- und Darmbeschwerden, als mildes Schlafmittel und äußerlich als belebende Einreibung. Der tonisierende Effekt rechtfertigt die Anwendung in Erkältungszeiten, weil die Abwehrlage des Körpers gebessert wird. Wenn man nicht den Fehler begeht, den Melissengeist als Allheilmittel anzusehen, dann leistet er als Hausmittel gute Dienste.
Die ausgleichende Wirkung der Melisse macht man sich auch in Form des Melissen-Vollbades nutzbar (Fertigbäder im Handel). Man kann sich einen Badezusatz aber ebenso gut auch selbst zubereiten.
• *So wird das Melissen-Bad bereitet:* 50 bis 60 g Melissenblätter werden mit 1 l Wasser übergossen, zum Sieden erhitzt und nach 10 Minuten abgeseiht. Dieser Aufguß wird dem Vollbad zugegeben.
Das BGA steht der Melisse recht positiv gegenüber, verneint Gegenanzeigen und Nebenwirkungen und nennt auf dem Beipackzettel der Standardzulassung als Anwendungsgebiete: nervös bedingte Einschlafstörungen und nervöse Magen-Darmbeschwerden; zur Appetitanregung.
Verwendung als Gewürz: Wer einen Küchenkräutergarten besitzt, der sollte darauf bedacht sein, auch Melisse anzubauen. Frische Melissenblätter sind nämlich ein ganz ausgezeichnetes Gewürz für Salate, Saucen, Gemüse, Eintöpfe und Suppen. Man gibt sie kurz vor dem Servieren hinzu. Beliebt ist auch fein gehackte Melisse in Weichkäse.
Melisse als Hausmittel: In der Volksmedizin wird nicht immer deutlich zwischen der Melisse und der Pfefferminze unterschieden. Man sagt vielerorts Melisse und verwendet Pfefferminze. Da sich beide Heilpflanzen in der Tat sehr ähnlich sind, ist die Verwechslung nicht so tragisch. Gebraucht wird Melisse bei Magen-, Leber- und Galleleiden, zur Beruhigung bei nervösem Herzen und auch zur Kräftigung nach Erkältungs- und Infektionskrankheiten.
Nebenwirkungen: Nebenwirkungen sind nicht zu erwarten.
Anmerkung: Unsere Melisse ist die Zitronenmelisse, von ihr ist oben die Rede. In der Schweiz meint man jedoch oft die Goldmelisse (MONARDA DIDYMA L.), wenn man von Melisse spricht. Die Goldmelisse ist rotblühend, in Südamerika heimisch und in der Schweiz als Heilpflanze gegen Verdauungsbeschwerden und Husten bekannt. Sie stellt auch einen Ersatz für den schwarzen Tee dar.

Mistel

VISCUM ALBUM L.
Mistelgewächse, LORANTHACEAE
Volksnamen: Donarbesen, Geißechrut, Hexennest, Vogelchrut, Vogelmistel, Wintersamen.
Arzneilich verwendete Pflanzenteile:
Die beblätterten Zweige.
Drogenbezeichnung: Mistelkraut = VISCI HERBA (früher: HERBA VISCI ALBI).

Botanik: *Pflanzenbeschreibung:* Die Mistel ist ein zweihäusiger, reichverästelter, in seiner Form rundlich bis kugeliger immergrüner Busch, der auf Nadelhölzern und besonders auch auf weichholzigen Laubbäumen schmarotzt. Die Rinde der Mistel ist gelbgrün und bildet keine Korkschicht aus. Die Blätter sind ledrig, umgekehrt länglicheiförmig oder spatelig in den Grund verschmälert, undeutlich längsadrig und sitzen gegenständig an den Enden der Gabeläste. Die unscheinbaren bleichgelben Blüten stehen endständig dicht gedrängt. Sie werden schon im Vorjahr angelegt. *Blütezeit:* März bis April. *Reifezeit der Beeren:* Dezember. *Vorkommen:* Als Halbschmarotzer ist die Mistel auf ihre Wirtspflanze angewiesen. Sie kommt folglich dort vor, wo die Bäume wachsen, die sie bevorzugt besiedelt (Nadelhölzer, weichholzige Laubbäume). Ihre Samen werden durch Vögel verbreitet.
Ernte und Aufbereitung: Die Mistel muß man zunächst ausfindig machen. Das geht bei Laubbäumen am besten im Spatherbst und Winter, wenn das Laub fehlt. Dann erkennt man die Mistel als rundliche »Nester« auf den Bäumen. Schwieriger ist es bei Nadelbäumen. Hier findet man jedoch häufig Mistelblätter auf dem Wald-

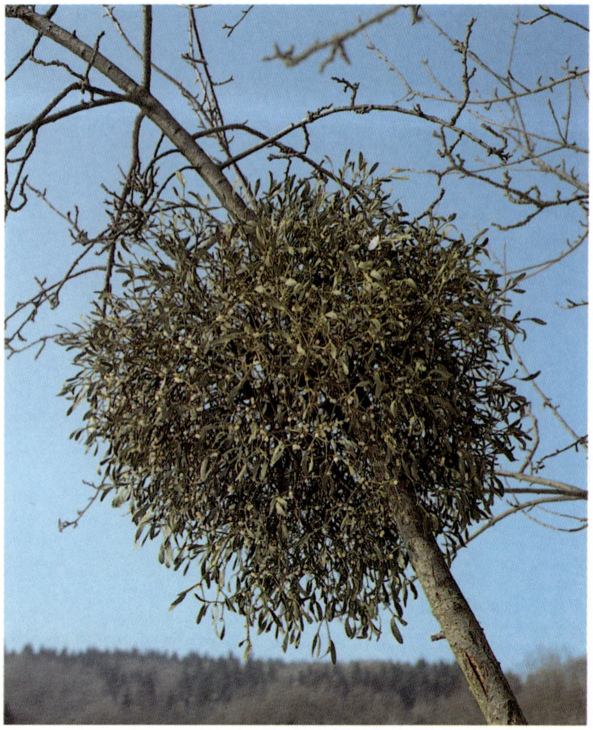

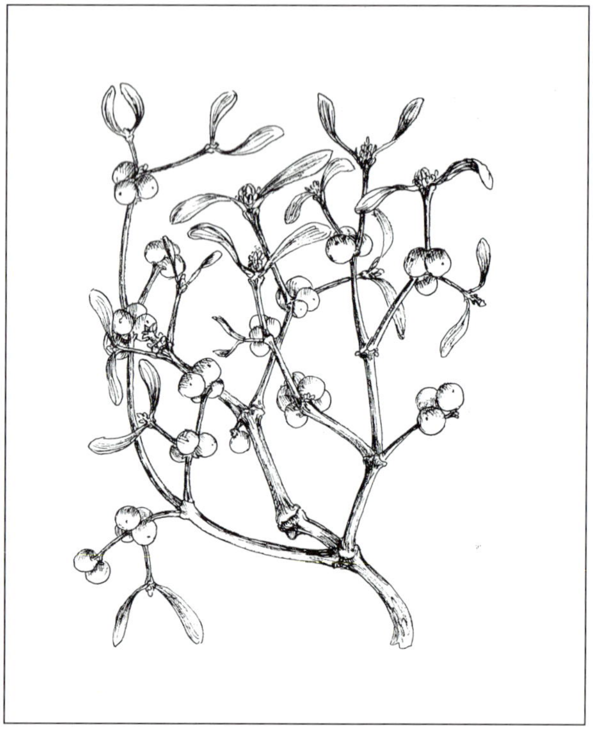

boden, wo sie »nicht hingehören«. Dadurch wird man auf einen Mistelstrauch, der auf einer Fichte oder Tanne wächst, aufmerksam. Die günstigste Erntezeit ist in den Monaten März und April. Man bringt beblätterte Zweigspitzen ein, trocknet sie schonend und zerschneidet sie dann.

Inhaltsstoffe (Wirkstoffe): Viscotoxine, Lectine, Flavonoide, biogene Amine, Schleimstoffe.

Heilwirkung und Anwendung: Obwohl es durchaus möglich ist, daß die Mistel in Zukunft als Krebsmittel Bedeutung erlangt, ist zur Zeit noch vor der Überbewertung dieser Heilpflanze zu warnen. Man kann sie zur Unterstützung der ärztlichen Therapie bei Bluthochdruck verwenden, man kann sie zusammen mit Weißdorn alten Menschen empfehlen, um die Leistung des »müden« Herzens zu verbessern, man kann sie bei Arthrosen versuchen und man kann sie Rekonvaleszenten (Genesenden) nach schweren Infektionskrankheiten zur Stärkung des geschwächten Herzmuskels geben.

Neben den sehr vielen galenischen Präparaten, die Mistel enthalten, behauptet sich auch der Tee. Doch sollte man nicht allzuviel von ihm erwarten.

• *So wird Mistel-Tee bereitet:* 2 gehäufte Teelöffel Mistel mit $^1/_4$ l kaltem Wasser übergießen, nach 10 bis 12 Stunden abseihen. 2 Tassen pro Tag sind die richtige Dosierung.

Anwendung in der Homöopathie: Das Homöopathikum *Viscum album* wird verschiedenartig verwendet. Man gebraucht es zur Hebung des Wohlbefindens älterer Leute, zur Vorbeugung und Linderung arteriosklerotischer Beschwerden sowie gegen Schwindelanfälle und epileptische Zustände. Bei der Anwendung gegen hohen Blutdruck übt man Zurückhaltung. Die Potenzen D3 und D6 werden bevorzugt gebraucht. 3mal täglich 5 bis 15 Tropfen ist die Dosierung.

Mistel als Hausmittel: Die arzneiliche Verwendung der Mistel läßt sich bis ins fünfte vorchristliche Jahrhundert zurückverfolgen. Im ersten Jahrhundert nach Christus findet man bei Plinius den Hinweis, daß die Mistel gegen Fallsucht und Schwindelanfälle hilfreich sei. Hieronymus Bock (1498–1554) und P. A. Matthiolus (1501–1577) übernehmen das und fügen hinzu, daß die Mistelsalbe Geschwüre und eitrige Wunden heile, und Pfarrer Kneipp empfiehlt die Mistel zur Stillung von Blutflüssen und zur Behandlung von Störungen im Blutumlauf.

Von all diesen Anwendungsmöglichkeiten ist in der Volksmedizin ein wenig hängengeblieben, doch in der Hauptsache trinkt man den Mistel-Tee gegen leichte nervöse Herzstörungen.

Nebenwirkungen sind bei der Verwendung von Mistel-Tee in oben angegebener Dosierung nicht bekannt.

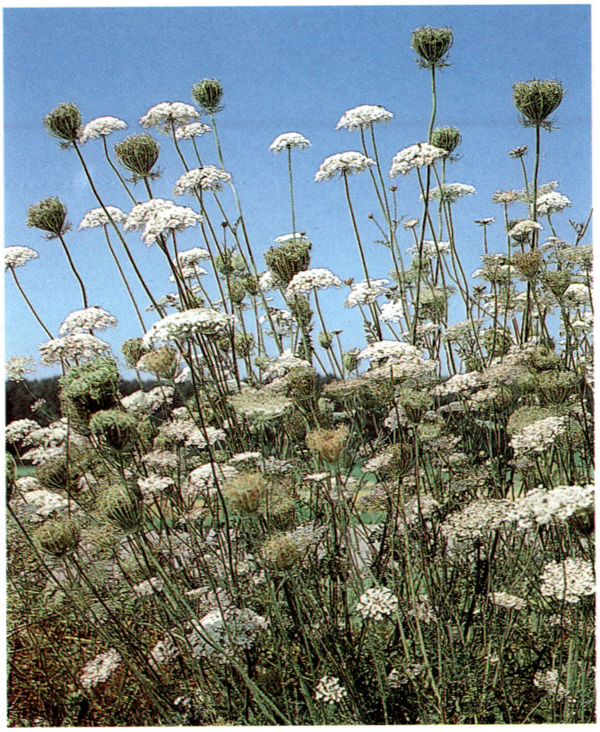

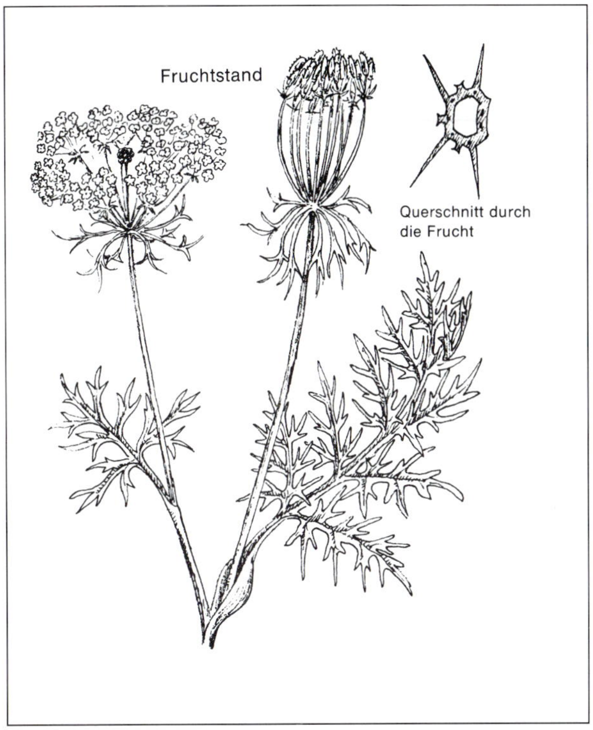

Möhre

DAUCUS CAROTA L.
Doldengewächse, APIACEAE (UMBELLIFERAE)
Volksnamen: Gelbe Rübe, Karotte, Mohrrübe, Vogelnestchen.
Arzneilich verwendete Pflanzenteile:
Die Wurzel, in der Volksmedizin (selten) auch Kraut und Früchte.
Drogenbezeichnung: Möhrenwurzel = DAUCI CAROTAE RADIX (früher: RADIX DAUCI CAROTAE), Möhrenkraut = DAUCI CAROTAE HERBA (früher: HERBA DAUCI CAROTAE), Möhrenfrüchte = DAUCI CAROTAE FRUCTUS (früher: FRUCTUS DAUCI CAROTAE).

Botanik: *Pflanzenbeschreibung:* Die wilde Möhre, aus der die verschiedenen Gartenformen hervorgegangen sind, ist mit spindelförmiger, weißlicher, zumeist holziger Wurzel im Erdboden verankert. Der steifhaarige Stempel wird bis zu 1 m hoch. Er ist gefurcht und mit 2- bis 3fach gefiederten Blättern besetzt. Die »Doldenblüte« mit weißen Einzelblüten ist zunächst flach ausgebreitet. Sie zieht sich nach dem Abblühen nestartig zusammen. Doldenblütler lassen sich für den Laien schwer voneinander unterscheiden, so daß auffallende Merkmale eine große Hilfe sind. Bei der Möhre fallen die schwarz-purpurfarbigen Einzelblüten inmitten der reichblütigen, sonst weißen Doppeldolde auf. Man hat den Eindruck, als säße mitten in der Dolde ein kleiner Käfer. Auch die stacheligen Früchte sind wichtiges Erkennungsmerkmal. *Blütezeit:* (Juni) Juli bis September (Oktober). *Vorkommen:* Die wilde Möhre ist häufig. Man findet sie auf Ödland, Schuttplätzen, mageren Wiesen, an Böschungen und Wegrändern.
Ernte und Aufbereitung: Sorgfältig bestimmen – Verwechslungsmöglichkeit mit anderen, giftigen Doldenblütlern!
Es wurde schon erwähnt, daß es viele Kulturformen der Möhre gibt – diese sind es vor allem, die als Gemüse und für arzneiliche Zwecke gebraucht werden. Wer hingegen die Wildform verwenden möchte, muß die Wurzeln im zeitigen Frühjahr (März) oder späten Herbst (Oktober) graben. Meist wird daraus Möhrensaft bereitet. Nur selten wird die Wurzel getrocknet. Das Trocknen geschieht an luftigem Ort, nachdem die Wurzeln der Länge nach durchgeschnitten wurden. Das Kraut erntet man zur Blütezeit, schneidet es etwa handbreit über dem Boden ab und trocknet es gebündelt an der Luft. Kurz vor der Vollreife werden die fruchtenden Dolden eingebracht und an luftigem Ort getrocknet. Danach gewinnt man durch Abrebeln die Früchte.

Inhaltsstoffe (Wirkstoffe): Provitamin A, die Viamine B_1, B_2 und C, Flavonoide, ätherisches Öl, Carotatoxin und andere.
Heilwirkung und Anwendung: Die Schulmedizin verwendet die Möhre in der Hauptsache bei Ernährungsstörungen von Säuglingen und bei Vitamin-A-Mangel. Auch gegen Madenwürmer wird sie häufig gebraucht und nur gelegentlich als Diuretikum (zur Wasserausscheidung).
Man verwendet den Möhrensaft oder frische geschabte oder zerhackte Wurzeln. Wer einen Entsafter besitzt, der kann sich den Möhrensaft selbst frisch bereiten, denn Möhren bekommt man das ganze Jahr hindurch. Ob man den Saft oder frische gehackte Möhren bevorzugt, ist einerlei. Gekochtes Möhrengemüse ist sehr gesund, doch im Hinblick auf die arzneiliche Wirkung frischen Möhren unterlegen.
Die Dosierung ist unterschiedlich. R. F. Weiß empfiehlt, Kindern mit Madenwürmern 1 bis 2 Tage lang nichts anderes zu geben als einen Brei aus geschabten oder geriebenen rohen Möhren. Sie sollen so viel davon essen, wie sie mögen. Vom Möhrensaft gibt man etwa 1/2 l pro Tag. Kindern mit Ernährungsstörungen verabreicht man zweckmäßigerweise mehrmals täglich 1 Eßlöffel Möhrensaft.
Möhren als Hausmittel: Was P. A. Matthiolus 1563 über die »Würckung von Mören / oder gelben Rüben« schrieb, wurde von der Volksmedizin in allen Einzelheiten übernommen. Dort wird die wilde Form für nützlicher angesehen als die Kulturformen. Matthiolus schrieb: »Die Mören gesotten / sindt lieblich zu essen / dem magen nützlich / treiben den harn / bringen lust zur speiss / vnd zu den ehlichen wercken. Der dürre samen gepuluert / vnd in wein eingenommen / ist gutt denen / so den heschen haben / vnd grimmen im leib. Er treibt den stein / vnd die weibliche blumen. Wider den stein: Nim Mören sampt den blettern / vnnd samen / seudts in wasser / geuss in ein wanne / vnd sitz darein / es hilfft.« Hervorzuheben ist noch, daß der Brei aus der süßen Möhre (der Gartenform also) zur Behandlung von Geschwüren, besonders der sogenannten offenen Beine gebraucht wird.
Auch das zerriebene frische Kraut, das man mit Honig vermischt, wird zur Wundbehandlung verwendet. Außerdem hat die Möhre einen guten Ruf als Kräftigungs- und Beruhigungsmittel. Dazu verwendet man sie als Saft, als Brei und auch als Tee.

• *So wird Möhren-Tee aus getrockneten Möhrenwurzeln, aus dem Kraut oder den Früchten bereitet:* Jeweils 2 Teelöffel Droge (auch gemischt) werden mit 1/4 l kochendem Wasser übergossen und 5 Minuten ausgezogen. Man trinkt den Tee schluckweise über den Tag verteilt. 1/4 l bis 1/2 l pro Tag sind empfehlenswert.
Nebenwirkungen sind bei stärkster Überdosierung, wohl durch ein Zuviel an Provitamin A und Polyin Carotatoxin, möglich.

Mutterkorn

▷ *sehr giftig*
CLAVICEPS PURPUREA (FR.) TUL.
Schlauchpilze: Mutterkornpilze, ASCOMYCETES
CLAVICIPITALES
Volksnamen: Afterkorn, Brandkorn, Giftkorn, Hungerkorn, Schwarzkorn, Wolfszahn, Zapfenkorn.
Arzneilich verwendete Pflanzenteile:
Das ganze auf der Roggenpflanze gewachsene Sklerotium (Pilzgeflecht).
Drogenbezeichnung: Mutterkorn = SECALE CORNUTUM

Botanik: Der Entwicklungsgang des Pilzes, der zuerst 1863 von Tulasne entdeckt wurde, ist recht kompliziert: Das im Herbst auf den Boden gefallene Mutterkorn übersteht den Winter und entwickelt im nächsten Frühjahr kleine rötliche, schlauchförmige, an ihren Enden mit Köpfchen versehene Fruchtträger. Daran befinden sich zahlreiche flaschenförmige Einsenkungen, die Perithecien, die Sporenbehälter mit fadenförmigen Sporen enthalten. Diese Sporen gelangen durch den Wind auf Grasblüten, auf denen sie sofort auskeimen, in die Fruchtknotenhöhle eindringen und sich zu einem mächtigen Mycel (Pilzgeflecht) entwickeln. Der Fruchtknoten ist zu einem Lager des Pilzes geworden. Hier werden Konidien (durch Abschnürung entstehende Sporen) gebildet, die sich in einem abgesonderten süßen Saft, dem sogenannten Honigtau, vereinigen. Insekten verbreiten die Sporen, indem sie den Honigtau aufnehmen und auf andere Gras- oder Getreideblüten übertragen. Nach Aufzehrung des Fruchtknotengewebes gehen die Sporen hier in ein Sklerotium über. Die Hyphenfäden

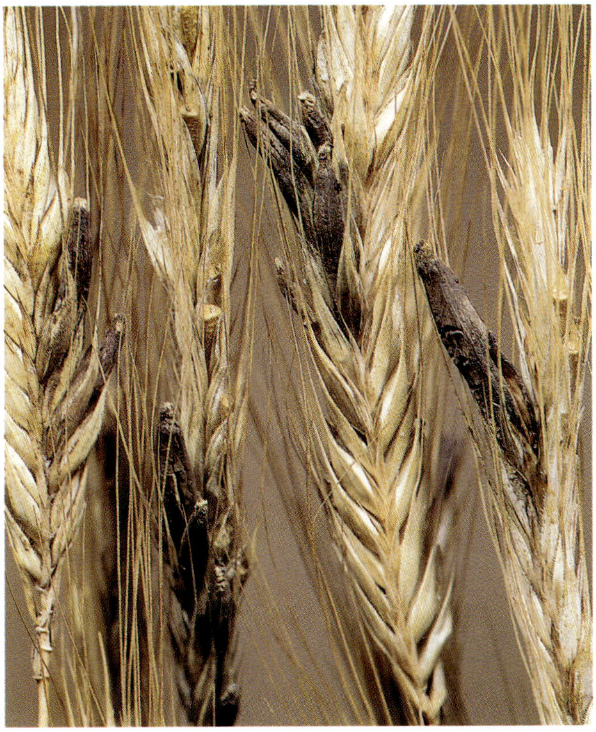

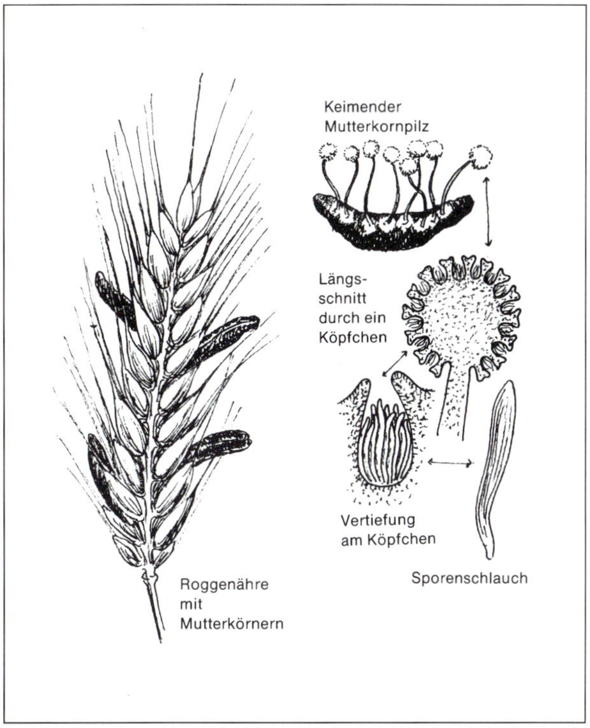

wachsen dicht zusammen und werden schließlich zu dem langgestreckten, oberflächlich schwarzviolett gefärbten, aus der Roggenähre hervorragenden Mutterkorn.

Inhaltsstoffe (Wirkstoffe): Alkaloide:
1. Ergotamingruppe (wasserunlöslich) – Ergotamin, Ergotamin-Ergosin, Ergosinin.
2. Ergotoxingruppe (wasserunlöslich) – Ergocristin, Ergocristinin-Ergocryptin, Ergocryptinin, Ergocornin, Ergocorninin.
3. Ergobasingruppe (wasserlöslich) – Ergobasin, Ergobasinin.

Daneben fettes Öl und Eiweißkörper.

Heilwirkung und Anwendung: Eine Warnung voraus: *Mutterkorn ist sehr giftig und darf vom Laien nie selbst angewendet werden.*

In der Medizin wird das Mutterkorn selbst wegen des schwankenden Wirkstoffgehaltes nicht verwendet. Hingegen werden standardisierte Präparate oder Arzneimittel mit isolierten Wirkstoffen aus dem Mutterkorn verschrieben: zur Behandlung von neurovegetativen Störungen, Erregungs- und Angstzuständen oder besonderen Schmerzzuständen (Migräne). Noch wichtiger aber ist die Wirkung auf den Uterus. Blutungen werden durch Mutterkornpräparate gestillt, und auf dem Weg über das unbewußte (das vegetative) Nervensystem wird die Gebärmutter zum Zusammenziehen angeregt.

Anwendung in der Homöopathie: Das Homöopathikum *Secale cornutum* wird verwendet bei: Migräne, Gehirnerschütterung, Durchblutungsstörungen des Gehirns, Diabetes, Durchfällen, Wehenschwäche, offenen Beinen und hohem Blutdruck. D3 bis D6 sind die üblichen Dilutionen des Mittels.

Nur der Arzt hat zu bestimmen, ob Secale genommen werden darf.

Aus der Geschichte des Mutterkorns: Heute ist Mutterkorn auf dem Roggen so selten, daß man diesen Pilz in Kulturen zieht. Man infiziert Roggenblüten mit Sporen, danach entwickelt sich dann der Pilz.

Früher hingegen war das Brotgetreide so stark mit dem giftigen Pilz »verseucht«, daß es zu Massenerkrankungen kam. Die erste sichere Nachricht darüber stammt aus dem Kloster Xanthen (857). Im Jahre 922 sollen in Spanien und Frankreich 40 000 Menschen einer solchen Epidemie zum Opfer gefallen sein. Die Krankheit trat in zwei verschiedenen Formen auf. Die eine begann mit dem Gefühl des »Ameisenlaufens«: Der Kranke verspürte ein Kribbeln auf der Haut als wenn Tausende von Ameisen darüberliefen. Dann folgten Taubheit und Darmstörungen, schmerzhafte Krämpfe der Skelettmuskulatur und zumeist Verblödung, ohne daß die Patienten starben. Auch die zweite Form begann mit Kribbeln,

führte dann aber zum Absterben der Finger, dann der Extremitäten. An diesen Folgen starben die Kranken meistens. – Über die medizinische Verwendung des Mutterkorns ist erstmalig im Kräuterbuch des Lonicerus (1582) berichtet worden. Damals empfahl man es als wehenanregendes Mittel. Im 17. und 18. Jahrhundert gebrauchten es nur die Hebammen. Von diesen übernahmen es später die Ärzte. Die wissenschaftliche Medizin befaßte sich erst zu Beginn des 19. Jahrhunderts mit dieser Droge. – Die heutige Volksmedizin gebraucht das Mutterkorn nicht mehr, wohl deshalb, weil es schwer zu bekommen ist – denn unsere Roggenfelder sind frei von Mutterkorn –, vielleicht aber auch, weil die Giftigkeit ein zu großes Risiko mit sich bringt.
Nebenwirkungen: *Mutterkorn ist sehr giftig. Es darf vom Laien nicht selbständig verwendet werden.* Ärztliche Verordnungen sind streng zu beachten, es darf niemals mehr als verordnet eingenommen werden! Vergiftungen mit Mutterkorn zeigen sich durch Übelkeit, Speichelfluß, Erbrechen, Durchfall, Schweißausbrüche, Augenflimmern, Pulsverlangsamung, Krämpfe und Lähmungen, und es kann zum Tod durch Kreislaufkollaps kommen. Bei akuten Vergiftungen muß für rasche Magenentleerung gesorgt und sofort der Arzt verständigt werden!

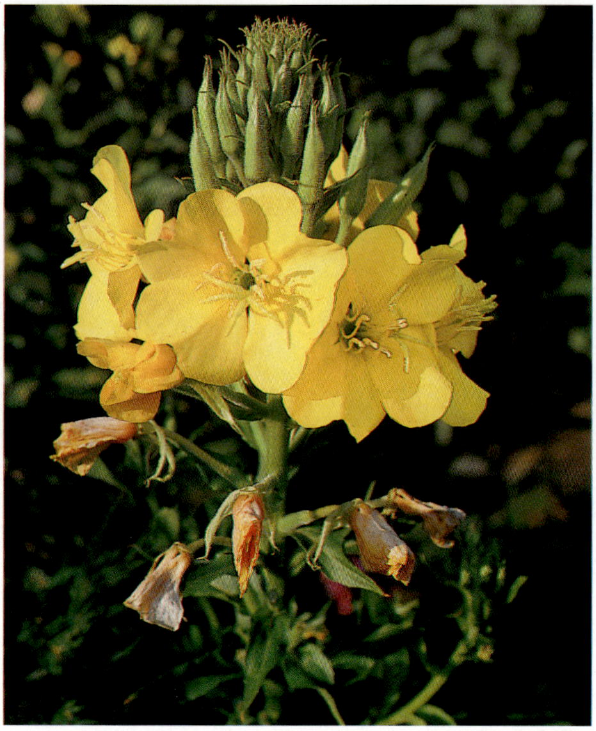

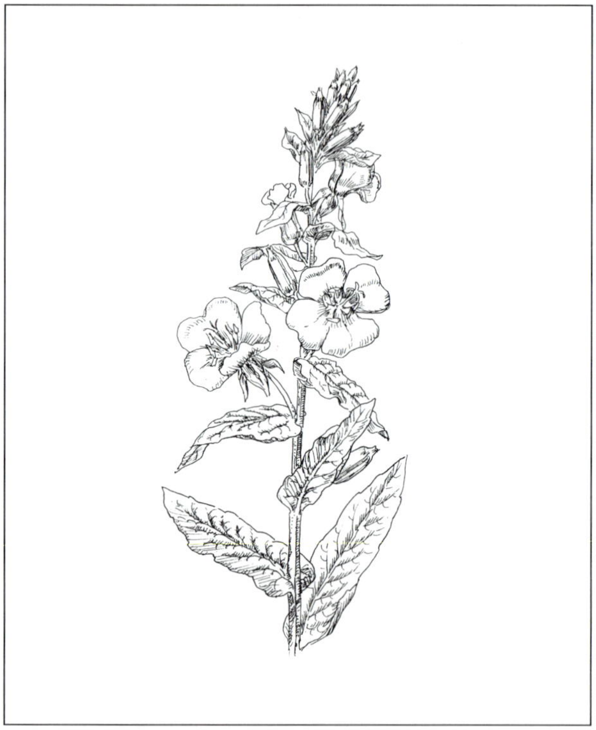

Nachtkerze

OENOTHERA BIENNIS L. S.L.
Nachtkerzengewächse, ONAGRACEAE
Volksnamen: Abendblume, Nachtstern, Rapontika, Sommerstern, Süßwurzel.
Drogenbezeichnung: Nachtkerzenblätter = OENOTHERAE FOLIUM (früher: FOLIA OENOTHERAE), Nachtkerzenwurzel = OENOTHERAE RADIX (früher: RADIX OENOTHERAE), Nachtkerzenöl = OENOTHERAE OLEUM (früher: OLEUM OENOTHERAE).

Botanik: *Pflanzenbeschreibung:* Die Nachtkerze ist eine zweijährige Pflanze, die bis über 1 m hoch werden kann. Der aufrechte Stengel ist gelegentlich rot überlaufen und im oberen Teil etwas kantig. Die Grundblätter sind länglich verkehrt eiförmig in den Stiel verschmälert, buchtig gezähnt oder fast ganzrandig, die zahlreichen Stengelblätter klein. In den Blattachseln sitzen die über 2 cm großen, duftenden schwefelgelben Blüten, deren Kelchblätter zurückgeschlagen sind. Der unterständige Fruchtknoten ist länglich und entwickelt sich zu einer 3 cm langen, stumpf vierkantigen Frucht, die etwa 200 Samen enthält, aus

denen man das fette Öl gewinnt. *Blütezeit:* Juni bis Oktober. Die Blüten öffnen sich meist erst am Abend; sie werden von Nachtschmetterlingen bestäubt. *Vorkommen:* Ödland, Weg- und Straßenböschungen, Bahndämme.
Sammelzeit: Die Blätter werden zur Blütezeit geerntet und an der Luft getrocknet, die Wurzeln, als kräftigendes Gemüse zu nutzen, gräbt man im Herbst aus. Zur Gewinnung des fetten Öls erntet man die Samen nach völliger Reife im Sommer und im Herbst.
Inhaltsstoffe (Wirkstoffe): Gerbstoffe in den Blättern; ungesättigte Fettsäuren mit einem sehr hohen Anteil an Gamma-Linolensäure (10 %) in den Samen; Stärke, Eiweißkörper und Mineralstoffe in den Wurzeln.
Heilwirkung und Anwendung: Bis vor kurzer Zeit führte die Nachtkerze ein Schattendasein. In der Schulmedizin wurde sie nicht gebraucht, nur in der Volksmedizin wurden die Blätter als Tee gegen Durchfallerkrankungen verwendet. In neuerer Zeit entdeckten Forscher (D. Horrobin und andere) den hohen Anteil an Gamma-Linolensäure im fetten Öl der Samen, und »über Nacht« wurde aus der Nachtkerze ein begehrtes Diätetikum und eine bedeutende Heilpflanze. Denn die Gamma-Linolensäure macht es unserem Organismus im Gegensatz zu anderen ungesättigten Fettsäuren leichter, die für viele Organfunktionen wichtigen Prostaglandine zu bilden. Bisher weiß man von keiner Pflanze, die Gamma-Linolensäure in ähnlich großer Menge enthält.
Nachtkerze als Hausmittel: In der Volksmedizin wurde der Tee aus den Blättern nur selten als Mittel gegen Durchfälle eingesetzt. Die Wirkung geht auf die Gerbstoffe zurück, die darin reichlich enthalten sind. Die Wurzeln aber nutzte man als kräftigendes Gemüse. Man gräbt die bis 5 cm dicke und etwa 10 cm lange Wurzel im Herbst, richtet sie, in Scheiben geschnitten, mit Essig und Öl an oder dünstet die Scheiben in Fleischbrühe. Darin stecke – so sagt man – eine ungeheure Kraft, die Kranke schnell wieder auf die Beine bringe. Ich fand sogar in einer Mitteilung, daß ein Pfund dieser Wurzel mehr Kraft gäbe als ein Zentner Ochsenfleisch. Zweifellos eine maßlose Übertreibung, doch ist damit angedeutet, welchen Wert man dieser Wurzel beimißt.
Nebenwirkungen: Da nirgendwo darüber berichtet ist, kann man davon ausgehen, daß keine Nebenwirkungen zu befürchten sind.

Nadelbäume

ABIES ALBA MILL. (Weißtanne),
PINUS SYLVESTRIS L. (Gemeine Kiefer)
PINUS MUGO SSP. PUMILIO (Latschenkiefer)
LARIX DECIDUA MILL. (Lärche)
Kieferngewächse, PINIACEAE
Arzneilich verwendete Pflanzenteile: Extrakte aus den Nadeln, ätherische Öle, Harze.
Drogenbezeichnung: OLEUM PINI – OLEUM PINI PUMILIONIS – OLEUM TEREBINTHINAE – TEREBINTHINAE und andere.

Botanik: Die oben genannten Nadelbäume kennt sicher jeder: die Weißtanne als Weihnachtsbaum, die Kiefer als Baum sandiger Gegenden, die Latschenkiefer als Bergbaum, der hoch in den Bergen auch noch zu (über)leben weiß, und die Lärche, die im Herbst ihre Nadeln verliert. Aber auch noch reichlich andere Nadelbäume, beispielsweise die Fichte, liefern ätherische Öle oder Harz für arzneiliche Zwecke.
Inhaltsstoffe (Wirkstoffe): Die ätherischen Öle unserer Nadelbäume sind recht unterschiedlich zusammengesetzt, doch zeichnen sie sich sämtlich durch einen harzartigen Duft und Geschmack aus.
Heilwirkung und Anwendung: Fichtennadel-Franzbranntwein ist wohl das bekannteste Präparat, und ungezählt sind die verschiedenen Marken. Er gilt als erfrischende, durchblutungsfördernde und juckreizstillende Einreibung, wird von Sportlern ebenso gern verwendet wie zu »kräftigenden« Einreibungen bettlägeriger Patienten. Das ätherische Öl oder auch die Harze werden zu Einreibungen verarbeitet, die besonders erkälteten Kindern Linderung bringen, wenn man damit Brust und Rücken behandelt, oder wenn sie mit einigen Tropfen dieser Öle inhalieren. Gegen Rheuma, Gicht, Muskelschmerzen und stumpfe Verletzungen setzt man Salben, die Kiefern- oder Fichtennadelöl enthalten, wegen ihrer schmerzlindernden Wirkung gerne ein. Erwähnt sei auch, daß man Hustensäfte, Hustenbonbons und sogar wohlschmeckende Marmeladen aus den jungen Nadeln der genannten Nadelbäume herstellt.
Nadelbaum-Extrakte als Hausmittel: Hier ist es besonders das Terpentin (Harz) oder das gereinigte Terpentinöl, welches sich in der Volksmedizin einen festen Platz erobert hat. Sowohl für Menschen als auch für die Haustiere bereitet man daraus die verschiedensten Salben; besonders ge-

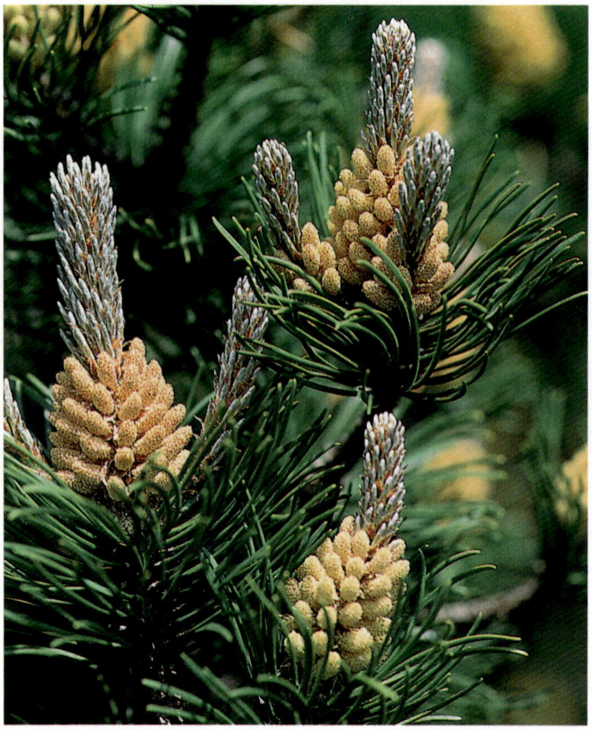

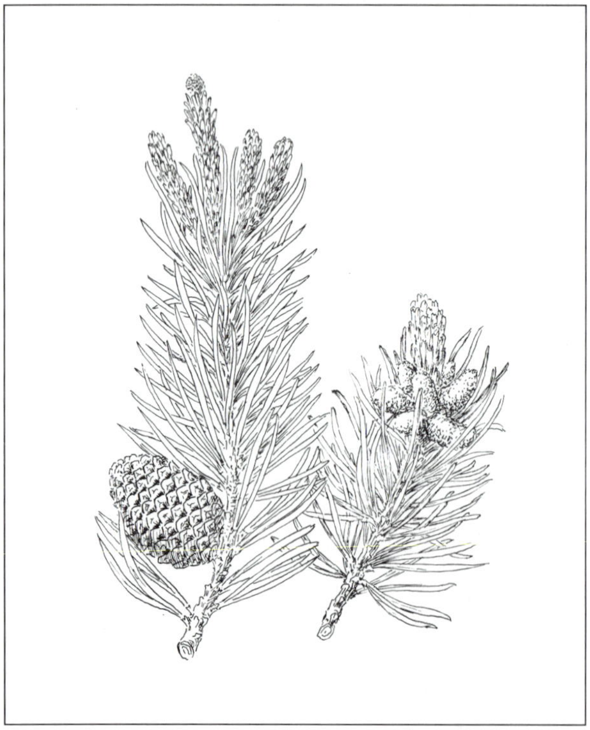

gen Schrunden und Hautrisse, und auf dem Lande lebenden und arbeitenden Menschen dienen derartige Salben auch zum Erweichen von Geschwulsten und zur Abheilung von Furunkeln. Selbstverständlich schätzt man auch die Inhalationen, die Hustenarzneien aus diesen Ölen, und der Fichtennadel-Franzbranntwein zählt zum festen Inventar der Hausapotheke.

Nebenwirkungen: Die im Handel erhältlichen Zubereitungen sind frei von Nebenwirkungen. Öl oder Harze unverarbeitet einzunehmen, ist nicht zu empfehlen, da es zu Reizwirkungen in Magen, Darm und an den Nieren kommen kann.

Nelkenwurz

GEUM URBANUM L.
Rosengewächse, ROSACEAE
Volksnamen: Mannskraftwurzel, Märzwurz.
Arzneilich verwendete Pflanzenteile:
Die getrockneten Wurzeln und Wurzelstöcke.
Drogenbezeichnung: Nelkenwurzwurzel = GEI URBANI RADIX (früher: RADIX GEI URBANI), Nelkenwurzkraut = GEI URBANI HERBA (früher: HERBA GEI URBANI).

Botanik: *Pflanzenbeschreibung:* Die Nelkenwurz ist je nach Standort unterschiedlich groß (25 bis 135 cm). Im Erdboden ist sie mit einem 5 bis 7 cm langen und 1 bis 2 cm dicken Wurzelstock verankert, der selten verzweigt ist. Daraus entwickeln sich zunächst kurzgestielte, grundständige Rosettenblätter und dann seitlich flaumig behaarte Stengel, die mit dreizählig gefiederten, grob gesägten und behaarten Blättern besetzt sind. Die Blüten sind hellgelb, sie stehen aufrecht auf langen Stielen und messen im Durchmesser kaum über 6 mm. *Blütezeit:* Mai bis Oktober. *Vorkommen:* Wälder und Waldränder, Hecken, Gebüsche und Mauern sind die Lieblingsplätze der Nelkenwurz.
Ernte und Aufbereitung: In der Hauptsache wird der Wurzelstock geerntet, seltener nimmt man auch das ganze Kraut. Beides sollte man zu Beginn der Blütezeit ernten, also im Mai. Das Rhizom (Wurzelstock) wird von Erdresten befreit und an der Luft getrocknet. Das blühende Kraut schneidet man kurz über dem Erdboden ab und hängt es gebündelt an einem luftigen, schattigen Ort zum Trocknen auf.
Inhaltsstoffe (Wirkstoffe): Ätherisches Öl (Eugenol), Gerb- und Bitterstoffe.
Heilwirkung und Anwendung: Das ätherische Öl und die Bitterstoffe machen die Nelkenwurz zu einem guten Tonikum (Kräftigungsmittel), der hohe Gerbstoffgehalt des Wurzelstocks macht sie

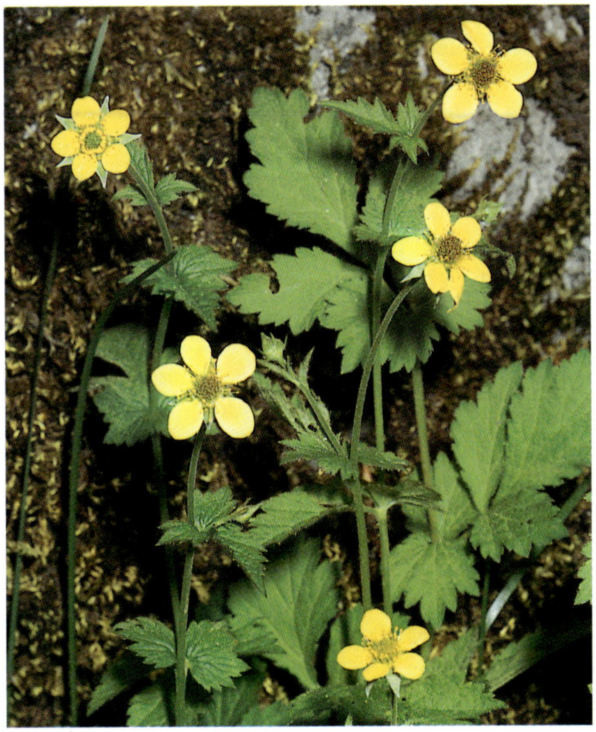

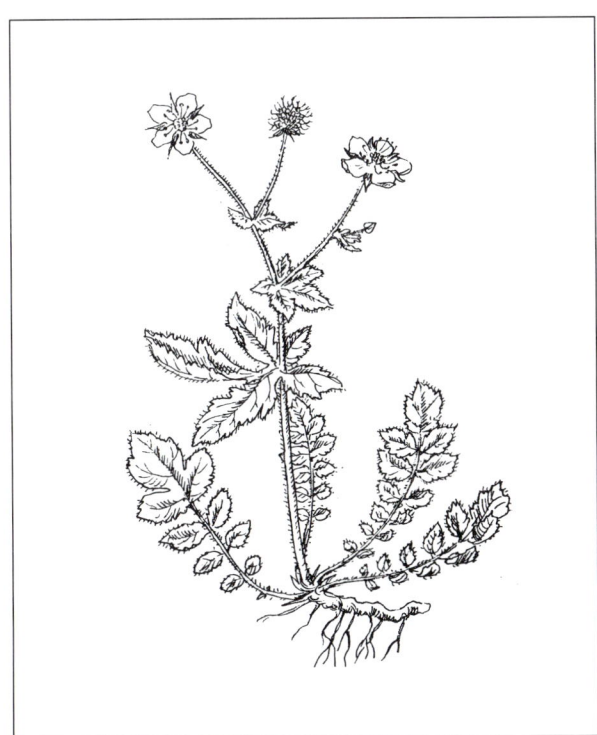

zu einem Antidiarrhoikum (Mittel gegen Durchfall) und einem Adstringens (zusammenziehendes Mittel) mit breiter Wirkung.
Schleimhautentzündungen in Mund und Rachen kann man mit der Droge ebenso behandeln wie Frostbeulen, Hämorrhoiden und offene Beine.

Die Wirkung ist die einer echten Gerbstoffdroge wie Blutwurz und Eichenrinde. Das Kraut, das heute fast nicht mehr gebraucht wird, ist in der Wirkung der Wurzel (Wurzelstock) weit unterlegen. Man benutzt meistens die Abkochung (Tee), mit der man gurgelt oder spült, die für Umschläge verwendet oder zur innerlichen Anwendung gegen Magen- und Darmstörungen getrunken wird.
• *So wird Nelkenwurz-Tee bereitet:* 1 gehäuften Teelöffel Nelkenwurzwurzel mit 1/4 l kochendem Wasser übergießen und 15 Minuten ausziehen lassen. Dann wird abgeseiht.
2 bis 3 Tassen Tee pro Tag sind empfehlenswert.
Nelkenwurz als Hausmittel: Die Heilanzeigen sind die gleichen wie oben angegeben. Darüber hinaus gilt die Droge in der Volksmedizin als wirksames Kräftigungsmittel.
Nebenwirkungen sind nicht zu befürchten. Wegen der Gerbstoffe nicht überdosieren.

Nicswurz
(Weißer Germer)

▷ *tödlich giftig*
VERATRUM ALBUM L.
Liliengewächse, LILIACEAE
Volksnamen: Brechwurz, Gärwere, Germander, Germel, Germerwurzel, Läusekraut, Weiße Nieswurz
Arzneilich verwendete Pflanzenteile:
Der Wurzelstock mit den Wurzeln.
Drogenbezeichnung: Nieswurz = VERATRI RHIZOMA (früher: RHIZOMA VERATRI).

Botanik: *Pflanzenbeschreibung:* Die weiße Nieswurz wird bis über 1 m hoch. Sie ist ausdauernd und mit einem kurzen, walzenförmigen Wurzelstock, von dem zahlreiche bis 20 cm lange, nur 2 bis 3 mm dicke Wurzeln ausgehen, in der Erde verankert. Die Blätter sind 25 bis 30 cm lang, breit bis elliptisch und ganzrandig. Sie sind wechselständig angeordnet, und zwar je 3 auf einem Stengelumfang, wodurch eine einfache Unterscheidung vom Gelben Enzian möglich ist. Die Blüten, etwa 1 cm groß, sitzen büschelweise am oberen Teil des Stengels in einer sehr langen Rispe; sie sind weiß bis grünlich-weiß. *Blütezeit:* Juli bis August. *Vorkommen:* Die weiße Nieswurz ist eine

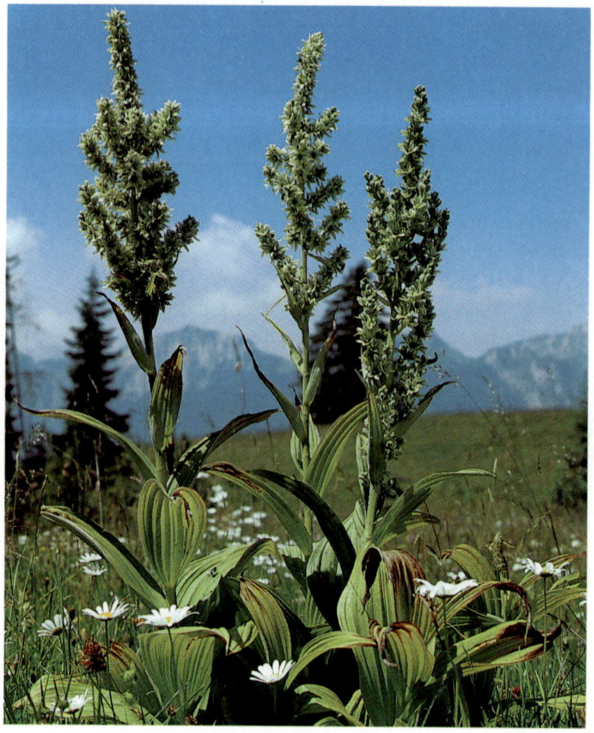

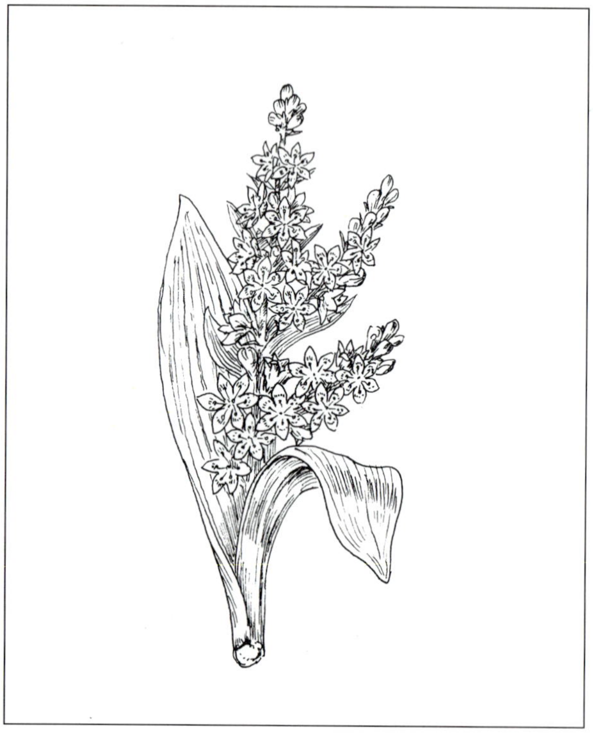

Gebirgspflanze. Sie wächst gesellig auf feuchten Matten der Alpen und steigt dort bis in Höhen von 2000 m auf. Auch im Jura kommt die Nieswurz vor. Verwendet werden die Wurzelstöcke mit den anhaftenden Wurzeln. *Die Nieswurz ist tödlich giftig, man sollte sie nicht sammeln.*

Inhaltsstoffe (Wirkstoffe): Verschiedene Alkaloide, die besonders im Wurzelstock in großer Menge vorhanden sind.

Heilwirkung und Anwendung: In der Schulmedizin wird die Nieswurz nicht mehr verwendet. In der Homöopathie und der Volksmedizin gebraucht man sie immer noch.

Anwendung in der Homöopathie: Das Homöopathikum *Veratrum album* findet in den Dilutionen D6 bis D12 häufig Anwendung bei Depressionen und anderen Gemütsleiden, bei Migräne und Bronchitis älterer Leute, bei Kreislaufstörungen infolge von Infektionskrankheiten, bei niedrigem Blutdruck mit Kollaps, bei Herzinfarkt. Die Dilutionen D3 bis D6 gibt man bei Durchfällen, Nahrungsmittelvergiftungen, Ischias, Wadenkrämpfen und Neuralgien. Meistens genügen 2mal täglich 5 bis 10 Tropfen. Während man am Anfang der Behandlung mehrmals täglich einige Tropfen verabreicht, soll man später die Häufigkeit auf 2mal täglich reduzieren. – *Auch hier ist Selbstmedikation nicht ratsam. Der Arzt bestimmt Anwendung und Dosierung.*

Nieswurz als Hausmittel: Besonders im Bergland, wo es die Nieswurz reichlich gibt, kuriert man damit Mensch und Tier. Ich halte es für Leichtsinn und nenne die Indikationen nur zur Information, nicht zum eigenmächtigen Versuch. Man gebraucht das Pulver aus der Wurzel und gibt es bei Schwermut, Kolik, Asthma, Wassersucht, Rheuma und Ischias, bei Lähmungen und Fieber. – Eine Nieswurz-Salbe gilt als wirksam bei Hautausschlägen, Krätze und Schuppenflechte. Auch zu Umschlägen und Waschungen bei Hautleiden wird die Nieswurz-Abkochung versucht.

Nebenwirkungen: *Nieswurz ist eine tödlich giftige Pflanze!* Die Einnahme von 2,0 g der Droge kann schon zu Vergiftungen mit Todesfolge führen. Übelkeit, Erbrechen und Pulsverlangsamung sind die ersten Anzeichen einer Vergiftung. Es ist dann lebenswichtig, das Gift so schnell wie möglich aus dem Körper herauszubringen (→ Seite 33). Glücklicherweise kommen nur sehr selten Vergiftungen mit der Nieswurz vor, denn die Pflanze lädt nicht gerade zum Verzehr ein. Doch sollte man sie kennen, um Kinder, die nun einmal unberechenbar sind, vor Vergiftungen zu bewahren. Der Schneeberger-Schnupftabak – er enthält nur wenig Nieswurz – kann in kleinen Mengen ohne Bedenken verwendet werden. Wer zu häufig ober zuviel schnupft, bekommt gelegentlich Nasenbluten.

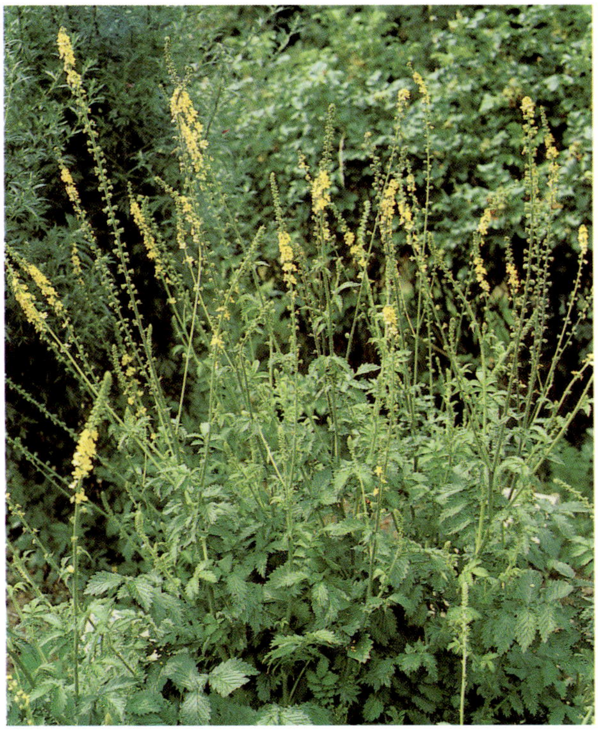

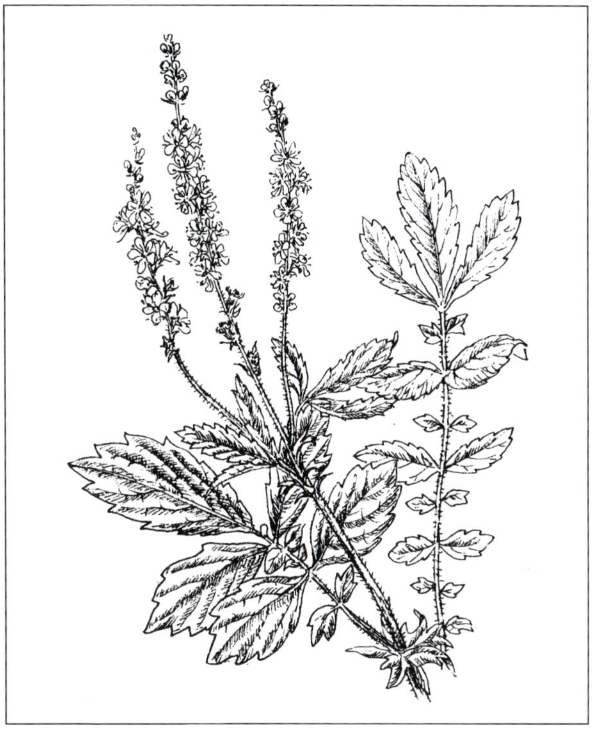

Odermennig

AGRIMONIA EUPATORIA L. und
AGRIMONIA PROCERA WALLR.
Rosengewächse, ROSACEAE
Volksnamen: Ackermännchen, Brustchrut, Bubenläuse, Fünfblatt, Griechisches Leberkraut, Hagemundiskraut, Leberklätte, Odermandli, Zöpfchen.
Arzneilich verwendete Pflanzenteile:
Das ganze blühende Kraut (ohne die Wurzeln).
Drogenbezeichnung: Odermennigkraut = AGRIMONIAE HERBA (früher: HERBA AGRIMONIAE).

Botanik: *Pflanzenbeschreibung:* Odermennig ist eine ausdauernde Pflanze, die einen nur wenig verzweigten behaarten Stengel entwickelt, der bis zu 1 m hoch wird. Am Stengel stehen große und bis zu 20 cm lange, ebenfalls behaarte unpaarig gefiederte Laubblätter. Der Blühstengel endet mit einem Blütenstand, der als lange lockere Ähre bezeichnet werden kann. *Blütezeit:* Die gelben Blüten erblühen von unten nach oben in den Monaten Juni bis September nacheinander. *Vorkommen:* Man findet Odermennig überall in Nord- und Mitteleuropa, den Balkanländern, Rußland und in klimatisch günstigen Gebieten Asiens. Auch in Nordamerika gibt es diese Heilpflanze. Hecken, Wegränder, lichte Gebüsche, Hügel und trockene Wiesen sind lohnende Fundorte. Verbreitet werden die Früchte durch Menschen und Tiere, denn sie sind mit kleinen Häkchen versehen, die sich im Fell der Tiere oder an den Kleidern der Menschen festsetzen.
Ernte und Aufbereitung: Von Juni bis September soll man das Kraut einsammeln. Sehr gute Ware erhält man, wenn man in den Monaten Juni und Juli erntet. Das Erntegut wird zum Trocknen an der Luft ausgebreitet oder gebündelt aufgehängt. Wird bei künstlicher Wärme getrocknet, so müssen die Temperaturen unter 40 °C liegen, um die Wirkstoffe nicht zu zerstören.
Inhaltsstoffe (Wirkstoffe): Gerbstoffe, Triterpene und ein wenig ätherisches Öl sind die wichtigsten Wirkstoffe, dazu Kieselsäure, Schleimstoffe, Flavonoide und zahlreiche Begleitstoffe. Wohl die Gesamtheit aller Inhaltsstoffe macht die arzneiliche Wirkung aus.
Heilwirkung und Anwendung: Gerbstoffdrogen sind immer gegen Durchfall wirksam. Wenn zusätzlich noch Bitterstoffe und ätherisches Öl vorhanden sind, dann erweitert sich das Anwendungsgebiet erheblich, nämlich auf Magen- und Darmbeschwerden verschiedenster Art, einschließlich all der Beschwerden, die auf mangelnde Fermentabsonderung oder auf ungenügenden Gallefluß zurückzuführen sind.

Man gebraucht Odermennig als Tee gegen Durchfälle, Gallestauungen, Appetitlosigkeit und gegen akute Gallekoliken. Die harntreibende Wirkung ist unsicher, so daß die Verwendung von Odermennig bei Blasen- und Nierenleiden und gegen Harnsteine der Vergangenheit angehört. Als Gurgelmittel bei entzündetem Zahnfleisch oder entzündeter Rachenschleimhaut leistet Odermennig hingegen gute Dienste. Besonders Redner und Sänger pflegen damit ihre Stimme. Die Angabe, daß ein Odermennig-Tee gegen Bettnässen wirksam sei, vermag ich nicht zu bestätigen, zumal Bettnässen oftmals auch psychisch bedingt ist.

• *So wird Odermennig-Tee bereitet:* 2 gestrichene Teelöffel Odermennig mit 1/4 l kochendem Wasser übergießen, 5 Minuten ausziehen, abseihen. Bei Bedarf 2- bis 3mal täglich 1 Tasse Tee trinken. Der Tee eignet sich zum Gurgeln und Spülen. Odermennig ist auch Bestandteil vieler gemischter Tees gegen Magen-, Darm-, Blasen-, Nieren-, Galle- und Leberleiden.

Mein besonderer Rat: Wer an Gallensteinen oder Gallengrieß leidet, wer sich über Stauungserscheinungen in der Gallenblase beklagt, der ist oft von heftigen Schmerzen, ja Koliken gepeinigt. Da gilt es, die Galle zu beruhigen. Dabei hilft Odermennig-Tee oder eine Mischung mit Odermennig.

• *So wird diese Teemischung bereitet:*

Wermut	10,0
Odermennig	20,0

1 gehäuften Teelöffel Teemischung mit 1/4 l kochendem Wasser übergießen und bereits nach 2 Minuten abseihen. Man erhält einen sehr bitteren Tee, den man schluckweise möglichst warm trinken muß. Bald beruhigt sich die Galle, und die Schmerzen lassen nach. Süßen ist nicht erlaubt.

Odermennig als Hausmittel: Eine Heilpflanze, die in der Antike der Göttin Pallas Athene geweiht war, findet naturgemäß schnell Eingang in Kräuterbücher. Die mittelalterlichen Kräuterbücher berufen sich auf Galenos, auf Plinius, Dioskorides und andere Autoren, wenn sie Odermennig bei Fieber, bei Magen-, Leber-, Galle- und Darmbeschwerden verordnen oder die Wassersucht und chronische Schmerzen damit bekämpfen. Aus diesen Büchern bezog die Volksmedizin ihr Wissen, erweiterte es durch eigene Erfahrungen oder ungewollte Fehleinschätzung. So wurde der Katalog der Heilanzeigen riesengroß. Einige möchte ich hier mitteilen, um aufzuzeigen, was man einer Heilpflanze alles zugesteht, wenn sie auf manchen Gebieten wirklich heilen und lindern kann: Blutspucken, Nierenbluten, weißer Ausfluß der Frauen, Seitenstechen, Fußschmerzen, Asthma, Grippe, Nasenbluten, Augenentzündungen, Eiterungen und Furunkulose. Wer sich mit den Anwendungsgebieten, die das BGA nennt, begnügt, der wird mit der Verwendung des Odermennigkrautes gute Erfahrungen machen. Genannt werden in der Monographie der Komission E des BGA: »Innere Anwendung: leichte unspezifische, akute Durchfallerkrankungen; Entzündungen der Mund- und Rachenschleimhaut. Äußere Anwendung: leichte, oberflächliche Entzündungen der Haut.«

Ich persönlich halte die Anwendung bei Gallebeschwerden, wie unter dem Stichwort »Mein besonderer Rat« geschildert, für empfehlenswert, auch wenn sich aufgrund der bekannten Inhaltsstoffe diese Wirkung nicht erklären läßt.

Nebenwirkungen sind nicht zu befürchten.

Pastinak

PASTINACA SATIVA L.
Doldengewächse, APIACEAE (UMBELLIFERAE)
Volksnamen: Dickmöhre, Hammelmöhre, Hirschfraß, Pastornak, Spindelwurz.

Arzneilich verwendete Pflanzenteile: Die Früchte und die Wurzel.

Drogenbezeichnung: Pastinakfrüchte = PASTINACAE FRUCTUS (früher: FRUCTUS PASTINACAE), Pastinakwurzel = PASTINACAE RADIX (früher: RADIX PASTINACAE).

Botanik: *Pflanzenbeschreibung:* Der Pastinak ist ein zweijähriges Doldengewächs, das etwa 1 m hoch wird. Mit spindelförmiger weißlicher Wurzel ist die Pflanze im Boden verankert. Der Stengel ist kantig gefurcht und schon von der Mitte an ästig. Die Blüten, in Dolden angeordnet, sind goldgelb, im Gegensatz zu denen der anderen Umbelliferen, die meistens weiß blühen.

Die ganze Pflanze riecht aromatisch. Die Blätter, meist einfach fiederschnittig mit dreilappigen Endabschnitten, sind unten kurz gestielt, im oberen Teil der Pflanze sitzend. Die Früchte sind zusammengedrückt, breit-elliptisch, grünlichgelb und deutlich geflügelt. *Blütezeit:* Juli bis August. *Vorkommen:* Häufig an Wegrändern, Rainen, Landstraßen, Gräben, steinigen Orten

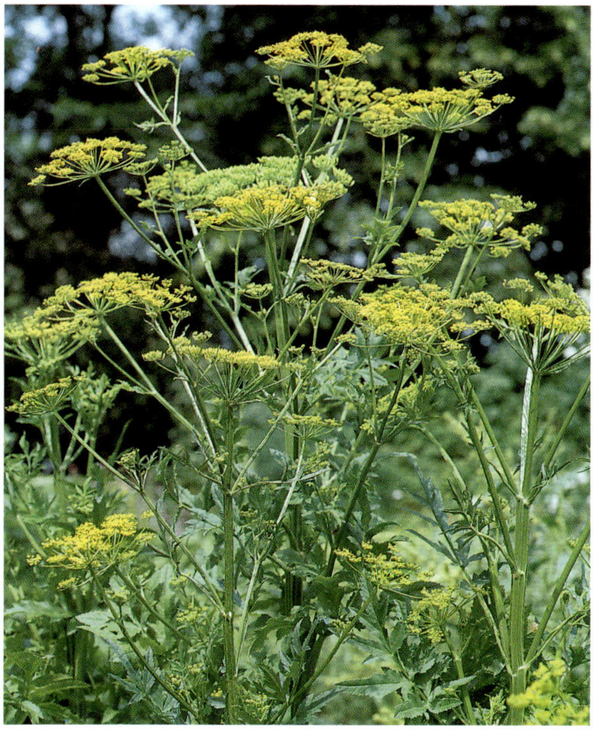

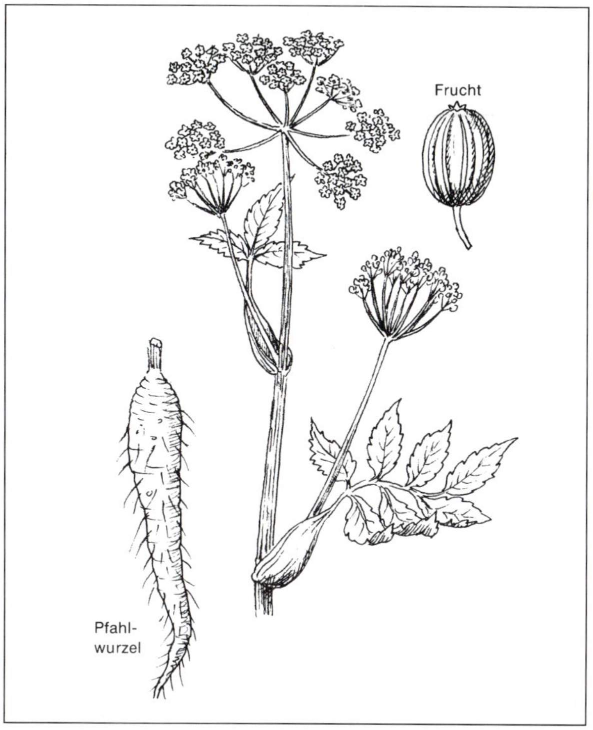

und Schuttplätzen, aber auch auf trockenen oder mäßig feuchten Wiesen reichlich in großen Beständen.

Ernte und Aufbereitung: Kurz vor der Vollreife werden die Dolden abgeschnitten und in Bündeln zum Trocknen aufgehängt. Nach dem Trocknen rebelt man die Früchte ab.

Inhaltsstoffe (Wirkstoffe): Ätherisches Öl, fettes Öl, in der Wurzel Stärke.

Heilwirkung und Anwendung: In der Schulmedizin ist der Pastinak ohne Bedeutung, obwohl das ätherische Öl dieser Pflanze in seiner Wirkung bei Magen- und Darmbeschwerden eine gewisse Ähnlichkeit mit dem ätherischen Kümmelöl hat.

Verwendung als Gewürz: In neuerer Zeit, in der man immer wieder aromatische Pflanzen als Gewürz ausprobiert, ist man auch an die Pastinakfrüchte geraten. In Mitteldeutschland allerdings wurden schon immer Gemüseeintöpfe, Suppen und frische Salate mit Pastinak gewürzt. Man würzt auf diese Weise gesund und beugt auch Blähungen vor. Zum Ausprobieren eignen sich zunächst alle grünen Salate, auch Gurken oder Tomaten. Man zerreibt die Früchte und gibt, vielleicht zusammen mit Dill, etwas davon in die Salatmischung. Auch zum Einmachen von Kürbissen und Essiggurken eignen sich Pastinakfrüchte gut. Sauerkraut und alle blähenden Gemüse werden durch Pastinak bekömmlicher.

Die Pastinakwurzel ist ein wohlschmeckendes Gemüse. Mancherorts baut man dafür eine besondere Art an. Im Vergleich mit anderen Wurzelgemüsen (Rote Rübe, Möhre, Kohlrabi und anderen) ist die Bedeutung der Pastinakwurzel allerdings gering, einige Feinschmeckerlokale aber bieten sie als aromatische Spezialität an.

Pastinak als Hausmittel: Auch beim Pastinak sind die mittelalterlichen Kräuterbuch-Autoren, besonders P. A. Matthiolus, die Gewährsleute. Sie berufen sich wiederum auf die Klassiker Plinius und Dioskorides. In Übereinstimmung mit diesen Angaben sind die Heilanzeigen für Pastinakfrüchte in der Volksmedizin: Wassersucht, Leibschmerzen, Nieren- und Blasenleiden (besonders Steinleiden), Magenbeschwerden und Fieber. Schlaflosigkeit, Rheuma und Lungenleiden werden in der Volksmedizin ebenfalls mit Pastinak behandelt. Verwendet wird der Tee, den man aus den zerstoßenen Früchten bereitet.

• *So wird Pastinak-Tee bereitet:* 1 gehäuften Teelöffel Pastinakfrüchte mit 1/4 l kochendem Wasser übergießen, 10 Minuten ausziehen; abseihen. Bei Bedarf 2 Tassen Tee täglich trinken.

Nebenwirkungen: Im allgemeinen ist die Anwendung von Pastinak ohne Nebenwirkungen. Bei empfindlichen Menschen können allerdings Hautausschläge auftreten, die nach dem Absetzen wieder verschwinden.

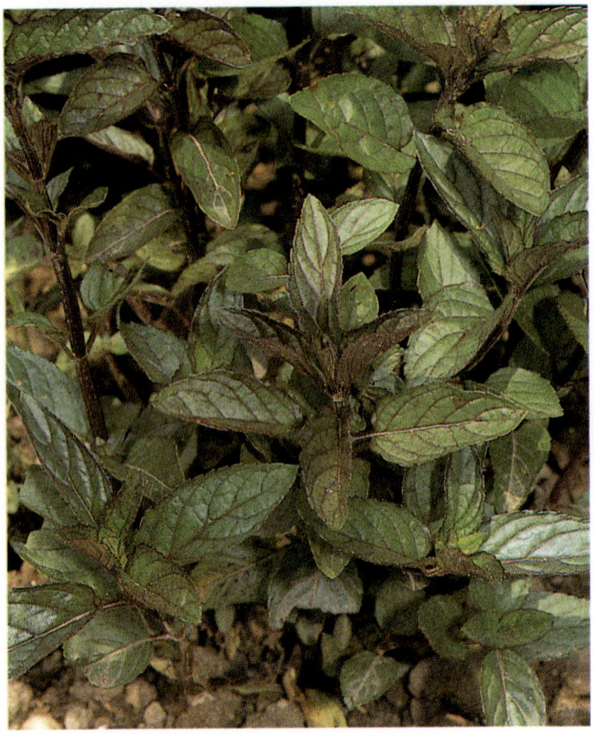

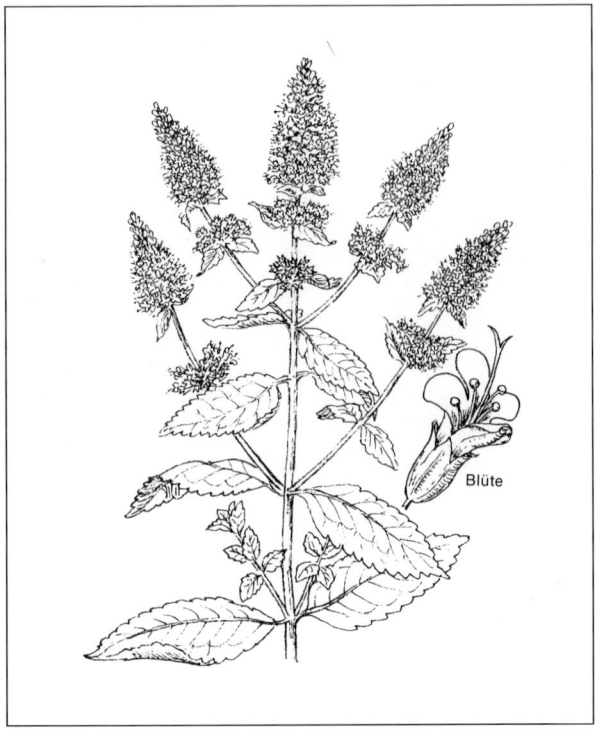

Pfefferminze

MENTHA X PIPERITA L. (= M. AQUATICA L. X M. SPICATA L.)
Lippenblütengewächs, LAMIACEAE (LABIATAE)
Volksnamen: Aderminze, Edelminze, Englische Minze, Gartenminze, Teeminze.
Arzneilich verwendete Pflanzenteile: Die Blätter und das daraus gewonnene ätherische Öl.
Drogenbezeichnung: Pfefferminzblätter = MENTHAE PIPERITAE FOLIUM (früher: FOLIA MENTHAE PIPERITAE), Pfefferminzöl = MENTHAE PIPERITAE AETHEROLEUM (früher: OLEUM MENTHAE PIPERITAE).

Botanik: Unsere Pfefferminze ist ein Bastard, der in England im Jahre 1696 in einem Feld von Mentha spicata L. aufgetreten ist und fortan kultiviert wird. Wild kommt die Pfefferminze, die für arzneiliche Zwecke gebraucht wird, also nicht vor. Selbst die aus Kulturen stammenden »Wildlinge« kreuzen bald wieder zurück. In Kulturen und im Garten zieht man Pfefferminze durch Ausläufer, und nur wenn man alle zwei Jahre umpflanzt, verhindert man die Rückkreuzung. Moorboden und toniger Kalk bringen reiche Ernte.
Pflanzenbeschreibung: Die Pfefferminze bildet zahlreiche unterirdische und oberirdische Ausläufer und wird etwa 30 bis 80 cm hoch. Die vierkantigen Stengel sind anfangs einfach, später wenig verzweigt. Die gegenständig angeordneten Blätter sind länglich-elliptisch, oft auch schmäler, 4 bis 7 cm lang und am Rand grob gezähnt.
Die rosaroten Blüten stehen sehr dicht in oftmals unterteilten, ährenartigen Blütenständen.
Es gibt in den Pfefferminzkulturen mehrere Rassen, die sich in Form und Farbe der Blätter voneinander unterscheiden. Die wildwachsenden Verwandten der Pfefferminze kommen zwar bei uns reichlich vor, doch sind sie in Duft und Geschmack der echten Pfefferminze unterlegen. Dennoch spielen auch diese Arten in der Volksmedizin eine recht bedeutende Rolle, und da und dort hört man die Meinung, sie seien sogar der »echten« Pfefferminze überlegen.
Die Blätter der Krauseminze (MENTHA SPICATA L. VAR. CRISPA), auch Spearmintblätter genannt, enthalten ätherisches Öl, das frei von Menthol ist, dafür aber reichlich Carvon (im Kümmel enthalten) enthält. Dieser Tee ist daher ein ausgezeichnetes Mittel gegen Blähungen. Die Krauseminze kommt wild nur selten vor, unser Krauseminzen-Tee stammt folglich aus Kulturen.
Inhaltsstoffe (Wirkstoffe): Ätherisches Öl, Flavonoide, Gerb- und Bitterstoffe sind die Hauptwirkstoffe. Der wichtigste Bestandteil im ätherischen Öl ist das Menthol (bis zu 60 % darin enthalten).

Heilwirkung und Anwendung: Pfefferminz-Tee ist ein überzeugendes Magenmittel, wenn Übelkeit, Brechreiz oder akutes Erbrechen der Behandlung bedürfen. Mit einer einzigen Tasse Pfefferminz-Tee, langsam, schluckweise und mäßig warm getrunken, kann man sehr häufig eine sofortige Wirkung erzielen.
Auch bei Magen- und Darmbeschwerden, die von Blähungen, Krämpfen und übelriechenden Stühlen begleitet sind, wirkt Pfefferminz-Tee sehr schnell. 3mal täglich 1 Tasse Tee ist da die richtige Dosierung.
Nicht zuletzt fördert Pfefferminz-Tee den Galleabfluß und die Galleproduktion in der Leber. – Patienten mit Gallensteinen vertragen Pfefferminz-Tee sehr gut, während Patienten mit Magengeschwüren weniger davon angetan sind.
Das BGA nennt für die beliebte Pfefferminze als Anwendungsgebiete Magen-Darm- und Galle-Beschwerden.
• *So wird Pfefferminz-Tee bereitet:* 1 gehäuften Eßlöffel Pfefferminzblätter mit 1/4 l kochendem Wasser übergießen und zugedeckt 10 Minuten ausziehen. Danach wird abgeseiht. Pfefferminz-Tee trinkt man am besten ungesüßt.
Pfefferminze ist Bestandteil sehr vieler Teemischungen, die gegen Magen-, Darm-, Galle- und Leberleiden verordnet werden. Aber auch in zahlreichen anderen Teemischungen sind Pfefferminzblätter enthalten. Sie verbessern jeden Tee durch Geschmack und Geruch und unterstützen häufig auch die Wirkung in angenehmer Weise, denn Drogen, die ätherisches Öl sowie Gerb- und Bitterstoffe enthalten, sind vielseitig in der Wirkung. – Eine besonders gute Kombination bei allen Magen- und Darmerkrankungen ist die mit Kamille zu gleichen Teilen.
Das ätherische Öl, mit Alkohol verdünnt, ergibt die sogenannten »Pfefferminztropfen«, die man in jeder Apotheke kaufen kann. Sie wirken ähnlich wie der Pfefferminz-Tee, wenn man 15 Tropfen davon mit Wasser einnimmt.
Pfefferminze als Hausmittel: Die Anwendung der Pfefferminze in der Volksmedizin entspricht dem bisher Gesagten. Die große Beliebtheit dieser Droge spiegelt sich in der Tatsache wider, daß neben Kamillen-Tee der Pfefferminz-Tee in den meisten Hausapotheken zu finden ist. Der Gebrauch bei Kopfschmerzen, Herzklopfen und bei Schlafstörungen ist rückläufig, hingegen schätzt man eine Tasse Pfefferminz-Tee bei Periodenschmerzen.

Verwendung als Gewürz: In neueren Gewürzbüchern wird empfohlen, selbst einige Pfefferminzpflanzen im Garten zu ziehen, zumal das sehr einfach ist, denn die Ausläufer wurzeln und wachsen ohne viel Pflege. Schon eine Fläche von 1 m^2 reicht aus, um für eine ganze Familie immer frische Pfefferminze bereit zu haben. – Wer eigene Pfefferminze zum Trocknen erntet, der muß die Blätter vor der Blüte sammeln, sie schnell trocknen (nicht über 35 °C) und in gut schließenden Gefäßen aufbewahren. Feuchtigkeit macht die Pfefferminze unbrauchbar. – Salate, Suppen, Gemüse und Eintöpfe, die vor dem Servieren mit frischer, fein gehackter Pfefferminze überstreut werden, sind nicht nur gut gewürzt, sondern auch bekömmlicher. Quark und Weichkäse »gewinnen« ebenfalls durch Beigabe von frischer Pfefferminze. – Getrocknete Pfefferminze gebraucht man weniger häufig, doch gibt es Fischzubereitungen, die durch Mitkochen weniger Blätter getrockneter Pfefferminze im Sud eine ganz besondere Note erhalten. Und wer sich seinen Kräuteressig selbst herstellt, sollte nicht vergessen, einige Blätter Pfefferminze (frisch oder getrocknet) mit hineinzugeben.
Nebenwirkungen: In therapeutischen Dosen keine. Dauergebrauch von Pfefferminz-Tee ist nicht empfehlenswert.

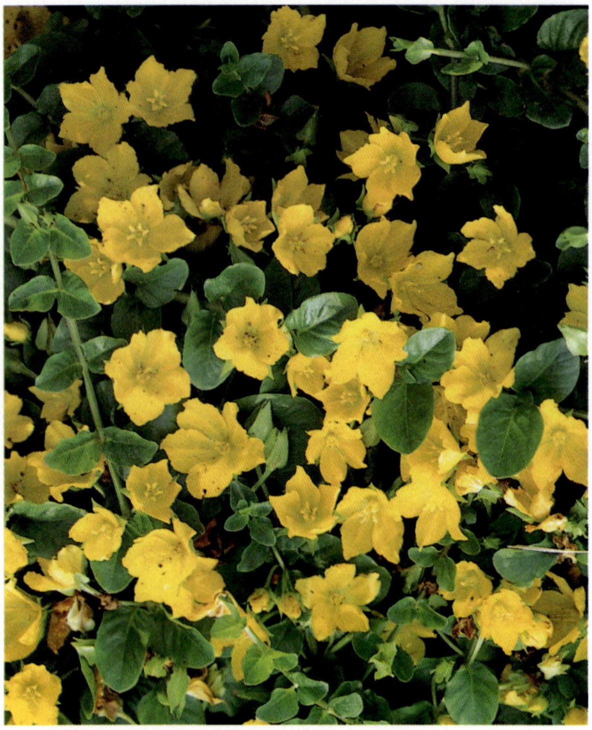

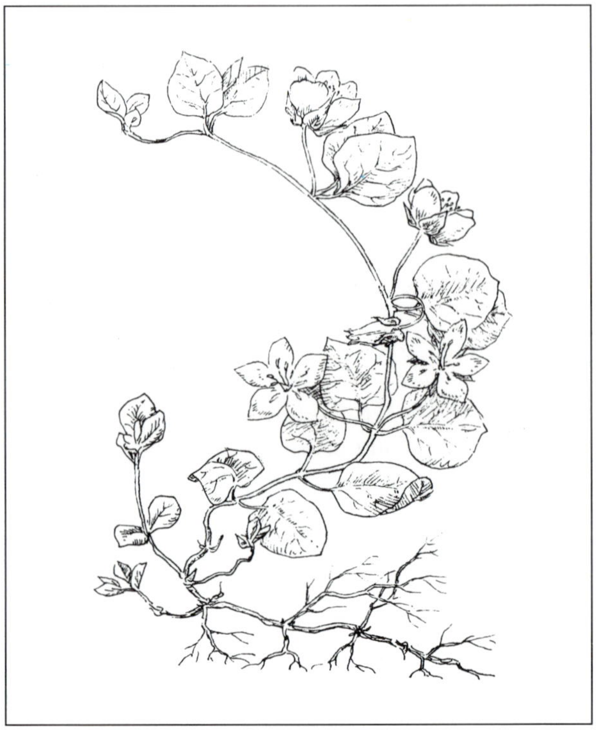

Pfennigkraut

LYSIMACHIA NUMMULARIA L.
Primelgewächse, PRIMULACEAE
Volksnamen: Egelkraut, Hellerkraut, Münzkraut, Schlangenwurzel, Tausendkrankheitskraut, Wundkraut.
Arzneilich verwendete Pflanzenteile:
Das ganze blühende Kraut mit den Wurzeln.
Drogenbezeichnung: Pfennigkraut = LYSIMACHIAE HERBA (früher: HERBA LYSIMACHIAE).

Botanik: *Pflanzenbeschreibung:* Das Pfennigkraut ist eine niederliegende Pflanze, die 10 bis 50 cm lang wird. Sie bewurzelt sich oftmals an den Knoten. Der Stengel ist meist einfach, selten verzweigt, vierkantig und mit gegenständig angeordneten kreisrunden bis elliptischen, ganzrandigen, kurzgestielten Blättern besetzt. Die gestielten Blüten sind goldgelb gefärbt, im Verhältnis zur Pflanze groß und innen durch dunkelrote Drüsen punktiert. *Blütezeit:* Juni bis Juli.
Vorkommen: Das Pfennigkraut braucht Feuchtigkeit. Es wächst daher nur auf feuchten Wiesen, an Wassergräben und Uferböschungen, auf feuchten Grasplätzen und in feuchten Gebüschen.
Ernte und Aufbereitung: Pfennigkraut wird mit den Wurzeln zur Blütezeit gesammelt. Man befreit die kleinen Wurzeln von anhaftender Erde und trocknet die ganze Pflanze an einem luftigen, schattigen Ort.
Inhaltsstoffe (Wirkstoffe): Gerbstoffe, Saponine, das Enzym Primverase und (reichlich) Kieselsäure.
Heilwirkung und Anwendung: Unsere Schulmedizin gebraucht das Pfennigkraut nicht, auch nur wenige Teemischungen gegen Husten und Erkältungskrankheiten enthalten diese Droge, obgleich sie als gerbstoffhaltige Saponindroge durchaus Heilwirkungen entfaltet.
Mein besonderer Rat: Malven-Tee ist ein geeignetes Getränk für Hustenpatienten, die aufgrund einer Staublunge oder eines Lungenemphysems besonders morgens große Schwierigkeiten haben, den Schleim abzuhusten.
Auf der Suche nach einer Droge, die diese Wirkung noch verbessert, geriet ich an die Lysimachia, das Pfennigkraut, weil mir auffiel, daß mancherorts diese Heilpflanze immer wieder gegen den Husten gebraucht wurde. Die Inhaltsstoffe rechtfertigen diese Anwendung, und den Malvenblättern schadet die Beigabe einer Saponindroge bestimmt nicht. Der Erfolg, soweit ich ihn beobachten konnte, war gut.
• *So wird die Teemischung bereitet:*

Malvenblätter	35,0
Pfennigkraut	15,0

2 Teelöffel dieser Mischung mit 1/4 l kochendem Wasser übergießen und so lange ausziehen lassen, bis der Ansatz Trinktemperatur erreicht hat. Danach wird abgeseiht, ohne die Droge auszupressen.
Diesen Tee sollte man schluckweise trinken und vor dem Herunterschlucken damit gurgeln – pro Tag 2 bis 3 Tassen. Süßen mit Honig ist nur dann anzuraten, wenn nicht gegurgelt wird.
Pfennigkraut als Hausmittel: In der Volksmedizin ist diese Droge ein Hustenmittel. Sie wird aber auch gegen Rheuma und Gicht, gegen Durchfälle und innerliche Blutungen gebraucht. Und immer wieder hört man, daß eine Abkochung (Tee) der Droge als Umschlag heilungsfördernd für Wunden sei, besonders solche, die eitern und schlechte Heilungstendenz zeigen. Auch Ekzeme werden damit behandelt.
• *So wird Pfennigkraut-Tee bereitet:* 2 gehäufte Teelöffel Droge wird mit 1/4 l kochendem Wasser übergossen, 5 Minuten lang ausgezogen und dann abgeseiht.
Gegen Husten trinkt man 2- bis 3mal täglich 1 Tasse Tee mit Honig gesüßt, gegen Magen- und Darmbeschwerden ungesüßt. Für Wundumschläge verdünnt man diesen Aufguß mit der gleichen Menge Kamillen-Tee.
Das Auflegen der frischen zerquetschten Blätter auf offene Wunden ist wegen der Infektionsgefahr nicht zu empfehlen.
Und das berichtete Adam Lonicerus (1563): »Egel- oder Pfennigkraut (Numularia) ist ein sehr nützlich kraut zu frischen wunden / gebresten der brust vnd lungen. Bletter vnd blumen zerstossen auffgelegt / trücknen vnd ziehen zusamen alle geschwer. In wein getruncken / ists für die rot rur vnd blutfluss. In wein gesotten / mit honig getruncken / heylt alle fehl der lungen vnd brust / fürn husten vnd keichen / sonderlich den kindern / so sunst nicht einnemen / für den dürren husten. Magsts auch mit wasser vnd zucker sieden. Diss kraut in wein gesotten / darmit wunden geseubert / vnd die bletlein darauff gelegt / ist ein wunderbarlich gute artznei. Die verwundten schlangen heylen sich mit disem kraut.«
Nebenwirkungen sind nicht zu befürchten.

Quecke

AGROPYRON REPENS (L.) P. B. (ELYMUS REPENS [L.] GOULD), (ELYTRIGIA REPENS [L.] DESV.)
Süßgräser, POACEAE (GRAMINEAE)
Volksnamen: Flechtgras, Graswurzel, Hundsgras, Rechgras, Ruchgras, Schließgraswurzel, Wurmgras, Zwecke.
Arzneilich verwendete Pflanzenteile: Der Wurzelstock.
Drogenbezeichung: Queckenwurzelstock = GRAMINIS RHIZOMA (früher: RHIZOMA GRAMINIS).

Botanik: *Pflanzenbeschreibung:* Im Erdboden ist dieses Gras verankert durch weitkriechende Wurzelstücke, die zahlreiche Ausläufer bilden. Schon bald nach der Ansiedlung sind so viele unterirdische Organe entwickelt, daß sich dieses Ackerunkraut nur schwer ausrotten läßt. Aus dem Wurzelstock entwickelt sich der aufrechte, glatte kahle Stengel mit schmalen grünen oder bläulichgrünen flachen Blättern. Die Quecke wird über 1 m hoch und schließt mit einer Ähre ab. *Blütezeit:* Juni bis August. *Vorkommen:* Als Unkraut auf Äckern und im Garten, an Wegrändern, auf Schuttplätzen und Brachland.
Ernte und Aufbereitung: Im zeitigen Frühjahr, bevor sich aus dem Wurzelstock frische Halme entwickeln, werden die Wurzelstöcke der Quecke gegraben.
Die sehr langen, stielrunden und strohgelben Wurzelstöcke werden durch Waschen vom Erdreich befreit und dann an der Luft getrocknet. Es ist ratsam, bei künstlicher Wärme (55 °C) nachzutrocknen, weil eine Droge, die nicht durch und durch trocken ist, sehr leicht von Schimmelpilzen befallen wird und danach natürlich wertlos ist.
Inhaltsstoffe (Wirkstoffe): Viel Kohlenhydrate (Triticin), Schleimstoffe und Saponine, viel Mineralsalze, besonders Kaliumsalze, Kieselsäure und Eisen, Vitamine (A und B) sowie organische Säuren sind die Wirkstoffe der Quecke.
Heilwirkung und Anwendung: In der Schweiz ist die Quecke zwar noch offizinell, aber sonst wird sie von der Schulmedizin sehr stiefmütterlich behandelt, obgleich es viele Beschwerden gibt, bei denen Quecke wirksam ist. Aufgrund des Kieselsäuregehaltes ist sie dem Schachtelhalm ähnlich und kann ebenfalls bei Bronchialleiden, Stoffwechselbeschwerden, Rheuma und Gicht ein-

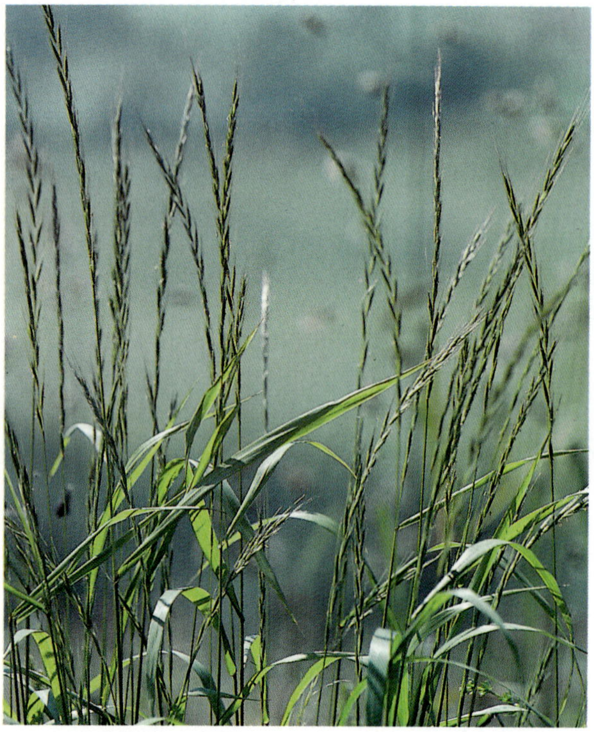

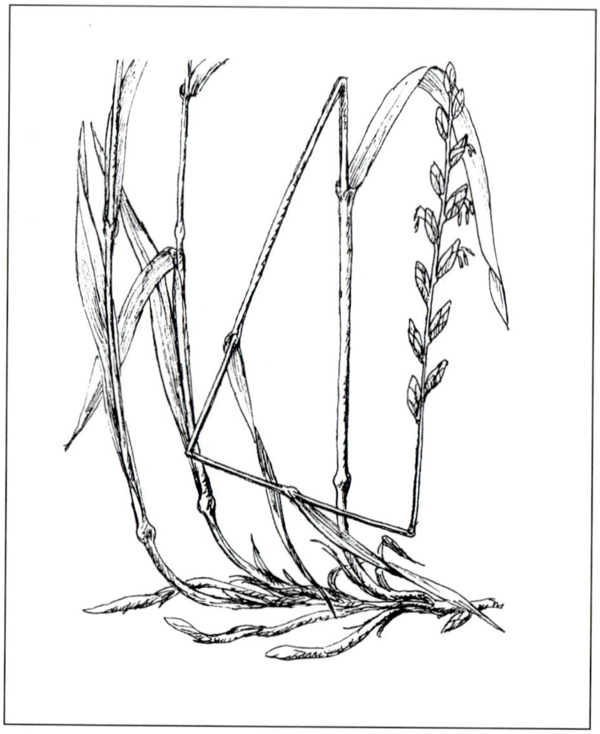

gesetzt werden. Die sogenannte Blutreinigung, also die Aktivierung der Drüsen, ist das Hauptanwendungsgebiet für Quecke. Dadurch wird eine Entwässerung erreicht, Körperschlacken werden beseitigt, Müdigkeit und Abgeschlagenheit aufgehoben und vor allen Dingen Hautunreinheiten gebessert. Dabei spielen wohl alle Inhaltsstoffe eine gemeinsame Rolle, die Vitamine wie die Mineralien, die Saponine und die Begleitstoffe. Man gebraucht in der Hauptsache den Tee, von dem man kurmäßig über einige Wochen täglich 2mal 1 Tasse trinkt. Das BGA nennt auf dem vorgeschriebenen Beipackzettel für die Standardzulassung der Queckenwurzel folgende Anwendungsgebiete: Zur Erhöhung der Harnmenge bei Katarrhen der ableitenden Harnwege; als Ergänzung bei der Behandlung von Katarrhen der oberen Luftwege.

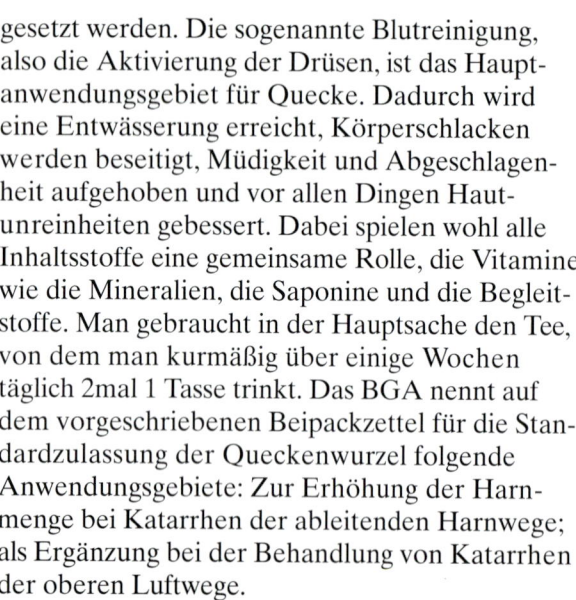

• *So wird Quecken-Tee bereitet:* 2 bis 3 gehäufte Teelöffel Quecke mit 1/4 l heißem Wasser übergießen und 10 Minuten lang ausziehen.

Empfehlenswert ist auch ein Saft aus der frischen Wurzel, den man mit Hilfe eines Entsafters bereitet; 3mal täglich 1 Eßlöffel muß man dann einnehmen.

Mein besonderer Rat: Da man die Akne junger Menschen medikamentös noch nicht beherrscht, versucht man häufig, mit Heilkräutern diesem Übel beizukommen. Eine Teemischung wird bei Akne immer wieder ausprobiert und kann bei der Behandlung dieser lästigen Erkrankung als sehr erfolgreich bezeichnet werden.

• *So wird die Teemischung bereitet:*

Quecke	20,0
Stiefmütterchen	10,0
Schachtelhalm	10,0
Brennessel	10,0

2 gehäufte Teelöffel dieser Mischung mit 1/4 l kochendem Wasser übergießen, 10 Minuten ziehen lassen und danach abseihen. Kurmäßig 3mal täglich 1 Tasse Tee trinken.

In letzter Zeit mehren sich die Erfahrungsberichte, die aussagen, daß chronische und akute Blasen- und Niereninfektionen durch einen Tee aus Queckenwurzel und Bärentraubenblättern zu gleichen Teilen ungemein günstig zu beeinflussen seien. Es wird sogar von völliger Ausheilung chronischer Blaseninfektionen, die ansonsten nur durch Sulfonamide oder Antibiotika unter Kontrolle gehalten werden konnten, berichtet.

• *So wird der Tee bereitet:* 2 gehäufte Teelöffel der Mischung mit 1/4 l siedendem Wasser übergießen und 5 Minuten lang ausziehen lassen. Kurmäßig 2 Tassen Tee täglich trinken.

Für alkalischen Harn sorgen: entweder durch pflanzliche Kost oder durch Einnahme einer Bullrichsalztablette mit dem Tee (Natriumhydrogenkarbonat).

Quecke als Hausmittel: Zweifellos wird die Queckenwurzel in der Volksmedizin überbewertet, denn hier gibt es kaum ein Leiden, das nicht irgendwie mit Queckenwurzel behandelt wird. Die wichtigsten Heilanzeigen der Volksmedizin sind Bleichsucht, Rachitis, Lungenleiden, Harnverhaltung, Leber- und Galleleiden, Magen- und Darmkatarrhe, Rheuma und Gicht, Hautunreinheiten und Menstruationsbeschwerden. **Nebenwirkungen** kennt man nicht.

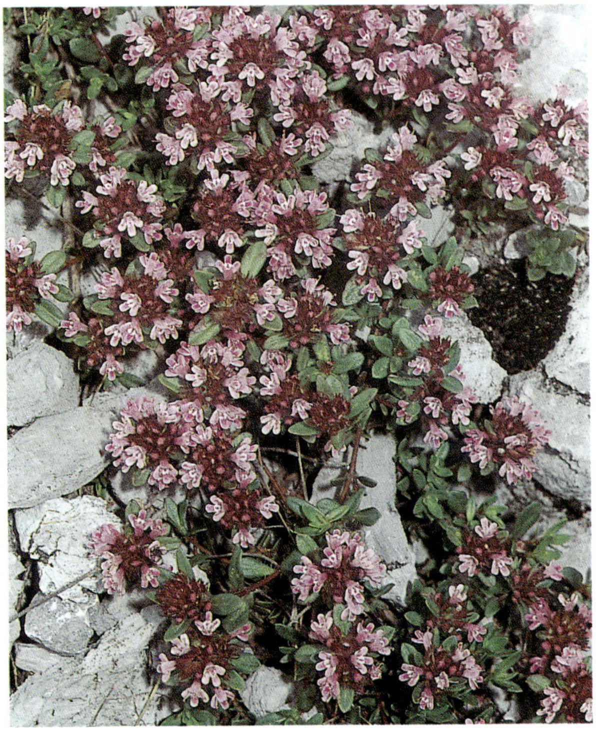

Quendel
(Feldthymian)

THYMUS PULEGIOIDES L.
(TH. PULEGIOIDES L. wurde früher zusammen mit anderen Thymus-Arten als TH. SERPYLLUM bezeichnet)
Lippenblütengewächse, LAMIACEAE (LABIATAE)
Volksnamen: Bergthymian, Chölm, Feldpolle, Geismajoran, Kudelkraut, Quandl, Rauschkraut, Wilde Meron, Wilder Zimt, Zymsi.
Arzneilich verwendete Pflanzenteile: Das Kraut.
Drogenbezeichnung: Quendelkraut = SERPYLLI HERBA (früher: HERBA SERPYLLI).

Botanik: *Pflanzenbeschreibung:* Der Quendel ist ein Halbstrauch von sehr unterschiedlicher Gestalt. Meist entwickelt er aus einem dünnen verholzten Wurzelstock zahlreiche niederliegende, etwa 15 cm lange runde oder auch kantige, kahle oder behaarte Stengel, die mit kurzgestielten Blättchen gegenständig besetzt sind. Die Blätter sind lineal bis eiförmig, ganzrandig und oftmals auch behaart. Die rosaroten Blüten stehen in kugeligen Köpfchen oder in kurzen Ähren an den Stengelspitzen. Die ganze Pflanze, besonders aber die Blüte und das Blatt, enthält viel ätherisches Öl und duftet folglich stark und charakteristisch. *Blütezeit:* Mai bis August. *Vorkommen:* An trockenen steinigen Orten, an Böschungen und Wegrändern sowie auf trockenen sonnigen Waldwiesen und Waldrändern, sogar auf Felsen und Mauern. Oft wächst der Quendel spärlich und klein, dabei üppige Rasen bildend.
Ernte und Aufbereitung: Das blühende Kraut wird ohne die Wurzeln gesammelt und sogleich an der Luft im Schatten getrocknet.

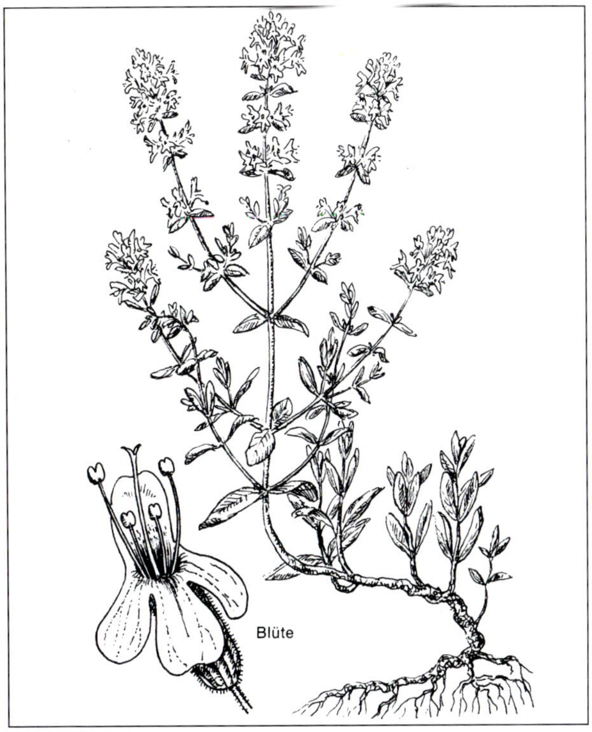

Inhaltsstoffe (Wirkstoffe): Ätherisches Öl, etwas Gerbstoff, Bitterstoffe, Flavonoide. (Vielleicht Saponine).
Heilwirkung und Anwendung: Der Hauptwirkstoff ist – wie beim Thymian – auch hier das ätherische Öl mit krampflösenden, desinfizierenden

Eigenschaften. Lunge und Bronchien, Magen und Darm, sind die Organe, die man mit Quendel behandelt: Reizhusten und Keuchhusten kann man mit Quendel-Tee lindern, Magen und Darm werden belebt, der Appetit wird angeregt, und die Speisen werden besser verdaut.
In den meisten Fällen gebraucht man den Tee aus der Heilpflanze, der zur Anwendung als Hustenmittel mit Honig gesüßt werden kann, bei Magen- und Darmstörungen jedoch ungesüßt getrunken werden muß.

• *So wird Quendel-Tee bereitet:* 1 bis 2 gehäufte Teelöffel Quendelkraut mit 1/4 l kochendem Wasser übergießen, 10 Minuten lang ausziehen lassen, danach abseihen.
3 Tassen Tee pro Tag ist die richtige Dosierung.
Das BGA empfiehlt Quendel lediglich bei Katarrhen der oberen Luftwege.

Verwendung als Gewürz: Heilpflanzen, die aromatisch duften, also viel ätherisches Öl enthalten, gebraucht man sehr häufig auch als Gewürz.
Bei Quendel ist das ebenso der Fall, zumal es eine Varietät gibt, die sehr stark nach Zitrone duftet; man verwendet sie gern in frischem Zustand als aromatische Beigabe zu Salaten verschiedenster Art. Auch Obstsalate kann man – vorsichtig zwar – damit aromatisieren. Ebenso wie mit Thymian lassen sich mit getrocknetem Quendel sehr fette Speisen würzen, die dadurch leichter verdaulich werden. Bratkartoffeln, Rühreier mit fettem Speck, fette Fleischeintöpfe und kräftige Suppen vertragen Quendel besonders gut.

Mein besonderer Rat: Es gibt Menschen, die Eier nicht gut vertragen; das Frühstücksei beispielsweise liegt ihnen wie ein Stein im Magen, ebenso die Salate, die hartgekochte Eier enthalten.
Für diese Menschen ist eine Gewürzmischung, die Quendel, Wermut, Rosmarin und ein wenig Salz enthält, eine echte Wohltat. Frühstücksei und Eierspeisen werden damit gewürzt und besser vertragen.

• *So ist die Gewürzmischung zusammengesetzt:*

Quendel, gepulvert	5,0
Rosmarin, gepulvert	2,0
Wermut, gepulvert	1,0
Kochsalz	12,0

Quendel als Hausmittel: Das aromatisch duftende Heilkraut ist in der Volksmedizin sehr beliebt. Husten und Lungenleiden, Blähungen und Darmbeschwerden werden damit behandelt – meistens erfolgreich. Man gebraucht den Tee, dessen Zubereitung bereits beschrieben wurde. Die mittelalterlichen Kräuterbücher rühmen den Quendel als »Frauenmittel«, in der Volksmedizin empfiehlt man den Tee daher bei schmerzhafter Periode. Außerdem wird ein alkoholischer Auszug, ein Quendel-Spiritus also, als Einreibung bei Rheuma und Gicht gebraucht. Auch Verstauchungen und Quetschungen werden damit behandelt. Die Herstellungsweise ist sehr unterschiedlich. Einen brauchbaren Quendel-Spiritus erhält man, wenn man 20 g Quendelkraut mit 250 g etwa 70 %igem Alkohol übergießt und 10 Tage lang auszieht. Nach Entfernung von Fußnägeln sei – so Apothekerin G.V. Eitzen – ein Fußbad mit Quendel sehr hilfreich.

Nebenwirkungen: Nebenwirkungen sind bei bestimmungsgemäßem Gebrauch nicht zu erwarten.

Rainfarn

▷ *giftig*

TANACETUM VULGARE L. (CHRYSANTHEMUM VULGARE (L.) BERNH.)
Korbblütengewächse, ASTERACEAE (COMPOSITAE)
Volksnamen: Michelkraut, Rehfarn, Revierblume, Tannkraut, Wurmkraut, Wurmsamen.

Arzneilich verwendete Pflanzenteile:
Das blühende Kraut, auch die Blüten allein.

Drogenbezeichnung: Rainfarnkraut = TANACETI HERBA (früher: HERBA TANACETI), Rainfarnblüten = TANACETI FLOS (früher: FLORES TANACETI).

Botanik: *Pflanzenbeschreibung:* Der Rainfarn ist eine ausdauernde Pflanze. Dem Wurzelstock entspringen mehrere aufrechte, meist unverzweigte Stengel, die in der oberen Region mitunter doldenrispig verzweigt sind und 40 bis 150 cm hoch werden. Die Blätter sind wechselständig angeordnet, einfach- bis doppeltfiederschnittig, die Fiedern am Rand gesägt bis gezähnt. Die Blütenköpfchen, etwa 1 cm im Durchmesser und intensiv gelb, sitzen in doldigen Blütenständen im oberen Teil der Pflanze. Rainfarnblüten sind ohne Strahlenkranz und deshalb eine Besonderheit unter den Körbchenblütlern. *Blütezeit:* Juni bis September. *Vorkommen:* Sonnige Raine und Hügel, Waldränder, Schuttplätze und lichte Gebüsche sind Fundstellen für Rainfarn.

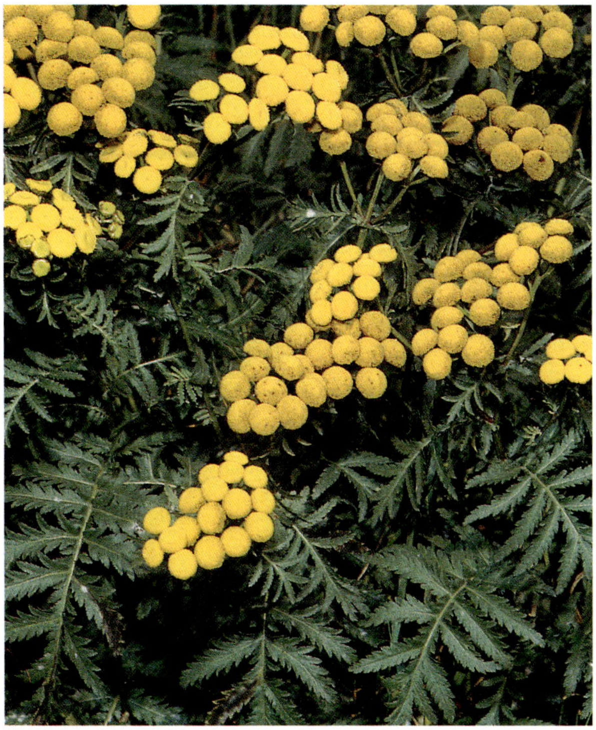

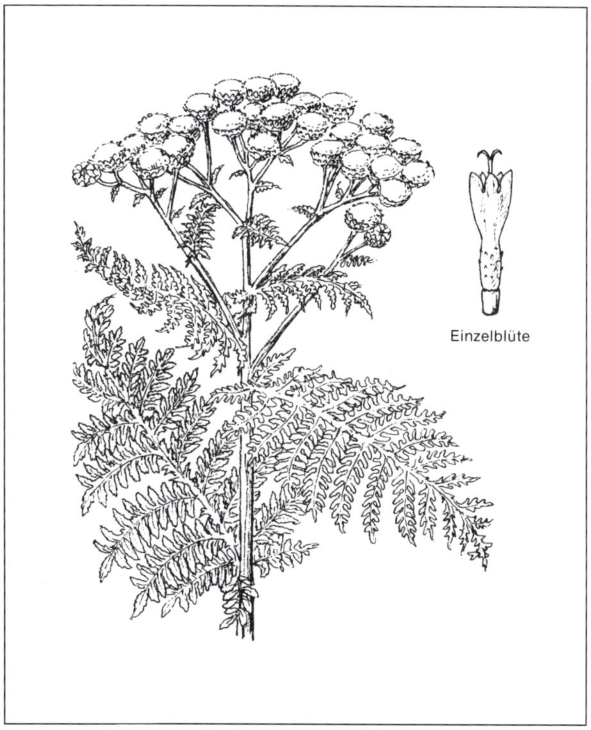

Inhaltsstoffe (Wirkstoffe): Ätherisches Öl mit viel Thujon, Bitterstoffe, Gerbstoffe, ein Glykosid und Vitamine.

Heilwirkung und Anwendung: Das ätherische Öl wirkt wurmwidrig. Der Rainfarn wird, ebenso wie früher, auch heute noch gelegentlich in der Volksmedizin als Wurmmittel verwendet – besonders bei Maden- und Spulwürmern.
Auch als Mittel zur Appetitanregung wird diese Droge gelegentlich gebraucht. *Wegen der Giftigkeit ist allerdings die Anwendung nicht problemlos. Es sind schon tödliche Vergiftungen mit Rainfarn vorgekommen. Daher für den Laien die Warnung, keine Selbstbehandlung mit Rainfarn zu versuchen.*

Nebenwirkungen: Es gibt vom Rainfarn verschiedene Rassen, die äußerlich nicht oder nur sehr schwer zu erkennen und voneinander zu unterscheiden sind. Einige von ihnen sind besonders giftig – um diese handelt es sich wohl, wenn immer wieder von Vergiftungen die Rede ist. Vergiftungserscheinungen sind: Schwindel, Krämpfe, Leibschmerzen, Atemnot.
Man muß bei Vergiftungen versuchen, den Magen schnell zu entleeren. Sofort den Arzt aufsuchen! (→ Seite 33).

Hinweis: Eine verwandte Art, TANACETUM PARTHENIUM (CHRYSANTHEMUM PARTHENIUM), bei uns zumeist Mutterkraut, Fieberkraut oder Mutterkamille genannt, die als Zierpflanze in Gärten gezogen wird, hat in letzter Zeit von sich reden gemacht, denn sie gilt in England als Vorbeugemittel gegen Migräne. Es scheint in der Tat etwas daran zu sein, denn die Sesquiterpenlactone des ätherischen Öls hemmen die Prostaglandinsynthese und vermindern die Serotininausscheidung, was mit einem Pflanzenextrakt aus dem Mutterkraut bewiesen werden konnte. Bisher fehlen noch ausreichende klinische Studien, doch das regelmäßige Einnehmen von einem Teelöffel frischer Blätter oder einer großen Messerspitze getrockneten Blattpulvers soll die Heftigkeit der Migräneanfälle merklich lindern und die Häufigkeit ihres Auftretens verringern.
Das Mutterkraut wird etwa 60 cm hoch, hat fiederteilige Blätter, riecht nach Kamille und hat auch der Kamille ähnliche Blütenstände.

Achtung: Wegen der Sesquiterpenlactone ist die Verwendung in der Schwangerschaft verboten! Auch allergische Erscheinungen (wie bei Arnika) sind beobachtet worden.

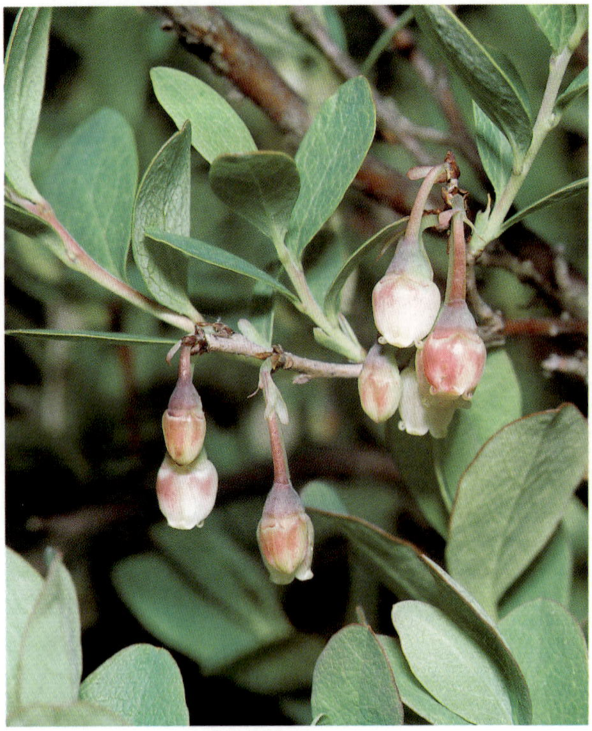

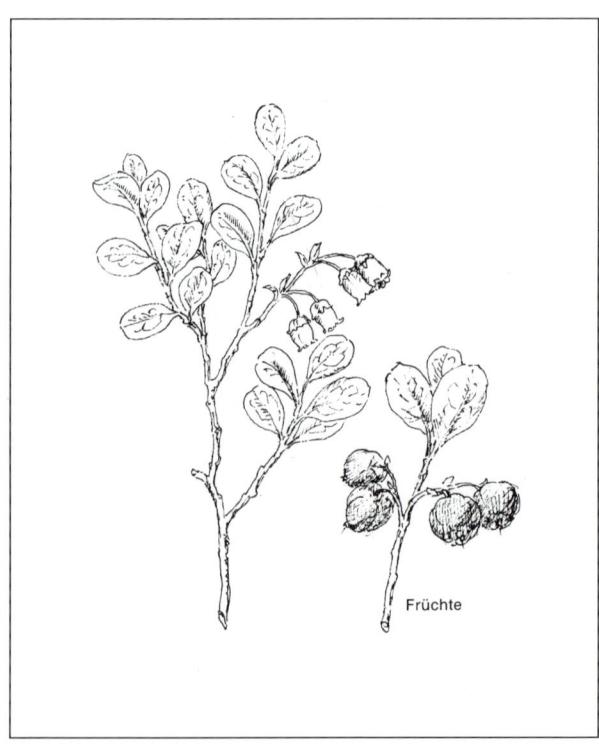

Rauschbeere

VACCINIUM ULIGINOSUM L.
Heidekrautgewächse, ERICACEAE
Volksnamen: Lausbeere, Moorbeere, Saftbeere, Schwindelbeeri, Sumpfheidelbeere, Tollbeere, Trunkelbeere.
Arzneilich verwendete Pflanzenteile: Die Früchte und die Blätter.
Drogenbezeichnung: Rauschbeerfrüchte = ULIGINOSI FRUCTUS (früher: FRUCTUS ULIGINOSI), Rauschbeerblätter = ULIGINOSI FOLIUM (früher: FOLIA ULIGINOSI).

Botanik: *Pflanzenbeschreibung:* Die Rauschbeere besitzt einen langen Wurzelstock, aus dem stielrunde, graubraune, kahle verholzte Zweige aufstreben, die eine Länge von 50 cm erreichen und die Pflanze zu einem sparrigen Strauch machen. An den Zweigen stehen kurzgestielte, verkehrt eiförmige oder längliche, ganzrandige, derbe Blätter mit unterseits deutlich netziger Nervatur. Oberseits sind sie blaugrün, unterseits mattgrün gefärbt. An den Enden der kurzen Seitenästchen stehen weiß oder rötlich gefärbte krugförmige Blüten, aus denen birnenförmige, seltener kugelige blaubereifte Beeren hervorgehen. Die Rauschbeere ist mit der Heidelbeere leicht zu verwechseln, obgleich sie sich derber, größer und sparriger im Wuchs präsentiert. Das Hauptunterscheidungsmerkmal findet man in den Früchten mit ihrem grünlichen Fruchtfleisch und dem farblosen Saft. Der Geschmack der Früchte ist eher fad, im Gegensatz zu den Heidelbeeren, die aromatisch säuerlich schmecken.
Blütezeit: Mai bis Juli. *Vorkommen:* Moorige Wälder und Gebüsche, Moore und Nadelwälder mit moorähnlichem Boden.
Ernte und Aufbereitung: Die Blätter sammelt man zur Blütezeit und trocknet sie schnell im Schatten oder auch bei künstlicher Wärme.
Die Beeren werden zur Reifezeit eingebracht und bei künstlicher Wärme oder an der Sonne getrocknet.
Inhaltsstoffe (Wirkstoffe): Organische Säuren, Mineralstoffe, Gerbstoffe, Vitamine (besonders Vitamin C), ein Glykosid und Arbutin. Der Arbutingehalt ist in den Blättern größer als in den Früchten.
Heilwirkung und Anwendung: In vieler Hinsicht ist die Wirkung der Rauschbeere jener der Heidelbeere ähnlich. Zu den Verwandten gehören auch die Preiselbeere und die Bärentraube, so daß es nicht verwundert, wenn in der Volksmedizin die Blätter der Rauschbeere, der Heidelbeere, der Preiselbeere und der Bärentraube gleichermaßen verwendet werden.

Die Schulmedizin gebraucht weder die Früchte noch die Blätter der – in ihrer Wirkung sehr umstrittenen – Rauschbeere. Auch was die mögliche Giftwirkung angeht, besteht keine Einigkeit. In manchen Beerenbüchern wird die Rauschbeere als giftig bezeichnet, in anderen nicht.

Rauschbeere als Hausmittel: In der Volksmedizin gebraucht man die Blätter oder die getrockneten Beeren als Tee gegen Durchfälle und Blasenleiden. Aufgrund der Inhaltsstoffe (Gerbstoffe gegen Durchfall und Arbutin als Blasendesinfektionsmittel) läßt sich diese Anwendung durchaus vertreten, doch da es für diese Beschwerden bessere Mittel gibt, ist es schwer zu verstehen, daß man in der Volksmedizin so hartnäckig an der Rauschbeere festhält. Den Tee aus den getrockneten Beeren bereitet man auf gleiche Weise wie den Tee aus Blättern.

• *So wird Rauschbeeren-Tee bereitet:* 2 gehäufte Teelöffel Droge (Beeren oder Blätter) mit 1/4 l kaltem Wasser übergießen, 10 bis 12 Stunden ausziehen und abseihen. Dann auf Trinktemperatur erwärmen und ungesüßt 1- bis 2mal täglich 1 Tasse Tee trinken.

Nebenwirkungen: Es wurde schon gesagt, daß man sich nicht so recht einig ist, ob die Rauschbeeren giftig sind oder nicht. Nach dem Genuß größerer Mengen soll es zu rauschähnlichen Zuständen kommen, verbunden mit Übelkeit, Erbrechen und Kopfschmerzen. Da ein Giftstoffgehalt in Rauschbeeren nicht festgestellt werden konnte, sind dies subjektive Beobachtungen, die jedoch Anlaß genug sein müssen, vor dem Genuß größerer Mengen dieser Beeren zu warnen.

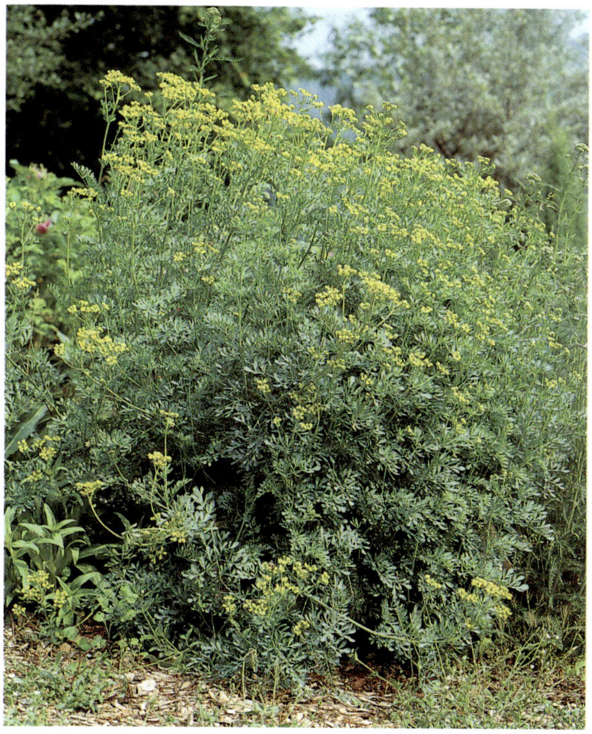

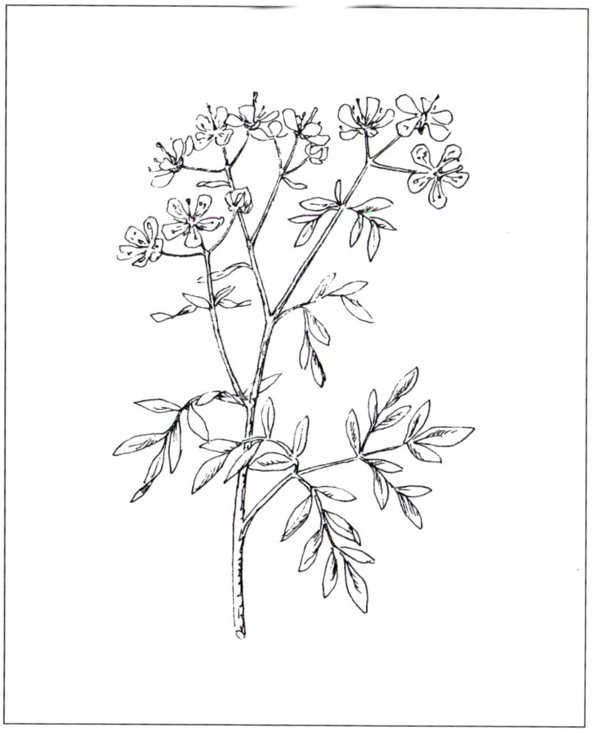

Raute

▷ *giftig*

RUTA GRAVEOLENS L.

Rautengewächs, RUTACEAE

Volksnamen: Augenraute, Edelraute, Gartenraute, Weinkraut, Weinraute.

Arzneilich verwendete Pflanzenteile:
Das Kraut.

Drogenbezeichnung: Rautenkraut = RUTAE GRAVEOLENTIS HERBA (früher: HERBA RUTAE).

Botanik: *Pflanzenbeschreibung:* Die Raute ist eine stark duftende, graugrün gefärbte verästelte Staude mit runden, starren Stengeln. Die unpaarig gefiederten Blätter, die im Umriß dreieckig sind, werden bis 15 cm lang. Die Fiedern der Blätter sind nochmals 1- bis 2fach fiederteilig, derb und durchscheinend drüsig punktiert. Die Blüten, in einem doldigen Blütenstand angeordnet, besitzen

4 oder 5 löffelartige grünlich-gelbe Kronblätter. *Blütezeit:* Juni bis August. *Vorkommen:* Bei uns in Kulturen und Gärten (Bauerngärten) und gelegentlich daraus verwildert. Die Heimat der Raute dürfte das Mittelmeergebiet sein, von wo sie die Benediktiner über die Alpen gebracht haben.
Inhaltsstoffe (Wirkstoffe): Ätherisches Öl, etwas Gerbstoff, Furanocumarine, Alkaloide und das Flavonglykosid Rutin.
Heilwirkung und Anwendung: Die Raute besitzt eine Menge guter Eigenschaften, doch wegen der Giftigkeit ihres ätherischen Öls ist bei der Anwendung Vorsicht geboten. Die hier genannten Mengen dürfen auf keinen Fall überschritten werden. Rauten-Tee gebraucht man als leichtes Sedativum (beruhigendes und schlafförderndes Mittel), als Spasmolytikum (krampflösendes Mittel) und auch als Diuretikum (wassertreibendes Mittel). Auch als Appetitanregungsmittel wird die Raute gelegentlich verwendet.
• *So wird Rauten-Tee bereitet:* 1 gehäufter Teelöffel Raute wird mit 1/4 l kochendem Wasser übergossen und 5 Minuten ausgezogen und abgeseiht. 2 Tassen Tee als Tagesdosis reichen aus und sind ohne Nebenwirkungen.
Schwangere dürfen Raute nicht nehmen, weil sie die Blutzufuhr zu den Bauchorganen – besonders zum Becken – erhöht, was zur Fehlgeburt (Abort) führen kann.
Mein besonderer Rat: Rauten-Tee allein zu verwenden, ist wenig empfehlenswert, weil die Wirkung in keinem der obengenannten Indikationsgebiete ganz überzeugend ist. Doch in Mischungen kann die Raute sehr häufig eine echte Bereicherung sein.
Hier eine Teemischung, die bei älteren Leuten als Beruhigungs- und Einschlaftee gute Wirkung zeigt.
• *So wird die Teemischung bereitet:*

Raute	10,0
Baldrian	10,0
Melisse	15,0
Weißdornblüten	15,0
Mistel	15,0
Kümmel	5,0

2 gehäufte Teelöffel dieser Mischung mit 1/4 l warmem (nicht heißem) Wasser übergießen und bedeckt 10 Stunden lang ausziehen.
Bei Bedarf oder 2- bis 3mal täglich 1 Tasse Tee trinken.

Anwendung in der Homöopathie: Das Homöopathikum *Ruta graveolens* wird aus der frischen, vor der Blüte gesammelten Pflanze bereitet. Man gebraucht es innerlich und äußerlich bei Quetschungen, Verrenkungen, Sehnenzerrungen, Rheuma und Krampfadern. Auch bei Augenentzündungen wird die verdünnte Urtinktur (Ø) zu Kompressen verwendet. Man gibt 20 bis 30 Tropfen auf 200 ml Wasser und macht mit dieser Verdünnung Augenkompressen.
Innerlich gebraucht man die Verdünnungen D1 bis D3, man gibt davon bei Bedarf mehrmals täglich 5 bis 10 Tropfen.
Raute als Hausmittel: In der Volksmedizin ist die Liste der Beschwerden, gegen die Raute als Abkochung (Tee) innerlich und äußerlich gebraucht wird, ellenlang. Auch Sebastian Kneipp war ein großer Befürworter der Rautenanwendung.
Man gebrauchte diese Heilpflanze (und verwendet sie noch heute so) gegen Appetitlosigkeit, Schwindel, Herzklopfen, Blutandrang im Kopf, Menstruationsbeschwerden, Nervenleiden, Atemnot, Magenschmerzen, Verrenkungen, Verstauchungen, Schwellungen nach stumpfen Schlägen und Verletzungen, Harndrang, Wassersucht, Rheuma, Gicht und Hautausschläge.
Nebenwirkungen: Dosiert man die Raute zu hoch, so kommt es zu Magen- und Darmstörungen, zum Anschwellen der Zunge und zu heftigem Speichelfluß. – Hautempfindliche Menschen können schon beim Pflücken der Raute Hautjucken oder Hautentzündungen mit Bläschenbildung bekommen. – Nicht für Schwangere geeignet. – Wegen der Furanocumarine ist Lichtempfindlichkeit nach Einnahme größerer Mengen von Rauten-Tee nicht auszuschließen.

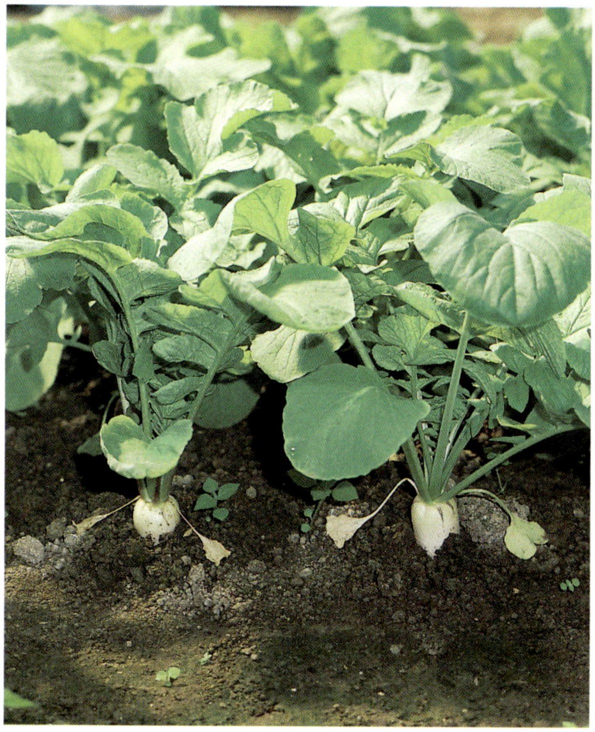

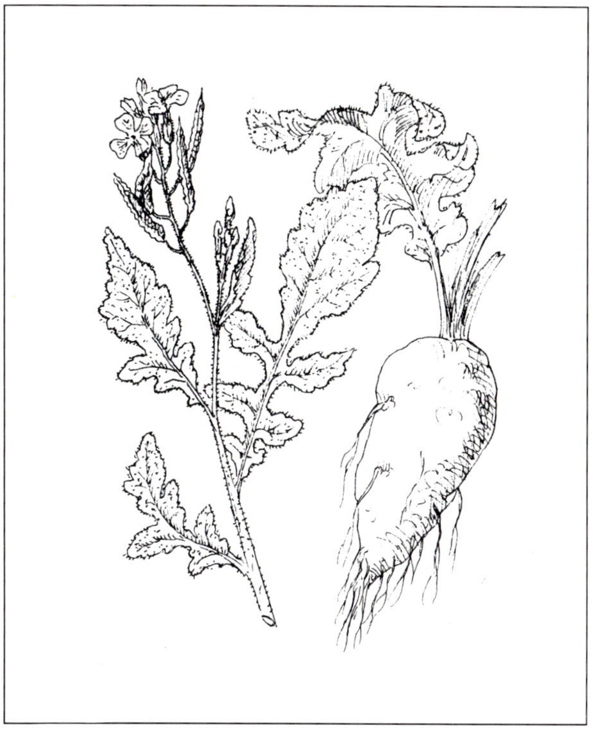

Rettich

RAPHANUS SATIVUS L.
Kreuzblütengewächse, BRASSICACEAE (CRUCIFERAE)
Volksnamen: Bierrettich, Bierwurz, Radi, Retwurzel.
Arzneilich verwendete Pflanzenteile: Die Wurzel.
Drogenbezeichnung: Rettichwurzel = RAPHANISTRI RADIX (früher: RADIX RAPHANISTRI).

Botanik: Der Rettich – nicht identisch mit dem Kren, dem Meerrettich also – ist eine uralte Zuchtform. Zusammen mit Knoblauch gaben die alten Ägypter den Arbeitern an den Pyramiden reichlich Rettich, um sie gesund und leistungsfähig zu erhalten. Man meint (aber ist sich nicht einig), der Rettich sei aus dem Hederich (heute als Viehfutter verwendet) hervorgegangen. Der als Gemüse und für medizinische Zwecke gebrauchte Rettich ist eine Kulturpflanze. Man kultiviert verschiedene Rassen, die sich in Form und Farbe der Wurzeln unterscheiden; welcher von ihnen man den Vorzug geben soll, ist schwer zu beantworten. Die schwarzen Formen sind meistens schärfer, und da die Schärfe das wirksame Prinzip darstellt, kann man wohl annehmen, daß der schwarze Rettich der wirksamere ist. Jedenfalls stellt die Firma Kneipp den Rettich-Saft aus schwarzem Rettich her. In den Kulturen sorgt man dafür, daß keine Blühtriebe ausgebildet werden. Es kommt lediglich auf die Wurzeln an.
Inhaltsstoffe (Wirkstoffe): Schwefelhaltiges ätherisches Öl mit Allyl- und Butylsenföl, Raphanol und Raphanin sowie Vitamin C.
Heilwirkung und Anwendung: Auch die Schulmedizin erkennt die Rettichwirkung – zögernd zwar – bei Galle- und Leberleiden an. Der Rettichsaft wirkt galletreibend und bringt Entzündungen in den Gallewegen zum Abklingen, wirkt der Stein- und Grießbildung entgegen und unterstützt die Leberschontherapie. Es gibt im süddeutschen Raum, wo sehr viel mehr Rettich gegessen wird als im Norden, weit weniger Gallenblasenentzündungen, und man glaubt, dies dem Rettich zuschreiben zu können. Man kann den Rettich--Saft fertig kaufen, aber auch sehr gut selbst herstellen.
• *So wird Rettich-Saft bereitet:* Entweder gibt man den Rettich geschnitten in einen Entsafter oder reibt ihn auf einer Glasreibe und preßt gut aus. Die Kur beginnt mit 50 g täglich, nüchtern getrunken. Nach einigen Tagen steigert man langsam, bis man in jeweils 4 Portionen 200 g Rettichsaft pro Tag trinkt, um dann wieder zu reduzieren, bis man erneut bei 50 g täglich angekommen ist.

Rettich als Hausmittel: Auch in der Volksmedizin gilt der Rettich als sehr wirksam bei Galle- und Leberbeschwerden, gegen die man ungesalzenen Rettich ißt oder den oben beschriebenen Saft trinkt. Rettich zu salzen sei zwar sehr beliebt, doch ungesund – das sagte Pfarrer Kneipp. Eine Erklärung dafür gab er offenbar nicht.
Aber Galle- und Leberbeschwerden sind in der Volksmedizin nicht die einzigen Anwendungsgebiete. Man gibt Rettich recht häufig bei Husten. Beliebt ist auch der Rettich-Honig-Saft, der auf die verschiedensten Arten hergestellt wird. Er soll auch bei Keuchhusten wirksam sein.
• *So wird Rettich-Honig-Saft bereitet:*
1. Man raspelt auf einer Glasreibe einen großen Rettich, vermengt die Raspeln und den ausgetretenen Saft mit 3 Eßlöffeln Honig, läßt 10 Stunden stehen und preßt ab. Diesen Saft gibt man dann den Hustenpatienten löffelweise über den Tag verteilt.
2. Man nimmt einen großen Rettich und höhlt ihn aus. Dann füllt man ihn mit Honig und verriebenem Kandiszucker und stellt den Ansatz einige Stunden warm. Man ißt dann zunächst den Inhalt, danach erst die Hülle, also den Rettich.
Nebenwirkungen: Nebenwirkungen sind kaum zu erwarten. Magenempfindliche Patienten sollten jedoch zuerst vorsichtig versuchen, ob sie Rettich vertragen.

Ringelblume
(Calendula)

CALENDULA OFFICINALIS L.
Korbblütengewächse, ASTERACEAE (COMPOSITAE)
Volksnamen: Butterblume, Goldblume, Ringelrose, Sonnenwende, Totenblume.
Arzneilich verwendete Pflanzenteile:
Die Blüten.
Drogenbezeichnung: Ringelblumenblüten = CALENDULAE FLOS (früher: FLORES CALENDULAE SINE CALYCIBUS).

Botanik: *Pflanzenbeschreibung:* Die bis zu 70 cm hohe Ringelblume ist einjährig, ihr aufrechter, filzig behaarter Stengel ist verästelt und trägt wechselständig angeordnete, ebenfalls fein behaarte Blätter. Die leuchtend gelben Blütenköpfe sind groß, sie erreichen einen Durchmesser von über 4 cm. *Blütezeit:* Juni bis Oktober.
Vorkommen: Als Zierpflanze in Gärten, als Arzneipflanze in Kulturen gezogen. Daraus gelegentlich verwildert.
Ernte und Aufbereitung: Verwendet werden die Blüten, die in aufgeblühtem Zustand bei sehr trockenem Wetter eingebracht und schnell, doch ohne Anwendung von künstlicher Wärme, an einem luftigen Ort getrocknet werden müssen. Man gebraucht entweder die Strahlenblüten allein oder die ganzen Blüten (vor allem in der Volksmedizin).
Inhaltsstoffe (Wirkstoffe): Ätherisches Öl, Calendula-Sapogenin, Saponine, Glykoside, Carotinoide, Xanthophylle, Bitterstoffe, Schleime, Flavonoide, Fermente und organische Säuren.
Heilwirkung und Anwendung: Die innerliche Verwendung der Droge ist stark rückläufig. Sie gilt in Teemischungen meist nur noch als eine schönende Beigabe, die dem Tee etwas Farbe verleiht. Aber ganz ohne Mitwirkung sind die Ringelblumenblüten auch nicht. Man hat ihnen eine leichte krampflösende Wirkung bestätigt, und die Beeinflussung der Galleausscheidung steht ebenfalls außer Zweifel.
Doch in der Hauptsache verwendet man die Ringelblume und viele daraus bereitete galenische Zubereitungen (Salben) zur Wundbehandlung. Hier steht sie der Arnika sehr nahe. Schlecht heilende Wunden, Unterschenkelgeschwüre, Nagelbettentzündungen, Verstauchungen und Verrenkungen werden durch Umschläge mit einer Abkochung (Tee) sehr günstig beeinflußt. Aber auch bei frischen Wunden vermag ein feuchter Verband mit einer Ringelblumen-Abkochung erstaunlich gut zu wirken. Und bei Karbunkeln und Abszessen wird die heiße »Calendula-Kompresse« empfohlen.
Das BGA erkennt die Wirkung der Ringelblume bei Entzündungen von Haut und Schleimhäuten an, ebenso bei Riß-, Quetsch- und Brandwunden.
• *So wird Ringelblumen-Tee bereitet:* 1 bis 2 Teelöffel Droge mit 1/4 l kochendem Wasser übergießen, 10 Minuten ausziehen und dann abseihen. Diesen Tee kann man bei Gallebeschwerden mäßig warm trinken, 2- bis 3mal täglich 1 Tasse; er ist auch für Umschläge, Verbände und Kompressen anwendbar.
Anwendung in der Homöopathie: Das Homöopathikum *Calendula* wird innerlich in der Poten-

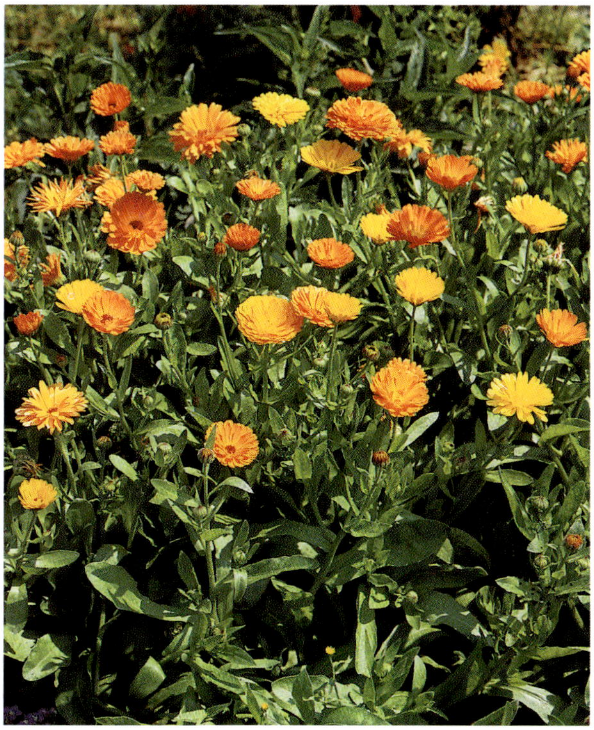

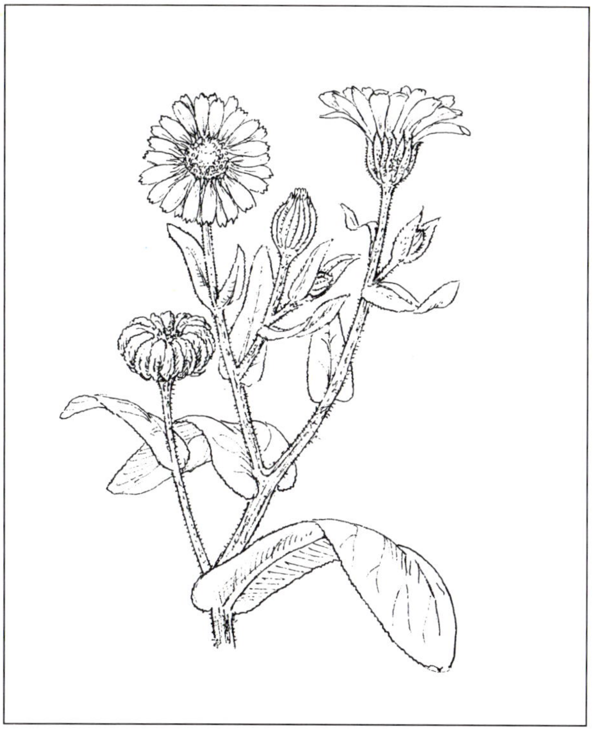

zierung D2 bis D6 und äußerlich (1 Teelöffel der Urtinktur (Ø) auf 1/2 Glas warmes Wasser) bei Riß- und Quetschwunden, bei Unterschenkelgeschwüren und zur Anregung der Granulation (Wundheilung) verwendet.

Ringelblume als Hausmittel: In der Volksmedizin hat diese Heilpflanze ihre eigentliche Heimat. Sie wird hoch geschätzt und viel gebraucht. Zunächst einmal gilt alles, was im Abschnitt »Heilwirkung und Anwendung« gesagt wurde, auch für die Volksmedizin. Darüber hinaus aber gilt die Ringelblume als Mittel gegen Warzen und Hautkrebs. Mit Hilfe des frischen Saftes – so heißt es im Volk – würden alle Hautkrebsgeschwüre abheilen, und Umschläge einer Ringelblumen-Abkochung dienten zur Nachbehandlung.

Sicher ist, daß Geschwüre und Geschwülste durch Ringelblumen-Umschläge oder durch Auftragen einer Ringelblumen-Salbe schneller heilen. Ob das aber auch für Krebsgeschwüre gilt, ist zweifelhaft.

Sehr beliebt in der Volksmedizin ist eine Salbe, die man »Ringelblumen-Butter« nennt, und die bei vielerlei Beschwerden angewendet wird. Man bestreicht damit den Leib bei Bauchweh, reibt schmerzende Gelenke und Muskeln damit ein und heilt alle Wunden schnell und schmerzlos; auch Durchliegeschäden (Decubitus) werden mit Ringelblumen-Butter erfolgreich behandelt.

• *So wird Ringelbumen-Butter bereitet:* Man vermengt Ziegenbutter mit zerquetschten Ringelblumenblättern im Verhältnis 1:1 und erwärmt leicht, bis das Fett flüssig ist. Die Droge setzt sich dann ab, das Fett enthält die Wirkstoffe.

Auch als Blutreinigungstee und gegen Periodenschmerzen wird die Ringelblume in der Volksmedizin geschätzt. Eine Woche vor der Regel pro Tag 1 Tasse Tee trinken. Diese Anwendung normalisiert alle Unregelmäßigkeiten und nimmt die Schmerzen. Eine Teemischung aus Ringelblumen, Brennesseln, Ehrenpreis und Schöllkraut zu gleichen Teilen hilft, so sagt man, bei Magengeschwüren.

Nebenwirkungen sind nicht bekannt, Allergien sehr selten.

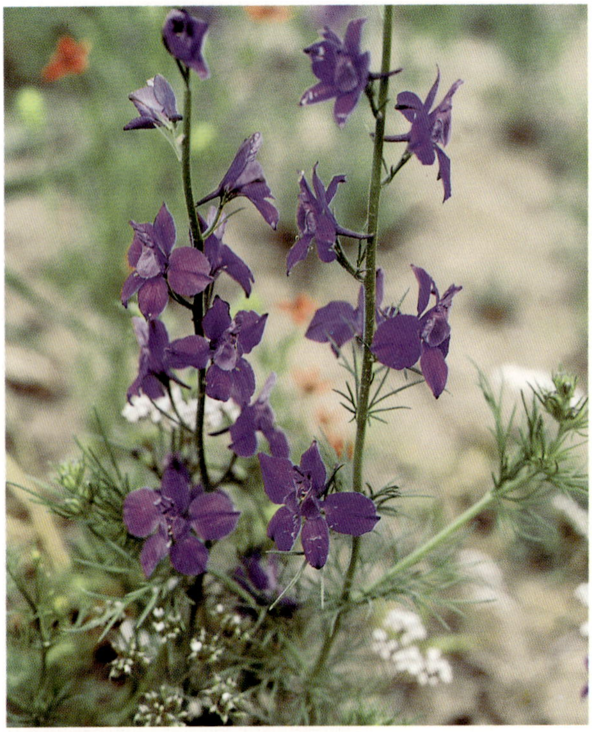

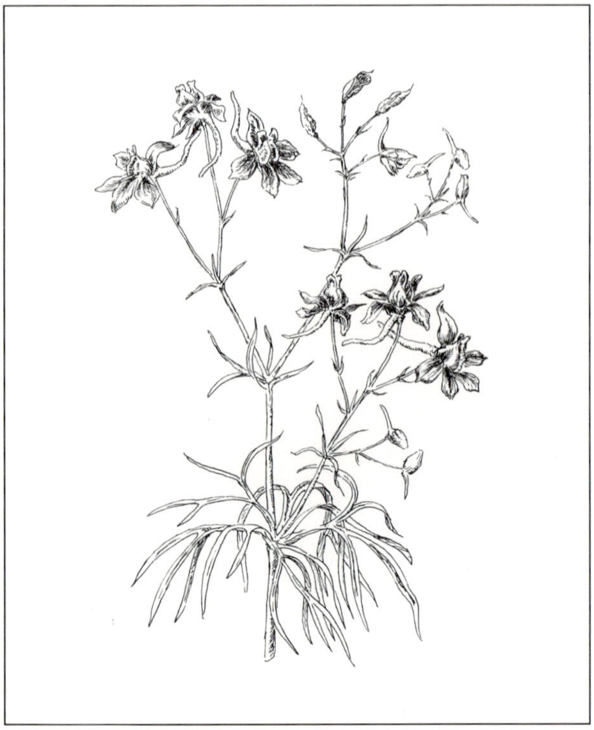

Rittersporn

DELPHINIUM CONSOLIDA L. (CONSOLIDA REGALIS) – Ackerrittersporn
Hahnenfußgewächse, RANUNCULACEAE
Arzneilich verwendete Pflanzenteile:
Die Blüten.
Drogenbezeichnung: CALCATRIPPAE FLOS (früher: FLORES CALCATRIPPAE).

Botanik: *Pflanzenbeschreibung:* Der Acker- oder Feldrittersporn ist eine einjährige Pflanze, die eine Höhe bis zu 45 cm erreicht. Sie bildet aus einer Pfahlwurzel einen aufrechten verzweigten Stengel. Die grundständigen Blätter sind kurz gestielt, die höher am Stengel sitzenden zumeist ohne Stiel. Alle Blätter besitzen feine lineale Zipfel. Die Blüten sind zumeist kräftig blau, seltener rötlich oder gar weiß. Sie stehen in lockerer Traube. Der Sporn der Blüten ist rückwärtsgerichtet, der Kelch blumenblattartig ausgebildet. Die Früchte des Rittersporns sind kahle Balgkapseln. *Blütezeit:* Juni bis August. *Vorkommen:* Die Heimat des Rittersporns ist Europa, Armenien und Kleinasien. Auch in Amerika wurde er als »Einwanderer« heimisch. Bei uns findet man ihn recht häufig auf nährstoffreichen Äckern, an Wegrändern und Ödland, vorzugsweise auf kalkhaltigem Boden.

Ernte und Aufbereitung: Die Blüten werden in den Monaten Juni bis August ohne Stiele gesammelt und an luftigem, schattigem Ort getrocknet. Auch bei künstlicher Wärme darf getrocknet werden, doch sollte die Temperatur 40 °C nicht übersteigen. Nur eine vor Licht und Feuchtigkeit geschützte Droge bleibt farbenkräftig.
Inhaltsstoffe (Wirkstoffe): Anthocyanglykoside, Flavonoide.
Heilwirkung und Anwendung: In der Volksmedizin kennt man immer noch die alte Anwendung eines Rittersporn-Tees als leichtes Entwässerungs-Mittel, auch zahlreiche Blutreinigungstee-Mischungen und solche, die Schlankheitskuren erleichtern sollen, werden mit Ritterspornblüten versetzt. – Ich meine, eine Heilwirkung ist von Ritterspornblüten nicht zu erwarten, doch als Schmuckdroge leisten sie gute Dienste, zumal das Blau der Blüten beständiger ist als beispielsweise das Blau der Kornblumenblüten. Schmuckdrogen in Teemischungen sind durchaus zu begrüßen, denn ein Tee, der angenehm aussieht, wird beispielsweise bei kurmäßiger Anwendung lieber getrunken als ein unansehnlicher.
Nebenwirkungen: Nebenwirkungen sind beim Ritterspornblüten-Tee nicht zu befürchten, doch sei darauf hingewiesen, daß der Rittersporn in den Blättern, im Kraut und in der Wurzel giftige Diterpene enthält.

Römische Kamille

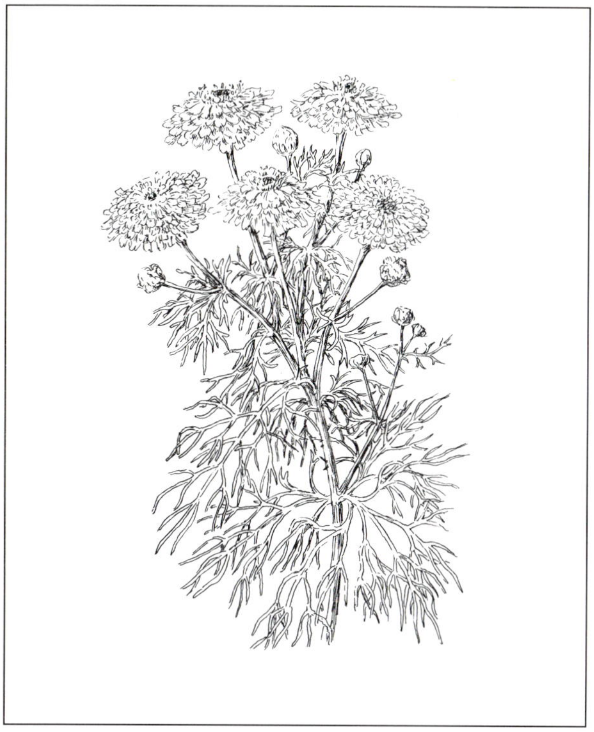

CHAMAEMELUM NOBILE (L.) ALL.
(ANTHEMIS NOBILIS L.)
Korbblütengewächse, ASTERACEAE
(COMPOSITAE)
Arzneilich verwendete Pflanzenteile: Die Blüten.
Drogenbezeichnung: Römische Kamillenblüten = CHAMOMILLAE ROMANAE FLOS (früher: FLORES CHAMOMILLAE ROMANAE).

Botanik: Die Römische Kamille ist eine ausdauernde Pflanze, die etwa 30 cm lange Blühsprosse ausbildet. Diese tragen endständig einen weißen Blütenstand mit fast nur Zungenblüten. Diese Varietät wird vornehmlich für pharmazeutische Zwecke verwendet, und dafür in Kulturen gezüchtet. Die Blätter sind 2- bis 3fach fiederspaltig. *Blütezeit:* Juni bis August. *Vorkommen:* Die Heimat der Römischen Kamille ist das südliche und westliche Europa und auch wohl Nordafrika.
Ernte und Aufbereitung: Man erntet die voll erblühten Blütenköpfchen und trocknet sie an der Luft oder bei künstlicher Wärme (nicht über 40 °C).
Inhaltsstoffe (Wirkstoffe): Ätherisches Öl, Bitterstoffe (Sesquiterpenlactone), Flavonoide, Polyacetylene und andere.

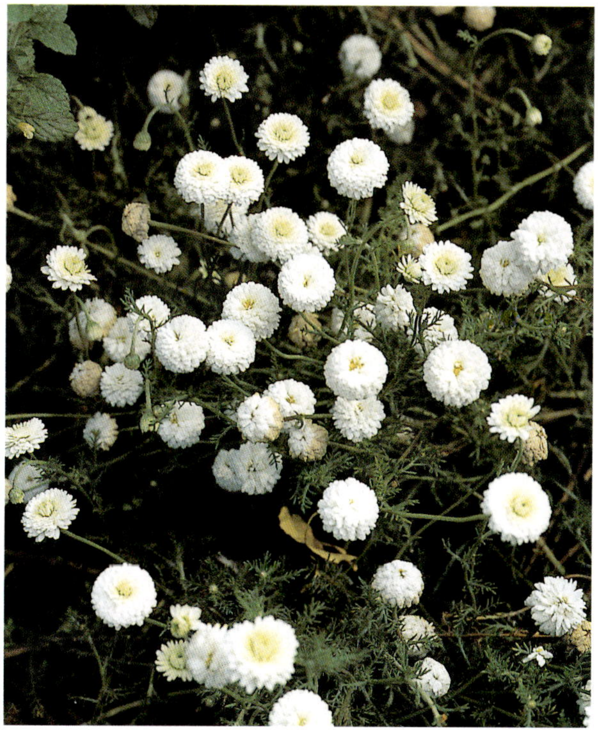

Heilwirkung und Anwendung: Beschwerden wie Völlegefühl, Blähungen und leichte krampfartige Magen- und Darmstörungen sowie Entzündungen im Mund- und Rachenraum sind die Anwendungsgebiete, die das BGA für die Packungsbeilage der Standardzulassung vorschreibt, doch im allgemeinen wird die Römische Kamille ebenso verwendet wie die Blüten der echten Kamille (→ Seite 179). Ganz besonders in England, Frankreich und Belgien ist das der Fall. – Daneben gebraucht man den Tee auch zum Waschen heller Haare, mancherorts sogar als Bleichmittel oder Färbemittel der Kopfhaare.
• *Und so bereitet man den Tee-Aufguß für innerliche und äußerliche Anwendung:* 1 Eßlöffel Kamillenblüten mit 1/4 l siedendem Wasser übergießen und bedeckt 10 Minuten lang ausziehen. Nach dem Abseihen ist der Tee gebrauchsfertig. Für die innerliche Anwendung sind 2 bis 3 Tassen Tee täglich die rechte Dosierung.
Nebenwirkungen: In therapeutischen Dosen gebraucht, sind bei der Römischen Kamille sicherlich keine Nebenwirkungen zu befürchten.

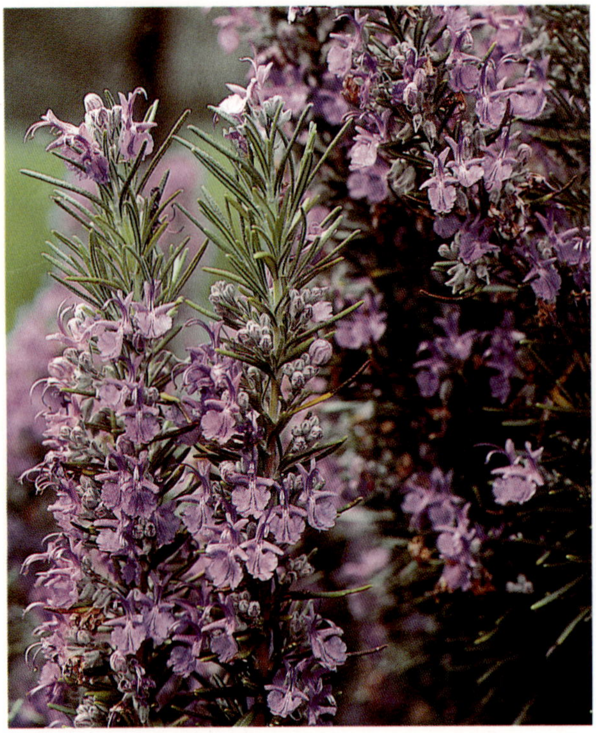

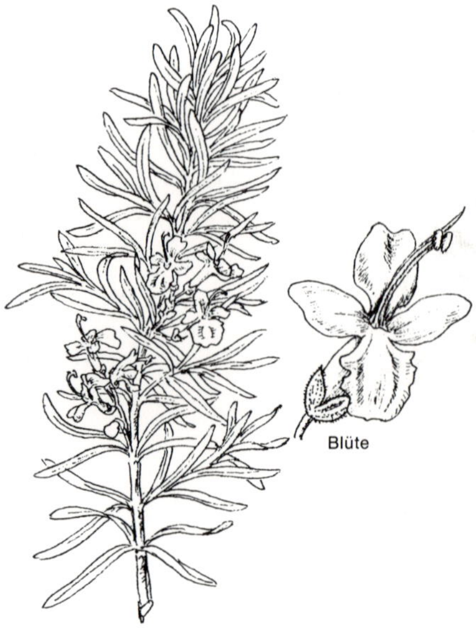

Rosmarin

ROSMARINUS OFFICINALIS L.
Lippenblütengewächse, LAMIACEAE (LABIATAE)
Volksnamen: Anthoskraut, Brautkleid, Hochzeitsbleaml, Kid, Meertau, Röselimarie, Weihrauchkraut.
Arzneilich verwendete Pflanzenteile: Die Blätter und das daraus gewonnene ätherische Öl.
Drogenbezeichnung: Rosmarinblätter = ROSMARINI FOLIUM (früher: FOLIA ROSMARINI), Rosmarinöl = ROSMARINI AETHEROLEUM (früher: OLEUM ROSMARINI).

Botanik: *Pflanzenbeschreibung:* Rosmarin ist ein stattlicher, aromatisch riechender Strauch, der bis über 2 m hoch werden kann. Seine stark verzweigten Äste sind sparrig und dicht mit linealen ledrigen, am Rand umgeschlagenen Blättern besetzt, die oberseits glänzen und an der Unterseite filzig behaart sind. Die blaßblauen Blüten sind verhältnismäßig klein und im oberen Teil der Zweige in Scheinquirlen angeordnet. Sie werden häufig von Bienen angeflogen, weil sie ihnen viel Futter (Nektar) liefern. *Blütezeit:* März bis Mai.
Vorkommen: Rosmarin ist eine typische Pflanze der Mittelmeerländer. Dort kommt er an trockenen Hängen reichlich vor. Über die Alpen gelangte er im ersten nachchristlichen Jahrhundert. Da er nicht winterhart ist, gelingt es nur selten, ihm bei uns in Gärten eine Heimat zu geben. Dafür zieht man ihn reichlich in Blumentöpfen. In Oberbayern, wo er als Brautstrauß verwendet wird, ist er in fast jedem Bauernhaus anzutreffen.
Ernte und Aufbereitung: Die Droge stammt aus Kulturen. Die Blätter müssen vor der Blütezeit geerntet und schnell, doch schonend getrocknet werden. Trockentemperaturen über 35 °C sind zu vermeiden, um das ätherische Öl, den Hauptwirkstoff des Rosmarins, zu schonen.
Inhaltsstoffe (Wirkstoffe): Ätherisches Öl, Harze, Gerbstoffe, Flavonoide, Bitterstoffe, Pflanzensäuren und etwas Saponin.
Heilwirkung und Anwendung: Rosmarin wirkt tonisierend auf den Kreislauf und ausgleichend auf das Nervensystem. Bei Oberbauchkoliken, bei Rheuma und Gicht, allen chronischen Schwächezuständen, vor allem auch bei niedrigem Blutdruck ist Rosmarin wirksam.
Man bevorzugt den Rosmarin-Wein, den man fertig beziehen, aber auch selber ansetzen kann. Besonders beliebt ist auch das Rosmarin-Bad, das man zu den aktivierenden Bädern zählt; die Wirkung ist überzeugend. Man sollte dieses Bad, um den Schlaf nicht zu beeinträchtigen, jedoch niemals abends nehmen. Viele Rosmarin-Badeextrakte sind im Handel; wer will, kann sich sein Bad

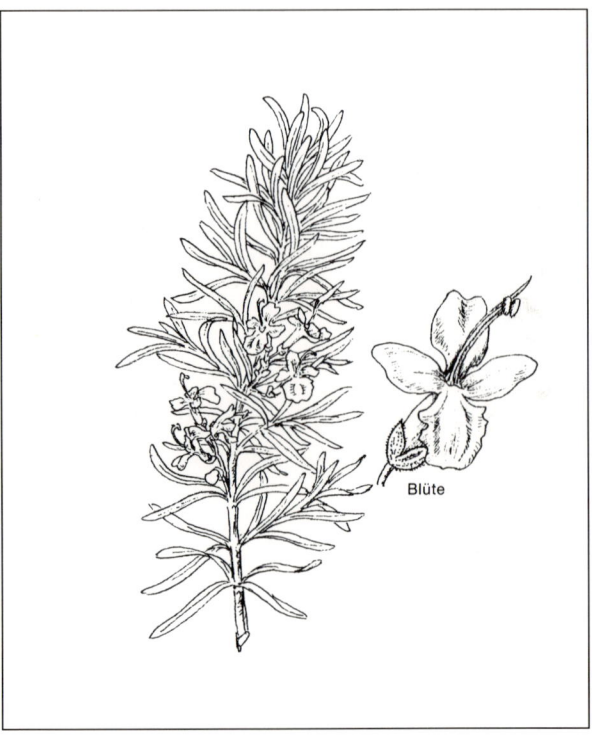

aus der Droge selbst bereiten. Nicht zu vergessen sei der Rosmarin-Spiritus als beliebte und wirksame Einreibung zur Förderung der Durchblutung. Das BGA nennt für Rosmarin folgende Anwendungsgebiete: innerlich bei Befindensstörungen wie Völlegefühl, Blähungen und leichten krampfartigen Magen-, Darm-, Gallestörungen; äußerlich zur Unterstützung bei der Behandlung von Muskel- und Gelenkrheumatismus.

• *So wird Rosmarin-Tee bereitet:* 1 gehäufter Teelöffel Rosmarinblätter mit 1/4 l heißem Wasser übergießen und 15 Minuten lang ausziehen. Morgens und mittags 1 Tasse Tee ist angezeigt bei Erschöpfungszuständen, besonders nach Infektionskrankheiten und Grippe.

• *So wird Rosmarin-Wein bereitet:* 10 bis 20 g Rosmarinblätter werden in einer Weinflasche mit 3/4 l leichtem Moselwein übergossen und 5 Tage beiseite gestellt. Danach wird abgeseiht. 2mal täglich 1 Gläschen Wein ist die richtige Dosierung.

• *So wird das Rosmarin-Bad bereitet:* 50 g Rosmarinblätter werden mit 1 l Wasser versetzt, zum Sieden erhitzt, 30 Minuten lang ausgezogen und abgeseiht. Die fertige Abkochung wird einem Vollbad zugesetzt.

• *So wird der Rosmarin-Spiritus bereitet:* 50 g Rosmarinblätter werden mit 250 g 70%igem Alkohol übergossen und 10 Tage lang ausgezogen. Danach wird abgepreßt und filtriert. – Man kann auch von Rosmarin-Öl ausgehen, das durch Wasserdampfdestillation aus den Blättern gewonnen wird und in der Apotheke erhältlich ist; davon werden 3 g in 1 l 70 %igem Alkohol aufgelöst.

Verwendung als Gewürz: Rosmarin ist ein köstliches Gewürz, doch muß man es sehr vorsichtig dosieren. Ein Chefkoch sagte einmal über Rosmarin: »Die Hälfte ist immer noch zuviel!« Rosmarin paßt zu allen Gemüsesuppen, Gemüse- und Fleischeintöpfen, zu Braten und zu Bratensaucen, zu Geflügel und besonders zu Pilzen. Innereien vertragen Rosmarinwürze (wenig!) ebenso wie gekochter Fisch. Auch zu Käse paßt dieses Gewürz gut; mit Rosmarin (und auch mit Thymian) angemacht, wird jeder Weichkäse bekömmlicher und schmackhafter. Eine delikate Gewürzmischung besteht aus Salz, Pfeffer, Thymian, Rosmarin und Cayennepfeffer zu gleichen Teilen zum Nachwürzen für diejenigen, die es gern scharf mögen. Auch das Frühstücksei läßt sich auf diese Weise abwechslungsreich würzen.

Rosmarin als Hausmittel: Als Pflanze aus dem Mittelmeerraum war der Rosmarin natürlich den Alten wohl bekannt; was sie berichteten, wurde auch in die mittelalterlichen Kräuterbücher übernommen – und dabei das Heilanzeigenregister erheblich erweitert. Als dann auch noch Sebastian Kneipp dem Rosmarin seinen Segen gab, beherrschte diese Heilpflanze die Volksmedizin. Verwendung finden der Tee, der Wein, das Bad und der Spiritus bei Blähungen, Magen- und Darmbeschwerden, Appetitlosigkeit, Krankheiten der Unterleibsorgane, Nieren-, Galle- und Leberleiden, Wassersucht, Herz- und Kreislaufbeschwerden, Rheuma und Gicht, Krämpfen und Lähmungen, vor allen Dingen aber bei nervöser Erschöpfung und zur Stärkung Genesender. Ferner behauptet die Volksmedizin, daß Rosmarin(-Wein) ein probates Mittel sei, die Potenz zu steigern.

Nebenwirkungen: Bei normaler Dosierung sind keine Nebenwirkungen zu befürchten. Das ätherische Öl hingegen sollte innerlich nicht verwendet werden, weil es Magen-, Darm- und Nierenreizungen verursacht. Das Rosmarin-Bad am Abend kann den Schlaf stören. Rosmarin-Tee nicht in der Schwangerschaft anwenden!

Roßkastanie

AESCULUS HIPPOCASTANUM L.
Roßkastaniengewächse, HIPPOCASTANACEAE
Volksnamen: Drusenkesten, Gichtbaum, Pferdekastanie, Saukastanie.

Arzneilich verwendete Pflanzenteile:
Die Samen, gelegentlich auch die Blüten, die Blätter und die Rinde.

Drogenbezeichnung: Roßkastaniensamen = HIPPOCASTANI SEMEN (früher: SEMEN HIPPOCASTANI), Roßkastanienblüten = HIPPOCASTANI FLOS (früher: FLORES HIPPOCASTANI), Roßkastanienblätter = HIPPOCASTANI FOLIUM (früher: FOLIA HIPPOCASTANI), Roßkastanienrinde = HIPPOCASTANI CORTEX (früher: CORTEX HIPPOCASTANI).

Botanik: Es ist wohl müßig, den Kastanienbaum zu beschreiben, denn Kinder und Erwachsene kennen ihn, weil er uns dreimal im Jahr Freude bereitet: im zeitigen Frühjahr, wenn die großen

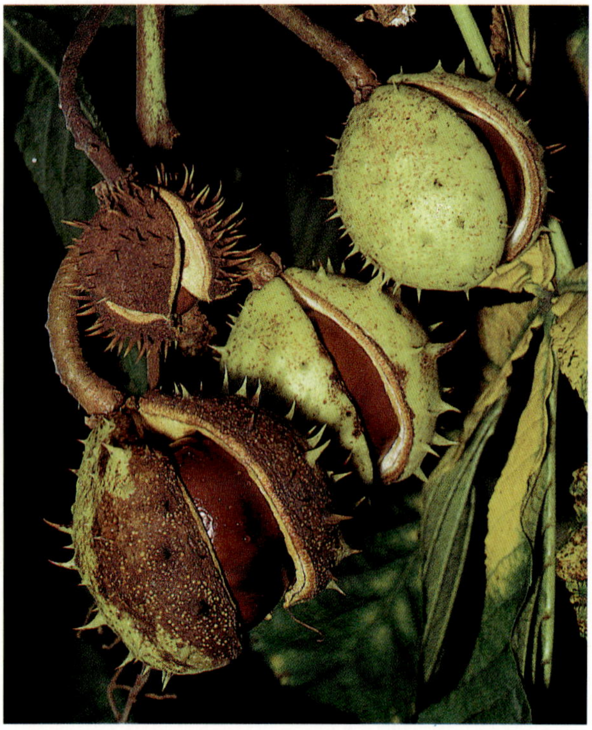

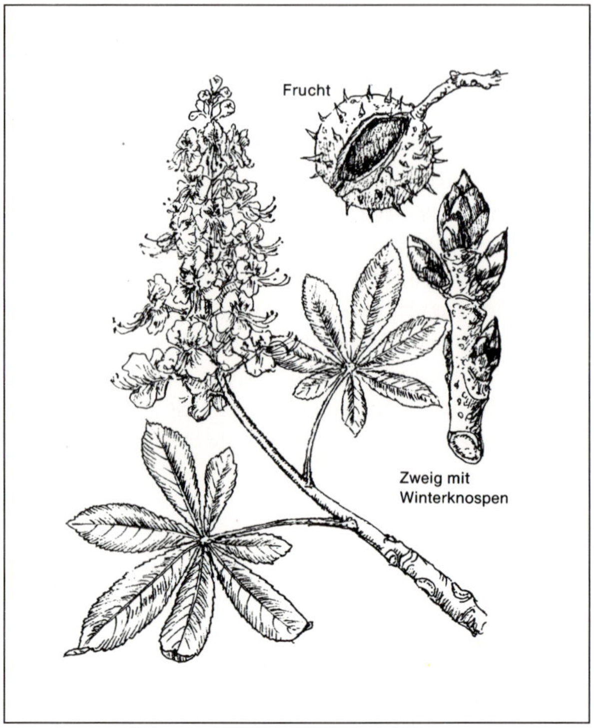

Knospen aufspringen und den Beginn der wärmeren Jahreszeit ankündigen; im Mai, wenn uns die wunderbaren Blütenkerzen erfreuen, und schließlich im Herbst, wenn die glänzenden Samen, ein interessantes Spielzeug für Kinder, von den Bäumen fallen.
In jedem Ort gibt es Kastanienbäume. Als Hausbaum, als Gartenbaum, in Anlagen, Wirtsgärten und an Waldrändern ist er zu finden. Dennoch ist der Roßkastanienbaum ursprünglich nicht heimisch in Mitteleuropa. Erst in der zweiten Hälfte des 16. Jahrhunderts gelangte er aus dem nördlichen Griechenland zu uns. Die Samen, gewöhnlich Kastanien genannt, haben schon von Anfang an verschiedenartige Verwendung gefunden: Als Mastfutter, als Stärkelieferant und als Material zur winterlichen Wildfütterung; außerdem im Aberglauben als Abwehrmittel gegen verschiedene Krankheiten, wobei es genügen soll, drei Kastanien in der Tasche zu tragen. Zubereitungen aus der Kastanie zu Heilzwecken gibt es schon lange, doch die eigentliche Heilkraft kennt man erst seit 1896.
Inhaltsstoffe (Wirkstoffe): Aesculus-Saponine (Aescin), Gerbstoffe, Flavonglykoside. Auch in der Rinde, den Blüten und Blättern sind diese Stoffe im wesentlichen enthalten. Zahlreiche andere, hier nicht näher genannte Inhaltsstoffe sind sicher ebenfalls an der Wirkung beteiligt.

Heilwirkung und Anwendung: Es war ein französischer Arzt, der, angeregt durch die Verwendung der Samen in der Volksmedizin, daraus eine Tinktur bereitete, die überraschende Wirkung zeigte. 1896 berichtet er über Erfolge bei der Behandlung von Hämorrhoiden, später erkannte man die Wirkung auf das ganze Gefäßsystem, besonders auf die Venen. Die ödemausschwemmende und die antiphlogistische Wirkung erweiterten die Anwendung. Aber einen Tee aus Roßkastaniensamen gebraucht man nicht, einen Tee aus der Rinde, den Blättern oder Blüten gelegentlich. Unzählige galenische Präparate in Form von Salben, Tropfen, Tabletten, Kapseln, Zäpfchen, ja sogar Einspritzungen kommen heute als Venenmittel zum Einsatz. Der Bedarf ist groß, denn durch die Bewegungsarmut unserer Zeit wird die Entstehung von Gefäßerkrankungen gefördert. Ein Heilmittel dieser Art ist ein echter Nutzen.
Anwendung in der Homöopathie: Aus den frischen geschälten Früchten wird das Homöopathikum *Aesculus hippocastanum* gewonnen. Man gebraucht das Mittel in der ersten bis dritten Potenz (D1 bis D3), wovon man 2- bis 3mal täglich einige Tropfen gibt: bei trockenen Katarrhen im Nasen- und Rachenraum, bei Hämorrhoiden und Unterschenkelgeschwüren.
Roßkastanie als Hausmittel: Nur noch selten bereitet man in der Volksmedizin eine Tinktur

aus Blüten, Rinde und Blättern, die als Grundlage Kornschnaps enthält. Sie wird gegen Venenleiden und rheumatische Beschwerden genutzt. Auch bei Magen- und Darmkrämpfen versucht man sie. Gelegentlich werden Roßkastanien geröstet, dann zerrieben, mit Mehl vermengt und mit Essig zu einem Brei angerührt, den man auf erhärtete Brüste legt, um sie zu erweichen. All dieses sollte jedoch nicht mehr gebraucht werden, weil die vielen Fertigpräparate, die zum größten Teil rezeptfrei in der Apotheke zu erhalten sind, ausreichen, um dort angewendet zu werden, wo sie von Nutzen sind: bei Venenleiden.
Früher galt in der Volksheilkunde ein Roßkastanienblätter-Tee als ein probates Hustenmittel: 1 gehäuften Teelöffel Roßkastanien-Blätter mit 1/4 l siedendem Wasser übergießen und 10 Minuten lang ausziehen. Mit Honig süßen (ausgenommen Diabetiker).
Nebenwirkungen: Wenn man den Tee und die vielen Präparate aus der Roßkastanie nach Vorschrift des Arztes oder nach den Packungen beiliegenden Gebrauchsanweisungen verwendet, sind keine Nebenwirkungen zu befürchten.

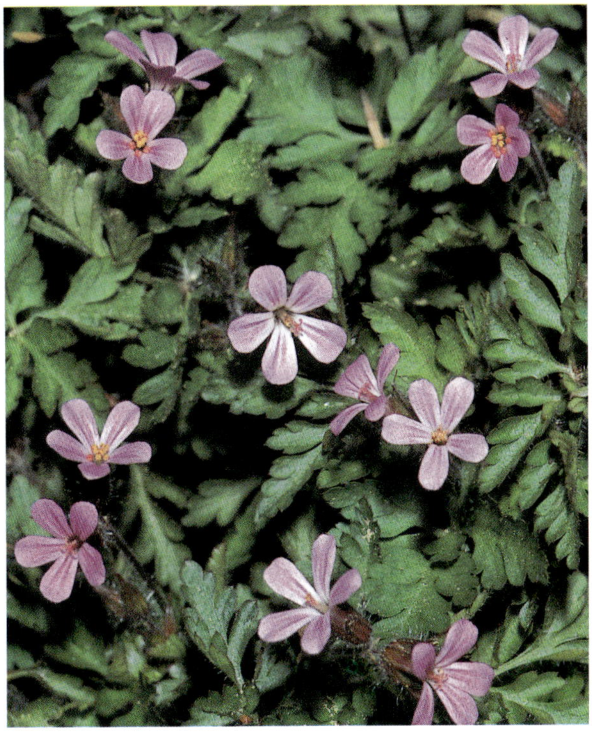

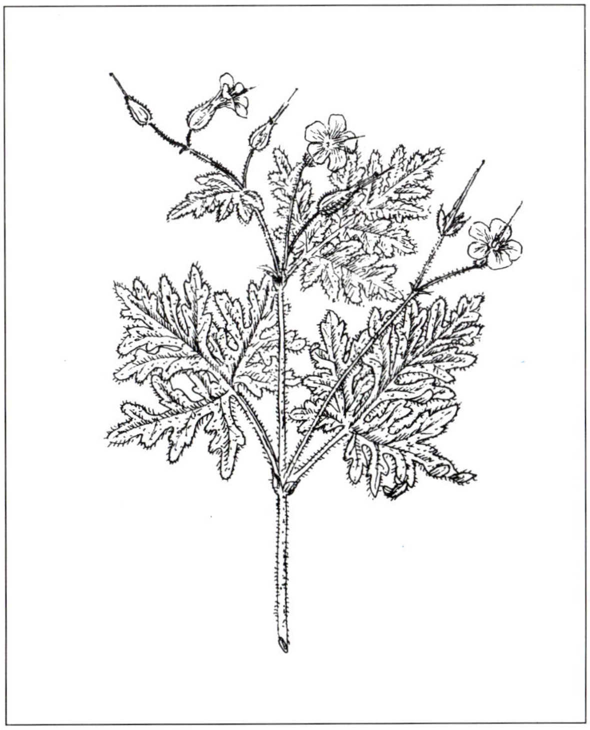

Ruprechtskraut

GERANIUM ROBERTIANUM L.
Storchschnabelgewächse, GERANIACEAE
Volksnamen: Robertsgeranium, Stinkender Storchschnabel.
Arzneilich verwendete Pflanzenteile:
Das Kraut und die Wurzel.
Drogenbezeichnung: Ruprechtskraut = GERANII ROBERTIANI HERBA (früher: HERBA GERANII ROBERTIANI), Ruprechtswurzel = GERANII ROBERTIANI RADIX (früher: RADIX GERANII ROBERTIANI).

Botanik: *Pflanzenbeschreibung:* Der Stinkende Storchschnabel, wie man diese Heilpflanze sehr häufig nennt, fällt durch seinen unangenehmen Geruch auf, den man besonders dann wahrnimmt, wenn man die Blätter zwischen den Fingern verreibt. Die Pflanze wird 20 bis 50 cm hoch, ihre zarten Sprosse sind grün, oftmals auch karminrot gefärbt und mit Drüsenhaaren besetzt. Zahlreiche Blätter sitzen an den verzweigten Stengeln, gegenständig angeordnet, gestielt, handförmig geteilt und doppelt fiederspaltig. Die Blüten, zu je zweien an einem Stiel stehend, sind hellrot bis kräftig karminrot gefärbt und häufig mit helleren Streifen versehen. Aus der Blüte entwickelt sich eine schnabelförmige zweiklappige Springfrucht. *Blütezeit:* Mai bis September.

Vorkommen: Das Ruprechtskraut ist häufig. Es bevorzugt schattige Hecken, feuchte Felsen und Mauern, lugt gelegentlich sogar aus Rissen alter Bäume hervor und ist auch in Laub- und Nadelwäldern zu finden.
Ernte und Aufbereitung: Meistens wird das Kraut gebraucht, das zur Blütezeit gesammelt wird. Es wird kurz über dem Boden abgeschnitten und gebündelt zum Trocknen aufgehängt. Auch die Wurzel findet Verwendung; man sammelt sie im zeitigen Frühjahr oder im späten Herbst, befreit sie von anhaftender Erde und trocknet sie im Schatten.
Inhaltsstoffe (Wirkstoffe): Gerbstoffe (besonders viel in der Wurzel), Bitterstoffe, ätherisches Öl (in der frischen Pflanze), organische Säuren.
Heilwirkung und Anwendung: Die Schulmedizin verwendet das Ruprechtskraut nicht, obgleich die Inhaltsstoffe eine Wirkung versprechen.
Verwendung in der Homöopathie: Das Homöopathikum heißt *Geranium maculatum.* Es wird nicht aus unserem Ruprechtskraut hergestellt, sondern aus dem in Nordamerika heimischen gefleckten Storchschnabel, dessen Wurzelstock zur Urtinktur verarbeitet wird. Man gebraucht es zur Blutstillung aller inneren Organe. Empfohlen werden die Urtinktur (Ø) und die Potenzierung D1. 3mal täglich 5 bis 15 Tropfen ist die empfehlenswerte Dosierung.
Ruprechtskraut als Hausmittel: Die Lobreden der mittelalterlichen Ärzte über das Ruprechtskraut sind überschwenglich. Vielfach wird der Name Gottesgnadenkraut gebraucht. W. Ryffius (1573) schreibt: »Die herrlich namen Gotts Genad / darmit dises kraut bei den gemeinen man sonderlichen wol bekant ist / gibt anzeigung das sein würckung / tugend vnd krafft sehr groß vnd vilfaltig seind. Wie dann solchs die täglich erfahrung ohn vnderlass beweiset.« Und nun folgen Heilanzeigen, die wir auch bei P. A. Matthiolus und später bei Tabernaemontanus-Bauhinus (1731) wiederfinden und die von der Volksmedizin übernommen wurden. Man verwendet den frisch gepreßten Saft oder eine Abkochung aus der getrockneten Pflanze bei Blutungen verschiedenster Art (Nasenbluten, Menstruationsblutungen, Hämorrhoidenblutungen und bei blutenden Wunden). Aber auch Halsschmerzen, Entzündungen am Zahnfleisch und im Mund, Entzündungen der Augen werden mit Ruprechtskraut behandelt; Gelbsucht, Wassersucht, Durchfälle und Steinleiden folgen in der Liste der volksmedizinischen Heilanzeigen. Es wäre lohnend, wenn die Wissenschaft sich dieser Heilpflanze annähme, denn was im Volk so sehr gepriesen wird, birgt oft für die Wissenschaft Überraschungen. Bis hier Klarheit besteht, rate ich zur Zurückhaltung.
• *So wird Ruprechtskraut-Tee bereitet:* 2 Teelöffel des getrockneten Krautes (oder 1 Teelöffel der getrockneten Wurzel) mit 1/4 l kochendem Wasser übergießen, 5 Minuten (beim Kraut), oder 15 Minuten (bei der Wurzel) ausziehen, abseihen und 2mal täglich 1 Tasse Tee trinken.
Zum Gurgeln und zur Wundbehandlung ist diese Abkochung zweckmäßigerweise mit der gleichen Menge Kamillen-Tee zu verdünnen.
Nebenwirkungen: Überdosierung ist zu vermeiden, weil der hohe Gerbstoffgehalt dem Magen nicht immer gut bekommt. Ernste Nebenwirkungen sind nicht zu befürchten.

Salbei

SALVIA OFFICINALIS L.
Lippenblütengewächse, LAMIACEAE (LABIATAE)
Volksnamen: Chüechlichrut, Edelsalbei, Königssalbei, Kreuzsalbei, Müsliblätter, Salbine, Salver.
Arzneilich verwendete Pflanzenteile: Die Blätter und das daraus gewonnene ätherische Öl.
Drogenbezeichnung: Salbeiblätter = SALVIAE FOLIUM (früher: FOLIA SALVIAE), Salbeiöl = SALVIAE AETHEROLEUM (früher: OLEUM SALVIAE).

Botanik: *Pflanzenbeschreibung:* Um es gleich vorweg zu sagen: Die bei uns wildwachsende Wiesensalbei (Salvia pratensis L.) wird für arzneiliche Zwecke *nicht* verwendet, weil ihr Gehalt an ätherischem Öl viel geringer ist als jener der offizinellen Salbei, die im Mittelmeergebiet (vornehmlich in Dalmatien) heimisch ist und bei uns kultiviert wird. Diese Arzneipflanze ist ein 20 bis 60 cm hoher Halbstrauch, unten verholzt, oben krautig, mit einem vierkantigen, filzig behaarten Stengel. Die Blätter sind elliptisch, länglich oder eiförmig, gestielt oder sitzend gegenständig am Stengel angeordnet, grünlichgrau und von unterschiedlicher Länge. Die hell- bis violettblauen Blüten sitzen an den Enden der Triebe in zu lockeren Ähren angeordneten Quirlen.

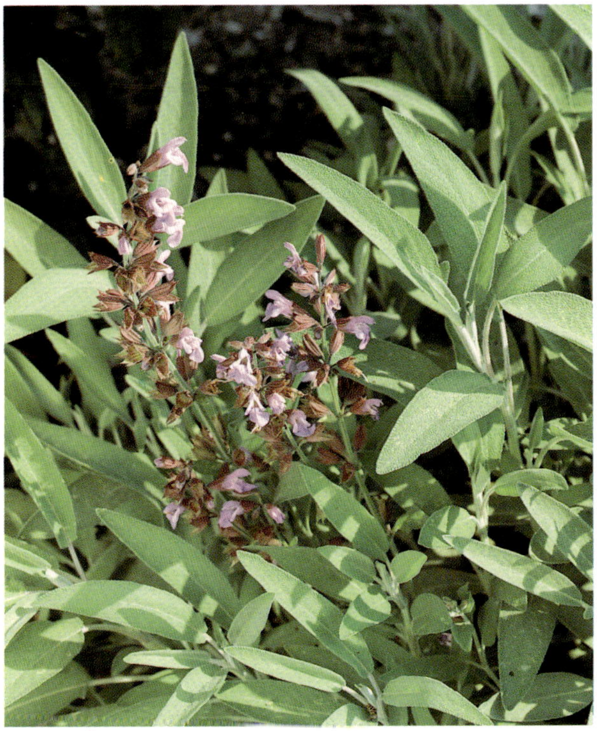

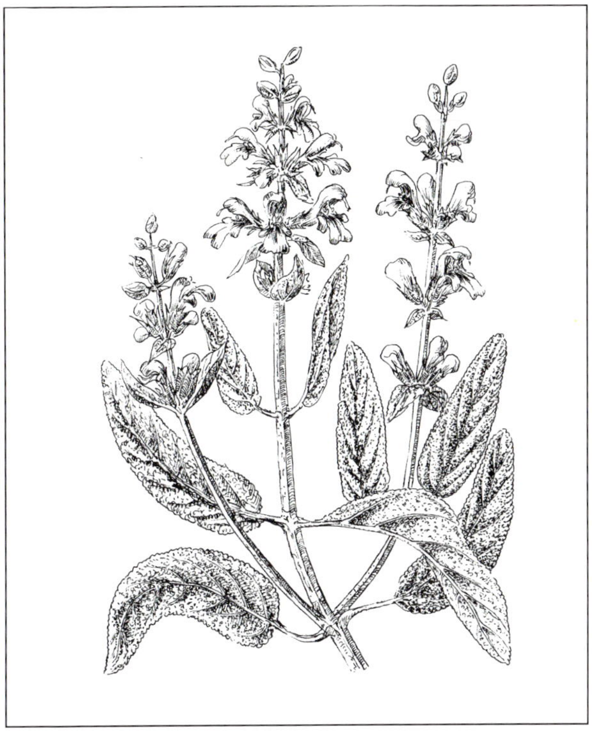

Ernte und Aufbereitung: Da man die offizinelle Salbei wild bei uns nicht findet, kultiviert man sie gern in Gärten. Dazu möchte ich hier ermuntern, weil Salbeiblätter sowohl ein vorzügliches Gewürz als auch ein vielseitig verwendbares Arzneimittel sind. Man kann Salbei aussäen, doch die Vermehrung durch Stockteilung ist besser. Wenn man im Frühjahr eine Staude in den Garten pflanzt, kann bereits im August geerntet werden. Im darauffolgenden Jahr braucht man nicht so lange zu warten, sondern kann schon ab dem Frühjahr bei Bedarf laufend junge Triebe und Blätter ernten.
Für arzneiliche Zwecke werden nur die Blätter verwendet. Man erntet sie vor der Blütezeit und trocknet sie rasch, aber schonend an einem schattigen Ort.
Inhaltsstoffe (Wirkstoffe): Ätherisches Öl, Gerbstoffe, Bitterstoffe, Flavonoide.
Heilwirkung und Anwendung: Salbei ist eine vielseitig verwendbare Heil- und Gewürzpflanze. Ein Salbei-Tee heilt Entzündungen am Zahnfleisch, in Mund und Rachen, er wirkt beruhigend, setzt die Schweißabsonderung herab und beeinflußt Magen und Darm günstig. Dies wird auch durch das BGA bestätigt.
Das ätherische Öl hat eine desinfizierende und krampflösende Wirkung, der Gerbstoffgehalt unterstützt diese Wirkung bei Durchfällen.

• *So wird Salbei-Tee bereitet:* 1 Teelöffel Salbeiblätter mit 1/4 l heißem Wasser übergießen und 10 Minuten lang ausziehen. Dieser Tee ist innerlich (2 bis 3 Tassen pro Tag) und äußerlich zu verwenden.
Mein besonderer Rat: Bei der Verwendung der Salbeiblätter steht die äußerliche Anwendung zweifellos im Vordergrund, denn in der Tat sind Entzündungen im Mund- und Rachenraum durch Salbei-Tee sehr gut zu beeinflussen. Verstärken kann man die Wirkung noch, wenn man Kamille mit Salbei zu gleichen Teilen mischt und sich daraus einen Tee bereitet. Der eignet sich dann zum Gurgeln und Spülen, für Wundumschläge und feuchte Verbände.
• *So wird die Teemischung bereitet:* 2 gehäufte Teelöffel dieser Mischung mit 1/4 l kochendem Wasser übergießen und 15 Minuten ausziehen. Nach dem Abseihen ist der Tee gebrauchsfertig.
Die Wirkung des Salbei-Tees gegen übermäßige Schweißabsonderung wird meist als enttäuschend bezeichnet. Wenn man allerdings den Tee stärker aufbrüht (3 gehäufte Teelöffel Salbeiblätter pro Tasse) ist die Wirkung günstiger. Leider vertragen magenempfindliche Patienten diese Dosierung nicht gut.
Verwendung in der Homöopathie: Das Homöopathikum *Salvia officinalis* wird aus frischen Blättern hergestellt. Man verwendet es vornehm-

lich als schweißhemmendes Mittel und gibt zu diesem Zweck von der zweiten Potenz (D2) mehrmals täglich einige Tropfen.
Verwendung als Gewürz: Hier sollte man, wann immer es möglich ist, den frischen Salbeiblättern den Vorzug geben. Wie alle aromatischen Küchenkräuter kann man sie fein gehackt kurz vor dem Servieren sämtlichen Suppen, Eintöpfen und Gemüsegerichten beigeben. Bratensaucen vertragen auch eine Salbeiwürze. Fisch, Lamm und Leber lassen sich mit Salbei aromatisch und bekömmlich zubereiten. Unter Quark und Weichkäse gemischt, ergänzt Salbei Schnittlauch und Zwiebel vorzüglich. Salbeiwürze verlängert die Haltbarkeit der Speisen.
Salbei als Hausmittel: Alles, was bisher über die Anwendung von Salbei gesagt wurde, gilt ganz besonders für die Volksmedizin. Zu ergänzen ist noch, daß man hier Salbei-Abkochungen zur Unterstützung des Abstillens gibt; Salbei soll nämlich die Milchsekretion unterbinden. Diese Wirkung ist umstritten, die Anwendung wird aber immer wieder versucht – und wie man sagt, erfolgreich. Zur Kräftigung und Stärkung schwacher Kinder gibt man Salbei, mit Honig gesüßt, als Tee. Und ebenso bekämpft man damit den Reizhusten.
Nebenwirkungen: Drogen mit viel ätherischem Öl sowie Gerb- und Bitterstoffen soll man nicht überdosieren, um den Magen nicht zu belasten. Das gilt auch für die Salbei. Sonst sind keine Nebenwirkungen zu befürchten. – In der Schwangerschaft nicht innerlich verwenden.
Anmerkung: Neben den Blättern der Salvia officinalis, der Echten Salbei, wurden in das DAB 10 (Deutsches Arzneibuch, 10. Ausgabe) auch die Blätter der SALVIA TRILOBA (Dreilappige oder Griechische Salbei) aufgenommen.
Die Anwendung entspricht im wesentlichen jener der Echten Salbeiblätter, obwohl das ätherische Öl anders zusammengesetzt ist. Weil es mehr Cineol enthält, riechen und schmecken diese Salbeiblätter nach Eukalyptus.

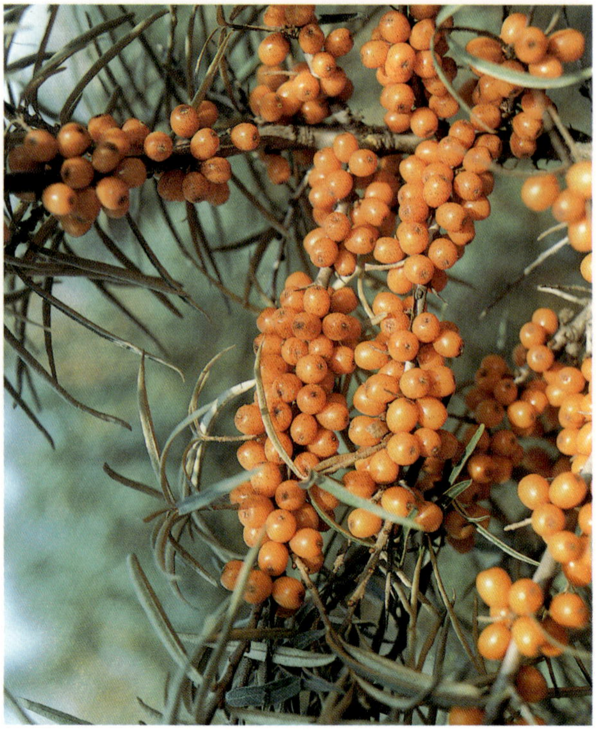

Sanddorn

▷ *geschützt*
HIPPOPHAE RHAMNOIDES L.
Ölweidengewächse, ELAEAGNACEAE
Volksnamen: Audorn, Dünendorn, Fasanenbeere, Haffdorn, Rote Schlehe, Sandbeere.
Arzneilich verwendete Pflanzenteile:
Die reifen Beeren.
Drogenbezeichnung: Sanddornbeeren = HIPPOPHAE RHAMNOIDES FRUCTUS
(früher: FRUCTUS HIPPOPHAE RHAMNOIDES).

Botanik: Pflanzenbeschreibung: Sanddorn ist ein kleiner bis mittelgroßer Strauch, der allerdings auch baumförmig wachsen kann. Dann wird er bis über 5 m hoch. Seine Wurzel steckt tief im Boden, von der Hauptwurzel gehen kriechende Seitenwurzeln (Wurzelausläufer) aus. Die Äste und Zweige sind dornig und sparrig. Die Blätter des Sanddorns ähneln jenen der Weide. Sie sind lineal und unterseits weißsilbrig behaart. Die unscheinbaren Blüten bilden nach der Befruchtung orangerote leuchtende Beeren aus. Sie sind eiförmig und selten größer als 1 cm, enthalten einen nußartigen Kern, schmecken sehr sauer und riechen etwas herb. *Vorkommen:* Sanddünen am Meer, Ufer von Flüssen und Bächen sowie

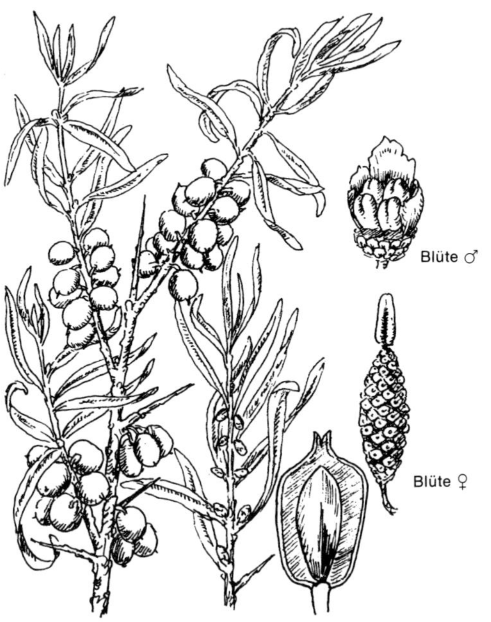

Böschungen sind die natürlichen Standorte des Sanddorns. In neuerer Zeit zieht er mehr und mehr in Gärten und Parkanlagen ein. Weil er sich gut dafür eignet, Böschungen und lose Böden zu festigen, pflanzt man ihn auch gern an Straßen- und Autobahnböschungen an. *Blütezeit:* April. *Fruchtreife:* September/Oktober.
Ernte und Aufbereitung: Wegen der sparrigen Äste und der spitzen Dornen ist das Einsammeln der Beeren (der reifen Früchte) recht mühsam. Folgende Methode hat sich bewährt: Man bindet um größere Äste eine Schnur, zieht sie damit in Reichweite, legt ein Tuch darunter auf den Erdboden und schneidet mit einer Schere die vollreifen Beeren ab. Das Abpflücken mit den Fingern ist nicht zu empfehlen, weil man dadurch die Beeren zerdrückt und den wertvollen Saft verspritzt. Danach werden die Beeren zu Saft, Mus oder Marmelade verarbeitet.
Inhaltsstoffe (Wirkstoffe): 200 bis 900 mg % Vitamin C, andere Vitamine (Provitamin A, Vitamine der B-Gruppe, Vitamin E, F und P), Mineralstoffe, Fruchtsäuren, Zucker, Flavonoide, Anthocyane; in den Samen fettes Öl.
Heilwirkung und Anwendung: Früchte mit so viel Vitamin C sind geeignete Erfrischungsmittel bei Erkältungen und Erkrankungen mit Fieber. Man gibt den Sanddornsaft, den man in Apotheken, Reformhäusern und Drogerien bekommt, löffelweise (3mal täglich) oder bereitet daraus mit Zucker vermischt (1 Teil Sanddornsaft und 1 Teil Zucker) ein Mus, von dem man mehrmals täglich 1 Teelöffel nimmt. Es gibt im Handel auch bereits gesüßte Sanddornsäfte.
Sanddorn als Hausmittel: Wo der Sanddorn reichlich vorkommt, sammelt man die Beeren, um daraus nach den verschiedensten Rezepten haltbare Säfte, Marmeladen und Mus-Zubereitungen herzustellen. Diese werden vornehmlich in Erkältungszeiten eingenommen, als Brotaufstrich verwendet oder als erfrischende Getränke bei Erkrankungen mit Fieber gereicht.
Nebenwirkungen sind nicht bekannt.
Anmerkung: In der russischen Medizin nutzt man auch das aus den Samen gewonnene fette Öl gegen chronisch verlaufende Hautkrankheiten, gegen Akne und zur Wundbehandlung, wie es heißt (A. Tode), mit gutem Erfolg. Und bei Decubitus (Durchliegeschäden), Verbrennungen und Strahlenschäden (hier zumeist vorbeugend) sei das fette Sanddornöl ein beliebtes Heilmittel.

Sandsegge

CAREX ARENARIA L.
Riedgrasgewächse, CYPERACEAE
Volksnamen: Deutsche Sarsaparille, Riedgras, Rote Queckenwurzel, Seegraswurzel.
Arzneilich verwendete Pflanzenteile: Der Wurzelstock.
Drogenbezeichnung: Sandseggenwurzel(stock) = CARICIS ARENARIAE RHIZOMA (früher: RHIZOMA CARICIS ARENARIAE).

Botanik: *Pflanzenbeschreibung:* 10 m und länger ist der Wurzelstock der Sandsegge, der waagrecht im Boden kriecht und in mehr oder weniger großen Abständen Sprosse an die Oberfläche schickt. Die Sandsegge ist ausdauernd, wird 15 bis 30 cm hoch und bildet dreikantige Stengel aus, die im oberen Teil scharf rauh behaart und mit rinnigen Blättern besetzt sind. Wie jedes Gras endet auch diese Pflanze mit einem ährenartigen Blütenstand, der oft etwas überhängt. *Vorkommen:* Die Sandsegge ist eine typische nordeuropäische Pflanze, die bei uns an den Meeresküsten der Nord- und Ostsee, auf Dünen und Heiden sowie in sandigen Kiefernwäldern wächst.

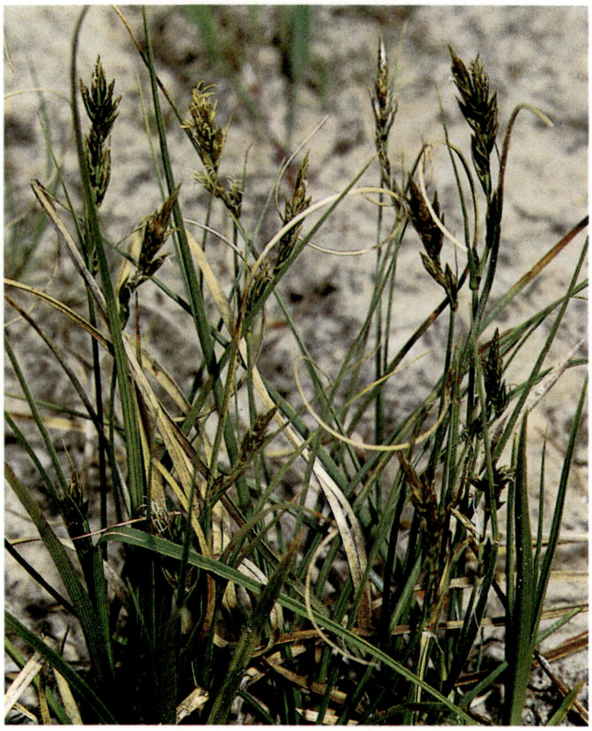

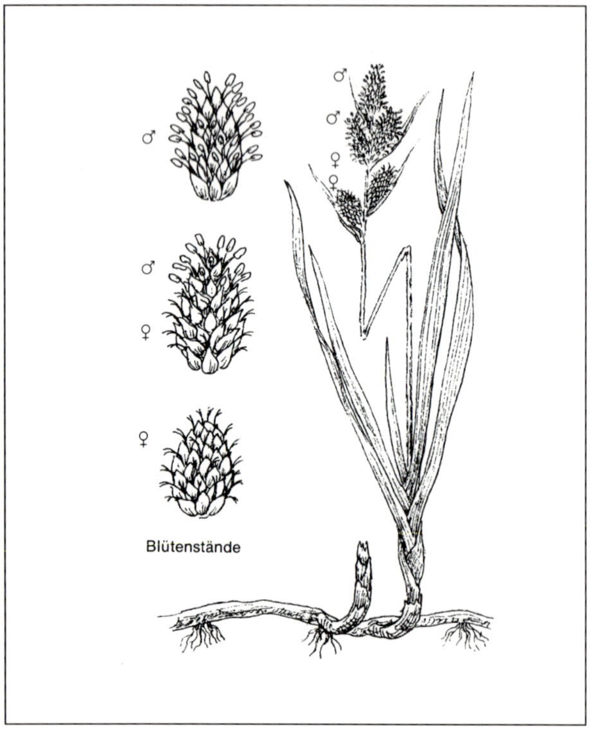

Ernte und Aufbereitung: Im Frühjahr, bevor die neuen Triebe an die Oberfläche gelangen, wird der Wurzelstock gegraben. Man befreit ihn vom Sand, zerschneidet ihn in etwa 10 cm lange Stücke und trocknet ihn im Schatten. Dann muß er noch nachgetrocknet werden, um Schimmelpilzen das Ansiedeln zu vereiteln. Aufbewahrt wird die Droge in gut schließenden Gefäßen.
Inhaltsstoffe (Wirkstoffe): Saponine, Gerbstoffe, Glykoside, Kieselsäure, Schleim, Stärke, sehr wenig ätherisches Öl.
Heilwirkung und Anwendung: Wer die Wirkung einer Heilpflanze aufgrund der Inhaltsstoffe etwas beurteilen kann, wird wissen, daß sich diese Droge vorzüglich als »Blutreinigungsmittel« eignet. Besonders bei Stoffwechselleiden wie Rheuma und Gicht wird die Sandsegge (als Tee) gebraucht. Die Schulmedizin ist dabei zurückhaltend, doch in der Volksmedizin mißt man der Sandsegge erhebliche Bedeutung bei.
• *So wird Sandseggen-Tee bereitet:* 2 gehäufte Teelöffel Droge mit 1/4 l kaltem Wasser übergießen, zum Sieden erhitzen und danach noch 10 Minuten ausziehen; abseihen.
Der Tee sollte kurmäßig über einen längeren Zeitraum 2- bis 3mal täglich getrunken werden.
Sandsegge als Hausmittel: In der Volksmedizin gilt die Heilpflanze als heilsam bei chronischen Bronchialkatarrhen, bei Lungenleiden, Rheuma und Gicht, bei Blasenleiden und vor allen Dingen bei Hautunreinheiten. Auch bei mangelhafter Verdauung und Darmbeschwerden mit Koliken und Durchfällen wird die Sandsegge empfohlen. Sebastian Kneipp sprach sich seinerzeit sehr lobend über die Sandsegge aus.
Nebenwirkungen: Bei akuter Nierenentzündung sollte man Sandsegge wegen möglicher Nierenreizung durch Saponine nicht geben. Sonst sind keine Nebenwirkungen zu erwarten.

Sanikel

SANICULA EUROPAEA L.
Doldengewächse, APIACEAE (UMBELLIFERAE)
Volksnamen: Bauchwehkraut, Heil aller Schäden, Heildolde, Schornigel.
Arzneilich verwendete Pflanzenteile:
Das Kraut und die Wurzel.
Drogenbezeichnung: Sanikelkraut = SANICULAE HERBA (früher: HERBA SANICULAE), Sanikelwurzel = SANICULAE RADIX (früher: RADIX SANICULAE).

Botanik: *Pflanzenbeschreibung:* Der Sanikel ist ein ausdauerndes Doldengewächs, das 20 bis

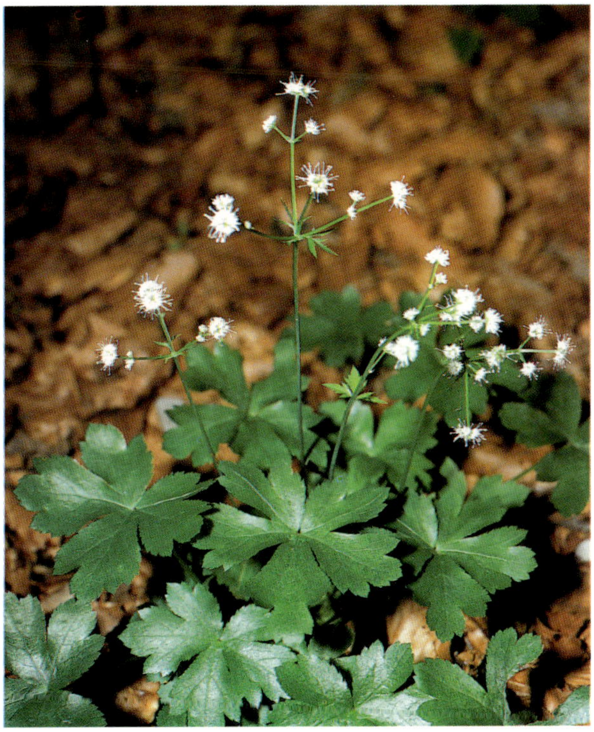

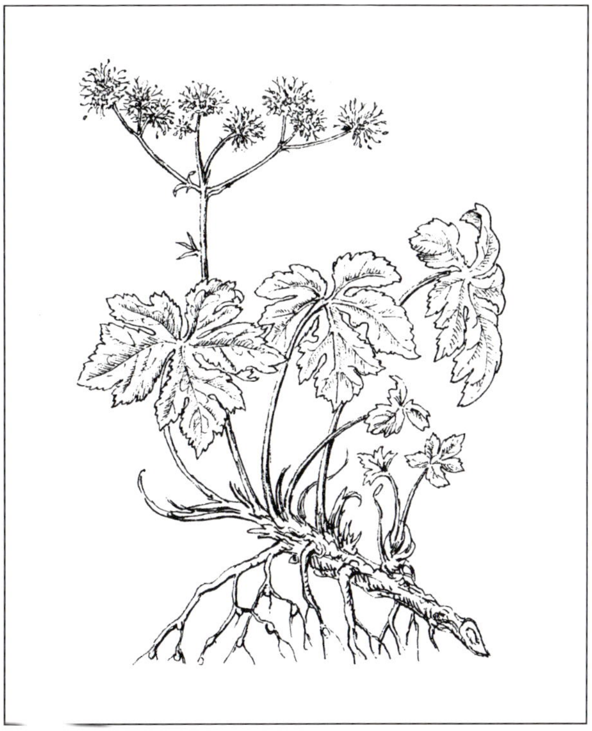

50 cm hoch wird. Mit einem kurzen braunen Wurzelstock, der mit dünnen Wurzeln besetzt ist, ist er im Boden verankert. Die Blätter sind langgestielt, grundständig, handförmig geteilt und am Rand gesägt. Der obere Teil des Stengels ist blattlos. Selten sitzen 1 bis 2 stiellose Blättchen daran. Die Stengelspitze ist in der Blütenregion verzweigt und bildet 1 bis 5 Dolden aus, die kleine weiße oder rötliche Blüten tragen. *Blütezeit:* Mai bis Juli. *Vorkommen:* In humusreichen Laubwäldern und in Gebüschen, Schatten und Feuchtigkeit bevorzugend, wächst der Sanikel mehr oder weniger häufig in bergigen Landstrichen.

Ernte und Aufbereitung: Man sammelt das Kraut zur Blütezeit mit den grundständigen Blättern und hängt es gebündelt zum Trocknen an einem schattigen Ort auf. Der Wurzelstock wird zusammen mit den Faserwurzeln im Herbst gegraben, gewaschen und schonend im Schatten getrocknet.

Inhaltsstoffe (Wirkstoffe): Sowohl in den Wurzeln als auch im Kraut sind Saponine, Gerbstoffe, Bitterstoffe und wenig ätherisches Öl enthalten. Im Kraut findet man zusätzlich Vitamin C und Allantoin, das in der Gesamtwirkung zweifellos eine Rolle spielt (vergleiche dazu Beinwell).

Heilwirkung und Anwendung: Der Sanikel teilt das Schicksal vieler Heilpflanzen, deren Wirkstoffe Bitterstoffe, Gerbstoffe und Saponine sind. Es gibt eine Menge davon, und die Wissenschaft hat sich nur mit einigen eingehender befaßt. So findet man den Sanikel nur gelegentlich als Bestandteil von Blutreinigungs-, Husten- und Magentees.

Mein besonderer Rat: Ich halte den Sanikel für eine ausgezeichnete Heilpflanze, die zusammen mit Fenchel, Kümmel und Pfefferminze gegen Blähungen und Durchfälle eingesetzt werden kann.

• *So wird die Teemischung bereitet:*

Sanikelkraut	10,0
Kümmelfrüchte	10,0
Pfefferminze	10,0
Fenchelfrüchte	5,0

2 gehäufte Teelöffel dieser Mischung mit $^1/_4$ l kochendem Wasser übergießen, 10 Minuten ausziehen und abseihen. Ungesüßt trinkt man den Tee gegen Blähungen, Magen- und Darmbeschwerden: bei Bedarf 2mal täglich 1 Tasse.

Sanikel als Hausmittel: Alles, was die mittelalterlichen Kräuterbuch-Autoren über den Sanikel schrieben, finden wir auch bei A. P. Dinand in seinem »Handbuch der Heilpflanzenkunde« (Eßlingen 1921); die von ihm genannten Heilanzeigen sind die Anwendungsgebiete der Volksmedizin: als schleimlösendes und auswurfförderndes Hustenmittel, wozu er durch den Saponingehalt durchaus in Frage kommt; als Mittel gegen Magen- und Darmbeschwerden, Menstruationsbeschwerden, Nierenblutungen und Ruhr.

Heute verwendet man den Sanikel in der Volksmedizin jedoch häufiger gegen Entzündungen am Zahnfleisch und im gesamten Mund- und Rachenraum zum Spülen und Gurgeln. Umschläge und Waschungen bei Hautausschlägen, Geschwüren, Quetschungen, Zerrungen sind wirksam und sehr beliebt. Hier kommt vielleicht die Wirkung des Allantoin und mit Sicherheit die Gerbstoffwirkung zur Geltung. Man verwendet sowohl das Kraut als auch die Wurzel; oftmals das ganze Kraut mit der Wurzel.

• *So wird die Sanikel-Abkochung (Tee) bereitet:* 2 gehäufte Teelöffel Sanikel mit 1/4 l kochendem Wasser übergießen und 10 Minuten ausziehen. Nach dem Abseihen ist die Abkochung gebrauchsfertig für Umschläge, Waschungen, zum Gurgeln und Mundspülen sowie für den innerlichen Gebrauch: 2mal täglich 1 Tasse Tee.

Nebenwirkungen: Nicht überdosieren! Dann sind keine Nebenwirkungen zu befürchten.

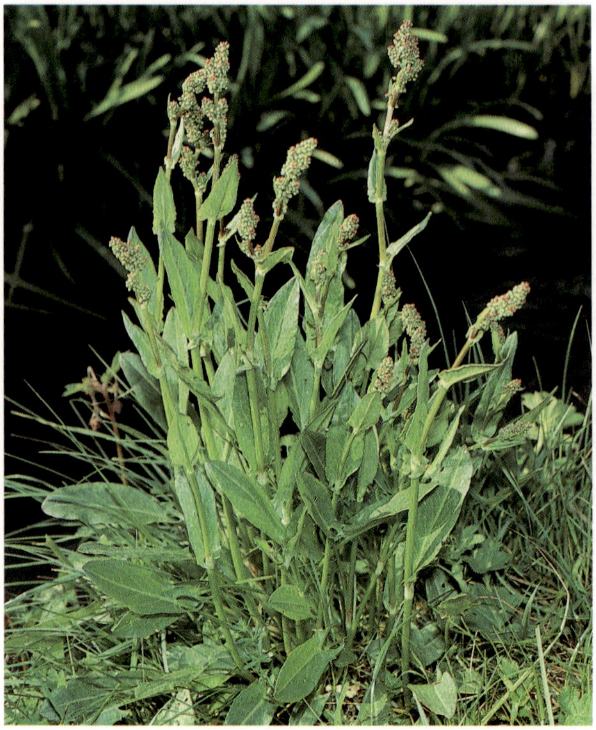

Sauerampfer

RUMEX ACETOSA L. (ACETOSA PRATENSIS MILL.)
Knöterichgewächse, POLYGONACEAE
Volksnamen: Salatampfer, Sauergras, Sauerknöterich.
Arzneilich verwendete Pflanzenteile:
Das Kraut.
Drogenbezeichnung: Sauerampferkraut = RUMICIS ACETOSAE HERBA (früher: HERBA RUMICIS ACETOSAE).

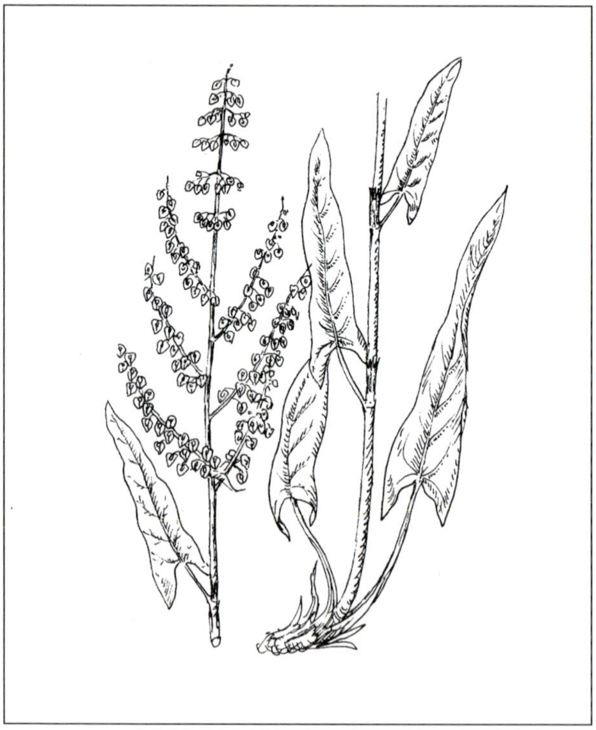

Botanik: *Pflanzenbeschreibung:* Der Sauerampfer wird 30 bis 60 cm hoch. Der Stengel ist aufrecht, einfach, kantig, im unteren Teil rot und oben grün. Er trägt grasgrüne ganzrandige, spießförmige saftige Blätter, die im unteren Teil langgestielt, oben sitzend sind. Die ganze Pflanze schmeckt säuerlich. Die Blüten sind unscheinbar grün, etwas rot überlaufen und stehen an blattlosen gipfelständigen Scheinquirlen. Leuchtend rot hingegen sind die dreikantigen Früchte. *Blütezeit:* Der Sauerampfer blüht von April bis Mai. *Vorkommen:* Der Sauerampfer ist ein Wiesenunkraut, er liebt die Feuchtigkeit und bevorzugt daher feuchte Wiesen, feuchte Gebüsche, Grabenränder und kommt auch in feuchten Wäldern gelegentlich vor.

Ernte und Aufbereitung: Man sammelt das Kraut kurz vor oder zu Beginn der Blütezeit, indem man es kurz über dem Boden abschneidet, bündelt und an luftigem Ort trocknet. Nachtrocknen bei künstlicher Wärme ist zu empfehlen, weil die Pflanze sehr saftig ist.

Inhaltsstoffe (Wirkstoffe): Primäres Kaliumoxalat, Oxalsäure, ein Flavonglykosid und Vitamin C.
Heilwirkung und Anwendung: Die Schulmedizin verwendet den Sauerampfer nicht, die Volksmedizin hingegen häufig und gern.
Anwendung in der Homöopathie: Das Homöopathikum *Rumex* wird aus dem Krausen Ampfer (RUMEX CRISPUS) hergestellt, und zwar aus dem frischen Wurzelstock. Es wird gebraucht bei Reizhusten, Kehlkopf- und Bronchialkatarrhen, Magen- und Darmstörungen mit Durchfällen. Empfohlen wird das Mittel in der ersten bis dritten Potenz (D1 bis D3).
Sauerampfer als Hausmittel: Im alten Schrifttum ist hauptsächlich vom frischen Sauerampfer die Rede, der die Kranken erfrischen soll und gegen »jnnerliche, hitzige oder auch Pestilentzischen febern« gegeben wird.
Heute hingegen gibt man frischen Sauerampfer bei mangelndem Appetit, bei Harnverhaltung und zur Blutreinigung. Auch schreibt man ihm einen günstigen Einfluß auf die Leber zu.
Sebastian Kneipp ließ Sauerampfer, in Wein gekocht, gegen Unterleibsschmerzen nehmen.
Der Tee aus dem getrockneten Kraut wird innerlich und äußerlich gegen Hautkrankheiten gebraucht.
• *So wird Sauerampfer-Tee bereitet:* 2 Teelöffel Sauerampfer mit 1/4 l kochendem Wasser übergießen, 10 Minuten ziehen lassen, abseihen.
2 Tassen Tee täglich ist die richtige Dosierung für die innerliche Anwendung; äußerlich kann dieser Tee unverdünnt zu Hautwaschungen gebraucht werden.
Nebenwirkungen: Die Verwendung des Sauerampfers ist nicht problemlos, denn Oxalsäure und ihre Alkalisalze sind giftig. Erbrechen, Durchfälle, Schluckbeschwerden, Beschwerden beim Harnlassen können die Folgen sein. Vorsicht bei größeren Mengen! Die angegebenen Dosierungen einhalten!

Schachtelhalm (Ackerschachtelhalm)

EQUISETUM ARVENSE L.
Schachtelhalmgewächse, EQUISETACEAE
Volksnamen: Fegekraut, Katzenschwanz, Pferdeschwanz, Schaftelen, Scheuergras, Zinnkraut.
Arzneilich verwendete Pflanzenteile:
Das Kraut vom Ackerschachtelhalm.
Drogenbezeichnung: Schachtelhalmkraut = EQUISETI HERBA (früher: HERBA EQUISETI).

Botanik: *Pflanzenbeschreibung:* Im zeitigen Frühjahr treibt der Ackerschachtelhalm aus einem Wurzelstock, der verzweigt waagrecht im Boden liegt, braune Sporentriebe mit endständiger Sporenähre an die Oberfläche. Einige Wochen später werden die unfruchtbaren grünen Triebe ausgebildet. Sie bestehen aus einem Stengel, der 20 bis 30 cm hoch werden kann und in Quirlen angeordnete Seitenäste trägt.
Diese grünen Triebe sind die Droge Equiseti herba. Andere – giftige – Schachtelhalmarten unterscheiden sich vom Ackerschachtelhalm durch fruchtbare grüne Triebe, die endständig die Sporenähre tragen. Bis zum Frühsommer sind diese Sporenähren meist erkennbar.
Ackerschachtelhalm darf nur bei genauer Kenntnis auch der giftigen Schachtelhalmarten selbst gesammelt werden (Bestimmungsbuch zu Rate ziehen).
Vorkommen: Der Ackerschachtelhalm ist auf Ackerland als lästiges Unkraut weit verbreitet. Aber auch Wiesenränder, Ödland, Grabenränder und Böschungen besiedelt er gern, wenn nur der Boden feucht und lehmig ist.
Ernte und Aufbereitung: Wer Ackerschachtelhalm selbst sammeln möchte, der sollte das im Frühsommer tun, wenn die Triebe sattgrün und frisch sind. Es dürfen nur die unfruchtbaren Triebe gesammelt werden.
Man schneidet die Triebe kurz über dem Erdboden ab, hängt sie gebündelt an einem luftigen Ort auf und trocknet sie so lange, bis die Seitenzweige sich leicht abbrechen lassen. Dann erst sind sie gut durchgetrocknet.
Inhaltsstoffe (Wirkstoffe): Kieselsäure (bis zu 10 %), Kaliumsalze, Flavonoide und Saponine sind die wichtigsten Inhaltsstoffe des Ackerschachtelhalms.

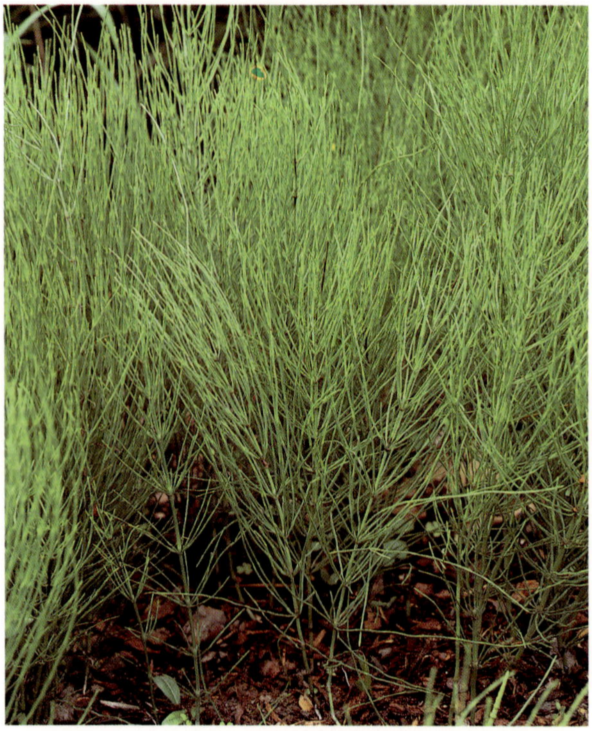

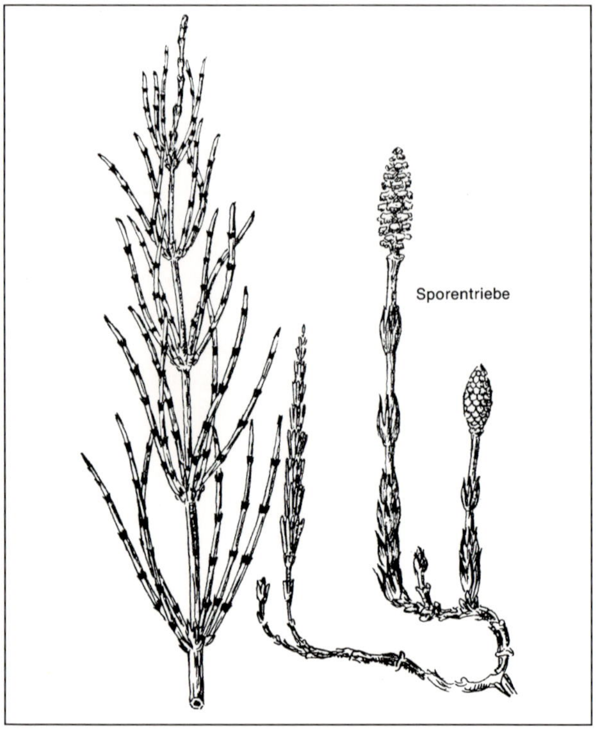

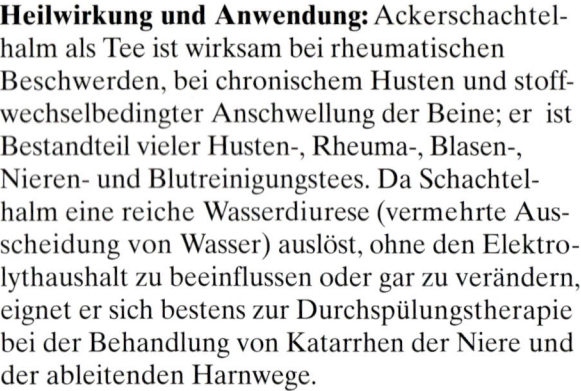

Heilwirkung und Anwendung: Ackerschachtelhalm als Tee ist wirksam bei rheumatischen Beschwerden, bei chronischem Husten und stoffwechselbedingter Anschwellung der Beine; er ist Bestandteil vieler Husten-, Rheuma-, Blasen-, Nieren- und Blutreinigungstees. Da Schachtelhalm eine reiche Wasserdiurese (vermehrte Ausscheidung von Wasser) auslöst, ohne den Elektrolythaushalt zu beeinflussen oder gar zu verändern, eignet er sich bestens zur Durchspülungstherapie bei der Behandlung von Katarrhen der Niere und der ableitenden Harnwege.
Das ist auch das Anwendungsgebiet, welches vom BGA auf dem Beipackzettel der Standardzulassung genannt wird – doch mit der Einschränkung, daß Schachtelhalm-Tee nicht verwendet werden darf, wenn Herz- oder Nierentätigkeit eingeschränkt sind.

• *So wird Schachtelhalm-Tee bereitet:* 1 bis 2 Teelöffel geschnittenes Kraut pro 1/4 l entweder 12 Stunden lang mit kaltem Wasser ausziehen oder mit heißem Wasser übergießen und nach etwa 1/2 Stunde abseihen. 3 Tassen Tee pro Tag sollten über längere Zeit getrunken werden.

Die Anwendung des Ackerschachtelhalms im Laufe der Geschichte ist interessant. Im Altertum nutzte man ihn als blutstillendes Mittel, im Mittelalter verwendete man ihn bei Husten, Gicht, Ruhr und Steinleiden. Nachdem er als Heilpflanze in Vergessenheit geraten war – die grünen Sommerwedel wurden nur noch als »Zinnkraut« zum Putzen des kostbaren Zinngeschirrs geschätzt –, entdeckte Sebastian Kneipp diese Heilpflanze neu. Sie wurde als leicht harntreibend, gegen Rheuma und Gicht, als Auflage auf schlecht heilende Wunden, zum Gurgeln, zum Mundspülen und als Badezusatz empfohlen. – Die Flavone wirken im Zusammenspiel mit dem Saponin leicht diuretisch (harntreibend). Sich jedoch bei Harnverhaltung oder zur Entwässerung ausschließlich auf ihn zu verlassen, wäre nicht ratsam. Viel wichtiger als die harntreibende Wirkung ist seine wohltuende Wirkung auf das Bindegewebe; als Tee oder Badezusatz wirkt er lokal anregend, die Widerstandskraft wird erheblich heraufgesetzt. Das bewirkt vornehmlich die Kieselsäure, die bei der Teezubereitung zu einem großen Teil in Lösung geht. Durch das Zusammenspiel aller drei oben erwähnten Inhaltsstoffe ist die Wirkung optimal.
In den folgenden Fällen kann Ackerschachtelhalm mit großem Erfolg angewandt werden: zu Bädern, die den Stoffwechsel der Haut anregen und dadurch Durchblutungsstörungen, Schwellungen nach Knochenbrüchen, Frostbeulen und Beingeschwüre (offene Beine) günstig beeinflussen. Da auch die meisten rheumatischen Erkrankungen und die Gicht Stoffwechselleiden sind und die lösliche Kieselsäure beim Baden teilweise

vom Körper aufgenommen (resorbiert) wird, sind Ackerschachtelhalm-Bäder auch hier lindernd.
• *So wird ein Ackerschachtelhalm-Bad bereitet:* Für ein Vollbad benötigt man etwa 100 g Kraut, das 1 Stunde in heißem Wasser ausgezogen und der Extrakt dann dem Bad zugesetzt wird. Auch die fertigen Badeextrakte sind empfehlenswert.
Mein besonderer Rat: Nicht nur weil Sebastian Kneipp ein großer Fürsprecher des Ackerschachtelhalms bei Husten, Bronchial- und Lungenleiden war, sondern weil auch ich der Meinung bin, daß diese Heilpflanze in Hustentees ihre Berechtigung hat, habe ich einen Tee zusammengestellt, der Hustenpatienten jeden Alters – auch Asthmatikern – gute Dienste leistet, und bei dem der Ackerschachtelhalm eine wichtige Rolle spielt. Dieser Tee bewährt sich auch in Erkältungszeiten zur Vorbeugung, weil er die Abwehrkräfte des Körpers aktiviert. Mit Honig gesüßt, schmeckt er gut und kann sogar im Winter zum Haustee erhoben werden.
• *So wird die Teemischung bereitet:*

Malvenblüten	10,0
Isländisch Moos	10,0
Lindenblüten	10,0
Spitzwegerich	10,0
Fenchelfrüchte	5,0
Holunderblüten	5,0
Thymian	5,0

2 Teelöffel dieser Mischung mit $^{1}/_{4}$ l kochendem Wasser übergießen, 15 Minuten ausziehen und abseihen. 2 bis 3 Tassen Tee täglich ist die richtige Dosierung. Mit Honig süßen! Diabetiker nicht süßen!
Anwendung in der Homöopathie: Das Homöopathikum *Equisetum hiemale* wird nicht aus dem Ackerschachtelhalm (Equisetum arvense) hergestellt, sondern aus dem frischen, sterilen, unfruchtbaren Stengel des Winterschachtelhalms bereitet, der in Europa und Nordamerika vorkommt. Bei uns findet man den Winterschachtelhalm im Rheingebiet häufig, sonst nur gelegentlich. Im Hinblick auf die Inhaltsstoffe besteht aber kaum ein Unterschied zum Ackerschachtelhalm. Die Homöopathie verwendet die Urtinktur (Ø), um die Wasserausscheidung anzuregen.
Gegen Blasen- und Nierenleiden (Koliken und Steine), gegen Reizblase und nächtliches Einnässen bevorzugt man das Mittel in der zweiten bis sechsten Potenz (D2 bis D6). Mehrmals täglich 5 bis 15 Tropfen ist jeweils die richtige Dosierung.

Ackerschachtelhalm als Hausmittel: In der Volksmedizin verwendet man Ackerschachtelhalm-Tee bei Lungenleiden, bei Rheuma und Gicht, zum Gurgeln und Mundspülen, bei Entzündungen im Rachenraum, als Umschlag auf schlecht heilenden Wunden und gegen Blasen- und Nierenleiden. Teezubereitung wie auf Seite 274 angegeben.
Nebenwirkungen: Ackerschachtelhalm hat keine Nebenwirkungen.

Schafgarbe

ACHILLEA MILLEFOLIUM L.
Korbblütengewächse, ASTERACEAE (COMPOSITAE)
Volksnamen: Achilles, Gänsezungen, Grillenkraut, Judenkraut, Kachelkraut, Schafrippl, Schafzunge, Tausendblatt.
Arzneilich verwendete Pflanzenteile: Das ganze blühende Kraut (ohne die Wurzeln). In Apothekerware sind dickere Stengelteile nicht enthalten. In manchen Regionen werden auch nur die Blüten verwendet.
Drogenbezeichnung: Schafgarbenkraut = MILLEFOLII HERBA (früher: HERBA MILLEFOLII), Schafgarbenblüten = MILLEFOLII FLOS (früher: FLORES MILLEFOLII).

Botanik: *Pflanzenbeschreibung:* Die Schafgarbe ist eine Asteracee (ein Körbchenblütler) mit kriechendem Wurzelstock, aus dem sich zuerst eine Laubblattrosette und danach die Blütentriebe entwickeln. Der zylindrische Stengel ist innen markig, außen je nach Höhenlage kahl oder schwach behaart. Er wird 20 bis 45 (bis 60) cm hoch, trägt 2- bis 3fach fiederschnittige Blätter und bildet im oberen Teil Blütenstände aus, die in rispiger Scheindolde angeordnet sind. Die Scheibenblüten der Köpfchen sind weiß bis schwach gelblich, die Zungenblüten hingegen sind weiß, rosa oder auch kräftiger rot gefärbt.
Blütezeit: Juni bis Oktober (November).
Vorkommen: Die Schafgarbe ist in ganz Europa zu Hause und wächst auf Wiesen, an Weg- und Feldrändern. Sie ist sehr genügsam, widerstandsfähig gegen Hitze und Kälte und stellt keine besonderen Ansprüche an den Boden. Nur nasse oder sehr feuchte Böden meidet sie.

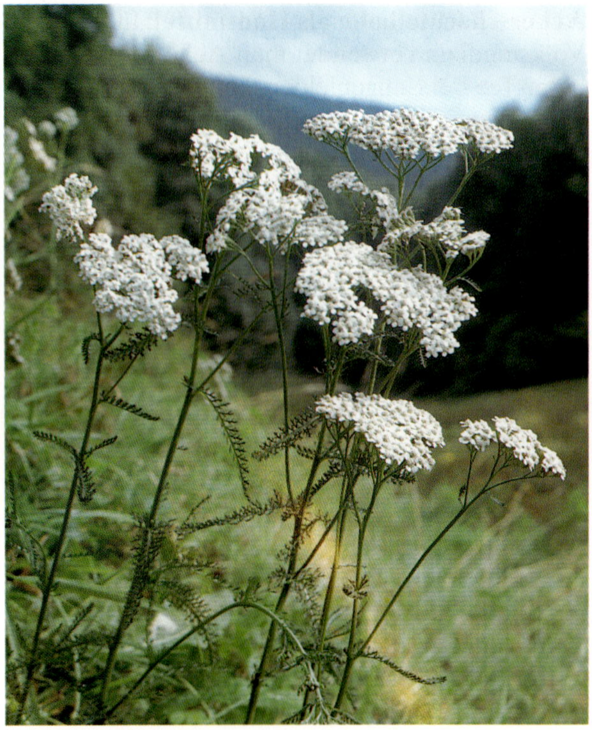

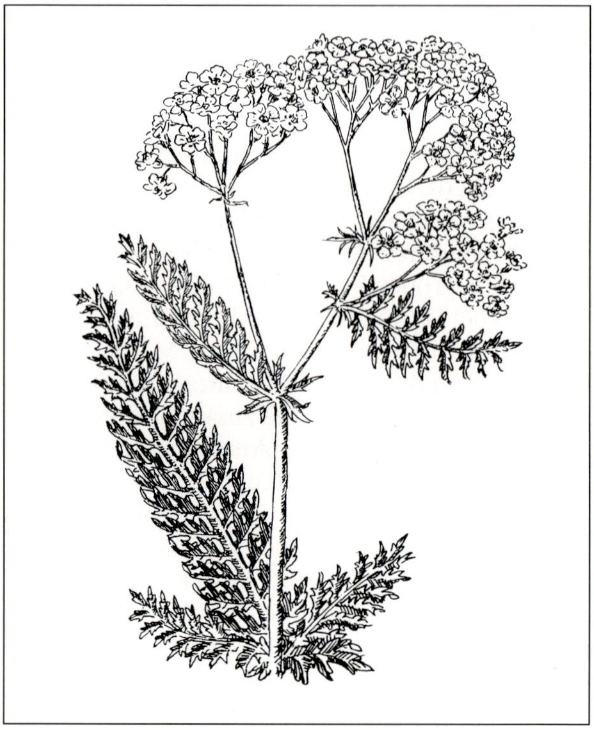

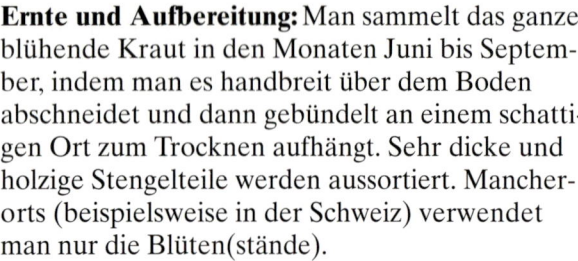

Ernte und Aufbereitung: Man sammelt das ganze blühende Kraut in den Monaten Juni bis September, indem man es handbreit über dem Boden abschneidet und dann gebündelt an einem schattigen Ort zum Trocknen aufhängt. Sehr dicke und holzige Stengelteile werden aussortiert. Mancherorts (beispielsweise in der Schweiz) verwendet man nur die Blüten(stände).

Inhaltsstoffe (Wirkstoffe): Bitterstoffe, ätherisches Öl, Gerbstoffe, Flavonoide und verschiedene Mineralien (besonders Kalium).

Heilwirkung und Anwendung: Das ätherische Öl und die Bitterstoffe machen die Schafgarbe zu einem aromatischen Bittermittel (Aromaticum amarum), wodurch ihre Verwendung als Magenmittel, zur Appetitanregung, bei Darm- und Gallebeschwerden gerechtfertigt ist. Das Azulen enthaltende ätherische Öl wirkt darüber hinaus desinfizierend, entzündungswidrig und krampfstillend. Der hohe Gehalt an Kalium regt – gemeinsam mit den anderen Wirkstoffen – die Tätigkeit der Nieren an, was die Schafgarbe für Frühjahrs- und Herbstkuren, meistens in Teemischungen, sehr geeignet macht. Sie hat außerdem die Eigenschaft, äußere und innere Blutungen (Lunge, Darm, Nase, Uterus, Niere) zu stillen. Eine Schafgarben-Abkochung ist auch zur Wundbehandlung geeignet. Schafgarben-Bäder unterstützen die innerliche Anwendung.

• *So wird Schafgarben-Tee bereitet:* 2 gehäufte Teelöffel Schafgarbenkraut mit 1/4 l kochendem Wasser übergießen und nach 15 Minuten abseihen. Mäßig warm 2 bis 3 Tassen Tee trinken.

Die Schafgarbe ist zweifellos eine wertvolle Heilpflanze, doch sollte man sie nicht überbewerten. Für alle bisher angesprochenen Beschwerden gibt es aus dem Pflanzenreich viele andere, oft wirksamere Mittel. In gemischten Tees hingegen ist Schafgarbe ein sehr nützlicher Bestandteil.

• Bei Magen-, Darm- und Gallebeschwerden ist folgende *Teemischung* sehr zu empfehlen:

Schafgarbe	30,0
Kamille	50,0
Pfefferminze	50,0

Zubereitung wie oben angegeben.

In Blutreinigungstees, in Husten- und Erkältungstees hat Schafgarbe auch ihre Berechtigung, weil sie mit ihren Inhaltsstoffen die Wirkung anderer Heilkräuter unterstützt und tonisierend (kräftigend) wird.

Das BGA nennt auf der Packungsbeilage unter dem Stichwort Anwendungsgebiete: leichte krampfartige Magen-, Darm-, Gallestörungen; Magenkatarrh; zur Appetitanregung.

Ein wichtiges Anwendungsgebiet der Schafgarbe ist auch die sogenannte vegetative Dystonie des kleinen Beckens (Parametropathia spastica) bei Mädchen und Frauen. Die Symptome sind

krampfartige Schmerzen im Unterleib, meist an verschiedenen Stellen, verbunden mit Kreuzschmerzen. Oft klagen diese Frauen über besonders schmerzhafte Regelblutungen und Schmerzen in den Brüsten vor der Regel. In diesen Fällen eine Kur mit Schafgarben-Tee zu machen, ist erfolgversprechend, sofern man sie über mehrere Wochen ausdehnt. Die krampflösenden Eigenschaften, die entzündungswidrigen Bestandteile (Azulenogene, Chamazulen) und die tonisierenden Eigenschaften der Bitterstoffe bewirken eine Besserung der Beschwerden. Wie bei allen Beschwerden im weiblichen Unterleib, so ist auch hier eine eindeutige diagnostische Klärung vonnöten, um nicht ungezielt herumzukurieren. Man muß also den Arzt aufsuchen. Steht erst einmal fest, daß es sich um nichts anderes als um die beschriebene Funktionsstörung handelt, dann wird die Schafgarbe helfen und auch vom Arzt nicht abgelehnt werden.
Zusätzlich ist das Schafgarben-Bad zu empfehlen, als Sitzbad oder als Vollbad gleichermaßen wirksam. Man bekommt fertige Badeextrakte in der Apotheke, kann sich aber das Bad auch selbst bereiten.
• *So wird das Schafgarben-Bad bereitet:* 50 bis 75 g Schafgarbe mit 1 l kochendem Wasser übergießen, 20 Minuten ausziehen; abseihen. Die Flüssigkeit dem Vollbad zusetzen. Für ein Sitzbad verwendet man entsprechend weniger.
Verwendung als Gewürz: Als Gewürz für die Zubereitung fetter Speisen (zum Beispiel Gänsebraten, Fleischeintöpfe, Wurst) ist Schafgarbe nur regional bekannt. Sie würzt angenehm und fördert die Verdauung. Als Grüngewürz für Salate und Suppen, Eintöpfe und Weichkäsezubereitungen eignen sich junge Schafgarbenblätter ganz hervorragend. Fein gehackt werden sie unter Weichkäse gemischt, über Salate gestreut und unmittelbar vor dem Servieren auch Suppen und Eintöpfen zugegeben. Eine gesunde und erfrischende Beigabe.
Anwendung in der Homöopathie: Die Urtinktur (Ø) *Millefolium* wird aus dem frischen blühenden Kraut bereitet. Man verwendet das Mittel in der ersten bis sechsten Potenz (D1 bis D6) bei Blutungen verschiedenster Art (Lunge, Darm, Nase, Uterus) sowie als Kreislaufmittel, bei Krampfadern und Unstimmigkeiten in Magen, Darm und Unterleib.
Schafgarbe als Hausmittel: Die Schafgarbe zählt zu den Heilpflanzen, die in der Volksmedizin besonders beliebt sind – in der Hauptsache mit den Heilanzeigen, die in den vorangehenden Abschnitten beschrieben wurden. Darüber hinaus verwendet man Schafgarbe bei Kopfschmerzen, nächtlichen Wadenkrämpfen, gegen Würmer, bei zu starker Monatsblutung, bei Blutarmut, Fluor albus (weißer Ausfluß) junger Mädchen und als Auflage bei Geschwüren, Blutergüssen, eiternden Wunden.
Die Sage berichtet, daß Achilles und auch sein Freund Patroklos vom heilkundigen Kentauren Chiron auf die wundheilende Wirkung dieser Heilpflanze hingewiesen wurden. Auch Telephus, der König der Myser, soll durch Schafgarbe von seinen Wunden geheilt worden sein. Dennoch darf man wohl daran zweifeln, daß die von den Griechen benutzte Heilpflanze und ebenso die Stratiotes (Soldatenkraut) des Dioskorides unsere Schafgarbe war, weil diese mehr eine Pflanze der nördlichen Gegenden ist.
Interessant dürfte noch sein, daß man früher anstelle von Hopfen Schafgarbe zum Bierbrauen benutzte.
Nebenwirkungen: Es gibt Menschen, die bei der Berührung mit Schafgarbe oder durch ein Schafgarben-Bad, oft auch schon beim Lagern auf einer Wiese mit Schafgarbenbewuchs spezifische Hautausschläge bekommen. Diese Personen vertragen meistens auch den Schafgarben-Tee oder den Schafgarben-Saft nicht. Dann muß die Behandlung sofort abgebrochen werden.

Scharbockskraut

RANUNCULUS FICARIA L (FICARIA VERNA HUDS.)
Hahnenfußgewächse, RANUNCULACEAE
Volksnamen: Butterblume, Frühsalat, Gichtblatt.
Arzneilich verwendete Pflanzenteile:
Das frische Kraut.
Drogenbezeichnung: Scharbockskraut = RANUNCULI FICARIAE HERBA (früher: HERBA RANUNCULI FICARIAE).

Botanik: *Pflanzenbeschreibung:* Eine der am meisten beachteten Frühlingspflanzen ist das Scharbockskraut. Im zeitigen Frühjahr entwikkeln sich aus fleischigen Wurzelknollen gestielte Blätter mit breiter Scheide, sie sind herz- bis nierenförmig, am Rand gesägt oder gezähnt, saftig,

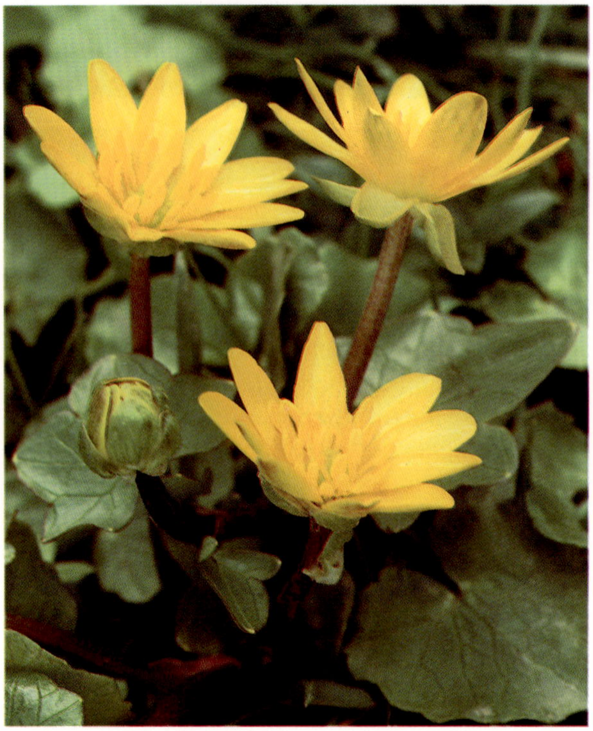

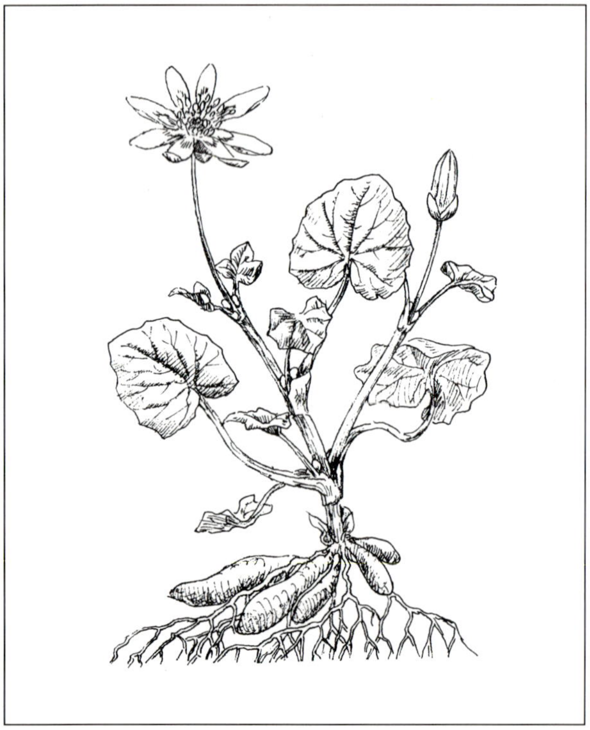

an der Oberseite fettig-glänzend. Sie bilden zuweilen einen ausgedehnten Blätterteppich. Der wenig verzweigte Stengel trägt mehrere Blätter, die den Grundblättern ähnlich sind. Die endständigen Blüten stehen einzeln. Sie sind sternförmig, leuchtend gelb und an der Oberseite ebenfalls fettig-glänzend. In den Achseln der untersten Blätter bilden sich häufig weiße Brutknospen (sie sehen aus wie Weizenkörner), die der vegetativen Fortpflanzung dienen. Sie fallen bei der Reife ab und entwickeln sich zu neuen Jungpflanzen. Manchmal werden sie in so großer Menge ausgebildet und durch heftige Regenschauer weggespült, daß man das Gefühl hat, an den betreffenden Stellen habe es »Weizen geregnet«.

Inhaltsstoffe (Wirkstoffe): Die Scharfstoffe der Ranunculaceae, Protoanemonin beziehungsweise Anemonin, sind im Scharbockskraut nur wenig enthalten. Daneben sind Saponine und Vitamin C zu nennen.

Heilwirkung und Anwendung: Wegen des Vitamin C und weil das Scharbockskraut zum ersten Frühlingsgrün gehört, gebraucht man es schon lange für die sogenannten blutreinigenden Frühlingssalate. Als eigentliches Arzneimittel kann man Scharbockskraut kaum bezeichnen, zumindest verzichtet die Schulmedizin darauf.

Scharbockskraut als Hausmittel: Im Frühling gibt man das frische Kraut zur Behandlung von Vitamin C-Mangelerscheinungen als Salat oder preßt den Saft daraus, der dann, mit Milch gemischt, löffelweise eingenommen wird. Selbstverständlich spielt Scharbockskraut bei der Blutreinigungskur auch in der Volksmedizin eine große Rolle.

Gegen Hautleiden gibt man auch den Tee aus getrockneten Pflanzen.

• *So wird Scharbockskraut-Tee bereitet:* 2 bis 3 Teelöffel Scharbockskraut wird mit $^1/_4$ l Wasser übergossen, langsam zum Sieden erhitzt und dann abgeseiht.

Diesen Tee trinkt man gegen Hautunreinheiten, schluckweise über den Tag verteilt, und macht in Verdünnung mit der gleichen Menge Kamillen-Tee zusätzlich warme Waschungen der befallenen Hautpartien.

Auch bei Hämorrhoiden soll eine Behandlung (Sitzbad) erfolgreich sein.

Nebenwirkungen: Wenn in der frischen Pflanze auch nur wenig der Ranunculaceen-Scharfstoffe enthalten sind, so muß doch vor Überdosierung gewarnt werden. Magen-, Darm- und Nierenreizung können sonst die Folge sein. – Der Tee hingegen ist weniger gefährlich, da die Scharfstoffe beim Trocknen umgewandelt und dadurch unschädlich werden.

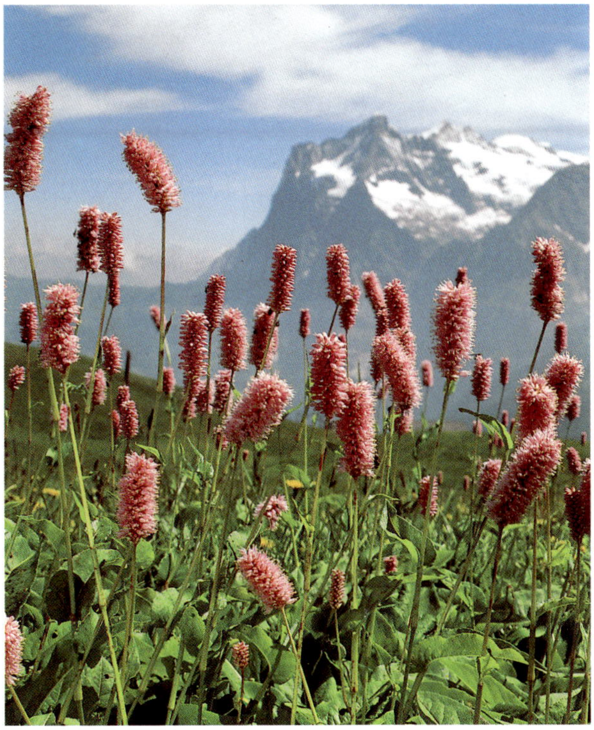

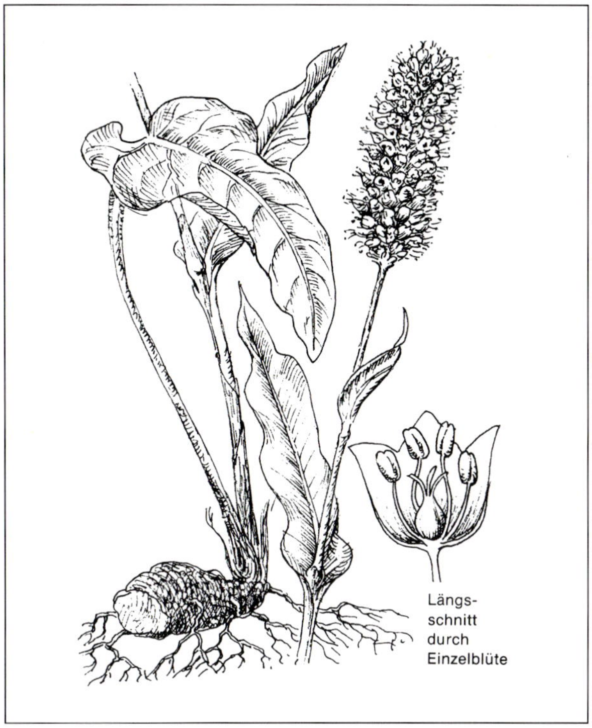

Schlangen-knöterich

POLYGONUM BISTORTA L. (BISTORTA MAJOR S. F. GRAY)
Knöterichgewächse, POLYGONACEAE
Volksnamen: Kalbszunge, Natterkraut, Schlangenwurz, Schluche, Wiesenknöterich.
Arzneilich verwendete Pflanzenteile: Der Wurzelstock.
Drogenbezeichnung: Schlangenknöterichwurzelstock = BISTORTAE RHIZOMA (früher: RHIZOMA BISTORTAE).

Botanik: *Pflanzenbeschreibung:* Aus einem festen, häufig zu einem S gewundenen, plattgedrückten und quergeringelten Wurzelstock, der mit vielen Wurzeln besetzt und innen rotbraun gefärbt ist, entspringt die 30 bis 120 cm hohe, Ausläufer treibende Pflanze. Die Grundblätter sind groß, an der Oberseite dunkelgrün, unten bläulich-grün. Der Blattstiel ist dreikantig, die Blattspreite am Rand wellig. Der Blühstengel endet oben mit einem großen walzenförmigen Blütenstand. Die Blüten sind rosa, mal heller, mal dunkler. *Blütezeit:* Mai bis Juli. *Vorkommen:* Fette Wiesen sind reich an Schlangenknöterich. Er kommt aber auch an Bachufern und auf lichten Waldplätzen vor.
Ernte und Aufbereitung: Man kann den Knöterich, dessen Wurzel(-stock) arzneilich verwendet wird, das ganze Jahr hindurch sammeln, doch sollen im Mai am meisten Gerbstoffe darin enthalten sein. In der Schweiz sammelt man im August und September. Nachdem anhaftende Schmutzteile abgewaschen worden sind, schneidet man die Wurzel der Länge nach durch und legt sie an der Sonne zum Trocknen aus.
Inhaltsstoffe (Wirkstoffe): Der einzig wichtige Wirkstoff dürfte hier der Gerbstoff sein. Wie alle Wurzeln und Wurzelstöcke enthält auch Schlangenknöterich Stärke und Eiweiß.
Heilwirkung und Anwendung: Als Gerbstoffdroge ist der Schlangenknöterich ein Heilmittel, das bei Durchfall und als Gurgelmittel bei Mund- und Rachenentzündungen gute Dienste leistet. Man kann es in seiner Wirkung mit der Eichenrinde und der Tormentill (Blutwurz) vergleichen, dennoch wird diese Heilpflanze wenig gebraucht.
Schlangenknöterich als Hausmittel: Im Vordergrund der Anwendung steht hier der Tee als Gurgel- und Spülmittel bei allen Entzündungen im Mund- und Rachenraum. Zur Wundbehandlung gebraucht man ihn für Umschläge und Teilbäder. Und innerlich ist Schlangenknöterich-Tee in der Volksmedizin ein sehr beliebtes Mittel bei Durch-

fällen aller Art, besonders solchen, die mit Gärungserscheinungen und Koliken einhergehen.

• *So wird Schlangenknöterich-Tee bereitet:* 2 gehäufte Teelöffel Droge mit 1/4 l Wasser lauwarm ansetzen. Diesen Ansatz läßt man unter gelegentlichem Umrühren etwa 5 Stunden stehen. Nach dem Abseihen ist der Auszug (Tee) verwendbar. Gelegentlich wird auch die feingepulverte Droge messerspitzenweise unzubereitet eingenommen.

Nebenwirkungen: Magenempfindliche Patienten vertragen mitunter größere Gerbstoffmengen schlecht. Sie sollten auf die Anwendung dieser Droge verzichten.

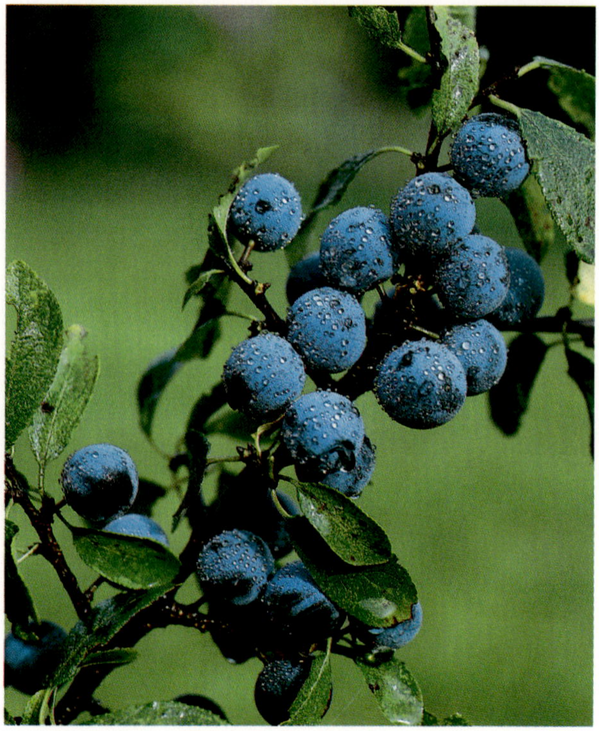

Schlehe
(Schlehdorn)

PRUNUS SPINOSA L.
Rosengewächse, ROSACEAE
Volksnamen: Bockbeerli, Haferpflaume, Hagedorn, Kietschkepflaume, Sauerpflaume, Schwarzdorn.

Arzneilich verwendete Pflanzenteile: Die Blüten, die Früchte und die Blätter.

Drogenbezeichnung: Schlehdornblüten = PRUNI SPINOSAE FLOS (früher: FLORES PRUNI SPINOSAE), Schlehdornfrüchte = PRUNI SPINOSAE FRUCTUS (früher: FRUCTUS PRUNI SPINOSAE), Schlehdornblätter = PRUNI SPINOSAE FOLIUM (früher: FOLIA PRUNI SPINOSAE).

Botanik: *Pflanzenbeschreibung:* Die Schlehe ist ein Strauch von 1 bis über 3 m Höhe. Die Zweige sind in jungem Zustand samtartig behaart und laufen in spitze Dornen aus, was der Pflanze den Namen Schlehdorn eingebracht hat. Die gestielten elliptischen Blätter sind am Rand gesägt. Noch bevor diese ausgebildet werden, entfalten sich die weißen Blüten, die so dicht stehen, daß der ganze Strauch weiß übersät ist. Aus den Blüten entstehen die Beeren, die zunächst grün, dann dunkelblau aussehen und bereift sind. Sie erreichen einen Durchmesser von 1 cm. *Blütezeit:* März, April. *Vorkommen:* Waldränder, sonnige Berghänge, Wegränder, Heiden und Triften sind die wichtigsten Standorte für die Schlehe. Der Strauch liebt Kalkboden.

Ernte und Aufbereitung: Die Blüten sammelt man in den Monaten März und April, unmittelbar nach dem Aufblühen. Das Trocknen erfolgt an einem schattigen Ort. Die Blätter müssen gleich nach dem Abblühen der Sträucher geerntet werden, wenn sie noch jung sind; die Früchte erntet man im späten Herbst, nachdem sie den ersten Nachtfrost überstanden haben. Man verwendet die Früchte meistens frisch, doch lassen sie sich auch bei künstlicher Wärme trocknen.

Inhaltsstoffe (Wirkstoffe): Die Blüten enthalten Spuren von Amygdalin (Blausäureglukosid), Cumarinderivate und Flavonglykoside, die Blätter zusätzlich Gerb- und Bitterstoffe, die Früchte beinhalten Gerbstoffe, Amygdalin, Säuren und Vitamin C.

Heilwirkung und Anwendung: Blüten und Blätter, vor allen Dingen jedoch die Blüten, gebraucht man als mildes Abführmittel. Auch die leichte harntreibende Wirkung wird genutzt. Sebastian Kneipp lobte die Schlehdornblüten sehr. Aus den Beeren bereitet man ein Mus oder eine Marmelade, die gegen Appetitlosigkeit gegeben wird.

• *So wird Tee aus Schlehenblüten oder -blättern (auch gemischt) bereitet:* 2 gehäufte Teelöffel Droge übergießt man mit 1/4 l Wasser, erhitzt langsam zum Sieden und seiht ab. 2 Tassen Tee pro Tag (ungesüßt) ist die richtige Dosierung.

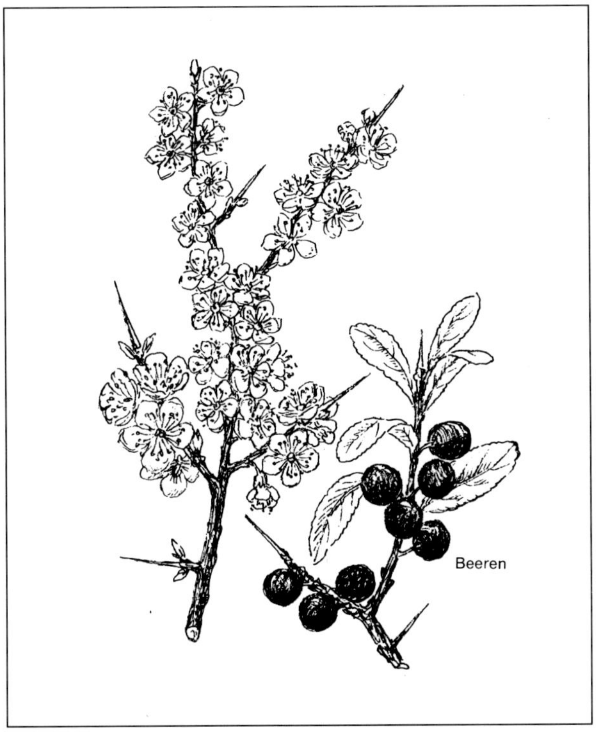

• *So wird Schlehen Marmelade bereitet:* Die Schlehen werden gewaschen und mit frischem kaltem Wasser übergossen, in dem sie über Nacht liegenbleiben. Dann wird das Wasser abgegossen, die Beeren werden erneut mit Wein und Wasser versetzt: pro kg Schlehen 1/4 l Weißwein und 1/8 l Wasser. Danach werden die Schlehen unter ständigem Rühren weichgekocht. Nach dem Erkalten passiert man sie durch ein Sieb und wiegt den Brei ab. Dann werden pro kg Schlehenbrei 1/4 l Wein und 375 g Zucker hinzugegeben, und das Ganze wird zu Marmelade dickgekocht. Anstelle von Wein kann in jedem Fall auch Essig (3 %ig) verwendet werden. Diese Marmelade bewährt sich bei morgendlicher Appetitlosigkeit. Es gibt Menschen, die am Morgen nichts essen können, weil ihre Magensaftsekretion noch nicht funktioniert. Gibt man ihnen 1 bis 2 Eßlöffel Schlehen-Marmelade oder ein Brot mit diesem Aufstrich, bekommen sie bald Appetit und müssen nicht mehr, wie das so oft geschieht, mit leerem Magen aus dem Haus gehen. Weil das morgendliche Frühstück sehr wichtig ist, sollte man dieser Methode mehr Beachtung schenken.
Auch 1 Eßlöffel Schlehen-Saft nach dem Auf stehen erfüllt den Zweck der Appetitanregung.
• *So wird Schlehen-Saft bereitet:* Die gewaschenen Schlehen werden mit so viel kochendem Wasser übergossen, daß sie gerade überdeckt sind.
Nach 1 bis 2 Tagen gießt man den tiefroten Saft ab, gibt für 1 l Saft 500 g Zucker hinzu und kocht unter Abschäumen und ständigem Umrühren mehrmals auf. Der Saft kann dann in Flaschen sterilisiert werden.
Schlehe als Hausmittel: Die Liste der Beschwerden, gegen die Schlehenblüten, -blätter und -früchte in der Volksmedizin Verwendung finden, ist sehr lang. Man gibt den Tee aus Blüten und Blättern als Abführmittel, zur Blutreinigung, bei Magenkrämpfen, Husten, verzögerter Menstruation, Wassersucht, Harnverhaltung, Steinleiden und vor allen Dingen bei Hautausschlägen der Kinder. Das aus reifen Früchten hergestellte Schlehen-Mus (Marmelade) verwendet man gegen Magen-, Nieren- und Blasenleiden, den Saft bei Nasenbluten, als Gurgelmittel bei Entzündungen am Zahnfleisch und bei Mundschleimhaut- und Halsentzündung.
Nebenwirkungen: Wer nicht überdosiert, braucht in keinem Fall Nebenwirkungen zu befürchten.

Schlüsselblume
(Primel)

▷ *geschützt*
PRIMULA VERIS L. (PRIMULA OFFICINALIS [L.] HILL)
Primelgewächse, PRIMULACEAE
Volksnamen: Auritzel, Ehrezeicheli, Himmelschlüssel, Madäneli, Petriblume, Trubechnöpfli.
Arzneilich verwendete Pflanzenteile:
Die Wurzel und die Blüten.
Drogenbezeichnung: Schlüsselblumenwurzel = PRIMULAE RADIX (früher: RADIX PRIMULAE), Schlüsselblumenblüten = PRIMULAE FLOS (früher: FLORES PRIMULAE).

Botanik: *Pflanzenbeschreibung:* Die so beliebte Frühlingsblume ist mit einem Wurzelstock, der zahlreiche Faserwurzeln ausbildet, im Boden verankert. Die grundständigen Blätter sind länglich bis eiförmig und unterseits behaart. Die Blattspreite verschmälert sich nach unten zu. Auf einem mehr oder weniger langen Stengel sitzen endständig die Blüten in einer Dolde angeordnet. Der Blütenkelch ist weißlich-grün und kantig, die Blumenkrone röhrenförmig, oben ausgebreitet,

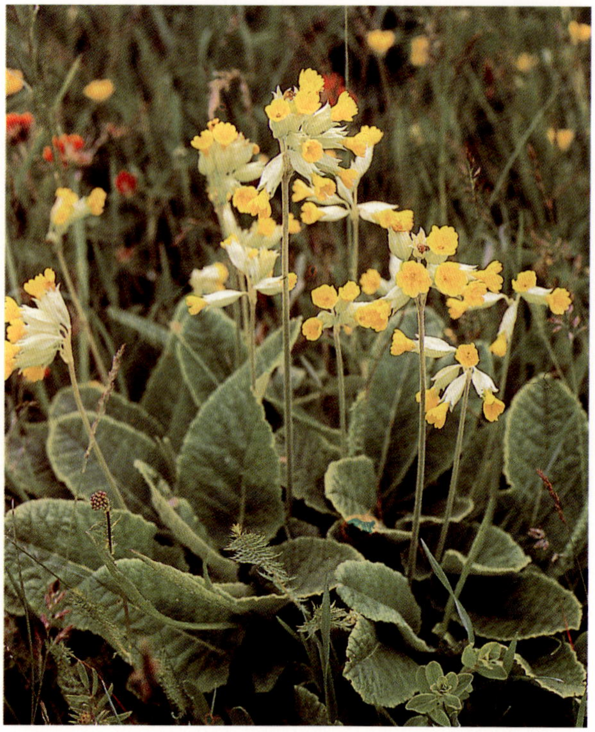

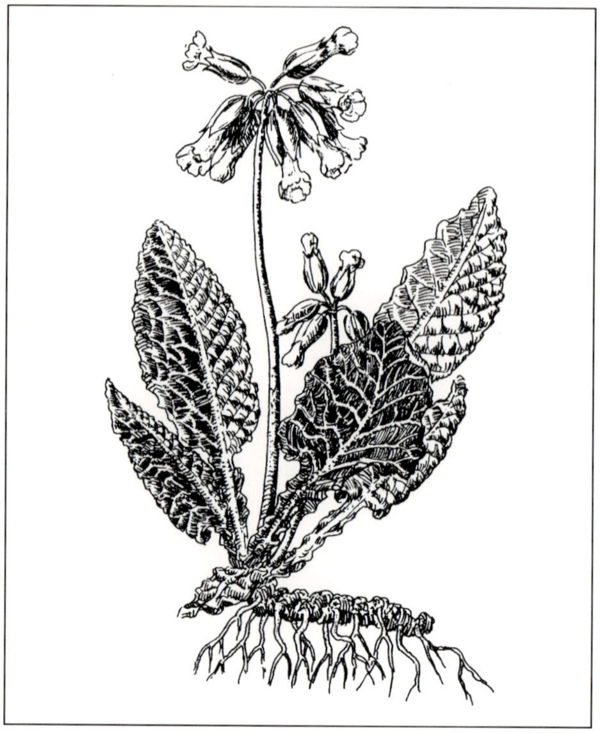

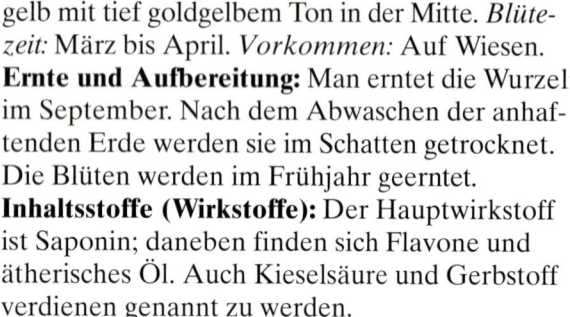

gelb mit tief goldgelbem Ton in der Mitte. *Blütezeit:* März bis April. *Vorkommen:* Auf Wiesen.

Ernte und Aufbereitung: Man erntet die Wurzeln im September. Nach dem Abwaschen der anhaftenden Erde werden sie im Schatten getrocknet. Die Blüten werden im Frühjahr geerntet.

Inhaltsstoffe (Wirkstoffe): Der Hauptwirkstoff ist Saponin; daneben finden sich Flavone und ätherisches Öl. Auch Kieselsäure und Gerbstoff verdienen genannt zu werden.

Heilwirkung und Anwendung: Wenn es darum geht, einen Husten zu behandeln, der festsitzt und bei dem das Abhusten zäher Sekrete Schwierigkeiten macht, bewähren sich die saponinhaltigen Heilpflanzen vorzüglich. Besonders günstig wirkt sich die Schlüsselblume bei der chronischen Bronchitis älterer Menschen aus, beim sogenannten Altershusten. Er entsteht oft durch die verminderte Arbeitsleistung des Altersherzens, die zu einem Blutrückstau in den Lungen und damit zur Hustenreizung führt. Um diesen Menschen zu helfen, muß man nicht nur das Abhusten erleichtern, sondern gleichzeitig auch den Kreislauf entlasten, indem man für eine verstärkte Wasserausscheidung sorgt. Genau das bewirkt die Schlüsselblume: Sie erleichtert das Abhusten und wirkt harntreibend. Gemischt mit Fenchel und Anis, sind Schlüsselblumenwurzeln ein hervorragender Hustentee. Mischt man noch Malvenblätter mit hinein, so ist der Tee für fast alle Formen des Erkältungshustens geeignet.

• *So wird die Teemischung bereitet:*

Schlüsselblumenwurzel	30,0
Anis, zerstoßen	10,0
Malvenblätter	10,0
Fenchel, zerstoßen	10,0

2 Teelöffel dieser Mischung mit 1/4 l kochendem Wasser übergießen und nach 10 Minuten abseihen. Mit Honig süßen und gut heiß trinken.

Schlüsselblume als Hausmittel: Auch in der Volksmedizin wird die Schlüsselblume als Hustenmittel gebraucht. Man gibt den Tee, bereitet sich aber auch häufig einen Sirup: 1 gehäuften Teelöffel zerkleinerte Schlüsselblumenwurzel mit wenig Wasser etwa 5 Minuten auskochen, die Flüssigkeit abseihen und mit so viel Honig vermischen, daß man eine sirupartige Flüssigkeit erhält. Diesen Sirup nimmt man teelöffelweise.

• *So wird Schlüsselblumen-Tee bereitet:* 1 Teelöffel Schlüsselblumenwurzel oder 2 Teelöffel voll Blüten mit 1/4 l Wasser zum Sieden erhitzen, 5 Minuten ziehen lassen. 2 bis 3 Tassen Tee pro Tag. Beliebt ist auch die Verwendung der Blüten, obgleich sie viel weniger Wirkstoffe enthalten. Neben der Behandlung von Husten bescheinigt die Volksmedizin dem Schlüsselblumen-Tee auch eine gute Wirkung bei Migräne, Neuralgie, bei Gicht und Rheuma sowie gegen Schlaflosig-

keit. Der Schlüsselblume wird vom BGA eine schleimlösende und reizlindernde Wirkung bei Katarrhen der oberen Luftwege zuerkannt.
Nebenwirkungen: Wenn man nicht überdosiert, sind keine Nebenwirkungen zu befürchten. Nur wer unter einer »Primelallergie« leidet, sollte auf die Anwendung verzichten.
Zusatz: Die andere bei uns vorkommende Schlüsselblume, die Waldschlüsselblume, wird ebenfalls als Heilpflanze gebraucht. Sie unterscheidet sich in der Wirkung kaum von der beschriebenen Art, sie ist im Wuchs höher, und ihre Blüten sind gleichmäßig schwefelgelb.

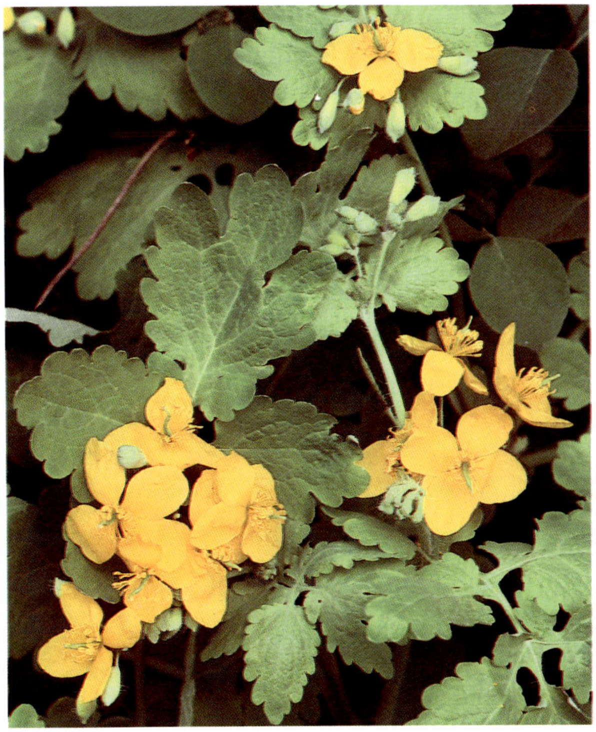

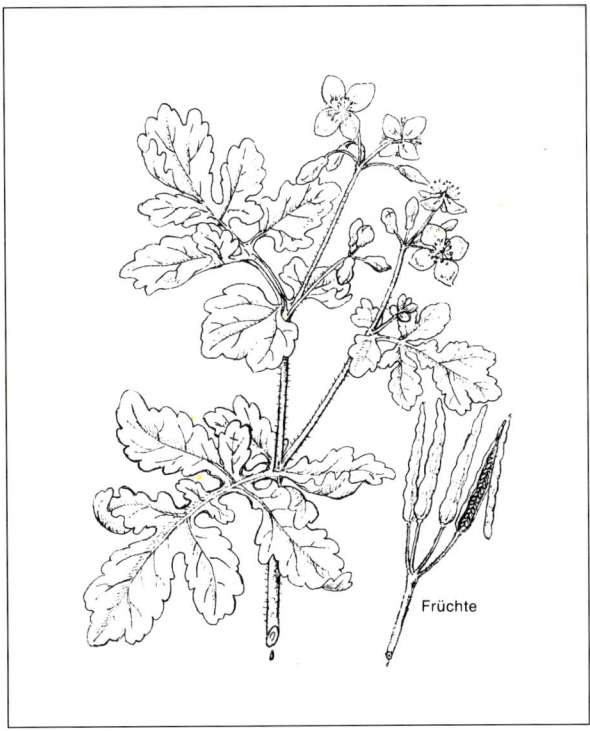

Schöllkraut

▷ *giftig*
CHELIDONIUM MAJUS L.
Mohngewächse, PAPAVERACEAE
Volksnamen: Gilbkraut, Goldkraut, Schälkraut, Schwalbenkraut, Teufelsmilchkraut, Trudenmilch, Warzenkraut.
Arzneilich verwendete Pflanzenteile: Das Kraut und die Wurzel.
Drogenbezeichnung: Schöllkraut = CHELIDONII HERBA (früher: HERBA CHELIDONII), Schöllkrautwurzel = CHELIDONII RADIX (früher: RADIX CHELIDONII).

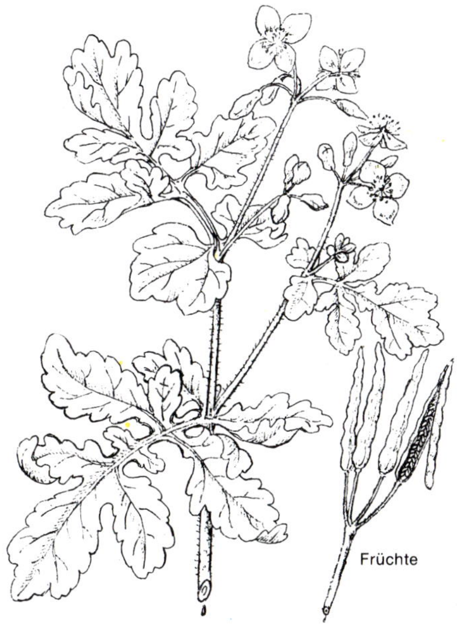

Botanik: *Pflanzenbeschreibung:* Das Schöllkraut ist eine ausdauernde Pflanze, die mit einer kräftigen (zuweilen jedoch nur fingerdicken) Wurzel im Erdboden verankert ist. Je nach Standort wird sie 30 cm bis über 1 m hoch. Alle Teile der Pflanze (auch die Wurzeln) führen einen gelben Milchsaft, der sehr scharf schmeckt und ätzend wirkt. Die Stengel sind verzweigt, leicht behaart und mit ebenfalls behaarten, wechselständig angeordneten, unten gefiederten, oben nur noch fiederspaltigen großen bläulich-grünen Blättern besetzt. Die leuchtend gold-gelben Blüten mit ihren 4 Kronblättern und zahlreichen Staubgefäßen stehen in doldenartigen Blütenständen. Aus der Blüte entwickelt sich eine lange Frucht mit Samen, die ein weißes Anhängsel tragen, das von Ameisen gern gefressen wird. Infolgedessen werden die Schöllkrautsamen oft an ungewöhnliche Plätze verschleppt. *Blütezeit:* Das Schöllkraut blüht das ganze Jahr hindurch, von (März) April bis Oktober (November), doch liegt die Hauptblütezeit in den Monaten Mai und Juni.
Vorkommen: Hauptsächlich findet man Schöllkraut in der Nähe menschlicher Behausungen an Mauern, Wegrändern, Zäunen und auf Schuttplätzen.

Inhaltsstoffe (Wirkstoffe): Verschiedene Alkaloide, die den Opiumalkaloiden nahe stehen, sind im gelben Milchsaft vorhanden. Ein Alkaloid wird als cytotoxisch (zellgiftig) angesehen. Saponine, Flavonoide, etwas ätherisches Öl, Carotinoide, ein herzwirksamer Stoff und Fermente sind außerdem vorhanden.

Heilwirkung und Anwendung: Die Inhaltsstoffe garantieren, daß Schöllkraut schwach beruhigend, zudem krampflösend auf Bronchien, Darm und Gallenblase sowie galletreibend wirkt. Das herzwirksame Prinzip führt zu leichter Anhebung des Blutdrucks. Die Verwendung bei Darmbeschwerden, Magenleiden und Gallestauungen ist angezeigt.

Dies bestätigt auch das BGA. Aber darüber sollte immer der Arzt entscheiden. Er wird wahrscheinlich die vielen galenischen Zubereitungen in Form von Tropfen bevorzugen, weil das Schöllkraut als Tee sehr unsicher in der Wirkung ist. Die Wirkstoffe zersetzen sich bei langer Lagerung und sind in unterschiedlicher Menge im Drogengut enthalten.

Das Schöllkraut oder auch die Schöllkrautwurzel ist Bestandteil vieler Teemischungen gegen Magen-, Darm- und Gallebeschwerden. Wer gegen diese Beschwerden eine Behandlung mit reinem Schöllkraut anstrebt, muß eine Kur über 3 bis 4 Wochen machen. – Vorher den Arzt befragen!

• *So wird Schöllkraut-Tee bereitet:* 2 Teelöffel Schöllkraut werden mit 1/4 l kochendem Wasser überbrüht und 10 Minuten ausgezogen. Nach dem Abseihen ist der Tee gebrauchsfertig. Während der Kur muß 2- bis 3mal täglich 1 Tasse getrunken werden.

Die Darstellung der Wirkung des Schöllkrautes wäre unvollständig, wenn man die Anwendung des frischen Milchsaftes bei Warzen übergehen würde. In der Tat verschwinden Warzen, die mit dem frischen Milchsaft mehrmals täglich betupft werden, bei manchen Menschen schon nach einigen Tagen. Warum sie bei anderen Patienten selbst während längerer Behandlungsdauer nicht zurückgehen, konnte bisher nicht ergründet werden.

Mein besonderer Rat: Die Wirkung des Schöllkrautes wird meist überbewertet. Ich rate daher, diese Droge lieber in Teemischungen zu verwenden. Sie bringt die oben geschilderte Wirkung mit ein und unterstützt dadurch andere Heilpflanzen gegen Magen-, Darm- und Gallebeschwerden.

Eine Kombination mit Wermut, Pfefferminze und Kümmel hat sich bewährt.

• *So wird die Teemischung bereitet:*

Schöllkraut	10,0
Pfefferminze	10,0
Kümmel	5,0
Wermut	5,0

2 Teelöffel dieser Mischung mit 1/4 l kochendem Wasser übergießen und 10 Minuten ausziehen. Nach dem Abseihen den Tee nicht zu heiß und schluckweise trinken.

Man kann entweder bei Bedarf 2mal täglich 1 Tasse Tee trinken oder über 2 bis 3 Wochen eine Kur in dieser Dosierung machen.

Anwendung in der Homöopathie: Das Homöopathikum *Chelidonium* wird aus der frischen Wurzel bereitet. Es gilt als ein hervorragendes Galle- und Lebermittel und gehört zu den am häufigsten verordneten Mitteln. Auch bei Grippe, Bronchitis und Lungenentzündung gebraucht man Chelidonium. Dann folgt die Anwendung gegen Neuralgien und Muskelrheumatismus. Verordnet wird das Mittel zumeist in der ersten bis sechsten Potenz (D1 bis D6), wovon man mehrmals täglich 5 bis 10 (bis 15) Tropfen verabfolgt.

Schöllkraut als Hausmittel: Der Gebrauch des Schöllkrautes ist schon sehr alt. Schon bei Theophrast (372 bis 287 v. Chr.) kann man lesen, daß er diese Heilpflanze bei Gelbsucht, Leberschwellung, Gallensteinen und Verstopfung verordnete. Und so gelangten die Kenntnisse über die späteren Kräuterbuch-Autoren auch in die Kräuterbücher des Mittelalters, aus denen die Volksmedizin ihr Wissen schöpft.

Neu ist die Anwendung von Schöllkraut bei Asthmaanfällen, darüber wird immer wieder Lobenswertes berichtet. Die Wirkung läßt sich wohl durch die beruhigenden und krampflösenden Inhaltsstoffe erklären.

Auch die äußerliche Anwendung wird viel praktiziert. Man behandelt nicht nur Warzen mit dem frischen Saft, sondern auch andere Hautkrankheiten mit einer Schöllkraut-Abkochung (Tee). Da einige der Alkaloide bakterizid wirken, ist das sicher nicht ganz falsch.

Nebenwirkungen: Wenn es auch bei der Anwendung in den hier genannten Mengen nicht zu Nebenwirkungen kommt, so ist doch anzuraten, die Droge nur nach Rücksprache mit dem Arzt anzuwenden. Schließlich enthält sie mehrere Alkaloide und ist strenggenommen zu den Giftpflanzen zu zählen.

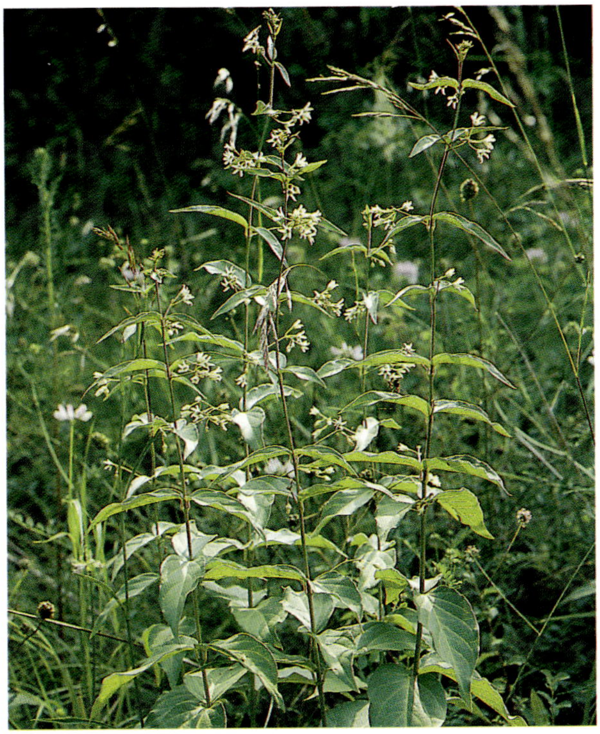

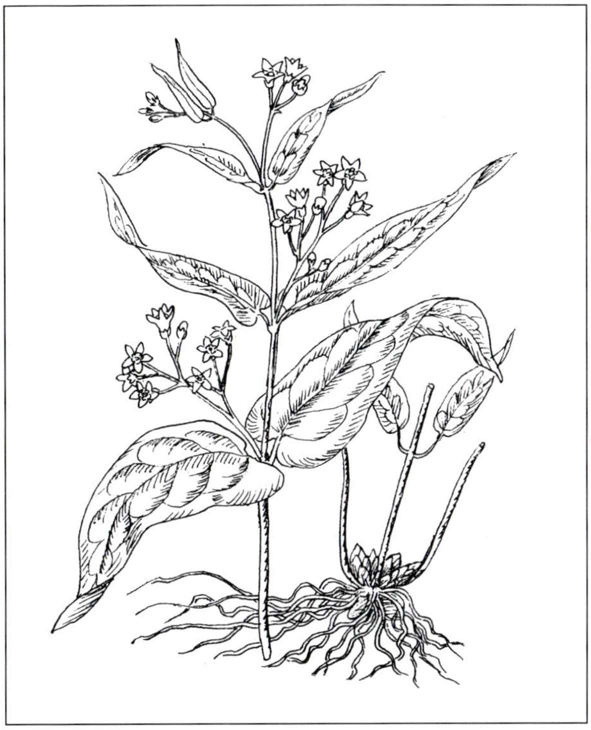

Schwalbenwurz

▷ *giftig*
VINCETOXICUM HIRUNDINARIA MED. (CYNANCHUM VINCETOXICUM [L.] PERS.), (VINCETOXICUM OFFICINALE MOENCH.)
Seidenpflanzengewächse, ASCLEPIADACEAE
Volksnamen: Giftwende, Hundswürger, Judenwurz, Schwalbenschwanz, Sankt-Lorenz-Kraut.
Arzneilich verwendete Pflanzenteile:
Der Wurzelstock.
Drogenbezeichnung: VINCETOXICI RHIZOMA (früher: RHIZOMA VINCETOXICI).

Botanik: *Pflanzenbeschreibung:* Die Schwalbenwurz treibt aus einem verzweigten Wurzelstock mit vielen dünnen und weißlich aussehenden Wurzeln mehrere dünne aufrechte, runde rutenartige Stengel, die etwa 75 cm hoch werden. Gelegentlich wächst die Schwalbenwurz auch als windende Pflanze und wird dann bis zu 2 m hoch. Die Blätter sind gegenständig angeordnet, kurz gestielt, an der Oberseite dunkler gefärbt als unterseits. Die oberen Blätter sind länglich, die unteren mehr eiförmig-länglich und zugespitzt. In Trugdolden stehen unscheinbare gelbliche Blüten, aus denen sich relativ große Balgkapseln entwickeln, die bei der Reife aufspringen und zahlreiche eiförmige, flachgedrückte Samen enthalten, die seidenhaarig beschopft sind. *Blütezeit:* Mai bis August. *Vorkommen:* An sonnigen Plätzen, auf Schuttplätzen, in lichten Gebüschen und Hecken, in Wäldern und auch (meistens als Kletterpflanze) in feuchten moorigen, nährstoffreichen Gebüschen findet man die Schwalbenwurz häufig.
Inhaltsstoffe (Wirkstoffe): Flavonglykoside von teilweise digitalisartiger Wirkung, Sitosterin, Alkaloide.
Heilwirkung und Anwendung: *Da es sich um eine Giftpflanze handelt, muß vor der Anwendung gewarnt werden.* Die Schulmedizin verwendet sie ohnehin nicht. Wenn sie dennoch in dieses Buch aufgenommen wurde, so deshalb, weil die Schwalbenwurz einstmals zu den beliebtesten Heilpflanzen gehörte. Die Droge wirkt schweiß- und harntreibend sowie abführend.
Schwalbenwurz als Hausmittel: In der Volksmedizin gebraucht man Schwalbenwurz-Tee als Blutreinigungsmittel besonders dann, wenn es darum geht, schlecht heilende Wunden, eitrige Geschwüre und Geschwülste zur Abheilung zu bringen. Als Mittel bei Wassersucht sowie als Abführmittel wird er auch gebraucht.
Nebenwirkungen: Man sollte trotz der Lobreden, die man mancherorts noch heute über die Schwalbenwurz hört, von der Anwendung dieser Droge absehen, denn die geringste Überdosie-

rung führt zu Vergiftungen. Es beginnt mit Speichelfluß, Schwindel, Erbrechen, Durchfall und führt zu Krämpfen und auch zur Lähmung der Herzmuskulatur. – Bei Auftreten von Vergiftungserscheinungen ist sofort eine Magenentleerung zu veranlassen (→ Seite 33) und der Arzt oder ein Krankenhaus aufzusuchen.

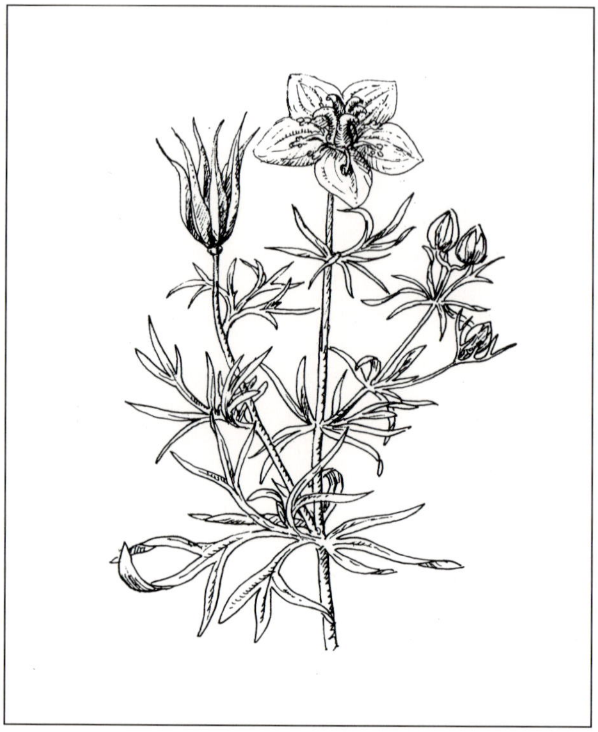

Schwarzkümmel

NIGELLA SATIVA L.
Hahnenfußgewächse, RANUNCULACEAE
Volksnamen: Römischer Kümmel, Schwarzer Koriander.
Arzneilich verwendete Pflanzenteile:
Die Samen.
Drogenbezeichnung: Schwarzkümmelsamen = NIGELLAE SEMEN (früher: SEMEN NIGELLAE).

Botanik: *Pflanzenbeschreibung:* Die krautige Pflanze wird bis 30 cm hoch und trägt wechselständige, dreifach fiederteilige Blätter. Die Abschnitte sind schmallanzettlich. Die ganze Pflanze ist (besonders am Stengel) leicht behaart, der Stengel einfach oder verzweigt. Die weißen Blüten, endständig sitzend, fallen dadurch auf, daß sie

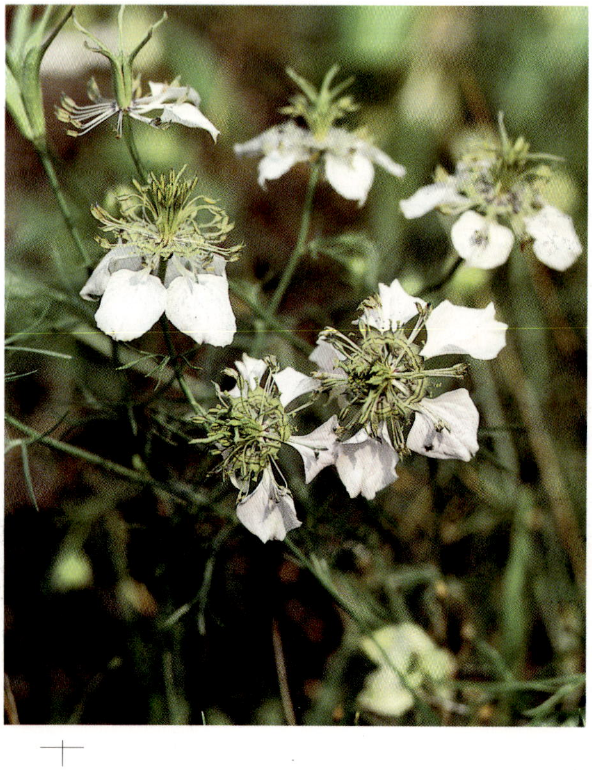

an den Spitzen der Blütenblätter eine grünliche oder bläuliche Färbung besitzen und ohne Außenhülle sind. Aus den Blüten entwickeln sich die Samen, die scharf dreikantig, runzelig und schwarz sind. *Blütezeit:* Juli bis September. *Vorkommen:* Man kann den Schwarzkümmel im Freien nicht mehr häufig finden, denn in Gärten wird er immer weniger kultiviert, so daß auch verwilderte Exemplare selten sind. Die Heimat dürfte Südeuropa sein.
Ernte und Aufbereitung: Wer sich für diese alte Heilpflanze interessiert, der sollte den Schwarzkümmel im Garten aussäen. Gebraucht werden die reifen Samen, die nach der Ernte noch ein wenig nachgetrocknet werden müssen.
Inhaltsstoffe (Wirkstoffe): Ätherisches Öl, fettes Öl, ein Saponin, Gerbstoffe und Bitterstoffe. Das sogenannte Nigellon erwies sich als aktiv gegen Bronchialspasmen, Thymochinon als galletreibend.
Heilwirkung und Anwendung: Die Inhaltsstoffe weisen auf eine Magen- und Gallewirksamkeit hin, die sicher ebenso den Darm günstig beeinflußt. Besonders auch gegen Blähungen ist die Droge wirksam. Dennoch findet sie kaum Verwendung. Es ist aber zu hoffen, daß sich die Wissenschaft mit dieser Heilpflanze näher beschäftigen wird, weil die Samen gegen Keuchhusten und Asthma wirksam sein sollen. Die Ergebnisse

bleiben abzuwarten. Vorerst ist der Schwarzkümmel nur ein Volksheilmittel und in manchen Gegenden ein Gewürz.
Verwendung als Gewürz: Als Karl der Große und Ludwig der Fromme befahlen, daß die Pächter der Landgüter »Schwartzen Coriander« anzubauen hätten, war diese Pflanze nicht nur Arznei, sondern auch ein geschätztes Gewürz. Und als Gewürz wurde der Schwarzkümmel ebenfalls vielfach in Bauerngärten gezogen. Noch heute verwendet man Schwarzkümmel statt Pfeffer und als Brotgewürz »zum Wohle« der Verdauung. Es lohnt sich wirklich, die Würzkraft einmal selbst auszuprobieren.
Schwarzkümmel als Hausmittel: Hier gilt der Tee aus den Samen als Mittel gegen Blähungen, gegen Durchfall und gegen Gallekoliken. Bei mangelnder Milchsekretion gibt man ihn auch Wöchnerinnen.
• *So wird Schwarzkümmel-Tee bereitet:* 1 Teelöffel zerstoßene Samen mit $^1/_4$ l kochendem Wasser übergießen und nach 10 Minuten abseihen. 2mal täglich 1 Tasse Tee ist empfehlenswert.
Nebenwirkungen: Nebenwirkungen sind nicht zu befürchten. Überdosierungen sollten vermieden werden, um Reizwirkungen auf Magen und Darm auszuschließen.

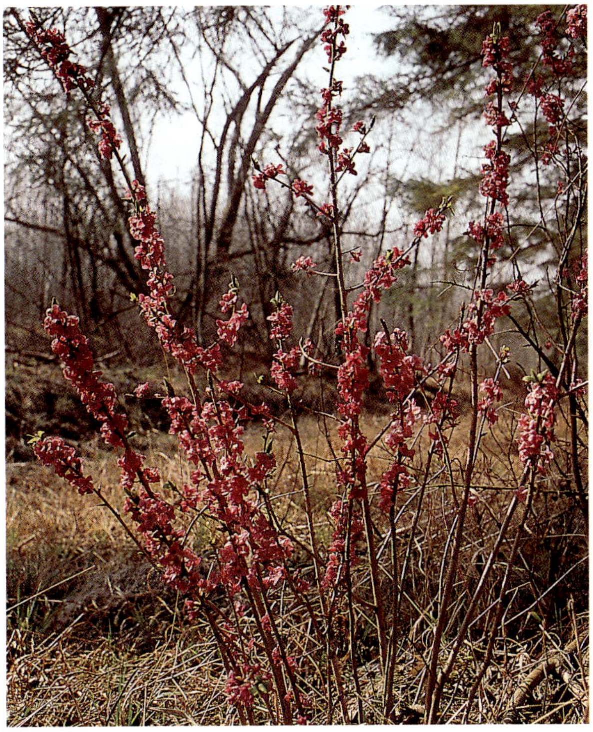

Seidelbast

▷ *sehr giftig, geschützt*
DAPHNE MEZEREUM L.
Seidelbastgewächse, THYMELAEACEAE
Volksnamen: Giftbäumlein, Giftbeere, Kellerhalsrinde, Pfefferstrauch, Seidelbaum, Wilder spanischer Pfeffer, Zahnwehholz, Zeiland.
Arzneilich verwendete Pflanzenteile:
Die Rinde, in der Volksmedizin auch die Beeren.
Drogenbezeichnung: Seidelbastrinde = MEZEREI CORTEX (früher: CORTEX MEZEREI).

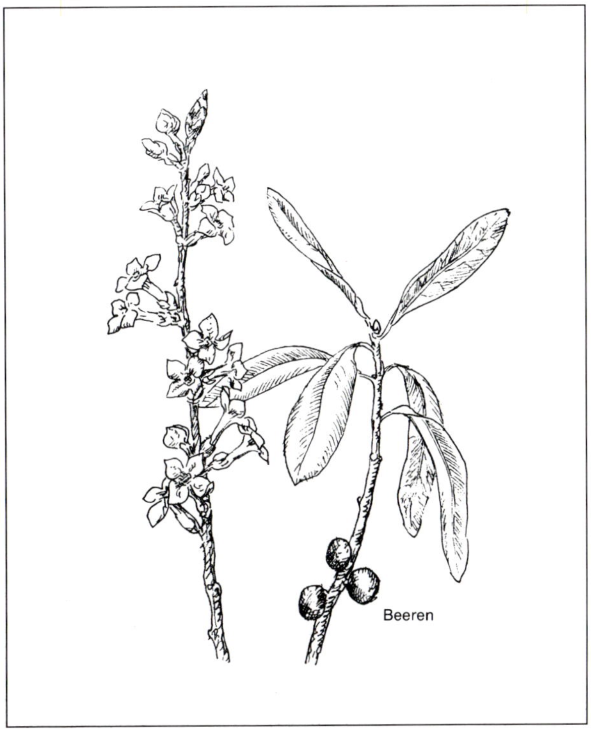

Botanik: *Pflanzenbeschreibung:* Der Seidelbast ist ein kleiner Strauch, der meistens 50 cm bis 1 m, an günstigen Standorten (in Gärten oder Parkanlagen) sogar bis zu 2,50 m hoch wird. Die Rinde der Stämme und Zweige ist graubraun. Noch bevor sich die Blätter ausbilden, erscheinen die ungestielten, rosa bis leuchtend roten Blüten, die sehr stark (angenehm) duften. Sie sitzen meist zu dreien in den Achseln der abgefallenen Vorjahrsblätter. Die Blätter sind lanzettlich und ganzrandig, die sich aus den Blüten entwickelnden Beeren eiförmig und leuchtend-rot. *Blütezeit:* Februar bis März. *Vorkommen:* Der Seidelbast bevorzugt schattige Standorte und nährstoffreichen Boden.

Man findet den Seidelbast an Waldrändern, in Auwäldern, an Bachufern und in Hecken. In Nordeuropa ist er seltener als im Süden. Der hier beschriebene Seidelbast steht, wie auch alle anderen Seidelbastarten, unter Naturschutz.
Inhaltsstoffe (Wirkstoffe): Daphnin ist ein Glykosid, Daphnetoxin ein ätzender Scharfstoff. Daneben enthält die Rinde Flavonoide, Sitosterin, Harz und andere.
Heilwirkung und Anwendung: Vor der innerlichen Anwendung des Seidelbast muß gewarnt werden, weil er sehr giftige Reizstoffe enthält. Als Abführmittel – obwohl von alters her gebräuchlich – sollte er wegen der Giftigkeit nicht verwendet werden. Die in der Volksmedizin noch geübte äußerliche Anwendung als blasenziehendes Mittel ist zu gefährlich. Nur homöopathische Verdünnungen sind zu empfehlen, doch auch da nur unter Aufsicht des Arztes.
Anwendung in der Homöopathie: Das Homöopathikum *Mezereum* wird aus der frischen Rinde bereitet, die vor der Blütezeit gesammelt werden soll. Es wird häufig angewendet bei den verschiedensten Hautkrankheiten, bei Ekzemen, nässenden und krustigen Ausschlägen, Hautrötungen, Gürtelrose und auch bei offenen Beinen.
Selbst bei entzündeten Augen, bei Zahnschmerzen, Kopfschmerzen, Gliederschmerzen und Magenbeschwerden wird Mezereum gebraucht. Die Potenz D3 sollte die stärkste Verabreichungsform des Mittels sein. Ab D6 lassen sich alle weiteren Potenzen ohne Gefahr anwenden.
Nebenwirkungen: Seidelbast ist sehr giftig. Besonders die hübschen roten Beeren stellen für Kinder eine ernste Gefahr dar. Schon 10 bis 15 Beeren können als tödliche Dosis gelten. Auf der Haut rufen alle Teile der Pflanze starke Reizungen und Blasenbildung hervor. Es kann sogar zu Nekrosen (Gewebezerstörungen) kommen.
Von dem Genuß der Beeren werden Magen, Darm und Niere schwer gereizt. Durchfall, Erbrechen, Brennen an allen Schleimhäuten sind erste Anzeichen einer Vergiftung. Die Entleerung des Magens ist oberstes Gebot (→ Erste-Hilfe-Maßnahmen, Seite 33), der Arzt oder ein Krankenhaus muß schnellstens aufgesucht werden. Dort werden auch die Mund- und Rachenschleimhäute behandelt.

Seifenkraut

SAPONARIA OFFICINALIS L.
Nelkengewächse, CARYOPHYLLACEAE
Volksnamen: Hustenwurzel, Rote Seifenwurzel, Waschlaugenkraut.
Arzneilich verwendete Pflanzenteile:
Das Kraut und die Wurzel.
Drogenbezeichnung: Seifenkraut = SAPONARIAE HERBA (früher: HERBA SAPONARIAE), Rote Seifenwurzel = SAPONARIAE RUBRAE RADIX (früher: RADIX SAPONARIAE RUBRAE).

Botanik: *Pflanzenbeschreibung:* Das Seifenkraut ist ein buschig wachsendes Kraut mit entweder reinweißen oder leicht rosarot schimmernden Blüten. Im Boden steckt ein rotbrauner, innen gelber, reichverzweigter Wurzelstock, der fingerdick wird. Daraus entwickeln sich 25 bis 80 cm hohe Stengel, die nach oben verzweigt sind. Der Stengel ist kantig gegliedert und trägt in gekreuzt gegenständiger Anordnung längliche, dunkelgrüne, dreinervige Blätter mit rauhem Rand. Die Blüten sind in Rispen büschelig angeordnet. Sie duften schwach. *Blütezeit:* (Mai) Juni bis September. *Vorkommen:* Auwälder, sandige Ufer, Schutt- und Geröllhalden, Hecken und Gebüsche sind Fundstellen für Seifenkraut.
Ernte und Aufbereitung: Wer das Kraut ernten will, der muß das zur Blütezeit tun. Das Trocknen soll schnell geschehen. Künstliche Wärme bei Temperaturen um 50 °C ist dafür geeignet. Beim Einbringen der Wurzel hat man die Wahl zwischen dem zeitigen Frühjahr oder dem späten Herbst. Man befreit die gegrabenen Wurzeln von anhaftender Erde und trocknet sie an der Luft, nachdem man sie vorher halbiert hat.
Inhaltsstoffe (Wirkstoffe): Die Wirkstoffe sind Saponine. Im Kraut ist auch ein Flavonglykosid nachgewiesen.
Heilwirkung und Anwendung: Das Seifenkraut ist eine ausgesprochene Saponindroge und folglich zur Verflüssigung zähen Bronchialschleims verwendbar. Es wird bei Husten und Bronchialleiden eingesetzt, doch im Vergleich zu anderen Saponindrogen (Königskerze, Schlüsselblume) recht wenig.
Da Seifenkraut auch eine leicht wassertreibende und schwach abführende Wirkung hat, ist es noch gelegentlich Bestandteil der sogenannten Blutreinigungstees.

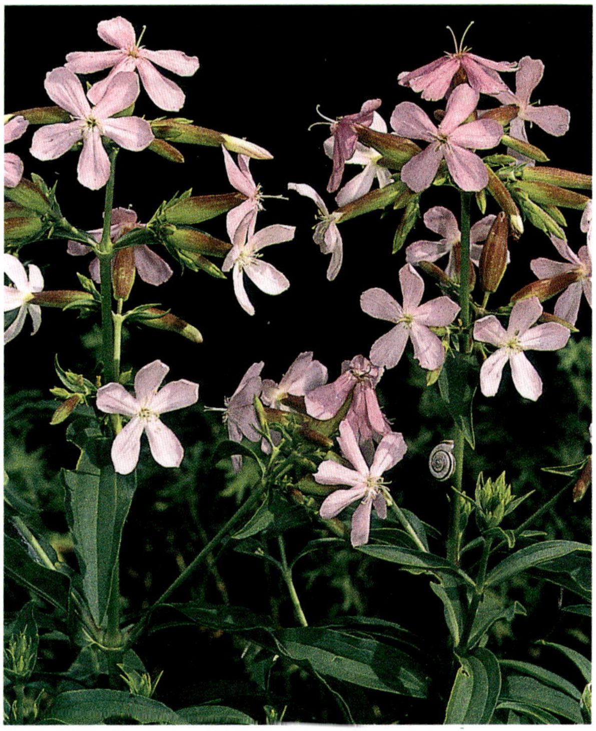

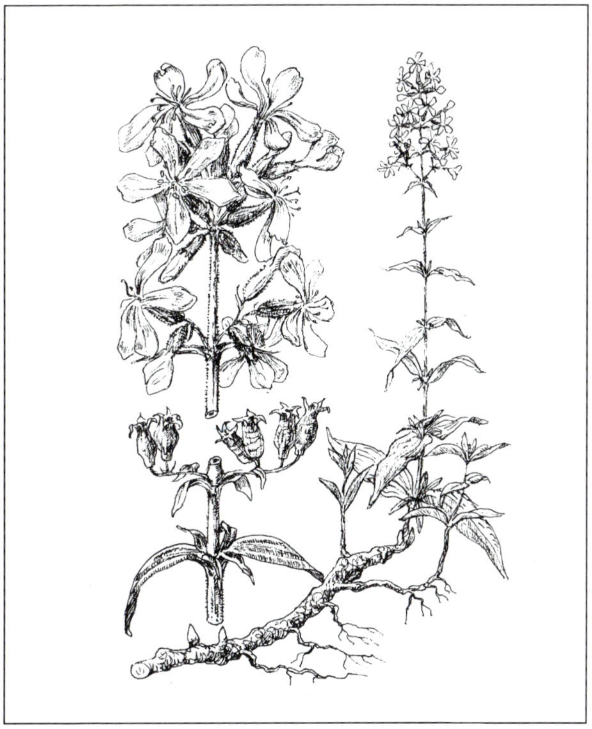

Die früher vielgebrauchte Seifenkraut-Abkochung (Tee) für Umschläge bei Hautleiden könnte auch heute wieder aktuell werden, weil man eine fungizide (pilzfeindliche) Wirkung der Saponine des Seifenkrautes festgestellt hat.
Das BGA lehnt diese Anwendung ab.

• *So wird Seifenkraut-Tee bereitet:* 1 gehäufter Teelöffel Seifenkrautwurzel wird mit 1/4 l Wasser kalt angesetzt und einige Stunden ausgezogen. Dann wird der Ansatz zum Sieden erhitzt und abgepreßt.
2 Tassen Tee täglich ist bei Husten die richtige Dosierung.
Für Hautwaschungen und Umschläge soll man diesen Tee mit der gleichen Menge Kamillen-Tee verdünnen.

Seifenkraut als Hausmittel: Auch in der Volksmedizin ist die Droge (sowohl Wurzel als auch Kraut) in erster Linie ein Hustenmittel. Dann folgen die chronischen Hautleiden, die innerlich und äußerlich mit Seifenkraut-Tee behandelt werden, und schließlich gilt Seifenkraut als eines der wirksamsten Blutreinigungsmittel.
Was Hieronymus Bock (1577) über die »Krafft vnd Würckung« der Seifenwurzel schrieb, liest sich so: »Seiffenwurtzel / mehr oder minder mit Honig vermischt vnd eingenommen / soll den zähen koder zertheilen / die groben Phlegmata trennen vnd aussführen / dienet wol für Leber und Miltz süchtige / auch für keichende Menschen / so stäts mit schwerem athem husten / treibet den harn / den stulgang / vnd Frawen blödigkeit.
Soll auch den schwachen kalten Männern wider auff helffen. Bey den Alten hat man dise wurtzel auch zu den dunkeln Augen gebrauchet / vnd wann sie wolten beulen vn harte knollen ertheilen / haben sie gemelte wurtzel vbergelegt / zuvor zerknütscht / dessgleichen gifftige raude vnd grindt zuvertreiben ist sie nutz inn Essig oder Wein gesotten vnd vberschlagen. Die Ordensleut / als Barfüsser wäschen jhre Kappen darmit / haben nicht gelt / Seiffen zu kauffen / oder Wescherinen zu dingen / wie sich dann die arme Brüder Sanct Francisci höchlich beklagen.«

Nebenwirkungen: Wie alle Saponindrogen soll man auch das Seifenkraut bei der Anwendung nicht zu hoch dosieren. Es können sich sonst Reizerscheinungen in Magen und Darm oder an der Niere bemerkbar machen.
Bei der Anwendung in der angegebenen Dosierung sind kaum Nebenwirkungen zu befürchten.

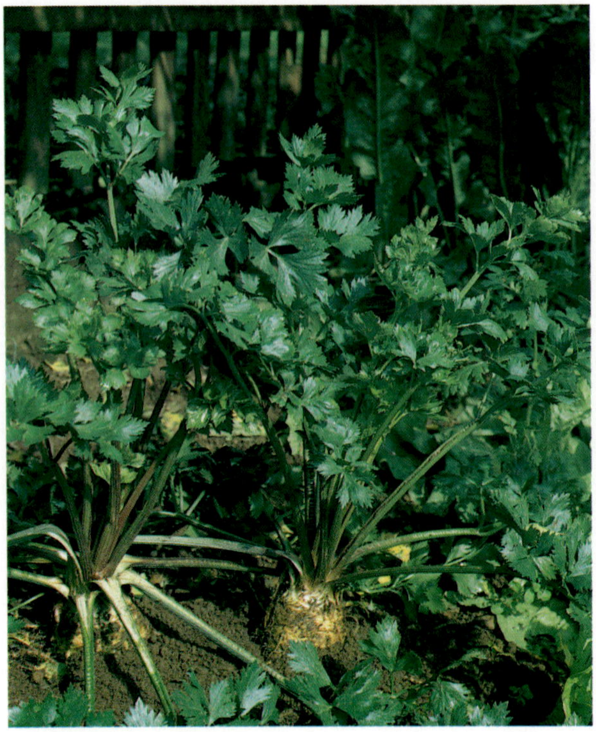

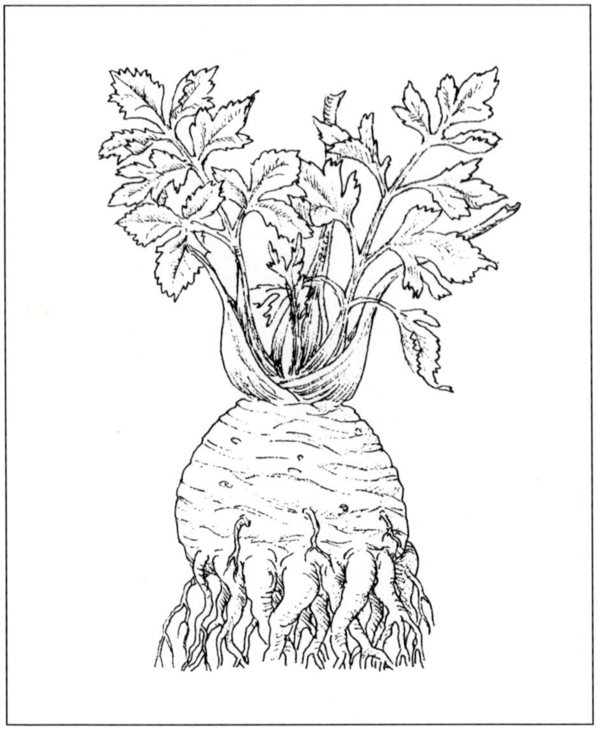

Sellerie

APIUM GRAVEOLENS L.
Doldengewächse, APIACEAE (UMBELLIFERAE)
Volksnamen: Eppich, Gailwurz, Schoppenkraut, Suppenkraut, Zellerer.
Arzneilich verwendete Pflanzenteile:
Das Kraut, die Frucht und das daraus gewonnene ätherische Öl, die Wurzel.
Drogenbezeichnung: Selleriekraut = APII GRAVEOLENTIS HERBA (früher: HERBA APII GRAVEOLENTIS), Selleriefrucht = APII GRAVEOLENTIS FRUCTUS (früher: FRUCTUS APII GRAVEOLENTIS), Sellerieöl = APII GRAVEOLENTIS AETHEROLEUM (früher: OLEUM APII GRAVEOLENTIS), Selleriewurzel = APII GRAVEOLENTIS RADIX (früher: RADIX APII GRAVEOLENTIS).

Botanik: *Pflanzenbeschreibung:* Um es gleich vorweg zu sagen: Es gibt bei uns noch wildwachsenden Sellerie, und zwar an feuchten, salzhaltigen Stellen an den Küsten der Nord- und Ostsee, im Binnenland auf feuchten Wiesen und an Gräben. Diese geschützte Wildform des Selleries spielt keine Rolle mehr, weil sie schlecht schmeckt und als giftverdächtig gilt. Wir bedienen uns für medizinische Zwecke des Gartenselleries, einer bis zu etwa 1 m hohen Pflanze, die eine knollige Wurzel besitzt und einen verzweigten Stengel ausbildet. Die großen dunkelgrünen, glänzenden Blätter sind meist fünfpaarig fiederschnittig, im oberen Teil jedoch nur dreizählig. Die Dolden und Döldchen sind ohne Hüll- und Hüllchenblätter, die Blüten klein und weiß. Daraus entwickeln sich fast kugelrunde Früchte mit deutlichen Ölstriemen. *Blütezeit:* Juli bis September.
Inhaltsstoffe (Wirkstoffe): Ätherisches Öl, Flavonoide, Furanocumarine, Vitamine und Mineralsalze.
Heilwirkung und Anwendung: Sowohl der frische Saft aus den Wurzeln und dem Kraut als auch die Früchte und das daraus gewonnene ätherische Öl wirken wassertreibend. Da diese Wirkung auch dann eintritt, wenn man mit Sellerie würzt oder die Knolle als Gemüse verwendet, verzichtet man häufig auf Saft und Tee und »verordnet« einfach, reichlich Sellerie als Gemüse oder Salat zu essen. – Als Potenzmittel wird Sellerie meistens überbewertet.
Sellerie als Hausmittel: Obgleich die Schulmedizin den Sellerie nicht viel einsetzt, ist er in der Volksmedizin immer noch sehr populär. Man gibt Selleriesalat Menschen, die an Wassersucht leiden, die Schwierigkeiten beim Harnlassen und Blasen- oder Nierensteine haben.
Auch der frisch gepreßte Saft ist sehr wirksam und beliebt. 2 bis 3 Eßlöffel davon, täglich ein-

genommen, treiben den Harn. Der Tee wird bei Nervenschwäche, chronischen Lungenleiden, Rheuma und Gicht empfohlen. Man bereitet ihn aus dem getrockneten Kraut.

• *So wird Sellerie-Tee bereitet:* 2 gehäufte Teelöffel Selleriekraut mit 1/4 l kaltem Wasser übergießen, schnell zum Sieden erhitzen und dann abseihen. 2 Tassen Tee täglich ist die richtige Dosierung.

Nebenwirkungen: Bei normaler Dosierung (wie oben angegeben) sind Nebenwirkungen nicht zu erwarten. Schwangere und Patienten, die an Nierenentzündung leiden, sollten auf die Anwendung verzichten.

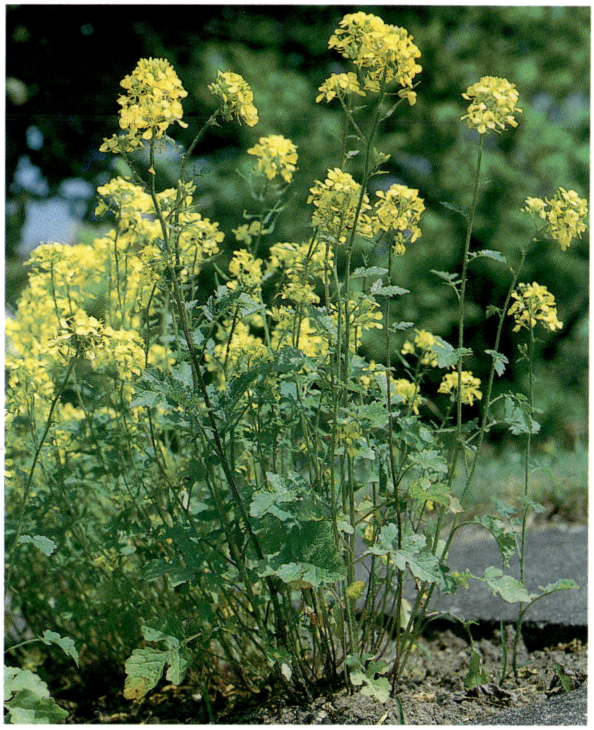

Senf, Schwarzer

BRASSICA NIGRA (L.) KOCH
Kreuzblütengewächse, BRASSICACEAE (CRUCIFERAE)
Volksnamen: Gartensenf, Mostersad, Mostrich.
Arzneilich verwendete Pflanzenteile: Die Samen und das daraus gewonnene ätherische Öl.
Drogenbezeichnung: (Schwarzer) Senfsamen = SINAPIS NIGRAE SEMEN (früher: SEMEN SINAPIS), Senföl = SINAPIS AETHEROLEUM (früher: OLEUM SINAPIS).

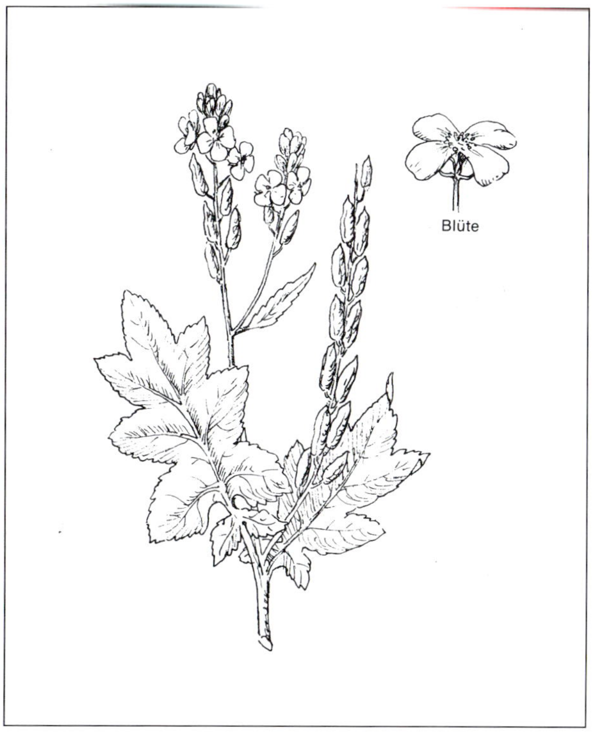

Botanik: *Pflanzenbeschreibung:* Der verwilderte Senf wird nicht gebraucht. Wir verwenden nur den Kultursenf, der bis 1 m hoch wird, im oberen Teil verästelt und unten leicht behaart ist. Er bildet in lockeren Doldentrauben stehende gelbe Blüten aus. Die langen Schoten beherbergen kugelrunde dunkelbraune Samen. Die Stengelblätter sind wechselständig angeordnet, im unteren Teil gestielt und leierförmig gelappt, in der Mitte gesägt, im oberen Teil lineal und meist ganzrandig. *Blütezeit:* Juni/Juli. – Schon einige Jahrhunderte vor unserer Zeitrechnung gab es Kulturanweisungen für den Senf; der Speisesenf war auch schon im alten Rom bekannt.

Inhaltsstoffe (Wirkstoffe): Der wirksame Bestandteil ist das Glukosid Sinigrin, das bei Anwesenheit von Wasser durch das ebenfalls in der Droge vorhandene Ferment Myrosinase in Allylsenföl und Traubenzucker gespalten wird. Daneben sind fettes Öl, Eiweiß und Schleim in den Samen vorhanden.

Heilwirkung und Anwendung: Senfkörner werden als Hautreizmittel bei Brustfellentzündungen, rheumatischen Schmerzen und überall da verwendet, wo eine Hyperämie (bessere Hautdurchblutung) hervorgerufen werden soll. Zu diesem Zweck legt man einen wäßrigen Brei aus

zerkleinerten Senfkörnern auf die zu behandelnden Stellen oder benutzt das schon vorbereitete Senfpflaster. Man kann auch das sogenannte Senfmehl verwenden, das es in der Apotheke unter der Bezeichnung SEMEN SINAPIS PULVERATUM EXOLEATUM (entölter und gepulverter Senfsamen, der bei der Gewinnung des fetten Senföls als Preßrückstand abfällt) gibt.
Das reine ätherische Senföl (Allylsenföl) ist wegen seiner zu starken Reizwirkung unbrauchbar. Aber mit Alkohol verdünnt (Spiritus Sinapis) dient es als Einreibemittel.

• *So wird ein Senf-Umschlag (Senfkataplasma oder Senf-Wickel) bereitet:* 100 g gepulverten Senfsamen verrührt man mit lauwarmem Wasser zu einem dicken Brei, den man dann in Leinwand verpackt etwa 5–10 Minuten auf die zu behandelnde Stelle (bei Lungenentzündung und fiebriger Bronchitis auf die Brust) legt. Bei Kindern reichen schon 3 bis 5 Minuten Dauer aus. Nach der Anwendung muß die behandelte Stelle gut abgewaschen werden.

Innerlich verwendet man die Senfsamen teelöffelweise gegen die verschiedensten Magen- und Darmbeschwerden. Der Appetit wird angeregt, die Stuhlentleerung erleichtert, und selbst bei Magengeschwüren soll Senf angezeigt sein.
In den meisten Fällen kann man auch den Speisesenf für die innerliche Behandlung wählen, denn er ist eine Zubereitung aus schwarzen Senfkörnern.

Anwendung in der Homöopathie: Das Homöopathikum *Sinapis* wird aus den reifen Samen hergestellt und innerlich und äußerlich gebraucht. Die äußerliche Anwendung als Hautreizmittel – wobei man sich der Urtinktur (Ø) bedient – ersetzt hier den Senf-Umschlag oder wird als Einreibung gegen Rheuma und Gicht geübt.
Innerlich gibt man Sinapis in Form der dritten bis sechsten Potenz (D3 bis D6) gegen Heuschnupfen, Erkältungsschnupfen, Rachenkatarrh, Heiserkeit und auch gegen Sodbrennen.

Senf als Hausmittel: Die Beliebtheit des Senfs in der Volksmedizin ist sehr groß. An erster Stelle steht das Senf-Pflaster gegen Rheuma, Ischias und Gicht. Dann folgt der Senf-Spiritus als Einreibung bei Muskelschmerzen, Verstauchungen, Verrenkungen und natürlich auch bei Rheuma. Auch der Senf-Wickel ist besonders beliebt bei der Behandlung von fiebrigen Bronchialkatarrhen. Für Kinder macht man ihn etwas milder, indem man etwa 20 % Schweineschmalz dazugibt.

Verwendung als Gewürz: »Nur wer nicht recht würzen kann, der greift zum Senf!« So hieß es früher, doch heute denkt man anders. Neuere Untersuchungen haben ergeben, daß Senf eines der gesündesten Gewürze überhaupt ist. Er fördert die Verdauung vorzüglich, macht alle fetten Gerichte verträglicher und ist dafür verantwortlich, daß fette Speisen nicht »wie Blei« im Magen liegenbleiben, sondern ihn schnell passieren und im Darm gut weiterverdaut werden. Bei älteren Menschen entlastet Senf den durch den Verdauungsprozeß sehr beanspruchten Kreislauf wesentlich.
Senf ist gesund. Wenn Kinder keinen Appetit haben, greifen sie oftmals zum Senftopf; man soll sie gewähren lassen. Sie wählen instinktiv das, was ihnen guttut.
Immer wenn in diesem Abschnitt von Senf gesprochen wurde, war der fertige Speisesenf (Mostrich) gemeint. Er wird nach den verschiedensten Rezepten (mal mild, mal süßlich, mal scharf, mal feurig) aus Senfsamen hergestellt, die zur Entwicklung des Scharfstoffes, des Allylsenföls, zuerst der fermentativen Aufspaltung überlassen werden müssen.
Der Weiße Senf (Sinapis alba L.) bildet helle gelbliche Samen aus, die geschmacklich milder und – so man will – eleganter sind. Er wird auch zur Herstellung von Speisesenf gebraucht, doch medizinisch hat er, außer als leichtes Abführmittel, kaum Bedeutung erlangt.

Nebenwirkungen: Allylsenföl ist ein starkes Hautreizmittel. Da es sich bei den Senfwickeln bildet, dürfen diese nicht zu lange aufgelegt werden. Und wie schon im Abschnitt *Heilwirkung und Anwendung* erwähnt, müssen die behandelten Hautbereiche nach Abnehmen des Wickels sanft aber gründlich gereinigt werden.
Auch die Einreibungen sollten nicht zu scharf sein, es können sonst heftige Entzündungen mit Blasenbildung auftreten. – Senföl innerlich zu verabreichen, ist verboten; die anderen Senfzubereitungen dürfen nicht überdosiert werden, auch Speisesenf nicht.

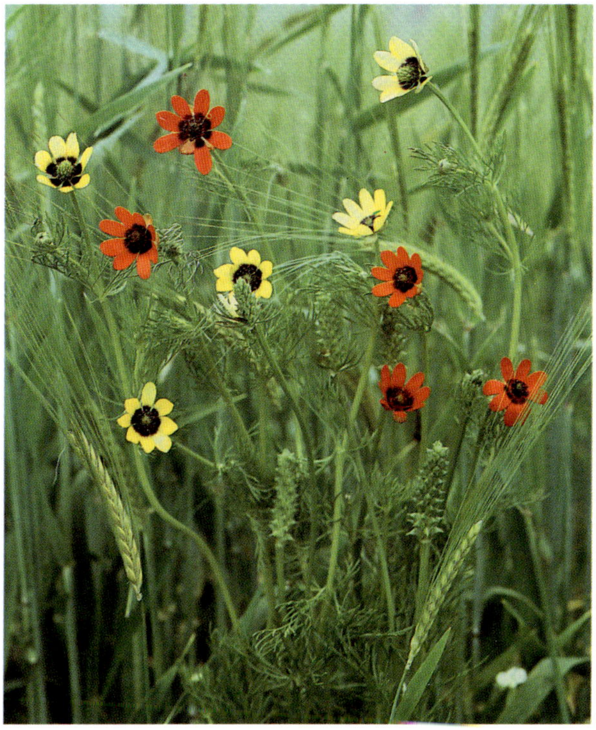

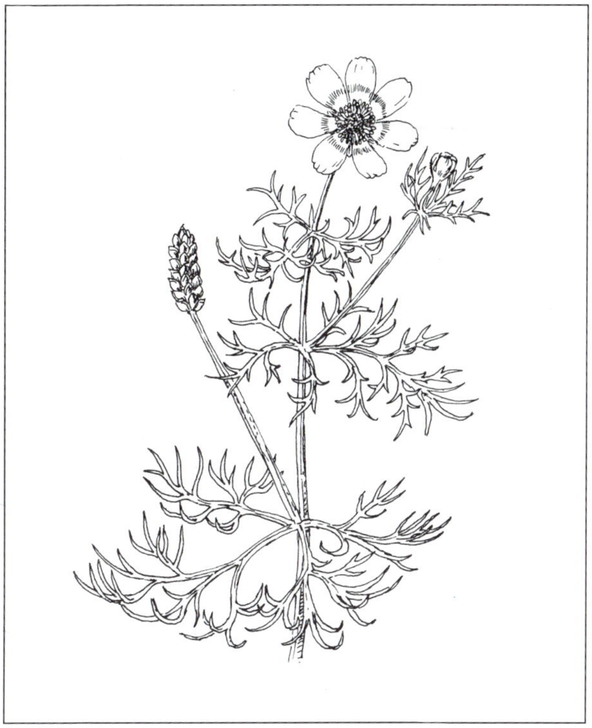

Sommeradonis

ADONIS AESTIVALIS L.
Hahnenfußgewächse, RANUNCULACEAE
Volksnamen: Blutauge, Feuerröschen, Margaretenröschen, Marienauge, Sommerteufelsauge.
Arzneilich verwendete Pflanzenteile:
Das Kraut.
Drogenbezeichnung: Sommeradoniskraut = ADONIDIS AESTIVALIS HERBA (früher: HERBA ADONIDIS AESTIVALIS).

Botanik: *Pflanzenbeschreibung:* Das Sommeradonis(-röschen) wird etwa 30 bis 50 cm hoch. Der Stengel ist einfach oder oben verzweigt und mit drei- bis vierfach fiederteiligen Blättern besetzt. Am Stengelende sitzt eine mennigrote Blüte mit einem schwarzen Fleck am Blütengrund. Eine Blume, die man immer wiedererkennen wird, wenn man sie einmal gesehen hat. *Blütezeit:* Juli bis September. *Vorkommen:* Als Unkraut auf Wiesen, Äckern, Brachland und Schuttplätzen.
Ernte und Aufbereitung: Zur Blütezeit wird die Pflanze kurz über dem Erdboden abgeschnitten, zu einem Bündel zusammengefaßt und im Schatten an der Luft getrocknet.
Inhaltsstoffe (Wirkstoffe): Auch im Sommeradonis hat man herzwirksame Glykoside gefunden. Die Menge ist zwar gering, doch unwirksam kann man die Droge nicht nennen. Weitere Wirkstoffe werden vermutet; sie sind aber noch nicht genügend untersucht.
Heilwirkung und Anwendung: Weil sie kein vollwertiger Ersatz für das (schwer zu beschaffende) Frühlingsadonisröschen ist, wird diese Heilpflanze von der Schulmedizin nicht verwendet. Nur in der Volksmedizin nutzt man sie nach Angaben alter Kräuterbuch-Autoren.
Sommeradonis als Hausmittel: Ein Tee aus dieser Heilpflanze wird in der Volksmedizin häufig verwendet zur Blutreinigung, bei Husten, als mildes Schlafmittel für ältere Leute und bei Wasseransammlungen im Körper.
• *So wird Sommeradonis-Tee bereitet:* 2 Teelöffel Droge mit $^1/_4$ l kaltem Wasser ansetzen und nach 10 Stunden abseihen.
Von diesem Tee trinkt man bei Bedarf 1 Tasse oder kurmäßig 2mal täglich 1 Tasse. Bei Husten und als Schlafmittel sollte man den Tee mit Honig süßen. Diabetiker nicht süßen.
Nebenwirkungen: Während man das Frühlingsadonisröschen eine echte Giftpflanze nennen muß, ist die Bezeichnung »Giftpflanze« für das Sommeradonis wohl etwas hart. Die herzwirksamen Glykoside sind in sehr geringer Menge darin enthalten. Dennoch möchte ich davon abraten, diese Droge zur Selbstbehandlung zu benutzen.

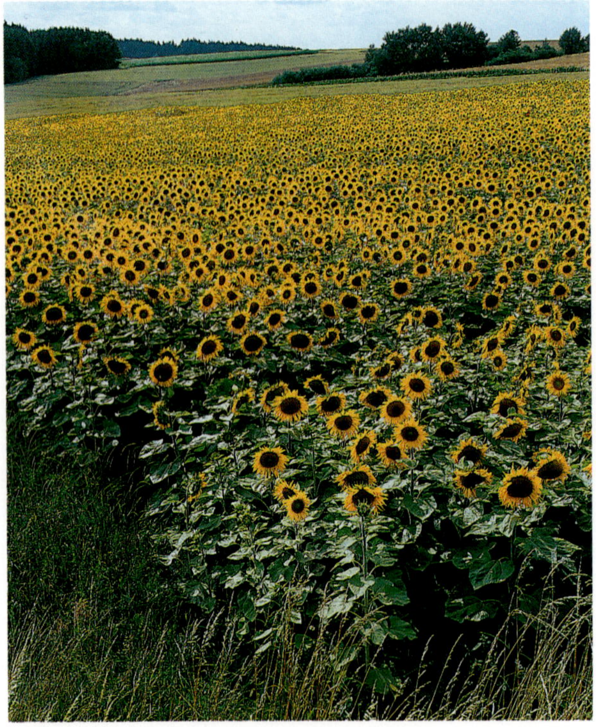

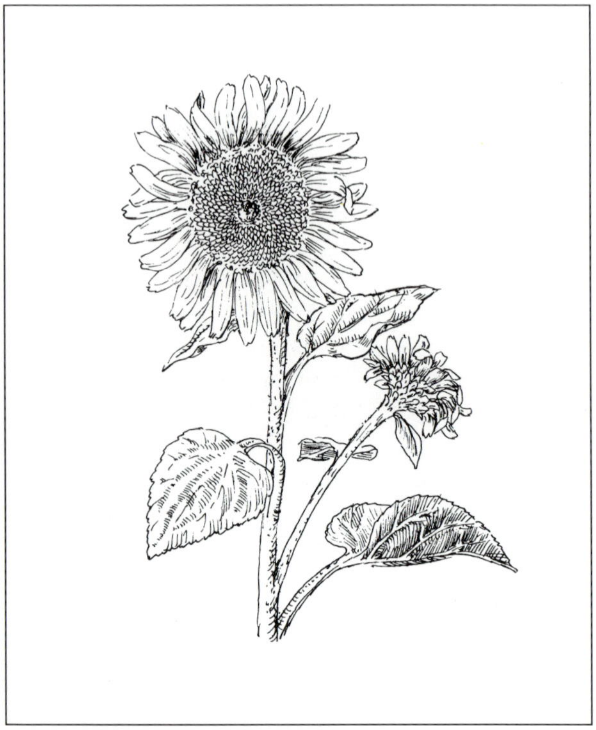

Sonnenblume

HELIANTHUS ANNUUS L.
Korbblütengewächse, ASTERACEAE (COMPOSITAE)
Volksnamen: Gottesauge, Goldblume, Sonnenkrone, Sunnstern.
Arzneilich verwendete Pflanzenteile: Die Blütenblätter und das fette Öl der Kerne.
Drogenbezeichnung: Sonnenblumenblütenblätter = HELIANTHI FLOS (früher: FLORES HELIANTHI), Sonnenblumenöl = HELIANTHI OLEUM (früher: OLEUM HELIANTHI).

Botanik: *Pflanzenbeschreibung:* Die Sonnenblume ist die größte unter den Korbblütlern und vielleicht auch die beliebteste. Kaum ein Blumengarten in ländlichen Gegenden, in dem sie fehlt, und im Schrebergarten steht – sofern etwas Platz übrig ist – ebenfalls ein Riesenexemplar der Sonnenblume. Sie ist trotz ihrer Größe ein einjähriges Gewächs, das aus der Faserwurzel Stengel entwickelt, die bis zu 3 m hoch werden können. Diese Stengel sind kräftig, innen mit Mark gefüllt und oben von einer großen Blüte gekrönt. Die gestielten Blätter sind am Stengel wechselständig angeordnet, herzförmig-dreieckig, zugespitzt und rauh behaart. Die Blütenköpfe sind sehr groß. Sie erreichen einen Durchmesser von 10 bis 35 cm und werden von einem aus dachziegelartig angeordneten Hüllschuppen gebildeten, grünen, krautigen Kelch eingefaßt. Die Scheibenblüten sind klein, doch die leuchtend gelben Strahlenblüten am Rand erreichen eine Länge bis zu 10 cm. Der ganze Blütenstand hängt zur Blütezeit nickend über. *Blütezeit:* Juli bis September.
Vorkommen: Die Sonnenblume wird bei uns in Gärten und in Kulturen gezogen. Es gibt mehrere Sorten und Rassen, die sich durch die Größe und auch durch den Ölgehalt der Kerne voneinander unterscheiden. Aus diesen Kulturen »flüchten« immer einige Exemplare ins Freie, so daß an Bahndämmen, auf Komposthaufen und an Ödplätzen verwilderte Sonnenblumen auftauchen. Es lohnt sich aber nicht, sie zu ernten. Die für arzneiliche Zwecke benötigten Blütenblätter stammen aus Kulturen, und das Öl aus den Samen preßt man ohnehin nicht selbst.
Inhaltsstoffe (Wirkstoffe): Die Blütenblätter enthalten Flavonglykoside, Anthocyanglykoside, Xanthophyll, Cholin, Betain, Sapogenin und Solanthussäure.
Die Kerne sind sehr fettreich, enthalten aber auch wertvolle Eiweißstoffe. Das aus den Kernen gepreßte Öl ist reich an ungesättigten Fettsäuren. Daneben sind Carotinoide und Lecithin nachgewiesen worden.

Heilwirkung und Anwendung: Aus den frischen Blütenblättern bereitet man eine Tinktur, die als Fiebermittel Anwendung findet. Das gilt hauptsächlich für Malaria und soll selbst dann noch Hilfe bringen, wenn hohe Dosen von Chinin versagen. Auch bei fiebernden Lungenkranken soll diese Tinktur wirksam sein.
Hergestellt wird die Tinktur entweder aus den Blütenblättern allein oder unter Einbeziehung der fein zerschnittenen oberen Stengelteile. Die Herstellungsart ist ebenfalls unterschiedlich. Der Ansatz (1:10) wird oft mit 70%igem, jedoch ebenso häufig auch mit 35%igem Alkohol bereitet, die Länge der Extraktionszeit schwankt zwischen 10 und 20 Tagen.
Für den gleichen Zweck, nämlich zur Bekämpfung von Fieber verschiedenster Ursache, gebraucht man auch den Tee aus getrockneten Blütenblättern. Aber die Wirkung ist nicht überzeugend.
• *So wird Sonnenblumen-Tee bereitet:* 1 gehäufter Eßlöffel getrocknete Blütenblätter mit 1/4 l kochendem Wasser übergießen und 10 Minuten ausziehen. Nach dem Abseihen ist der Tee gebrauchsfertig.
Man süßt mit Honig und gibt Fieberkranken 2- bis 3mal täglich 1 Tasse Tee.
Sonnenblume als Hausmittel: Hier ist es besonders das fette Öl aus den Samen, das in der Volksmedizin genutzt wird. Man massiert damit schmerzende Glieder und legtÖlläppchen auf schlecht heilende Wunden.
Innerlich verabreicht man auch Sonnenblumen-Öl als leichtes Abführmittel, wobei ihm die Rolle eines Gleitmittels zukommt. Den Tee aus den Blütenblättern zusammen mit Lindenblüten gibt man gelegentlich als Grippemittel. Die Erfahrung zeigt, daß diese Zusammensetzung günstig ist: Lindenblüten stärken die Widerstandskraft unseres Körpers und verbessern die Abwehrlage, die Sonnenblumenblätter wirken zudem leicht fiebersenkend. Das Mischungsverhältnis ist 1:1, die Zubereitung des Tees erfolgt wie bei Sonnenblumen-Tee angegeben. Süßen mit Honig ist auch hier sehr beliebt. Diabetiker nicht süßen.
Nebenwirkungen: Bei der Anwendung der Sonnenblume sind Nebenwirkungen nicht zu erwarten. Die Dosierung der Tinktur gegen Malaria bestimmt der Arzt.

Sonnenhut

ECHINACEA ANGUSTIFOLIA DC.
Daneben auch ECHINACEA PURPUREA (L.) MOENCH (RUDBECKIA PURPUREA L.)
Korbblütengewächse, ASTERACEAE (COMPOSITAE)
Volksnamen: Amerikanischer Sonnenhut, Kegelblume, Kleine Sonnenblume, Rudbeckie.
Arzneilich verwendete Pflanzenteile: Die ganze Pflanze oder – häufiger – nur die Wurzel.
Drogenbezeichnung: Sonnenhutkraut = ECHINACEAE HERBA (früher: HERBA ECHINACEAE), Sonnenhutwurzel = ECHINACEAE RADIX (früher: RADIX ECHINACEAE).

Botanik: *Pflanzenbeschreibung:* Der Sonnenhut ist mit einer Pfahlwurzel, die zahlreiche Nebenwurzeln hat, senkrecht im Boden verankert. Der aufrechte, im Verhältnis zur Länge (30 bis 120 cm) dünne Stengel ist, wie auch die Blätter, mit Borstenhaaren besetzt. Die lanzettlichen Blätter sind ganzrandig und stehen zerstreut am Stengel. Der Blattstiel ist nur kurz. An der Spitze des Stengels sitzt eine einzige große Körbchenblüte mit kegelförmigem Blütenboden und 12 bis 15 rosa bis purpurrot gefärbten Strahlenblüten. Fruchtbar sind nur die Scheibenblüten. *Blütezeit:* Der Sonnenhut blüht den ganzen Sommer hindurch. *Vorkommen:* Der Sonnenhut stammt aus Amerika. Wegen seiner wunderschönen Blüten wird er jedoch schon lange bei uns in Gärten als Zierpflanze angepflanzt, von dort gelangte er da und dort auch ins Freie. Aber von nennenswerten verwilderten Beständen kann man nicht sprechen.
Ernte und Aufbereitung: Wer die Wurzeln graben will, muß das im Frühjahr oder im Herbst tun, sie von anhaftender Erde befreien und im Schatten trocknen. Will man das Kraut ernten, sollte man die gerade aufgeblühten Pflanzen auswählen. Auch hier ist Trocknung im Schatten anzuraten.
Inhaltsstoffe (Wirkstoffe): Echinacin, ätherisches Öl, Harze, Bitterstoffe, Phytosterine, Kompositenstärke, Zucker und das bakteriostatische Prinzip Echinacosid.
Heilwirkung und Anwendung: Die medizinische Verwendung dieser Pflanze haben wir von den Indianern Nordamerikas erlernt; sie verwendeten die Wurzel, aber auch die Blätter der Pflanze zur

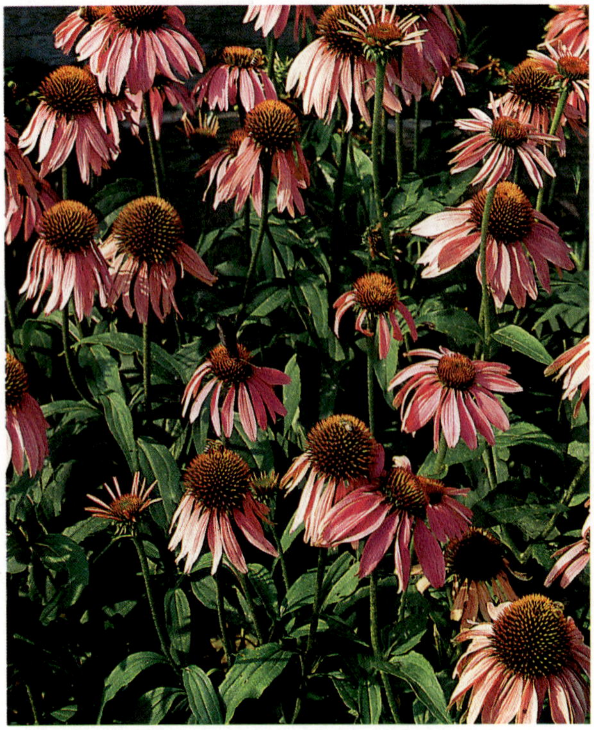

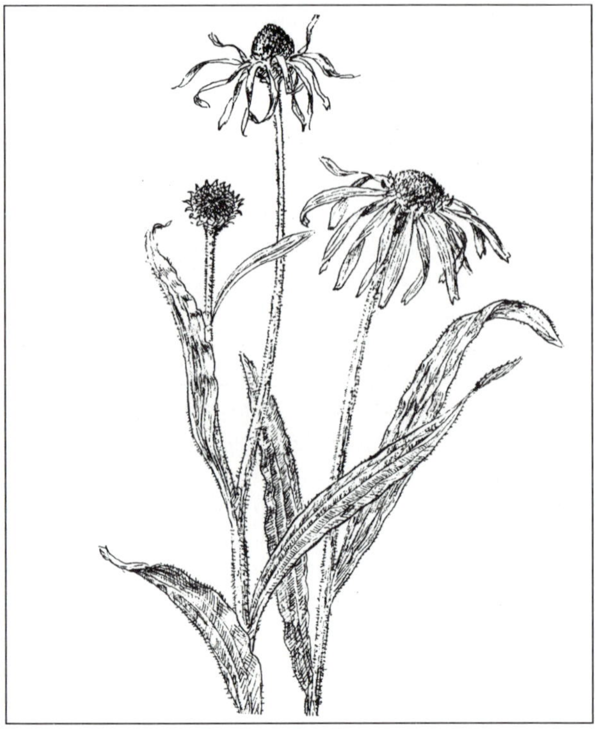

Heilung von Wunden aller Art. Diese speziellen Anwendungen wurden wissenschaftlich überprüft. Seit 1950 wissen wir, daß im Sonnenhut Prinzipien vorhanden sind, die gegen Bakterien wirksam werden. Wir wissen weiterhin, daß diese Wirksamkeit gegen Bakterien eine Verstärkung erfährt durch Wirkstoffe, die als unspezifische Reizkörper die Abwehrkräfte steigern und somit bei Infektionen Hilfe leisten. Beides zusammen macht Sonnenhutpräparate für uns in der Medizin sehr wertvoll.

Das BGA empfiehlt den Sonnenhut zur Unterstützung der Abwehrkräfte bei Erkältungskrankheiten in Hals-, Nasen- und Rachenbereich, weist aber gleichzeitig darauf hin, daß eine derartige Anwendung, wenn medizinisch erforderlich, die gleichzeitige Gabe von Antibiotika oder Chemotherapeutika nicht ausschließt und hält bei entsprechender Indikation diese sogar für erforderlich. Es sind also, wie früher gelegentlich geäußert wurde, keine störenden Einflüsse bei gleichzeitiger Anwendung von Chemotherapeutika und Echinacea zu befürchten.

Sonnenhut-Tee spielt nur eine sehr untergeordnete Rolle, während die galenischen Zubereitungen einschließlich des Homöopathikums *Echinacea angustifolia* äußerst wirksam sind und sehr häufig innerlich in Form von Tropfen und äußerlich besonders als Salbe verwendet werden. Für die innerliche Anwendung steht die Abwehr von Infektionskrankheiten und die Unterstützung der Chemotherapie im Vordergrund. Tropfen verwendet man bei leichten Allgemeininfektionen, zur Grippevorbeugung, bei Anfälligkeit gegenüber Erkältungskrankheiten und zur Unterstützung bei verschiedenen Hautkrankheiten, beispielsweise der Schuppenflechte. Es sind auch Salben im Handel, die mit Erfolg zur Wundbehandlung eingesetzt werden. Wie sich herausgestellt hat, sind die Sonnenhutpräparate am wirksamsten, die als Gesamtauszüge gebraucht werden. Es ist eine nicht zu widerlegende Tatsache, daß Gesamtauszüge aus Heilpflanzen oft mehr vermögen, in jedem Fall aber anders wirken als einzelne isolierte Wirkstoffe.

Anwendung in der Homöopathie: Die Verwendung in der Homöopathie beruht auf Erfahrung, die abgesichert ist. Im Vordergrund steht auch hier die Abwehr von Infektionen. Die homöopathische Zubereitung stammt aus der Frischpflanze, die Tinktur beziehungsweise die Verdünnungen daraus werden äußerlich und innerlich gebraucht. Lehrbücher der Homöopathie empfehlen *Echinacea* besonders bei Karbunkeln und Furunkeln, bei Erysipel (Wundrose), bei geschwürigen Prozessen, schlecht heilenden Wunden, Komplikationen nach Pockenimpfung und Wochenbettfieber. Selbst Injektionen mit diesem

Homöopathikum sind möglich. Verordnet wird die Tinktur in der Dosierung von 3mal täglich 5 bis 10 Tropfen oder auch zweistündlich 5 Tropfen. Potenzen des Mittels sind ebenfalls gebräuchlich, doch meist nicht über D3.
Für Umschläge gebraucht man die Tinktur im Verhältnis 1:3 mit Wasser verdünnt. Derartigen Wundumschlägen schreibt man eine ganz besonders schmerzstillende Wirkung zu.
Sonnenhut als Hausmittel: In der deutschen Volksmedizin kennt man verständlicherweise den Sonnenhut nicht, weil er bei uns nur als Zierpflanze bekannt ist – und die Verwendung von Zierpflanzen zu Heilzwecken ist auch in der Volksmedizin nicht üblich. Doch die Indianer Amerikas gebrauchen den bei ihnen heimischen Sonnenhut erfolgreich und in großer Menge. Die Anwendungsgebiete sind die gleichen wie die in den Abschnitten »Homöopathie« und »Heilwirkung« genannten.
Nebenwirkungen sind bei Anwendung der Droge in der oben beschriebenen Dosierung nicht zu befürchten. Wegen des bitteren Geschmacks ist die Gefahr einer Überdosierung gering.

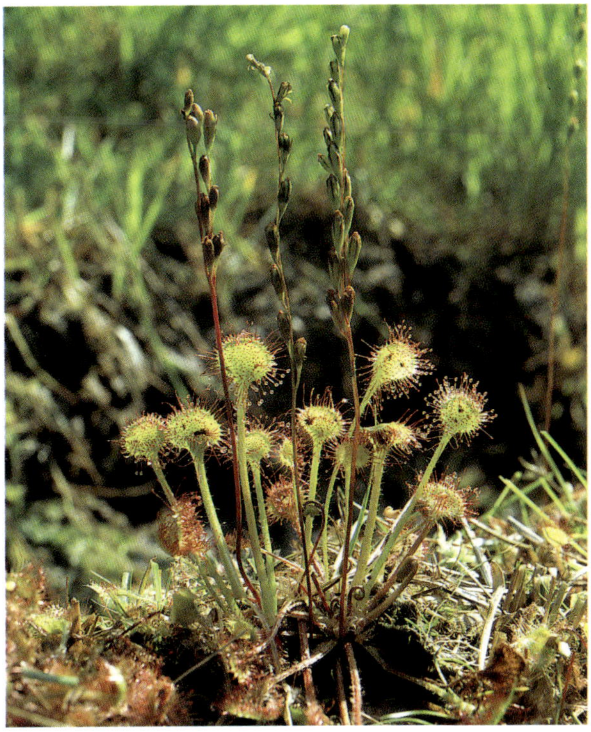

Sonnentau

▷ *geschützt*
DROSERA ROTUNDIFOLIA L. und andere heimische Arten
Sonnentaugewächse, DROSERACEAE
Volksnamen: Bauernlöffel, Engelkraut, Fliegenfalle, Himmelstau, Immertau, Jungferntröpfle, Marienträne, Perlknöpf, Rossolikraut, Sintau, Sondau, Sonnenlöffelkraut, Wettertau.
Arzneilich verwendete Pflanzenteile:
Das Kraut.
Drogenbezeichnung: Sonnentaukraut = DROSERAE HERBA (früher: HERBA DROSERAE).

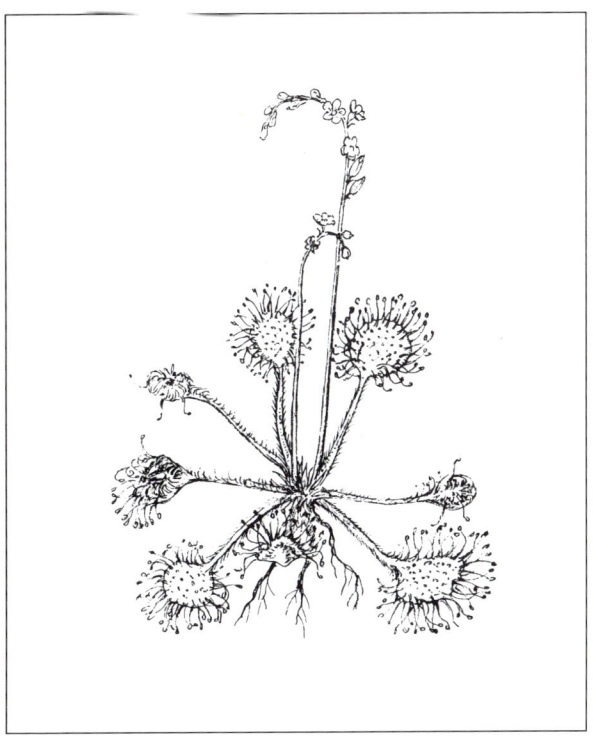

Botanik: *Pflanzenbeschreibung:* Der Sonnentau bildet eine Blattrosette von langgestielten Blättern aus, die über und über mit Drüsenhaaren besetzt sind; sie funkeln in der Sonne, weil sie ein zähes Sekret absondern, an dem kleine Insekten hängenbleiben, die dann durch ein fermentartiges anderes Sekret »verdaut« werden. Auf diese Weise holt sich die Pflanze, die auf stickstoffarmem Boden lebt, den notwendigen Stickstoff.
Aus der Blattrosette entwickelt sich der bis 25 cm hohe Blütenstengel, der rötlich überlaufen, oft etwas verbogen, zart und ohne Blätter ist. Die Blüten sind in einem traubenähnlichen Blütenstand vereinigt, etwa 5 bis 8 mm groß und weiß. *Blütezeit:* Juli bis August. *Vorkommen:* Der Son-

nentau ist eine Pflanze unserer Hochmoore. Er ist vom Aussterben bedroht, deshalb geschützt und darf nicht gesammelt werden. Als Tee ist seine Wirksamkeit ohnehin unbedeutend, erst in galenischen Zubereitungen verdient er besondere Beachtung, zumal er dort andere Heilkräuter ergänzt.

Ernte und Aufbereitung: Arzneilich verwendet wird die ganze blühende Pflanze ohne die Wurzeln. Man muß sie sehr schnell, doch nicht über 40 °C trocknen, um die Wirkstoffe zu erhalten.

Inhaltsstoffe (Wirkstoffe): Naphthochinonderivate, Flavonoide, Enzyme und andere (noch nicht richtig aufgeklärte) Stoffe.

Heilwirkung und Anwendung: Die Schulmedizin gebraucht den Sonnentau als Tee nicht, doch die Tinktur und der Fluidextrakt sind Bestandteile vieler Arzneimittel gegen Husten, ganz besonders gegen Reiz- und Keuchhusten der Kinder. Auch Asthmatiker bezeugen, daß ihnen diese Präparate gute Dienste leisten, weil sie die schweren Anfälle abmildern. Ganz besonders ist das der Fall, wenn man Sonnentau-Fluidextrakt mit Thymian-Fluidextrakt zusammen gibt. Selbst bei Lungentuberkulose sind Zubereitungen aus dieser Heilpflanze nützlich und empfehlenswert. Da die Hauptwirkstoffe krampflösend sind, lohnt sich auch ein Versuch bei Magen- und Darmbeschwerden, die mit krampfartigen Schmerzen einhergehen.

Anwendung in der Homöopathie: Das Homöopathikum *Drosera* wird häufig mit großem Erfolg gegen Reiz-, Keuch-, Kitzel- und Krampfhusten verschrieben. Als besondere Leitsymptome werden dort angegeben: krampfhaftes Husten nachts mit Schmerzen in der Brust. Erbrechen ist oft die Folge dieses Hustens. Dann hilft Drosera in den Potenzen von D1 bis D6. Bei Keuchhusten seien – das meinen einige Homöopathen – höhere Potenzen (über D6 bis D10 und darüber) wirksamer. Doch das müßte unter ärztlicher Aufsicht ausprobiert werden. Die Dosierung ist 3- bis 5mal täglich 3 bis 10 (bis 15) Tropfen.

Sonnentau als Hausmittel: Eine Pflanze, die in der Sonne glitzert, als sei sie mit lauter Diamanten besetzt, mußte die Aufmerksamkeit auf sich ziehen. Da sie den Alten nicht bekannt war, weil es sie in Griechenland nicht gibt, konnten die Ärzte des Mittelalters nur ihre eigenen Erfahrungen nutzen. Arnoldus de Villanova aus Barcelona beschäftigte sich – mündlichen Überlieferungen zufolge – zuerst mit dieser Heilpflanze; seine Kenntnisse konnten schriftlich nicht verbreitet werden, weil seine Schriften durch die Inquisition vernichtet wurden. So stammen fundierte Kenntnisse eigentlich erst aus »neuerer Zeit«, wenn man das 18. und 19. Jahrhundert so bezeichnen will. Seit dieser Zeit rühmt man die Sonnentauwirkung bei Husten verschiedener Art, und die Volksmedizin stürzte sich mit besonderem Eifer auf diese Heilpflanze. Dieser Übereifer brachte das Kraut bei Ärzten zunächst in Mißkredit, doch die moderne Forschung bestätigt die gute Wirkung bei Husten. Während die Schulmedizin fast nur galenische Zubereitungen verwendet, bereitet man sich in der Volksmedizin auch gern einen Tee aus der getrockneten Pflanze.

• *So wird Sonnentau-Tee bereitet:* Man übergießt 1 Teelöffel Sonnentau mit 1/4 l kochendem Wasser, zieht 10 Minuten aus und seiht ab.
2 Tassen Tee (nicht mehr!) täglich, mit Honig gesüßt und schluckweise trinken.
Das BGA nennt als Anwendungsgebiete Krampf- und Reizhusten.
Man mischt Sonnentau auch gern mit Spitzwegerich, Thymian und Fenchel zu gleichen Teilen. Zubereitung wie oben, man nimmt 2 Teelöffel Teemischung für 1/4 l Tee.

Nebenwirkungen: Bei richtiger Dosierung, wie hier angegeben, ist die Anwendung von Sonnentau gefahrlos, doch hört man Klagen darüber, daß Überdosierung zu verstärkten Hustenanfällen führt. Das Kauen der frischen Blätter hat Entzündungen an den Schleimhäuten zur Folge; ißt man davon, dann reagiert der Magen darauf mit Erbrechen und der Darm mit Durchfall.

Spargel

ASPARAGUS OFFICINALIS L.
Liliengewächse, LILIACEAE
Volksnamen: Aspars, Korallenkraut, Schwammwurz, Sparsich.
Arzneilich verwendete Pflanzenteile:
Die Wurzel, auch die Gemüsespargeltriebe.
Drogenbezeichnung: Spargelwurzelstock = ASPARAGI RHIZOMA (früher: RADIX ASPARAGI).

Botanik: *Pflanzenbeschreibung:* Der Spargel ist mit einem holzigen Wurzelstock, der mit dicken Wurzelfasern versehen ist, im Boden verankert.

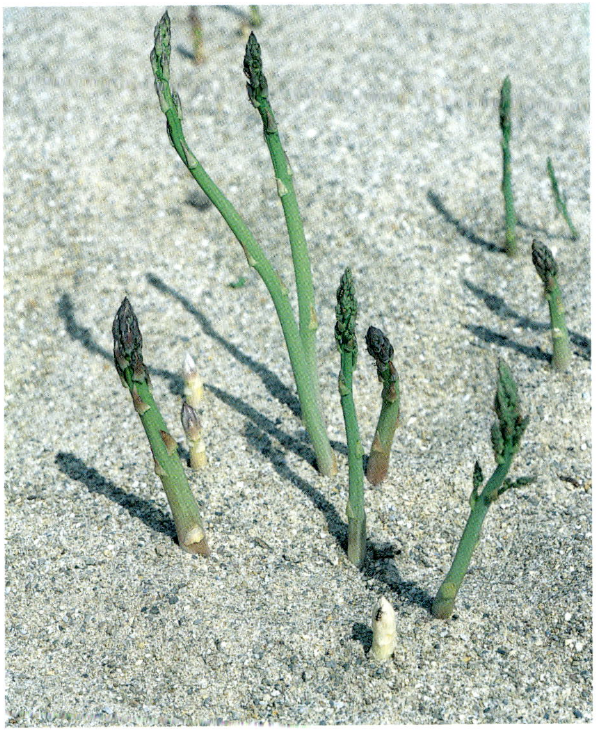

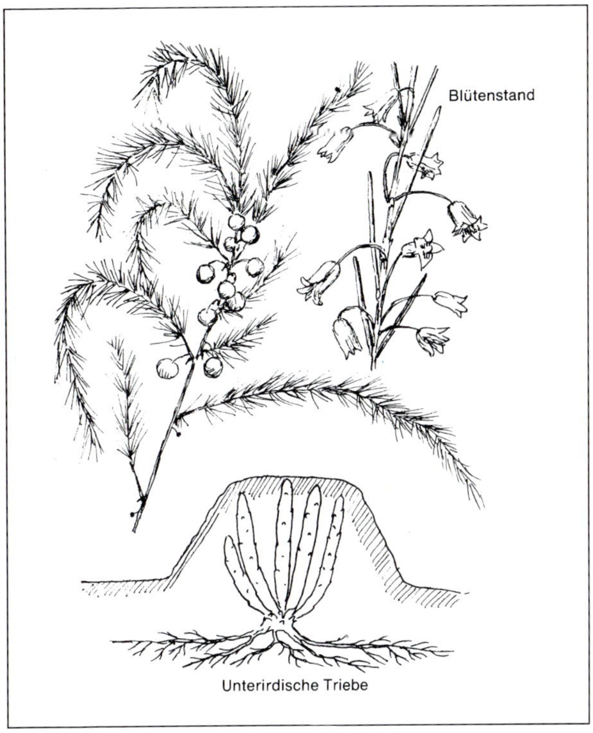

Im Frühjahr treiben aus diesem Wurzelstock fingerdicke Sprosse an die Oberfläche, die wir als den weißen Gemüsespargel kennen. Diese Triebe ergrünen, sobald sie den Boden durchstoßen haben. Die Stengel werden dann über 1 m lang, verzweigen sich und tragen kleine Blättchen. Die grünlich-weißen Blüten entwickeln sich etwa im Juni und bilden im August rote Beeren aus. Die schwarzen Samen wurden im Ersten Weltkrieg als Kaffee-Ersatz genutzt. Der Spargel ist aus dem Orient zu uns gekommen und gilt noch heute als eine der beliebtesten Gemüsesorten. Er wird in großer Menge kultiviert.

Inhaltsstoffe (Wirkstoffe): Asparagin, Arginin, Asparagose, Saponine, Flavonoide, Vitamine und Mineralstoffe.

Heilwirkung und Anwendung: Man kann den Gemüsespargel schwerlich als echte Heilpflanze bezeichnen, wenngleich er diese Rolle früher durchaus gespielt hat. Heute hingegen ist er eine Delikatesse. Wenn man Nierenkranken zu einer Spargelkur rät, wenn man Übergewichtige im Frühling mit Spargel »füttert«, dann ist das wohl mehr ein Vergnügen als eine richtige Kur. Aber man muß auch dem Gemüsespargel bescheinigen, daß er die Zelltätigkeit der Nieren steigert und die Wasserausscheidung fördert. Weil er auch eine leichte Abführwirkung besitzt, ist der Gemüsespargel ein hervorragendes »Blutreinigungsmittel«. Für arzneiliche Zwecke verwendet man hauptsächlich die Wurzel. Diese ist, wenn auch selten, Bestandteil verschiedener Teemischungen gegen Blasen- und Nierenbeschwerden. Einen Tee aus reiner Spargelwurzel verwendet man jedoch so gut wie nie.

Spargel als Hausmittel: Harnzwang, Harnverhaltung, Wassersucht, Blasen- und Nierenleiden, Herzklopfen, Leber- und Milzleiden, Gelbsucht, Rheumatismus und Gicht sind in der Volksmedizin die wichtigsten Heilanzeigen für die Spargelwurzel. Aber auch Hautunreinheiten werden mit einer Abkochung aus der Spargelwurzel behandelt.

• *So wird Spargel-Tee bereitet:* 2 gehäufte Teelöffel Spargelwurzel wird mit 1/4 l kaltem Wasser übergossen, zum Sieden erhitzt und abgeseiht. Innerlich sind 2 bis 3 Tassen Tee empfehlenswert, äußerlich kann diese Abkochung zur Behandlung von Hautausschlägen (Umschläge, Waschungen) verwendet werden.

Nebenwirkungen: Wer die Spargeldiät auf etwa 10 Tage begrenzt und wer den Tee wie oben angegeben dosiert, braucht keine Nebenwirkungen zu befürchten. Es gibt allerdings Menschen, die gegen Spargel überempfindlich sind, die schon bei der Berührung einen Hautausschlag bekommen, der im Volksmund »Spargelkrätze« genannt wird. Diese Menschen dürfen natürlich keinen Spargel verwenden. Hin und wieder hört man, daß größere Spargelmengen einen Diabetes auslösen würden. Das konnte jedoch durch Untersuchungen nicht bestätigt werden.

Aus der Geschichte des Spargels: Die Verwendung des Spargels für Heilzwecke läßt sich bis etwa 3000 Jahre vor Christus zurückverfolgen. In China gegen Husten und Geschwüre verwendet, im alten Ägypten ein Lebermittel, galt er nach Dioskorides in der Antike als heilkräftiges Nierenmittel. Zu allen Zeiten wurde der Spargel auch als Genußmittel beziehungsweise als Gemüse geschätzt. In Mitteleuropa ist das edle Gewächs erst seit dem 16. Jahrhundert bekannt.

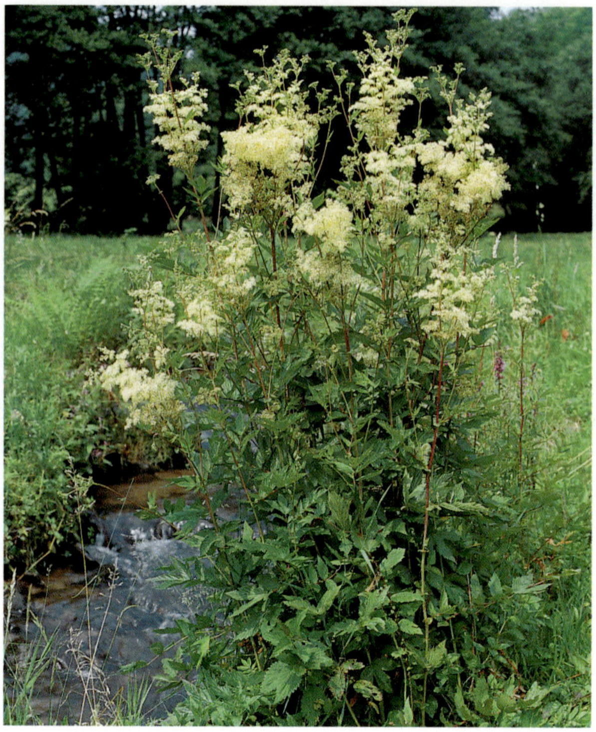

Spierstaude
(Mädesüß)

FILIPENDULA ULMARIA (L.) MAXIM. (SPIRAEA ULMARIA L.), ULMARIA PENTAPETALA GILIB.)
Rosengewächse, ROSACEAE
Volksnamen: Beielichrut, Geißbart, Geißleitere, Rüsterstaude, Wiesengeißbart, Wiesenkönigin.
Arzneilich verwendete Pflanzenteile: Das blühende Kraut, in der Hauptsache die Blüten.
Drogenbezeichnung: Spierblumen (Mädesüßblüten) = SPIRAEAE FLOS (früher: FLORES SPIRAEAE), Spierstaudenkraut = SPIRAEAE HERBA (früher: HERBA SPIRAEAE).

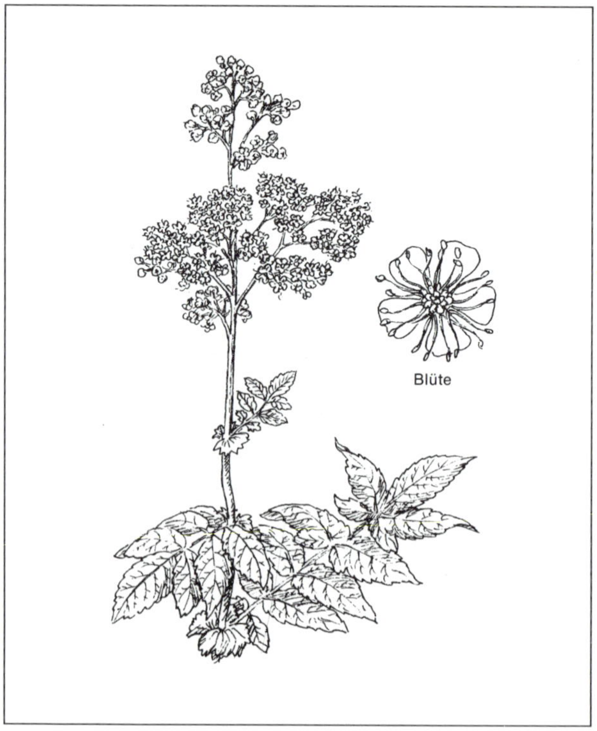

Botanik: *Pflanzenbeschreibung:* Der Spierstrauch ist eine ausdauernde Staude. Er ist mit einem kräftigen Wurzelstock im Boden verankert, aus dem sich Stengel entwickeln, die eine Höhe bis zu 1 m erreichen und oft rot überlaufen sind. Die Blätter, wechselständig angeordnet, sind unterbrochen gefiedert. Große und kleine Fiederblättchen wechseln miteinander ab. Die einzelnen Fiederblättchen mit ausgeprägt fiedriger Nervatur sind am Rand gekerbt bis gesägt und unterseits silbrig behaart. Zahlreiche kleine weiße Blüten mit sehr vielen Staubgefäßen stehen in trugdoldigen Blütenständen am Stengelende. *Blütezeit:* Juni bis August. *Vorkommen:* Gräben und Bachufer, vor allen Dingen aber moorige, feuchte Wiesen sind die Lieblingsstellen des Spierstrauches, der schon von weitem zu erkennen ist, weil seine Blühtriebe das Gras um einige Dezimeter überragen.

Ernte und Aufbereitung: Man sammelt die oberen Teile der Pflanze, wenn die Blüten voll entfaltet sind, bündelt sie und hängt sie zum Trocknen auf. Um auch die abfallenden Blüten zu bekommen, legt man ein Tuch unter. Die Trockentemperatur sollte 40 °C nicht übersteigen.

Inhaltsstoffe (Wirkstoffe): Wenig ätherisches Öl, Flavonglykoside, Gerbstoffe, Schleim und Salicylsäureverbindungen sind die wesentlichsten Wirkstoffe.
Heilwirkung und Anwendung: Man kann den Tee gegen Rheuma und Gicht verwenden, man macht sich auch die leichte harn- und schweißtreibende Wirkung bei der sogenannten Blutreinigungskur zunutze. Bei den Ärzten ist der Wert dieser Heilpflanze umstritten.
Anwendung in der Homöopathie: Das Homöopathikum *Spirea ulmaria* wird aus der frischen Wurzel bereitet. Es gilt als gutes Mittel gegen chronischen und akuten Gelenkrheumatismus und kommt auch bei Ischias zum Einsatz. Man verwendet die Urtinktur (Ø) und die beiden ersten Potenzen (D1 und D2), wovon man 2mal bis mehrmals täglich 5 bis 10 (bis 15) Tropfen verordnet.
Der Spierstrauch als Hausmittel: Hier gilt die Droge als probates Mittel gegen Wassersucht, gegen Rheuma und Gicht.
• *So wird Spierstrauch-Tee bereitet:* 1 bis 2 Teelöffel geschnittene Droge mit 1/4 l kochendem Wasser übergießen und 10 Minuten ausziehen; danach abseihen. 1 Tasse Tee, 2mal täglich schluckweise getrunken, ist die empfehlenswerte Dosierung. Gelegentlich gebraucht man den Tee auch bei Erkältungen mit Fieber.
Nebenwirkungen: Nur bei Überdosierung kann es zu Magenbeschwerden und Übelkeit kommen.

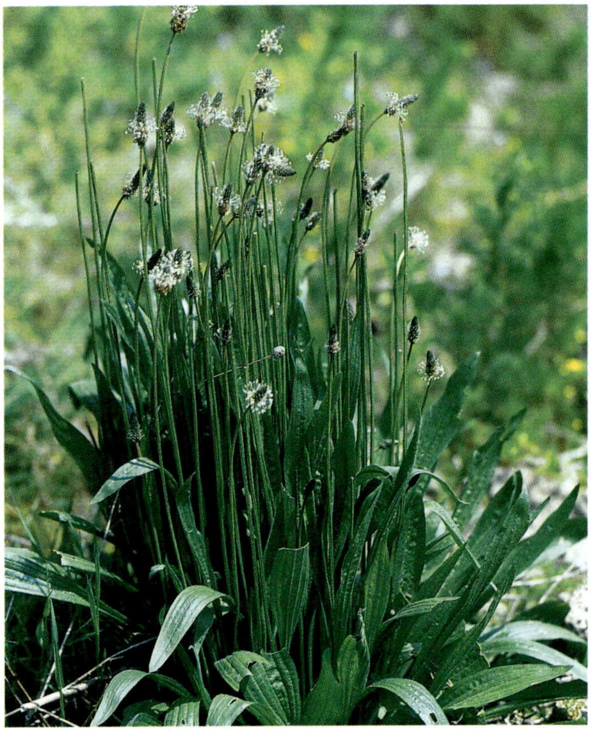

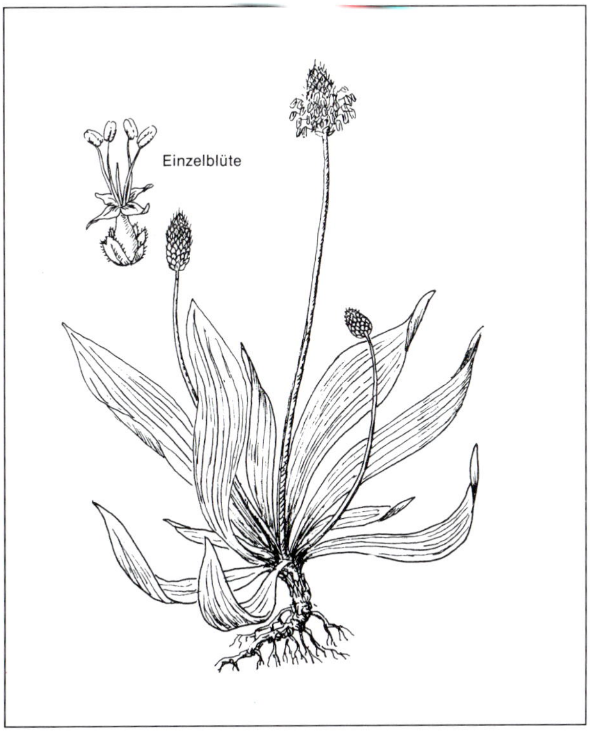

Spitzwegerich

PLANTAGO LANCEOLATA L.
Wegerichgewächse, PLANTAGINACEAE
Volksnamen: Heufressa, Ripplichrut, Roßrippe, Spießkraut, Spitzfederich, Spitz-Wegeblatt, Wegetritt.
Arzneilich verwendete Pflanzenteile:
Die Blätter.
Drogenbezeichnung: Spitzwegerichblätter = PLANTAGINIS LANCEOLATAE FOLIUM
(früher: FOLIA PLANTAGINIS LANCEOLATAE).

Botanik: *Pflanzenbeschreibung:* Der Spitzwegerich ist ausdauernd. Die Blätter stehen in einer Grundrosette. Sie werden 20 bis 40 cm lang, sind schmallanzettlich, wenig behaart, am Rand nur gelegentlich mit kurzen Zähnen versehen und deutlich längsadrig. 3 bis 7 Blattnerven sind deutlich zu erkennen. Aus der Mitte der grundständigen Blattrosette entspringen 10 bis 40 cm lange aufrechte, blattlose Stengel, die Längsfurchen aufweisen. Am Ende dieser Stengel sitzt eine kurze walzliche bis kugelige Blütenähre mit unscheinbaren Blüten, sie bilden zierliche Staubgefäße aus, die zur Blütezeit lang aus den Blüten heraushängen. *Blütezeit:* Mai bis September. *Vorkommen:* Der Spitzwegerich gehört zu den häufigsten Heilpflanzen unserer Flora. Überall auf trockenen Wiesen, auf Feldern, Schuttplätzen und an Wegrändern ist er zu finden. Er kommt oft in Gesellschaft mit zwei anderen Wegericharten vor: dem Breitblättrigen Wegerich (PLANTAGO MAJOR L.), der breite ovale Blätter ausbildet und einen viel längeren Blütenstand auf kürzeren Stengeln trägt, und dem Mittleren Wegerich (PLANTAGO MEDIA L.), der in bezug auf die Blätter und den Blütenstand eine Mittelstellung einnimmt. Da auch diese (und andere) Wegericharten wirksam sind, ist eine Verwechslung nicht sehr bedeutend. Dennoch sollte der Sammler reinen Spitzwegerich einbringen.

Ernte und Aufbereitung: Man kann die Spitzwegerichblätter den ganzen Sommer hindurch sammeln. Es ist aber besser, die frischen Blätter kurz vor der Blütezeit zu ernten. Auch sollte der Sammler darauf achten, daß er keine staubigen Blätter von Wegrändern sammelt; die Wiese ist der richtige Platz. Man kann hier wählerisch sein, weil der Spitzwegerich häufig vorkommt.

Inhaltsstoffe (Wirkstoffe): Schleim, Bitterstoffe, Flavonoide, Kieselsäure und das Glykosid Aucubin sind die Hauptwirkstoffe dieser Droge. Eine antibiotische Wirkung ist nachgewiesen.

Heilwirkung und Anwendung: Der Spitzwegerich ist ein ausgezeichnetes Hustenmittel. Sein Schleimgehalt, die tonisierenden Bitterstoffe und nicht zuletzt die Kieselsäure bürgen für die Wirkung, die in gewisser Beziehung der Wirkung von Huflattichblättern ähnelt. In neuer Zeit hat man außerdem antibiotisch wirkende Stoffe im Spitzwegerich gefunden. Man wurde darauf aufmerksam, als man bemerkte, daß der Spitzwegerich-Saft, im Gegensatz zu anderen Pflanzensäften, wenig oder überhaupt nicht schimmelt. Sicher ist das Vorhandensein dieser Stoffe mit ein Grund dafür, daß vom Spitzwegerich bei fiebrigen Lungen- und Bronchialleiden eine so überzeugende Wirkung ausgeht. Sowohl der Tee als auch die verschiedenen galenischen Zubereitungen werden verordnet. Eine besondere Stellung nehmen die Hustensäfte ein, die sehr häufig Auszüge aus dem Spitzwegerich enthalten. Es ist noch nicht so lange her, da war die Bezeichnung »Spitzwegerich-Saft« ein Name für Hustensäfte allgemein. Auf der Packungsbeilage der Standardzulassung des BGA heißt es unter dem Stichwort Anwendungsgebiete: »Zur Reizlinderung bei Katarrhen der oberen Luftwege; Entzündungen der Mund- und Rachenschleimhaut.«

• *So wird Spitzwegerich-Tee bereitet:* 1 bis 2 Teelöffel Spitzwegerichblätter werden mit 1/4 l kochendem Wasser übergossen und 15 Minuten ausgezogen. Nach dem Abseihen ist der Tee gebrauchsfertig. Süßen mit Honig ist empfehlenswert.
2 bis 3 Tassen Tee täglich (die erste Tasse morgens noch vor dem Aufstehen) ist die richtige Dosierung.

Anwendung in der Homöopathie: In der Homöopathie verwendet man statt des Spitzwegerich den Breitblättrigen Wegerich (Breitwegerich), von dem auch schon die Rede war. Das Homöopathikum – aus der frischen Pflanze bereitet – heißt folglich *Plantago major.* Es verwundert zunächst, daß die Homöopathie den Wegerich nicht gegen Husten verwendet, sondern hauptsächlich bei Zahnschmerzen, Ohrenschmerzen, Neuralgien und bei Bettnässen einsetzt. Empfohlen werden die Urtinktur (Ø) und die Verdünnungen bis D3, wovon man mehrmals täglich 5 bis 15 Tropfen einnehmen läßt. Bei Ohrenschmerzen gebraucht man auch eine Verdünnung der Urtinktur mit Glycerin (1:1); davon gibt man einige Tropfen in das Ohr. Das Aucubin ist wohl hier für die Wirkung verantwortlich zu machen. Ganz allgemein scheint es sich um das Spaltprodukt des Aucubin, das Aucubigenin, zu handeln, das die antibiotische Wirkung des Spitzwegerich trägt.

Spitzwegerich als Hausmittel: Es gibt nicht viele Heilpflanzen, deren Wirkung auch in der Volksmedizin so bekannt ist wie die des Spitzwegerich. Der Saft, aus frischen Blättern gepreßt, spielt eine große Rolle bei der Frühjahrskur, zur »Blutreinigung«. Auch zur Behandlung schlecht heilender Wunden gebraucht man den frischen Saft, der mit Kamillen-Tee verdünnt für Umschläge verwendet wird. Auf frische Verletzungen gibt man auch einfach die vorher gewaschenen und dann zerdrückten Blätter. Der Landwirt schwört darauf, doch da wir heute eine andere Vorstellung von guter Wundversorgung haben, meine ich, hier eine Warnung aussprechen zu müssen. Was ich aber uneingeschränkt gelten lasse, ist das Überlegen zerdrückter Spitzwegerichblätter bei Insektenstichen; Juckreiz und Schwellungen verschwinden schnell. Der Spitzwegerich-Saft gegen

Husten ist entweder eine fertige Arzneispezialität aus der Apotheke oder ein Hausmittel, das aus Frischsaft und Honig besteht. Die Vorschriften der Herstellung sind so unterschiedlich, daß es schwierig ist, die beste auszuwählen. Ich weiß noch, wie meine Großmutter das machte:

- *So wird Spitzwegerich-Saft bereitet:* Frische Spitzwegerichblätter (im Winter aber auch den Tee) in einem Mörser verreiben, danach etwas Wasser zufügen und den Ansatz zum Sieden erhitzen. Ohne abzuseihen reichlich Honig dazugeben.

Von dieser Mischung bei Husten und Fieber jede Stunde 1 Teelöffel nehmen. Der Spitzwegerich-Tee (Zubereitung wie beschrieben) wird bei Husten, Heiserkeit, Asthma und auch bei allgemeinen Erkältungskrankheiten häufig und mit Erfolg verwendet. Besonders der Keuchhusten soll auf Spitzwegerich gut ansprechen.
Was man zusätzlich mit Spitzwegerich-Tee zu heilen versucht, verdient zwar erwähnt zu werden; ich bitte jedoch, es nicht als Empfehlung anzusehen. In der Volksmedizin gebraucht man Spitzwegerich-Tee auch bei Hämorrhoiden, bei Blasen- und Nierenleiden, bei zu starker Menstruation, bei weißem Ausfluß (besonders junger Mädchen) und gegen Spulwürmer. – Und wer regelmäßig Spitzwegerich-Tee trinkt oder die homöopathischen Zubereitungen einnimmt, der könne sich, so heißt es, das Rauchen abgewöhnen.
Nebenwirkungen sind nicht zu befürchten.

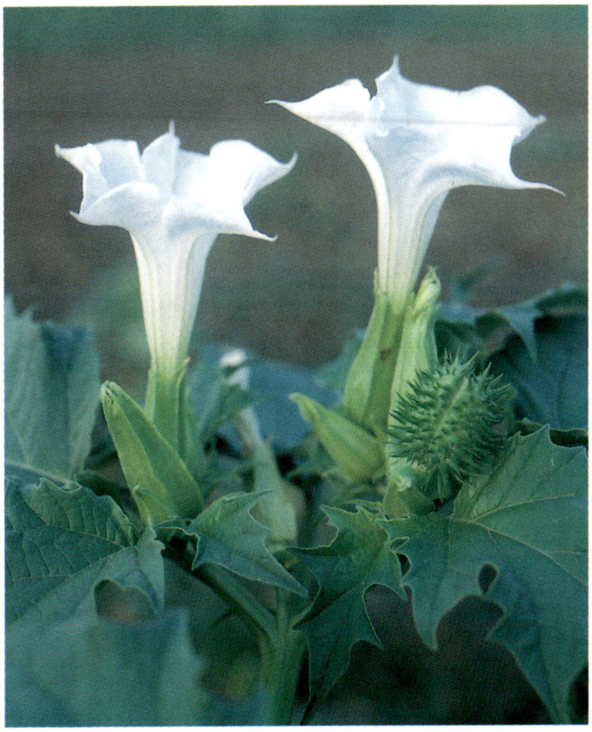

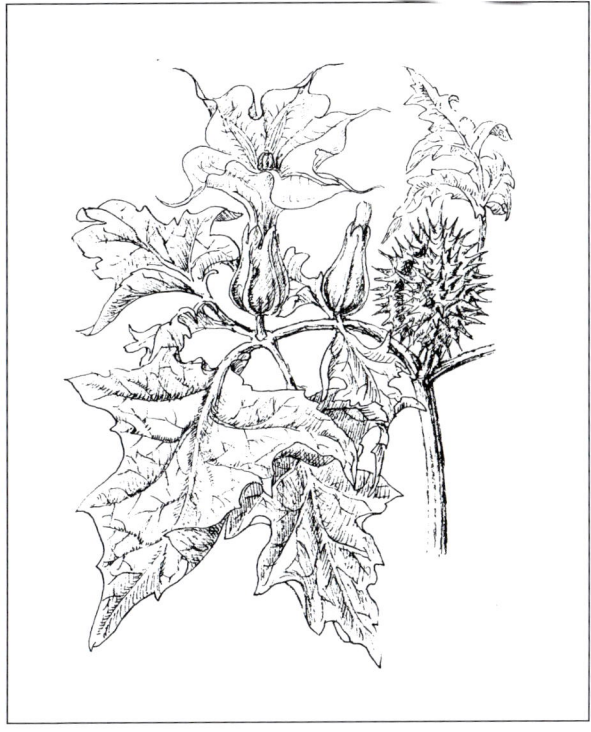

Stechapfel

▷ *sehr giftig*
DATURA STRAMONIUM L.
Nachtschattengewächse, SOLANACEAE
Volksnamen: Asthmakraut, Donnerkugel, Dornkraut, Schlafkraut, Teufelsapfel, Zigeunerapfel.
Arzneilich verwendete Pflanzenteile:
Die Blätter und die Samen.
Drogenbezeichnung: Stechapfelblätter = STRAMONII FOLIUM (früher: FOLIA STRAMONII), Stechapfelsamen = STRAMONII SEMEN (früher: SEMEN STRAMONII).

Botanik: *Pflanzenbeschreibung:* Der Stechapfel ist einjährig und ungemein schnellwüchsig. Er erreicht an günstigen Standorten eine Höhe von weit über 1 m. Er besitzt eine Pfahlwurzel und einen gabelästig verzweigten Stengel. In den Astgabeln stehen die gestielten Blüten einzeln. Die große trichterförmige Blüte ist weiß und hat 5 Blütenzipfel. Der Kelch ist fünfzähnig und am Grund etwas aufgeblasen. Die großen Früchte sind sta-

chelig, kugelig oder eiförmig. Sie springen vierklappig auf und enthalten kleine schwarze Samen. *Blütezeit:* Juni bis Oktober. Die Blüten öffnen sich am Abend und sind schnell verblüht.
Vorkommen: Die Heimat des Stechapfels ist Mexiko und das östliche Nordamerika. Er wächst in ganz Europa auf Schutt und Brachland, an Wegrändern, in Gärten und auf Feldern.
Der Stechapfel ist sehr giftig und sollte nicht von Laien angewendet werden. Unglücksfälle passieren jedoch recht selten, weil die Pflanze nicht zum Verzehr einlädt. Die Vergiftungserscheinungen ähneln denen, die von der Tollkirsche hervorgerufen werden können, treten allerdings nicht in so starker Form auf: Kratzen im Hals, Erregung, Lähmungserscheinungen. Die Erste Hilfe muß sofort erfolgen.
Inhaltsstoffe (Wirkstoffe): Hyoscyamin, Atropin, wenig Skopolamin und weitere Nebenalkaloide.
Heilwirkung und Anwendung: Wenn man von Räucherpulvern und Asthmazigaretten absieht, so werden Stechapfelblätter nur noch in »verarbeitetem« Zustand (als Tinktur oder Extrakt) gebraucht. Auch aus den Samen wird eine Tinktur bereitet, die Bestandteil verschiedener Asthmatropfen ist. Doch es muß davor gewarnt werden, eine Selbstbehandlung mit dem Stechapfel zu versuchen, denn er ist in allen Teilen sehr giftig! Wenn auch die Wirkung jener der Tollkirsche sehr ähnlich ist, so gebraucht man den Stechapfel doch viel weniger: in der Hauptsache gegen Asthma und Krampfhusten.
Anwendung in der Homöopathie: Die Homöopathie, die aus der frischen jungen Pflanze, zu Beginn der Blütezeit geerntet, ihre Urtinktur bereitet, verwendet *Datura* bei hochgradig nervösen Reizzuständen in höheren Potenzen ab D6, sonst als D3 bis D6 auch bei Keuchhusten, Asthma und verschiedenen Neuralgien.
Stechapfel als Hausmittel: Es ist anzunehmen, daß man in der Antike unseren Stechapfel nicht kannte. Zu uns gelangte er nachweislich erst gegen Ende des 16. Jahrhunderts aus Südrußland. Der Wiener Hof- und Leibarzt A. von Stoerck (1731–1808) hat ihn in die Medizin eingeführt. In der Volksmedizin wurden in früheren Jahren vielerlei Tränke, Einreibungen und »Zaubersalben« aus dem Stechapfel gebraut, doch heute ist davon nichts mehr übriggeblieben. Nur gegen Asthma und Keuchhusten gebraucht die Volksmedizin noch weiterhin Stechapfelzubereitungen.
Nebenwirkungen: Alle Teile des Stechapfels sind wegen ihres Gehaltes an Alkaloiden giftig. Die Gefahr, sich versehentlich zu vergiften, ist nur gering, weil diese Pflanze, wie bereits gesagt, im Gegensatz zu den Früchten der Tollkirsche nicht zum Verzehr einlädt. Die Vergiftungen äußern sich (wenn auch in abgeschwächter Form) wie bei der Tollkirsche: Kratzen im Hals, Erregung, Lähmungserscheinungen. Erste-Hilfe-Maßnahmen müssen sofort erfolgen (→ Seite 33).

Steinklee

MELILOTUS OFFICINALIS (L.) PALL.
Schmetterlingsblütengewächse, FABACEAE (LEGUMINOSAE)
Volksnamen: Gelber Steinklee, Melilotenklee, Mottenklee.
Arzneilich verwendete Pflanzenteile: Das Kraut.
Drogenbezeichnung: Steinklee(kraut) = MELILOTI HERBA (früher: HERBA MELILOTI).

Botanik: *Pflanzenbeschreibung:* Der Steinklee ist eine zweijährige Pflanze mit verästelten aufsteigenden oder aufrechten Stengeln. Die Höhe schwankt zwischen 50 und 150 cm. Die Blätter sind dreizählig und am Rand gesägt. In lockeren, achselständigen Trauben angeordnet, werden zahlreiche gelbe Schmetterlingsblüten ausgebildet. Die ganze Pflanze duftet nach Cumarin. Dieser Geruch verstärkt sich beim Trocknen erheblich. *Blütezeit:* Juni bis August.
Vorkommen: Kiesige Schuttplätze sind die Lieblingsstandorte des Steinklees. Aber auch an Wegrändern, auf Brachland und an Bahndämmen kommt er vor. – MELILOTUS ALTISSIMUS, der Hohe Steinklee, unterscheidet sich von der beschriebenen Art nur sehr wenig. Auch er wird in gleicher Weise arzneilich genutzt. – MELILOTUS ALBUS, der Weiße Steinklee mit weißen Blüten, soll weniger wirksam sein.
Ernte und Aufbereitung: Man erntet das blühende Kraut, wobei man die oberen unverholzten Teile bevorzugt. Das Trocknen geschieht im Schatten. Temperaturen über 35 °C sind zu vermeiden. Da sich das Aroma erst während des Trockenvorganges entwickelt, sollte man nicht zu schnell trocknen.

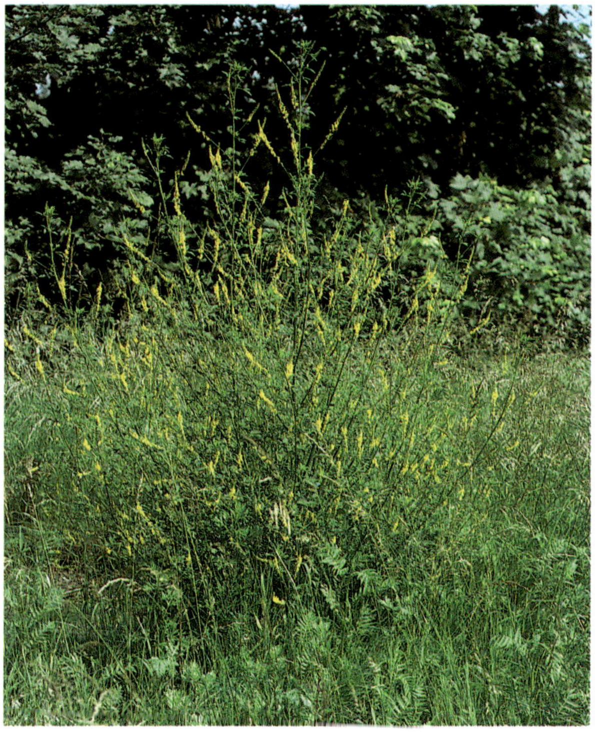

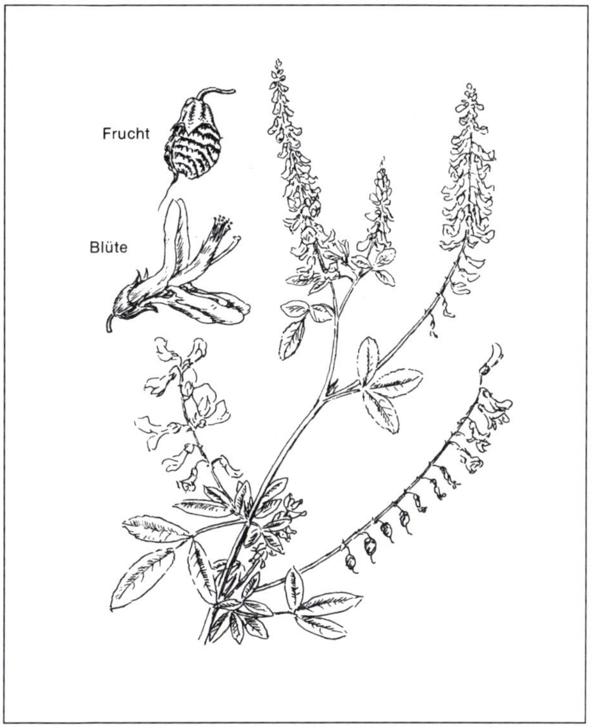

Inhaltsstoffe (Wirkstoffe): Melilotin, aus dem beim Trocknen durch enzymatische Spaltung Cumarin entsteht, Saponine, Gerbstoffe, Flavonoide, Schleim und etwas ätherisches Öl, vornehmlich in den Blüten.

Heilwirkung und Anwendung: Die Wirkung der Pflanze erstreckt sich hauptsächlich auf die Venen. Man kann sagen, daß durch Steinklee die Kapillarresistenz (Widerstandskraft feinster Blutgefäße) gesteigert und die Kapillardurchlässigkeit herabgesetzt wird. Das Hauptanwendungsgebiet sind Krampfadern und Hämorrhoiden. Es gibt zahlreiche galenische Präparate, die innerlich gegen diese Leiden empfohlen werden, es gibt aber auch Salben, die Wirkstoffe des Steinklee enthalten. Wegen des schwankenden Gehaltes an Wirkstoffen in der Droge glauben viele Ärzte, auf die Anwendung des Tees verzichten zu sollen, doch meine ich, daß ein Tee gegen Venenleiden dennoch zu empfehlen ist.

In der Monographie (erarbeitet von der Kommission E) des BGA steht unter dem Stichwort Anwendungsgebiete für den Steinklee und seine Zubereitungen: »Innere Anwendung: Beschwerden bei chronisch venöser Insuffizienz wie Schmerzen und Schweregefühl in den Beinen, nächtliche Wadenkrämpfe, Juckreiz und Schwellungen. Zur unterstützenden Behandlung der Thrombophlebitis (Venenentzündung), des postthrombotischen Syndroms, von Hämorrhoiden und Lymphstauungen. – Äußere Anwendung: Prellungen, Verstauchungen und oberflächliche Blutergüsse.«

• *So wird Steinklee-Tee bereitet:* 1 bis 2 Teelöffel kleingeschnittene Droge mit 1/4 l kochendem Wasser überbrühen und 10 Minuten ausziehen. Nach dem Abseihen ist der Tee gebrauchsfertig; 2 bis 3 Tassen täglich ist die richtige Dosierung.

Anwendung in der Homöopathie: Das Homöopathikum *Melilotus* wird aus der frischen blühenden Pflanze bereitet. Man gebraucht es gegen heftige Kopfschmerzen, gegen Migräne und Nasenbluten. Kinder, die häufig Krämpfe bekommen, finden auch Linderung nach der Anwendung von Melilotus. D4 bis D6 sind die empfohlenen Verdünnungen, von denen zweistündlich, auf alle Fälle aber mehrmals täglich 5 bis 10 Tropfen genommen werden sollen.

Steinklee als Hausmittel: Auch in der Volksmedizin wird der Steinklee häufig als Mittel gegen Krampfadern und Hämorrhoiden gebraucht. Man verwendet hauptsächlich den Tee, doch stellt man vielfach auch Salben her, die Schweineschmalz als Grundlage enthalten. Diese Salben gebraucht man zur Venenpflege und als Einreibung bei geschwollenen Beinen. Kräuterkissen mit Steinklee legt man auf entzündete Gelenke und Geschwülste. Furunkel und Karbunkel versucht man mit Kräuterkissen zu »reifen« oder zu »verteilen«. Und auch gegen Husten gebraucht man einen Tee aus Steinklee. Im alten Deutschen Arzneibuch aus dem Jahre 1926 (DAB 6), das erst 1968 außer Kraft gesetzt wurde, ist eine Kräutermischung unter der Bezeichnung SPECIES EMOLLIENTES (Erweichende Kräuter) aufgeführt, die Steinklee enthält. Dieser Mischung bedient man sich auch heute noch häufig, deshalb hier das Rezept.

• *So ist die Kräutermischung zusammengesetzt, und so wird sie verwendet:* Eibischblätter, Malvenblätter, Steinklee, Kamillen, Leinsamen werden zu gleichen Teilen in grob gepulvertem Zustand gemischt und für Umschläge gebraucht. Man gibt sie in ein Leinensäckchen, hängt dieses etwa 10 Minuten in heißes Wasser und legt es dann auf die zu behandelnden Stellen.

Nebenwirkungen: Im allgemeinen sind bei der Anwendung von Steinklee keine Nebenwirkungen zu befürchten. Gelegentlich kommt es bei empfindlichen Patienten nach der Einnahme des Tees zu Kopfschmerzen, was auf den Gehalt an Cumarin zurückzuführen ist.

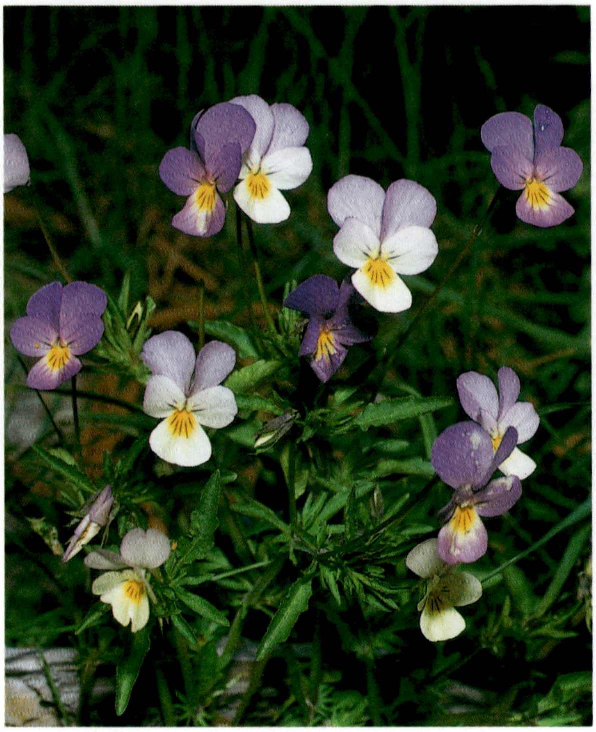

Stiefmütterchen

VIOLA TRICOLOR L.
Veilchengewächse, VIOLACEAE
Volksnamen: Ackerstiefmütterchen, Feldstiefmütterchen, Dreifaltigkeitsblümchen, Fäldänkeli; Jesusli, Sammetblüemli, Schwägerli.
Arzneilich verwendete Pflanzenteile: Das Kraut.
Drogenbezeichnung: Stiefmütterchenkraut = VIOLAE TRICOLORIS HERBA (früher: HERBA VIOLAE TRICOLORIS).

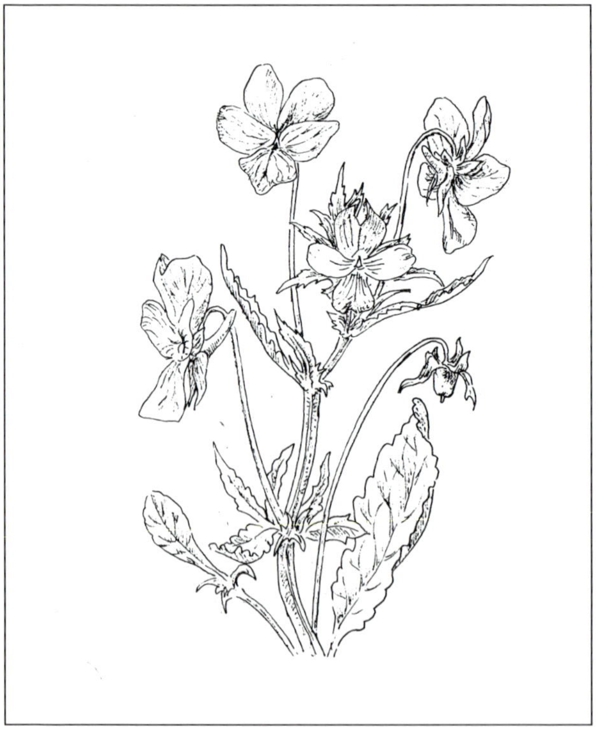

Botanik: *Pflanzenbeschreibung:* Das Stiefmütterchen, von dem es zahlreiche Unterarten gibt, ist eine einjährige Pflanze, die etwa 20 bis 30 cm hoch wird. Der Stengel ist sparrig und mit lanzettlichen bis herzeiförmigen Blättern besetzt, die am Rand gesägt sind. Die Ansatzstellen der Blätter am Stengel sind begleitet von verhältnismäßig großen, leierförmig gespaltenen Nebenblättern. Die dem Gartenstiefmütterchen ähnlichen Blüten sind in der Farbe sehr unterschiedlich. Sie können rein gelb, blau, violett oder gemischtfarbig sein. Der Meinung, daß die blauviolett blühende Rasse am wirksamsten sei, kann ich mich nicht anschließen. *Blütezeit:* Mai bis August. *Vorkommen:* Das Stiefmütterchen kommt häufig auf Äckern, trockenen Wiesen und Gartenland vor.

Ernte und Aufbereitung: Man sammelt das blühende Kraut, bündelt es und hängt es im Schatten zum Trocknen auf. Dieses sollte zur

Schonung der Wirkstoffe möglichst schnell erfolgen.
Inhaltsstoffe (Wirkstoffe): Saponiné, Schleim, Flavonoide, Vitamin C und Salicylsäureverbindungen sind die hauptsächlichen Wirkstoffe, die durch Gerbstoffe, Bitterstoffe und die anderen Inhaltsstoffe unterstützt werden.
Heilwirkung und Anwendung: Dieser Heilpflanze ganz gerecht zu werden, ist schwierig. Fest steht, daß sie bei den verschiedensten Hautkrankheiten, vor allem bei Milchschorf und Ekzemen der Kleinkinder wirksam ist. Es hat sich herausgestellt, daß diese Heilpflanze auch bei Katarrhen der Luftwege, die mit Fieber einhergehen, bei denen trockener Husten im Vordergrund steht und eine mangelhafte Schleimsekretion zu beobachten ist, ausgezeichnet wirkt. Dennoch wird sie nur zögernd verordnet; es fehlt dem Stiefmütterchen an attraktiven Inhaltsstoffen.
Bei Hautkrankheiten der Säuglinge und Kleinkinder kann man Stiefmütterchen-Tee anstelle von Wasser für die Zubereitung der Nahrung erfolgreich verwenden. Größere Kinder und Erwachsene machen am besten eine Teekur: morgens und abends 1 Tasse Tee, etwa 8 Wochen lang. Danach kann man sogar Besserung hartnäckiger Akne beobachten. Auch Umschläge und feuchte Gesichtspackungen mit Stiefmütterchen-Tee sind erfolgversprechend. Bei Rheuma lohnt sich ein Versuch mit Stiefmütterchen-Tee ebenfalls.
Das BGA billigt dem Stiefmütterchen-Tee die Verwendung bei leichten seborrhoischen (schuppenden) Hautkrankheiten wie etwa Milchschorf bei Kindern zu.
• *So wird Stiefmütterchen-Tee bereitet:* 2 Teelöffel Droge mit 1/4 l heißem Wasser übergießen und etwa 10 Minuten ziehen lassen. Man trinkt 3 Tassen Tee täglich. Man kann den Stiefmütterchen-Tee auch zu gleichen Teilen mit Lindenblüten mischen und ihn dann in Erkältungszeiten regelmäßig zur Prophylaxe trinken.
• *So wird ein Blutreinigungstee mit Stiefmütterchen bereitet:*

Löwenzahnwurzel mit Kraut	15,0
Stiefmütterchen	10,0
Faulbaumrinde	10,0
Holunderblüten	5,0
Fenchelfrüchte	5,0
Schachtelhalm	5,0

1 gehäuften Teelöffel dieser Mischung mit 1/4 l heißem Wasser übergießen, 15 Minuten lang zugedeckt auf warmer Unterlage ziehen lassen. Schluckweise und mäßig warm 2- bis 3mal täglich 1 Tasse Tee trinken.
Anwendung in der Homöopathie: Das Homöopathikum *Viola tricoloris* wird aus der frischen blühenden Pflanze gewonnen. Verordnet wird es bei Hautausschlägen, trockenen und nässenden Ekzemen, Milchschorf und Juckreiz im Bereich der Scheide. Ein Versuch bei Rheuma ist lohnend, und wer unter Nachtschweiß in den Wechseljahren zu leiden hat, der kann Viola tricoloris ebenfalls probieren. Empfohlen werden die Urtinktur (Ø) und das Mittel in der dritten Potenz (D3). Mehrmals täglich 5 bis 10 Tropfen sind die richtige Dosierung.
Stiefmütterchen als Hausmittel: Gegen die verschiedensten Hautunreinheiten, besonders gegen Akne und die sogenannten Faulecken bei Kindern, gebraucht man Stiefmütterchen-Tee häufig; natürlich auch zur Blutreinigung und gegen Rheuma und Gicht. Dafür wird eine Teekur über einige Wochen empfohlen, während dieser Zeit werden bei Hautleiden auch Waschungen mit Stiefmütterchen-Tee angeraten.
Nebenwirkungen: Es heißt, daß nicht alle Menschen den Stiefmütterchen-Tee gut vertragen. Bei manchen kommt es bei längerem Gebrauch zu allergischen Hautreaktionen, die aber nach dem Absetzen wieder verschwinden. Doch solche Fälle sind sehr selten.

Stockrose

ALCEA ROSEA L. (ALTHAEA ROSEA [L.] CAV.)
Malvengewächse, MALVACEAE
Volksnamen: Bauerneibisch, Baummalve, Gartenmalve, Herbstrose, Pappelrose, Roseneibisch, Schwarze Malve, Stockmalve.
Arzneilich verwendete Pflanzenteile:
Die Blüten.
Drogenbezeichnung: Stockrosenblüten (Stockmalvenblüten) = MALVAE ARBOREAE FLOS (früher: FLORES MALVAE ARBOREAE).

Botanik: *Pflanzenbeschreibung:* Eine zwei- bis mehrjährige Pflanze mit aufrechtem steifem rauh behaartem Stengel. Langgestielte, fünf- bis siebenlappige, filzig behaarte Blätter mit herzförmigem Grund und stark hervortretenden Blattnerven. Die schwarzpurpurnen Blüten sitzen in endstän-

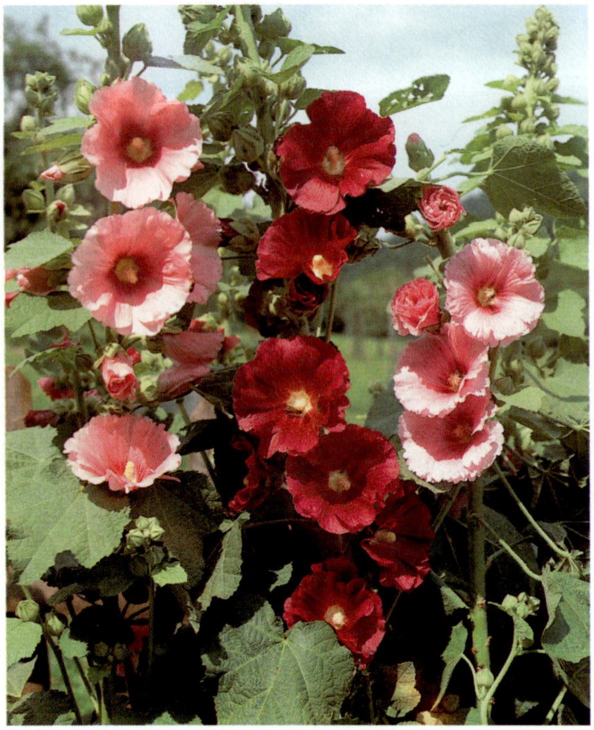

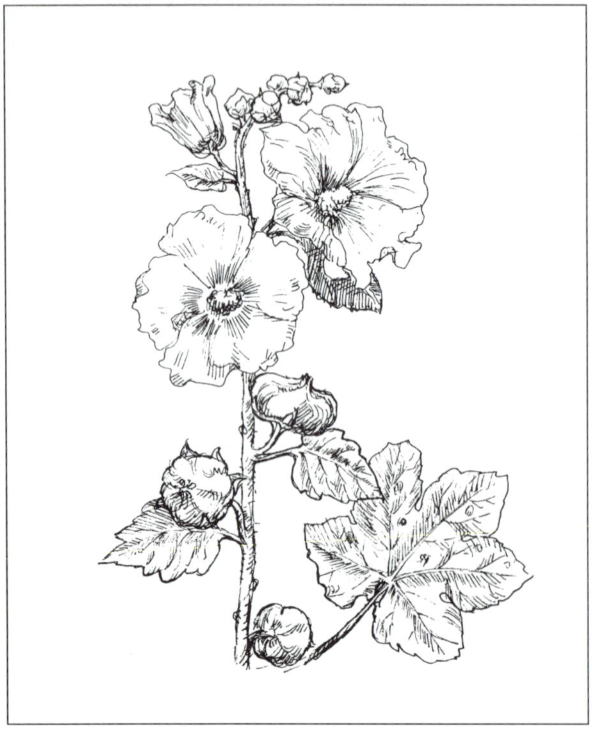

diger lockerer Traube oder auch weiter unten einzeln gestielt in den Blattachseln. Es gibt Züchtungen mit gefüllten Blüten und hellerer, ja sogar roter, gelber oder weißer Blütenfarbe. *Blütezeit:* Spätsommer bis Herbst. *Vorkommen:* Die Heimat der Stockrose ist wohl die Balkanhalbinsel, vielleicht auch Kreta und Süditalien. Heute wächst sie in Gärten und Kulturen fast überall. Für arzneiliche Zwecke wird sie angebaut.

Ernte und Aufbereitung: Es werden die voll erblühten ganzen Blüten (mit Kelch also) gesammelt und bei mäßiger Wärme schnell getrocknet.

Inhaltsstoffe (Wirkstoffe): Am wichtigsten sind die reichlich vorhandenen Pflanzenschleime. Hinzu kommen Mineralstoffe, der Anthocyanfarbstoff, Gerb- und Bitterstoffe, Stärke und Phytosterin.

Heilwirkung und Anwendung: Als Schleimdroge ist die Stockrose Bestandteil verschiedener Teemischungen gegen Husten und Bronchitis. Allein gebraucht die Schulmedizin diese Droge nicht.

Stockrose als Hausmittel: Zunächst ist die Stockrose wohl als Gartenschmuck in die Bauerngärten eingezogen.

Doch nach und nach gebrauchte man die Blüten als Hustentee, der zusammen mit Honig Reizhusten lindert.

• *Der Tee wird nach folgender Vorschrift bereitet:* 2 Teelöffel geschnittene Stockrosenblüten übergießt man mit 1/4 l heißem Wasser, läßt 10 Minuten ziehen und trinkt den Tee 3mal täglich mit jeweils 1 Eßlöffel Honig gesüßt bei Husten, Heiserkeit und Asthma.

Ungesüßt gilt der Tee in der Volksmedizin als Heilmittel bei Durchfällen und Magenbeschwerden. Gegen Nierenleiden wird er ebenfalls gebraucht.

Äußerlich verwendet man die beschriebene Teezubereitung auch zum Gurgeln bei Mund-, Rachen- und Halsentzündungen (natürlich ungesüßt) und für Umschläge bei Verletzungen.

Nebenwirkungen sind nicht bekannt.

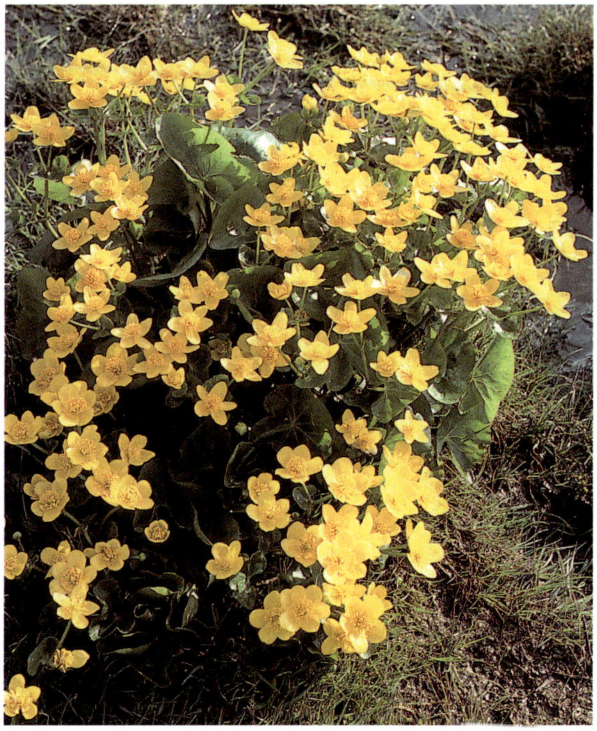

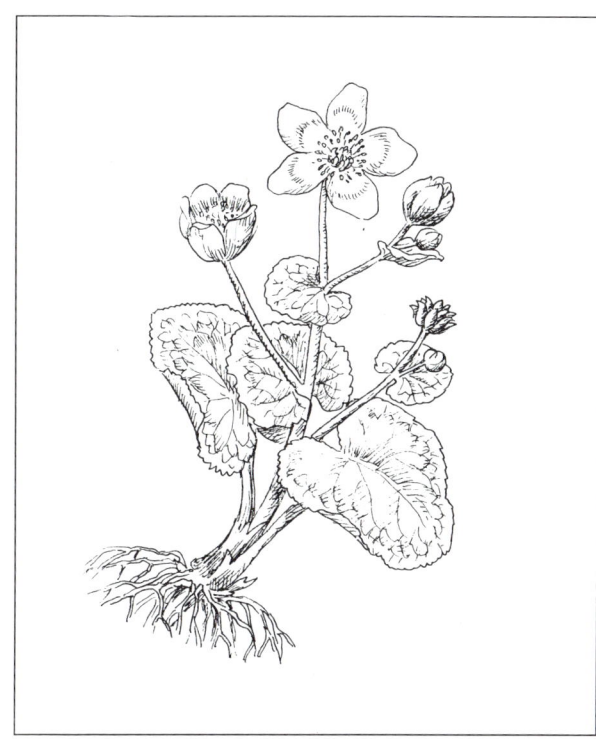

Sumpfdotter-blume

▷ *frisch schwach giftig*
CALTHA PALUSTRIS L.
Hahnenfußgewächse, RANUNCULACEAE
Volksnamen: Butterblume, Dotterblume, Kuhblume, Schmalzblume.
Arzneilich verwendete Pflanzenteile: Das Kraut.
Drogenbezeichnung: Sumpfdotterblumenkraut = CALTHAE PALUSTRIS HERBA (früher: HERBA CALTHAE PALUSTRIS).

Botanik: *Pflanzenbeschreibung:* Die Sumpfdotterblume ist eine auffallende Frühlingspflanze, die leuchtend gelbe glänzende Blüten besitzt. Sie ist ausdauernd und wächst buschig. Alle Teile der Pflanze sind lebhaft grün und saftig. Aus einem kräftigen, sehr kurzen Wurzelstock entwickeln sich aus bereits im Herbst angelegten Knospen die Stengel, die oberwärts reich verzweigt sind und deren Enden mit den schon erwähnten leuchtenden Blüten geschmückt sind. Die Höhe ist unterschiedlich. Je nach Standort wird die Sumpfdotterblume 5 bis 30 cm hoch, das hängt davon ab, ob die Stengel aufsteigen oder niederliegen. Die Laubblätter sind sowohl grundständig als auch am Stengel ausgebildet. Sie sind herz- bis nierenförmig im Umriß und am Rand mehr oder weniger deutlich gekerbt bis gesägt. An der Unterseite tritt die Nervatur stark hervor. *Blütezeit:* (März) April (Mai). *Vorkommen:* Feuchte Wiesen und Gräben sind die Lieblingsstandorte der Sumpfdotterblume. Daß sie feuchte sumpfige Stellen bevorzugt, sagt schon der Name.
Inhaltsstoffe (Wirkstoffe): Saponine, Flavonoide, Anemonin, Cholin und in den Blüten zusätzlich Xanthophyll und Carotin.
Heilwirkung und Anwendung: Als Saponindroge könnte die Sumpfdotterblume ohne weiteres ihren Anwendungsbereich haben, doch gibt es über die mögliche Giftigkeit so viele einander widersprechende Angaben, daß hier große Zurückhaltung geübt wird. Das Anemonin wird als ätzender Stoff gefürchtet, doch weiß man, daß es beim Trocknen abgebaut wird. Außerdem werden frische Blätter in ganz jungem Zustand als Salat gegessen, ohne daß sie Schaden verursachen. Wenn von Vergiftungen berichtet wird, so handelt es sich dabei bestimmt nur um solche, die nach dem Verzehr größerer Mengen frischer Blätter entstanden sind.
Aber da es wenig Klarheit gibt, muß hier mein Rat lauten: Finger weg von frischen Sumpfdotterblumen!

Anwendung in der Homöopathie: Das Homöopathikum *Caltha palustris* wird aus der frischen blühenden Pflanze bereitet. Man gibt das Mittel in den mittleren Verdünnungen (D3 bis D6) bei der sogenannten Bläschenflechte, bei Keuchhusten, Bronchialkatarrh und auch gegen Regelbeschwerden junger Frauen. Mehrmals täglich 5 bis 10 Tropfen ist die richtige Dosierung.
Sumpfdotterblume als Hausmittel: Als volkstümliches Heilmittel ist die Sumpfdotterblume nur noch wenig im Gebrauch. Da und dort findet sie Verwendung bei Galle- und Leberbeschwerden, was vermutlich auf die früher sehr beachtete Signaturenlehre zurückgeht, nach der eine Pflanze durch Form und Farbe zu erkennen gebe, wogegen sie gut und nützlich sei. Und die gelbe Farbe der Blüten wurde auf die Leber bezogen. Als Hustenmittel, zusammen mit Huflattich und Spitzwegerich, begegnet man ihr schon häufiger. – Sehr beliebt sind die eingemachten Blütenknospen als appetitanregendes »Gewürz«. Dafür sammelt man im frühen Frühjahr die noch grünen Blütenknospen, legt sie in gesalzenes Essigwasser, um sie dann nach einigen Tagen – wie Kapern – zum Würzen und als Beilage zu Eierspeisen zu reichen. – Vorsicht: Nicht überdosieren!
Nebenwirkungen: Über mögliche Vergiftungen und Nebenwirkungen wurde schon berichtet. Zusammenfassend muß festgestellt werden: Die Sumpfdotterblume gilt als schwach giftig, eine Selbstbehandlung mit ihr ist daher nicht zu empfehlen!

Süßholz

GLYCYRRHIZA GLABRA L.
Schmetterlingsblütengewächse, FABACEAE (LEGUMINOSAE)
Arzneilich verwendete Pflanzenteile:
Die Wurzel.
Drogenbezeichnung: Süßholzwurzel = LIQUIRITIAE RADIX (früher: RADIX LIQUIRITIAE), Süßholzsaft = LIQUIRITIAE SUCCUS (früher: SUCCUS LIQUIRITIAE).

Botanik: *Pflanzenbeschreibung:* Süßholz ist eine holzige mehrjährige Staude, die etwa 1 bis 1,5 m hoch wird. Sie besitzt ein ausgedehntes Wurzelsystem mit einer Pfahlwurzel, Nebenwurzeln und

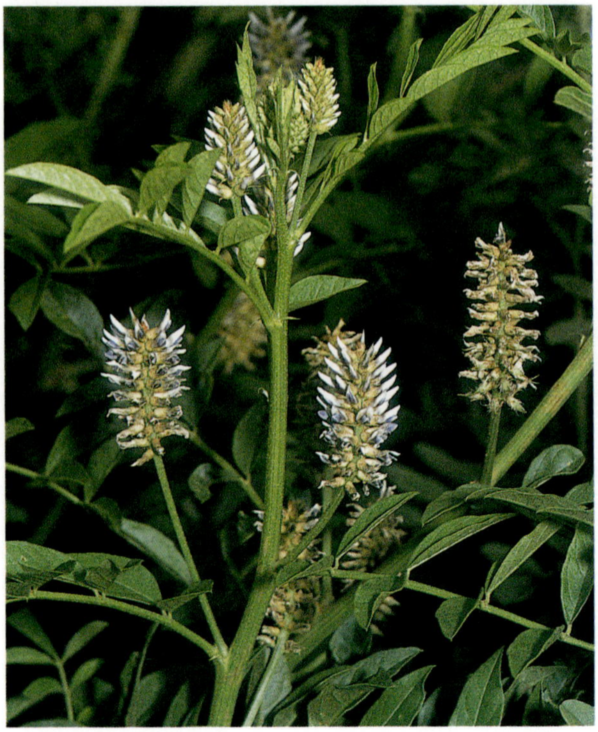

vielen sehr langen Wurzelausläufern. Die Blätter sind unpaarig gefiedert, die 9 bis 17 Fiederblättchen oval bis herzförmig und kurz stachelspitzig. Die Blütentrauben mit 20 bis 30 blaulila Schmetterlingsblüten entspringen den Blattachseln. *Blütezeit:* Frühsommer. *Vorkommen:* Süßholz ist im Mittelmeergebiet heimisch, vor allem in Spanien, Südfrankreich, Italien und Griechenland. Aber auch in Rußland, Persien und Syrien wächst diese Pflanze. Die Handelsware stammt größtenteils aus Kulturen; man unterscheidet die »Spanische Ware« aus Spanien, Südfrankreich und Italien von der »Russischen Ware« aus dem Wolgagebiet, dem Irak und aus China.
Ernte und Aufbereitung: Im Spätherbst werden die Wurzelausläufer ausgegraben, gewaschen, meist geschält und an der Sonne getrocknet. – Der Süßholzsaft wird aus den Wurzeln durch Auskochen und Eindicken des Saftes im Vakuum gewonnen; daraus werden die Lakritzenstangen gepreßt oder gegossen.
Inhaltsstoffe (Wirkstoffe): Glycyrrhizin (es ist etwa 50mal süßer als Zucker), Sterole und zahlreiche Flavonoide (Liquiritin, Liquiritigenin) sind die wichtigsten Wirkstoffe.
Heilwirkung und Anwendung: Die Wirkung der Süßholzwurzel und des daraus bereiteten Saftes, der Lakritze, kann man als auswurffördernd, entzündungswidrig und krampflösend bezeich-

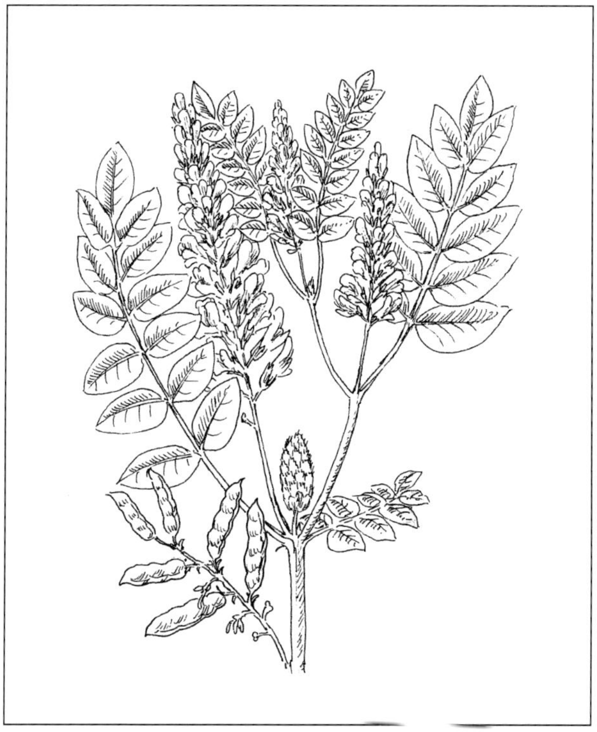

nen. Man verwendet Wurzel und Saft zur Behandlung von Husten, den Saft vor allem bei Gastritis und Magengeschwüren. In zahlreichen Teemischungen gegen Husten und Verschleimung ist Süßholzwurzel enthalten, auch recht häufig in Magentees. Als Einzeldroge hat sich Süßholzwurzel ebenfalls bewährt.

• *So wird Süßholz-Saft gegen Gastritis und Magengeschwüre eingenommen:* Etwa 1 g Süßholzsaft wird in 100 ml heißem Wasser aufgelöst. Diese Lösung muß mäßig warm getrunken werden. – 2 bis 3 Portionen pro Tag.

Mein besonderer Rat: Zwei Teemischungen, eine gegen Bronchitis, die andere gegen Magenbeschwerden, haben sich in der Praxis so gut bewährt, daß ich sie nennen möchte:

• *Hustentee mit Süßholz:*

Süßholzwurzel	20,0
Isländisches Moos	10,0
Spitzwegerichblätter	10,0
Hagebutten ohne Kerne	10,0

• *Magentee mit Süßholz:*

Süßholzwurzel	20,0
Kamillenblüten	20,0
Pfefferminzblätter	5,0
Tausendgüldenkraut	5,0
Melissenblätter	5,0

Zubereitung für beide Tees → *Dosierungsanleitung und Art der Anwendung,* rechte Spalte.

Süßholz als Hausmittel: Neben der beschriebenen Anwendung der Süßholzwurzel und des Süßholz-Saftes verwendet die Volksmedizin auch die gepulverte Wurzeldroge, mit Honig vermischt, bei Husten und anderen Erkältungskrankheiten: ½ Teelöffel Süßholzpulver, vermischt mit 1 Teelöffel Honig, 3mal täglich einnehmen. Bei Magengeschwüren und anderen Magenleiden wird empfohlen, kleine Wurzelstücke zu kauen. Das soll auch den »Kater« nach zuviel Alkohol lindern. Schließlich gilt Süßholzwurzel-Tee als mildes Abführmittel.

Daß die Süßholzwurzel eine ausgezeichnete und wirksame Heildroge ist, steht außer Zweifel. Dennoch sind bei der Verwendung (das gilt sinngemäß auch für die Zubereitungen aus der Wurzel [Saft, Lakritze]) einige Dinge zu beachten, die das BGA im Beipackzettel für die Standardzulassung der Süßholzwurzel genannt hat. Hier der ganze Text der Packungsbeilage:

Anwendungsgebiete: Zur Schleimlösung und Erleichterung des Auswurfs bei Katarrhen der oberen Atemwege (Bronchitis). Zur Unterstützung der Behandlung von krampfartigen Beschwerden bei Magenschleimhautentzündungen (chronische Gastritis).

Gegenanzeigen: Chronische Leberentzündung, Leberzirrhose, Bluthochdruck und Kaliummangel im Blut.

Nebenwirkungen: Bei bestimmungsgemäßem Gebrauch nicht bekannt. *Hinweis:* Bei längerer Anwendung von Zubereitungen aus Süßholzwurzel kann eine vermehrte Wassereinlagerung mit leichten Schwellungen, besonders im Bereich von Gesicht und Fußgelenken, auftreten. Die Natriumausscheidung wird vermindert, und die Kaliumausscheidung erhöht. Eine Erhöhung des Blutdrucks ist möglich.

Wechselwirkungen mit anderen Mitteln: Bei bestimmungsgemäßem Gebrauch nicht bekannt. *Hinweis:* Zubereitungen aus Süßholzwurzel sollen bei längerer Anwendung nicht gleichzeitig mit kaliumsparenden Diuretika, wie zum Beispiel Spironolacton, Triamteren oder Amilorid, gegeben werden. Aufgrund erhöhter Kaliumverluste kann die Wirkung von Herzglykosiden verstärkt werden. Durch verminderte Natrium- und Wasserausscheidung kann die Einstellung mit Arzneimitteln gegen Bluthochdruck erschwert werden.

Dosierungsanleitung und Art der Anwendung: Etwa 1 Teelöffel voll (2 bis 4g) Süßholzwurzel wird mit kochendem Wasser (ca. 150 ml) über-

brüht, weitere 5 Minuten zum Sieden erhitzt und nach Abkühlen durch ein Teesieb gegossen. Soweit nicht anders verordnet, wird jeweils nach den Mahlzeiten eine Tasse Tee getrunken.
Dauer der Anwendung: Zubereitungen aus Süßholzwurzel sollen in hohen Dosen nicht länger als 4 bis 6 Wochen angewendet werden. Während dieser Zeit soll auf die Zufuhr einer kaliumreichen Kost (beispielsweise Bananen, getrocknete Aprikosen) geachtet werden.
Hinweis: Vor Licht und Feuchtigkeit geschützt aufbewahren.

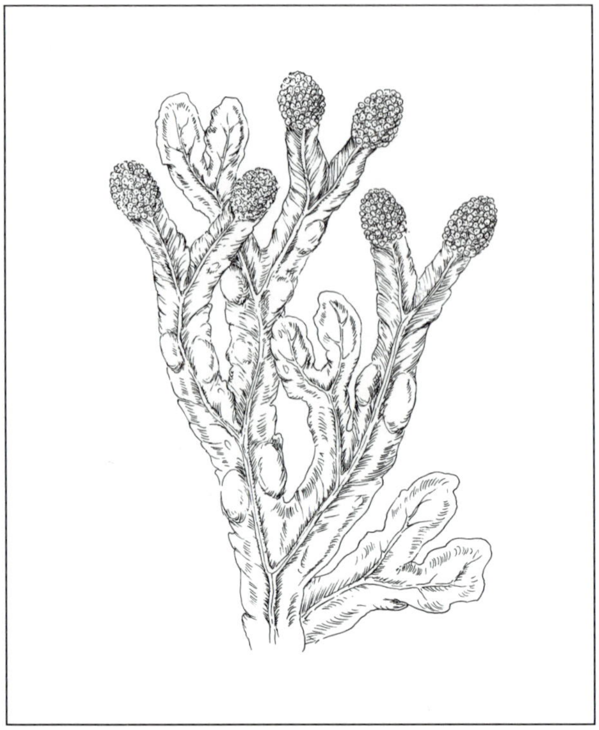

Tang

FUCUS VESICULOSUS L. – Blasentang und/oder ASCOPHYLLUM NODOSUM LEJ. JOLIS – Knotentang
Braunalgen, FUCACEAE (PHAEOPHYCEAE)
Volksnamen: Höckertang, Meereiche, Schweinetang.
Arzneilich verwendete Pflanzenteile: Der Thallus beider Algenarten.
Drogenbezeichnung: Fucus (FUCUS VESICULOSUS)

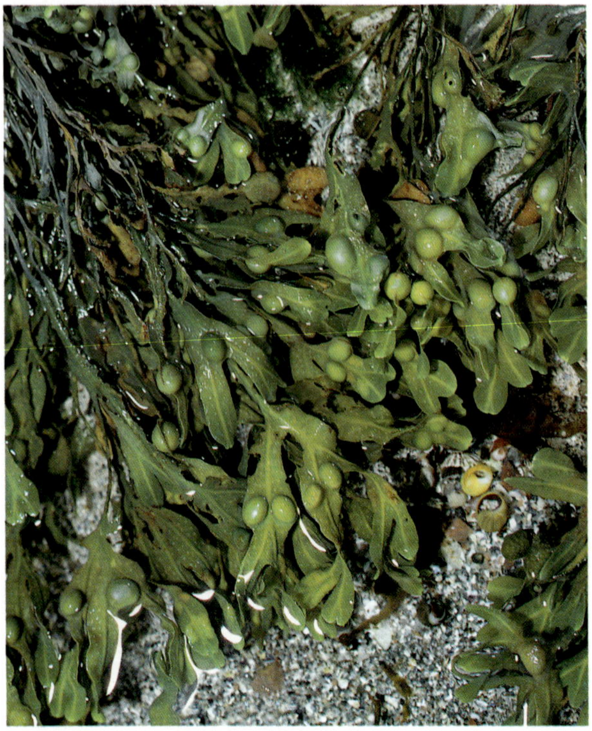

Botanik: Fucus vesiculosus, der Blasentang, und ebenso Ascophyllum nodosum, der Knotentang, sind Braunalgen, die an der Atlantikküste, der Nordsee- und der westlichen Ostseeküste häufig vorkommen. Auch im Stillen Ozean sind Braunalgen beheimatet. Sie bilden einen Thallus aus, der bis 1 m lang werden kann, er ist verzweigt, und die einzelnen Bänder lassen deutlich eine Mittelrippe erkennen. Die luftgefüllten Blasen sind zumeist paarweise angeordnet. Tang wird mit Schleppnetzen geerntet und schnell getrocknet.
Inhaltsstoffe (Wirkstoffe): Jod in Form organischer Salze, aber auch an Eiweiße gebunden, Schleime, antibiotisch wirkende Polyphenole.
Heilwirkung und Anwendung: Früher gebrauchte man den Tang zumeist in Form galenischer Zubereitungen gegen Schilddrüsenerkrankung infolge von Jodmangel. In neuerer Zeit wurde der Tang wieder berühmt als Mittel zur Gewichtsreduzierung durch Erhöhung des Grundumsatzes. Selbst als Schlankheitsbad wird Tang empfohlen. Beide Anwendungsformen lehne ich strikt ab: erstere wegen der Gefährlichkeit, letztere wegen der Sinnlosigkeit.
Auch das BGA spricht sich gegen die Verwendung aus.
Nebenwirkungen: Unrast, Herzklopfen und Schlaflosigkeit infolge von Schilddrüsenüberfunktion sind mögliche Nebenwirkungen.

Taubnessel, Weiße

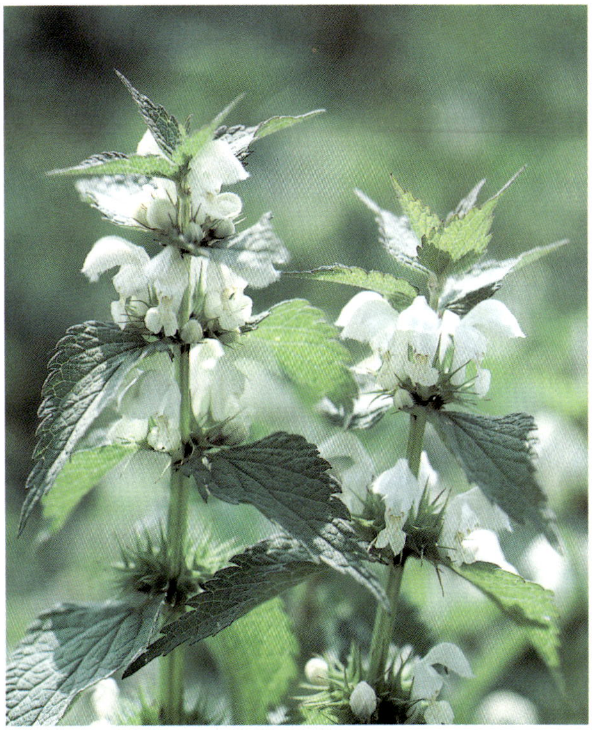

LAMIUM ALBUM L.
Lippenblütengewächse, LAMIACEAE (LABIATAE)
Volksnamen: Bienensaug, Blumennessel, Kuckucksnessel, Sügerli, Tote Nessel, Weiße Nessel.
Arzneilich verwendete Pflanzenteile: Die Blüten.
Drogenbezeichnung: Weiße Taubnessel-Blüten = LAMII ALBI FLOS (früher: FLORES LAMII ALBI).

Botanik: *Pflanzenbeschreibung:* Die Weiße Taubnessel besitzt einen vierkantigen Stengel, an dem, in Quirlen angeordnet, verhältnismäßig große reinweiße Lippenblüten stehen. Sie duften honigartig. Der Stengel wird etwa 30 bis 40 cm hoch. Er ist hohl und gegenständig mit Blättern besetzt, die am Rand gesägt, herzeiförmig und lang gestielt sind. Die Pflanze besitzt einen waagrecht im Boden kriechenden Wurzelstock, der reichlich verzweigt ist. *Blütezeit:* April bis Oktober. *Vorkommen:* Weit verbreitet auf Schutt, an Wegen, im Gebüsch und an Zäunen.
Ernte und Aufbereitung: Man sammelt die voll entwickelten Blüten ohne den Kelch, trocknet sie schonend, aber gründlich im Schatten und bewahrt sie in gut schließenden Gefäßen auf, weil sie sonst leicht schimmeln. Dabei nehmen sie eine schmutziggraue bis bräunliche Farbe an.
Inhaltsstoffe (Wirkstoffe): Saponine, Schleim, Gerbstoffe, ätherisches Öl, Flavonglykoside.
Heilwirkung und Anwendung: Die Schulmedizin ist bei der Verwendung der Weißen Taubnessel sehr zurückhaltend. Man will sich der Erfahrung, die lehrt, daß man durch innerliche und äußerliche Anwendung den weißen Ausfluß junger Mädchen erfolgreich behandeln kann, nicht recht anschließen. Auch bei der Behandlung der unregelmäßigen und schmerzhaften Periode mit dieser Heilpflanze übt die Schulmedizin Zurückhaltung. Das BGA nennt Katarrhe der oberen Luftwege sowie Magen- und Darmbeschwerden als mögliche Anwendungsgebiete. Zusammen mit Schafgarbe jedoch wird die Weiße Taubnessel für die genannten Beschwerden häufiger gebraucht. Das Mischungsverhaltnis ist in diesem Fall 1:1. Sowohl diese Mischung als auch den Taubnessel-Tee allein kann man Mädchen und jungen Frauen geben, die schon Tage vor der Periode heftige Leibschmerzen verspüren.

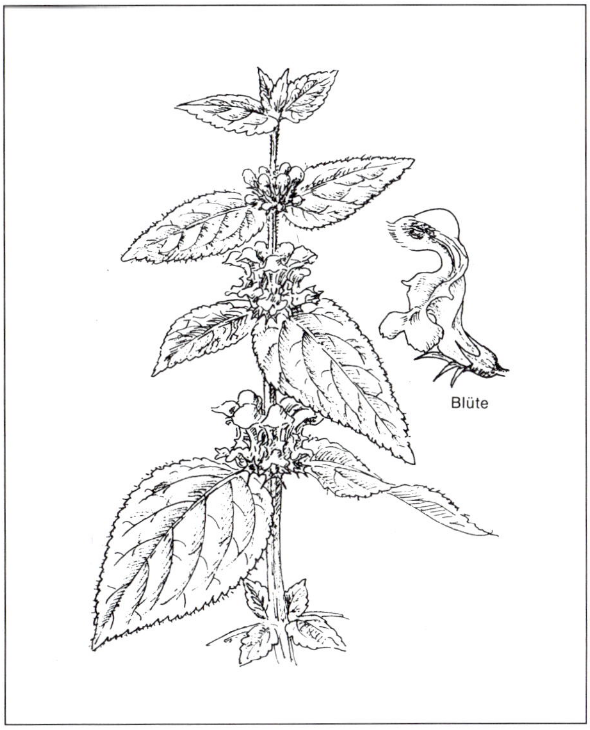

• *So wird Taubnessel-Tee bereitet:* 1 bis 2 Teelöffel Taubnesselblüten (oder die Mischung mit Schafgarbe) übergießt man mit 1/4 l Wasser, erhitzt zum Sieden und läßt 5 Minuten ziehen. Nach dem Abseihen ist der Tee gebrauchsfertig. 2- bis 3mal täglich 1 Tasse Tee über längere Zeit zu trinken, ist

bei den obengenannten Beschwerden empfehlenswert.
Anwendung in der Homöopathie: Das Homöopathikum *Lamium album* wird aus frischen Blättern und Blüten gewonnen und in mittleren Potenzen (D3 bis D6) gegen Blasen- und Nierenleiden verwendet. Mehrmals täglich 10 bis 15 Tropfen sind die richtige Dosierung.
Weiße Taubnessel als Hausmittel: Mancherorts trinkt man einen Tee aus Taubnesselblüten, weil er zum Frühstück und zum Abendessen gut schmeckt. Es wird behauptet, daß man dadurch der Blutarmut, der Appetitlosigkeit, Hautunreinheiten und Lungenerkrankungen entgegenwirke. Als »Heilmittel« schätzt die Volksmedizin diesen Tee bei Menstruationsbeschwerden und weißem Ausfluß bei Frauen und Mädchen.
Auch als Schlafmittel und Nervenmittel für ältere Leute gibt man einen Tee aus Weißer Taubnessel. Hierbei wird großer Wert darauf gelegt, daß der Tee reichlich mit Honig gesüßt ist. Diabetiker nicht süßen.
Die äußerliche Anwendung erfolgt als Waschung bei weißem Ausfluß, aber auch zur Behandlung von Nagelbetteiterungen (Panaritium). Hier verwendet man häufig eine Mischung mit Arnika zu gleichen Teilen. Als Tee zubereitet, dient diese Mischung auch als Umschlag auf schlecht heilende Wunden.
Zusatz: Die jungen Blätter sowohl der Weißen als auch der Roten Taubnessel sind im Frühjahr ein beliebtes Gemüse. Man bereitet sie wie Spinat zu.
Nebenwirkungen: Weder bei der äußerlichen noch bei der innerlichen Anwendung sind Nebenwirkungen zu befürchten.

Tausendgüldenkraut

▷ *geschützt*
CENTAURIUM ERYTHRAEA RAFN (CENTAURIUM UMBELLATUM GILIB.), (CENTAURIUM MINUS AUCT.), (ERYTHRAEA CENTAURIUM [L.] PERS.)
Enziangewächse, GENTIANACEAE
Volksnamen: Centorelle, Fieberkraut, Laurinkraut, Magenkraut, Piferkraut, Sanktorikraut.
Arzneilich verwendete Pflanzenteile:
Das Kraut.
Drogenbezeichnung: Tausendgüldenkraut = CENTAURII HERBA (früher: HERBA CENTAURII).

Botanik: *Pflanzenbeschreibung:* Das hübsche Tausendgüldenkraut wächst so versteckt, daß man es gar nicht so recht bewundern kann, zumal die Blüten auch nur bei strahlender Sonne vollständig geöffnet sind. Aus einer hellen Pfahlwurzel bildet sich ein vierkantiger Stengel, der 10 bis 50 cm hoch wird. Die grundständige Blattrosette übersieht man meist, weil sie zur Blütezeit oft schon verwelkt ist, oder weil dichtes Gras sie zudeckt. Die Stengelblätter sind kreuzgegenständig angeordnet, länglich eiförmig oder lanzettlich und mit Längsadern versehen. In gabelförmiger Anordnung, doldenrispig zusammengesetzt, sitzen im oberen Teil der Pflanze zahlreiche Blüten. Umgeben von einem fünfzipfeligen Kelch, endet die weißliche Kronröhre in fünf roten Blütenzipfeln, die sich bei Sonnenschein sternförmig öffnen. *Blütezeit:* (Juni) Juli bis September.
Vorkommen: Auf lichten Waldungen und feuchten Wiesen wächst das Tausendgüldenkraut. Es kommt nicht sonderlich häufig vor, doch ist es standorttreu.
Ernte und Aufbereitung: Tausendgüldenkraut darf bei uns nicht gesammelt werden. Wir beziehen die Droge aus anderen Ländern: Marokko, Jugoslawien, Bulgarien. Man gebraucht das ganze Kraut, das man über der Grundrosette abschneidet, bündelt und zum Trocknen an einem luftigen Ort aufhängt.
Inhaltsstoffe (Wirkstoffe): Die Bitterstoffglykoside Amarogentin und Gentiopikrin sind die Hauptwirkstoffe des Tausendgüldenkrauts, das zu den reinen Bitterstoffdrogen zählt. Blüten und Stengel sind besonders reich an diesen Wirkstof-

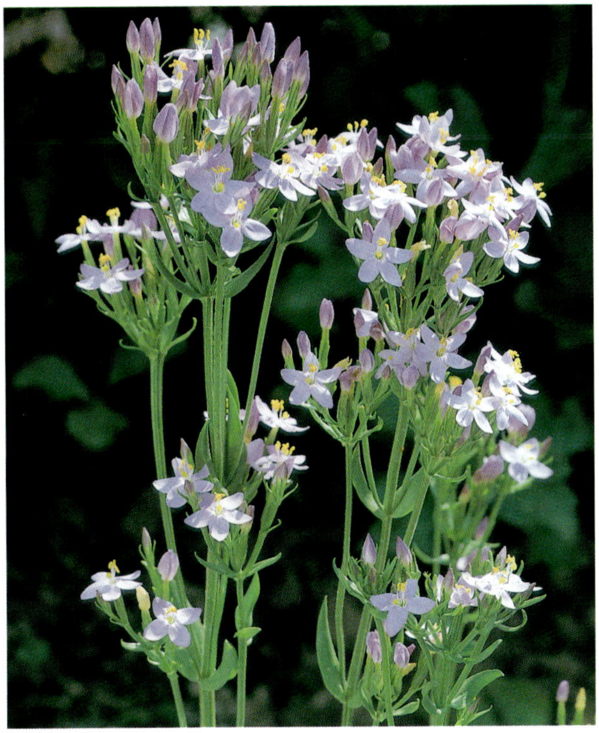

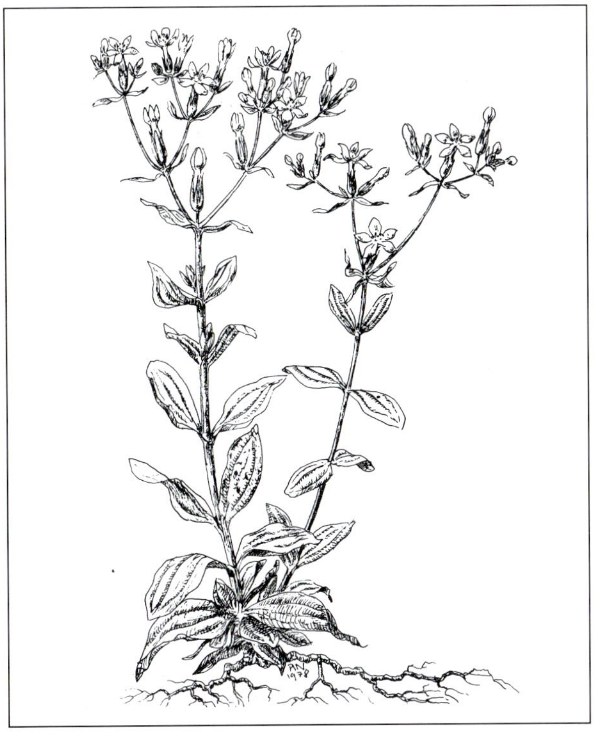

fen, während in den Blättern nur wenig davon enthalten ist. Deshalb nimmt man die grundständige Blattrosette beim Sammeln auch nicht mit. Weitere Inhaltsstoffe: Flavonoide, Sterole sowie in Spuren Pyridin- und Aktinidin-Alkaloide.
Heilwirkung und Anwendung: Appetitlosigkeit, Magenschwäche mit mangelnder Magensaftsekretion (Absonderung), Störungen der Magenentleerung, Blähungen sowie Krampf- und Erschlaffungszustände des Magens und des Darms können mit einem Tee aus Tausendgüldenkraut erfolgreich behandelt werden. Die Bitterstoffe wirken schon nach Berührung mit der Mundschleimhaut, indem sie heilende Reflexe auslösen, danach direkt durch Aufnahme in den Körper tonisierend und stimulierend auf sämtliche Verdauungsvorgänge. Man sollte aber, und das gilt für alle reinen Bitterstoffdrogen, unterscheiden, um welche Magenfunktionsstörungen es sich handelt. Beim saftlosen, erschlafften (»müden«) Magen ist eine Bitterstoffdroge wie Tausendgüldenkraut das Mittel der Wahl, während bei Übersäuerung, welche sich durch häufiges saures Aufstoßen zu erkennen gibt, Vorsicht anzuraten ist. Hier sind Mischungen mit anderen Heilpflanzen angezeigt: Kümmel, Fenchel, Anis, Melisse, Kamille und Pfefferminze bieten sich an, und wenn es darum geht, auch Beruhigung der Magennerven zu erreichen, kann man mit Baldrian und Johanniskraut die Wirkung unterstützen. Zu erwähnen ist, daß Bitterstoffdrogen (also auch das Tausendgüldenkraut) kreislaufwirksam sind. Das hat Professor Glatzl besonders für Enzian nachgewiesen. – Tausendgüldenkraut hat auch ein ganz spezifisches Anwendungsgebiet, nämlich die Anorexia nervosa, die psychogen bedingte Eßunlust junger Mädchen. Und noch etwas sei zum Lob des Tausendgüldenkrauts gesagt: Der Tee eignet sich auch bei nervöser Erschöpfung, über die sich Menschen, die körperlich und seelisch überbelastet sind – zum Beispiel berufstätige Hausfrauen und Mütter – sehr häufig beklagen. Und Patienten mit Gallensteinen können ihre unruhige Galle damit beruhigen und Koliken vorbeugen. Unter dem Namen Fieberkraut verwendet man neuerdings die Heilpflanze als Mittel gegen Migräne.
Das BGA hingegen nennt nur Magenbeschwerden durch mangelhafte Magensaftbildung und Appetitlosigkeit als mögliche Anwendungsgebiete und verzeichnet als Gegenanzeige Magen- und Darmgeschwüre.
• *So wird Tausendgüldenkraut-Tee bereitet:* Er wirkt besser, wenn er kalt ausgezogen wird. Man übergießt 1 gehäuften Teelöffel zerschnittenes Kraut mit $^1/_4$ l kaltem Wasser und zieht unter gelegentlichem Umrühren 6 bis 10 Stunden aus, seiht ab und erwärmt auf Trinktemperatur.

Der Tee soll vor den Mahlzeiten ungesüßt getrunken werden. Bei Bitterstoffen ist es sinnlos, den bitteren Geschmack durch Zucker überdecken zu wollen. Die Erfahrung lehrt jedoch, daß man sich beim Tausendgüldenkraut sehr schnell an den bitteren Geschmack gewöhnt.

Tausendgüldenkraut als Hausmittel: »Eine Arznei muß bitter schmecken, sonst nützt sie nichts«, sagt der Volksmund – was bitter schmeckt, ist auch beliebt. Beim Tausendgüldenkraut trifft dies zu. Ein Tee aus dieser Heilpflanze hilft bei Magenbeschwerden. In der Volksmedizin aber kennt man noch zahlreiche andere Anwendungsgebiete: Bei Bleichsucht und Blutarmut, Leberleiden und Fettsucht, zur Blutreinigung und bei Hautausschlägen gibt man häufig den Tee oder einen Tausendgüldenkraut-Wein.

• *So wird Tausendgüldenkraut-Wein bereitet:* Pfefferminze und Tausendgüldenkraut (jeweils 30 g) und 1 ganze Zitrone (mit unbehandelter Schale, zerschnitten) werden mit 1 l leichtem Moselwein übergossen und etwa 10 Tage lang beiseite gestellt. Dann wird abgeseiht und in Flaschen gefüllt. Ein kleines Gläschen dieses »Arzneiweins«, bei Bedarf oder regelmäßig vor den Hauptmahlzeiten getrunken, soll stärken, den Appetit anregen, die Verdauung fördern und die Galle beruhigen.

Nebenwirkungen: Nebenwirkungen sind nicht zu befürchten. Der bittere Geschmack der Droge verhindert ohnehin ein Zuviel.

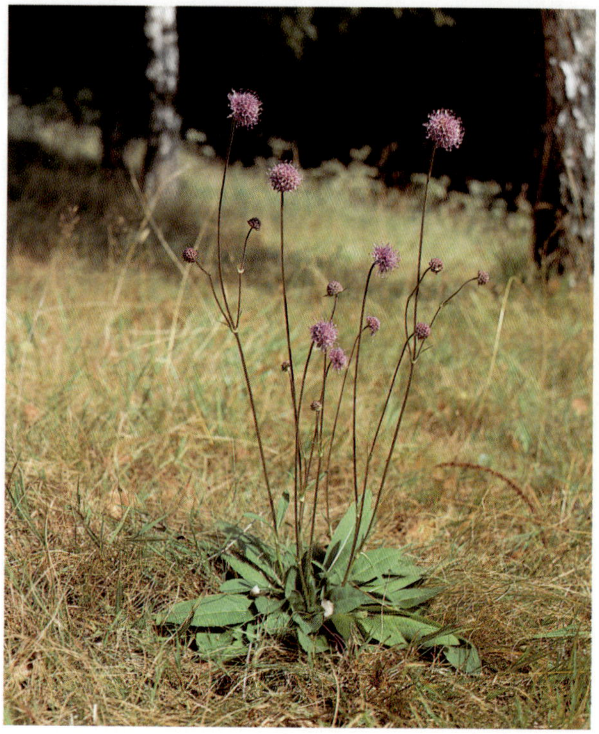

Teufelsabbiß

SUCCISA PRATENSIS MOENCH
(SCABIOSA SUCCISA L.)
Kardengewächse, DIPSACACEAE
Volksnamen: Abbebis, Abbißkraut, Ackerskabiose, Satanswurz, Teufelswurz.

Arzneilich verwendete Pflanzenteile: Das Kraut, auch die Wurzel.

Drogenbezeichnung: Teufelsabbißkraut = SUCCISAE HERBA (früher: HERBA SUCCISAE), Teufelsabbißwurzel = SUCCISAE RADIX (früher: RADIX SUCCISAE).

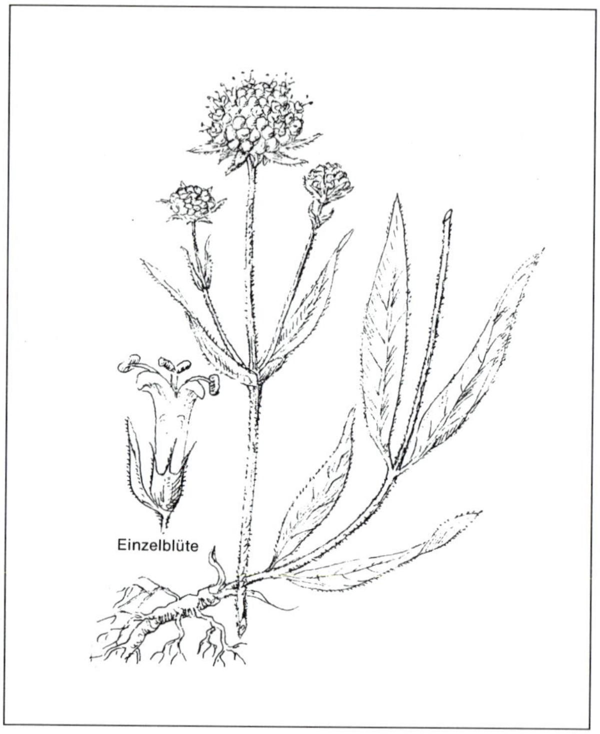

Botanik: Aus dem etwa 1 cm dicken kurzen, mit zahlreichen Wurzeln besetzten Wurzelstock entwickelt sich eine Rosette elliptischer, meist ganzrandiger Blätter, aus deren Mitte die Stengel aufsteigen. Sie werden etwa 50 cm hoch und sind im oberen Teil zuweilen verzweigt. Nur wenige Laubblätter sitzen gegenständig angeordnet an dem schwach behaarten Stengel, an dessen Ende kugelförmige Blütenstände ausgebildet werden.

Die kleinen Einzelblüten sind meist blau, seltener weiß oder rosa gefärbt. *Blütezeit:* Juli bis September. *Vorkommen:* Der Teufelsabbiß ist auf feuchten Wiesen und Waldlichtungen zu Hause.
Ernte und Aufbereitung: Das Kraut muß zur Blütezeit gesammelt werden. Das Trocknen erfolgt gebündelt an schattigem Ort. Die Wurzeln gräbt man im Spätherbst und trocknet sie langsam und gründlich im Schatten oder auch an der Sonne.
Inhaltsstoffe (Wirkstoffe): Saponine, Gerbstoffe und Bitterstoffe.
Heilwirkung und Anwendung: Wir kennen zahlreiche Heilpflanzen mit dieser Wirkstoffkombination, die alle leicht abführend und schwach wassertreibend wirken. Folglich werden sie Teemischungen beigegeben, die der sogenannten Blutreinigung dienen. Mit dem Teufelsabbiß ist das nicht anders. Wegen der Saponine ist er auch ein leichtes Expektorans (schleimlösendes Mittel). Die Schulmedizin hält sowohl die Inhaltsstoffe als auch die Wirkung für zuwenig erforscht, so daß diese Heilpflanze mehr in der Volksmedizin von Bedeutung ist.
Teufelsabbiß als Hausmittel: Es ist interessant, was die mittelalterlichen Kräuterbuchautoren über diese Heilpflanze zu berichten wissen, denn gegen dieselben Beschwerden wird der Teufelsabbiß auch heute noch in der Volksmedizin verwendet. P. A. Matthiolus schreibt: »Teuffels abbiss soll bewert sein wider die Pestilentz / so manns in wein siedet / vnd daruon trinckt / auch die grüne gestossene bletter auff die drüse vberlegt. Gleich krafft hat die wurtzel, Gemelter tranck zertreibet auch das untergerunnen blutt im leibe / so sich vom stossen oder schlagen gesamelt hat. Diese wurtzel gesotten / vnd daruon getruncken / hat ein besondere art zu stillen die weetage der mutter / vnd die bauchwürme zu tödten. Das gebrannt wasser auss Teuffels abbiss / getruncken / dienet wider alle gebresten der brust / husten / heyserkeit / schweren athem / so sich von zähem schleim / vnd kalten flüssen erheben ...« Besonders gegen Husten versteht man in der Volksmedizin eine gute Arznei aus dem Teufelsabbiß zu brauen. Man bereitet sich einen Tee, entweder aus dem Kraut oder aus der Wurzel.
• *So wird Teufelsabbiß-Tee bereitet:* 2 gehäufte Teelöffel Droge mit $^1/_4$ l kaltem Wasser übergießen, erhitzen und etwa 1 Minute am Sieden halten. Dann wird abgeseiht. Diesem Tee fügt man so viel braunen Zucker hinzu, wie sich darin auflöst. Zum Schluß werden noch 2 Teelöffel Honig zugegeben.
Von diesem Sirup sollen 3- bis 5mal täglich 2 Teelöffel genommen werden.
Gegen Würmer wird der Tee ohne Zusatz getrunken, zur Blutreinigung trinkt man den Tee mit 1 Eßlöffel Obstessig vermischt.
Nebenwirkungen: Wenn man nicht überdosiert, sind keine Nebenwirkungen zu befürchten.

Thymian

THYMUS VULGARIS L. UND THYMUS ZYGIS L.
Lippenblütengewächse, LAMIACEAE (LABIATAE)
Volksnamen: Demut, Echter Thymian, Gartenthymian, Immenkraut, Römischer Quendel, Welscher Quendel, Zimis.
Arzneilich verwendete Pflanzenteile:
Das ganze blühende Kraut (ohne die Wurzeln). Gute Ware besteht nur aus den oberen Teilen blühender Triebe oder aus den abgerebelten Blättern.
Drogenbezeichnung: Thymian = THYMI HERBA (früher: HERBA THYMI), Thymianblätter = THYMI FOLIUM (früher: FOLIA THYMI).

Botanik: *Pflanzenbeschreibung:* Ein kleiner Halbstrauch aus der Familie der Lippenblütler, der 10 bis 40 cm hoch wird. Die aufrechten vierkantigen Stengel sind kurz behaart und mit kleinen, 4 bis 10 cm langen elliptischen kurz gestielten oder sitzenden Blättchen besetzt. Sie sind unterseits dicht graufilzig behaart, oberseits glatt und am Rand eingerollt. Die typischen Lippenblüten stehen in Ähren und sind blaßrötlich gefärbt. Die ganze Pflanze duftet stark aromatisch.
Blütezeit: (Mai) Juni bis August (September).
Vorkommen: Die Heimat dieser Heil- und Gewürzpflanze sind die Felsenheiden und immergrünen Buschwälder des Mittelmeerraums. Bei uns in Kulturen und Gärten gezogen, kommt sie nur gelegentlich verwildert vor.
Ernte und Aufbereitung: Man erntet das blühende Kraut, wobei man die Triebspitzen bevorzugt. Gebündelt oder ausgebreitet trocknet man an der Luft im Halbschatten. Wird bei künstlicher Wärme getrocknet, so darf die Temperatur (wie bei allen ätherischen Öldrogen) 35 °C nicht übersteigen.

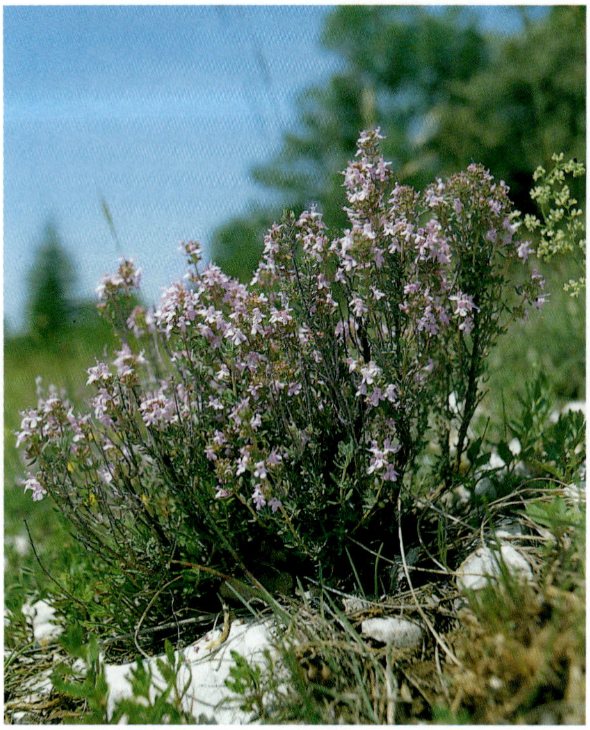

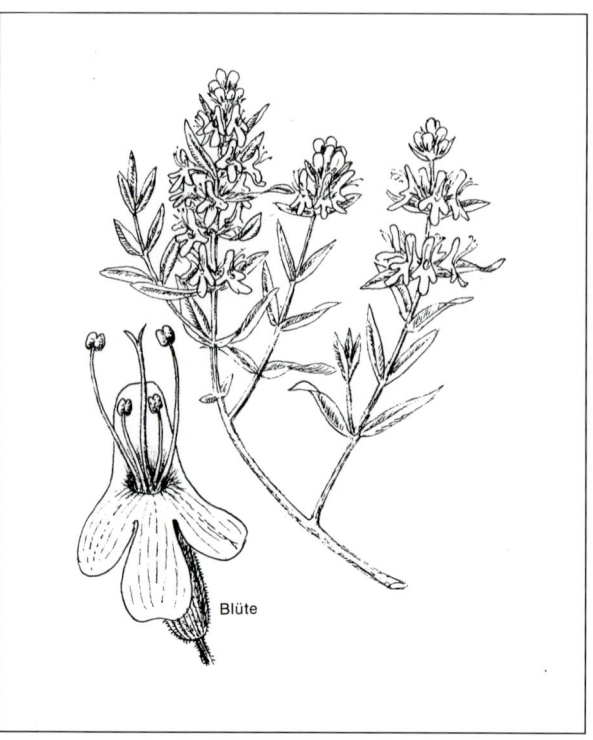

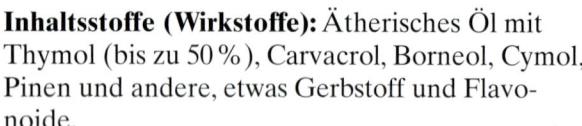

Inhaltsstoffe (Wirkstoffe): Ätherisches Öl mit Thymol (bis zu 50 %), Carvacrol, Borneol, Cymol, Pinen und andere, etwas Gerbstoff und Flavonoide.

Heilwirkung und Anwendung: Der Hauptwirkstoff ist das ätherische Öl, weshalb der Pflanze eine krampflösende und desinfizierende Wirkung zukommt. Lunge und Bronchien, Magen und Darm sind die Organe, denen Thymian hauptsächlich Hilfe bringt.

Krampfartiger Husten (auch Keuchhusten) wird durch Thymian-Tee oder durch Auszüge aus der Heilpflanze in Form von Tropfen und Säften gestillt, chronische und akute Bronchitis werden gebessert und asthmatische Anfälle gemildert.

Auf den Verdauungstrakt wirkt Thymian belebend. Der Appetit wird durch Thymian-Tee angeregt, die Speisen werden besser verdaut. Gärungserscheinungen und krampfartige Beschwerden werden beseitigt, übelriechende dünne Stühle normalisiert.

Bronchitis, Keuchhusten und Katarrhe der oberen Luftwege nennt das BGA als Anwendungsgebiete.

Thymian wird als Tee allein verwendet. Er ist aber auch Bestandteil vieler Hustentees, kommt in Magentees vor, und ein Vollauszug aus der Droge ist wirksamer Bestandteil von Hustentropfen, Säften und Elixieren.

Ein Thymian-Bad ist bei Husten (vornehmlich Keuchhusten), Nervenschwäche, Rheuma und Darmbeschwerden angezeigt.

• *So wird Thymian-Tee bereitet:* 1 gehäuften Teelöffel Thymiankraut mit 1/4 l Wasser übergießen, zum Sieden erhitzen, oder mit siedendem Wasser übergießen und 10 Minuten lang ausziehen; danach abseihen. 3 Tassen Tee täglich trinken, mäßig warm und bei Husten mit Honig gesüßt.

• *So wird das Thymian-Bad bereitet:* 100 g Thymiankraut übergießt man mit 1 l kochendem Wasser, zieht 15 bis 20 Minuten lang aus, seiht ab und setzt die Flüssigkeit dem Vollbad zu.

Mein besonderer Rat: In den meisten Fällen wirken Teemischungen gegen Magenbeschwerden und gegen Krampfhusten besser:

• *Magenteemischung mit Thymian:*

Thymiankraut	20,0
Kümmelfrüchte	10,0
Pfefferminzblätter	10,0
Tausendgüldenkraut	10,0

• *Hustenteemischung mit Thymian:*

Thymiankraut	20,0
Schlüsselblumenwurzel	10,0
Anisfrüchte	10,0
Spitzwegerichblätter	10,0
Sonnentau	10,0

Die *Zubereitungsvorschrift* ist für beide Tees die gleiche: 2 gehäufte Teelöffel dieser Mischung mit

1/4 l kochendem Wasser übergießen, 10 Minuten ziehen lassen, abseihen. Mäßig warm 3 Tassen Tee täglich trinken. Den Magentee nicht, den Hustentee mit Honig süßen. Diabetiker nicht süßen.
Verwendung als Gewürz: Es ist verständlich, daß eine auf Magen und Darm wirkende Heilpflanze, die so köstlich duftet, auch als Gewürz Verwendung findet. Thymian ist das Gewürz für fette Speisen, die dadurch nicht nur geschmacklich bereichert, sondern vor allem leichter verdaut werden. Alles, was fett ist, verträgt Thymian, wobei nicht nur an fettes Fleisch gedacht ist, sondern auch an Bratkartoffeln oder Rühreier mit Speck, an fette Wurst und fetten Käse.
Zusammen mit Rosmarin und etwas Salz ergibt Thymian eine empfehlenswerte Gewürzmischung für fette Fleischeintöpfe.
Anwendung in der Homöopathie: Die Homöopathie bereitet aus der frischen blühenden Pflanze eine Urtinktur (Ø) und verwendet – zwar nur noch selten – das Mittel *Thymus vulgaris* in der ersten und zweiten Potenz (D1 und D2) bei Magenbeschwerden und Husten.
Thymian als Hausmittel: Im alten Ägypten baute man schon Thymian-Arten an, um damit die Leichenharze zu parfümieren. Man kann annehmen, daß man den Thymian damals auch schon arzneilich gebrauchte. Das taten auch die Griechen und Römer, wie man bei Plinius, Dioskorides und Theophrast nachlesen kann. Über die Alpen gelangte der Thymian jedoch erst im 11. Jahrhundert. Die ersten Belegstellen findet man in der »Physika« der Äbtissin Hildegard von Bingen und bei Albertus Magnus. Aus dem Kräuterbuch des P. A. Matthiolus (Prag 1563) schöpften alle folgenden Kräuterbücher und auch die Volksmedizin ihr Wissen, denn dort wird erstmals ausführlich über die »Krafft und Würckung« des Thymian berichtet. Die Anwendung in der Volksmedizin deckt sich mit dem, was im Abschnitt »Heilwirkung und Anwendung« mitgeteilt wurde. Darüber hinaus rühmt man Thymian als Mittel »zur Förderung der Monatsblutung« der Frau, empfiehlt ihn bei Akne und unreiner Haut und – mit viel Honig – als Kräftigungsmittel. Auch als Wurmmittel, gegen Kopfschmerzen und zum Gurgeln bei Halsweh und Heiserkeit wird Thymian in der Volksmedizin häufig gebraucht. – Aus dem ätherischen Öl mit dem Wirkstoff Thymol bereitet man einen Spiritus, der zur Wunddesinfektion und zum Einreiben bei Altersjucken gebraucht wird.
Nebenwirkungen: Thymol, der wichtigste Wirkstoff aus dem Thymian, kann zur Überfunktion der Schilddrüse Anlaß geben. Bei der Verwendung des Thymian als Tee ist das aber nicht zu befürchten. Überdosierungen sollte man jedoch vermeiden. Wer sich an die vorgeschlagenen Dosierungen hält, braucht Nebenwirkungen nicht zu befürchten.

Tollkirsche

▷ *tödlich giftig*
ATROPA BELLADONNA L.
Nachtschattengewächse, SOLANACEAE
Volksnamen: Belladonna, Irrbeere, Schlafkirsche, Taumelstrauch, Teufelsbeere.
Arzneilich verwendete Pflanzenteile: Die Blätter, gelegentlich auch das ganze Kraut, die Wurzel.
Drogenbezeichnung: Tollkirschenblätter = BELLADONNAE FOLIUM (früher: FOLIA BELLADONNAE), Tollkirschenwurzel (Belladonnenwurzel) = BELLADONNAE RADIX (früher: RADIX BELLADONNAE).

Botanik: *Pflanzenbeschreibung:* Aus der sehr langen Pfahlwurzel der Tollkirsche wachsen jährlich mehrere aufrechte stumpfkantige und stark verästelte Stengel, die bis zu 1,50 m hoch werden. Sie tragen große und kleinere Blätter, die einander an den oberen Sproßteilen paarig gegenüberstehen. Zwischen beiden befinden sich die einzelstehenden langgestielten, überhängenden, außen braunvioletten, innen schmutziggelben und purpurrot geaderten Blüten. Die reifen Früchte sind kirschgroße, glänzend schwarze saftige Beeren. *Blütezeit:* Juni bis August. *Vorkommen:* Die Tollkirsche liebt Kalk- und Urgestein. Sie wächst in Europa und Kleinasien auf lichten Waldstellen.
Die Tollkirsche ist eine tödlich giftige Pflanze! Der Laie sollte sie weder sammeln noch anwenden! In allen Teilen befinden sich die Giftstoffe. Für Kinder besonders gefährlich sind die glänzenden blauen Früchte, die nicht einmal schlecht schmecken, denn schon wenige Beeren können für Kinder tödlich sein. Daß Drosseln, Spatzen und andere Vögel Tollkirschen fressen, ohne Schaden zu nehmen, darf nicht über die Giftigkeit für den Menschen hinwegtäuschen.

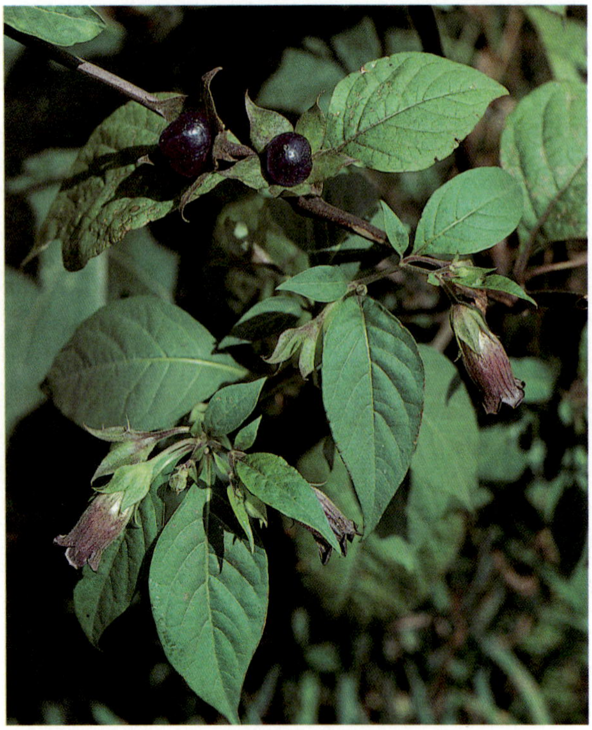

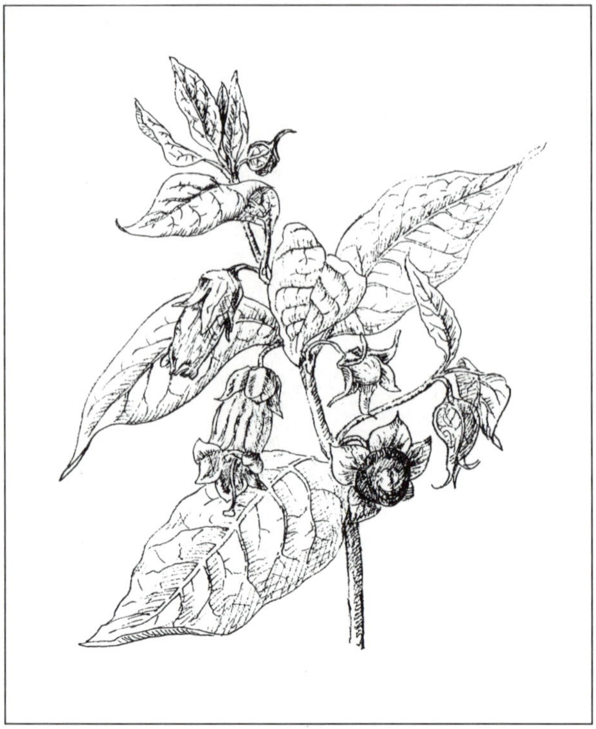

Inhaltsstoffe (Wirkstoffe): Atropin, Hyoscyamin, Skopolamin und verschiedene Nebenalkaloide.
Heilwirkung und Anwendung: Es kann nicht eindringlich genug vor der Selbstanwendung der Tollkirsche gewarnt werden. Dennoch muß festgestellt werden, daß es sich um eine äußerst wichtige Heilpflanze handelt, die in der Hand des Arztes hauptsächlich in Form von Fertigpräparaten unersetzlich scheint. Besonders dienen Tollkirschen-Präparate (Extrakte oder Tinkturen) zur Behandlung von Magen- und Darmerkrankungen, die mit krampfartigen Schmerzen verbunden sind. Auch bei Bronchialasthma und verschiedenen Neuralgien werden Tollkirschen-Präparate vom Arzt verordnet, in der Augenheilkunde bedient man sich des reinen Atropins.
Anwendung in der Homöopathie: Das Homöopathikum *Belladonna* wird aus der ganzen frischen Pflanze hergestellt. Man verwendet das Mittel meist in den Potenzen D3 bis D6 bei krampfartigen Zuständen aller Hohlorgane, bei Asthma, Magengeschwüren und Koliken. Bei Periodenschmerzen, verschiedenen Neuralgien und selbst bei Gicht wird Belladonna verwendet.
Tollkirsche als Hausmittel: Heute läßt man in der Volksmedizin weitgehend von der Verwendung dieser so gefährlichen Heilpflanze ab, doch früher verwendete man Extrakte, Auszüge mit Wein und Säften, bei den verschiedensten Schmerzzuständen innerlich und äußerlich. – Es erscheint etwas merkwürdig, daß wir aus den Schriften der Antike fast nichts über die Anwendung der Tollkirsche in der Medizin erfahren, obwohl es ganz sicher ist, daß die Giftwirkung bekannt war. Erst die Kräuterbuch-Autoren des Mittelalters lassen sich über diese Heilpflanze näher aus.
Bei Tabernaemontanus-Bauhinus erfahren wir in seinem Kräuterbuch (Basel 1731) unter dem Kapitel »Von Wald-Nachtschatten – Solanum bacca nigra cerasi simili«, daß das zerschnittene und aufgelegte Kraut alle Geschwüre und Geschwülste, entzündeten Magen und entzündete Leber heile, indem es die Hitze lösche. Aber es gab noch eine andere – unrühmliche – Verwendung der Tollkirsche. Man bereitete daraus eine Salbe, die man bei Hexenprozessen gebrauchte. Durch Einreiben gelangten die Wirkstoffe ins Blut, führten bei den Opfern zu Halluzinationen, so daß die Betroffenen unter dem Druck der Folter aussagten, was man von ihnen erpreßte.
Auch zur Herstellung von Gift- und Liebestränken gebrauchte man früher die Tollkirsche.
Nebenwirkungen: Die Vergiftungserscheinungen äußern sich durch Trockenheit im Mund, Kratzen im Hals mit Schluckbeschwerden, Durstgefühl, Erbrechen, Kopfweh und Schwindel. Wahnvor-

stellungen mit Tobsuchtsanfällen und Krämpfe folgen, bis oft nach 3 bis 15 Stunden der Tod eintritt.
Ein auffallendes Zeichen sind die großen, geweiteten Pupillen, die schon früh eine Tollkirschenvergiftung anzeigen. Bei Vergiftungserscheinungen muß sofort Erste Hilfe geleistet werden (→ Seite 33).

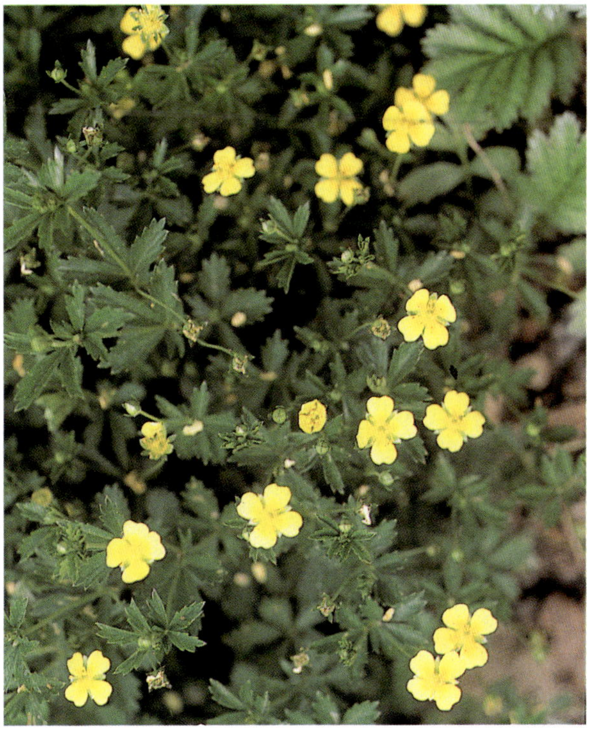

Tormentill
(Blutwurz)

POTENTILLA ERECTA (L.) RÄUSCHEL (POTENTILLA TORMENTILLA NECK.), (POTENTILLA SYLVESTRIS NECK.), (TORMENTILLA ERECTA L.)
Rosengewächse, ROSACEAE
Volksnamen: Blutwurz, Dilledapp, Rotwurz, Ruhrwurz, Siebenfinger.
Arzneilich verwendete Pflanzenteile: Der Wurzelstock.
Drogenbezeichnung: Tormentillwurzel(stock) = TORMENTILLAE RHIZOMA (früher: RHIZOMA TORMENTILLAE).

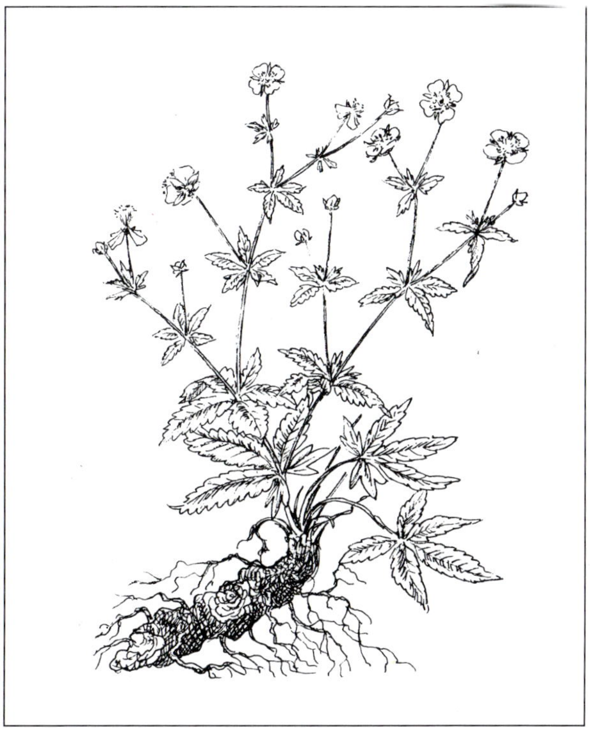

Botanik: *Pflanzenbeschreibung:* Im Boden ist Tormentill mit einem kräftigen, unregelmäßig dicken Wurzelstock verankert, der auch die Droge bildet. Zunächst ist die Bruch- oder Schnittstelle weiß, bald erfolgt aber eine intensive Rotfärbung. Aus diesem Wurzelstock wachsen mehrere gabelästige Stengel, die aufrecht oder aufsteigend eine Höhe von 10 bis 40 cm erreichen. Diese Stengel tragen gefingerte Blätter, die entweder ohne Stiel sind oder aber einen sehr kurzen Stiel tragen. Am Ende der Gabeläste sitzt jeweils eine gelbe Blüte mit vier Kronblättern. *Blütezeit:* März bis Mai (Juni). *Vorkommen:* Die Pflanze ist weit verbreitet. Sie liebt sandigen Untergrund ebenso wie feuchten Moorboden, doch ohne Sonne und Wärme mag sie nicht auskommen. Man findet sie daher häufig an Abhängen, auf Heiden, Waldlichtungen und Böschungen.
Ernte und Aufbereitung: Man sammelt den Wurzelstock entweder im Frühjahr oder im Herbst. Nach der Reinigung werden die Wurzeln schnell im Schatten oder in der Sonne getrocknet.
Inhaltsstoffe (Wirkstoffe): Die Blutwurz ist eine Gerbstoffdroge. Sie enthält vornehmlich Catechingerbstoffe, denen man »Magenfreundlichkeit« nachsagt. Der Gerbstoffgehalt kann 22 % erreichen. Beim Lagern der Droge entsteht das Phlobaphen Tormentillrot, das weniger wirksam ist. Man sollte deshalb die Droge in der Hausapotheke jährlich erneuern. Wieweit dem

Tormentillrot eine antibakterielle Wirkung zukommt, vermag ich nicht zu sagen.
Heilwirkung und Anwendung: Für die Tormentill gibt es zwei Anwendungsbereiche: Man gebraucht sie äußerlich als Gurgel- und Spülmittel bei Entzündungen in Mund und Rachen, am Zahnfleisch und an den Schleimhäuten. Besonders wirksam ist das Gurgeln bei entzündeten Mandeln. Außerdem wirkt eine Abkochung der Wurzel in Form von Teilbädern oder Umschlägen bei Erfrierungen und schlecht heilenden Wunden, bei Hämorrhoiden und Verbrennungen. Innerlich gibt man Blutwurz bei Magen- und Darmstörungen, besonders bei Blähungen und Durchfällen, die mit Gärungserscheinungen in Verbindung stehen.
Für beide Anwendungsbereiche gebraucht man Tormentill als Tee.
• *Den Tee bereitet man so:* Etwa 1 Teelöffel Tormentillwurzel mit ungefähr 150 ml kochendem Wasser übergießen, 10 Minuten lang am Sieden halten und noch warm abseihen. 2 bis 3 Tassen Tee täglich ist bei Durchfallerkrankungen die rechte Dosierung.
Wird mit dem Tee gegurgelt oder der Mund gespült, so muß das mehrmals täglich erfolgen. Dies sind auch die Empfehlungen des BGA.
Auch die Tinktur aus der Tormentill (Tinctura Tormentillae heißt sie in der Apotheke) ist innerlich und äußerlich wirksam. Die Einzelgabe zum inneren Gebrauch bei Durchfällen beträgt bei Bedarf 50 Tropfen. Zum Gurgeln oder für Teilbäder gibt man 2 Teelöffel der Tinktur in 1/2 l Wasser.
Mein besonderer Rat: Es ist nicht gut, bei Hals- und Mandelentzündungen sofort nach starken Arzneimitteln (wie etwa Antibiotika oder Sulfonamide) zu greifen. Es gibt gute Heiltees für diese Erkrankungen; bei Lindenblüten wurde schon darauf hingewiesen.
Als Gurgelmittel empfehle ich, die Tormentill, die Salbei und die Kamille – gemischt oder im Wechsel – zu verwenden. Alle drei Heilpflanzen haben ihre Besonderheiten und ergänzen sich sehr gut. Die Halsbeschwerden verschwinden schnell, komplikationslos und vollständig, außerdem hat der Organis- mus eigene Abwehrkräfte entwickelt, woran ihn die »drastischen Mittel« sonst hindern.
Tormentill (Blutwurz) als Hausmittel: Mal nennt man diese Heilpflanze Tormentill, mal Blutwurz, doch in jedem Fall ist dieselbe Droge gemeint. Sie gilt vielerorts als Hausmittel bei Durchfällen, bei Blähungen (gemischt mit Kümmel-Tee 1 : 1) und Magenbeschwerden (gemischt mit Pfefferminze 1 : 1). Aber auch die äußerliche Anwendung, besonders bei Frostschäden, wird in der Volksmedizin sehr geschätzt.
Statt des Tees verwendet man auch die gepulverte Droge gegen Durchfall, wovon man, in Wasser oder Rotwein aufgeschwemmt, 3- bis 5mal täglich 1/2 bis 1 Teelöffel gibt. Die immer noch geübte Anwendung gegen zu heftige oder schmerzhafte Monatsblutungen ist sehr umstritten. Das gilt auch für die Behandlung von Gelbsucht, wie sie seinerzeit Sebastian Kneipp versuchte.
H. Marzell erzählt in seinen »Ethnobotanischen Streifzügen«, wie die Menschheit zu dieser Heilpflanze kam oder auf sie aufmerksam gemacht wurde: Im Jahre 1348/49 herrschte im badischen Wiesental die Pest. In der Zeit, als die Not am größten war, als Rettung unmöglich erschien, sei ein Vogel vom Himmel gekommen und habe folgendes Lied gepfiffen, so deutlich, daß es alle verstehen konnten: »Aesst Durmedill und Bibernell, Sterbt nüt so schnell.«
Nebenwirkungen: Bei Überdosierung kann es wegen der hohen Gerbstoffmenge der Droge bei empfindlichen Patienten zu Magenbeschwerden oder Erbrechen kommen. Das ist jedoch sehr selten der Fall.
Hinweis: Durchfälle, die nach Einnahme von Tormentill-Tee nicht innerhalb von 2 bis 3 Tagen gestoppt werden können, bedürfen ärztlicher Behandlung.

Ulme

ULMUS MINOR MILL. (ULMUS CARPINIFOLIA SUKKOW), (ULMUS CAMPESTRIS AUCT.)
Ulmengewächse, ULMACEAE
Volksnamen: Feldulme, Parkulme, Rüster
Arzneilich verwendete Pflanzenteile: Die Rinde.
Drogenbezeichnung: Ulmenrinde = ULMAE CORTEX (früher: CORTEX ULMAE).

Botanik: *Pflanzenbeschreibung:* Die Ulme kann eine Höhe bis zu 40 m erreichen. Der Stammumfang ist gewaltig, und man sagt, daß kaum ein anderer heimischer Baum das Alter einer Ulme erreicht. Der Stamm, er verzweigt sich erst hoch über dem Boden, besitzt anfangs eine glatte, später

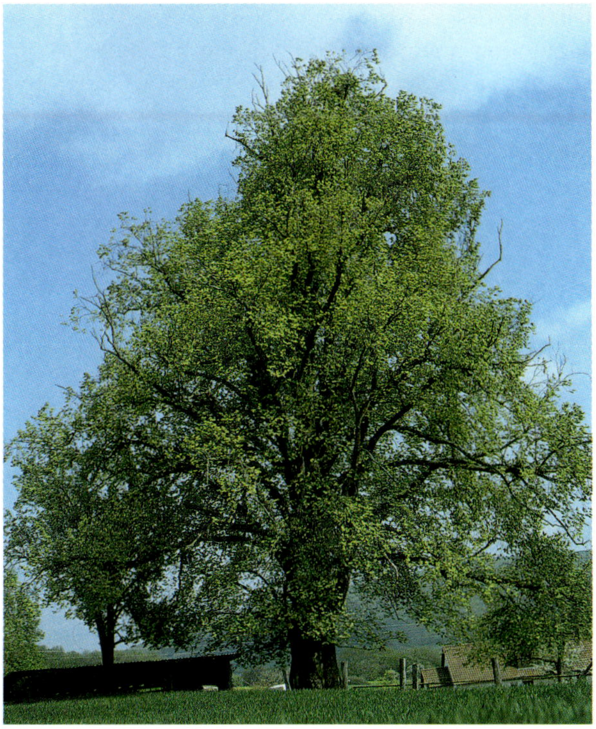

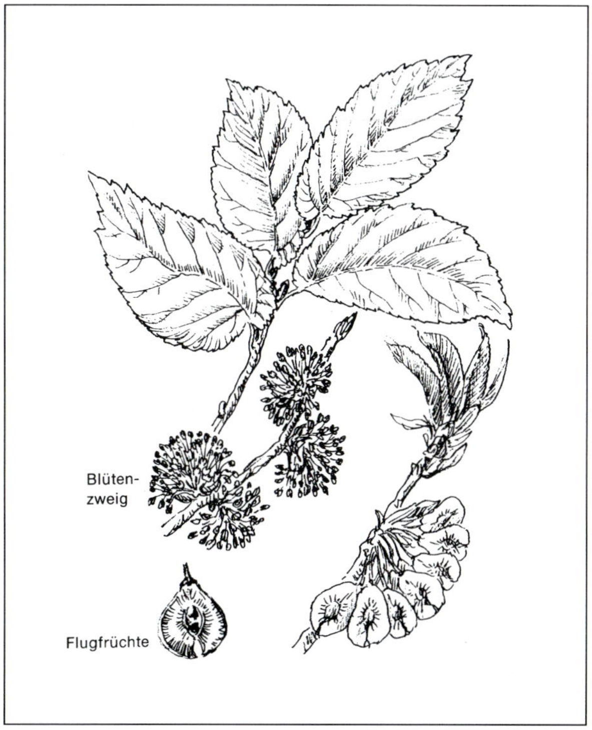

aber eine rissige Rinde von dunkelgrauem Aussehen. Außer den fächerartig ausgebreiteten langen Zweigen sind für die Ulme besonders kennzeichnend die kurzgestielten eiförmigen, gesägten, zugespitzten, lebhaft grünen, an der Unterseite helleren Blätter, deren eine Seitenhälfte größer ist als die andere. Die Blüten, aus denen sich weißhäutig geflügelte Früchte bilden, stehen büschelig zusammengedrängt. *Blütezeit:* März bis April. *Vorkommen:* In Auwäldern, an sonnigen Hängen und Waldrändern, an Flußufern und in Parkanlagen findet man die Ulme.

Ernte und Aufbereitung: Von der Ulme gebraucht man die Rinde. Es ist wohl selbstverständlich, daß man nicht die borkige und rissige Rinde älterer, sondern die glatte Rinde jüngerer Äste und Zweige nimmt. Die richtige Sammelzeit ist das zeitige Frühjahr (Ende März bis April). Zu dieser Zeit läßt sie sich leicht abschälen. Getrocknet wird die Rinde an der Sonne oder im Schatten an einem luftigen Platz.

Inhaltsstoffe (Wirkstoffe): Der wichtigste Wirkstoff ist der Schleim. Gerbstoffe, Bitterstoffe, Phlobaphene und andere Inhaltsstoffe sind gewiß an der Wirkung beteiligt.

Heilwirkung und Anwendung: Ulmenrinde wirkt entzündungswidrig auf Schleimhäute. Man kann mit einem daraus bereiteten Tee-Aufguß bei Mund- und Rachenentzündungen gurgeln oder die entzündete Magen- und Darmschleimhaut behandeln. Man kann den Tee aber auch zur Wundbehandlung in Form feuchter Umschläge verwenden.

• *So wird Ulmenrinden-Tee bereitet:* 2 gehäufte Teelöffel Ulmenrinde mit 1/4 l kaltem Wasser übergießen, langsam zum Sieden erhitzen und dann abseihen.

Zur innerlichen Behandlung gibt man 2mal täglich 1 Tasse Tee, besonders bei Durchfällen. Zum Gurgeln und Spülen sowie zur Wundbehandlung wird dieser Tee auch unverdünnt gebraucht.

Ulmenrinde als Hausmittel: Die Verwendung der Ulmenrinde ist regional bedingt. Wo man sie kennt, nimmt man sie vornehmlich für Teilbäder bei Hämorrhoiden und zur Wundbehandlung. Gegen Durchfall gebraucht man auch die feingepulverte Droge, von der man 2mal täglich 1/2 Teelöffel mit etwas Wasser verabreicht.

Nebenwirkungen sind nicht bekannt.

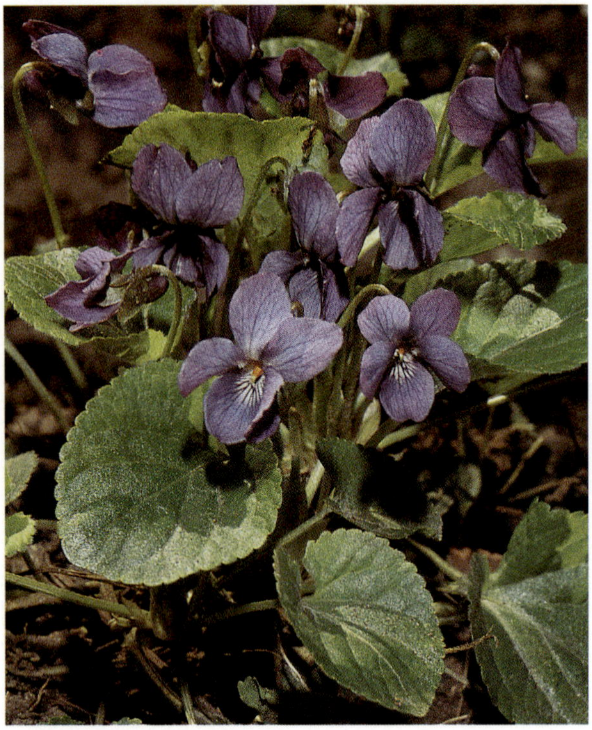

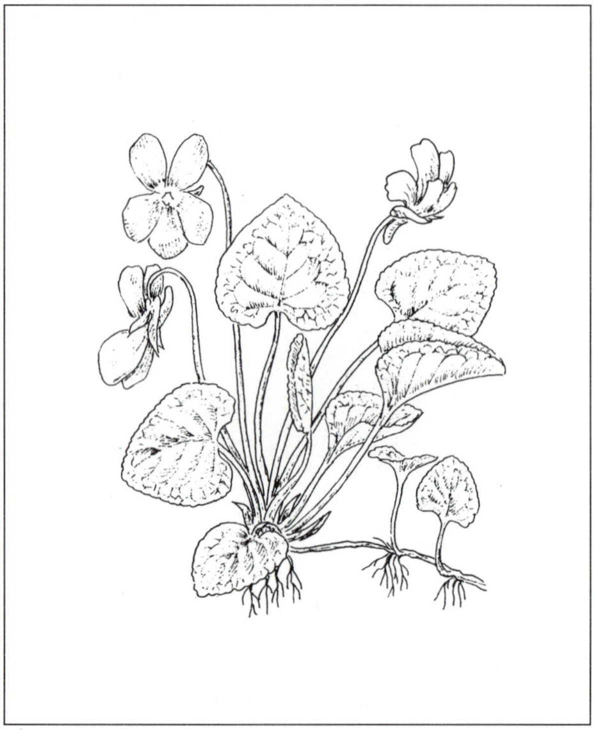

Veilchen, Wohlriechendes

VIOLA ODORATA L.
Veilchengewächse, VIOLACEAE
Volksnamen: Märzveilchen, Marienstengel, Oeschen, Osterveigerl, Schwalbenblume, Veicherln, Veieli, Viönli.
Arzneilich verwendete Pflanzenteile: Das Kraut.
Drogenbezeichnung: Veilchenkraut = VIOLAE ODORATAE HERBA (früher: HERBA VIOLAE ODORATAE).

Botanik: *Pflanzenbeschreibung:* Im Boden ist das Veilchen mit einem kriechenden, sich ausbreitenden Wurzelstock verankert. Daraus entwickeln sich die Blühtriebe und Ausläufer, die sich bewurzeln können. Die Blätter der Pflanze sind herzförmig und gestielt. Der Blütenstengel trägt neben den Blüten, die tiefviolett, seltener weiß oder rötlich gefärbt sind und angenehm duften, gelegentlich kleine Nebenblätter. Die Frucht ist eine Kapsel mit kleinen Samen. *Blütezeit:* März bis April (Mai). *Vorkommen:* Vornehmlich an Zäunen, Hecken und an Waldrändern.
Ernte und Aufbereitung: Das Kraut wird zur Blütezeit gesammelt und an der Luft getrocknet.
Inhaltsstoffe (Wirkstoffe): Saponine, Bitterstoffe, ein Glykosid, Salizylsäuremethylester und Odoratin, das blutdrucksenkend wirken soll.
Heilwirkung und Anwendung: Bei Halsentzündungen, Bronchitis mit festsitzendem Schleim und zur Blutreinigung verwendet man das Kraut des Wohlriechenden Veilchens. Man lobt es sehr als Linderungsmittel bei Keuchhusten, aber auch als Mittel gegen verschiedene Hautkrankheiten. Gebraucht wird der Tee sowohl innerlich als auch äußerlich zu Hautwaschungen.
• *So wird Veilchen-Tee bereitet:* 2 Teelöffel Veilchenkraut wird mit 1/4 l Wasser übergossen, zum Sieden erhitzt und noch weitere 5 Minuten ausgezogen. Nach dem Abseihen kann von dem Tee (bei Husten mit Honig gesüßt) 2- bis 3mal täglich 1 Tasse getrunken werden.
Zum Gurgeln und zu Hautwaschungen ist er unverdünnt zu verwenden.
Verwendung in der Homöopathie: Aus der frischen blühenden Pflanze (ohne Wurzeln) wird das Homöopathikum *Viola odorata* bereitet, das bei Ohrenschmerzen, rheumatischen Gelenkerkrankungen, Asthma und Keuchhusten sowie gegen Hautunreinheiten verwendet wird. Man gebraucht die Urtinktur (Ø), verwendet das Mittel aber auch in den mittleren Dilutionen (D3 und D6), wovon man mehrmals täglich 5 bis 8 (bis 15) Tropfen gibt.

Veilchen als Hausmittel: Sowohl zur Blutreinigung als auch zur Behandlung hartnäckiger Bronchitis wird der Tee aus dem Wohlriechenden Veilchen in der Volksmedizin gebraucht. Beliebt ist hier auch ein Sirup.

• *So wird Veilchen-Sirup bereitet:* Man sammelt einen Tassenkopf voll frischer Veilchenblüten und gibt sie in eine Flasche, gießt 1/4 l heißes Wasser darüber und läßt den Ansatz 24 Stunden stehen. Dann wird abgeseiht. Die abgeseihte Flüssigkeit gießt man, nachdem man sie zum Sieden erhitzt hat, über eine neue Portion (1 Tassenkopf voll) Veilchenblüten und läßt ebenfalls 24 Stunden ziehen. Diesen Ansatz versetzt man nach dem Abseihen mit der gleichen Menge Honig und gibt ihn Kindern teelöffelweise gegen Husten. Gelegentlich werden Veilchenblüten auch als Nervenberuhigungsmittel empfohlen. Sie sollen frisch sein und werden mit Orangenmarmelade vermischt gegessen. – Auch Sebastian Kneipp hielt viel von dem Veilchen bei Husten und Lungenleiden, bei Atemnot und Kopfweh, bei Halsentzündungen (zum Gurgeln), aber auch bei Podagra (Gicht im Großzehengrundgelenk), wogegen er einen Absud in Essigwasser für Umschläge empfohlen hat.

Nebenwirkungen sind nicht zu befürchten.

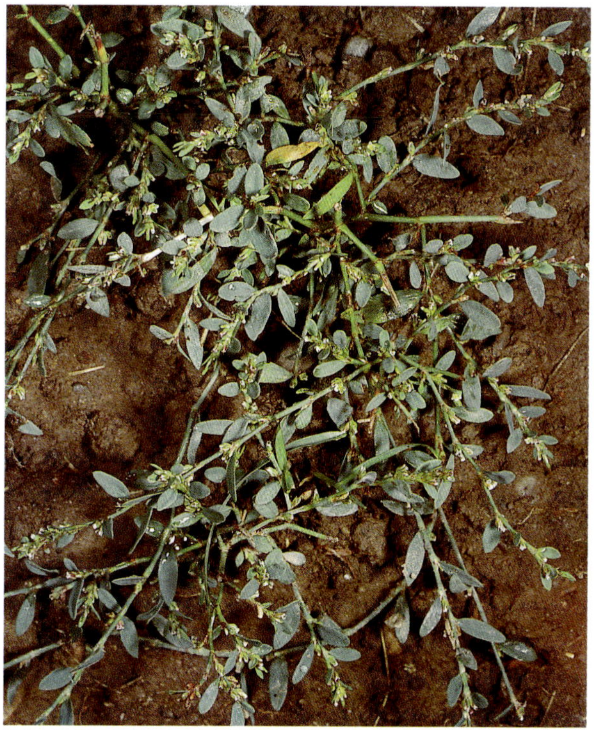

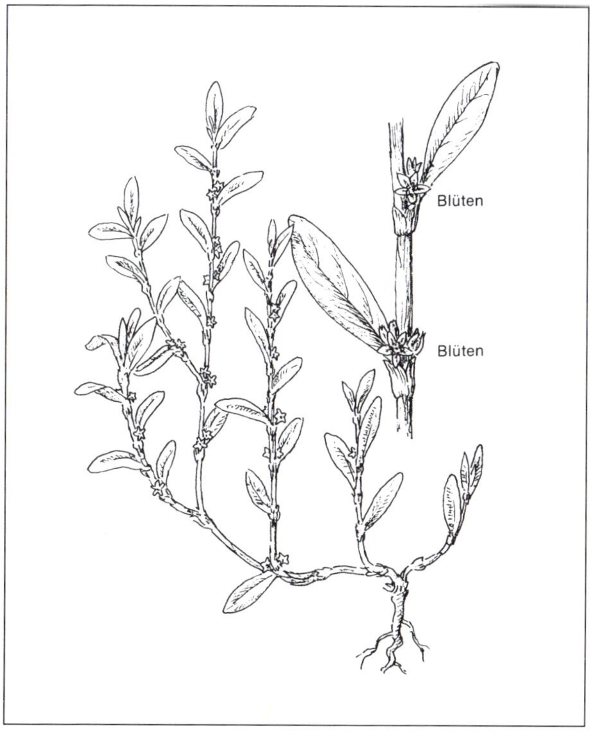

Vogelknöterich

POLYGONUM AVICULARE L.
Knöterichgewächse, POLYGONACEAE
Volksnamen: Angerkraut, Blutgarbe, Hühnergras, Knotengras, Närvechrut, Saugras, Vogelchrut, Wegtritt, Zehrgras.
Arzneilich verwendete Pflanzenteile: Das Kraut.
Drogenbezeichnung: Vogelknöterich = POLYGONI AVICULARIS HERBA (früher: HERBA POLYGONI AVICULARIS)

Botanik: *Pflanzenbeschreibung:* Vogelknöterich entwickelt sich recht unterschiedlich. Mal ist die Pflanze niederliegend, mal haftet sie dem Erdboden fast an, mal steigt sie auf – das hängt vom Standort ab. Wenn sie niederliegt, sind die Triebe mager, wenn sie aufsteigt, sind sie kräftiger und erreichen eine Höhe bis zu 40 cm. Die verzweigten Stengel tragen wechselständig angeordnete schmale und spitz auslaufende Blätter ohne Stiel, die auch gelegentlich oval sein können, ihre Länge schwankt zwischen 0,5 und 3 cm. Die Blüten sind unscheinbar, trichterförmig und rosarot, weißlich oder gar grünlich gefärbt. *Blütezeit:* Juni bis August. *Vorkommen:* Der Vogelknöterich wächst auf allen Böden. Zwischen Grobkies

ebenso wie auf fruchtbarem Ackerboden. Auch auf Höfen, Ödplätzen und Brachland, an Wegrändern und Bahngleisen ist er zu finden.
Ernte und Aufbereitung: Man sammelt die Pflanze zur Blütezeit und trocknet im Schatten oder in der Sonne.
Inhaltsstoffe (Wirkstoffe): Von den vielen Inhaltsstoffen interessieren in der Hauptsache die Kieselsäure, die Schleim- und Gerbstoffe, die Flavonoide und auch die geringen Mengen an Saponin.
Heilwirkung und Anwendung: Der Vogelknöterich ist Bestandteil einiger Tees, die gegen Husten und Lungenleiden gebraucht werden. Auch in den sogenannten Blutreinigungstees ist er enthalten, hier trägt er mit dazu bei, den Stoffwechsel anzuregen. In der Schulmedizin ist seine Bedeutung jedoch nur gering. Als Kieselsäuredroge behauptet sich da der Schachtelhalm.
Das BGA nennt leichte Katarrhe der Luftwege und entzündliche Veränderungen der Mund- und Rachenschleimhaut als mögliche Heilanzeigen.
Vogelknöterich als Hausmittel: Weil er so häufig ist, weil man ihn auf dem Land überall kennt und nicht zuletzt, weil die alten Kräuterbücher viel Lobenswertes über den Vogelknöterich berichten, ist diese Heilpflanze ein beliebtes Hausmittel. Verwendet wird fast ausschließlich der Tee.
• *So wird Vogelknöterich-Tee bereitet:* 2 gehäufte Eßlöffel Vogelknöterich mit 1/4 l kaltem Wasser ansetzen und zum Sieden erhitzen. Danach wird abgeseiht.
Kurmäßig (gegen Hautunreinheiten und zur Frühjahrs- und Herbstkur) werden 2 bis 3 Tassen täglich über mehrere Wochen getrunken. Bei Durchfall gibt man 3 Tassen pro Tag und ebenfalls bei den vielen anderen Heilanzeigen der Volksmedizin: Husten und Heiserkeit, Rheuma und Gicht, Blasen- und Nierenleiden, Harnverhaltung und Periodenbeschwerden sowie Hämorrhoiden. Gegen diese Leiden empfahl ihn auch Sebastian Kneipp.
Mit dem Tee behandelt man äußerlich in Form von Umschlägen auch schlecht heilende Wunden, besonders die sogenannten offenen Beine.
Nebenwirkungen sind nicht bekannt.

Vogelmiere

STELLARIA MEDIA (L.) VILL.
Nelkengewächse, CARYOPHYLLACEAE
Volksnamen: Alsine, Feldsternmiere, Hühnerbiß, Hühnerdarm, Hühnermiere, Mausdarm.
Arzneilich verwendete Pflanzenteile: Das Kraut.
Drogenbezeichnung: Vogelmierenkraut = STELLARIAE MEDIAE HERBA (früher: HERBA STELLARIAE MEDIAE, selten: Alsine = ALSINE MEDIA).

Botanik: *Pflanzenbeschreibung:* Die stark verästelten Stengel der Vogelmiere, schwach und meist niederliegend, sind stielrund, einreihig behaart und bilden lockere grüne Rasen. Die Blätter sind unten lang-, oben kurzgestielt, sattgrün, ganzrandig und zugespitzt eiförmig bis lanzettlich-elliptisch. Sie sitzen gegenständig an den Stengeln. Die kleinen Blüten stehen in lockeren wenigblütigen Trugdolden. Sie besitzen schneeweiße Blütenblätter, die vorn tief ausgeschnitten sind, und rot-violette oder purpurne Staubgefäße. *Blütezeit:* Die Vogelmiere blüht das ganze Jahr hindurch; bei einigermaßen erträglichen Bedingungen kennt sie keine Winterruhe. *Vorkommen:* Auf Äckern, Gartenland, Schuttplätzen, an Wegrändern und auf Waldböden.
Ernte und Aufbereitung: Man sammelt das ganze Kraut im Frühling und trocknet es an der Luft.
Inhaltsstoffe (Wirkstoffe): Hauptwirkstoff ist ein Saponin (oder mehrere Saponine), der hohe Gehalt an Kalium ist bemerkenswert.
Heilwirkung und Anwendung: Hier zitiere ich Sebastian Kneipp, der die Vogelmiere (er nannte sie Hühnerdarm) in die Heilkunde einführte: »Man kann den Hühnerdarm recht passend ein Lungenkraut im eigentlichen Sinne des Wortes nennen, weil er auflösend und schleimauslösend wirkt und auch bei Blutbrechen und Bluthusten sowie bei Hämorrhoiden, bei Nieren- und Blasenverschleimung sehr gute Dienste leistet. Auch äußerlich ist der Hühnerdarm sehr wirksam bei offenen Schäden, Ausschlägen und alten, faulen Geschwüren. Mischt man ihm noch Spitzwegerich und Zinnkraut bei, so kann man damit große Erfolge erzielen.«
• *So wird Vogelmieren-Tee bereitet:* 2 Teelöffel Vogelmiere mit 1/4 l kochendem Wasser übergießen, 5 bis 10 Minuten ziehen lassen, abseihen. 2mal täglich 1 Tasse warmen Tee trinken.

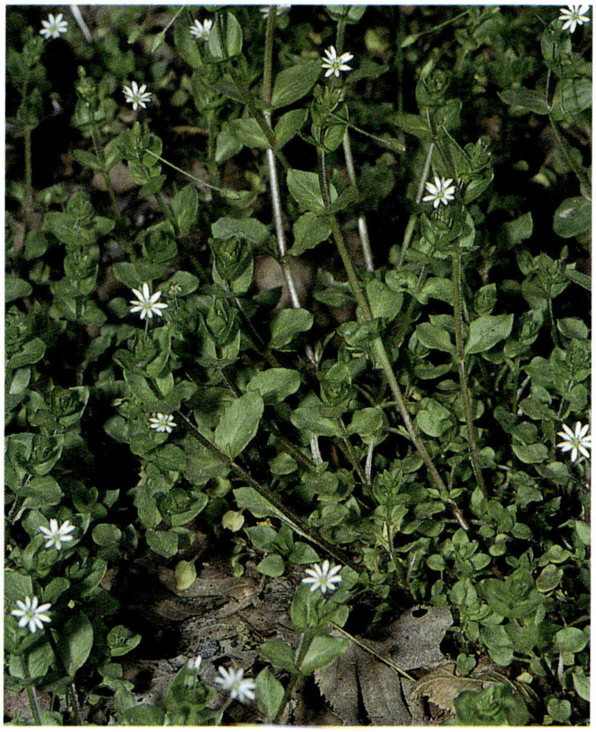

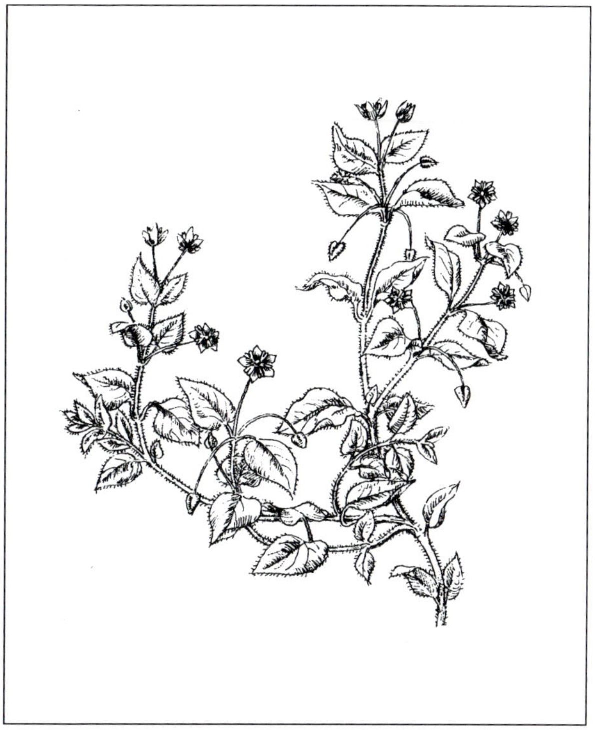

• *So wird eine Hustenteemischung mit Vogelmierenkraut bereitet:*

Vogelmierenkraut	10,0
Isländisch Moos	10,0
Spitzwegerichblätter	10,0
Zinnkraut	10,0
Tausendgüldenkraut	10,0
Thymian	10,0
Primelwurzel	10,0

Zubereitet wird dieser Tee genauso wie beim Vogelmieren-Tee angegeben. Gut warm, mit Honig gesüßt trinken.

Anwendung in der Homöopathie: Aus der frischen Pflanze wird die Urtinktur *Stellaria media* bereitet. Man gebraucht das Mittel vornehmlich in der zweiten Potenz (D2) bei akutem und chronischem Gelenkrheumatismus, wobei 2 bis 4 Tropfen alle 2 bis 3 Stunden verabreicht werden. Auch bei Leberschmerzen – so wird es im Schrifttum der Homöopathie berichtet – könne man sich mit diesem Mittel Linderung verschaffen.

Vogelmiere als Hausmittel: Alles, was Sebastian Kneipp mit dem Hühnerdarm, wie er diese Heilpflanze nannte, behandelt hat, wird in der Volksmedizin damit auch heute noch kuriert. Hinzu kommt, daß man entzündete Augen mit einer Abkochung der Vogelmiere auswäscht, zur Heilung und zur Stärkung der Sehkraft. – Und als erstes Grün oder Dauergrün, weil die Pflanze auch im Winter weiterwächst, nutzt man die Vogelmiere in der Küche zum Garnieren von Fleischgerichten und als Suppengrün.

Nebenwirkungen sind nicht bekannt

Wacholder

▷ *geschützt*

JUNIPERUS COMMUNIS L.

Zypressengewächse, CUPRESSACEAE

Volksnamen: Feuerbaum, Krammetsbeerenstrauch, Kranawitten, Kranewitt, Machandel, Reckholder, Weckhalter, Weihrauchbaum.

Arzneilich verwendete Pflanzenteile: Die Früchte und das daraus gewonnene ätherische Öl.

Drogenbezeichnung: Wacholderbeeren = JUNIPERI FRUCTUS (früher: FRUCTUS JUNIPERI), Wacholderbeeröl = JUNIPERI AETHEROLEUM (früher: OLEUM JUNIPERI).

Botanik: *Pflanzenbeschreibung:* Der Wacholder kommt entweder als niederliegender Strauch oder aber als größerer säulenförmiger Baum mit anliegenden Zweigen vor. Die etwa 1 cm langen Blätter, nadelförmig ausgebildet, starr und spitz,

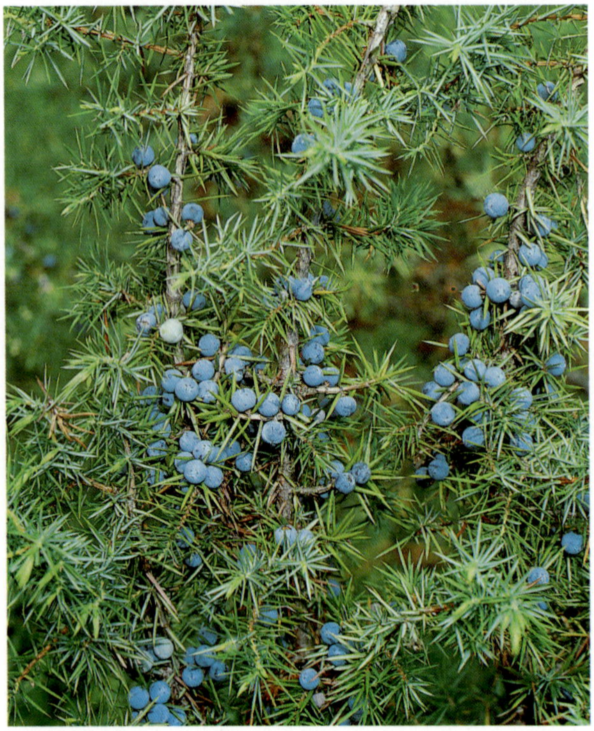

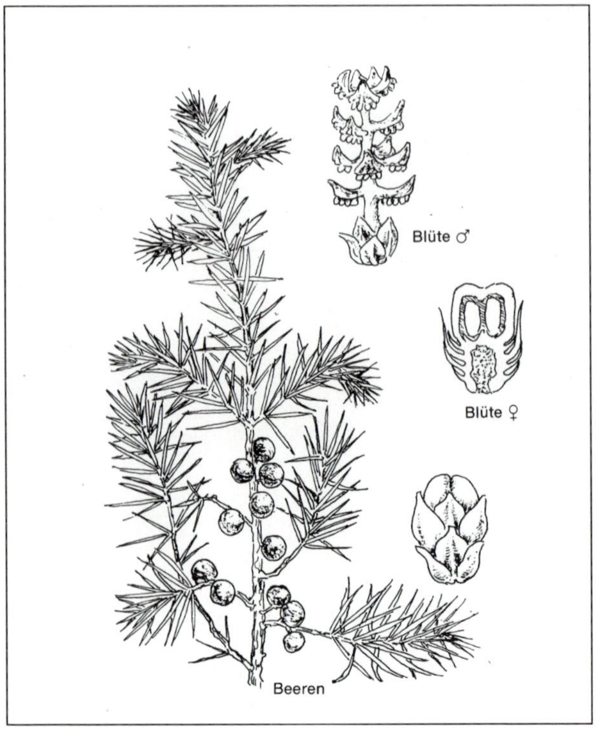

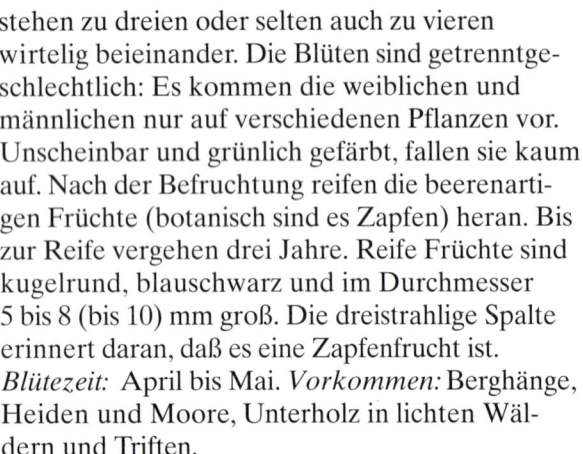

stehen zu dreien oder selten auch zu vieren wirtelig beieinander. Die Blüten sind getrenntgeschlechtlich: Es kommen die weiblichen und männlichen nur auf verschiedenen Pflanzen vor. Unscheinbar und grünlich gefärbt, fallen sie kaum auf. Nach der Befruchtung reifen die beerenartigen Früchte (botanisch sind es Zapfen) heran. Bis zur Reife vergehen drei Jahre. Reife Früchte sind kugelrund, blauschwarz und im Durchmesser 5 bis 8 (bis 10) mm groß. Die dreistrahlige Spalte erinnert daran, daß es eine Zapfenfrucht ist.
Blütezeit: April bis Mai. *Vorkommen:* Berghänge, Heiden und Moore, Unterholz in lichten Wäldern und Triften.
Ernte und Aufbereitung: Wegen der spitzen nadeligen Blätter ist das Pflücken der reifen Beeren eine sehr mühsame Sache. Deswegen hilft man sich auf andere Weise. Man breitet Tücher auf dem Boden aus und klopft die reifen Beeren ab. Dann werden die mit den Beeren heruntergefallenen Zweigteile und vor allen Dingen die trockenen Blätter (Nadeln) sorgfältig entfernt und die Früchte an einem luftigen Ort getrocknet. Erntezeit ist Oktober.
Inhaltsstoffe (Wirkstoffe): Der Wirkstoff ist das ätherische Öl.
Heilwirkung und Anwendung: Wacholderbeeren wirken wassertreibend. Der Angriffspunkt liegt direkt im Nierengewebe, so daß wegen der Reizwirkung auf dieses Organ nur Patienten mit gesunden Nieren und auch diese nicht über sehr lange Zeit mit Wacholderbeeren oder Wacholderöl behandelt werden dürfen. Neben der wassertreibenden Eigenschaft kennt man eine günstige Wirkung der Wacholderbeeren gegen rheumatische Beschwerden.
Die von Kneipp empfohlene *Kur* ist immer noch sehr beliebt: Man beginnt damit, daß man 3mal am Tag 1 Beere zerkaut und schluckt, steigert täglich um 1 Beere, bis man bei 3mal 20 Beeren pro Tag angelangt ist, um dann absteigend wieder mit 3mal täglich 1 Beere die Kur zu beenden. Dann muß eine Pause von mehr als einem Monat erfolgen. Doch bevor man diese Kur anwendet, sollte man mit dem Arzt darüber sprechen.
Es gibt viele wassertreibende Teemischungen, die Wacholderbeeren enthalten. Eine von ihnen sei hier genannt.
• *So wird die Teemischung bereitet:*

Wacholderbeeren	10,0
Liebstöckelwurzel	10,0
Hauhechelwurzel	10,0
Süßholzwurzel	10,0

2 gehäufte Teelöffel dieser Mischung mit ¼ l kochendem Wasser übergießen, 10 Minuten ziehen lassen, nach dem Erkalten abseihen und täglich 1 bis 2 Tassen Tee trinken. – Das Wacholderöl ist Bestandteil vieler Rheumaeinreibungen in flüs-

siger Form oder als Salbe. Auch wird es zu Inhalationen bei Bronchitis gebraucht.
Das BGA nennt Verdauungsbeschwerden als Indikation (Heilanzeige) für Wacholder.
Wacholder als Hausmittel: In der Volksmedizin spielt diese Heilpflanze eine ganz besondere Rolle. Man verwendet die Beeren als appetitanregendes Mittel, gibt einen Wacholderbeeren-Tee gegen Husten, zur Entwässerung, gegen übelriechende Durchfälle, gegen Blähsucht, Sodbrennen, Galle- und Leberleiden und gegen rheumatische Erkrankungen im weitesten Sinne. Vieles geht auf die Empfehlung von Sebastian Kneipp zurück.

- *So wird der Wacholderbeeren-Tee zubereitet:*

1 Teelöffel voll zerdrückter Wacholderbeeren mit 1/4 l siedendem Wasser übergießen und 10 Minuten lang ausziehen.
Aus den Beeren bereitet man einen Wacholder-Spiritus zur innerlichen und äußerlichen Anwendung. Die Herstellungsvorschriften dafür sind meist alte Überlieferung und unterscheiden sich sehr voneinander, besonders was die Stärke des Alkohols angeht. Mit 70 %igem Alkohol angesetzt, wird der Spiritus erfahrungsgemäß am besten.

- *So wird Wacholder-Spiritus bereitet:* 100 g Wacholderbeeren werden, gut zerdrückt, mit 500 g Alkohol (70 %) übergossen und unter häufigem Umschütteln 14 Tage lang ausgezogen. Dann wird abgeseiht und in eine frische Flasche umgefüllt.

Damit kann man einreiben oder die obengenannten Beschwerden auch innerlich behandeln: 3mal täglich 20 Tropfen auf 1 Stück Zucker.
Aber immer ist zu bedenken, daß Wacholderbeeren die Nieren reizen können, und das gilt natürlich auch für die Zubereitungen.
Daß Wacholderschnäpse zu den beliebten »Klaren« gehören, ist sicher bekannt; daß sie die Verdauung fördern, sei hier hinzugefügt.
Verwendung als Gewürz: Wacholderbeeren sind ein sehr beliebtes Gewürz, das die Speisen bekömmlicher macht. Das an sich schon sehr gesunde Sauerkraut erfährt durch Wacholderwürze eine weitere Bereicherung, außerdem alle dunklen Saucen und viele Fleischgerichte, ja selbst Fisch. Man kann die ganzen Beeren bei der Bereitung der Gerichte mitkochen oder sie auch zerdrückt verwenden. Eines ist zu bedenken: Überwürzen sollte man nicht. Als Richtzahl möge gelten: 3 ganze Wacholderbeeren oder 2 zerdrückte Beeren pro Person reichen aus.
Nebenwirkungen: Bei akuten Nierenerkrankungen darf Wacholder in keiner Form zur Anwendung kommen. Das Wacholderöl sollte nur äußerlich und auch da nur in Verdünnung gebraucht werden. Schwangere dürfen nicht mit Wacholderbeeren oder Zubereitungen daraus, auf keinen Fall jedoch mit Wacholderöl behandelt werden. – Langanhaltende Einnahme kann Nierenschäden zur Folge haben.
Anmerkung: In der Volksmedizin ist auch das Wacholderholz als wassertreibendes Blutreinigungsmittel und als Mittel gegen Rheuma und Gicht gebräuchlich.

Waldmeister

GALIUM ODORATUM (L.) SCOP. (ASPERULA ODORATA L.)
Rötegewächse, RUBIACEAE
Volksnamen: Gliedkraut, Herzfreund, Leberkraut, Maiblume, Maichrut, Maikraut, Mösch, Teekraut, Waldtee.
Arzneilich verwendete Pflanzenteile:
Das blühende Kraut.
Drogenbezeichnung: Waldmeisterkraut = ASPERULAE HERBA (früher: HERBA ASPERULAE).

Botanik: *Pflanzenbeschreibung:* Der Waldmeister ist eine zarte Pflanze von 10 bis 20 (bis 30) cm Höhe. Im Erdboden mit einem kriechenden dünnen Wurzelstock verankert, entsendet er zahlreiche aufrechte, glatte vierkantige Stengel an die Erdoberfläche, die – in Quirlen angeordnet – lanzettliche Blätter tragen. Die Blättchen sind am Rand ein wenig rauh, kurz stachelspitzig, ganzrandig und kahl. Die weißen Blüten sind sternförmig und klein. Sie stehen in einer endständigen, verzweigten, lockeren Trugdolde. Besonders in angewelktem Zustand duftet die ganze Pflanze stark. *Blütezeit:* Mai bis Juni. *Vorkommen:* Wer den Waldmeister sammeln möchte, der muß in schattige Buchenwälder gehen. Dort wächst er mit Vorliebe. Man sagt, daß dort, wo viel Immergrün wächst, meist auch Waldmeister zu finden sei.
Ernte und Aufbereitung: Der Waldmeister muß zur Blütezeit gesammelt werden. Man schneidet das Kraut kurz über dem Erdboden ab, bündelt es und hängt es danach zum Trocknen an einem schattigen Ort auf.

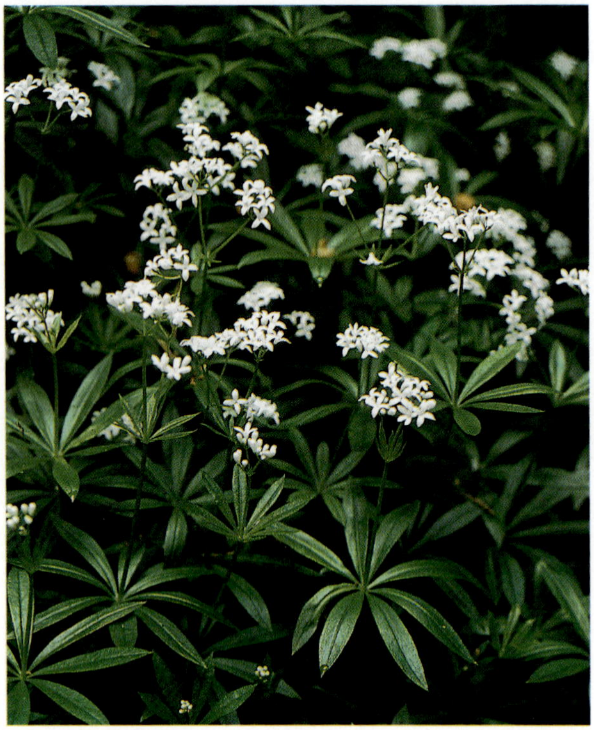

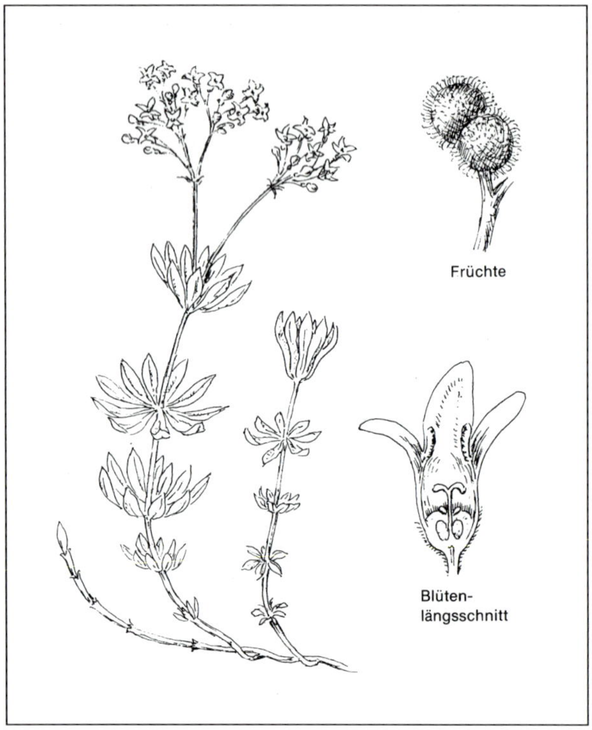

Inhaltsstoffe (Wirkstoffe): Cumaringlykosid, das beim Trocknen Cumarin abspaltet, Asperulosid, ein Anthraglykosid, Bitterstoffe, Gerbstoffe und andere.
Heilwirkung und Anwendung: Der Waldmeister wird recht vielseitig verwendet. Er gilt als wirksam bei Leberstauungen, bei Darmstörungen und krampfartigen Zuständen. Meistens ist er Bestandteil verschiedener Teemischungen. Nur als Schlafmittel für ältere Leute wird er ohne Beimischungen gebraucht.
• *So wird Waldmeister-Tee bereitet:* 1 gehäufter Teelöffel Waldmeisterkraut wird mit 1/4 l kochendem Wasser übergossen und 5 Minuten ausgezogen. Nach dem Abseihen wird mit Honig gesüßt. Als Schlaftrunk soll der Tee unmittelbar vor dem Zubettgehen getrunken werden.
Gegen die anderen obengenannten Beschwerden wirkt Waldmeister-Tee ungesüßt besser.
2 bis 3 Tassen Tee täglich ist dafür die richtige Dosierung.
Waldmeister als Hausmittel: Hier muß am Anfang die Waldmeisterbowle erwähnt werden, die – wie der Maiwein – nicht nur ein Genußmittel ist, sondern zur Frühjahrskur für das »müde« Herz erhoben wird. Sonst gilt Waldmeister in der Volksmedizin als probates Beruhigungsmittel, als Mittel gegen Migräne, Menstruationsbeschwerden, Leberstauungen, Schwermut und Wassersucht. Meist wird auch hier der Tee verwendet. Gelegentlich gebraucht man auch die gepulverte Droge, die mit Honig oder Mus vermischt gegeben wird: 1/2 Teelöffel davon eine halbe Stunde vor dem Zubettgehen.
Nebenwirkungen: Überdosierung führt zu Kopfschmerzen.

Walnuß

JUGLANS REGIA L.
Walnußgewächse, JUGLANDACEAE
Volksnamen: Christnuß, Steinnuß, Welschnußbaum.
Arzneilich verwendete Pflanzenteile:
Die Blätter.
Drogenbezeichnung: Walnußblätter = JUGLANDIS FOLIUM (früher: FOLIA JUGLANDIS).

Botanik: *Pflanzenbeschreibung:* Der Walnußbaum ist zwar bei uns recht häufig, doch als Wildpflanze kann man ihn nicht bezeichnen. Er wird kultiviert und erreicht eine Höhe von 20 m. Sein Erscheinungsbild ist von Baum zu Baum verschieden, meist jedoch bildet er eine weit ausladende Krone aus. Die Blätter sind unpaarig

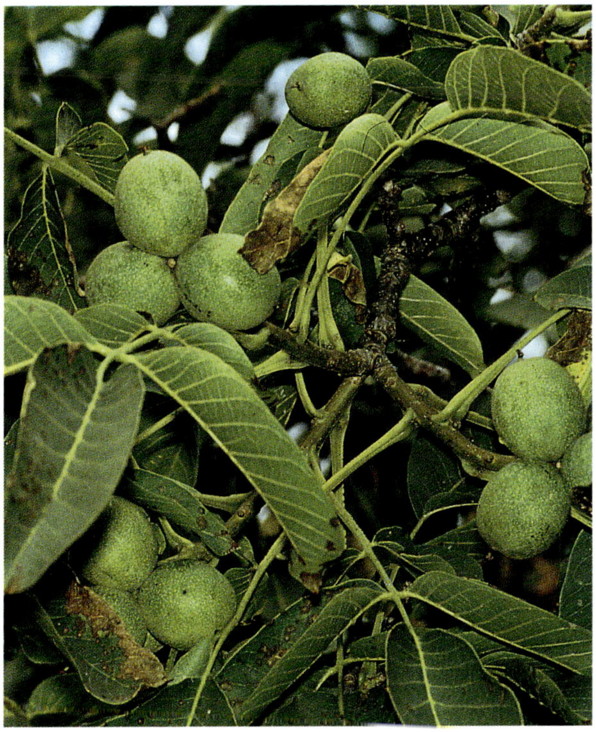

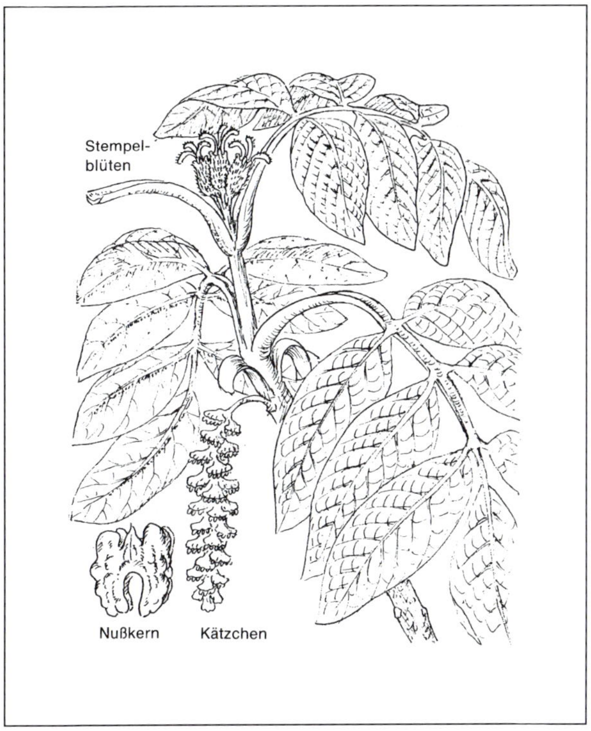

gefiedert und werden 40 cm lang. In jungem Zustand sind sie infolge der drüsigen Behaarung klebrig, später glatt. Die Teilblättchen sind länglich-eiförmig, kurz zugespitzt und ganzrandig. Das Endblatt ist größer. Die grünen Früchte enthalten die bekannten Walnüsse.

Ernte und Aufbereitung: Für arzneiliche Zwecke gebraucht man die Blätter, die bei schönem Wetter im Juni gesammelt werden sollen. Man trocknet sie schnell an der Luft.

Inhaltsstoffe (Wirkstoffe): Gerbstoffe, ätherisches Öl, Juglon, das gegen Pilzerkrankungen wirksam ist, Vitamin C und Flavonoide sind die wichtigsten Inhaltsstoffe der Droge.

Heilwirkung und Anwendung: Walnußblätter gehören zu den Gerbstoffdrogen und sind folglich überall dort einzusetzen, wo es darum geht, entzündete Schleimhäute zu behandeln. Die gereizte Darmschleimhaut bei Durchfällen, die entzündete Magenschleimhaut, Entzündungen im Mund, am Zahnfleisch und im Rachen, selbst Entzündungen am Auge (Lidrandentzündungen) sind Anwendungsgebiete für Walnußblätter. Ganz besonders aber eignet sich die Droge zur Behandlung der verschiedensten Hauterkrankungen wie Ekzeme, Akne, Frostschäden.

Verwendet werden Walnußblätter sowohl für die innerliche als auch die äußerliche Anwendung als Aufguß (Tee).

• *So wird Walnußblätter-Tee bereitet:* 2 Teelöffel fein geschnittene Walnußblätter werden mit 1/4 l kaltem Wasser übergossen, zum Sieden erhitzt und etwa 3 bis 5 Minuten am Sieden gehalten. Nach dem Abseihen ist dieser Tee gebrauchsfertig.

Für die innerliche Anwendung ist 2- bis 3mal täglich 1 Tasse Tee die richtige Dosierung. Zum Gurgeln, Spülen, zu Augenwaschungen und für Teilbäder bei Hauterkrankungen und Hämorrhoiden wird eine Verdünnung mit der gleichen Menge Kamillen-Tee empfohlen.

Walnußblätter als Hausmittel: Alles, was bisher über die Walnußblätter gesagt wurde, gilt auch hier. Statt des Tees gibt man jungen Mädchen bei Akne und Schwierigkeiten mit der Periode auch die gepulverte Droge in Honig oder Mus.

Als Sitzbad gegen Hämorrhoiden sind Walnußblätter-Abkochungen beliebt. Zuweilen mischt man der Droge die gleiche Menge Eichenrinde bei, bevor man die Abkochung bereitet. Von dieser Mischung (Zubereitung wie beschrieben) benötigt man 1 Eßlöffel für 1 l Wasser.

Nebenwirkungen: Magenempfindliche Patienten reagieren gelegentlich auf Gerbstoffdrogen mit Übelkeit und Erbrechen. Sonst sind keine Nebenwirkungen zu befürchten.

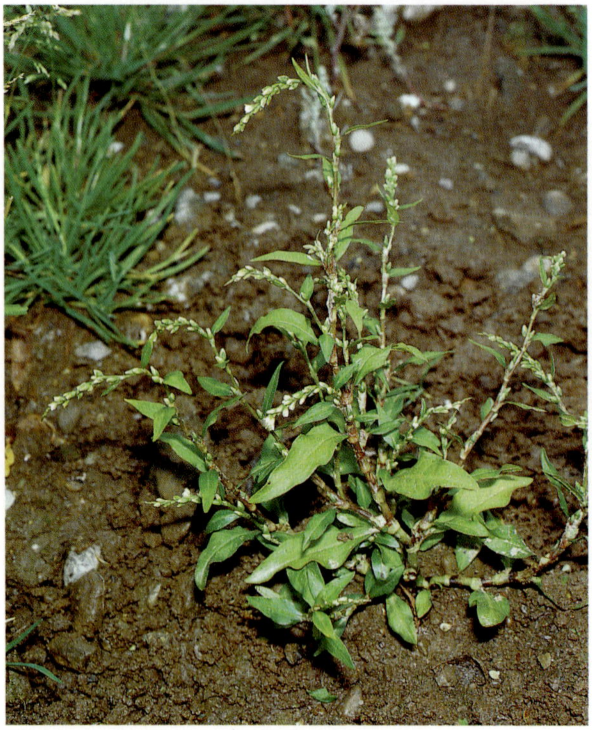

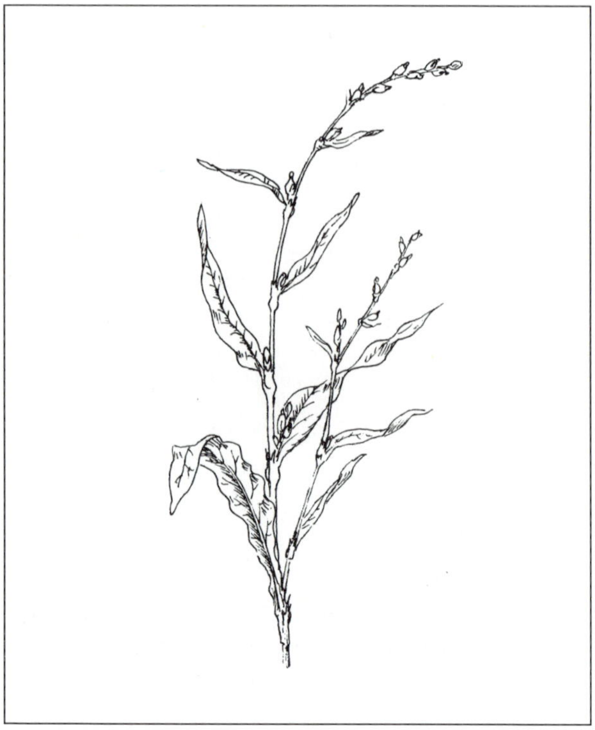

Wasserpfeffer

POLYGONUM HYDROPIPER L. (PERSICARIA HYDROPIPER [L.] SPACH)
Knöterichgewächse, POLYGONACEAE
Volksnamen: Pfefferknöterich, Pfefferkraut, Scharfkraut.
Arzneilich verwendete Pflanzenteile: Das Kraut.
Drogenbezeichnung: Wasserpfefferkraut = POLYGONI HYDROPIPERIS HERBA (früher: HERBA POLYGONI HYDROPIPERIS).

Botanik: *Pflanzenbeschreibung:* Wasserpfeffer ist einjährig, wird 30 bis 80 cm hoch und besitzt einen oft rötlich angelaufenen verzweigten Stengel. Dort wo er sich verzweigt, ist er angeschwollen. Die Blätter, länglich-lanzettlich, kahl und durchscheinend punktiert, sind wechselständig angeordnet. Die Blüten mit meist rötlicher, oft aber auch grünrötlicher trichterförmiger Krone sind nur wenige Millimeter groß und unscheinbar. *Blütezeit:* Juli und August. *Vorkommen:* Häufig auf feuchten Waldstellen, an Gräben und Bächen.
Ernte und Aufbereitung: Man sammelt das Kraut zur Blütezeit und trocknet es im Schatten.
Inhaltsstoffe (Wirkstoffe): Gerbstoffe und ein scharf schmeckender Stoff als Hauptwirkstoffe; ätherisches Öl, Bitterstoffe, Flavonoide (Rutin).
Heilwirkung und Anwendung: Wasserpfeffer wirkt harntreibend, blutstillend, zusammenziehend und entzündungswidrig. Bei schmerzhafter Periode soll er schnelle Linderung bringen.
Wasserpfeffer als Hausmittel: Im Gegensatz zur Schulmedizin wird der Wasserpfeffer in der Volksmedizin sehr viel gebraucht. Ich möchte allerdings vor der Verwendung warnen, weil die Scharfstoffe, die schon die Haut stark reizen, bei Schleimhäuten oft mehr Schaden anrichten, als sie Nutzen bringen. Ungeachtet dieser Tatsache verwendet die Volksmedizin den Wasserpfeffer bei Blasen- und Nierenleiden, zur Blutstillung und auch bei schlecht heilenden Wunden. Gegen zu starke Monatsblutung und Periodenschmerzen wird er ebenfalls gebraucht.
• *So wird Wasserpfeffer-Tee bereitet:* 1 gehäufter Teelöffel Wasserpfeffer wird mit 1/4 l kochendem Wasser übergossen, 10 Minuten ausgezogen und abgeseiht. 1 bis 2 Tassen Tee täglich ist die richtige Dosierung.
Bei Verstauchungen und Quetschungen, gelegentlich auch bei Rheuma und Gicht empfiehlt die Volksmedizin das Auflegen von zerquetschtem Wasserpfefferkraut.
Nebenwirkungen: Besonders der frische Wasserpfeffer wirkt sehr stark reizend auf Haut und Schleimhaut. Ich möchte daher von der Verwendung abraten.

Wegwarte

CICHORIUM INTYBUS L.
Korbblütengewächse, CICHORIACEAE (COMPOSITAE)
Volksnamen: Hindlauf, Rattenwurz, Sonnenwirbel, Wegeleuchte, Zichorie.
Arzneilich verwendete Pflanzenteile: Das Kraut und die Wurzel.
Drogenbezeichnung: Wegwarte(n)wurzel = CICHORII RADIX (früher: RADIX CICHORII), Wegwarte(n)kraut = CICHORII HERBA (früher: HERBA CICHORII).

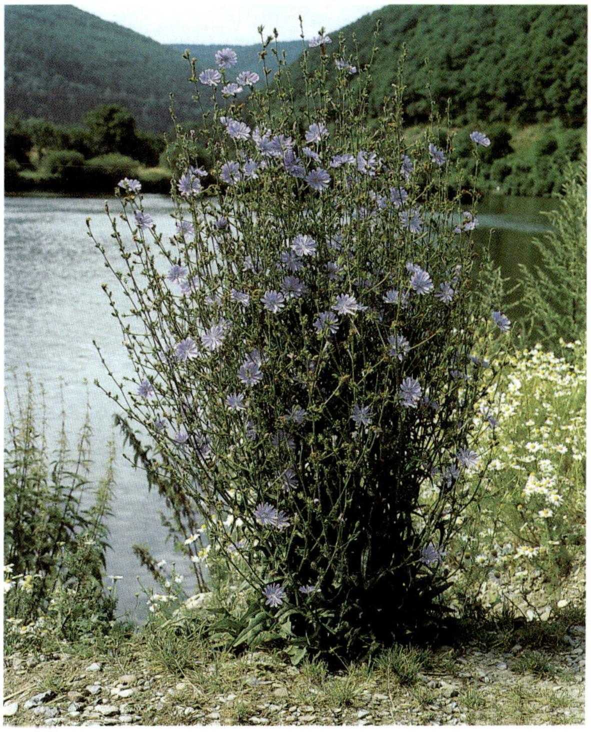

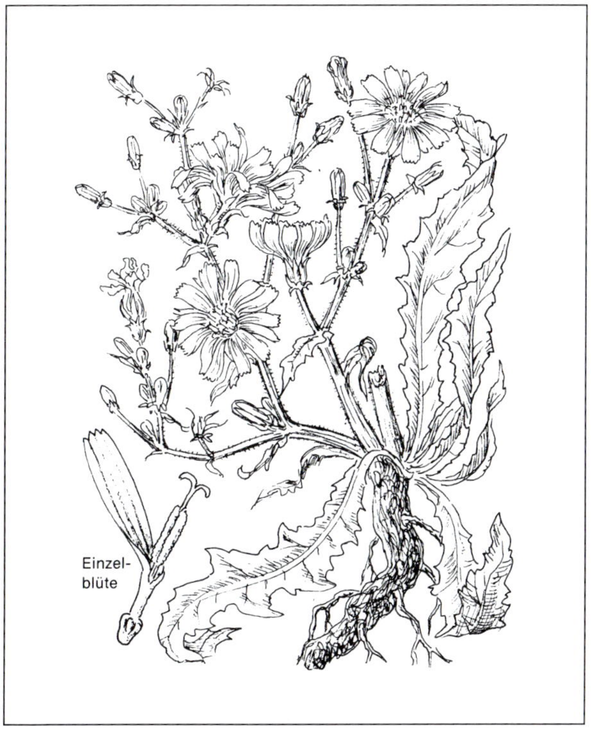

Botanik: *Pflanzenbeschreibung:* Wenn für eine Blütenpflanze das Wort sparrig zutrifft, dann bestimmt für die Wegwarte. Sie ist mit einer langen spindelförmigen Wurzel im Boden verankert. Daraus entwickelt sich ein Stengel, der bis über 1 m hoch wird. Er ist kantig, hohl, rauhhaarig, hin und her gebogen und sparrig verästelt. Die unteren Blätter sind fiederspaltig und werden nach oben zu am Stengel zunehmend einfacher bis lanzettlich. Die ganze Pflanze enthält einen bitteren Milchsaft. Auffallend schön sind die Blüten, die blau, gelegentlich auch rosa oder weiß gefärbt sind. Sie sitzen einzeln oder zu wenigen vereinigt in den Blattachseln, öffnen sich nur bei Sonnenschein und sind sehr schnell verblüht. Die abgeblühten Blüten werden sofort durch neue ersetzt. *Blütezeit:* Juli bis September. *Vorkommen:* Die Wegwarte ist nicht selten. Sie liebt etwas schweren lehmigen Boden. Man findet sie an Wegrändern, an Böschungen, auf Brach- und Ödland, an Rainen und unbebauten Plätzen.
Ernte und Aufbereitung: Im Juli muß das blühende Kraut geerntet werden, das man dann gründlich und schnell an der Luft trocknet. Die Wurzeln gräbt man im Spätherbst, befreit sie durch gründliches Waschen von anhaftender Erde, halbiert sie und legt sie zum Trocknen an einem luftigen Platz aus.
Inhaltsstoffe (Wirkstoffe): Neben zahlreichen anderen Inhaltsstoffen, die sicher auch an der Wirkung beteiligt sind, sind die enthaltenen Bitterstoffe und Gerbstoffe wohl die wichtigsten.
Heilwirkung und Anwendung: Aufgrund der Inhaltsstoffe ist die Wegwarte ein Tonikum amarum, ein bitteres Anregungs- und Kräftigungsmittel, das man bei Appetitlosigkeit, gestörtem Galleabfluß und Leberstörungen zusammen mit anderen Heilpflanzen (etwa Pfefferminze, Kamille, Tausendgüldenkraut) gibt.
Ähnlich äußert sich auch das BGA.
Vielerlei Beschwerden, deren Ursache eine Stoffwechselstörung ist, wie Blähungen, Leibschmerzen, Appetitlosigkeit, Völlegefühl und Kopf-

schmerzen, werden durch derartige Teemischungen günstig beeinflußt und gebessert.
Aber auch als Tee ohne weitere Zusätze hat dic Wegwarte ihre Anhänger.
• *So wird Wegwarten-Tee bereitet:* 1 Teelöffel Wurzel oder Kraut (oder ein Gemisch aus beidem: Cichoriae rad. cum herba) wird mit 1/4 l kaltem Wasser übergossen, zum Sieden erhitzt und etwa 2 bis 3 Minuten lang gekocht. Dann wird abgeseiht. 2 bis 3 Tassen Tee täglich ist die richtige Dosierung.
Mein besonderer Rat: Ganz ähnlich wie jene des Löwenzahns sehe ich die Wirkung der Wegwarte, so daß ich eine Mischung aus beiden Heilpflanzen als eine gute Verbindung empfehlen möchte. Mit etwas Pfefferminze erhält man eine Teemischung, die sich zur Frühjahrs- und Herbstkur bestens eignet. Es besteht die Möglichkeit, daß sich auch rheumatische Beschwerden bessern, daß sich die Tätigkeit der großen Drüsen (Leber und Niere) verstärkt, kurz: daß sich Wohlbefinden einstellt.
• *So wird die Teemischung bereitet:*

Wegwartenkraut mit Wurzel	20,0
Löwenzahnkraut mit Wurzel	20,0
Pfefferminzblätter	10,0

2 Teelöffel dieser Teemischung mit 1/4 l kaltem Wasser übergießen, zum Sieden erhitzen und abseihen. Kurmäßig über 3 bis 6 Wochen 1- bis 2mal täglich 1 Tasse Tee trinken.
Wer süßen möchte, der soll das mit Süßstoff tun, Zucker halte ich für nicht geeignet. Ungesüßt ist der Tee jedoch besser.
Wegwarte als Hausmittel: Zu Beginn soll auszugsweise ein Bericht über die Heilwirkung der Wegwarte aus dem Jahre 1577 stehen. H. Bock schreibt: »Eine handtuoll Wegwart in wasser gesotten vnn gedruncken / führt aus die gallen vnd weissen schleim durch den stulgang. ... Ein decoction gemacht auss dem kraut vnd wurtzel mit wein oder wasser / vnnd warm, gedruncken / eröffnet die Leber vnd Miltz / soll genützt werden im anfang der Wassersucht vnd Cachexia. Solches vermag auch das gebrannt wasser / vnnd ist trefflich gut zu dem Hitzigen Magen / zu allen brennenden Febern / vnnd schwachheit des Hertzens gedruncken ....dienet auch zum hitzigen Podagra ...« – Ist es nicht erstaunlich, wie vieles wir davon heute als absolut richtig erkennen müssen? Was da gesagt wurde, hat Sebastian Kneipp übernommen und in die Volksmedizin eingeführt, wo Wegwarte als Magen-, Galle- und Lebermittel einen bevorzugten Platz einnimmt. Auch bei Hautunreinheiten wird die Wegwarte häufig gebraucht. Man trinkt den Tee, man macht Waschungen damit und gebraucht ihn für feuchte Verbände. Sicherlich mit Erfolg.
Nebenwirkungen sind nicht zu befürchten.

Weide

Salix-Arten wie SALIX ALBA L., SALIX FRAGILIS L., SALIX PENTANDRA L., SALIX PURPUREA L. und andere.
Weidengewächse, SALICACEAE
Volksnamen: Felbern, Katzenstrauch, Korbweide, Maiholz, Weihbuschen.
Arzneilich verwendete Pflanzenteile: Die Rinde.
Drogenbezeichnung: Weidenrinde = SALICIS CORTEX (früher: CORTEX SALICIS).

Botanik: *Pflanzenbeschreibung:* Da es sich um verschiedene Weidenarten handelt, kann ich hier nicht eine einzelne Weide beschreiben. Aber es gibt wichtige Kennzeichen, die allen Weiden zu eigen sind: Sie können als Strauch oder als Baum vorkommen; vor den Blättern erscheinen die Blüten, die auch »Weidenkätzchen« genannt werden;

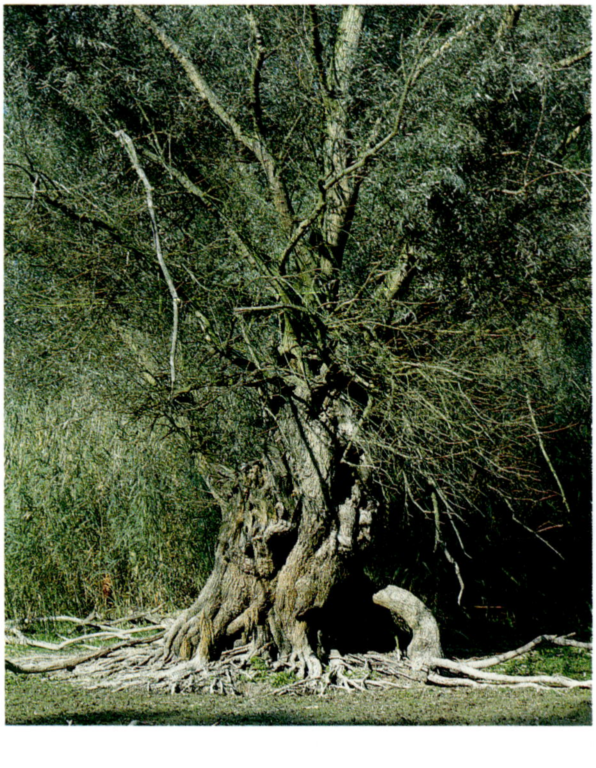

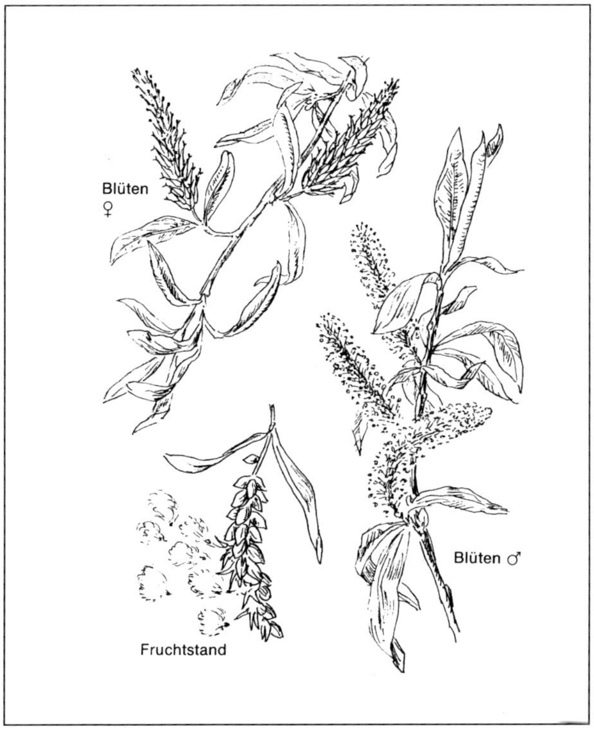

alle Weiden sind zweihäusig, so daß auf einem Baum (oder Strauch) immer nur Blüten eines Geschlechts anzutreffen sind. Die männlichen Blüten erkennt man an den gelben Staubbeuteln. Die Rinde ist im Frühling, wenn »die Säfte steigen«, sehr leicht von den Ästen und Zweigen zu lösen. *Blütezeit:* Im zeitigen Frühling, bevor die Blätter erscheinen (März). *Vorkommen:* Die Weiden bevorzugen feuchte Standorte. Sie sind Flußbegleiter, sie kommen an Gräben, am Rand feuchter Wiesen vor und siedeln sich auch in Auwäldern und an Waldrändern an.
Ernte und Aufbereitung: Im Frühjahr schält man die Rinde von mitteldicken Zweigen und trocknet sie an der Luft.
Inhaltsstoffe (Wirkstoffe): Die Salicylsäureverbindungen sind die Hauptwirkstoffe der Weidenrinde. Daneben finden sich noch weitere Glykoside, Flavonoide und Gerbstoffe.
Heilwirkung und Anwendung: Seit man das Aspirin und die reine Salicylsäure synthetisch herstellen kann, spielt die Weidenrinde als Fieber- und Rheumamittel keine große Rolle mehr. Die schweißtreibende, die schmerzlindernde und die entwässernde Wirkung sind zwar unbestritten, doch nur noch selten wird die Droge in Teemischungen gebraucht. Schade, denn vielleicht kann man mit Weidenrinde bei den Erkrankungen, gegen die noch kein Heilmittel gefunden wurde – ich meine speziell das Rheuma –, mehr erreichen, als man glaubt. Sich dieser Heilpflanze zu bedienen, sollte man nicht allein der Volksmedizin überlassen.
Das BGA hält fieberhafte Erkrankungen, Kopfschmerzen und rheumatische Beschwerden für mögliche Heilanzeigen.
Weidenrinde als Hausmittel: Hier hat diese Droge immer noch ihr Zuhause. Man gebraucht den Tee aus der Rinde bei allen fieberhaften Erkrankungen, vor allem solchen, bei denen auch Kopfschmerzen mit im Spiel sind. Man gibt den Tee bei Rheuma und Gicht, nicht zuletzt in der Hoffnung, Harnsäure aus dem Körper auszuscheiden. Auch bei Magen- und Darmbeschwerden wird häufig Weidenrinden-Tee getrunken.
• *So wird Weidenrinden-Tee bereitet:* 1 gehäufter Teelöffel fein geschnittene Weidenrinde wird mit 1/4 l kaltem Wasser angesetzt, ganz langsam zum Sieden erhitzt und dann vom Herd genommen. Etwa nach 5 Minuten muß abgeseiht werden. 2 Tassen Tee pro Tag ist die richtige Dosierung.
Nebenwirkungen: Wird Weidenrinden-Tee in den angegebenen Mengen getrunken, so sind Nebenwirkungen nicht zu befürchten. – Für Schwangere verboten!

Weidenröschen, Kleinblütiges

EPILOBIUM PARVIFLORUM SCHREB.
und andere kleinblütige Epilobium-Arten
Nachtkerzengewächse, ONAGRACEAE
Arzneilich verwendete Pflanzenteile:
Das Kraut.
Drogenbezeichnung: Weidenröschenkraut = EPILOBII HERBA (früher: HERBA EPILOBII).

Botanik: *Pflanzenbeschreibung:* Mit einem Wurzelstock im Erdreich verankert, entwickelt sich aus einer Rosette der aufrechte, runde, abstehend behaarte Stengel, der 15 bis 60 cm hoch wird. Die länglichen oder eiförmig-lanzettlichen, sitzenden Stengelblätter – weder stengelumfassend noch am Stengel herablaufend – sind am Rand schwach gezähnt, weichhaarig oder filzig. Die kleinen hellvioletten Blüten mit vier herzförmigen Kronblättern und vierteiliger Narbe stehen in endständiger

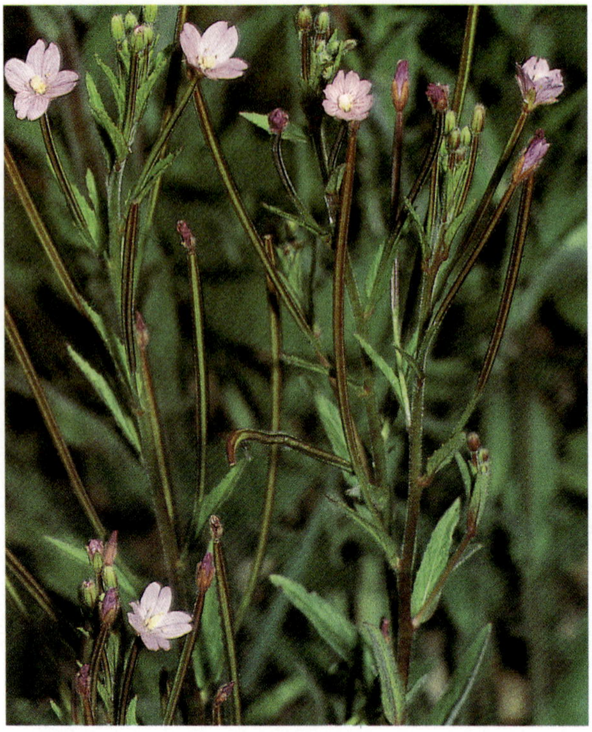

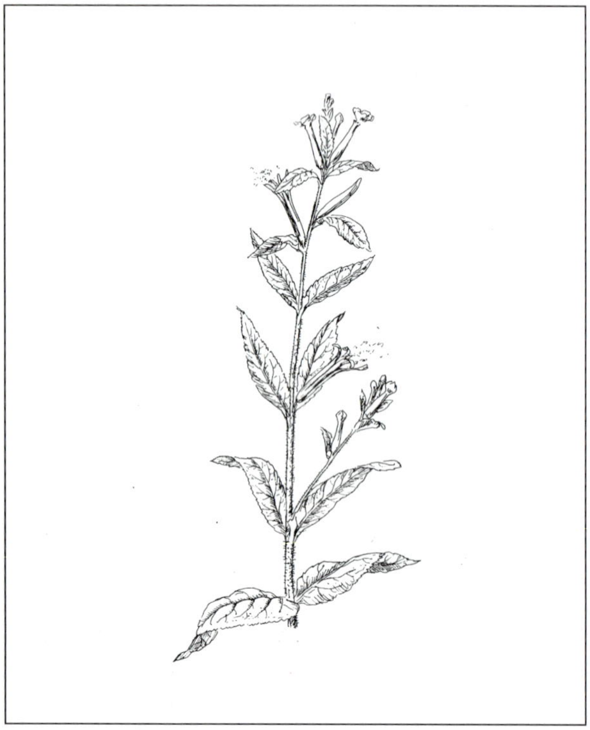

Traube. In einer langen schotenförmigen Kapsel, die bei der Reife mit vier Klappen aufspringt, finden sich zahlreiche Samen mit kleinem Haarschopf. *Blütezeit:* Juli bis September.
Vorkommen: Das Kleinblütige Weidenröschen wächst meist gesellig an Ufern und Gräben, in Auwäldern und auf Kahlschlägen im Wald, gelegentlich auch auf Schuttplätzen und im Garten, an Hecken und Zäunen.
Ernte und Aufbereitung: Gesammelt wird das blühende Kraut, das kurz über dem Erdboden abgeschnitten und gebündelt in der Sonne oder an einem luftigen Ort getrocknet wird.
Inhaltsstoffe (Wirkstoffe): Beta-Sitosterin, Flavonoide, Tannide.
Heilwirkung und Anwendung: Das Kleinblütige Weidenröschen ist eine »Modedroge«, die seit 1970 als Heilmittel bei Prostatabeschwerden empfohlen wird. Oft hört man sogar, daß damit Prostatakrebs geheilt werden könne. Diese Behauptung entbehrt jeder Grundlage; selbst bei gutartigen Prostataleiden vermag diese Heilpflanze – wenn überhaupt – nur höchst bescheiden zu helfen. Ihre Wirkung wird überbewertet. Allenfalls kann man, sofern vom Arzt erlaubt, die ärztliche Therapie mit dieser Droge unterstützen.
• *So wird Weidenröschen-Tee bereitet:* 2 gehäufte Teelöffel Kraut mit 1/4 l siedendem Wasser übergießen und 15 Minuten ausziehen. Dosierung: 2 Tassen Tee pro Tag.
Weidenröschen als Hausmittel: Als Hausmittel wird diese Pflanze nicht verwendet; mancherorts allerdings gebraucht man die häufigeren Weidenröschen-Arten als Schwarztee-Ersatz.
Nebenwirkungen: Bei längerer Anwendung des Weidenröschen-Tees kann es zu Magen- und Darmbeschwerden kommen.

Weißdorn

CRATAEGUS MONOGYNA JACQ. – Eingriffeliger Weißdorn
CRATAEGUS LAEVIGATA (POIR.) DC. – Zweigriffeliger Weißdorn, und andere Arten
Rosengewächse, ROSACEAE
Volksnamen: Hagedorn, Heckendorn, Zaundorn
Arzneilich verwendete Pflanzenteile: Die Blüten, die Blätter und die Früchte.
Das DAB 10 (Deutsches Arzneibuch, 10. Ausgabe) nennt ein Gemisch aus Blättern und Blüten.
Drogenbezeichnung: Weißdornblüten = CRATAEGI FLOS (früher: FLORES CRATAEGI), Weißdornbeeren = CRATAEGI FRUCTUS (früher: FRUCTUS CRATAEGI), Blätter und Blüten gemischt = CRATAEGI FOLIUM CUM FLORE (DAB 9)

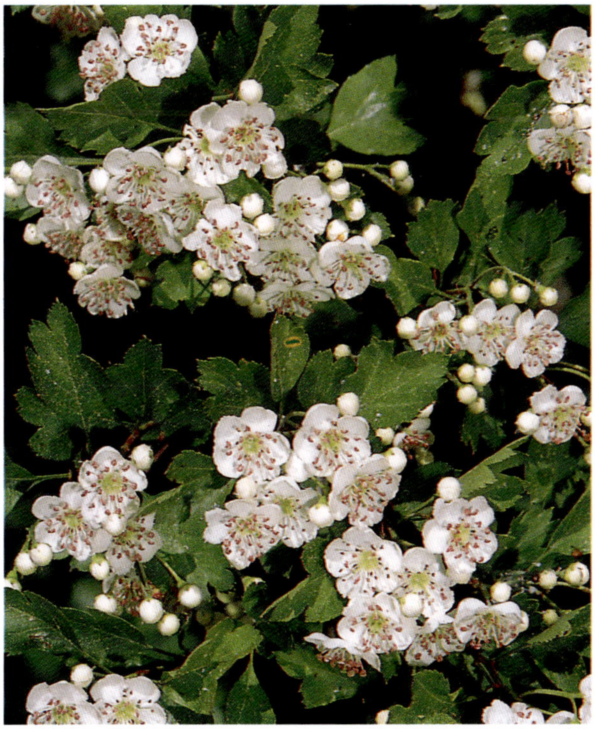

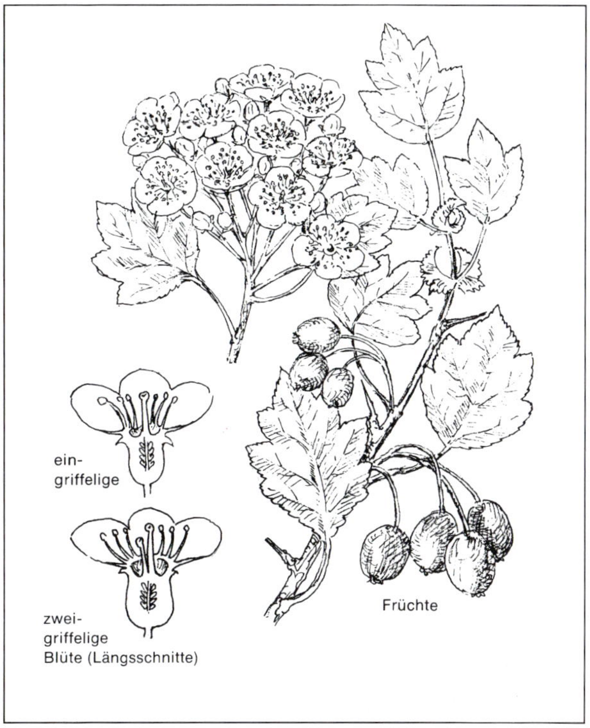

Botanik: *Pflanzenbeschreibung:* Die für arzneiliche Zwecke genutzten Weißdorn-Arten sind mittelgroße Sträucher oder kleine Bäume. Die weißen Blüten stehen in aufrechten Doldenrispen. Die spitzen Dornen, mit denen die Zweige ausgestattet sind, geben zusammen mit den prachtvollen weißen Blüten der Pflanze ihren Namen. Die Blätter des Weißdorn sind oberseits dunkelgrün, unterseits heller bis bläulich-grün, kurzgestielt und vorn meist dreilappig. Am Rand sind sie unregelmäßig gesägt. *Blütezeit:* Mai bis Juni. *Vorkommen:* Der Weißdorn wächst in lichten Gebüschen, in Hecken und lebenden Zäunen, an sonnigen Hängen und in Laub- und Föhrenwäldern.

Ernte und Aufbereitung: Blüten und Blätter werden während der Blütezeit eingesammelt und schnell getrocknet. Der Tee muß in gut schließenden Behältern aufbewahrt werden. Da die Wirksamkeit bei zu langer Lagerung beeinträchtigt wird, müssen die Blüten möglichst jedes Jahr frisch geerntet werden. Die Früchte sammelt man in reifem Zustand, also wenn sie rot sind. Sie werden ebenfalls schnell getrocknet, und man sollte auch sie jedes Jahr frisch ernten.

Inhaltsstoffe (Wirkstoffe): Für die Wirkung verantwortlich zu machen sind in erster Linie Flavonoide, oligomere Procyanidine, biogene Amine und andere. Aber erst das Zusammenspiel aller Inhaltsstoffe macht die positive Crataegus-wirkung aus. Nicht nur eine Summierung der einzelnen Wirkungen, sondern sogar eine Potenzierung durch gegenseitige Beeinflussung muß angenommen werden.

Heilwirkung und Anwendung: Weißdorn ist ein ausgezeichnetes Herzmittel. Es ist anzuwenden bei den verschiedensten Herz- und Kreislaufbeschwerden unserer Zeit. Seine zum Erfolg notwendige lange – in manchen Fällen ständige – Anwendung ist absolut unschädlich, seine Wirkung eindrucksvoll und überzeugend.

Im Vordergrund steht die günstige Wirkung auf das Altersherz, das unter Weißdorn belebt, gestützt und gepflegt wird. Altersbedingte Degenerationserscheinungen am Herzmuskel und sklerotische Veränderungen der Herzkranzgefäße mit mangelhafter Durchblutung lösen bei älteren und alten Menschen Herzbeschwerden aus, die mit einer Weißdorn-Teekur erheblich gebessert werden können. Ähnlich wie die Herz- und Kreislaufbeschwerden älterer Leute sind die Beschwerden der Menschen, die ständig überfordert werden und bei denen es zu frühzeitigen Abnutzungserscheinungen kommen kann. Weißdorn vermag hier die Beschwerden zu lindern und – was beinahe noch wichtiger ist – vorbeugend zu wirken. Die vielen beginnenden Herzleiden, die noch nicht im eigentlichen

Sinne als Krankheiten anzusprechen sind, die sich jedoch unübersehbar bemerkbar machen, sind ein besonderes Indikationsgebiet für Weißdorn.
Herzmuskelschwäche zeigt sich häufig bei oder nach schweren Infektionskrankheiten. In diesen Fällen sollte man an Weißdorn denken. Auch Rhythmusstörungen des Herzens bessern sich unter Behandlung mit Weißdorn. Mit Hilfe dieser Heilpflanze wird eine Verbesserung der Herzleistung erzielt, die eine Normalisierung des hohen Blutdrucks zur Folge hat. Gegen hohen Blutdruck im eigentlichen Sinne wirkt Weißdorn nicht. Es gibt auch Fälle, in denen mit Weißdorn eine Erhöhung des Blutdrucks im Sinne der Normalisierung möglich ist.
Eine besondere Bedeutung gewinnt der Weißdorn als Mittel zur Nachbehandlung des Herzinfarkts, denn die Verbesserung der koronaren Durchblutung (Durchblutung der Herzkranzgefäße) und die unmittelbare günstige Wirkung auf die Herzmuskelzellen im Sinne einer Aktivitätssteigerung und besseren Ernährung sind hier zwingend notwendig. Eine sofortige Wirkung ist aber nicht zu erwarten. Das muß man wissen. Nur Ausdauer und Geduld führen zum Erfolg, einem Erfolg, der dann allerdings beachtlich ist.
Es gibt eine Vielzahl von Fertigpräparaten, die Inhaltsstoffe des Weißdorn enthalten, doch ein Tee aus den Blüten ist ihnen durchaus ebenbürtig.
In der Monographie der Kommission E im BGA heißt es unter dem Stichwort Anwendungsgebiete für Weißdorn (Blüten und Blätter): nachlassende Leistungsfähigkeit des Herzens entsprechend Stadien I und II nach NYHA (New York Heart Association), Druck und Beklemmungsgefühl in der Herzgegend, noch nicht digitalisbedürftiges Altersherz, leichte Formen von bradykarden Herzrhythmusstörungen (Bradykardie = langsame Herzschlagfolge).

• *So wird Weißdorn-Tee bereitet:* 2 Teelöffel Weißdornblüten oder Blüten mit Blättern werden mit 1/4 l heißem Wasser überbrüht und 20 Minuten ausgezogen. Die richtige Dosierung: 2- bis 3mal täglich 1 Tasse. Man kann den Tee nach Geschmack verbessern. Honig als Süßmittel oder süßer Sanddornsaft eignen sich gut und unterstützen die Wirkung.

Anwendung in der Homöopathie: Das Homöopathikum *Crataegus* wird aus den reifen Früchten bereitet und ebenfalls gegen Herzbeschwerden und zur Stärkung des erschöpften Altersherzens gebraucht. Im allgemeinen verwendet man die Urtinktur (Ø) und verordnet davon 2- bis mehrmals täglich 5 bis 20 Tropfen. Bei starker Nervosität und Übererregbarkeit gebraucht man statt der Urtinktur das Mittel in der zweiten und dritten Potenz (D2 und D3).

Weißdorn als Hausmittel: In zunehmendem Maß hält der Weißdorn (hauptsächlich die Blüten) Einzug in die Hausapotheke. Er wird auch hier zur Beruhigung des nervösen Herzens und zur Stärkung der Herzleistung gebraucht. Darüber hinaus verwendet man Weißdornblüten (gelegentlich auch die Blätter) als Tee bei Übergewicht, weil er entwässert. Viel Erfolg, so meine ich, wird man damit allerdings nicht haben.

Nebenwirkungen: Die Anwendung von Crataegus ist selbst bei Dauergebrauch ohne Nebenwirkungen.

Wermut

ARTEMISIA ABSINTHIUM L.
Korbblütengewächse, ASTERACEAE (COMPOSITAE)
Volksnamen: Absinth, Artenheil, Bitterer Beifuß, Eberreis, Heilbitter, Magenkraut, Ölde, Schweizertee, Wurmkraut.
Arzneilich verwendete Pflanzenteile: Das Kraut.
Drogenbezeichnung: Wermutkraut = ABSINTHII HERBA (früher: HERBA ABSINTHII).

Botanik: *Pflanzenbeschreibung:* Der Wermut ist ein ausdauernder Busch, der eine Höhe von 60 bis 100 cm erreicht. Er ist aufrecht, verzweigt und trägt sowohl am Stengel als auch an den Blättern ein silbergraues Haarkleid, wodurch die ganze Pflanze einen Grauschimmer erhält. Die Blätter sind dreifach fiederspaltig, unten groß und nach oben hin immer einfacher. Die einzelnen Blattabschnitte sind lanzettlich. Der Blütenstengel trägt die zahlreichen halbkugeligen, nickenden hellgelben Blütenköpfchen in reichblütigen verzweigten Rispen. Die ganze Pflanze riecht stark würzig.
Im Aussehen ist der Wermut dem Beifuß sehr ähnlich, Verwechslungen sind jedoch ungefährlich, weil Beifuß und Wermut in ihrer Wirkung ähnlich sind. Unterscheidungsmerkmale dieser beiden Heilkräuter: Wermut ist meist kleiner als der Beifuß. Er hat seidig-filzige Stengel und Blätter

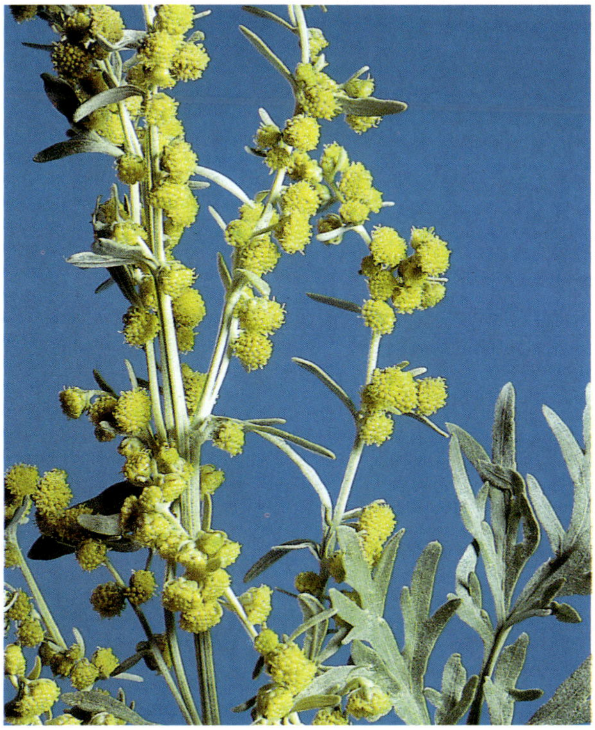

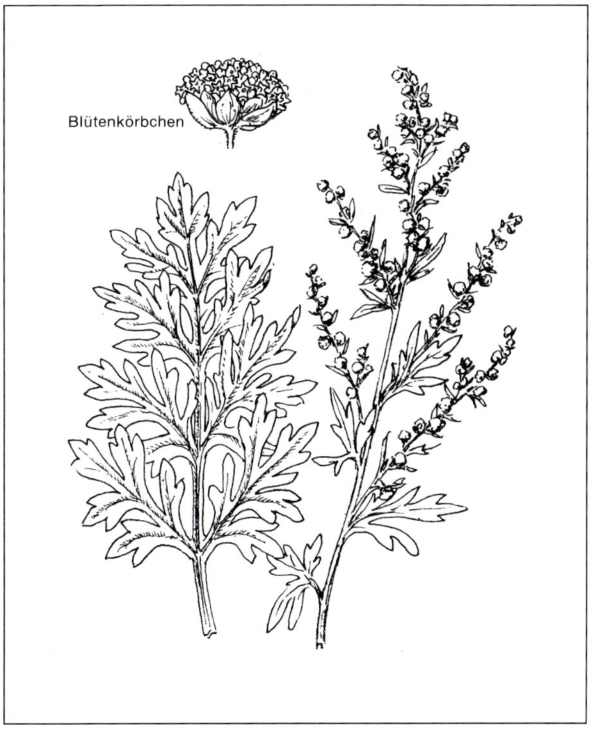

sowie kugelige gelbe Blüten, während der Stengel des Beifuß rötlich überlaufen ist und meistens rötliche Blüten trägt. *Blütezeit:* Juni bis September. *Vorkommen:* Der Wermut liebt felsige Standorte und kommt an Flußufern, auf Weinbergen, an Wegrändern und Zäunen vor. Er bevorzugt trockenen Boden.

Ernte und Aufbereitung: Wenn auch unter der Bezeichnung »Herba« das ganze Kraut zu verstehen ist, so sollen doch vornehmlich die oberen zarteren Teile gesammelt werden. Das muß zur Blütezeit geschehen. Man schneidet die Triebe ab, bündelt sie und trocknet an einem luftigen Ort.

Inhaltsstoffe (Wirkstoffe): Die arzneiliche Wirkung verdankt der Wermut den Bitterstoffen (Absinthin), dem ätherischen Öl (Thujon, Thujol, Phellandren) und auch den Gerbstoffen. Die Bitterstoffe sind jedoch die wichtigsten Wirkstoffe.

Heilwirkung und Anwendung: Der Wermut ist ein ausgezeichnetes Mittel bei Magen-, Darm- und Gallebeschwerden sowie zur Appetitanregung. Sein bitterer Geschmack sollte niemanden davon abhalten, ihn als Tee oder als Tinktur zu nutzen, zumal man sich schnell an den bitteren Geschmack gewöhnt. Der Versuch, Wermut-Tee zu süßen, ist sinnlos, denn bitter und süß ergeben niemals einen harmonischen Geschmack, in diesem Fall beeinträchtigt das Süßen sogar die Wirksamkeit.

Sehr oft verbirgt sich hinter Verdauungsschwäche, Appetitlosigkeit und mangelnder »Magenarbeit« mit Blähungen und Völlegefühl eine kranke Gallenblase. Ob es sich dabei um Gallensteine, um Störungen des Galleabflusses oder um eine chronisch entzündete Gallenblase handelt, ist für die Behandlung mit Wermut ohne Bedeutung. Eine »unruhige Galle« macht Beschwerden, mit Wermut kann man die Ruhe wiederherstellen – somit wirkt diese Heilpflanze bei Magenbeschwerden und Gallestörungen gleichermaßen und eignet sich ganz besonders zur Nachbehandlung überstandener Gallekoliken. Galleempfindliche Menschen können schon mit 1 Tasse Wermut-Tee pro Tag prophylaktisch einwirken, Diätsünden mit 20 bis 30 Tropfen Wermut-Tinktur ausgleichen oder Galleschmerzen, die sich nach Aufregungen und starken Belastungen einstellen, eindämmen. Wenn auch die Wirkung des Wermut bei Grippe und Erkältungen nur als gering bezeichnet werden kann, so soll sie hier dennoch erwähnt werden. Es hat sich nämlich gezeigt, daß Wermut als Tonikum amarum die Krankheitsdauer verkürzt und das Wohlbefinden steigert. Auf jeden Fall werden körpereigene Abwehrkräfte mobilisiert. Die Kommission E im BGA erkennt zwar die Gallewirksamkeit des Wermut an (Monographie = Dyskinesien der Gallenwege), nennt aber auf der Packungsbeilage der Standardzulassung als

Anwendungsgebiete nur Magenbeschwerden etwa durch mangelnde Magensaftbildung; zur Appetitanregung. Magen- und Darmgeschwüre gelten als Gegenanzeigen.

• *So wird Wermut-Tee bereitet:* 1 Teelöffel geschnittenes Kraut (Herba Absinthii) mit 1/4 l kochendem Wasser überbrühen; nach 10 Minuten abseihen.

Kurmäßig 3mal täglich 1 Tasse sehr warmen Tee nach dem Essen – oder nur bei Bedarf 1 Tasse Tee trinken. Die Tropfen bekommt man, wie auch den Tee, in jeder Apotheke. Bei Bedarf gibt man 20 bis 30 Tropfen in 1/2 Glas Wasser und trinkt es schluckweise. Bei kurmäßiger Anwendung 3mal täglich 15 bis 20 Tropfen in Wasser einnehmen.

Mein besonderer Rat: Der bittere Geschmack des Wermut wird von vielen Patienten als sehr unangenehm empfunden. Da man durch Süßen keine diesbezügliche Verbesserung erzielen kann und gerade der Bitterstoff auch der Wirkstoff ist, muß man sich etwas anderes einfallen lassen. Hier hat sich eine Mischung mit Tausendgüldenkraut und Pfefferminze bewährt. Dieser Tee schmeckt zwar ebenfalls bitter, doch überwindet man nach kurzer Zeit die Abneigung gegenüber der Bitterkeit, wohl durch das Vorhandensein der aromatischen Pfefferminze. Wenn man diesen Tee noch dazu recht warm trinkt, dann wird man ihn schnell akzeptieren können.

• *So wird die Teemischung bereitet:*

Wermut	10,0
Tausendgüldenkraut	10,0
Pfefferminze	10,0

1 gehäuften Teelöffel dieser Teemischung mit 1/4 l heißem Wasser übergießen, nach 5 Minuten abseihen. Den Tee gut warm trinken.

Anwendung in der Homöopathie: Das Homöopathikum *Absinthium* wird aus den frischen jungen Blättern und Blüten hergestellt. Man verwendet es gegen epileptische Anfälle, nervöse und hysterische Krämpfe. Empfohlen wird das Mittel in der zweiten bis zwölften Potenz (D2 bis D12), 3- bis 5mal täglich 5 bis 15 Tropfen.

Wermut als Hausmittel: Wermut gehört zu den Arzneipflanzen, die sehr häufig noch in der Hausapotheke anzutreffen sind. Man verwendet den Tee gegen Appetitlosigkeit und alle Verdauungsbeschwerden, gegen Rheuma und gegen Würmer. Auch bei Menstruationsbeschwerden wird Wermut-Tee gegeben. Es kommt zu einer verstärkten Regelblutung und dadurch zum Nachlassen der Schmerzen. Wermut-Tee zur Geburtseinleitung zu verwenden, erscheint mir bedenklich. Hier sollte der Arzt bestimmen, was zu tun ist.

Wermut als Gewürz: Als Gewürz konkurrieren Wermut und Beifuß miteinander. Die eine Hausfrau gibt beispielsweise ihrem Gänsebraten ein Sträußchen Wermut bei, die andere verwendet Beifuß. Beide Pflanzen aber würzen mit einem aromatischen Bitterstoff und sorgen dadurch für die gute Verdauung eines sonst belastenden Essens. Wermut und Beifuß sind also gleichermaßen gesunde Gewürze für alle fetten Speisen.

Nebenwirkungen: Wer den Wermut nicht überdosiert, der braucht Nebenwirkungen nicht zu befürchten. Schwangere aber sollten diese Heilpflanze auf keinen Fall verwenden, um sich nicht der Gefahr einer Fehlgeburt auszusetzen. Das ätherische Öl aus der Droge muß als giftig bezeichnet werden, und vor dem Genuß von Wermutschnaps, »Absinth«, muß gewarnt werden. Zittern, Kopfschmerzen, Schwindelanfälle, Muskelkrämpfe, ja selbst Bewußtlosigkeit sind die Folgen einer Wermutvergiftung.

Wiesenklee
(Rotklee)

TRIFOLIUM PRATENSE L.
Schmetterlingsblütengewächse, FABACEAE (LEGUMINOSAE)
Volksnamen: Futterklee, Honigklee, Rotklee.
Arzneilich verwendete Pflanzenteile: Die Blüten.
Drogenbezeichnung: Wiesenkleeblüten = TRIFOLII PRATENSIS FLOS (früher: FLORES TRIFOLII PRATENSIS).

Botanik: *Pflanzenbeschreibung:* Aus einem kurzen Wurzelstock entwickelt sich ein Rasen blühender und nicht blühender Stengel, an denen dreizählige, oben kurz-, im unteren Teil längergestielte Laubblätter sitzen. Die Teilblättchen sind eiförmig bis elliptisch, oberseits frisch grün mit hellgrünen Zonen. Die purpurroten Schmetterlingsblüten sind in Köpfchen vereinigt. Sie enthalten reichlich Nektar und sind besonders für langrüßlige Hummeln eine ergiebige »Honigweide«. *Blütezeit:* Mai bis September. *Vorkommen:* Auf Kleeäckern und daraus verwildert.

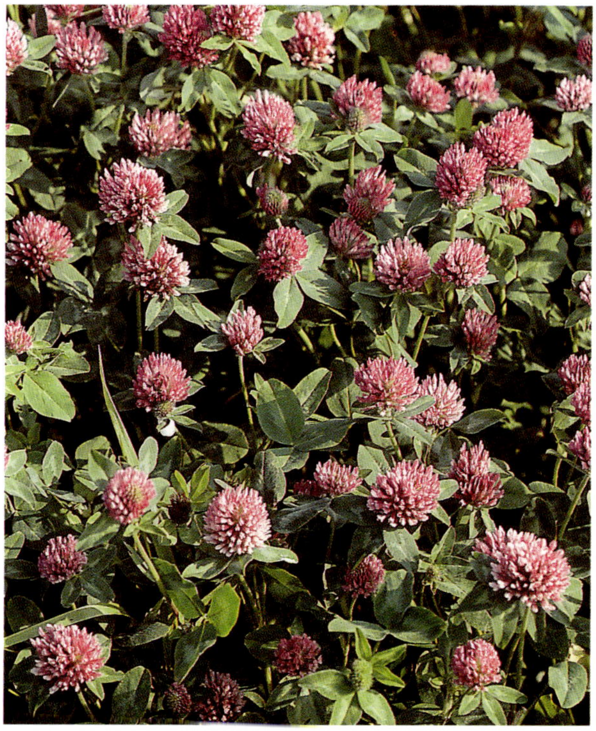

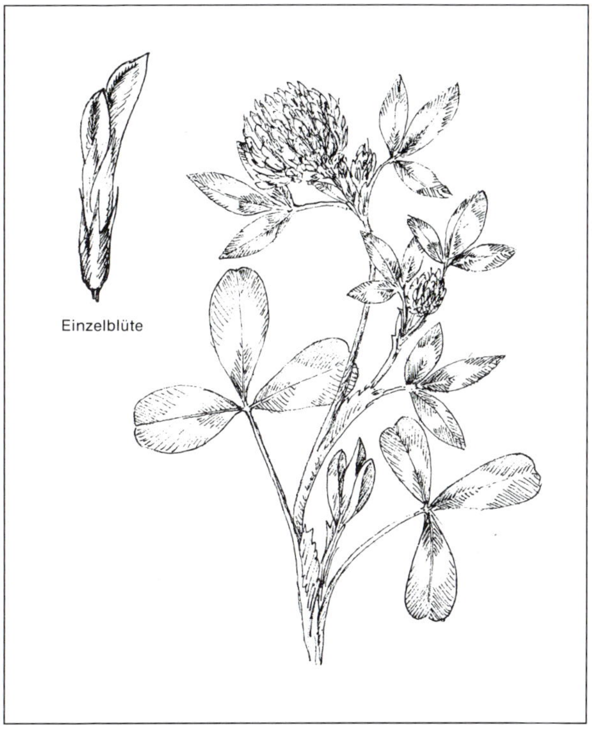

Ernte und Aufbereitung: Man sammelt die in Köpfchen angeordneten Blüten und legt sie unzerteilt an luftigem Ort zum Trocknen aus.
Inhaltsstoffe (Wirkstoffe): Gerbstoffe und verschiedene Glykoside sowie phenolische Substanzen und Isoflavone sind die Wirkstoffe.
Heilwirkung und Anwendung: Als Gerbstoffdroge kann man den Wiesenklee gegen Schleimhautentzündungen verschiedenster Art, auch im Darm (bei Durchfall), verwenden. Auch in Form von Umschlägen zur Wundbehandlung ist eine Anwendung möglich. Für die Schulmedizin sind die Wirkstoffe jedoch zuwenig erforscht, als daß diese Droge genutzt würde.
Wiesenklee als Hausmittel: Vornehmlich in ländlichen Gebieten, wohl weil der Wiesenklee dort in unbeschränkter Menge zur Verfügung steht, wird er gegen vielerlei Krankheiten eingesetzt. Man bereitet einen Tee, den man mit Honig gesüßt (Diabetiker nicht süßen) Rekonvaleszenten gibt, den man gegen Husten und bei Leberbeschwerden für gut erachtet, der aber auch als ein hervorragendes Blutreinigungsmittel gilt.
• *So wird Wiesenklee-Tee bereitet.* 4 bis 6 getrocknete Blütenköpfchen (Blütenstände) mit 1/4 l kochendem Wasser übergießen und 15 Minuten ausziehen; nach dem Abseihen mit Honig süßen. 2 bis 3 Tassen Tee täglich zur Blutreinigung über 4 bis 6 Wochen werden empfohlen.

Nebenwirkungen sind nicht zu befürchten.
Zusatz: Der Weißklee (TRIFOLIUM REPENS L.), der dem Rotklee sehr ähnlich ist, sich aber durch seine kriechenden Stengel und vor allen Dingen durch seine weißen Blüten und kleineren Blätter vom Wiesenklee unterscheidet, wird in der Volksmedizin auch gegen Rheuma und Gicht verwendet. Den Tee bereitet man wie den Wiesenklee-Tee.

Wiesenknopf

SANGUISORBA OFFICINALIS L.
Rosengewächse, ROSACEAE
Volksnamen: Großer Wiesenknopf, Herrgottsbart, Kölbelskraut, Welsche Bibernelle.
Arzneilich verwendete Pflanzenteile: Das Kraut und die Wurzel.
Drogenbezeichnung: Wiesenknopfkraut = SANGUISORBAE HERBA (früher: HERBA SANGUISORBAE).

Botanik: *Pflanzenbeschreibung:* Der Wiesenknopf ist eine Halbrosettenstaude, die eine Höhe von etwa 1 m erreichen kann. Die Blätter bilden eine grundständige Rosette, sie entspringen einer

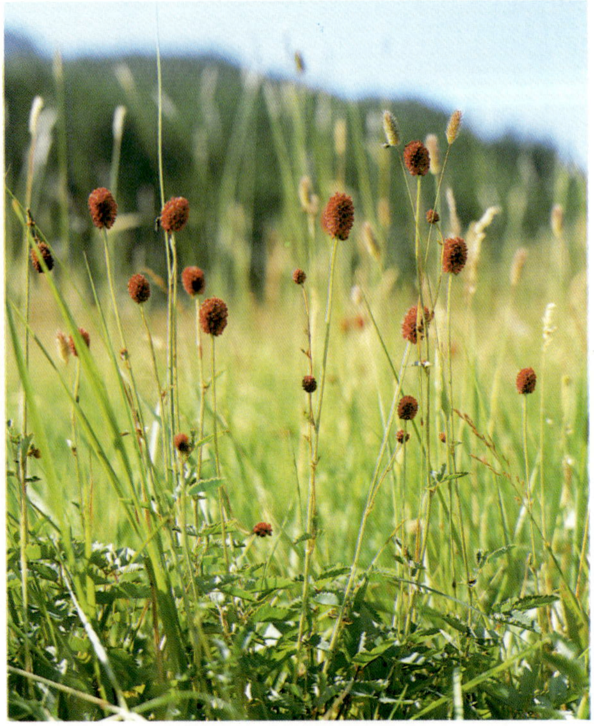

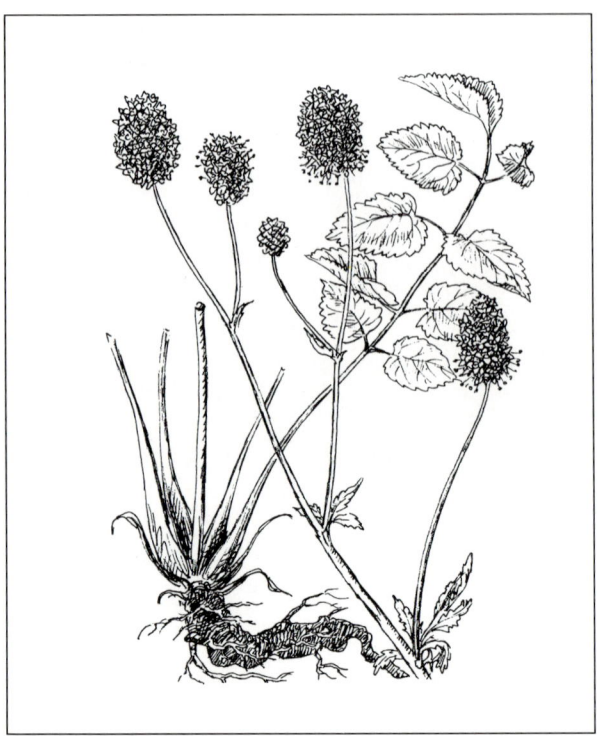

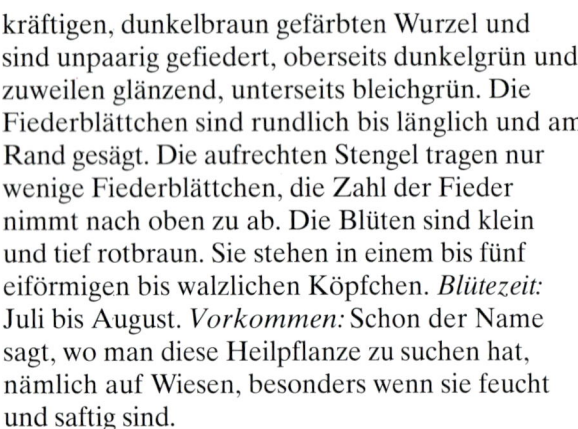

kräftigen, dunkelbraun gefärbten Wurzel und sind unpaarig gefiedert, oberseits dunkelgrün und zuweilen glänzend, unterseits bleichgrün. Die Fiederblättchen sind rundlich bis länglich und am Rand gesägt. Die aufrechten Stengel tragen nur wenige Fiederblättchen, die Zahl der Fieder nimmt nach oben zu ab. Die Blüten sind klein und tief rotbraun. Sie stehen in einem bis fünf eiförmigen bis walzlichen Köpfchen. *Blütezeit:* Juli bis August. *Vorkommen:* Schon der Name sagt, wo man diese Heilpflanze zu suchen hat, nämlich auf Wiesen, besonders wenn sie feucht und saftig sind.

Ernte und Aufbereitung: Das Kraut wird zur Blütezeit eingebracht. Man muß auch die Rosettenblätter miternten. Getrocknet wird an der Luft an einem schattigen Platz. Für die Ernte der Wurzel gilt das, was allgemein üblich ist: entweder im zeitigen Frühjahr oder im späten Herbst ernten. Wenn es nötig ist, halbiert man die Wurzeln, bevor man sie an luftigem Ort zum Trocknen ausbreitet.

Inhaltsstoffe (Wirkstoffe): Saponine, Gerbstoffe, Flavone und Vitamin C sind neben anderen, noch nicht genügend untersuchten Inhaltsstoffen als Wirkstoffe anzusehen. Der Gerbstoffgehalt der Wurzel ist höher als der des Krautes.

Heilwirkung und Anwendung: Antiseptisch, blutstillend, entzündungswidrig, stopfend und adstringierend (zusammenziehend) – so kann man die Wirkung bezeichnen. Und daraus ergeben sich die verschiedensten Anwendungsmöglichkeiten bei Entzündungen in Mund und Rachen, am Zahnfleisch und an anderen Schleimhäuten.

Aber man gebraucht die Heilpflanze heute nur noch wenig. In Rußland und in China hingegen wird der Wiesenknopf häufiger als örtlich blutstillendes Mittel verwendet.

Anwendung in der Homöopathie: Das Homöopathikum *Sanguisorba* wird aus dem frischen blühenden Kraut bereitet. Bei Krampfadern der Frauen soll es in der sechsten Potenz (D6), mehrmals täglich 5 bis 10 Tropfen genommen, gute Erfolge bringen. Sanguisorba D2 wird bei klimakterischen Blutungen verwendet.

Wiesenknopf als Hausmittel: Als Hausmittel im eigentlichen Sinne kann man den Wiesenknopf nicht bezeichnen, dafür wird er zuwenig gebraucht. Dennoch lebt in der Volksmedizin auch heute noch weiter (bestimmt nicht zu Unrecht), was P. A. Matthiolus in seinem »New-Kreuterbuch« (Prag 1563) zu berichten weiß. Es heißt da unter anderem: »Die Körbelskreuter stopfen allerley bluttflüsse mit gewalt. Das ist gewiss / dass diese Kreutter den vberschwencklichen bluttgang der weiber / für alle anderen artzneyen stopffen. Die bletter in wein oder wasser gesotten vnnd getruncken / stellet die rote rhur / vnnd andere bauchflüsse mechtiglich.« – Man gebraucht den Tee aus der Wurzel mit dem Kraut (SANGUISORBAE RADIX CUM HERBA) oder die Wurzel allein bei zu starker Monatsblutung, bei Durchfall, Lungenblutungen, Eingeweidewürmern und zur Wundbehandlung.

• *So wird Wiesenknopf-Tee bereitet:* 1 bis 2 Teelöffel Droge mit 1/4 l Wasser übergießen, zum Sieden erhitzen und danach noch etwa 10 Minuten ausziehen. Nach dem Abseihen ist der Tee gebrauchsfertig. 2 Tassen Tee täglich ist die richtige Dosierung.

Bei der Verwendung zur Wundbehandlung bewährt sich auch eine Mischung aus Wiesenknopfkraut und Schachtelhalmkraut zu gleichen Teilen.

Nebenwirkungen: Nur bei Überdosierung kommt es zu leichten Magenbeschwerden.

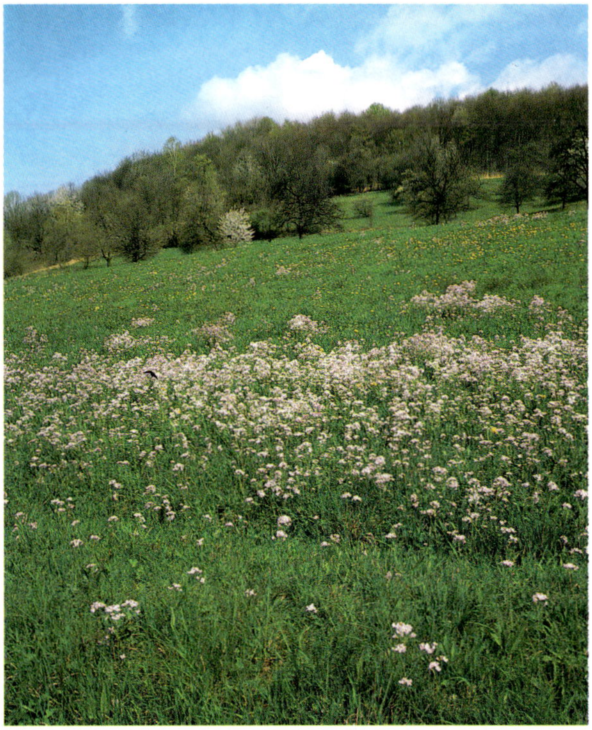

Wiesenschaumkraut

CARDAMINE PRATENSIS L.
Kreuzblütengewächse, BRASSICACEAE (CRUCIFERAE)
Volksnamen: Gauchblume, Kuckucksblume, Wiesenkresse, Wilde Kresse.
Arzneilich verwendete Pflanzenteile: Das Kraut – frisch und getrocknet.
Drogenbezeichnung: Wiesenschaumkraut = CARDAMINIS PRATENSIS HERBA (früher: HERBA CARDAMINIS PRATENSIS).

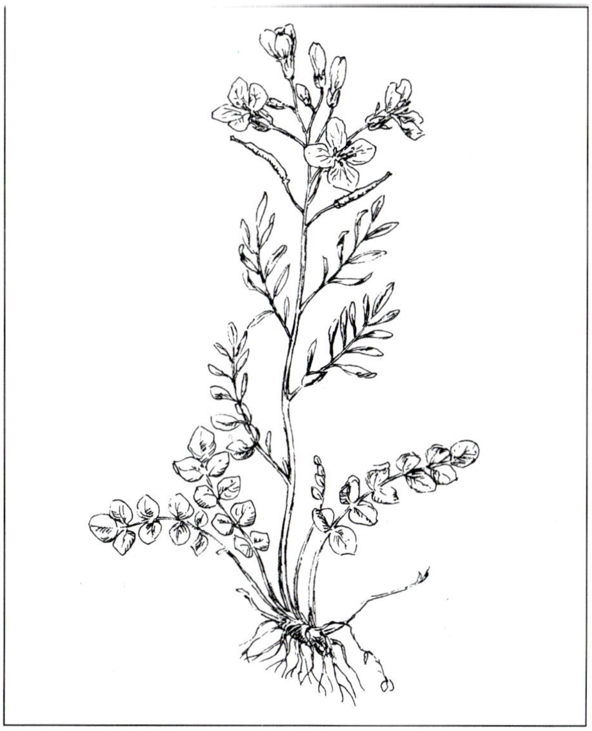

Botanik: *Pflanzenbeschreibung:* Das Wiesenschaumkraut ist den meisten Menschen bekannt, weil es im Frühling die Wiesen schmückt und sich (wenn auch schnell vergänglich) als früher Blumenschmuck leicht sammeln läßt. Die ausdauernde Pflanze wird 20 bis 30 cm hoch. Der Stengel ist aufrecht, meist etwas bereift, hohl, saftig, rund und unbehaart. Langgestielte Rosettenblätter, unpaarig gefiedert, setzen sich aus gestielten Teilblättchen zusammen, die eiförmig bis rundlich sind. Am Stengel sind die Blätter fiederschnittig und nur spärlich vorhanden. Die Blüten sitzen in einem trugdoldigen Blütenstand zu 8 bis 20 Stück vereinigt. Sie sind hell-lila, seltener weiß oder violett. Es fallen an den Kronblättern deutlich dunklere Nerven auf. Zuweilen findet man an den Stengeln speichelähnlichen Schaum. Dieser stammt von der Schaumzikade, deren Larven darin leben. *Blütezeit:* April bis Mai (Juni). *Vorkommen:* Auf sauren Wiesen, gelegentlich auch in Gärten.

Ernte und Aufbereitung: Egal, ob man die Pflanze frisch oder getrocknet verwenden möchte, man soll sie zu Beginn der Blütezeit sammeln. Das Trocknen des gebündelten Krautes geschieht an einem schattigen Ort.
Inhaltsstoffe (Wirkstoffe): Senfölglykoside, Bitterstoffe, Vitamin C.
Heilwirkung und Anwendung: Die Anwendung entspricht jener der Brunnenkresse: zur unspezifischen Reiztherapie in Form von Frühjahrskuren, meistens als Salat. In der Regel wird nicht zwischen dem Wiesenschaumkraut, der Brunnenkresse und dem bitteren Schaumkraut unterschieden, das war schon im Altertum und im Mittelalter der Fall. Die Schulmedizin hat gegen die Verwendung der frischen Pflanze als Blutreinigungsmittel heute nichts mehr einzuwenden, denn man weiß, daß die Senfölglykoside eine wohltuende Reizwirkung auf die großen Drüsen (Leber und Niere) ausüben.
Wiesenschaumkraut als Hausmittel: Nicht nur auf dem Land, dort wo die Erfahrung der Großmutter noch etwas gilt, sondern neuerdings auch auf Empfehlung der Ernährungswissenschaftler nutzt man im Frühjahr die belebende Wirkung der Frühlingskräuter als Salat. Neben Löwenzahn und Sauerampfer nehmen die Kresse und das Wiesenschaumkraut einen besonderen Platz ein. Sie lassen sich nach alten oder neuen Rezepten schmackhaft zubereiten und regen die Körperdrüsen zu erhöhter Tätigkeit an, was zweifellos das Wohlbefinden steigert.
• *Ein Rezept für die Frühjahrskur:* Man gibt in einen Mixer 1/8 l Milch, dazu 1 geteilten und entkernten Apfel mit Schale, den Saft von 1 Zitrone und 3 Orangen sowie jeweils 20 g Löwenzahnblätter, Blätter des Wiesenschaumkrautes und der Brunnenkresse und mixt das Ganze.
Dieses Getränk schmeckt leicht bitter, regt an und erfrischt. Wer 1 Eßlöffel Honig hinzufügt, der kann damit sogar eine ganze Mahlzeit ersetzen.
Der Wiesenschaumkraut-Tee wird im Volk gelegentlich auch gegen rheumatische Beschwerden getrunken, desgleichen gegen Leibschmerzen mit Krämpfen.
Gegen die Verwendung bei Diabetes müssen aber Bedenken angemeldet werden. Es ist nicht erwiesen, daß dadurch der Diabetes gebessert werden kann, wenn dies auch von H. Schulz in seinem Buch »Wirkung und Anwendung der deutschen Arzneipflanzen« im Jahre 1929 angedeutet wurde.

• *So wird Wiesenschaumkraut-Tee bereitet:*
2 gehäufte Teelöffel Kraut mit 1/4 l kochendem Wasser übergießen und 5 bis 10 Minuten ausziehen; danach abseihen.
Gegen Rheuma und andere Schmerzzustände empfiehlt die Volksmedizin, 2- bis 3mal täglich 1 Tasse Tee gut warm schluckweise zu trinken.
Nebenwirkungen: Übermengen des frischen Krautes sind ebenso zu vermeiden wie die Überdosierung bei der Teezubereitung. Reizerscheinungen im Magen und an den Nieren sind möglich.

Wintergrün

▷ *geschützt*
CHIMAPHILA UMBELLATA (L.) BARTON (PYROLA UMBELLATA L.)
Wintergrüngewächse, PYROLACEAE
Volksnamen: Gichtkraut, Harnkraut, Nabelkraut, Waldmanngold, Winterlieb.
Arzneilich verwendete Pflanzenteile:
Das Kraut.
Drogenbezeichnung: Wintergrünkraut = CHIMAPHILAE HERBA (früher: HERBA CHIMAPHILAE).

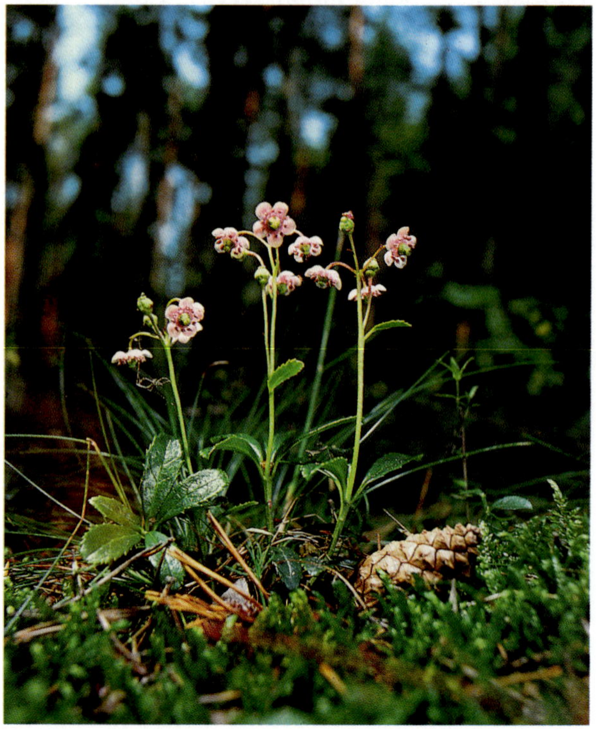

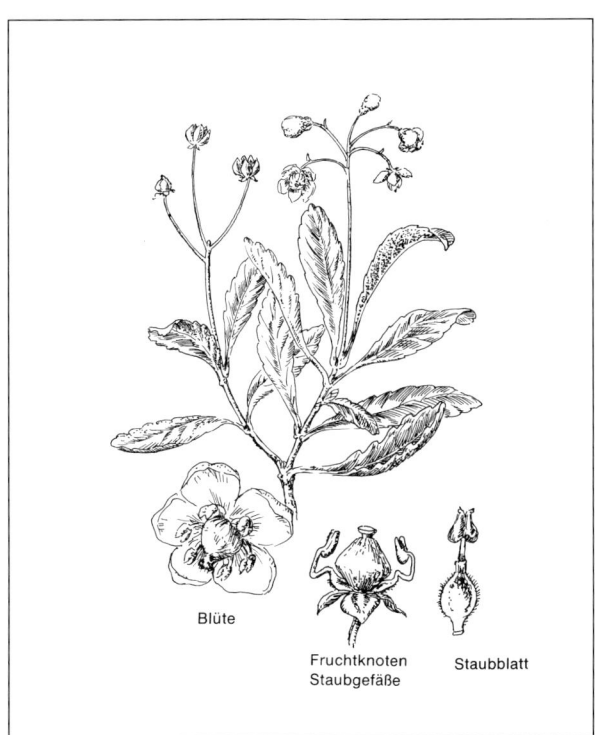

Botanik: *Pflanzenbeschreibung:* Das Wintergrün ist ein Halbstrauch, der bis über 25 cm hoch werden kann. Er ist ausdauernd, besitzt einen kriechenden Wurzelstock und holzige kantige, aufrechte Stengel. Die Laubblätter sind immergrün, ledrig, oberseits dunkelgrün und an der Unterseite heller gefärbt. Sie sind länglich bis eiförmig, ihr Rand ist gesägt. Die Blüten sind in einer 2- bis 7blütigen Doldentraube angeordnet. Die Einzelblüten sind nickend, rosarot und haben die Form einer sehr flachen Glocke. *Blütezeit:* Juni bis August. *Vorkommen:* Diese Heilpflanze ist nicht sehr häufig. Man findet sie in trockenen, sandigen Kiefernwäldern, wo sie allerdings gesellig wächst.
Ernte und Aufbereitung: Geerntet wird das Kraut zur Blütezeit. Man trocknet es an einem luftigen Ort.
Inhaltsstoffe (Wirkstoffe): Arbutin (ein Hydrochinon-Glykosid), Urson (ein Bitterstoff), Gerbstoffe und Salicylsäuremethylester sind die wichtigsten Inhaltsstoffe.
Heilwirkung und Anwendung: Das Wintergrün ist sowohl botanisch als auch im Hinblick auf die Wirkung eng mit der Bärentraube verwandt. Man gebraucht es ebenso wie die Bärentraubenblätter wegen seines Arbutingehaltes zur Desinfektion der ableitenden Harnwege. Hier ist es recht wirksam, besonders bei nicht saurem Harn, weil da die Aufspaltung des Arbutin unter Freigabe des eigentlichen Desinfektionsmittels, des Hydrochinon, schnell und nachhaltig erfolgt. Auch als Tonikum (Kräftigungsmittel) wird Wintergrün verwendet.
• *So wird Wintergrün-Tee zubereitet:* 2 gehäufte Teelöffel zerschnittene Droge wird mit 1/4 l kaltem Wasser angesetzt, unter gelegentlichem Umrühren 12 bis 24 Stunden ausgezogen, abgeseiht und dann auf Trinktemperatur erhitzt.
Bei akutem Blasenkatarrh soll täglich mindestens 1/2 l Tee (besser mehr) getrunken werden. Durch den Kaltansatz bleiben die Gerbstoffe größtenteils in der Droge, so daß eine Belastung des Magens bei empfindlichen Patienten und Kindern entfällt.
Anwendung in der Hompöopathie: Das Homöopathikum *Chimaphila umbellata* wird aus der frischen blühenden Pflanze bereitet. Man empfiehlt es bei chronischem Blasen- und Nierenkatarrh mit übelriechendem Harn und schleimig-eitrigem Harnsediment. Darüber hinaus kann es bei Prostataleiden versucht werden. Gegeben wird das Mittel als Urtinktur (Ø), aber auch in der Potenzierung D2. Mehrmals täglich 5 bis 10 Tropfen.
Wintergrün als Hausmittel: Da wo es vorkommt, verwendet man es bei Blasenkatarrhen, Nierenschmerzen und Wassersucht. Bei der Verwendung gegen Nierenleiden erst den Arzt befragen.
Nebenwirkungen: Bei oben beschriebener Zubereitung des Tees sind Nebenwirkungen nicht zu befürchten.

Wolfstrapp

LYCOPUS EUROPAEUS L.
Lippenblütengewächse, LAMIACEAE (LABIATAE)
Volksnamen: Europäischer Wolfstrapp, Gemeiner Wolfstrapp, Wolfshuf.
Arzneilich verwendete Pflanzenteile:
Das blühende Kraut (ohne die Wurzeln).
Drogenbezeichnung: Wolfstrappkraut = LYCOPI HERBA (früher: HERBA LYCOPI).

Botanik: *Pflanzenbeschreibung:* Der Stengel des Wolfstrapp ist vierkantig, im oberen Teil verzweigt, trägt kreuzgegenständig länglich-lanzettliche, gesägte Blätter, die am unteren Teil der Pflanze gestielt, oben sitzend angewachsen sind.

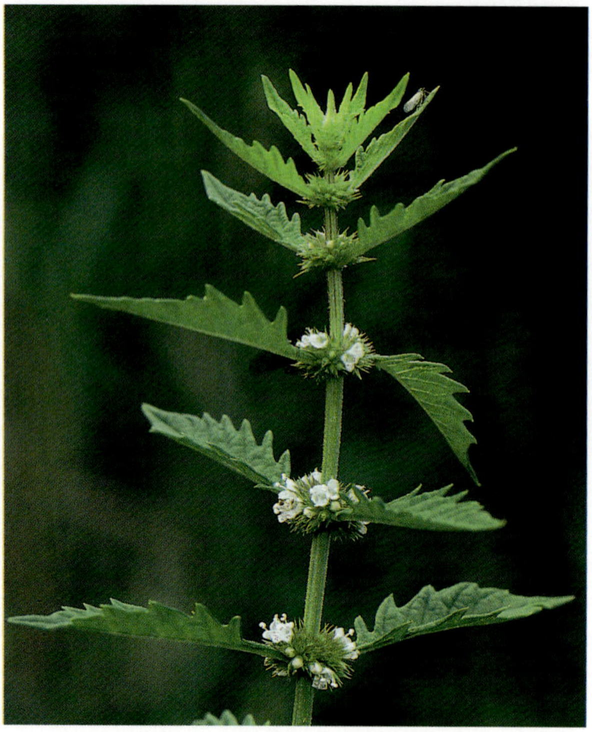

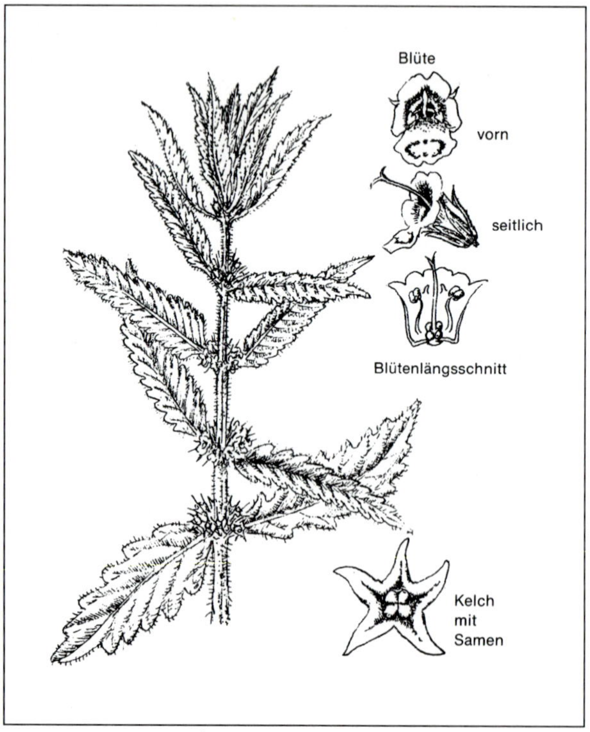

Wächst die Pflanze im Wasser, so sind die untergetauchten Blätter fiederteilig. Die in Scheinquirlen wachsenden kleinen weißen, purpurpunktierten Lippenblüten sind trichterförmig gestaltet und besitzen eine gleichmäßig vierspaltige Krone. *Blütezeit:* Juli bis September. *Vorkommen:* In Mittel-, Süd- und Osteuropa wächst in Gräben, Teichen und Bächen mit unterirdischen, dünnen Ausläufern der Wolfstrapp.

Ernte und Aufbereitung: Gesammelt wird das oberirdische Kraut zur Blütezeit, es wird gebündelt an einem luftigen schattigen Ort getrocknet.

Inhaltsstoffe (Wirkstoffe): Gerbstoffe, Glykoside, ein wenig Harz und ätherisches Öl sind Inhaltsstoffe des Wolfstrapp. Doch ein Wirkstoff, vermutlich die aus Kaffeesäure entstehende Lithospermsäure, macht diese Heilpflanze zu einem Spezifikum gegen leichtere Formen der Schilddrüsenüberfunktion. Durch diesen Wirkstoff soll die Übererregbarkeit der Schilddrüse gestoppt und gleichzeitig eine Gegenwirkung gegen überschüssiges Schilddrüsenhormon erreicht werden.

Heilwirkung und Anwendung: Die Verwendung von Wolfstrapp-Tee ist zwar möglich, doch wenig üblich. In der Hauptsache gebraucht man einen Vollauszug aus dieser Pflanze, der unter dem Namen Thyreogutt® (Auszüge aus Herzgespann und Wolfstrapp) in der Apotheke zu haben ist. Besonders die Herzstörungen (Nervosität und Herzklopfen), die durch Überfunktion der Schilddrüse ausgelöst werden, sind durch Wolfstrapp zu bessern.

Das meint auch das BGA.

• *So wird Wolfstrapp-Tee bereitet:* 2 gestrichene Teelöffel des getrockneten Krauts mit $^1/_4$ l kochendem Wasser übergießen, 10 Minuten ausziehen, abseihen. Den Tee mäßig warm und ungesüßt schluckweise trinken.

Für eine kurmäßige Anwendung empfiehlt es sich, über mehrere Wochen 2mal täglich 1 Tasse Tee zu trinken.

Anwendung in der Homöopathie: In der Homöopathie heißt das Mittel *Lycopus virginicus*, es wird aus dem virginischen Wolfstrapp, der in Nordamerika heimisch und unserem europäischen Wolfstrapp sehr ähnlich ist, bereitet und fast ausschließlich gegen nervöse Herzstörungen durch Schilddrüsenüberfunktion verwendet. D1 ist die gebräuchliche Potenz des Mittels, und es werden 2- bis 3mal täglich 5 bis 10 Tropfen gegeben.

Wolfstrapp als Hausmittel: Eine besondere Bedeutung kommt dem Wolfstrapp in der Volksmedizin nicht zu. Er wird wie Herzgespann als leichtes Herzmittel bei Nervosität gebraucht.

Nebenwirkungen: Bei normaler Dosierung sind Nebenwirkungen nicht zu befürchten.

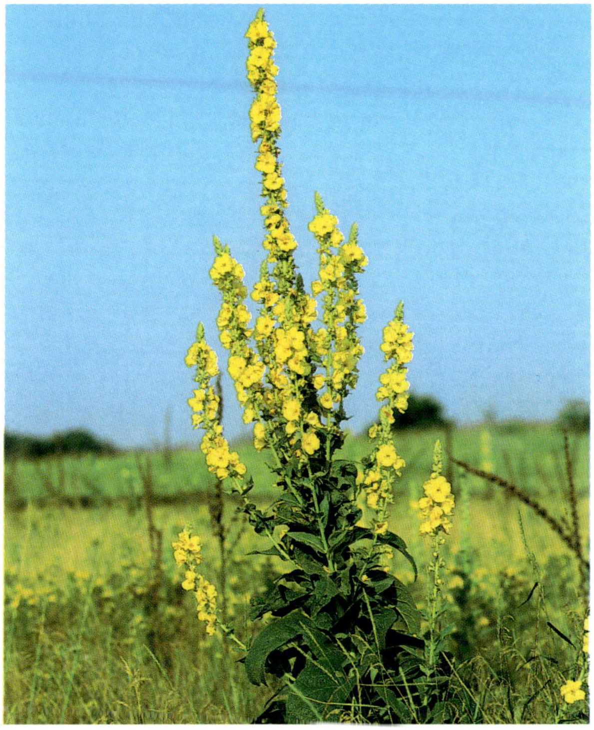

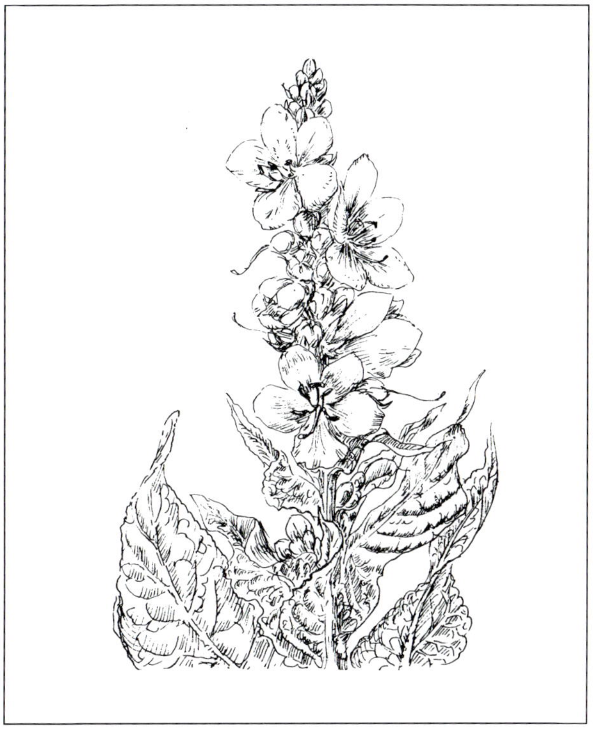

Wollblume
(Königskerze)

VERBASCUM DENSIFLORUM BERTOL.
(VERBASCUM THAPSIFORME SCHRAD.),
Großblütige Wollblume (Königskerze)
VERBASCUM PHLOMOIDES L.
(VERBASCUM RUGULOSUM WILLD.),
Filzige Wollblume (Königskerze)
Braunwurzgewächse, SCROPHULARIACEAE
Volksnamen: Brennkraut, Fackelkraut, Goldblume, Marienkerze, Wollkraut.
Arzneilich verwendete Pflanzenteile:
Die Blüten.
Drogenbezeichnung: Wollblumen = VERBASCI FLOS (früher: FLORES VERBASCI).

Botanik: *Pflanzenbeschreibung:* Die beiden Wollblumen sind mehr noch unter dem Namen Königskerzen bekannt. Es sind zweijährige Gewächse, die im ersten Jahr nur durch eine ausgedehnte Blattrosette mit stark behaarten und derben Blättern in Erscheinung treten. Daraus entwickeln sich dann sehr große Sprossen, die eine Höhe von 1 bis 3 m erreichen können. Der derbe Stengel ist wollig behaart und trägt sitzende, am Stengel herablaufende Blätter. Die Blätter sind ganzrandig (bei Verbascum densiflorum phlomoides) oder gekerbt (bei Verbascum densiflorum). Die leuchtend gelben Blüten sitzen an langen Blütenständen in Büscheln zu 2 bis 5 Blüten vereinigt. Der lange rutenförmige Blütenstand erblüht nicht auf einmal. Es öffnen sich vielmehr täglich einige Blüten, die dann auch bald ihre verwachsene Krone abwerfen. *Blütezeit:* (Juni) Juli bis August (September). *Vorkommen:* Die Wollblumen wachsen vornehmlich an sonnigen Plätzen. Sie bevorzugen steinige Hänge, Böschungen, Waldlichtungen und auch Ödland. Gelegentlich stellt sich auch einmal ein Exemplar im Garten ein, dem man dort Gastrecht gewähren sollte, um die Blüten zu ernten.
Ernte und Aufbereitung: Beim Sammeln, Trocknen und Aufbewahren der Blüten muß man große Sorgfalt walten lassen, weil sie sonst ihre goldgelbe Farbe verlieren, schmutzigbraun werden und einen großen Teil der Wirkung einbüßen. Die günstigste Sammelzeit ist der späte Vormittag, gleich nachdem die Sonne den Morgentau abgetrocknet hat. Zu dieser Zeit kann man die Kronblätter frisch erblühter Blüten mit den daran festgewachsenen Staubgefäßen leicht pflükken, am Nachmittag ist das schwieriger. Den Kelch sollte man nicht mitsammeln, wenn man gute Ware erhalten will. Das Trocknen soll unter guter Belüftung geschehen, die Temperatur

darf 50 °C nicht überschreiten. Gleich nach dem Trocknen muß man die Blüten in gut schließende Gefäße geben, damit sie nicht wieder Feuchtigkeit aus der Luft anziehen.

Inhaltsstoffe (Wirkstoffe): Als erster Wirkstoff wurde Schleim entdeckt. Bald danach fand man Saponine, Flavonoide, Iridoide und wenig ätherisches Öl. Neben anderen Inhaltsstoffen, die sicher auch nicht ganz unwirksam sind, sind die oben genannten jedoch die wichtigsten.

Heilwirkung und Anwendung: Wollblumen sind ein beliebtes Hustenmittel, und auch das BGA erkennt die Wirkung bei Katarrhen der oberen Luftwege an. Der Inhaltsstoff Schleim wirkt reizlindernd, und die Saponine lösen den festsitzenden Schleim in den Bronchien und erleichtern somit das Abhusten.

Fast nie werden Wollblumen allein verwendet. Sie sind immer »nur« Bestandteil der verschiedensten Hustenmittel in Teeform, wobei ihnen neben der unbestrittenen Wirkung zweifellos auch ein schmückender Effekt zugebilligt werden muß. Ein Teerezept aus dem DAB 6 (der 6. Ausgabe des Deutschen Arzneibuchs) sei hier stellvertretend für viele Mischungen mit Wollblumen genannt.

• *So wird die Teemischung bereitet:*

Eibischwurzel	8,0
Süßholzwurzel	3,0
Veilchenwurzel	1,0
Huflattichblätter	4,0
Wollblumen	2,0
Anis, zerstoßen	2,0

1 bis 2 Teelöffel dieser Teemischung mit 1/4 l heißem Wasser übergießen, 10 Minuten ausziehen, mit Honig süßen und bei Bedarf (2 bis 3 Tassen Tee pro Tag) schluckweise und gut warm trinken. Auch in den sogenannten Blutreinigungstees und Teemischungen gegen Blasen- und Nierenleiden findet sich zuweilen ein Anteil an Wollblumenblüten. Doch hier wohl in erster Linie als Schönungsmittel.

Anwendung in der Homöopathie: Das Homöopathikum *Verbascum thapsiforme* findet Verwendung bei der Trigeminusneuralgie (Gesichtsneuralgie), bei Ohrenschmerzen, Heiserkeit und »hohlem« Husten. Auch gegen Bettnässen wird es versucht. Empfohlen wird das Mittel in den Potenzen D1 und D3 (selten auch die Urtinktur [Ø]). Die Dosierung ist individuell verschieden. Mehrmals täglich 5 bis 10 Tropfen oder 2- bis 3mal täglich 10 bis 20 Tropfen sind anzuraten.

Wollblumen als Hausmittel: Natürlich setzt man in der Volksmedizin die Wollblumen auch gegen Husten ein: eine Mischung mit Spitzwegerich zu gleichen Teilen, besonders häufig bei allgemeiner Erkältung. Daneben gebraucht man die Wollblumen als Badezusatz für das Sitzbad gegen Hämorrhoiden und Afterjucken, außerdem gegen Durchfall und Bettnässen.

Erwähnen möchte ich auch das sogenannte »Königsöl«, das man durch Ausziehen von Wollblumen mit Olivenöl erhält. Es soll bei Ohrenschmerzen, bei Furunkeln im Ohr, bei Ekzemen im Gehörgang und bei chronischer Mittelohrvereiterung sehr gute Dienste leisten.

• *So wird »Königsöl« bereitet:* 1 Handvoll frische Wollblumenblüten in einer Flasche mit 100 g reinem Olivenöl übergießen. Die Flasche muß aus weißem Glas sein. Den Ansatz stellt man 3 bis 4 Wochen ins Freie, dort wo ihn die Sonne immer bescheinen kann. Jeden Tag wird einmal gründlich durchgeschüttelt. Nach 3 bis 4 Wochen seiht man ab, das »Königsöl« ist gebrauchsfertig.

Nebenwirkungen sind nicht zu befürchten, wenn nicht überdosiert wird.

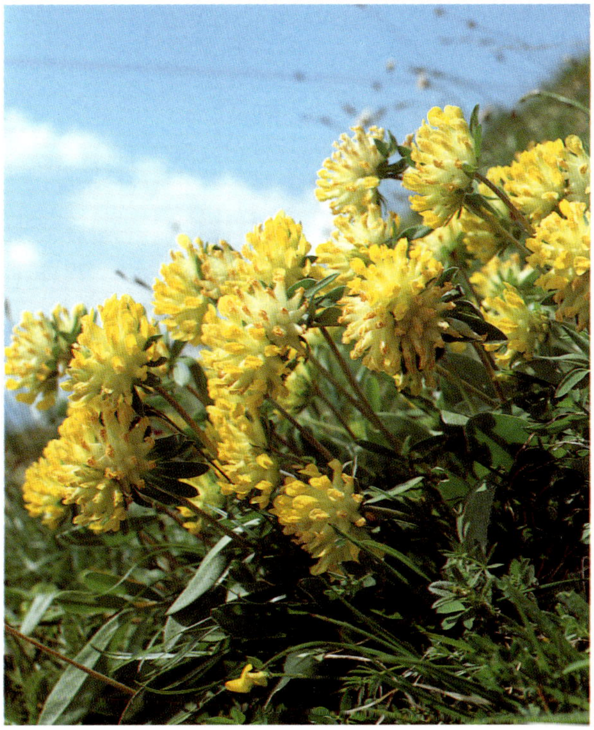

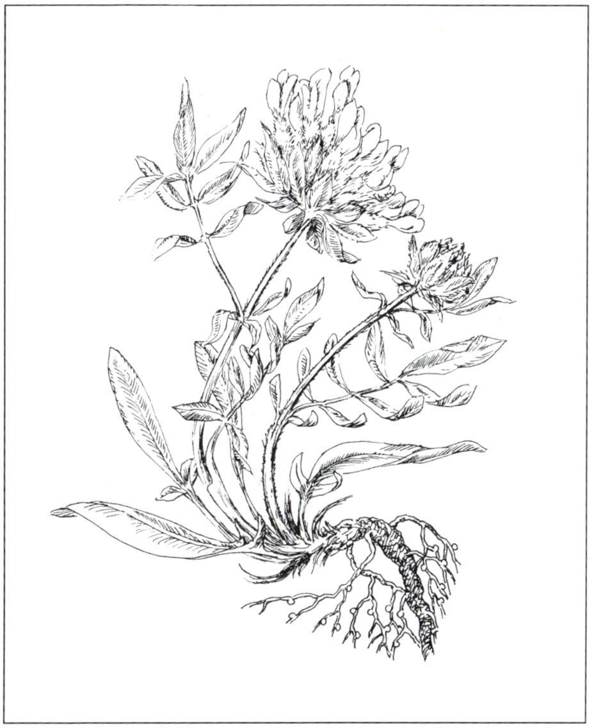

Wundklee

ANTHYLLIS VULNERARIA L.
Schmetterlingsblütengewächse, FABACEAE (LEGUMINOSAE)
Volksnamen: Apothekerklee, Bartklee, Gelber Klee, Gichtbleaml, Goldkopf, Kretzenkraut, Wundkraut.
Arzneilich verwendete Pflanzenteile: Die Blüten.
Drogenbezeichnung: Wundkleeblüten = ANTHYLLIDIS VULNERARIAE FLOS (früher: FLORES ANTHYLLIDIS VULNERARIAE).

Botanik: *Pflanzenbeschreibung:* Der Wundklee wird 15 bis 35 cm hoch. Seine Stengel sind oft niederliegend, meist aber aufsteigend bis aufrecht. Auffallend ist die seidige Behaarung, die überall an der Pflanze auftreten kann. Die grundständigen Blätter sind langgestielt, während die Stengelblätter meist sitzend angebracht sind. Die Grundblätter können einfach oder unpaarig gefiedert sein, die Stengelblätter hingegen sind stets unpaarig gefiedert. Das Endblättchen ist immer etwas größer als die übrigen Fiederblättchen. Von einem fingerförmigen Deckblatt umhüllt, stehen die gelben Blüten in einem Köpfchen vereinigt. *Blütezeit:* April bis Juni. *Vorkommen:* Der Wundklee findet sich recht häufig auf Brach- und Kleefeldern, doch auch an Wegrändern und sonnigen Hängen. Er liebt kalkhaltigen Boden.
Ernte und Aufbereitung: Man sammelt die Blüten, die schnell an schattigem Ort getrocknet werden müssen.
Inhaltsstoffe (Wirkstoffe): Saponine, Gerbstoffe, Xanthophyll und Farbstoffe.
Heilwirkung und Anwendung: Nicht sehr häufig ist der Wundklee Bestandteil von Teemischungen, die zur Frühjahrs- und Herbstkur verwendet werden. Auch die Ärzte verordnen ihn wenig, obgleich die Inhaltsstoffe eine Verwendung bei Husten anbieten. Als feuchter Umschlag bei schlecht heilenden Wunden und bei Frostschäden kann ein Tee aus Wundkleeblüten recht nützlich sein.
• *So wird Wundklee-Tee bereitet:* 1 knappen Eßlöffel Wundkleeblüten übergießt man mit 1/4 l kochendem Wasser, läßt 15 Minuten ziehen und seiht ab. Dieser Aufguß dient sowohl zur innerlichen als auch zur äußerlichen Anwendung.
Wundklee als Hausmittel: Es ist oft so, daß eine Heilpflanze, die von den Ärzten nicht recht beachtet wird, gerade in der Volksmedizin sehr hoch im Kurs steht. So ist der Wundklee in manchen Gegenden ein beliebtes Hausmittel geblieben. Zusammen mit Spitzwegerich wird er oft zu Tee verarbeitet, der sowohl zur Wundbehandlung als auch gegen Husten gebraucht wird.

Wenn man bedenkt, daß Spitzwegerich antibiotisch wirkende Stoffe enthält, so wundert es nicht, daß auch bei der Wundbehandlung Erfolge mit dieser Mischung erzielt werden.

• *So wird die Teemischung bereitet:*

Wundkleeblüten	30,0
Spitzwegerichblätter	20,0

1 Eßlöffel dieser Mischung mit 1/4 l heißem Wasser überbrühen und 10 bis 15 Minuten ausziehen. Nach dem Abseihen ist der Tee gebrauchsfertig. Gegen Husten mit Honig süßen, zur Wundbehandlung ungesüßt trinken oder für Umschläge verwenden.

Nebenwirkungen: Man kennt keine Nebenwirkungen.

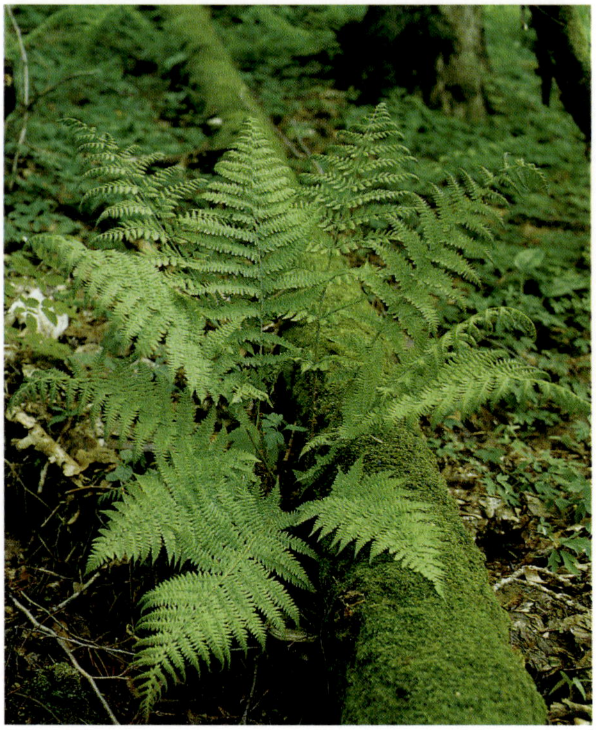

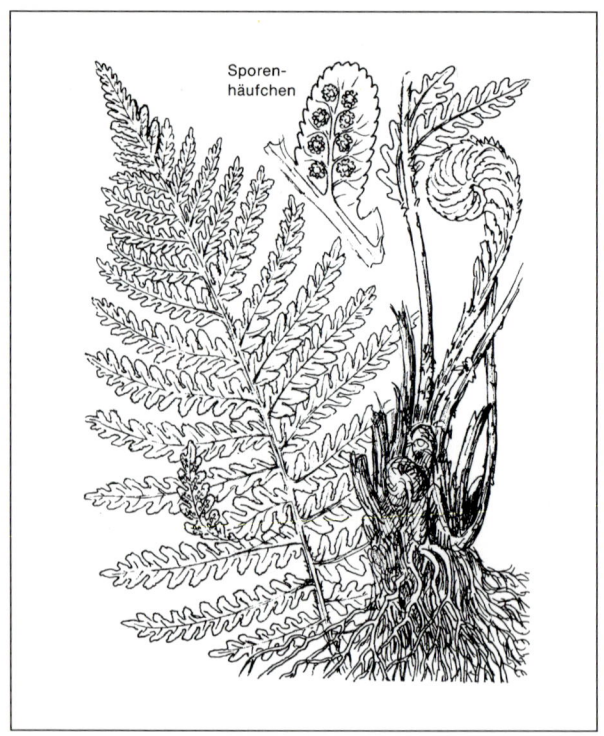

Wurmfarn

DRYOPTERIS FILIX-MAS (L.) SCHOTT (ASPIDIUM FILIX-MAS [L.] SW.)
Schildfarngewächse, ASPIDIACEAE
Volksnamen: Bandwurmwurzel, Flöhkraut, Geißleitere, Schnackenkraut, Wanzenkraut, Wedeln.

Arzneilich verwendete Pflanzenteile:
Der Wurzelstock.

Drogenbezeichnung: Wurmfarnwurzelstock (Farnwurzel) = FILICIS RHIZOMA (früher: RHIZOMA FILICIS).

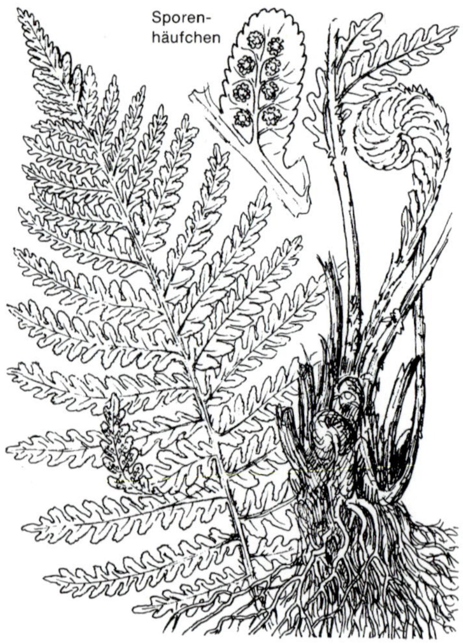

Botanik: *Pflanzenbeschreibung:* Mit einem schwarzbraunen Wurzelstock ist der ausdauernde Wurmfarn im Boden verankert. Ihn umgeben die untersten Teile alter Blattstiele, und er bildet mit diesen zusammen 20 bis 40 cm lange walzenförmige Stücke, die mitunter armdick sein können. Die bis über 1 m langen Blätter mit langem Stiel, zentraler Rippe und wechselständig angeordneten Fiedern sind unten schuppig behaart. Die Blattfiedern, die zur Blattspitze immer kürzer werden, sind ihrerseits nochmals gefiedert. Diese kleinen Blattabschnitte sind rundlich und tragen unterseits runde Sporenhäufchen, die zunächst gelblichgrün, später braun gefärbt sind.
Vorkommen: In allen Wäldern, vornehmlich in Buchenwäldern, ist der Wurmfarn häufig anzutreffen.

Ernte und Aufbereitung: Die Wurzelstöcke werden im Herbst gegraben. Die abgestorbenen Teile der Wedel und die Wurzeln werden bis auf kurze Reste entfernt. Ohne weitere Zerkleinerung muß die Wurzel vorsichtig und schonend getrocknet werden.

Inhaltsstoffe (Wirkstoffe): Gerbstoff, wenig ätherisches Öl, Bitterstoffe und wurmwirksame Substanzen (Butanonphloroglucide).
Heilwirkung und Anwendung: Um es gleich vorweg zu sagen: Einen Tee aus dieser Droge zur Wurmbehandlung gebraucht man nicht. Lediglich galenische Präparate (Extrakte) spielten früher eine wichtige Rolle zum Vertreiben der Würmer, vor allem der Bandwürmer. Da man aber sehr große Gaben zum Abtreiben der Würmer benötigt, ist eine solche Kur immer ein wenig riskant. Deshalb verwendet man heute den Wurmfarn kaum noch medizinisch, weil es bessere Mittel gibt. Auch die Verwendung für Bäder und feuchte Umschläge bei eitrigen Wunden ist nicht mehr üblich.
Achtung: Vor der eigenmächtigen Verwendung des Wurmfarns muß gewarnt werden.

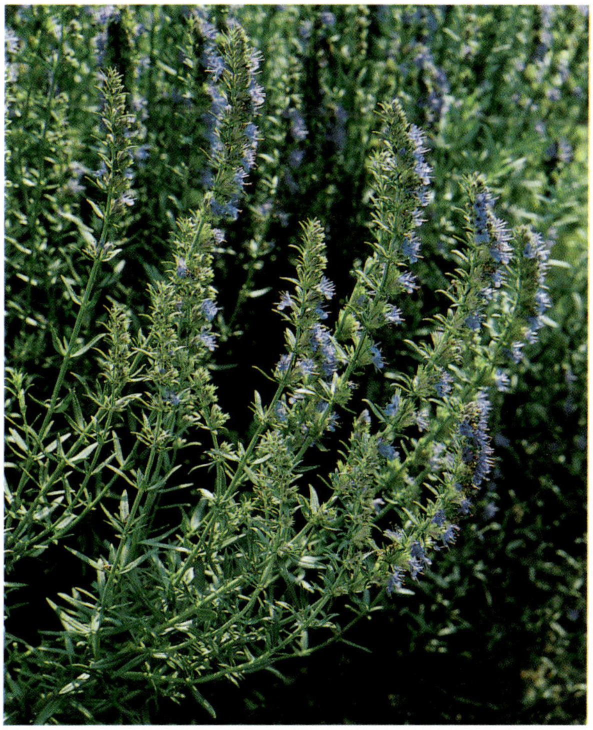

Ysop

HYSSOPUS OFFICINALIS L.
Lippenblütengewächse, LAMIACEAE (LABIATAE)
Volksnamen: Bienenkraut, Chilchsuppe, Duftisoppe, Gewürzysop, Hisopo, Isop, Ispen, Söpli.
Arzneilich verwendete Pflanzenteile: Das Kraut.
Drogenbezeichnung: Ysopkraut = HYSSOPI HERBA (früher: HERBA HYSSOPI).

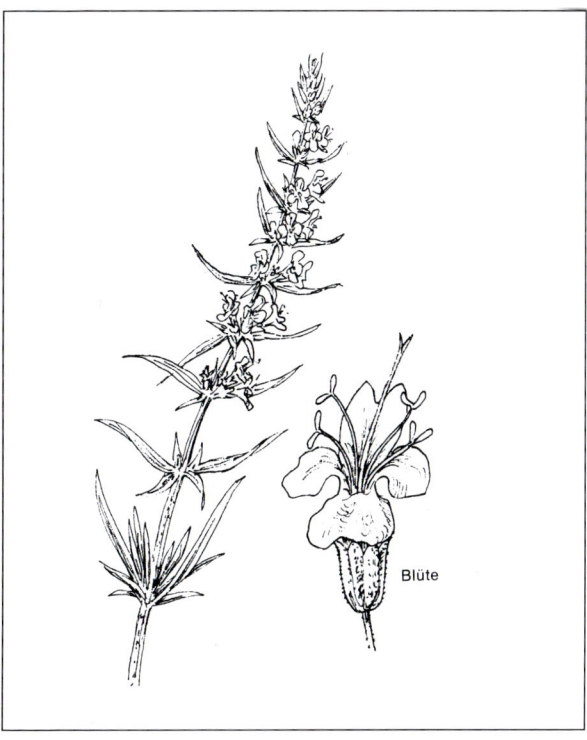

Botanik: *Pflanzenbeschreibung:* Den Ysop müßte ich eigentlich unter die ausländischen Heilpflanzen einordnen, doch trifft man ihn bei uns so häufig in Gärten – woraus er auch verwildert – als Gewürz- und Bienenfutterpflanze an, daß es mir ratsam erschien, ihn hier aufzuführen. Der Ysop ist ein Halbstrauch mit kurzen Trieben, die verholzt sind und überwintern. Die Stengel können bis fast 1 m hoch werden. Die gegenständig angeordneten Blätter sind oft sitzend, gelegentlich auch gestielt, eiförmig bis oval und zugespitzt. Sie werden bis 3 cm lang, sind in der Blühregion aber meistens viel kürzer. Der Rand ist glatt. Die Blüten, in der Regel violettblau, seltener rosa oder weiß gefärbt, sind typische Lippenblüten. Die ganze Pflanze duftet stark aromatisch. *Blütezeit:* Juli bis August. *Vorkommen:* Die Pflanze ist, wie schon gesagt, bei uns nicht heimisch. Seit dem frühen Mittelalter jedoch wächst sie in unseren Gärten und wird auch kultiviert. Die ursprüngliche Heimat dürfte Südosteuropa sein.

Ernte und Aufbereitung: Gebraucht wird das blühende Kraut, wobei darauf zu achten ist, daß man die oberen, zarteren Teile verwendet. Sie werden gebündelt zum Trocknen an einem luftigen Ort aufgehängt.

Inhaltsstoffe (Wirkstoffe): Ätherisches Öl, Gerbstoffe, bittere Flavonoidglykoside, Sitosterin, Ursolsäure und der Farbstoff Hyssopin.
Heilwirkung und Anwendung: Ysop wird vornehmlich bei Magen- und Darmstörungen und zur Appetitanregung gebraucht. Ferner macht man sich seine krampflösende und leicht diuretische (harntreibende) Wirkung in Blasentees zunutze, man verwendet den Ysop aber auch als Schleimlösungsmittel bei trockenem Husten.
Ysop als Hausmittel: Dort wo man ihn gern als Futterpflanze für Bienen in Gärten zieht, wird der Ysop als Tee gegen Husten, Durchfall und Blähungen gebraucht.
• *So wird Ysop-Tee bereitet:* 2 Teelöffel zerschnittene Droge werden mit 1/4 l kaltem Wasser angesetzt, zum Sieden erhitzt und weitere 5 Minuten ausgezogen. Nach dem Abseihen ist der Tee gebrauchsfertig.
2 Tassen Tee täglich ist die richtige Dosierung.
Verwendung als Gewürz: Ysop ist ein vorzügliches Gewürz, weil er aromatisch riecht und schmeckt und die Verdauung günstig beeinflußt. Besonders zu empfehlen ist er für zarten Kalbsbraten, dem es oft an der würzigen Herbheit fehlt. Aber auch Bohnengerichte, Eintöpfe, Suppen oder frische Salate mit Gurken und Tomaten sowie Quark und Streichkäse lassen sich durch Ysop geschmacklich pikant verändern.
Nebenwirkungen sind nicht zu befürchten.

Zaunrübe

▷ *stark giftig*
BRYONIA DIOICA JACQ. (BRYONIA CRETICA L. SSP. DIOICA [JACQ.] TUTIN)
Kürbisgewächse, CUCURBITACEAE
Volksnamen: Faselwurz, Gichtwurz, Heckenrübe, Heilige Rübe, Hundsrübe, Teufelsrübe.
Arzneilich verwendete Pflanzenteile:
Die Wurzel.
Drogenbezeichnung: Zaunrübenwurzel = BRYONIAE RADIX (früher: RADIX BRYONIAE).

Botanik: *Pflanzenbeschreibung:* Die Zaunrübe ist eine zweihäusige Pflanze, die mit einer rübenförmigen dicken Wurzel im Boden verankert ist. Der Stengel kann bis zu 4 m lang werden. Mit Hilfe von Ranken klettert er an Zäunen und anderen Stützen empor. Die Laubblätter sind im Umriß herzförmig, doch fünflappig. Die männlichen Blüten sind grünweiß und sitzen an langen Stielen in den Blattachseln, die weiblichen sind kürzer gestielt und gelblich-weiß. Die Beeren sind zur Reifezeit scharlachrot gefärbt.
Blütezeit: Juni bis August. *Vorkommen:* Auf kalkhaltigem Lehmboden, an Wegen, Mauern, Zäunen, in Hecken, Gebüschen und gelegentlich an Waldrändern.
Inhaltsstoffe (Wirkstoffe): Ein sehr stark abführendes Harz mit einem Gemisch aus mehreren Cucurbitacinen. Darauf ist auch die stark hautreizende Wirkung zurückzuführen. Bitterstoffe und Saponine sind von untergeordneter Bedeutung.
Heilwirkung und Anwendung: An den Anfang meine Warnung: *Die Droge ist stark giftig und darf vom Laien nicht verwendet werden. Sie wurde hier aufgenommen, zu einen, weil homöopathische Präparate aus Bryonia noch Verwendung finden, zum anderen, weil Bryonia in der Volksmedizin ein vielgerühmtes Rheumamittel ist.* Aufgrund der Inhaltsstoffe wirkt die Droge drastisch abführend; als Nebenwirkungen treten sehr häufig kolikartige Schmerzen auf. Die schmerzlindernde Wirkung bei Gicht und Rheuma ist wohl vorhanden, doch muß man mit den obengenannten Nebenwirkungen rechnen.
Anwendung in der Homöopathie: Das Homöopathikum *Bryonia* wird sowohl aus der roten als auch aus der weißen Zaunrübe (BRYONIA ALBA) bereitet. Man verwendet die frische, vor der Blüte-

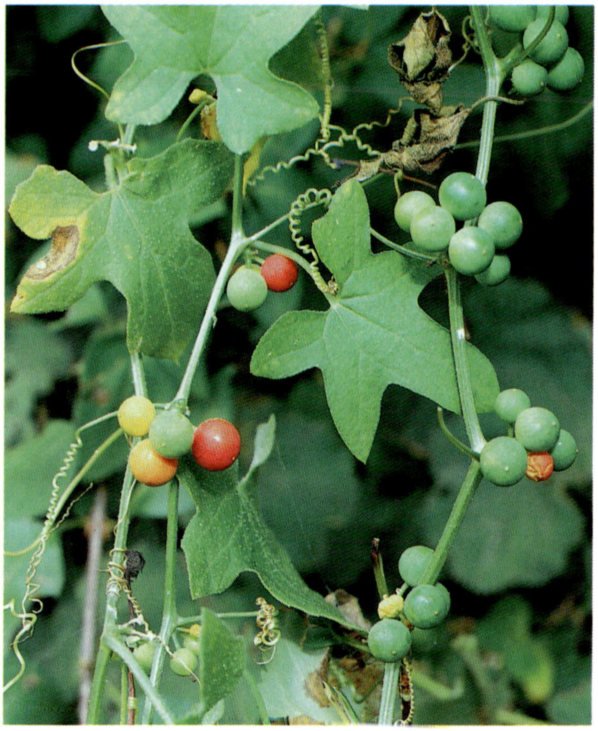

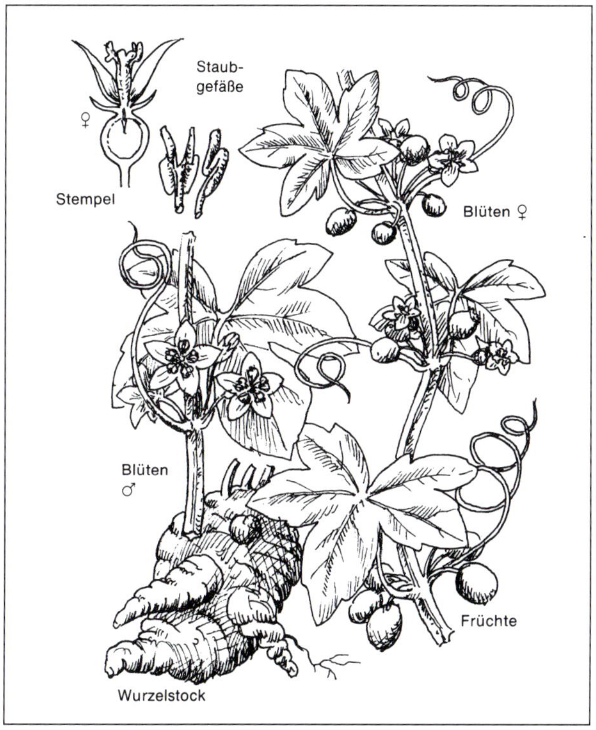

zeit gegrabene Wurzel. In den mittleren Potenzen (D3 bis D6) ist Bryonia ein häufig gebrauchtes Mittel gegen Rheuma und Gicht sowie Muskelschmerzen verschiedener Ursache. Die Menge der Tropfen und ihre Anwendung bestimmt der Arzt.

Verwendung als Hausmittel: Die folgenden Ausführungen sollen nicht dazu verführen, mit Bryonia (Zaunrübe) eine Selbstbehandlung durchzuführen! In der Volksmedizin verwendet man die Droge bei Rheuma und Gicht, bei Magen- und Darmbeschwerden, bei Galle- und Leberleiden und vor allen Dingen als radikales Abführmittel.
Nebenwirkungen: Starke kolikartige Schmerzen, Durchfälle und möglicherweise Darmblutungen zeigen sich als Vergiftungserscheinungen. Die roten Beeren sind ebenfalls stark giftig, deshalb sind vor allem Kinder sehr gefährdet!

Zaunwinde

CALYSTEGIA SEPIUM (L.) R. BR. (CONVOLVULUS SEPIUM L.)
Windengewächse, CONVOLVULACEAE
Volksnamen: Ackerranke, Feldwindling, Teufelsdarm.
Arzneilich verwendete Pflanzenteile: Das Kraut.
Drogenbezeichnung: Zaunwindenkraut = CONVOLVULI SEPIUM HERBA (früher: HERBA CONVOLVULI SEPIUM).

Botanik: *Pflanzenbeschreibung:* Mit bis zu 3 m langen Stengeln, die große eiförmig-längliche bis dreieckige Blätter tragen, rankt sich die Zaunwinde an Zäunen, Bäumen und Sträuchern empor. Große strahlend weiße Blüten, die einzeln an langen Stielen den Blattachseln entspringen, machen auf sie aufmerksam. Die Blüten sind trichterförmig, gelegentlich rotgestreift und manchmal auch rosafarben. *Blütezeit:* (Mai) Juni bis September. *Vorkommen:* Auwälder, Ufergebüsche, Hecken und Zäune sind dann häufig Standort der Pflanze, wenn der Boden feucht ist.
Ernte und Aufbereitung: Man verwendet das ganze Kraut, das man zur Blütezeit sammelt. Die langen Stengel schneidet man in etwa 20 cm lange Abschnitte, bündelt sie und trocknet die Pflanze mit Blättern und Blüten.
Inhaltsstoffe (Wirkstoffe): Ein abführend wirkendes Harz und Gerbstoffe.
Heilwirkung und Anwendung: Es handelt sich bei der Zaunwinde um eine Abführdroge, die jedoch nur noch in der Volksmedizin gebraucht

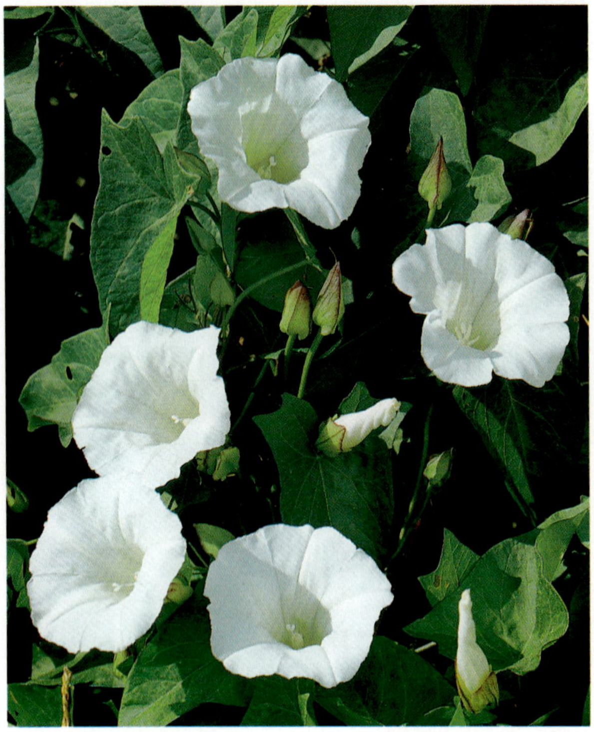

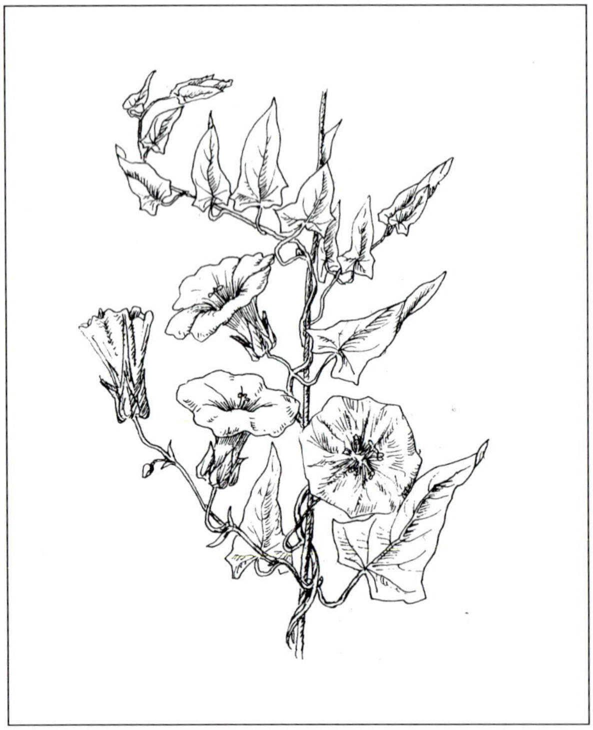

wird. Vom medizinischen Standpunkt aus stellt man heute besondere Anforderungen an Abführmittel; alles, was nur deswegen abführend wirkt, weil es eine starke Reizwirkung im Darm auslöst, wird nicht zu Unrecht abgelehnt. Die Zaunwinde aber habe ich deshalb aufgenommen, weil die Verwendung in der Volksmedizin bedeutend ist.

Zaunwinde als Hausmittel: In der Volksmedizin gebraucht man die Zaunwinde als Abführmittel, bei Leibschmerzen und Blähungen. Noch wichtiger als die innerliche Verwendung ist die Wundbehandlung. Immer wieder stößt man auf Rezepte, die Umschläge mit einer Abkochung als das Mittel der Wahl bei der Behandlung von schlecht heilenden Wunden anpreisen. Dabei meint die Volksmedizin hauptsächlich Geschwüre und die sogenannten offenen Beine. Hier gibt wahrscheinlich die Hautreizung den Anstoß zu besserer Durchblutung, wodurch die Heilung gefördert wird. Ich kann mich dennoch nicht entschließen, diese Anwendung zu empfehlen.

Zum Abschluß eine Mitteilung von P. A. Matthiolus, auf die möglicherweise diese Verwendung, die sich hartnäckig hält, zurückzuführen ist: »So jemand verletzt were von vielgehen / der stoß dieser blumen / vnd streich des saffts an den schaden / er genest.«

Nebenwirkungen: Vor der Anwendung dieser Heilpflanze als Abführmittel muß gewarnt werden. Auch die äußerliche Anwendung erscheint mir nicht empfehlenswert.

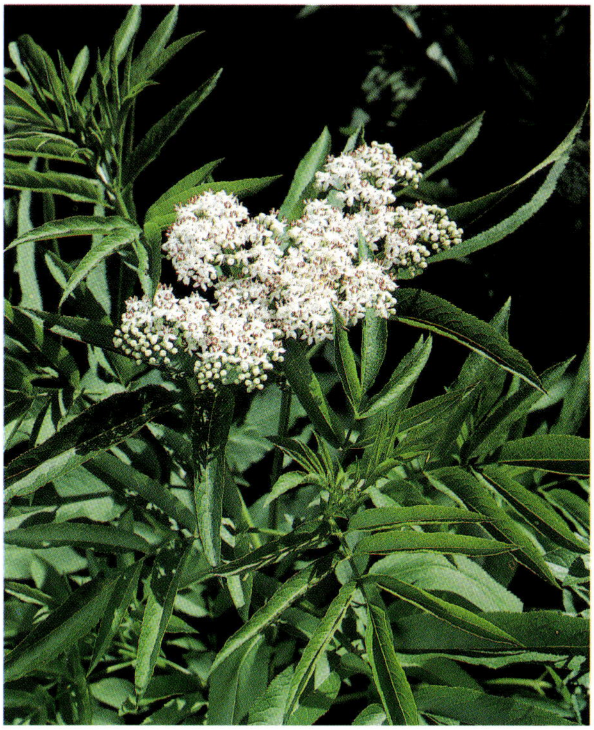

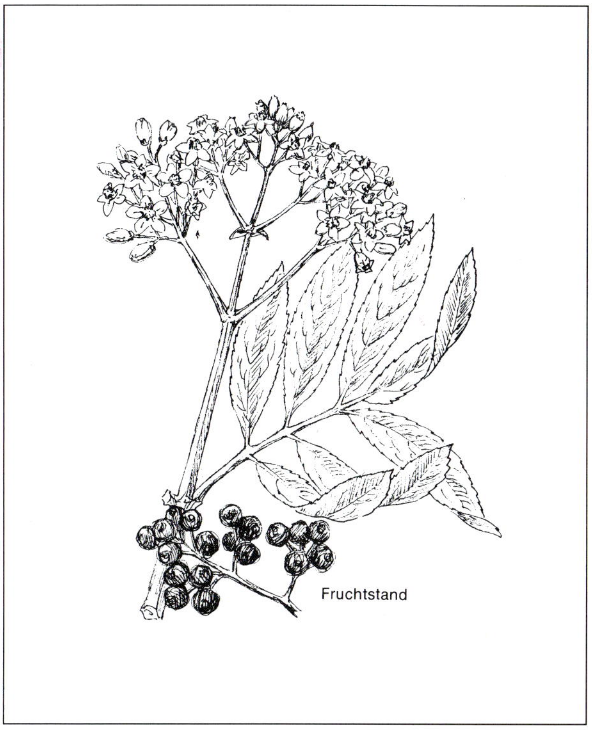

Zwergholunder
(Attich)

▷ *giftig*
SAMBUCUS EBULUS L.
Geißblattgewächse, CAPRIFOLIACEAE
Volksnamen: Eppich, Stinkholunder, Wilder Holunder.
Arzneilich verwendete Pflanzenteile: Die Wurzel.
Drogenbezeichnung: Zwergholunderwurzel = EBULI RADIX (früher: RADIX EBULI).

Botanik: *Pflanzenbeschreibung:* Der Zwergholunder – vor allem die Beeren – gilt als giftig. Er ist eine ausdauernde krautige Staude mit einem kräftigen Wurzelstock, der im Boden waagrecht kriecht. Die Stengel werden etwa 1 bis 1,50 m hoch. Die Blätter sind unpaarig gefiedert und deren Teilblätter (5 bis 9 an der Zahl) etwa 5 cm lang und am Rand gezähnt. Die Blüten, in einer großen Dolde angeordnet, sind etwa $^1/_2$ cm groß, weiß bis rötlich gefärbt und mit purpurroten Staubgefäßen ausgestattet.
Blütezeit: Juni bis August. *Vorkommen:* Zwergholunder wächst an Hecken und Gräben, auf Ödland und Kahlschlägen.

Inhaltsstoffe (Wirkstoffe): Bitterstoff, Saponine, Iridoide und Gerbstoffe sind die Wirkstoffe des Zwergholunders.
Heilwirkung und Anwendung: Die Droge gilt als wassertreibend, schweißtreibend und abführend. Besonders Sebastian Kneipp hat sie bei Wassersucht gern verordnet. Auch gegen Rheumatismus wird der Zwergholunder gelegentlich gebraucht.
Zwergholunder als Hausmittel: In der Volksmedizin wird nur die Wassersucht (wohl nach Kneippscher Vorschrift) mit Attichwurzel-Tee behandelt.
• *So wird Zwergholunder-Tee bereitet:* 1 bis 2 Teelöffel geschnittene Droge mit $^1/_4$ l kaltem Wasser übergießen, langsam zum Sieden erhitzen und abseihen.
Von dem Tee sollten nicht mehr als 2 Tassen pro Tag getrunken werden.
Nebenwirkungen: Die Verwendung des Zwergholunders in den angegebenen therapeutischen Dosen dürfte vertretbar sein, doch muß an dieser Stelle vor Übertreibung gewarnt werden.
Es sei auch darauf hingewiesen, daß die im Herbst reifenden Beeren aufgrund ihres hübschen Aussehens für Kinder gefährlich sind. Sie schmecken nicht unangenehm und werden daher gern im Übermaß verzehrt, wodurch es zu Vergiftungen mit Erbrechen und Durchfall kommen kann!

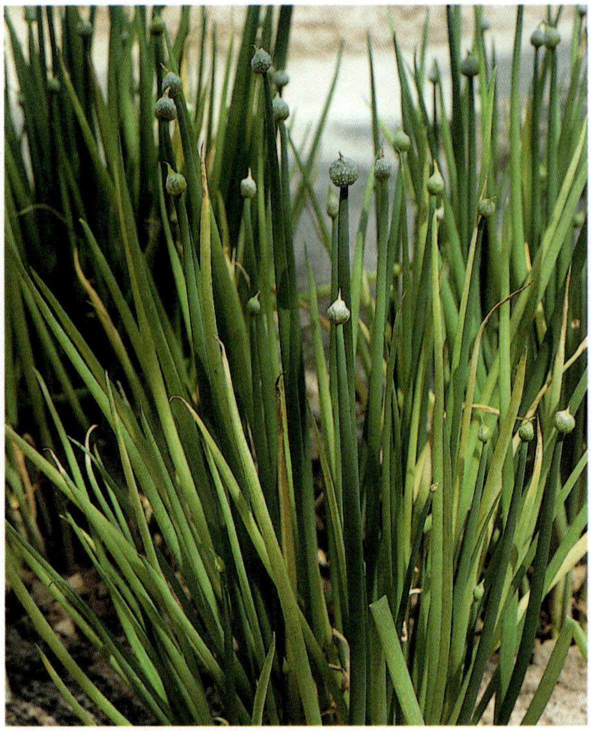

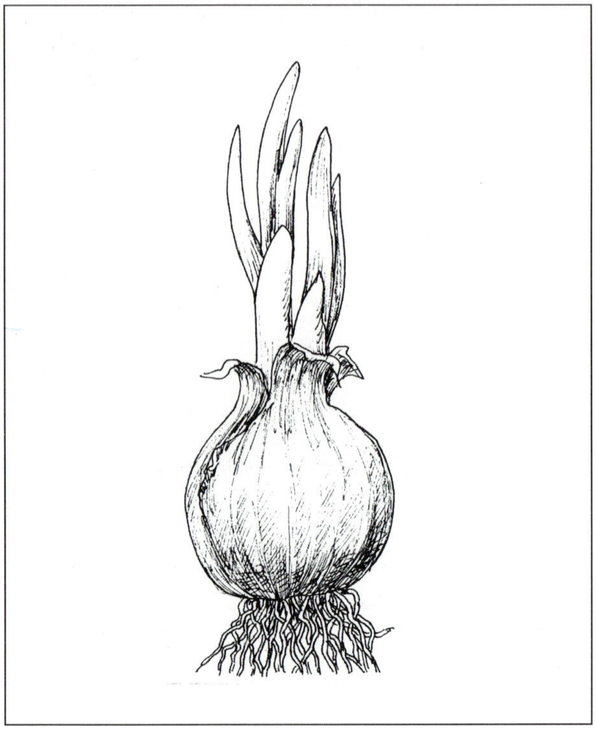

Zwiebel
(Küchenzwiebel)

ALLIUM CEPA L.
Liliengewächse, LILIACEAE (ALLIACEAE)
Volksnamen: Bolle, Fölle, Speisezwiebel, Zippel, Zwiewel.
Arzneilich verwendete Pflanzenteile:
Die Zwiebel.
Drogenbezeichnung: Zwiebel = ALLII CEPAE BULBUS (früher: BULBUS ALLII CEPAE).

Botanik: *Pflanzenbeschreibung:* Ich darf mir wohl ersparen, das Aussehen der Zwiebel genau zu beschreiben. Man zieht sie in jedem Hausgarten, bekommt sie bei jedem Gärtner und verwendet sie in der Küche. Wir unterscheiden heute zwischen der Sommerzwiebel und der Winterzwiebel. Sie Sommerzwiebel stammt wahrscheinlich aus dem westlichen Asien. Die Römer brachten sie nach Mitteleuropa, wo sie sich schnell einbürgerte. In den Balkanländern und im Orient ist sie – weit mehr als bei uns – eine wichtige Gemüsepflanze. Die Winterzwiebel soll aus dem südlichen Sibirien stammen. Sie ist im Gegensatz zur Sommerzwiebel nicht frostempfindlich und kann auch im Freien überwintern. Im Geschmack ist sie milder. Von diesen beiden Hauptarten leiten sich die vielen Zwiebelsorten ab, die sich alle in Farbe, Größe und Geschmack voneinander unterscheiden.
Inhaltsstoffe (Wirkstoffe): Alliin, Allicin, Polysulfide, Propanthialoxid (was das Augentränen beim Zwiebelschneiden bewirkt), Vitamine – in der Zwiebelschale Flavonoide.
Heilwirkung und Anwendung: Es ist schade, daß frische Zwiebeln so wenig medizinisch verwendet werden, sie wirken sekretionsanregend, verdauungsfördernd, appetitsteigernd, wassertreibend, wundheilend, bilden ein ausgezeichnetes Vorbeugungsmittel gegen Grippe, Schnupfen, Halsentzündung und wirken gegen Husten. Das ganze Heilspektrum bleibt der Volksmedizin überlassen.
Zwiebel als Hausmittel: Die von der Schulmedizin so vernachlässigten Heilanzeigen werden in der Volksmedizin in Form überlieferter Hausmittel genutzt. Man verwendet klein gehackte Zwiebeln, die man mehrmals am Tag löffelweise einnimmt; man bereitet sich einen frischen Preßsaft und gibt ihn in Milch; man vermischt zerstoßene Zwiebeln mit Honig und verabreicht diese Mischung Kindern bei Erkältungen; und man stellt sich einen Zwiebel-Sirup her, der bei Erkältungskrankheiten und ganz besonders bei Husten (auch Keuchhusten) erfolgreich verwendet wird.

• *So wird Zwiebel-Sirup hergestellt:* 1 ganze Zwiebel wird fein zerhackt und mit 3 Eßlöffeln Zucker vermischt. Dann gibt man 1/8 l Wasser dazu und kocht das Ganze behutsam einige Minuten lang. Dieser Ansatz wird noch einige Stunden beiseite gestellt und dann ausgepreßt. Von dem Saft werden 3- bis 5mal täglich 1 bis 2 Teelöffel gegeben.

Anwendung in der Homöopathie: Das Homöopathikum *Allium cepa* wird aus frischen Zwiebeln bereitet. Man verwendet es vornehmlich in der zweiten bis sechsten Potenz (D2 bis D6) bei Ohrenschmerzen, Erkältungsschnupfen (auch Heuschnupfen), akuten Nebenhöhlenentzündungen, Kehlkopfkatarrhen, Heiserkeit, Bronchitis und Asthma, wobei die Altersbronchitis besonders erwähnt werden muß. Ferner gebraucht man Allium cepa bei Schmerzzuständen an verletzten Nerven und Amputationsstümpfen. Bei Rheumatismus will man ebenfalls gute Erfolge erzielt haben.

Empfehlenswert ist es auch, bei all diesen Beschwerden – vor allen Dingen bei Ohrenschmerzen –, das Homöopathikum Allium cepa und das Homöopathikum Pulsatilla (das Homöopathikum aus der Küchenschelle) abwechselnd zu verabreichen.

Verwendung als Gewürz: Wer bisher bei der Zubereitung der Speisen zurückhaltend mit der Verwendung von Zwiebeln war, der wird jetzt vielleicht eine bessere Einstellung zu ihr bekommen. Es gibt kein gesünderes Gewürz (wenn man vom Knoblauch einmal absieht) als Zwiebeln. Ob roh, geröstet oder gekocht, ob in Scheiben oder fein zerkleinert, ob in Saucen, an Braten, im Schmalz oder im Salat – Zwiebeln passen überallhin. Man würzt nicht nur gut mit ihnen, sondern man lebt auch, durch fleißigen Gebrauch in der Küche, gesünder.

Nebenwirkungen: Empfindliche Personen vertragen große Mengen Zwiebeln nicht. Ansonsten sind keine Nebenwirkungen bekannt.

Fremdländische
HEILPFLANZEN

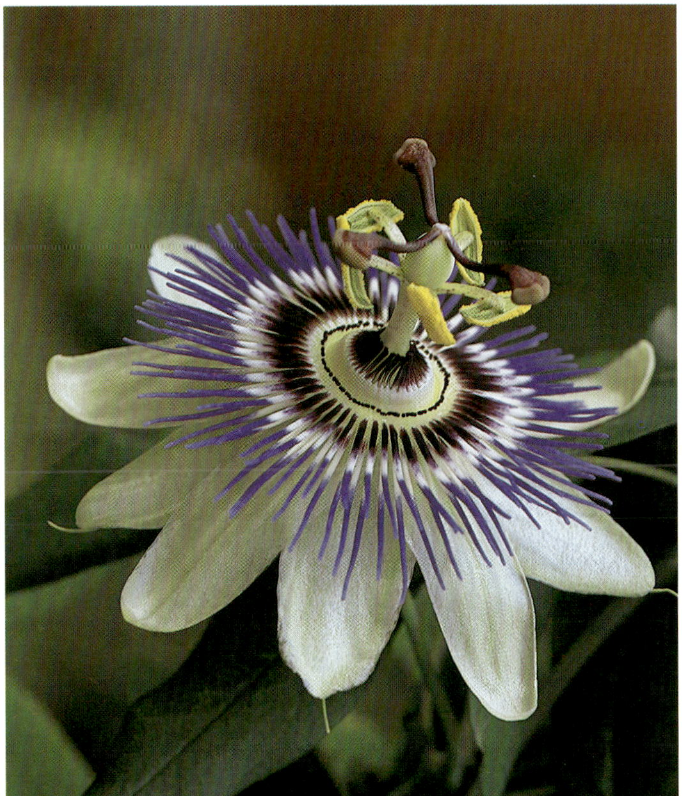

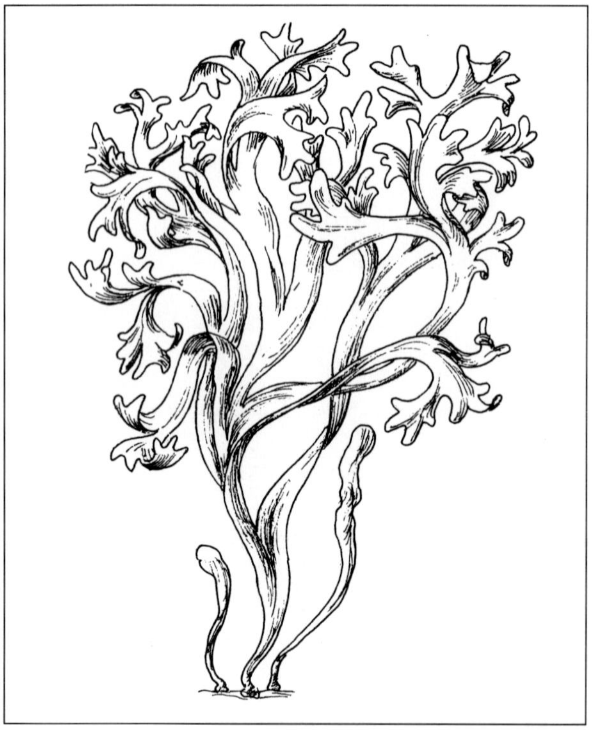

Agar-Agar

GELIDIUM AMANSII LAMOUR.
und andere Rotalgen-Arten
Rotalgen, GELIDIACEAE, RHODOPHYTA
Arzneilich verwendete Pflanzenteile:
Die nach besonderem Verfahren aus der Rotalge bereitete Gallerte.
Drogenbezeichnung: AGAR
(früher: AGAR-AGAR).

Botanik: *Vorkommen und Pflanzenbeschreibung:* An der Pazifikküste Asiens von den Großen Sundainseln bis Japan, an der Pazifikküste Mexikos und Kaliforniens und an den Küsten des Indischen Ozeans kommt die Rotalge Gelidium amansii vor und wird auch dort geerntet.
Sie ist ein zierliches, äußerst zartes, verzweigtes Gewächs, das etwa 20 bis 24 cm lang wird.
Ernte und Aufbereitung: In den Monaten Mai bis September werden die Algen durch Taucher, mit Schleppnetzen oder Spezialharken vom Meeresboden heraufgeholt, mit Süßwasser gründlich gewaschen und so von all den Verunreinigungen befreit, die Meeresalgen anhaften. Zum anschließenden Bleichen breitet man die Ernte auf Matten aus; sie wird häufig gewendet und mit Süßwasser begossen. Die getrockneten Algen lagern dann in der Regel einige Zeit, bevor sie zu dem eigentlichen Agar verarbeitet werden. Dazu müssen sie erneut befeuchtet und in großen Bottichen mit Wasser gekocht werden. Nach dem Zusatz von Säure werden sie noch einmal gekocht. Danach haben sich die gelierenden Substanzen gelöst, die von dem Rest abgeseiht werden. Durch Gefrieren wird der Agar ausgeschieden, der als häutigblättrige Masse nach dem Auftauen zurückbleibt. Nach erneuter Trocknung ist das Produkt gebrauchsfertig.
Inhaltsstoffe (Wirkstoffe): 70 % Kohlenhydrate, Eiweißsubstanzen, Rohfaser und Wasser.
Heilwirkung und Anwendung: Die Quellstoffe der Droge werden weder im sauren Milieu des Magens, der sehr schnell passiert wird, noch im alkalischen Darmbereich zersetzt (hydrolysiert) und regen daher durch starke Quellung, die den Darminhalt vermehrt, die Darmbewegung an. Auf diese Weise wirkt Agar-Agar als mildes Abführmittel. Als Droge wird Agar allerdings nicht mehr verwendet, hingegen in verschiedenen galenischen Zubereitungen. Als Grundsubstanz für Vaginalkugeln oder Zäpfchen – früher viel gebraucht – spielt Agar-Agar heute in der Apotheke keine Rolle mehr. Die Biologen hingegen brauchen Agar als Grundsubstanz für die verschiedensten Bakteriennährböden.
Nebenwirkungen: Die Verwendung von Agar-Agar als mildes Abführmittel ist unbedenklich. Nebenwirkungen sind nicht bekannt.

Aloe

ALOE FEROX MILL. (Curacao-Aloe),
ALOE BARBADENSIS MILL. (Kap-Aloe).
Liliengewächse, LILIACEAE (ASPHODELACEAE)
Arzneilich verwendete Pflanzenteile:
Der eingedickte Saft der Blätter, der aus verschiedenen Aloe-Arten gewonnen wird.
Drogenbezeichnung: Aloeextrakt = ALOES EXTRACTUM (früher: EXTRACTUM ALOES), Aloetinktur = ALOES TINCTURA (früher: TINCTURA ALOES).

Botanik: *Vorkommen und Pflanzenbeschreibung:* Aloe ist eine Gattung der Asphodelaceae, von der es mehr als 200 Arten gibt. Ost- und Südafrika sind die Urheimatgebiete, doch hat sich

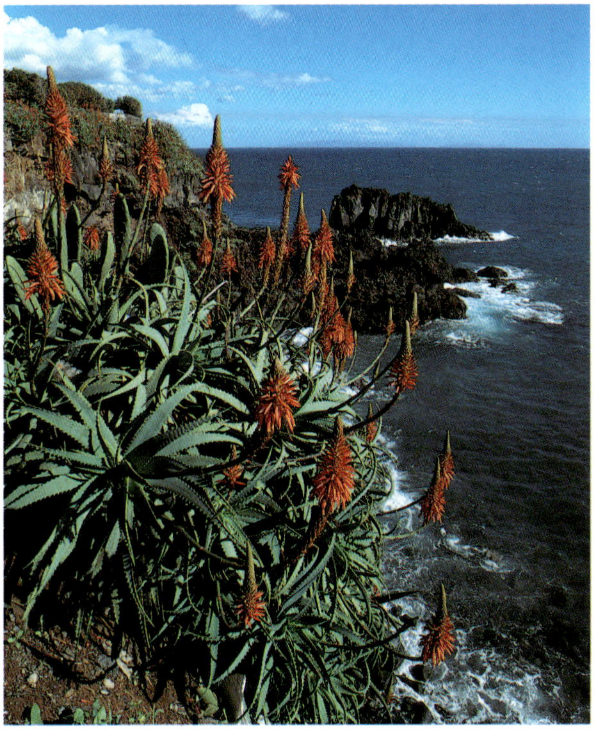

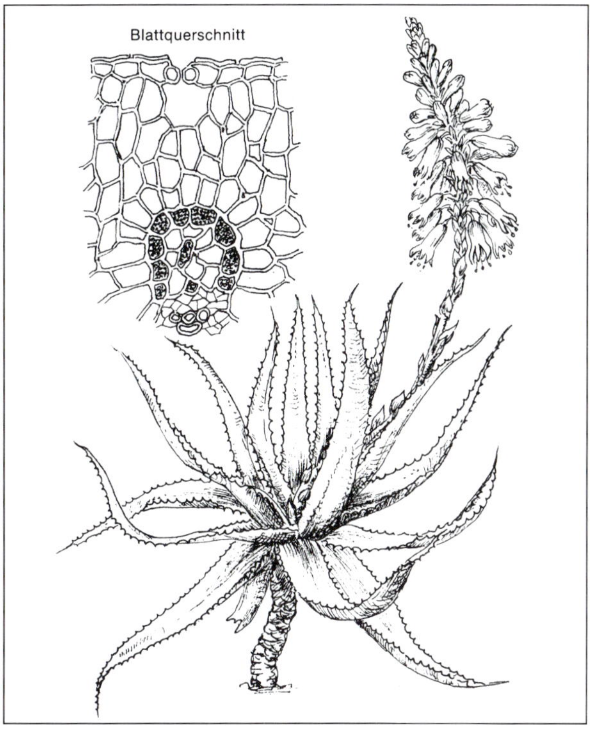

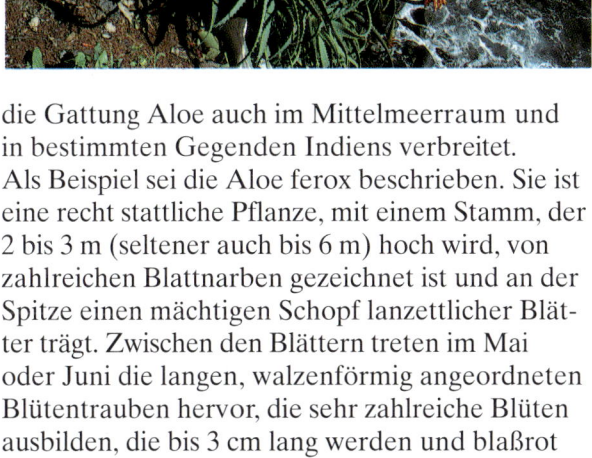

die Gattung Aloe auch im Mittelmeerraum und in bestimmten Gegenden Indiens verbreitet.
Als Beispiel sei die Aloe ferox beschrieben. Sie ist eine recht stattliche Pflanze, mit einem Stamm, der 2 bis 3 m (seltener auch bis 6 m) hoch wird, von zahlreichen Blattnarben gezeichnet ist und an der Spitze einen mächtigen Schopf lanzettlicher Blätter trägt. Zwischen den Blättern treten im Mai oder Juni die langen, walzenförmig angeordneten Blütentrauben hervor, die sehr zahlreiche Blüten ausbilden, die bis 3 cm lang werden und blaßrot und grünlich gestreift sind.
Ernte und Aufbereitung: Die Blätter, deren Saft zur Gewinnung der Aloe gebraucht wird, sind fleischig, etwa 50 cm lang, 10 bis 20 cm breit und 5 cm dick. Besonders am Rand und an der Unterseite sitzen purpurfarbene Stacheln. Schneidet man die Blätter ab, so fließt ein wäßriger Saft heraus, der ungemein bitter schmeckt. Er sitzt in Sekretzellen, die in einer Zellschicht den Siebteil der Gefäßbündel halbmondförmig umgeben. Weil sie nur durch sehr dünne Zellwände voneinander getrennt sind, läuft der Saft leicht ab. Man schichtet die abgeschnittenen Blätter so, daß der Saft in einem Gefäß gesammelt werden kann. Dieser Saft wird dann entweder über offenem Feuer oder im Wasserbad eingedickt. Nach dem Abschäumen gießt man ihn in Behälter, in denen er erstarrt. So kommt er in den Drogenhandel und wird meist zu galenischen Präparaten (Tropfen, Pillen, Zäpfchen) verarbeitet. Aloe pur gebraucht man selten.
Inhaltsstoffe (Wirkstoffe): Die wirksamen Inhaltsstoffe sind Aloin (ein Hydroxyanthracen-Derivat), Harze und Bitterstoffe.
Heilwirkung und Anwendung: Aloe ist ein stark und sicher wirkendes Abführmittel (was auch vom BGA anerkannt wird), das seine Wirkung im Dickdarm entfaltet. Allein in galenischen Zubereitungen oder zusammen mit anderen Abführdrogen ist es Bestandteil sehr vieler Abführmittel in Form von Tropfen, Pillen, Tabletten, Dragees und Zäpfchen. Die Aloetinktur, der Aloeextrakt und andere Zubereitungen spielen auch eine Rolle als bitteres Magenmittel und zur Förderung der Gallesekretion.
Anwendung in der Homöopathie: Die Urtinktur *Aloë* wird die Dilutionen ab D4 in der Homöopathie bei Schwächezuständen der Verdauungsorgane gebraucht. Der sogenannte Dickdarmkatarrh mit Beteiligung der Leber wird gebessert. Äußerlich gebraucht man die Tinktur bei Verbrennungen (auch Röntgenstrahlenverbrennungen) und schlecht heilenden Wunden in Form von Umschlägen (Verdünnung mit Wasser 1:10).
Nebenwirkungen: Aloe kann die Nieren reizen und zu Nierenschädigungen führen, doch nur, wenn man überdosiert. Richtig angewandt ist

Aloe verträglicher, als man aufgrund der Inhaltsstoffe vermuten könnte. Schwangere sollten Aloe nicht nehmen. Wenn Neigung zu Blutungen im Genitalbereich besteht, dann darf man Aloe auch nicht verwenden. Auch Dauergebrauch sollte vermieden werden, weil sonst eine Mineralstoffverarmung (besonders an Kalium) nicht auszuschließen ist. Bei Darmverschluß darf Aloe ebenfalls nicht eingenommen werden, das gilt für alle stark wirkenden Abführmittel.

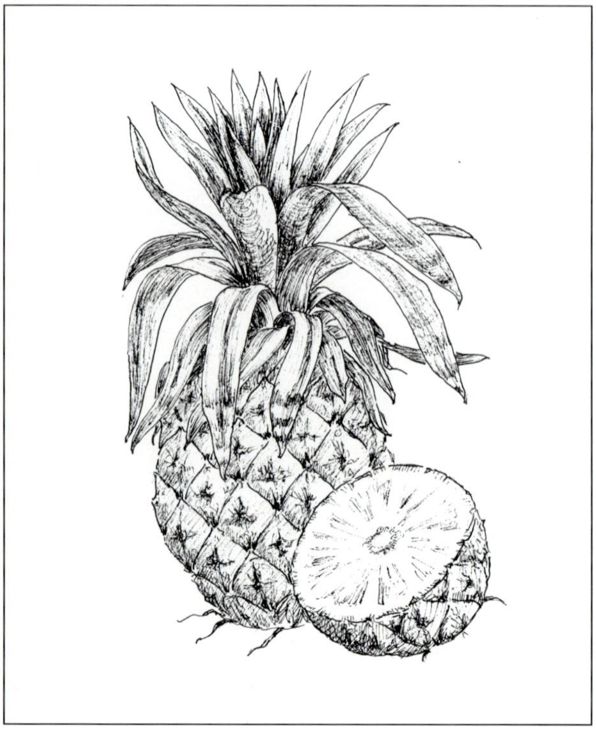

Ananas

ANANAS COMOSUS (L.) MERR. (BROMELIA ANANAS L.), (BROMELIA COMOSA L.), (ANANAS SATIVUS [LINDL.] SCHULT. F.), (ANANASSA SATIVA LINDL.)
Ananasgewächse, BROMELIACEAE
Arzneilich verwendete Pflanzenteile:
Der Saft der Sammelfrucht.
Drogenbezeichnung: Ananassaft = ANANAS SUCCUS (früher: SUCCUS ANANAS, ABACAXI).

Botanik: *Vorkommen und Pflanzenbeschreibung:* In Mittel- und Südamerika sowie in Westindien dürfte die Ananas heimisch sein. Dort

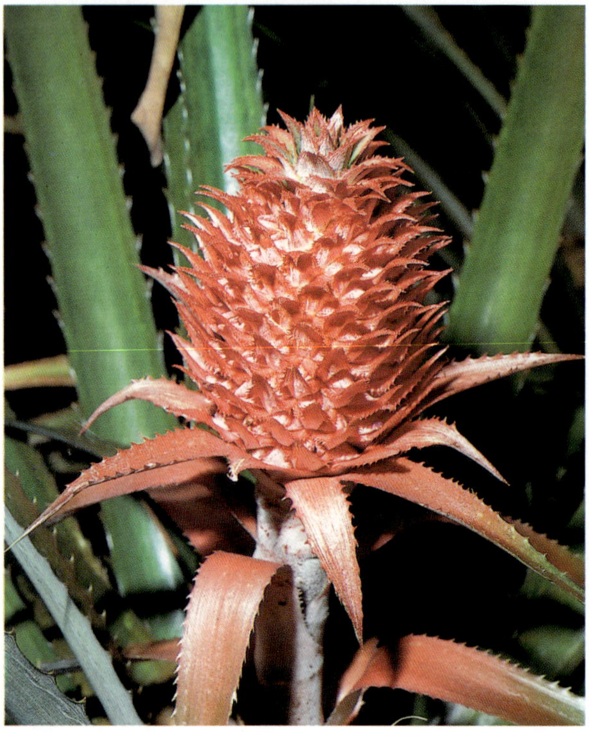

kommt sie auch wild (verwildert?) vor, wird aber hauptsächlich in mehreren Zuchtformen kultiviert. Auch im tropischen Afrika und in Asien baut man Ananas an.
Die Kulturform ist eine buschige Dauerpflanze mit einer Blattrosette. Die gebogenen Blätter sind meistens am Rand mit Dornen besetzt. Im dritten Jahr wächst aus der Blattrosette der Blühtrieb, der an der Spitze violette Blüten trägt. Die Frucht ist eine Sammelfrucht, die wir auf unseren Gemüse- und Obstmärkten kaufen können.
Aufbereitung: Man erntet die reifen Ananasfrüchte, befreit sie von den Außenteilen und preßt den Fruchtsaft aus.
Inhaltsstoffe (Wirkstoffe): Der wichtigste Wirkstoff ist das Bromelain, ein Enzym, das die gestörte Eiweißverdauung normalisiert. Daneben sind Zucker, Vitamin C, Mineralstoffe und Fruchtsäuren, Vanillin und geringe Mengen ätherisches Öl vorhanden.
Heilwirkung und Anwendung: Meistens bedient man sich des isolierten Bromelains, das den verschiedensten Präparaten gegen Magen- und Darmbeschwerden zugesetzt wird, weil es die Eiweißverdauung fördert. Aber auch der Saft, frisch oder vergoren, dient als Verdauungshilfe.
Nebenwirkungen: Sind nicht bekannt, doch lassen sich Allergien nicht ausschließen, wenn Bromelain resorbiert wird.

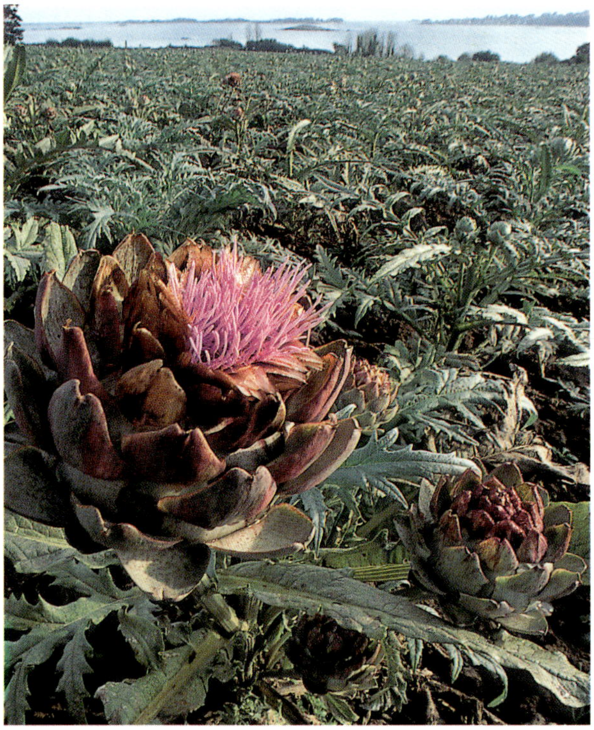

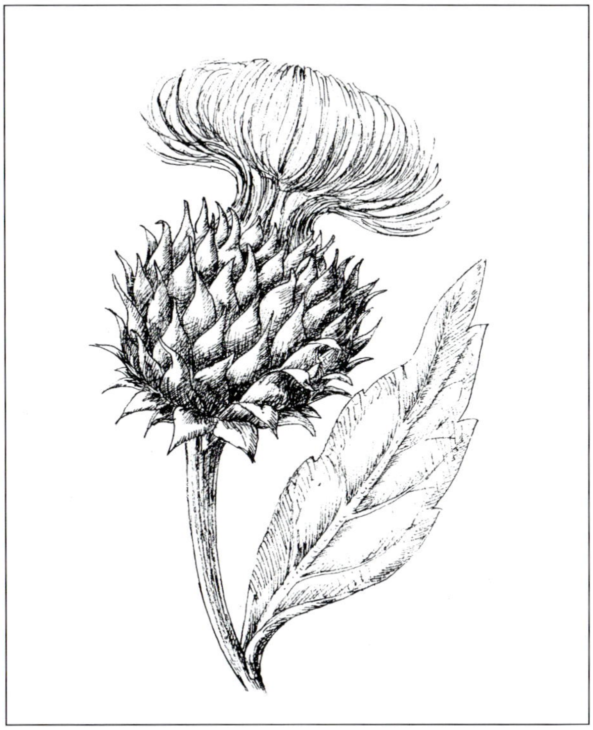

Artischocke

CYNARA SCOLYMUS L.
Korbblütengewächse, ASTERACEAE (COMPOSITAE)

Arzneilich verwendete Pflanzenteile: Die Hüllen der Blütenköpfe, Artischockenblätter, Artischockenwurzel.

Drogenbezeichnung: Artischockenböden = Artischocken, Artischockenblätter = CYNARAE FOLIUM (früher: FOLIA CYNARAE), Artischockenwurzel = CYNARAE RADIX (früher: RADIX CYNARAE).

Botanik: *Vorkommen und Pflanzenbeschreibung:* Die Artischocke, das im Mittelmeergebiet vielgegessene Feingemüse, kennen wir schon längere Zeit. Ihre Heimat ist der mediterrane Raum.

Die Artischocke gehört in die Familie der Korbblütler und ist eine große, distelähnliche Pflanze, die bis zu 2 m hoch werden kann und große violette Blütenstände entwickelt. Die Blütenhüllblätter und der Blütenboden werden als Gemüse verzehrt; diese Teile sind es auch, die neben den Blättern und den Wurzeln arzneilich genutzt werden.

Ernte und Aufbereitung: Die Blätter erntet man zur Blütezeit, die Hüllblätter der Blüten kurz nach dem Aufblühen. Daraus werden dann die verschiedensten galenischen Präparate und Arzneispezialitäten hergestellt. Die Wurzeln erntet man im Herbst.

Inhaltsstoffe (Wirkstoffe): Cynaropikrin, Cynarin, Flavonoide, Gerbstoffe.

Heilwirkung und Anwendung: Als Tee kaum gebraucht. Die galenischen Artischockenpräparate sind pharmazeutisch gesehen ein Bittermittel mit einer günstigen Wirkung auf den Leberstoffwechsel. Gleichzeitig werden die Erzeugung der Galleflüssigkeit und die Ausschüttung der Galle gefördert. Übelkeit, Völlegefühl und Blähungen, hervorgerufen durch schlechte Lebertätigkeit, verbunden mit Schmerzen, lassen sich mit Präparaten aus der Artischocke günstig beeinflussen. Patienten mit Gallensteinen berichten, daß ihnen Artischocken-Präparate bestens bekommen. Koliken werden seltener. Das Absinken der Blutfette nach der Behandlung mit Artischocke und die Verringerung des Cholesterins im Blut sind weitere günstige Eigenschaften. Welchen Einfluß Artischocken Präparate auf den Diabetes haben, ist noch nicht mit Sicherheit bekannt.

Nebenwirkungen sind nicht bekannt.

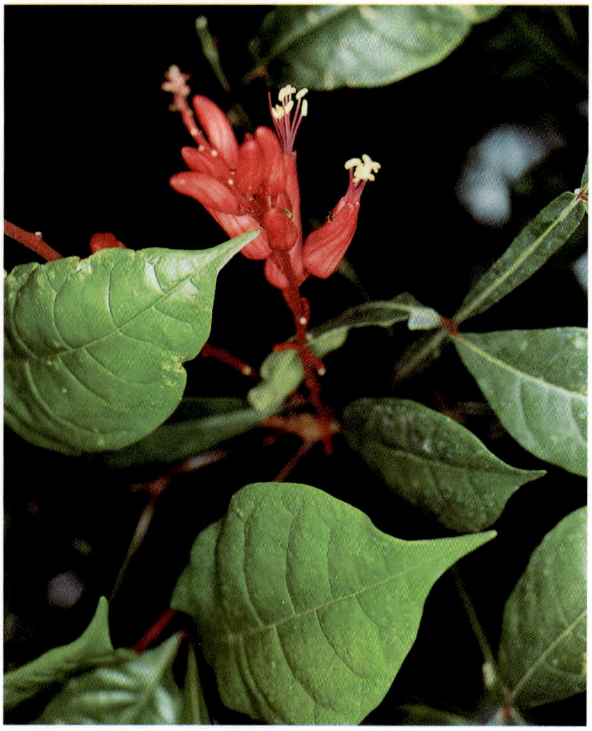

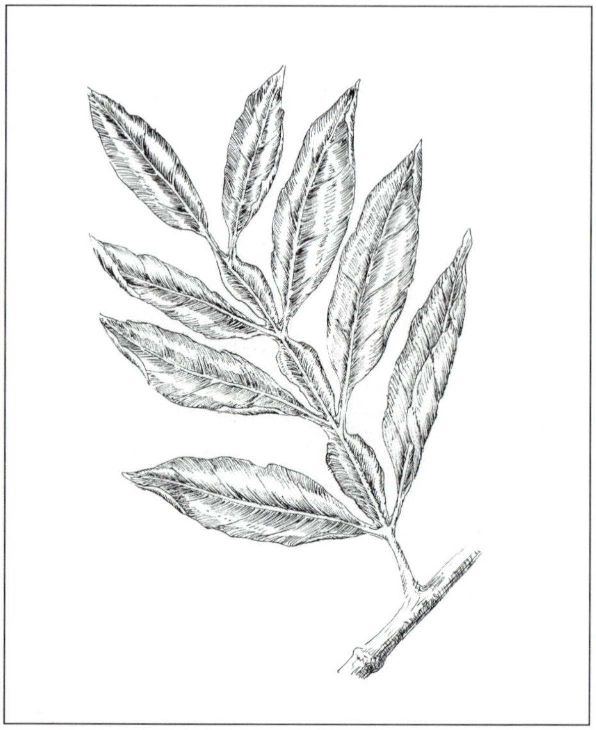

Bitterholz
(Simaroubabaum)

PICRASMA EXCELSA PLANCH
(Jamaikabitterholz), → Zeichnung
QUASSIA AMARA L. (Surinambitterholz), → Foto
Bitterholzgewächse, SIMARUBACEAE
(Bittereschengewächse)
Arzneilich verwendete Pflanzenteile:
Das Holz der Stämme und Äste.
Drogenbezeichnung: QUASSIAE LIGNUM
(früher: LIGNUM QUASSIAE)

Botanik: *Pflanzenbeschreibung:* Picrasma excelsa ist ein eschenähnlicher Baum, der eine Höhe bis zu 20 m erreichen kann. Die Fiederblätter sind vier- bis fünfjochig, die Blüten weißlich bis gelbgrün und klein. Sie stehen in trugdoldigen Rispen und bilden schwarze, kugelige Steinfrüchte aus. Das Holz, die arzneilich verwendete Droge, ist weiß und leicht spaltbar. Quassia amara wächst strauchig oder als kleiner Baum mit einer Höhe von etwa 2 m, gelegentlich auch 3 bis 5 m. Die zweijochig gefiederten Blätter besitzen einen geflügelten Blattstiel, die Blüten, rot und fleischfarben, sind in endständigen Trauben oder Rispen angeordnet. Auch das Holz dieser Pflanze ist weiß und leicht spaltbar. *Vorkommen:* Picrasma excelsa stammt aus Westindien und Quassia amara aus Guayana, Panama, Kolumbien und Argentinien.
Ernte und Aufbereitung: Die gefällten Bäume werden in Blöcke zerschnitten, die Äste in handliche Stücke zerteilt. Nach Entfernen der Rinde wird das Holz »teegerecht« fein aufbereitet.
Inhaltsstoffe (Wirkstoffe): Bitterstoffe und Alkaloide.
Heilwirkung und Anwendung: Bitterholz wird heute nur noch selten als Appetitanregungsmittel und zur Förderung der Verdauung gebraucht. Häufiger in Arzneizubereitungen gegen Magen-, Darm- und Gallebeschwerden.
• *So wird Bitterholz-Tee bereitet:* 1 Teelöffel Bitterholz mit $^{1}/_{4}$ l siedendem Wasser übergießen und 10 Minuten lang ausziehen.
Nebenwirkungen: In größeren Mengen eingenommen, kann es zu Erbrechen kommen, da die Bitterstoffe die Magenschleimhaut reizen. Schwangere und Patienten, die an Magen- oder Zwölffingerdarmgeschwüren leiden, sollten den Tee nicht trinken.
Anmerkung: Bitterholz wurde früher volksmedizinisch als Wurmmittel verwendet, doch ist diese Anwendung heute (weil wenig wirksam) ganz in Vergessenheit geraten. Auch als Insektizid kommt Bitterholz heute nicht mehr in Frage; man nannte die Droge früher auch Fliegenholz.

Boldo

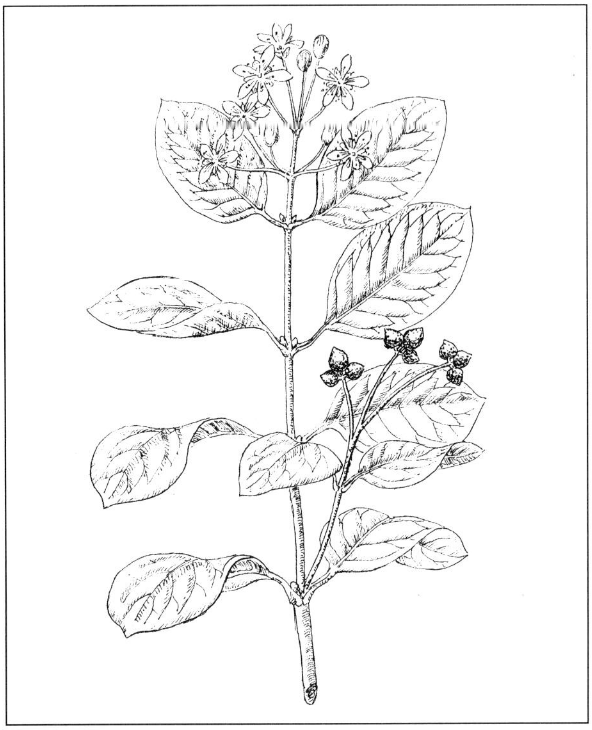

PEUMUS BOLDUS MOL.
Monimiengewächse, MONIMIACEAE
Arzneilich verwendete Pflanzenteile:
Die Blätter.
Drogenbezeichnung: Boldoblätter = BOLDO FOLIUM (früher: FOLIA BOLDO).

Botanik: *Vorkommen und Pflanzenbeschreibung:* Peumus Boldo ist in Chile beheimatet. Als ein immergrüner Baum oder Strauch, kann der Boldo eine Höhe von 6 m erreichen. Er bevorzugt trockene Standorte. Seine Blätter, die man das ganze Jahr hindurch ernten kann, sind etwa 6 cm lang, 3 cm breit, ledrig, kurzgestielt, eiförmig oder elliptisch, ganzrandig, graugrün und am Rand nach unten umgebogen. Ihre Unterseite ist glatt, ihre Oberseite mit zahlreichen hellen Höckerchen besetzt. Die Nerven treten auf der Blattunterseite stark hervor. Die Blätter riechen – besonders in frischem Zustand – etwas nach Pfefferminze oder auch Kampfer.
Inhaltsstoffe (Wirkstoffe): Ätherisches Öl (mit Ascaridol, Eukalyptol und p-Cymol), verschiedene Alkaloide (Boldin und andere), wenig Flavonoide.
Heilwirkung und Anwendung: Es kommt nicht oft vor, daß Drogen ätherisches Öl und gleichzeitig Alkaloide enthalten, deshalb nehmen die Boldoblätter eine Sonderstellung ein. Welcher dieser Inhaltsstoffe der wertvollste ist, läßt sich schwer sagen. Das Boldin, vermutlich auch die anderen Alkaloide der Droge, stimulieren die Magensaft- und Galleproduktion, steigern die Harn- und Harnsäureausscheidung und haben darüber hinaus eine leicht hypnotische Wirkung. Das ätherische Öl bringt alle angenehmen Eigenschaften, die ätherische Öle besitzen, mit ein, so daß Boldoblätter eine Bereicherung verschiedenster Tees gegen Galle-, Magen- und Darmbeschwerden und auch gegen Krankheiten der Niere und der ableitenden Harnwege sind. Als Sedativum (Beruhigungsmittel) kann ich Boldoblätter nicht empfehlen, obwohl sie auch dafür gebraucht werden. Die Anwendung der Boldoblätter als Wurmmittel ist nur in Chile gebräuchlich.
Das BGA erkennt als Anwendungsgebiete für Boldo leichte krampfartige Magen- und Darmstörungen sowie dyspeptische Beschwerden (Verdauungsstörungen) an, verbietet aber die Anwendung dieser Heilpflanze bei Verschluß der Gallenwege und schweren Leberleiden.
Anwendung in der Homöopathie: Das Homöopathikum *Boldo* wird aus den getrockneten Blättern bereitet. Man gebraucht es in der zweiten und dritten Potenz (D2 und D3) vornehmlich bei Störungen der Gallesekretion, bei Gallensteinen, bei Magen- und Darmbeschwerden.
Nebenwirkungen: In übermäßig großen Mengen eingenommen, was bei Verwendung von Boldo enthaltenden Teemischungen ausgeschlossen ist, kann es zu Farben- und Tonhalluzinationen kommen. Gelegentlich sind Schwindelanfälle mit Erbrechen beobachtet worden.

Brechwurzel

▷ *giftig*
CEPHAELIS IPECACUANHA (BROT.) A. RICH.
(URAGOGA IPECACUANHA [BROT.] BAILL.),
(PSYCHOTRIA IPECACUANHA [BROT.] STOKES)
Rötegewächse, RUBIACEAE
Arzneilich verwendete Pflanzenteile:
Die Wurzel.
Drogenbezeichnung: Ipecacuanhawurzel (Brechwurzel) = IPECACUANHAE RADIX (früher: RADIX IPECACUANHAE).

Botanik: *Vorkommen und Pflanzenbeschreibung:* In den feuchtheißen Wäldern Brasiliens ist diese Heilpflanze zu Hause. Dieses Rötegewächs ist ein 20 bis 40 cm hoher immergrüner Strauch, der aus einem dünnen und kurzen Wurzelstock viele Nebenwurzeln und einige Stengel treibt, an denen kurzgestielte Blätter in 2 bis 6 Paaren sitzen. Die kleinen, fünfzähligen weißen Blüten sind in köpfchenförmigen Blütenständen angeordnet, die von Hüllblättern umgeben sind. Aus den Fruchtknoten entwickeln sich etwa erbsengroße schwarze Steinfrüchte. Einige der Nebenwurzeln verdicken sich und erscheinen knotig und geringelt.

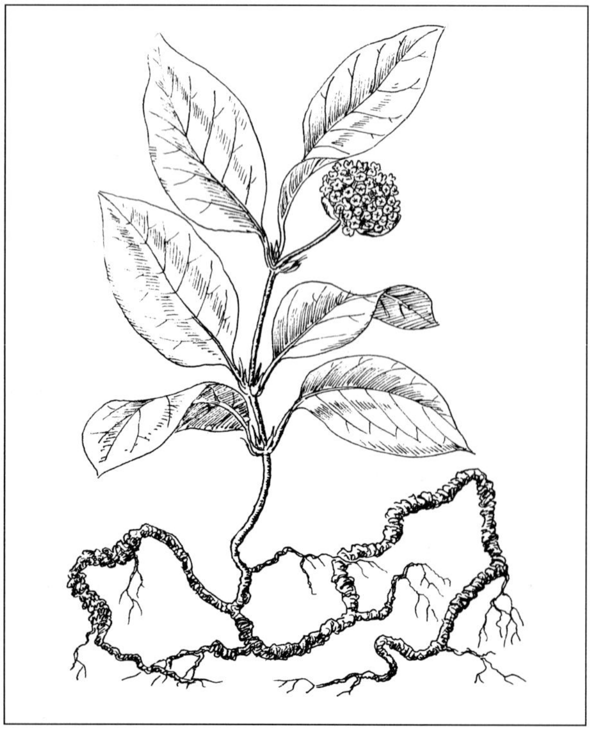

Ernte und Aufbereitung: Die knotig verdickten Nebenwurzeln liefern die Droge und werden von Sammlern, den Poayeros, das ganze Jahr hindurch gegraben. Nur die Regenzeit unterbricht die Ernte. Aber es gibt auch Ipecacuanha-Kulturen in Brasilien, in Indien und Malaysia.
Inhaltsstoffe (Wirkstoffe): Verschiedene Alkaloide (Emetin, Cephaelin, Psychotrin) und Iridoide.
Heilwirkung und Anwendung: Zunächst muß die Brechwirkung genannt werden, nach der die Droge ihren deutschen Namen bekommen hat. In der Medizin früherer Zeiten wurde sie auch solchermaßen gebraucht, doch heute spielt diese Eigenschaft keine besondere Rolle mehr.
Das heutige Anwendungsgebiet verdankt die Ipecacuanha den bei kleinen Gaben im Vordergrund stehenden sekretionsfördernden Eigenschaften der beiden Hauptalkaloide, so daß uns in der Brechwurzel ein wirksames Hustenmittel zur Verfügung steht, das dann eingesetzt werden kann, wenn es darum geht, zähen Schleim zu verflüssigen und das Abhusten zu erleichtern. Ärzte verordnen noch heute gern ein Infus (einen Aufguß) der Droge mit Eibischsirup. Zahlreiche Fertigpräparate gegen Husten enthalten Wirkstoffe aus der Brechwurzel.
Zur Selbstmedikation eignet sich die Brechwurzel als Tee jedoch nicht.
Anwendung in der Homöopathie: Die Homöopathie gebraucht *Ipecacuanha* in niederen Potenzen (D1 und D2) vornehmlich gegen zähen Schleim der Bronchien. Bei Magen- und Darminfektionen, bei Sommerdurchfällen, Heufieber, bei Typhus und Paratyphus werden höhere Potenzen (D3 bis D6) bevorzugt.
Nebenwirkungen: Ipecacuanhapulver reizt die Haut stark und führt zu Entzündungen und juckenden Bläschen. Auch die Augen und die Schleimhäute der Luftwege werden stark gereizt. Bei innerlicher Anwendung führt – das wurde schon angegeben – die Einnahme größerer Mengen zu Erbrechen. Die Droge ist daher nur nach ärztlicher Vorschrift anzuwenden.

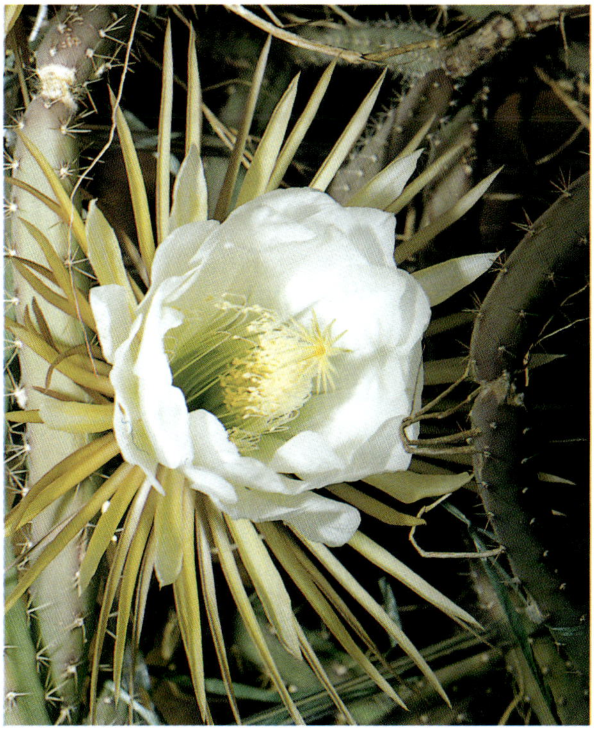

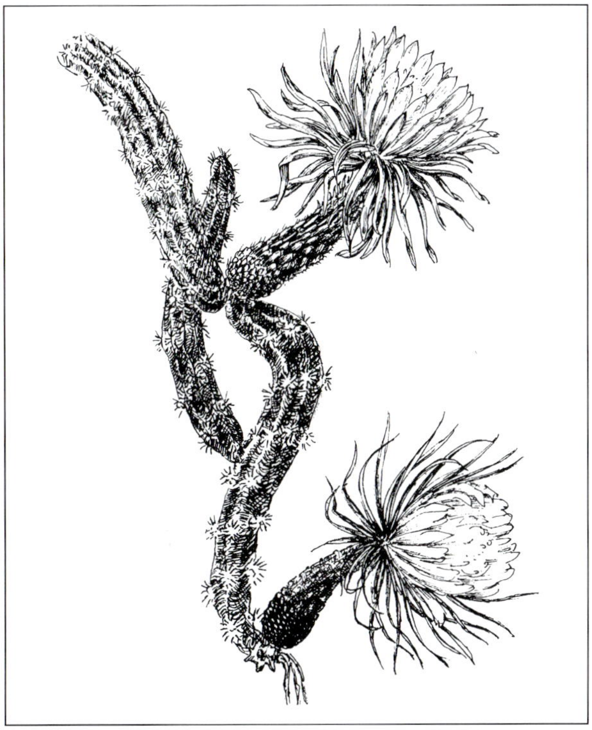

Cactus
(Königin der Nacht)

SELENICEREUS GRANDIFLORUS (L.) BRITT. ET ROSE (CEREUS GRANDIFLORUS [L.] MILL.)
Kaktusgewächse, CACTACEAE
Volksnamen: Königin der Nacht, Schlangencereus, Schlangenkaktus.
Arzneilich verwendete Pflanzenteile:
Junge Stengel und Blüten.
Drogenbezeichnung: Cactus = CACTUS.

Botanik: *Vorkommen und Pflanzenbeschreibung:* Vertreter der Cactaceae sind fast ausschließlich in Amerika zu Hause, hauptsächlich in den Wüsten und Halbwüsten Mexikos, auf Kuba und im Süden der Vereinigten Staaten, außerdem auf Jamaika. Im tropischen Amerika wird die Königin der Nacht viel kultiviert. Sie kommt hier auch verwildert vor.
Ihren Namen verdankt die Pflanze der Tatsache, daß sie ihre Blüten nur einmal zwischen 21 und 22 Uhr öffnet, um sie am nächsten Morgen etwa zwischen 2 und 3 Uhr für immer zu schließen. Mit Hilfe ihrer Luftwurzeln steigt sie an Felsen, Wänden und Mauern auf, verzweigt sich mit ziemlich dünnen, oft gebogenen vier- bis achtkantigen Ästen weitschweifig. Die stark nach Vanille duftenden Blüten werden 18 bis 25 cm lang und sind geöffnet 15 bis 27 cm breit, außen braungelb, in der Mitte hellgelb und innen weiß. Die Blütenblätter umschließen ein Büschel fadenförmiger Staubgefäße. Die Kanten der Stengel sind in Abständen von etwa 2 cm mit Büscheln aus 6 bis 8 etwa 2 mm langen Stacheln bewehrt.
Ernte und Aufbereitung: Die Homöopathie gebraucht bei uns die größte Menge dieser Droge und zieht sich die Heilpflanze in Treibhäusern selbst heran, weil die homöopathische Urtinktur (Ø) aus frischen Stengeln und Blüten (Caules et flores recentes) bereitet werden muß. Aber zur Bereitung allgemeiner Auszüge verwendet man auch Importware, die sorgfältig untersucht werden sollte, weil sie häufig mit OPUNTIA VULGARIS (Feigenkaktus) verfälscht wird.
Inhaltsstoffe (Wirkstoffe): Die Wirkstoffe sind noch so wenig erforscht, daß keine exakten Angaben gemacht werden können. Man hat von einem Alkaloid berichtet, einen herzwirksamen Stoff als Glykosid nachgewiesen, verschiedene Harze gefunden, doch immer betont, daß die Gesamtheit der Inhaltsstoffe für die Wirkung verantwortlich zu machen sei.
Heilwirkung und Anwendung: Die Droge selbst findet als Tee keine Verwendung, doch eine Reihe von Fertigpräparaten zur Aktivierung des Kreis-

laufs, zur schonenden Behandlung leichter Unregelmäßigkeiten am Herzen enthalten Gesamtauszüge aus der Droge. Die arzneiliche Verwendung der Pflanze ist schon weit über hundert Jahre alt. Sie wurde von Rubini im Jahre 1864 durch seine Schrift »Patogena del Cactus grandiflores« (Napoli 1864) eingeleitet. Viele Berichte aus Klinik und Praxis bestätigen der Königin der Nacht eine günstige Wirkung bei Angina pectoris, Herzmuskelschwäche und verschiedenen anderen Unregelmäßigkeiten am Herzen, besonders bei der sogenannten Extrasystolie – doch ebenso werden auch Zweifel bezüglich der Wirksamkeit geäußert.

Anwendung in der Homöopathie: Das Homöopathikum *Cactus* erfreut sich großer Beliebtheit bei Herzschwäche, Herzneurosen, Druckgefühl am Herzen und Angina pectoris. Darüber hinaus versucht man Cactus auch bei Verdauungsbeschwerden mit Blähungen und krampfartigen Schmerzen sowie bei Periodenschmerzen.
Die Potenzierungen D2 und D3, aber auch die Urtinktur (Ø) sind die häufigsten Anwendungsformen dieses Homöopathikums

Nebenwirkungen: Man kennt keine Nebenwirkungen des Homöopathikums.

Cascara
(Amerikanischer Faulbaum)

RHAMNUS PURSHIANA
Kreuzdorngewächse, RHAMNACEAE

Arzneilich verwendete Pflanzenteile:
Die Rinde nach einjähriger Lagerung.

Drogenbezeichnung: Cascararinde = RHAMNI PURSHIANI CORTEX (früher: CORTEX RHAMNI PURSHIANI.

Botanik: *Pflanzenbeschreibung:* Rhamnus purshiana wächst strauchförmig oder entwickelt sich zu einem Baum von 6 bis 18 m Höhe. Die in der Jugend filzigen Zweige tragen breiteiförmige, klein gezähnte Blätter und kleine, in achselständigen, reichblütigen Trauben angeordnete Blüten. Die Früchte sind in reifem Zustand schwarz-purpurn und kreiselförmig. *Vorkommen:* Die Heimat

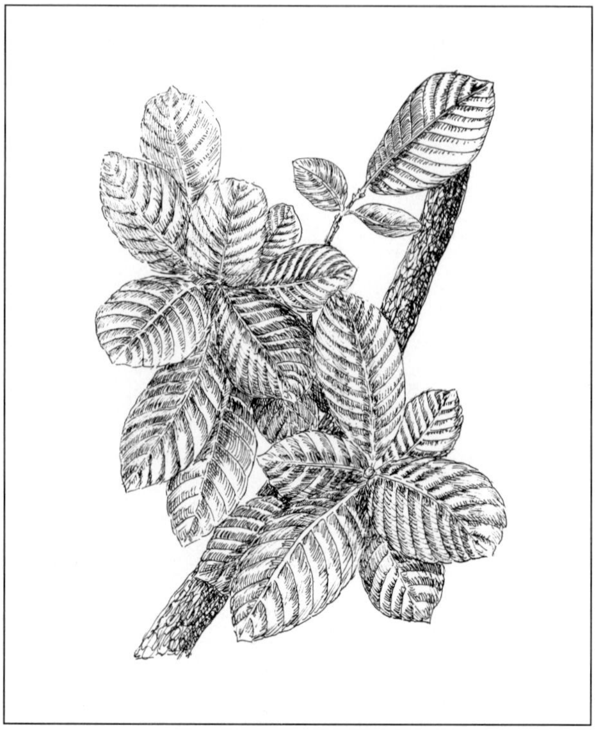

ist die pazifische Küste Nordamerikas. Die Droge stammt zum Teil von wildwachsenden Pflanzen, aber auch aus Kulturen.

Ernte und Aufbereitung: Von April bis August kann die Rinde geschält werden. Getrocknet wird zumeist an der Luft. Die Rinde der Zweige ist wertvoller als die des Stammes.

Inhaltsstoffe (Wirkstoffe): Etwa 8 bis 10 % Hydroxyanthracen-Derivate, Bitterstoffe.

Heilwirkung und Anwendung: Volksmedizin und die Schulmedizin verwenden die Cascararinde als Abführmittel, und das BGA nennt in der Packungsbeilage als Anwendungsgebiete: Verstopfung; alle Erkrankungen, bei denen eine leichte Darmentleerung mit weichem Stuhl erwünscht ist wie etwa Analfissuren, Hämorrhoiden und nach operativen Eingriffen im Analbereich (After).
Bei Darmverschluß und in der Schwangerschaft sollte die Cascararinde nicht verwendet werden, auch in der Stillzeit nicht, weil das zu Säuglingsdurchfällen führen kann. Es muß ebenso vor Dauergebrauch gewarnt werden, weil die Verarmung des Körpers an wichtigen Mineralstoffen (besonders Kalium) zu befürchten ist.

• *So wird Cascararinden-Tee bereitet:* 2 Teelöffel voll Cascararinde mit 1/4 l siedendem Wasser übergießen und 10 Minuten lang ausziehen. Zweckmäßigerweise trinkt man abends eine

Tasse Tee, denn nach 6 bis 8 Stunden ist mit der abführenden Wirkung zu rechnen.
Nebenwirkungen: Bei bestimmungsgemäßem Gebrauch (siehe oben) sind keine Nebenwirkungen zu befürchten. – Nach dem Genuß der (unreifen) Beeren sowie bei Verwendung ganz frischer, weniger als ein Jahr gelagerter Rinde können kolikartige Durchfälle und/oder Magen- und Darmkrämpfe auftreten. Auch heftiges Erbrechen ist in diesen Fällen beobachtet worden. Verursacher sind die Anthrone, die bei der Lagerung oder durch Erhitzen im Luftstrom abgebaut werden.

China

CINCHONA PUBESCENS VAHL (CINCHONA SUCCIRUBRA PAV. EX KLOTSCH)
Rötegewächse, RUBIACEAE
Arzneilich verwendete Pflanzenteile:
Stamm- und Astrinde kultivierter Bäume.
Drogenbezeichnung: Chinarinde = CINCHONAE SUCCIRUBRAE CORTEX (früher: CORTEX CHINAE) – Fieberrinde.

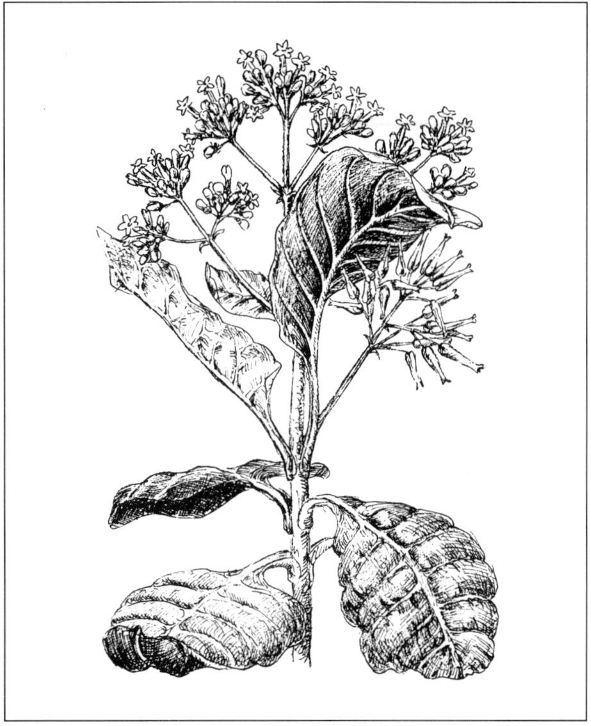

Botanik: *Vorkommen und Pflanzenbeschreibung:* Die Schluchten der Anden im nördlichen Südamerika zwischen 800 und 3000 m Höhe sind die Heimat des Chinabaums, doch gibt es jetzt auf Java, in Indien und im Kongo Kulturen.
Der Chinabaum wird etwa 30 m hoch, besitzt einen schlanken Stamm und eine dichtbelaubte, rundliche Krone. Die Laubblätter sind groß, eiförmig und gestielt, die roten Blüten stehen dichtgedrängt in sparrigen Rispen.
Ernte und Aufbereitung: Interessant ist die Gewinnung der Chinarinde in den Kulturen. Aus Samen werden die Jungpflanzen gezogen, die man dann in die eigentliche Pflanzung versetzt. Nach 6 Jahren beginnt die Nutzung: Um Platz zu schaffen, werden einige Bäume gerodet, Stamm und Wurzelrinde werden geerntet. In den folgenden Jahren wird weiter »ausgedünnt«, bis nach etwa 20 Jahren nur noch ein Viertel des ursprünglichen Bestandes vorhanden ist, der dann beseitigt wird, um einer neuen Anpflanzung Platz zu machen. Die Gewinnung der Rinde für arzneiliche Zwecke macht erhebliche Mühe: Man legt zunächst ringförmige Einschnitte an, die dann durch senkrechte Schnitte miteinander verbunden werden. Durch Beklopfen löst man die Rinde vom Stamm, um sie dann mit Hornspateln abzustreifen. Sie wird zuerst an der Sonne, dann bei etwa 80 °C in besonderen Anlagen getrocknet. Eine andere Art der Rindengewinnung: Etwa 8 Jahre nach der Pflanzung schlägt man die Bäume kurz über der Wurzel ab. Danach treiben die sogenannten Stockschößlinge, die nach wenigen Jahren geschält werden.
Inhaltsstoffe (Wirkstoffe): Die Hauptwirkstoffe sind die bitteren Alkaloide, die in wechselnder Menge in der Droge vorkommen. Chinin und Chinidin sind die bekanntesten. Daneben sind Gerbstoffe, Chinasäure und Bitterstoffglykoside zu nennen.
Heilwirkung und Anwendung: Berühmt wurde der Chinabaum mit seiner Rinde, als man herausfand, daß man damit die Malaria heilen kann. (Heute weiß man, daß Chinin diese Heilwirkung besitzt.) Daneben gebrauchte man die Chinarinde und viele daraus bereitete Galenika (Chinawein, Chinatinktur) als tonisierendes und roborierendes (kräftigendes) Bittermittel besonders bei Kindern. Das isolierte Chinin (heute wird es synthetisch hergestellt) und das Chinidin sind Zusätze vieler Grippemittel, die besonders bei Fieber wirksam sind. Auch als Herzmittel werden diese Alkaloide genutzt.

Das BGA billigt der Chinarinde folgende Anwendungsgebiete zu: bei Magenbeschwerden, etwa durch mangelnde Bildung von Verdauungssäften; zur Appetitanregung.
In der Schwangerschaft, bei Magen- und Darmgeschwüren und selbstverständlich bei Chininüberempfindlichkeit darf Chinarinde nicht verwendet werden.
• *So wird ein Chinarinden-Tee bereitet:* 1 gestrichener Teelöffel Chinarinde wird mit 1/4 l siedendem Wasser übergossen und 10 Minuten lang ausgezogen; danach wird abgeseiht.
Etwa 3 Tassen des stets frisch zubereiteten Tees 1/2 Stunde vor dem Essen sind die empfohlene Tagesdosis.
Anwendung in der Homöopathie: *China,* so heißt das Homöopathikum aus der Rinde des Chinabaumes, wird in der Homöopathie sehr viel gebraucht. Die niederen Potenzen des Mittels (D2 und D3) werden bei Säfteverlust, bei großen Schwächezuständen und für Genesende nach zehrenden Krankheiten empfohlen. In diesen Potenzen wirkt China als echtes Tonikum.
Die etwas höheren Potenzen (D4 bis D6) gebraucht man für zahlreiche Indikationen: periodische Kopfschmerzen, Neuralgien, Bronchitis und Keuchhusten, Herzjagen, Magenbeschwerden, Verdauungsschwäche, Gallebeschwerden, Fieber, Gicht.
Beim Ausprobieren der Chinarinde entdeckte Samuel Hahnemann seine Ähnlichkeitsregel: Er bekam (als Gesunder) auf Chinarinde immer heftige Fieberanfälle; Fieberkranke konnten mit China geheilt werden. Homöopathisch behandelnde Ärzte kennen den sogenannten China-Typus: Menschen, die ungewöhnlich geschwächt sind, sei es durch Krankheit oder anlagebedingt, die appetitlos und überempfindlich, reizbar und unausgeglichen sind, mit Magen- und Gallebeschwerden. Diesen Menschen hilft China oft überraschend schnell.
Nebenwirkungen: Hier muß man genau unterscheiden zwischen der Chinarinde und dem reinen Chinin. Die Chinarinde in galenischen Zubereitungen und therapeutischen Dosen ist ohne Nebenwirkungen, doch gegenüber dem Chinin ist Vorsicht geboten. Bei größeren Dosen – bei manchen Patienten sogar schon im therapeutischen Bereich – sind Vergiftungen zu erwarten. 10 bis 15 g sind lebensgefährlich. Die Vergiftungen beginnen mit Übelkeit und Erbrechen, Erregung, Hör- und Sehstörungen, Schwindelanfällen und enden mit Bewußtlosigkeit und Tod durch Herz- und Atemstillstand. – Bei Vergiftungen ist sofort der Arzt zu rufen.
Bis zu seinem Eintreffen sollte man unbedingt versuchen, das Gift aus dem Magen zu befördern (→ Seite 33).
Die Nebenwirkungen, die das BGA nennt, sind sehr selten beobachtet worden, vor allem das Auftreten erhöhter Blutungsneigung durch Verminderung der Blutplättchen nach der Einnahme von Chinarinden-Tee. In solchen Fällen ist natürlich sofort der Arzt aufzusuchen.

Cimicifuga (Schlangenkraut, Warzenkraut)

CIMICIFUGA RACEMOSA (L.) NUTT.
Hahnenfußgewächse, RANUNCULACEAE
Arzneilich verwendete Pflanzenteile:
Der Wurzelstock.
Drogenbezeichnung: Cimicifugawurzelstock = CIMICIFUGAE RHIZOMA
(früher: RHIZOMA CIMICIFUGAE).

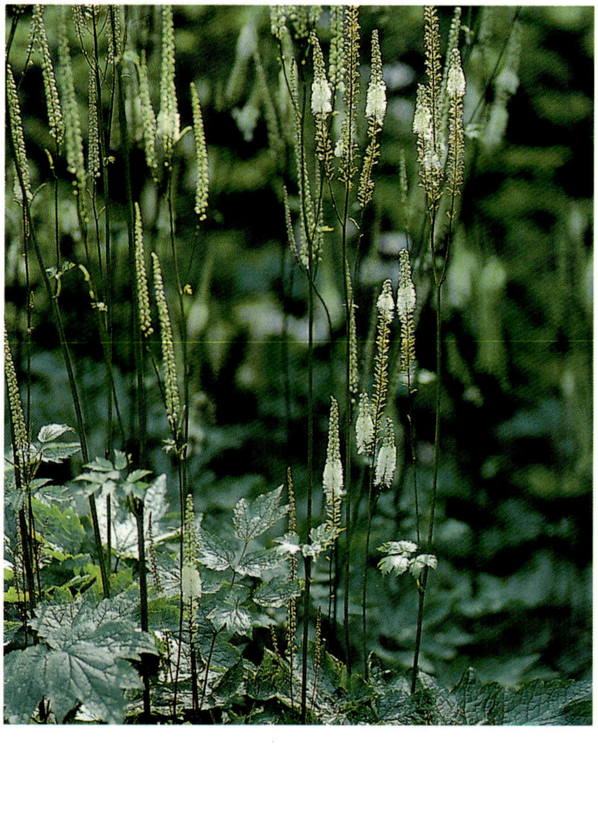

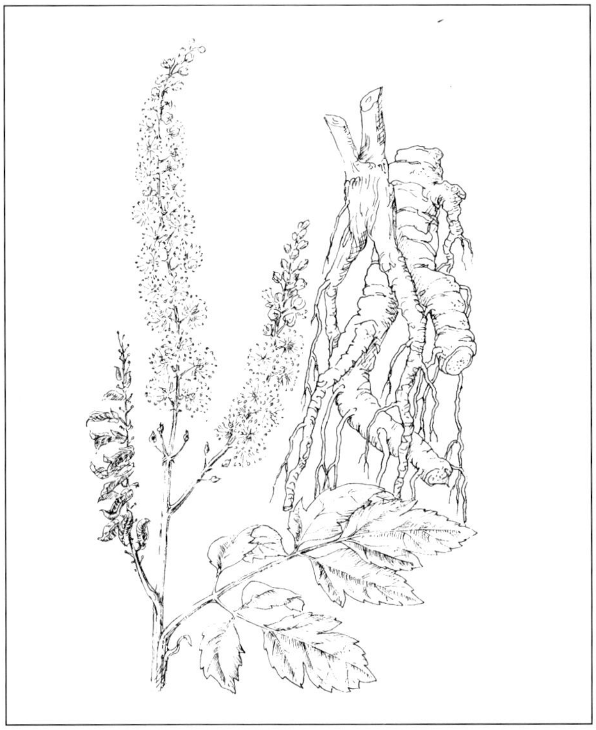

Botanik: *Vorkommen und Pflanzenbeschreibung:* In den Wäldern Nordamerikas und Kanadas wächst Cimicifuga, ein 30 bis 60 cm hohes Hahnenfußgewächs mit doppelt gefiederten Blättern und in Trauben stehenden Blüten.
Ernte und Aufbereitung: Man erntet die Droge im Herbst, indem man die Wurzel ausgräbt, kurz wäscht und trocknet. In Ballen oder Säcken verpackt wird sie in den Handel gebracht. Die Wurzelstücke sind 4 bis 12 cm lang, 1 bis 2,5 cm dick, längsfurchig, knotig und dunkelbraun. Die Droge riecht unangenehm, schmeckt bitter und scharf.
Inhaltsstoffe (Wirkstoffe): 15 bis 20 % Cimicifugin (worunter man sich ein Gemisch aus Harzen und Bitterstoffen vorzustellen hat), Glykoside, Phytosterin, Gerbstoff, etwas ätherisches Öl und eine Reihe anderer Substanzen.
Heilwirkung und Anwendung: Die Droge wird als Tee nicht verwendet, doch gibt es zahlreiche Fertigpräparate, die auch Cimicifuga-Wirkstoffe enthalten und gegen Beschwerden der Wechseljahre, in der Schwangerschaft, bei Periodenstörungen und sogar gegen Asthma und Rheuma eingesetzt werden.
Anwendung in der Homöopathie: Das Homöopathikum *Cimicifuga* wird hauptsächlich als Mittel bei Frauenkrankheiten gebraucht; Störungen der Periode, Beschwerden in Schwangerschaft und Klimakterium (Wechseljahre) sprechen gut auf dieses Mittel an. Aber auch nervöse Herzstörungen, Depressionszustände im Klimakterium, Platzangst, Schlaflosigkeit und Migräne zählen zu den Anwendungsgebieten.
Über die Dosierung herrscht keine Einigkeit. Es werden fast alle Dilutionen des Mittels zwischen D2 und D30 gebraucht.
Nebenwirkungen sind nicht bekannt.

Eleutherococcus (Taigawurzel, Stachelpanax)

ACANTHOPANAX SENTICOSUS (RUPR. ET MAXIM EX MAXIM) HARMS (ELEUTHEROCOCCUS SENTICOSUS MAXIM)
Araliengewächse, ARALIACEAE
Arzneilich verwendete Pflanzenteile: Die Wurzel.
Drogenbezeichnung: Taigawurzel = ELEUTHEROCOCCI RADIX (früher: RADIX ELEUTHEROCOCCI).

Botanik: *Vorkommen und Pflanzenbeschreibung:* Im Süden des Fernen Ostens, in Rußland,

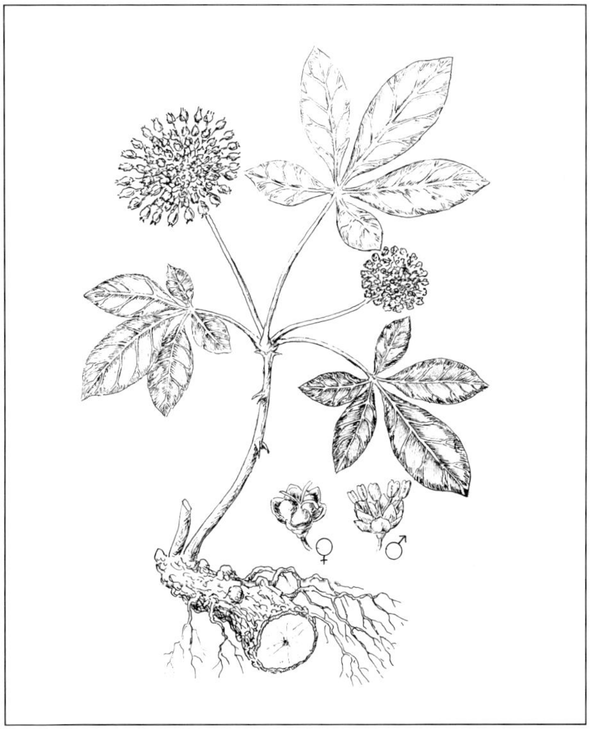

im Küstengebiet und im Raum Chabarowsk, in der Gegend des Amur, im Primorsker Gebiet und auf der Insel Sachalin wächst die Stammpflanze Eleutherococcus senticosus als mehrjähriger Strauch.
Sie wird meistens 3 bis 5 m, gelegentlich aber auch bis zu 7 m hoch. Die Stengel der Pflanze sind wenig verzweigt und mit Stacheln besetzt, die fünffächrig zusammengesetzten Blätter kirschblattähnlich. Die kleinen gelben Blüten sind in einem kegelförmigen Blütenstand angeordnet, die Früchte schwarz und aromatisch.
Ernte und Aufbereitung: Gegen Ende der Vegetationsperiode gräbt man die unterirdischen Teile älterer Pflanzen aus, entfernt sorgfältig alle Erdreste und trocknet sie an der Luft. Die Droge stammt meist aus Wildbeständen, doch ist die Nachfrage so groß, daß in jüngster Zeit auch Kulturen angelegt wurden.
Inhaltsstoffe (Wirkstoffe): Triterpensaponine, Eleutheroside, Lignane.
Heilwirkung und Anwendung: Einen Tee aus der Taigawurzel verwendet man bei uns nicht, denn in der Hauptsache sind es alkoholische Gesamtauszüge aus der Wurzel, die in Form wohlschmeckender »Mixturen« angeboten werden. Wie Ginseng ist auch Eleutherococcus eine Problemdroge, weil die Werbung sie zu einer Wunderdroge erhebt. Das ist nicht gerechtfertigt. Die Inhaltsstoffe des Eleutherococcus sind als unspezifische Reizmittel wirksam. Eine allgemeine Tonisierung, die Steigerung der Arbeitsleistung und die Aktivierung der Körperabwehrkräfte kann man nicht leugnen, doch alles, was darüber hinausgeht, ist mit sehr viel Vorsicht zu betrachten. Das gilt besonders für die Empfehlung, die Droge bei der Behandlung von Diabetes und Krebserkrankungen einzusetzen. Daß der Blutdruck durch Eleutherococcus eine Normalisierung erfährt, wird allerdings häufiger bestätigt, und daß sich besonders ältere Leute nach seiner Einnahme wohler fühlen, ist sicher mehr als nur Einbildung.
Nebenwirkungen: Vergiftungen mit Eleutherococcus sind nicht zu befürchten, unangenehme Nebenwirkungen nicht bekannt. Patienten mit sehr hohem Blutdruck, Fieberkranke und Infarkt-Patienten sollten damit nicht behandelt werden.

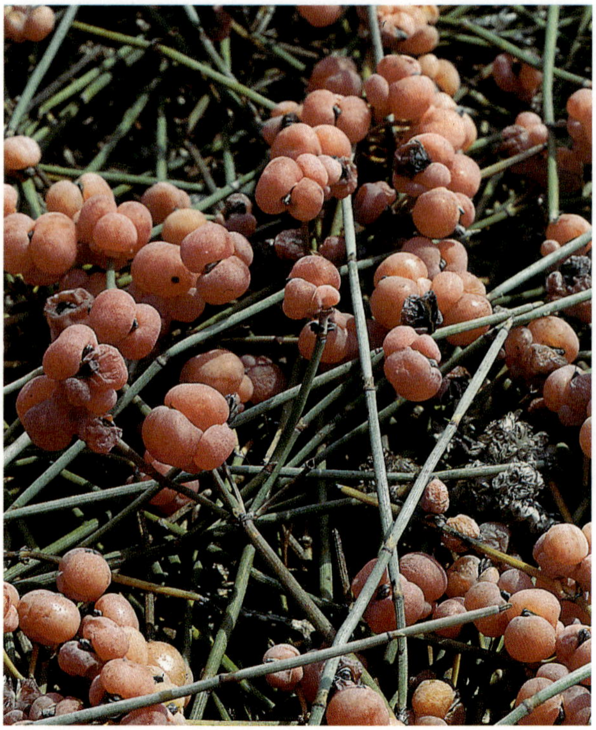

Ephedra
(Ma-Huang)

EPHEDRA SINICA STAPF und andere ephedrinhaltige Ephedra-Arten.
Ephedragewächse, EPHEDRACEAE
Arzneilich verwendete Pflanzenteile: Das Kraut.
Drogenbezeichnung: Ephedrakraut = EPHEDRAE HERBA (früher: HERBA EPHEDRAE).

Botanik: *Vorkommen und Pflanzenbeschreibung:* Seit über 5000 Jahren verwendet man in China die dort wild wachsenden Ephedra-Arten gegen Kreislaufschwäche, Fieber, Husten und zur Anhebung der Arbeitsleistung. Später wurden nicht nur Ephedra-Arten aus China, sondern auch die aus Indien und Spanien genutzt.
Heute ist die »Ephedrae herba«, eine Sammelbezeichnung für alle Ephedra-Arten, die den Wirkstoff Ephedrin enthalten. Die Ephedra-Arten wachsen als kleine Sträucher von schachtelhalmartigem Aussehen, die 30 bis 40 (50) cm hoch werden. Die rutenartigen Zweige sind blattlos, die gegliederten Äste wirtelig angeordnet und an den Knoten mit häutigen Scheiden versehen. Die Blüten der zweihäusigen Pflanze sind unschein-

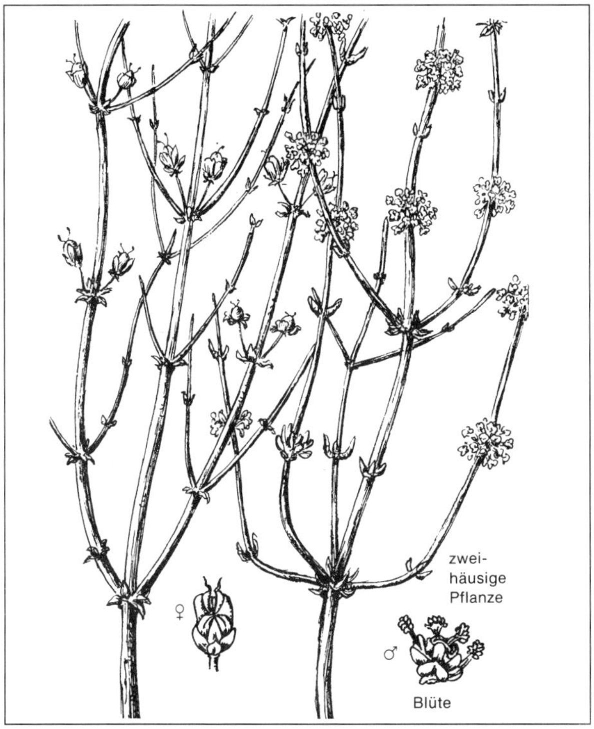

bar. Ein solches Aussehen zeigen Pflanzen, die – wie die Ephedra-Arten – trockene und oft sehr heiße Gegenden besiedeln.

Ernte und Aufbereitung: Gesammelt werden nur junge Zweige, die man dort abschneidet, wo die Seitenäste entspringen. Das geschieht im Herbst, weil dann die Inhaltsstoffe, besonders das Ephedrin, in größerer Menge vorhanden sind. Schnelles Trocknen an der Luft ergibt eine wertvolle Droge.

Inhaltsstoffe (Wirkstoffe): Verschiedene Alkaloide, hauptsächlich Ephedrin.

Heilwirkung und Anwendung: Die Droge wird wegen ihres Gehaltes an Ephedrin – das man aus ihr leicht isolieren kann – verwendet. Da Ephedrin heute ebenso leicht synthetisch herzustellen ist, verwendet man diesen Wirkstoff meist in reiner Form statt als Drogenauszug. Manche Ärzte jedoch vertreten den Standpunkt, daß auch ein Tee aus der Ephedra Vorzüge hat: zur Normalisierung des Blutdrucks nach Infektionskrankheiten, bei Asthma-Anfällen sowie bei Heuschnupfen, Nesselsucht und anderen allergischen Zuständen.

• *So wird Ephedra-Tee bereitet:* 1 gehäuften Teelöffel Ephedrakraut mit $^1/_4$ l kochendem Wasser übergießen, 10 Minuten ziehen lassen, abseihen. 2mal täglich 1 Tasse Tee trinken.

Nebenwirkungen: Richtet man sich nach den angegebenen Mengen, so sind weder bei Ephedrin-Gaben noch bei Verwendung der Droge Nebenwirkungen zu befürchten. Bei Überdosierung allerdings kann es zu Irregularitäten am Herzen kommen.

Eukalyptus

EUCALYPTUS GLOBULUS LABILL.
Myrtengewächse, MYRTACEAE

Arzneilich verwendete Pflanzenteile: Die Blätter und das daraus gewonnene ätherische Öl.

Drogenbezeichnung: Eukalyptusblätter = EUCALYPTI FOLIUM (früher: FOLIA EUCALYPTI), Eukalyptusöl = EUCALYPTI AETHEROLEUM (früher: OLEUM EUCALYPTI).

Botanik: *Vorkommen und Pflanzenbeschreibung:* Südwestaustralien und Tasmanien sind die Heimat des Eukalyptusbaumes, der heute aber auch in sehr vielen anderen Gegenden gepflanzt wird: in den Mittelmeerländern, im tropischen Asien und in Afrika, wo man ihn zur Trockenlegung von Sümpfen verwendet, weil er sehr schnellwüchsig ist. Die Bezeichnung Fieberbaum, die er dort führt, deutet an, daß durch die Trockenlegung der Sümpfe mit seiner Hilfe die Brutstätten der Fiebermücke (Anopheles) verschwinden – und dadurch auch das Fieber weniger häufig oder gar nicht mehr auftritt (gemeint ist die Malaria). Neuseeland, Südamerika, Kalifornien und Südchina sind weitere Anbaugebiete. Der Eukalyptusbaum wird bis 70 m hoch und hat eine grauweiße Rinde. An jungen Bäumen oder neuen Zweigen älterer Bäume sitzen die dünnen eiförmigen Blätter gegenständig, während die älteren Folgeblätter wechselständig angeordnet sind, einen Blattstiel besitzen, doppelt so dick, ledrig und auch viel länger sind. An der blaugrünen Unterseite tritt der Hauptnerv stark hervor und verzweigt sich im spitzen Winkel, seine Sekundärnerven vereinigen sich zu einem parallel zum Blattrand verlaufenden Randnerv. Die weißlichen oder auch roten Blüten entwickeln sich zu derben Früchten.

Ernte und Aufbereitung: Gesammelt werden die älteren Blätter, die für anzneiliche Zwecke ausschließlich aus Kulturen stammen. Das ätherische Öl wird aus den Blättern durch Wasserdampfdestillation gewonnen.

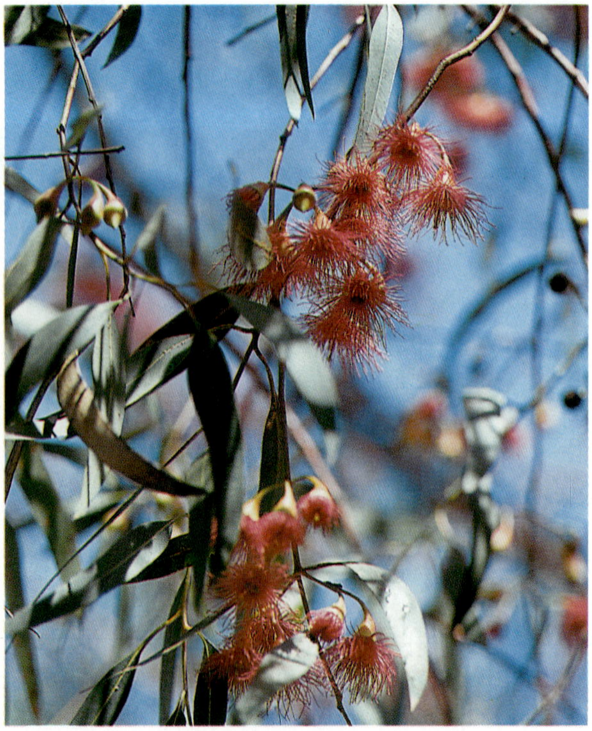

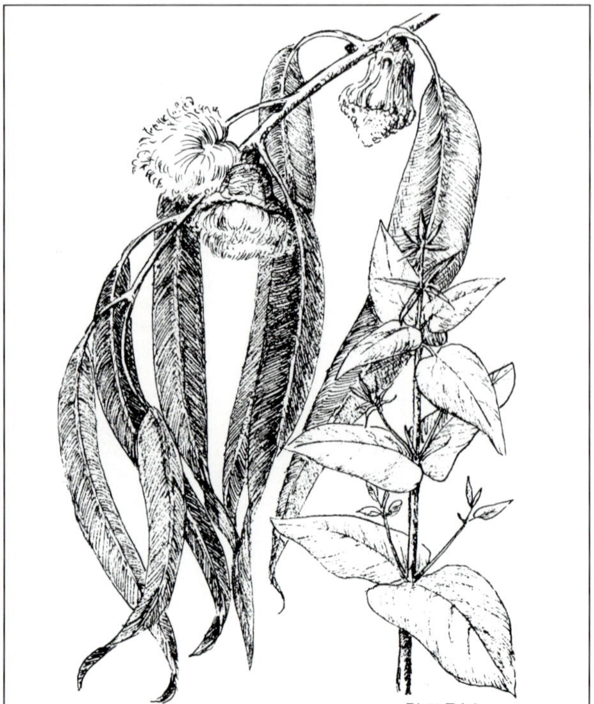
Blatt-Trieb

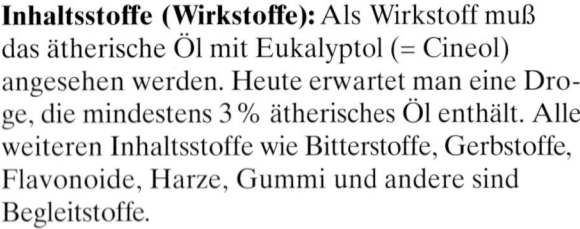

Inhaltsstoffe (Wirkstoffe): Als Wirkstoff muß das ätherische Öl mit Eukalyptol (= Cineol) angesehen werden. Heute erwartet man eine Droge, die mindestens 3 % ätherisches Öl enthält. Alle weiteren Inhaltsstoffe wie Bitterstoffe, Gerbstoffe, Flavonoide, Harze, Gummi und andere sind Begleitstoffe.
Heilwirkung und Anwendung: Eukalyptus – vor allen Dingen das ätherische Öl – ist Bestandteil sehr vieler Arzneispezialitäten, die vornehmlich gegen Husten, Bronchitis und Asthma eingesetzt werden; man gebraucht jedoch auch die Blätter als Tee gegen Asthma und Bronchitis. Der Tee bewirkt eine Hemmung der Schleimbildung in den Bronchien, das ätherische Öl sorgt für eine Desinfektion der Lungen und eine Verflüssigung des zähen Schleimes.
• *So wird Eukalyptus-Tee bereitet:* 3 Teelöffel Eukalyptusblätter mit 1/4 l kochendem Wasser übergießen, 15 Minuten ziehen lassen, abseihen und schluckweise über den Tag verteilt trinken.
• *So wird eine Teemischung gegen Husten, Bronchitis und Asthma bereitet:* Huflattichblätter, Eukalyptusblätter und Thymianblätter zu gleichen Teilen; 2 Teelöffel dieser Mischung auf 1/4 l Wasser. Zubereitung wie oben.
Das BGA schränkt die Anwendung des Eukalyptus-Tees und natürlich auch des Eukalyptusöls sowie Zubereitungen daraus ein, indem vor Verwendung bei entzündlichen Erkrankungen im Magen-Darmbereich sowie der Gallenwege und bei schweren Lebererkrankungen ausdrücklich gewarnt wird. Salben oder andere Eukalyptusöl-Zubereitungen sollen bei Säuglingen und Kleinkindern nicht im Gesicht oder im Bereich der Nase aufgetragen werden. (Die Erfahrung lehrt, daß es dabei zu gesundheitlichen Störungen kommen kann.) Als empfohlene Heilanzeigen finden sich nur Erkältungskrankheiten der oberen Luftwege und Bronchitis.
Weit bedeutender als die Anwendung des Eukalyptus-Tees ist die des Eukalyptusöls. Schier unübersehbar ist die Zahl der Präparate zum Einreiben, zum Inhalieren und auch zum Einnehmen, vornehmlich gegen Erkältungskrankheiten. Darüber hinaus enthalten viele Salben und Einreibungen gegen Rheuma und Gicht Eukalyptusöl.
Anwendung in der Homöopathie: Wenn es sich hier auch vornehmlich nur um Erfahrungen ohne genaue Arzneimittelprüfung handelt, so soll doch erwähnt werden, daß das Homöopathikum *Eukalyptus* meist in der Potenzierung D2 bei Erkrankungen der Luftwege, bei Tuberkulose der Nieren und Harnwege sowie bei Nierenbeckenerkrankungen gegeben wird. Mehrmals täglich 5 Tropfen ist die richtige Dosierung.
Nebenwirkungen: Bei der Verwendung von Eukalyptusblättern als Tee sind kaum Neben-

wirkungen bekannt geworden, doch das Öl sollte mit Bedacht und Überlegung gebraucht werden. Übelkeit, Erbrechen und Durchfälle sind durch die Reizwirkung des Öls beobachtet worden. In solchen Fällen ist die Verwendung von Arzneizubereitungen mit Eukalyptusöl abzubrechen. Dann verschwinden auch die Beschwerden sofort, ohne Schaden zu hinterlassen. Es ist nicht ausgeschlossen, daß es sich um eine Allergie gegen *Oleum Eucalypti* (Eukalyptusöl) handelt, die nur wenige Menschen entwickeln.

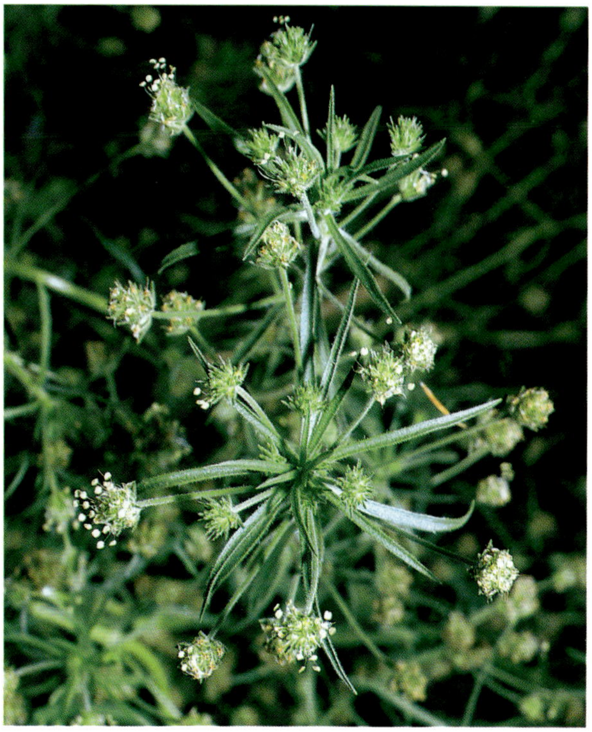

Flohsamenkraut

PLANTAGO AFRA (= PLANTAGO PSYLLIUM), Strauchwegerich und PLANTAGO ARENARIA (= PLANTAGO INDICA), Sandwegerich
Wegerichgewächse, PLANTAGINACEAE
Arzneilich verwendete Pflanzenteile: Die Samen.
Drogenbezeichnung: PSYLLI SEMEN (früher: SEMEN PSYLLI).

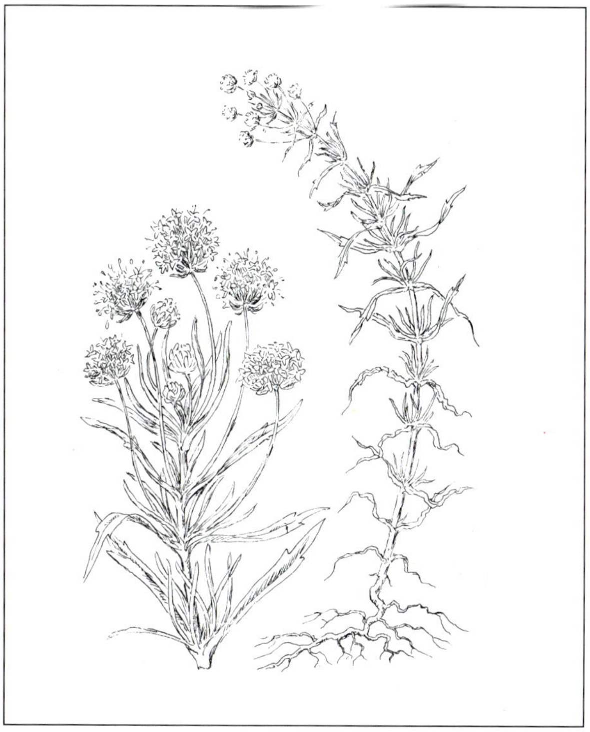

Botanik: *Pflanzenbeschreibung und Vorkommen:* Die beiden obengenannten Wegerich-Arten sind einjährige Kräuter, die etwa 10 bis maximal 50 cm hoch werden. Die Stengel sind verzweigt, die Blätter gegenständig angeordnet und schmal. Die unscheinbaren, weißen Blüten sitzen auf dünnen, zumeist aufrechten Stielen in zylindrischen bis kugeligen Ähren. Wer sich den heimischen Spitzwegerich einmal genauer angeschaut hat, dem wird die Zugehörigkeit zur selben Familie nicht entgehen. Die arzneilich genutzten Samen sind dunkelbraun bis rotschwarz gefärbt, 2 bis 3 mm lang und von elliptischer Gestalt.
Die Heimat von Plantago afra ist das westliche Mittelmeergebiet. Wir beziehen die Droge aus französischen Kulturen. Plantago arenaria hingegen ist im südlichen und östlichen Europa und in Südwestasien beheimatet. Auch diese Art wird kultiviert.
Anmerkung: Neben diesen beiden Plantago-Arten sind noch die Samen von zwei weiteren Arten (PLANTAGO OVATA aus Indien, Pakistan, Iran und PLANTAGO ALBICANS aus Ägypten) offizinell.
Inhaltsstoffe (Wirkstoffe): In der Epidermis der Samenschale sind etwa 10 bis 12 % (bis 16 %) Schleimstoffe enthalten. Im Samen selbst fettes Öl, Eiweiß und wenig Iridoide (Aucubin). Den größten Schleimgehalt fand man bei Plantago ovata, dem Indischen Flohsamen, der jedoch weniger Quellfähigkeit besitzt als die beiden obengenannten Arten.

Heilwirkung und Anwendung: Das enorme Quellvermögen des Flohsamen macht ihn zu einem probaten Mittel gegen Stuhlverstopfung. Der Darminhalt wird vermehrt, ein Dehnungsreiz ausgelöst, der dann zur Stuhlentleerung führt. Das BGA schreibt nachfolgenden Text für die Packungsbeilage der Standardzulassung vor: »Anwendungsgebiete: Zur Behandlung von Verstopfung; alle Erkrankungen, bei denen eine leichte Darmentleerung mit weichem Stuhl erwünscht ist, zum Beispiel bei Analfissuren, Hämorrhoiden und nach rektal-analen operativen Eingriffen. – Gegenanzeigen: Flohsamenzubereitungen sind bei Darmverschluß nicht anzuwenden. – Dosierungsanleitung und Art der Anwendung: Soweit nicht anders verordnet, werden 1 bis 3 Teelöffel (5 bis 15 Gramm) Flohsamen mit wenig Wasser leicht vorgequollen, morgens sowie abends mit reichlich (1 bis 2 Glas) Flüssigkeit eingenommen. – Hinweis: Vor Licht und Feuchtigkeit geschützt aufbewahren.«
Nebenwirkungen: Da die möglichen leichten allergischen Reaktionen ungemein selten sind, kann man sagen, daß Nebenwirkungen nicht zu befürchten sind.

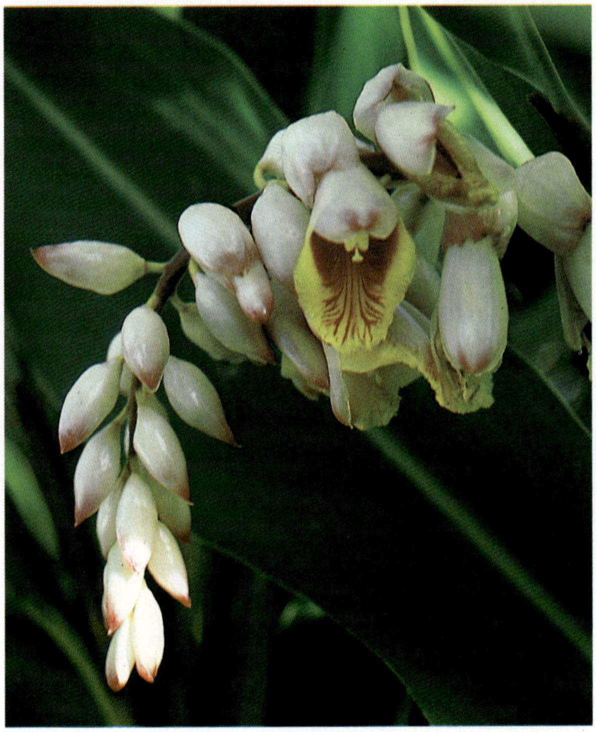

Galgant

ALPINIA OFFICINARUM HANCE
Ingwergewächse, ZINGIBERACEAE
Arzneilich verwendete Pflanzenteile:
Der Wurzelstock.
Drogenbezeichnung: Galgant(wurzelstock) = GALANGAE RHIZOMA (früher: RHIZOMA GALANGAE).

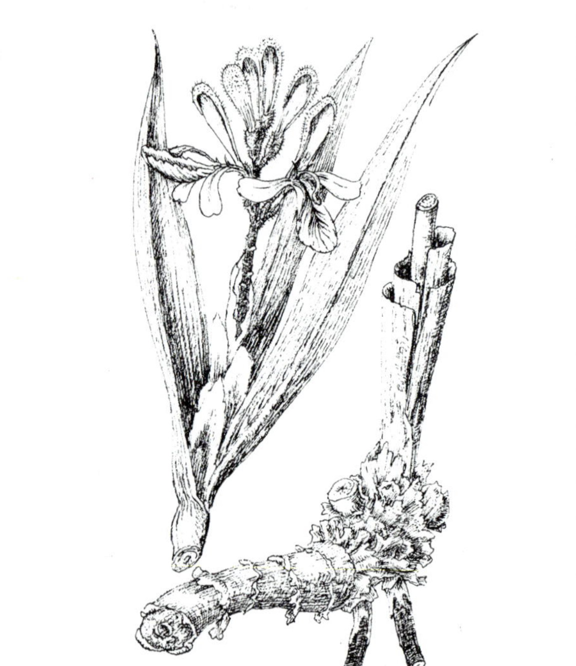

Wurzelstock

Botanik: *Vorkommen und Pflanzenbeschreibung:* Die Galgantpflanze, dem Ingwer im Aussehen sehr ähnlich, ist auf der Insel Hainan und der Halbinsel Leitschou, also in China beheimatet. Dort gibt es auch Kulturen zur Drogengewinnung.
Die Galgantstaude wird 1,5 m hoch, trägt zweizeilig angeordnete Blätter, die bis 30 cm lang und sehr schmal und lanzettlich sind. Selten werden sie breiter als 2 cm. Die endständige Blütentraube wird 10 cm lang und bildet weiße Blüten aus.
Ernte und Aufbereitung: Das Rhizom (der Wurzelstock) kriecht waagrecht unter der Erde, verzweigt sich sehr stark und wird nach etwa 10jähriger Entwicklung gegraben. Die Stücke werden zerschnitten und in 5 bis 8 (10) cm langen Teilen zum Trocknen ausgebreitet.
Inhaltsstoffe (Wirkstoffe): Die wirksamen Bestandteile sind das ätherische Öl, scharfschmek-

kende Stoffe (Galangol) bittere Flavonderivate und Eugenol.
Heilwirkung und Anwendung: Die Inhaltsstoffe erlauben den erfolgreichen Einsatz der Droge bei Appetitlosigkeit, bei saftlosem Magen, bei mangelnder Fermentproduktion im Darm und bei »müder« Galle. So wird die Droge auch gebraucht. Meistens ist Galgant Bestandteil von Magentees, doch auch allein erfüllt er seine Aufgabe.
• *So wird Galgantwurzel-Tee bereitet:* 2 gehäufte Teelöffel zerschnittene Galgantwurzel mit 1/4 l kochendem Wasser übergießen, 5 Minuten ausziehen, abseihen und ungesüßt bei Bedarf – bis zu 3mal täglich – 1 Tasse Tee schluckweise und mäßig warm trinken; bei Appetitlosigkeit 1/2 Stunde vor den Hauptmahlzeiten.
Die Tinktur (Tinctura Galangae) aus der Apotheke wird gegen Magen- und Darmbeschwerden gebraucht.
Anwendung als Gewürz: Ein gutes Arzneimittel aus dem Pflanzenbereich gegen Magenbeschwerden mit scharf-aromatischem Geschmack und angenehm würzigem Duft eignet sich auch meistens als Gewürz. Das trifft auf Galgant zu. Zwar nur wenig bekannt, ist er ein ausgezeichnetes Würzmittel für Gemüseeintöpfe, Kartoffelsuppen, Gulasch und vor allen Dingen für Rinderbraten. Zu den jetzt auch bei uns häufig gekochten indonesischen Gerichten verschiedenster Art wird Galgant viel benötigt. Er ist dem Ingwer ähnlich, doch besitzt er eine eigene Note, die man als scharf-aromatisch-bitter bezeichnen muß.
Nebenwirkungen: Nebenwirkungen sind nicht bekannt. Bei der Verwendung als Arzneimittel sollte man sich an die genannte Menge halten, ein Gewürz darf man ohnehin niemals überdosieren.

Ginkgo
(Tempelbaum)

GINKGO BILOBA L. (SALISBURIA ADIANTIFOLIA SM.)
Ginkgogewächse, GINKGOACEAE
Arzneilich verwendete Pflanzenteile: Die Blätter.
Drogenbezeichnung: Ginkgo(baum)blätter = GINKGO BILOBAE FOLIUM
(früher: FOLIA GINKGO BILOBAE).

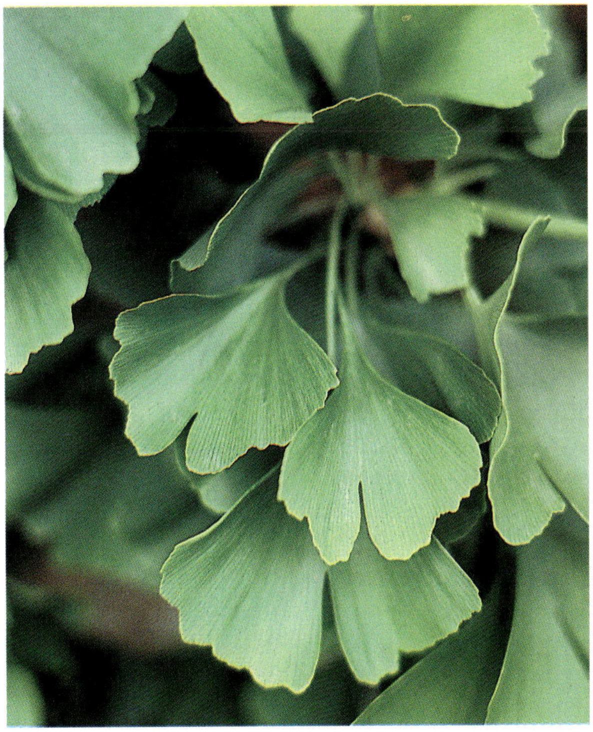

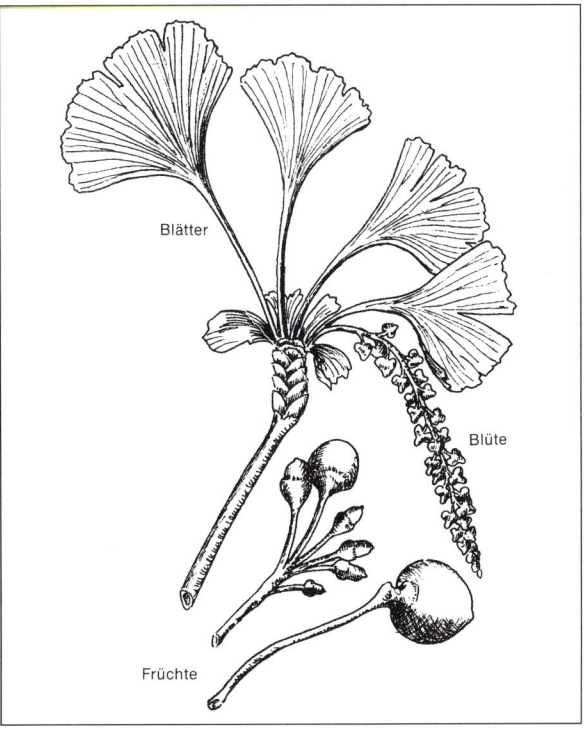

Botanik: *Vorkommen und Pflanzenbeschreibung:* Der Ginkgobaum war vor rund 150 Millionen Jahren wohl auch in Europa weit verbreitet. Er wird bis zu 30 m hoch und bildet eine mächtige Baumkrone aus. Die Blätter sind langgestielt,

etwas ledrig und zweilappig. Sie werden von gabelig verlaufenden Blattnerven durchzogen. Obgleich die Pflanze botanisch unseren Nadelhölzern sehr nahe steht, werden die Blätter doch in jedem Herbst abgeworfen. Die gelben Früchte besitzen einen holzigen Kern.
Ginkgo biloba, der einzige noch anzutreffende Vertreter der Ginkgoaceae, ist zweihäusig, das heißt männliche und weibliche Blüten – sie sind wenig auffällig – sitzen auf getrennten Bäumen. Bei uns sieht man den Ginkgobaum selten, manchmal in Parks oder Gärten, noch seltener als Alleebepflanzung. Er wäre wohl auch, wie seine anderen Verwandten, schon längst ausgestorben, wenn er nicht seit vielen Jahrhunderten in Ostasien als Tempelbaum angepflanzt, gepflegt und verehrt würde. Seine Blätter enthalten Wirkstoffe, die wir heute dringend benötigen. Dennoch wird aus den Ginkgoblättern kein Tee bereitet, wohl aber eine vortreffliche Arznei.
Inhaltsstoffe (Wirkstoffe): Flavonglykoside, Procyanidine und andere.
Heilwirkung und Anwendung: Die Blätter des Ginkgobaumes werden als Tee nicht verwendet, man nutzt die Wirkstoffe in Form alkoholischer Gesamtauszüge, die zur Gefäßerweiterung und Durchblutungssteigerung besonders der tieferliegenden Arterien eingesetzt werden. Die arteriellen Durchblutungsstörungen mit krampfartigen Gefäßschmerzen stehen dabei im Vordergrund. Auch Gefäßschäden der Diabetiker lassen sich mit einem Extrakt aus Ginkgobaumblättern günstig beeinflussen. Besonders bei älteren Menschen wird die Durchblutung im Hirnbereich gebessert, was sich durch Steigerung der Merkfähigkeit bemerkbar macht. Arteriosklerotische Veränderungen im Gefäßsystem können aufgehalten werden; Schlafstörungen älterer Leute, die auf die üblichen Schlaf- und Beruhigungsmittel mit erhöhter Nervosität reagieren, werden behoben.
Nebenwirkungen: Nebenwirkungen sind nicht zu befürchten, auch keine Blutdrucksenkung.

Ginseng

PANAX PSEUDOGINSENG WALL. (PANAX GINSENG C. A. MEY), (PANAX SCHINSENG TH. NEES)
Araliengewächse, ARALIACEAE
Volksnamen: Kraftwurz.
Arzneilich verwendete Pflanzenteile: Die Wurzel.
Drogenbezeichnung: Ginsengwurzel = GINSENG RADIX (früher: RADIX GINSENG).

Botanik: *Vorkommen und Pflanzenbeschreibung:* Panax ginseng ist beheimatet in den Urwäldern Nordkoreas, der Mandschurei und des pazifischen Küstengebietes.
Die Wurzel ausgewachsener Exemplare ist etwa 8 bis 12 cm lang und 2 cm dick. Sie treibt einen 30 bis 60 cm langen Stengel, an dem ahornähnliche langgestielte, handförmig geteilte Blätter sitzen. Die Blüten sind unscheinbar und wie bei unserem Efeu in einfachen Dolden angeordnet, die Beeren sind hellrot gefärbt.
Ernte und Aufbereitung: Wenn die Pflanze 6 bis 8 Jahre alt ist, gräbt man die Wurzel – die »echte« Ginsengwurzel – aus und trocknet sie an der Luft. Weil der Bedarf größer ist als das Angebot an wildwachsenden Ginsengwurzeln, wird die Heilpflanze kultiviert. Ginseng zu ziehen ist jedoch schwierig und erfordert viel Pflege und Zeit.
Das ist der Grund dafür, daß die Ginsengwurzel auf dem Weltmarkt Phantasiepreise erzielt. Sehr gute Drogen aus Kulturen liefert die koreanische Provinz Kumsan.
Inhaltsstoffe (Wirkstoffe): Ginsenoide, ätherisches Öl, Vitamin B_1 und B_2 und in wildwachsenden Pflanzen östrogene Stoffe.
Heilwirkung und Anwendung: Fest steht, daß die Ginsengwurzel eine Stoffwechselwirkung im Sinne einer unspezifischen Reizkörpertherapie besitzt: Die körpereigenen Abwehrkräfte werden mobilisiert, die Anpassung an Streßsituationen oder erhöhte Anforderungen wird verbessert, die Abwehrbereitschaft gegen Krankheitserreger gestärkt, der Genesungsvorgang beschleunigt. Man kann vielleicht sogar von einer allgemeinen Tonisierung (Stärkung) sprechen, die mit einer zentralen Stimulierung einhergeht. Wer regelmäßig Ginseng zu sich nimmt, fühlt sich wohler und damit zufriedener, er ist aktiver und ausgeglichener. Das trifft ganz besonders für ältere Menschen zu, bei denen auch eine Aufhellung

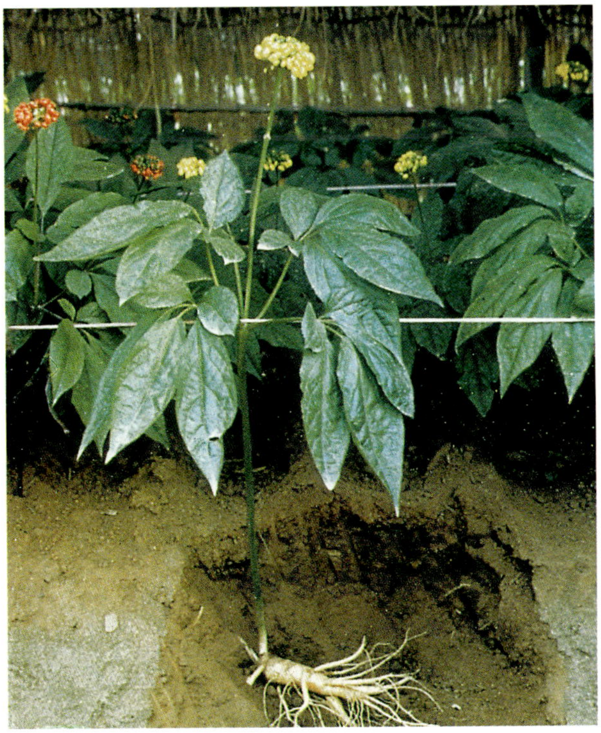

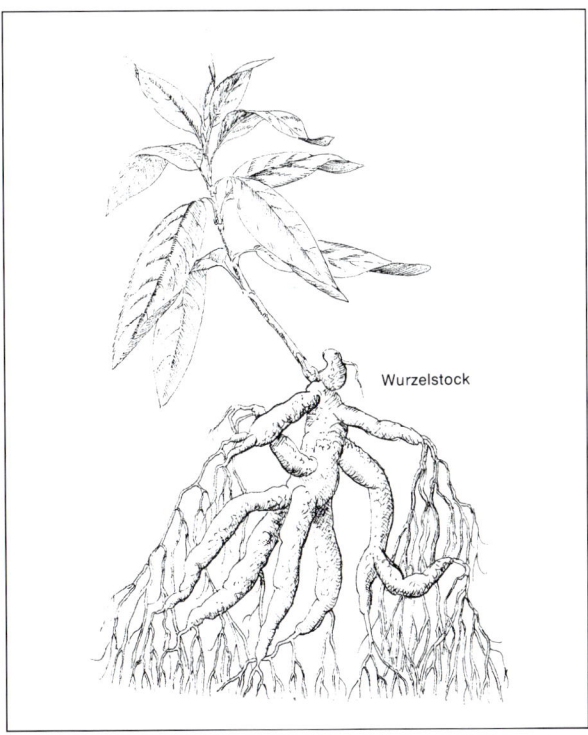

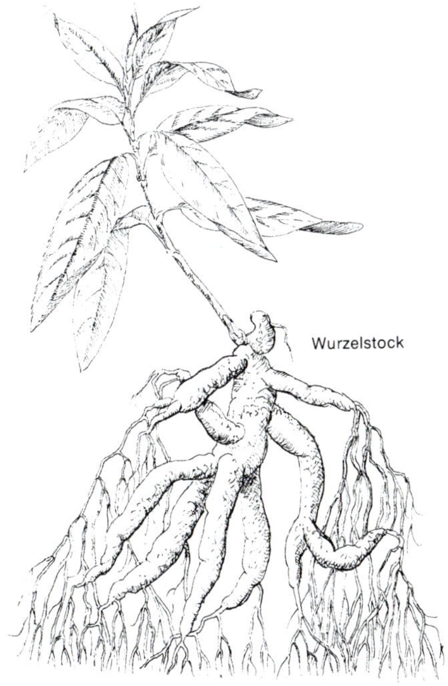

der Stimmungslage zu beobachten ist, außerdem werden leichte Depressionen aufgehoben oder gebessert.
Eine spezifische Wirkung auf Herz und Kreislauf wurde bei Ginseng nicht festgestellt. Die der Wurzel nachgesagte Wirkung bei Impotenz ist recht fraglich und konnte noch nicht exakt bewiesen werden.
Es sind sehr viele Ginseng-Präparate auf dem Markt, denn der Handel hat sich zu einem beachtlichen Geschäft ausgeweitet. Naturgemäß ist dann auch viel Minderwertiges unter diesen Präparaten. Ob man der reinen Ginsengwurzel oder den flüssigen Zubereitungen den Vorzug geben soll, ist schwer zu sagen. Wichtig erscheint mir, unbedingt darauf zu achten, daß man gute Präparate bekommt. Dafür bietet sich in erster Linie die Apotheke an. Bei der Dosierung sollte man sich in jedem Fall nach den Angaben der Hersteller richten. Ein Mehr an Menge bewirkt nämlich selten auch ein Mehr an Wirkung.
Außer den Ginseng-Präparaten gibt es Medikamente, die Ginseng nur als unterstützende Beigabe enthalten; sie werden aber in der Werbung auch als Ginseng Präparate herausgestellt, weil das dem Verkauf dient. Diese Mittel kann ich dann empfehlen, wenn auch die anderen vitalisierenden Stoffe (zum Beispiel Vitamine) von hoher Qualität sind. Sie sind sogar den reinen Ginseng-Präparaten vorzuziehen, weil Ginseng in Kombination mit Vitaminen besonders wirksam ist. – Man sollte Ginseng niemals von Hausierern kaufen: Der Laie vermag das Mittel nicht zu beurteilen und ist dann meistens zweimal übervorteilt: durch den Preis und durch die minderwertige Qualität.
Nebenwirkungen: Bei der Zuführung in pharmazeutischen Dosen sind Nebenwirkungen nicht zu befürchten. Blutdruckanstieg ist selten.
Zusatz: Der botanische Name der Ginsengpflanze *Panax ginseng* beinhaltet schon die Wertschätzung, die man der Droge in ihrer Heimat entgegenbringt. Darin steckt *pan* (gr.) = alles, *akomai* (gr.) = ich heile, *ginseng* (chin.) = Menschenwurzel.

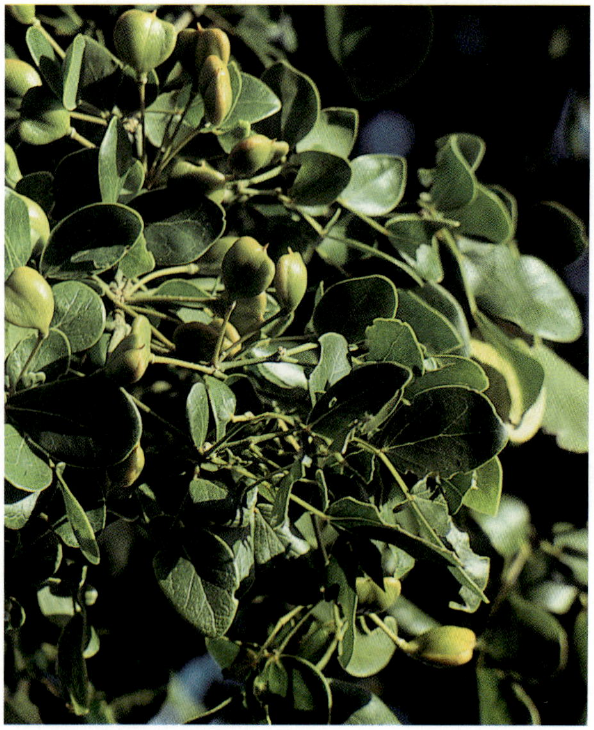

Guajak
(Franzosenholz)

GUAIACUM OFFICINALE L.,
auch GUAIACUM SANCTUM L.
Jochblattgewächse, ZYGOPHYLLACEAE
Arzneilich verwendete Pflanzenteile: Das Stammholz.
Drogenbezeichnung: Guajakholz = GUAIACI LIGNUM (früher: LIGNUM GUAIACI).
Botanik: *Vorkommen und Pflanzenbeschreibung:* Die beiden Stammpflanzen sind immergrüne Bäume, die bis zu 15 m hoch werden und im tropischen Amerika beheimatet sind – Guaiacum officinale hauptsächlich an den Küsten Kolumbiens, Venezuelas und auf den Kleinen Antillen, Guaiacum sanctum auf Jamaika, Kuba, Haiti, den Bahamas und an den Küsten Floridas. Beide Stammpflanzen unterscheiden sich im Wuchs nur wenig, doch das Holz der ersten Art ist dunkler und fester.
Ernte und Aufbereitung: Zur Drogengewinnung werden die Bäume gefällt. Danach entfernt man die etwa 5 mm dicke Stammrinde und zersägt die Stämme in größere Stücke. Das Holz ist so schwer, daß es im Wasser sinkt. Das dunkle Kernholz enthält viele Harzsubstanzen. Es ist von einem schmalen Gürtel gelben Splintholzes umgeben. In oft zentnerschweren Blöcken gelangt das Holz zu uns, wo es besonders in Drechslereien viel verarbeitet wird. Kegelkugeln beispielsweise sind aus Guajakholz gemacht.
Es klingt merkwürdig, doch die Arzneidroge ist der Abfall, der bei der Holzverarbeitung entsteht.
Inhaltsstoffe (Wirkstoffe): Harze, ätherisches Öl, Saponine.
Heilwirkung und Anwendung: Im Mittelalter galt das Guajakholz als das beste Mittel gegen Syphilis, was ihm auch die Bezeichnung Franzosenholz eingetragen hat, denn sowohl die Syphilis als auch die Gonorrhö nannte man Franzosenkrankheit. Heute gibt es bessere Mittel zur Behandlung der Geschlechtskrankheiten, doch die Verwendung der Droge als Stoffwechselmittel hat sich bis in unsere Zeit gehalten. Zwar wird kaum noch ein Arzt den Guajakholz-Tee verordnen, aber in den verschiedensten Teemischungen begegnet uns das Guajakholz immer wieder. Das gilt besonders für die sogenannten Blutreinigungsmittel, aber auch für die Rheumatees. Die Inhaltsstoffe rechtfertigen die Anwendung. Im Vordergrund stehen dabei die leicht wasser- und schweißtreibende Wirkung und die anregende Wirkung auf die Tätigkeit von Niere und Leber.
Allgemeingültiger Hinweis: Analysiert man die Droge allein nach den Wirkstoffen, so könnte man daraus folgern, daß es für alle Wirkungsgebiete Besseres gibt; das trifft genaugenommen für sehr viele Heilpflanzen zu. Es ist aber falsch, daraus den Schluß zu ziehen, diese Heilpflanzen nicht mehr zu verwenden. Irgendeine kleine, nur ihr eigene Besonderheit hat fast jede Heilpflanze, und irgendein Mensch reagiert gerade auf diese Besonderheit positiv und erfährt Linderung und sogar Heilung, die kaum zu erwarten war.
Deshalb ist es töricht, nur rein wissenschaftlich zu beurteilen oder gar zu verurteilen, was die Erfahrung gelehrt hat.
Anwendung in der Homöopathie: Das Homöopathikum *Guajacum* verwendet man gegen Kopf- und Gesichtsschmerzen, bei Rachen-, Kehlkopf- und Luftröhrenkatarrhen sowie bei Rheuma und Gicht. D1 bis D4 sind die gebräuchlichen Dilutionen des Mittels, und 5 bis 10 (bis 15) Tropfen 3- bis mehrmals täglich ist die richtige Dosierung.
Nebenwirkungen: Die in den gemischten Tees vorhandenen Mengen sind unbedenklich, jedoch sollte die Droge nicht ohne vorherige Rücksprache mit dem Arzt verwendet werden.

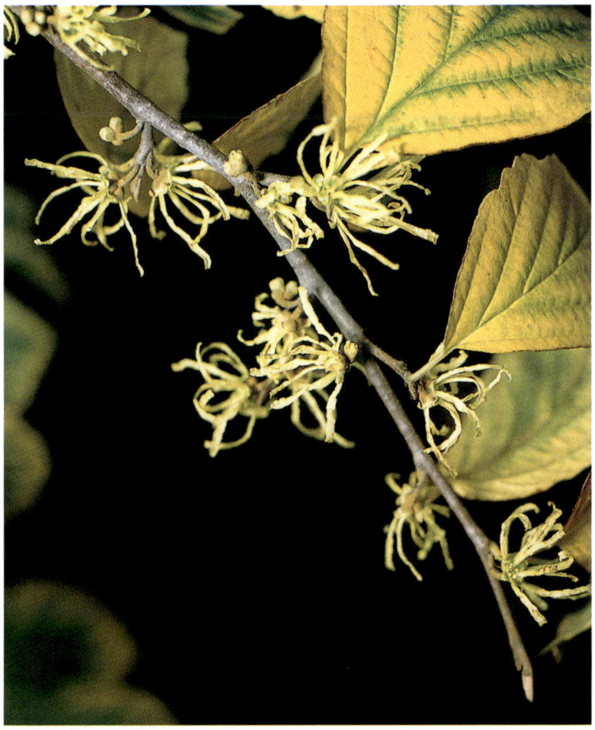

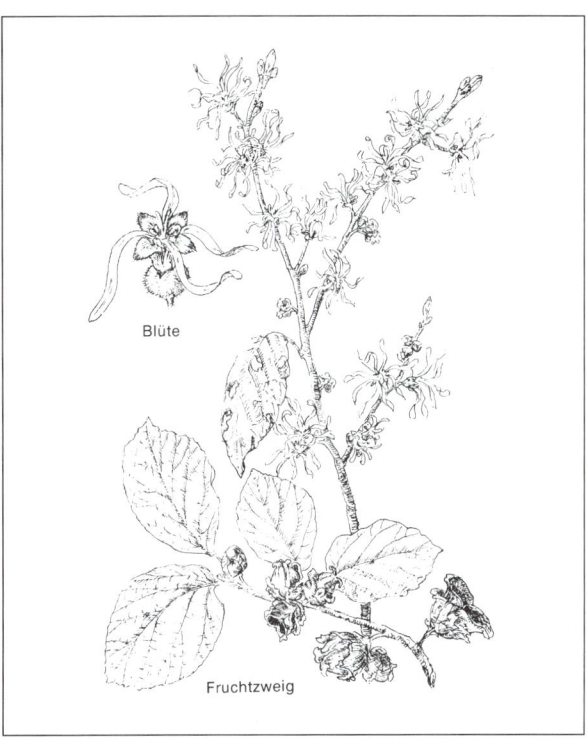

Hamamelis
(Virginische Zaubernuß)

HAMAMELIS VIRGINIANA L.
Zaubernußgewächse, HAMAMELIDACEAE
Arzneilich verwendete Pflanzenteile: Die Blätter und die Rinde.
Drogenbezeichnung: Hamamelisblätter = HAMAMELIDIS FOLIUM (früher: FOLIA HAMAMELIDIS), Hamamelisrinde = HAMAMELIDIS CORTEX (früher: CORTEX HAMAMELIDIS), Hamamelisfluidextrakt = HAMAMELIDIS EXTRACTUM FLUIDUM (früher: EXTRACTUM HAMAMELIDIS FLUIDUM).

Botanik: *Vorkommen und Pflanzenbeschreibung:* An der Atlantikküste Nordamerikas, an der kaukasischen Schwarzmeerküste und in Ostasien wächst diese Pflanze wild. Wir kennen sie aus Gärten und Parkanlagen.
Hamamelis ist ein Strauch, der bis 8 m hoch wird, haselnußähnliche Blätter trägt und Blütenstände ausbildet, die ein- bis fünfblütig aus den Blattachseln kommen. Die angenehm duftenden gelben Kronblätter sind lang, lineal, in der Knospe uhrfederartig eingerollt. Weil die Blüten im Herbst erscheinen, reift die Frucht erst im Sommer des nächsten Jahres. Sie ist eiförmig, springt bei der Reife im oberen Teil auf und schleudert die Samen meterweit von sich.
Ernte und Aufbereitung: Die Blätter sammelt man im Herbst und trocknet sie schonend, aber schnell. Die Rinde wird im Frühjahr von Ästen und Zweigen gelöst. Man bringt sie als rinnenförmige Stücke ein, schneidet sie in 15 bis 20 cm lange Stücke oder löst sie spiralförmig ab. An der Sonne wird schnell getrocknet.
Inhaltsstoffe (Wirkstoffe): Gerbstoffe (Hamamelitannin) sind neben ätherischem Öl und Flavonoiden die Wirkstoffe der Droge.
Heilwirkung und Anwendung: Die Droge selbst wird kaum ärztlich verordnet und auch nur unwesentlich als Tee genutzt.
Dennoch empfiehlt das BGA sowohl einen Tee aus den Blättern als auch aus der Rinde zur unterstützenden Behandlung akuter und unspezifischer Durchfallerkrankungen bei Schulkindern und Erwachsenen sowie bei Entzündungen von Zahnfleisch und Mundschleimhaut. Sollten die Durchfälle, so heißt es an anderer Stelle, nach 3 bis 4 Tagen noch anhalten, so ist ein Arzt zu konsultieren.
Aber die galenischen Präparate, besonders die Gesamtauszüge (Tinktur, Extrakt) gebraucht man zur Mundpflege und als Heilmittel bei Entzündungen im Mund- und Rachenraum.

Auch zu Umschlägen bei schlecht heilenden Wunden nutzt man flüssige Hamamelis-Zubereitungen. Innerlich gebraucht man die Tinktur zur Behandlung von Hämorrhoiden und Krampfadern. Verschiedene Hamamelis-Salben (zum Beispiel die Hametum Salbe®), die Wirkstoffe dieser Heilpflanze enthalten, werden zur Wundbehandlung, zur Venenpflege, gegen Hämorrhoiden und Krampfadern gebraucht.

• *So wird der Tee aus Hamamelisblättern zubereitet:* 1 gehäuften Teelöffel Hamamelisblätter mit 1/4 l siedendem Wasser übergießen und 10 Minuten lang ausziehen.

• *So wird der Tee aus Hamamelisrinde zubereitet:* 1 gehäuften Teelöffel Hamamelisrinde mit 1/4 l Wasser 10 bis 15 Minuten lang auskochen und noch warm abgießen.

In beiden Fällen ist damit bei Zahnfleisch- oder Mundschleimhautentzündung lauwarm mehrmals am Tag zu gurgeln oder zu spülen.

Gegen Durchfälle sind 2- bis 3 Tassen Tee zwischen den Mahlzeiten die rechte Dosierung.

Anwendung in der Homöopathie: Hier wird Hamamelis ganz besonders häufig verwendet. Aus der frischen Zweig- und Wurzelrinde und aus frischen blühenden Zweigen wird das Homöopathikum *Hamamelis* bereitet.

Man gebraucht es innerlich und äußerlich. Venenleiden werden sowohl mit einer Hamamelis-Salbe, mit Hamamelis-Umschlägen als auch innerlich behandelt. Man gibt niedrige Verdünnungen und sogar die Urtinktur. Das gilt auch für die Verwendung als Wundheilmittel oder zur Behandlung von Entzündungen in Mund und Rachen. Gegen Periodenschmerzen und zu starke Blutungen wird Hamamelis auch benutzt. Hier empfiehlt sich das Mittel in der Verdünnung D2, wovon man mehrmals täglich 5 bis 10 Tropfen gibt.

Nebenwirkungen: Bei Anwendung in therapeutischen Dosen sind Nebenwirkungen nicht bekannt. Bei erheblicher Überdosierung sind Magen- und Darmreizungen möglich.

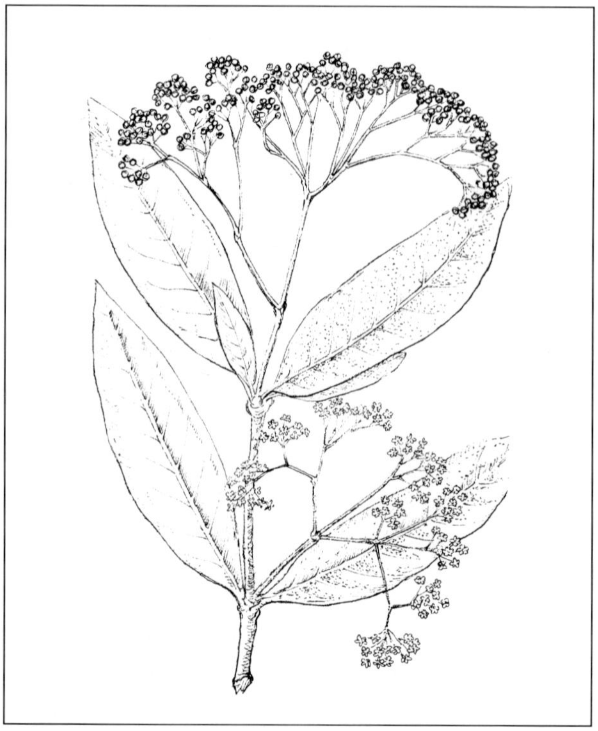

Haronga

HARUNGANA MADAGASCARIENSIS (CHOISY) POIR (HARONGA MADAGASCARIENSIS CHOISY)
Johanniskrautgewächse, HYPERICACEAE (GUTTIFERAE)

Arzneilich verwendete Pflanzenteile: Die Rinde, gelegentlich auch die Blätter.

Drogenbezeichnung: Harongarinde = HARONGAE CORTEX (früher: CORTEX HARONGAE), Harongablätter = HARONGAE FOLIUM (früher: FOLIA HARONGAE).

Botanik: *Vorkommen und Pflanzenbeschreibung:* In Madagaskar, Zentral- und Ostafrika wächst Haronga als 2 bis 12 m hoher Baum oder Strauch, der durch die symmetrische Anordnung sehr großer Blätter auffällt. Die Blüten sind klein und in doldenartigen Blütenständen an den Enden der Zweige angeordnet.

Über die Entdeckung der Droge: Vor etwa 50 Jahren fiel einer Forschungsexpedition in Madagaskar auf, daß vielen Harongabäumen, die in der Nähe von Eingeborenensiedlungen wuchsen, mehr oder weniger große Rindenstücke fehlten. An anderer Stelle sah man, daß Eingeborene nach einem reichhaltigen und besonders fetten Essen als wohlschmeckende Nachspeise Pflanzenteile kauten. Es stellte sich heraus, daß diese Pflanzenteile Rindenstücke von Haronga waren und der besseren Verdauung fetter Speisen wegen gekaut wurden. Daraufhin untersuchte man die Droge und machte die erstaunliche Feststellung, daß sie Stoffe enthält, die in hervorragender Weise die Verdauung fördern, besonders dann, wenn Bauchspeicheldrüse und Leber nicht richtig arbeiten. Ein Beispiel dafür, das es sich auch heute noch lohnt, nach neuen Heilpflanzen Ausschau zu halten.

Ernte und Aufbereitung: Von größeren Sträuchern oder Bäumen wird die Rinde geschält und an der Luft getrocknet. Die Blätter werden in jungem Zustand gepflückt und ebenfalls an der Luft im Schatten getrocknet.

Inhaltsstoffe (Wirkstoffe): Leucocyane, hypericinähnliche Verbindungen, Gerbstoffe, Flavonoide.

Heilwirkung und Anwendung: Die Droge selbst wird als Tee bei uns nicht verwendet. Doch der Extrakt aus der Rinde ist als Fertigpräparat unter der Bezeichnung Harongan® in der Apotheke zu bekommen. Man behandelt damit erfolgreich akute und chronische Verdauungsbeschwerden mit Völlegefühl, Druckgefühl im Oberbauch und Blähungen. Ganz besonders wirkt dieses Präparat, wenn die Funktion der Bauchspeicheldrüse und des Leber-Gallesystems gestört ist und dadurch schwere fettreiche Kost nicht vertragen wird.
Neben der Rinde und den daraus bereiteten Präparaten gebrauchen die Eingeborenen auch die Blätter, vorwiegend zur Behandlung leichter Verdauungsstörungen, aber auch zur Wundbehandlung. Die Inhaltsstoffe der Blätter ähneln in mancher Beziehung denen unseres Johanniskrautes. Das ist nicht verwunderlich, beide Pflanzen sind botanisch miteinander verwandt; sie gehören zur Familie der Hypericaceae.

Nebenwirkungen: Da bei uns nur Fertigpräparate aus der Haronga Verwendung finden, braucht man Nebenwirkungen dann nicht zu befürchten, wenn man sich nach der angegebenen Dosierung richtet.

Hibiskus (Rote Malve)

HIBISCUS SABDARIFFA L.
Malvengewächse, MALVACEAE
Arzneilich verwendete Pflanzenteile: Die Blüten.
Drogenbezeichnung: Hibiskusblüten = HIBISCI FLOS (früher: FLORES HIBISCI).

Botanik: *Vorkommen und Pflanzenbeschreibung:* In den tropischen Gebieten unserer Erde gibt es etwa 150 Hibiskusarten, baum- oder strauchartig ausgebildet und häufig als Zierpflanze kultiviert. Die Stammpflanze der Droge wächst im Sudan und wird in Ägypten, auf Ceylon, Java, in Mexiko, Thailand und China in größerer Menge angebaut.
Die Blüten, genaugenommen die dunkelroten dickfleischigen Kelchblätter und Außenkelche (→ Foto) sind die Handelsware, die man Karkade oder auch Roselle nennt. Bei uns kennt man sie als Hibiskusblüten (→ Zeichnung, Seite 384) oder als Rote Malve.

Inhaltsstoffe (Wirkstoffe): Verschiedene Fruchtsäuren, wie Apfel-, Wein-, Zitronensäure. In neuerer Zeit fand man Hibiskussäure, Antho-

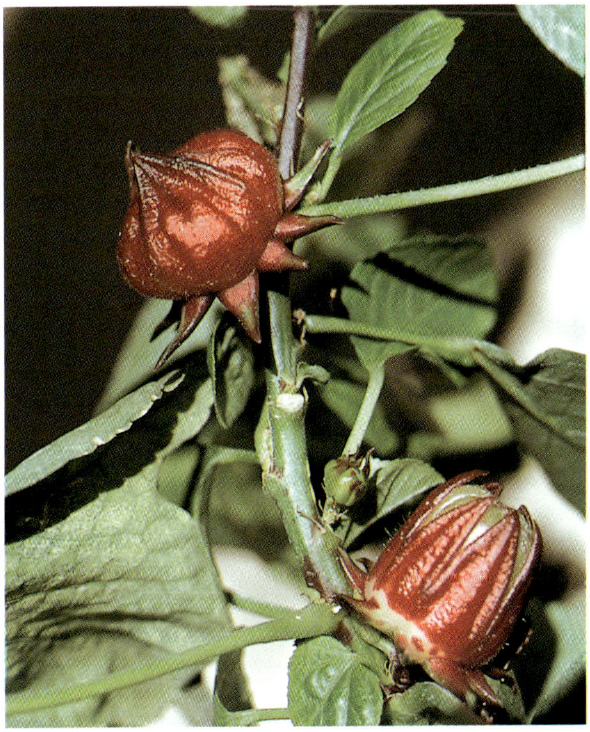

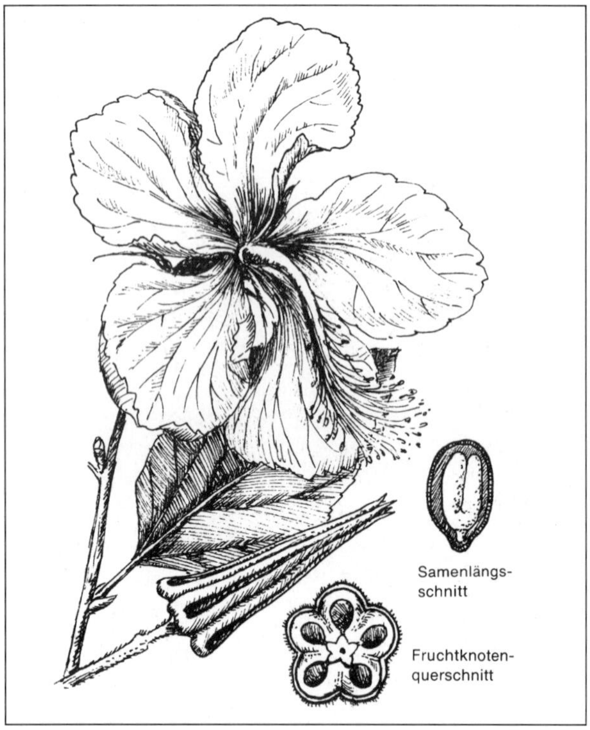

cyane, Flavonoide, Phytosterole, Schleim und Pektin.
Heilwirkung und Anwendung: Hibiskusblüten haben einen angenehm säuerlichen Geschmack; das daraus zubereitete Erfrischungsgetränk ist durstlöschend und gesund. Alle Tees, denen Hibiskusblüten zugegeben sind, verändern sich damit auch optisch in angenehmer Weise: Sie färben sich rot. Eine spezifische Heilwirkung kennt man nicht, es sei denn, die ihnen nachgesagte leichte Abführwirkung.
Anders urteilt hingegen die afrikanische Volksheilkunde. Hier gilt die Droge als krampflösend, antibakteriell, wassertreibend, galletreibend, blutdrucksenkend, entzündungswidrig, und sie wird auch gegen nässende Ekzeme gebraucht.
Nebenwirkungen: Es sind keine Nebenwirkungen bekannt.

Indischer Blasen- und Nierentee

Orthosiphon aristatus (Bl.) Miq. (Orthosiphon stamineus Benth.), (Orthosiphon spicatus [Thunb.] Backer, Bakh. fil. et Steen. non Benth.)
Lippenblütengewächse, Lamiaceae (Labiatae)
Arzneilich verwendete Pflanzenteile:
Die Blätter.
Drogenbezeichnung: Orthosiphonblätter (Indischer Blasen- und Nierentee) = Orthosiphonis folium (früher: Folia Orthosiphonis).

Botanik: *Vorkommen und Pflanzenbeschreibung:* In Südostasien bis Australien und im tropischen Amerika ist dieser Halbstrauch beheimatet. Er trägt kreuzgegenständig angeordnete, 5 bis 6 cm lange und 1 bis 2 cm breite, kurzgestielte, eilanzettliche, lang zugespitzte Blätter. Es besteht eine gewisse Ähnlichkeit mit Pfefferminzblättern. Die bläulich-weißen Blüten stehen in sechsblütigen Scheinquirlen zu einer verlängerten Scheinähre vereinigt an kurzen Stielen. Blätter und Blüten duften aromatisch angenehm. Wir beziehen die Droge aus Indonesien.
Inhaltsstoffe (Wirkstoffe): Ätherisches Öl, Saponine, Flavonoide, sehr viel Kalium und Gerbstoffe.
Heilwirkung und Anwendung: Der Indische Blasen- und Nierentee ist ein ausgezeichnetes Entwässerungsmittel bei Harnstauung und verschiedenen anderen Blasen- und Nierenerkrankungen ohne nennenswerte Reizwirkung. In Europa kennt man ihn erst seit 1927, wo er durch Grüber eingeführt wurde. Es waren die in Batavia ansässigen Europäer, die auf die Wirkung aufmerksam machten. Seither gebraucht man ihn sehr häufig auch in Fertigarzneien bei der sogenannten Schrumpfniere, als wassertreibenden Tee zur Ausscheidung von Harnsäure und Chloriden. Auch muß man dem Tee eine leichte krampflösende Wirkung bescheinigen. Alles gute Eigenschaften für einen Blasen- und Nierentee. Ob der Tee den Cholesterinspiegel zu senken vermag, darüber wird diskutiert.
• *So wird Indischer Blasen- und Nierentee bereitet:* 1 gestrichener Eßlöffel Teeblätter wird mit $^1/_4$ l kaltem Wasser angesetzt und unter gelegentlichem Umrühren etwa 8 bis 12 Stunden ausgezo-

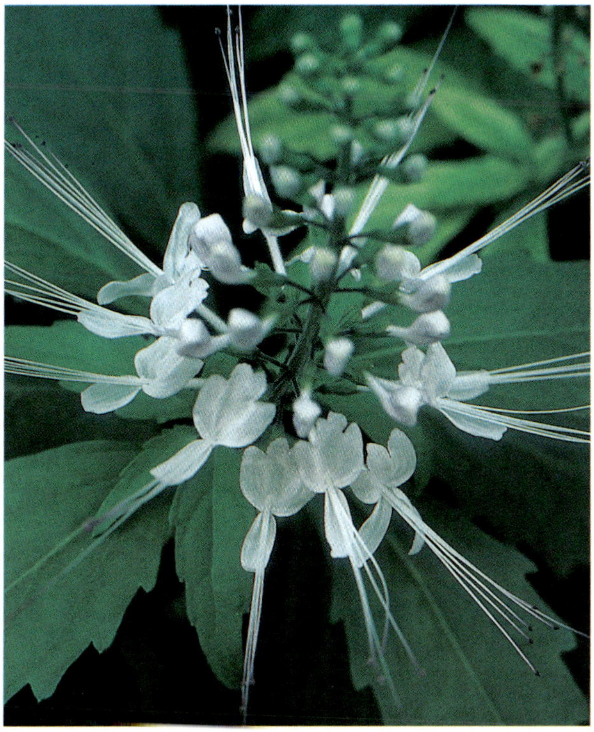

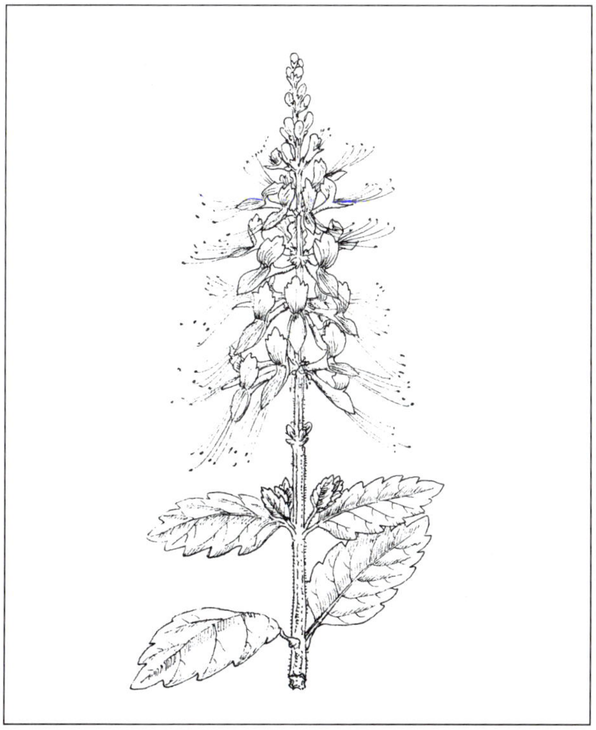

gen. Dann wird abgeseiht und auf Trinktemperatur erhitzt. 2 bis 3 Tassen pro Tag (nicht mehr am Abend) ist die richtige Dosierung.
Das BGA nennt unter dem Stichwort Anwendungsgebiete in der Monographie der Kommission E: »Zur Durchspülung bei bakteriellen und entzündlichen Erkrankungen der ableitenden Harnwege und bei Nierengrieß«, und verbietet die Verwendung bei Wasseransammlungen (Ödeme) infolge eingeschränkter Herz- und Nierentätigkeit.
Mein besonderer Rat: Der Indische Blasen- und Nierentee ist eine ideale Ergänzung zum Bärentraubenblätter-Tee, der als eines der besten pflanzlichen Desinfektionsmitttel der Blase und der ableitenden Harnwege gilt. Seine harntreibende Kraft und die leicht krampflösende Eigenschaft unterstützen in idealer Weise die Wirkung der Bärentraubenblätter. Auch die Zubereitung ist die gleiche: ein kalter Auszug.
• *So wird eine Teemischung bereitet, die angezeigt ist bei allen Blasenkatarrhen in akutem Stadium:*

Indischer Blasen- und Nierentee	25,0
Bärentraubenblätter	25,0

2 Teelöffel dieser Mischung mit 1/4 l Wasser kalt übergießen und nach 10 Stunden abseihen. Trinkwarm 2 Tassen täglich langsam trinken.
Nebenwirkungen: Überdosierung ist zu vermeiden – das gilt für alle Blasen- und Nierentees. Dann sind Nebenwirkungen nicht zu befürchten.

Ingwer

ZINGIBER OFFICINALE ROSC.
Ingwergewächse, ZINGIBERACEAE
Arzneilich verwendete Pflanzenteile:
Der Wurzelstock, geschält und vom Kork befreit.
Drogenbezeichnung: Ingwer(wurzelstock) = ZINGIBERIS RHIZOMA (früher: RHIZOMA ZINGIBERIS).

Botanik: *Vorkommen und Pflanzenbeschreibung:* Die Ingwerpflanze hat möglicherweise im Bismarck-Archipel ihre Heimat, doch sicher ist man sich da nicht. Sie wird von Indien bis Malaysia, in China und auch in anderen Gebieten der Tropen angebaut und vornehmlich als Gewürz gehandelt.
Der Wurzelstock des Ingwer kriecht horizontal im Boden und verzweigt sich nur in einer Ebene geweihartig. Die dicken kurzen Glieder sind zuweilen seitlich zusammengedrückt. Daraus entsteht der Scheinstengel, der über 1 m lang wird. Die endständige Blütenähre ist zapfenartig und mit großen grünen Deckblättern versehen, die

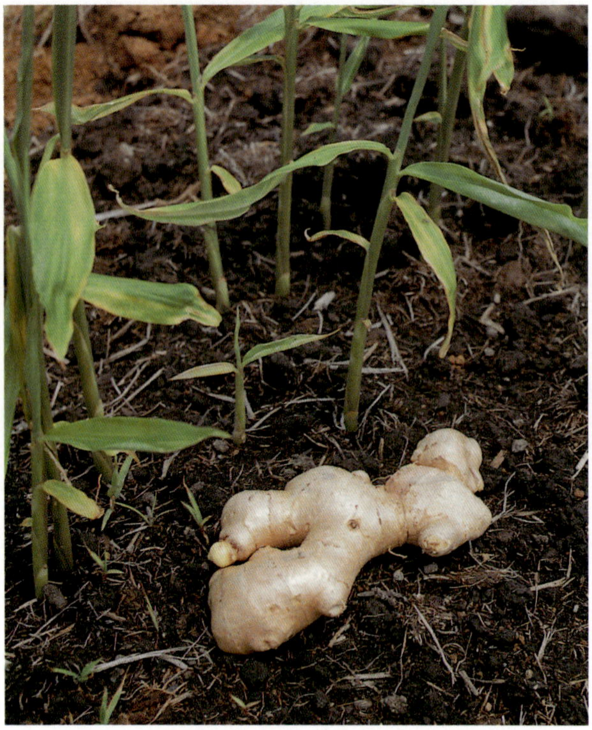

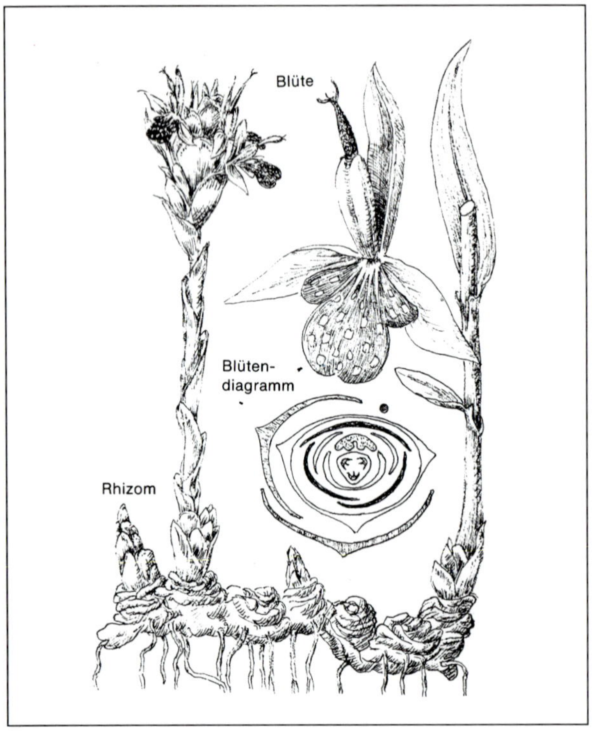

gelb berandet sind. Auf einen röhrenförmigen Kelch folgt eine trichterförmige, gelbe Kronröhre mit drei lanzettlichen Zipfeln, die nur wenig ungleich gestaltet sind. In der Blüte fällt ein Labellum auf, das gelb-violett-braun gefleckt und dreilappig ausgebildet ist.

Ernte und Aufbereitung: Der arzneilich verwendete Ingwer und das Gewürz stammen ausschließlich aus Kulturen. Man legt im Frühjahr Rhizomstücke in gedüngten Boden und erntet sie etwa 10 Monate später. Nach sorgfältigem Waschen und Schälen wässert man die Wurzeln 24 Stunden und trocknet sie dann an der Sonne.

Inhaltsstoffe (Wirkstoffe): Ätherisches Öl (mindestens 1,5 %) mit Zingiberen, Zingiberol, das scharf schmeckende Gingerol und Shogaol.

Heilwirkung und Anwendung: Ingwer ist ein hervorragendes Mittel zur Appetitanregung und zur Aktivierung der Verdauungsvorgänge. Das erkennt auch das BGA an.

Bei Magenbeschwerden, sogar bei Magengeschwüren kann eine Behandlung mit Ingwer erfolgreich sein. Es wird vorwiegend die Tinktur verschrieben – 3mal täglich 20 Tropfen –, der Tee weniger häufig. Neuerdings gebraucht man Ingwer-Pulver gegen Reisekrankheit. 250 mg als Einzelgabe reichen aus. Nicht gegen Schwangerschaftserbrechen anwenden.

Verwendung als Gewürz: Der Ingwer wird nicht nur in China und Indien sehr geschätzt, er ist auch bei uns beliebt als Einmachgewürz für Früchte, besonders Kürbisse und Gurken. Aber auch für Suppen, Saucen, Geflügel, Wild und Reisspeisen verschiedenster Art stellt dieses duftende, erfrischend scharfe Gewürz eine geschmackliche Bereicherung dar. Ingwer bringt aber sehr wohl auch gesundheitliche Vorteile: Als Gewürz ist er den Menschen von Nutzen, die an einem sogenannten schwachen und nervösen Magen leiden, die leicht gebläht sind und denen nichts recht schmeckt. Ingwerwürze ist auch bei einem Magengeschwür erlaubt.

Anwendung in der Homöopathie: Das Homöopathikum *Zingiber* gebraucht man in der ersten bis sechsten Potenz (D1 bis D6) bei Magenschwäche, Verdauungsbeschwerden und Bronchialasthma. Außerdem gibt man Zingiber bei Blähungen, die nach dem Genuß von Brot auftreten, sowie bei Harnverhaltung. Regelmäßig oder bei Bedarf 2- bis 3mal täglich 5 bis 15 Tropfen hat sich als günstige Dosierung erwiesen.

Nebenwirkungen sind nicht bekannt.

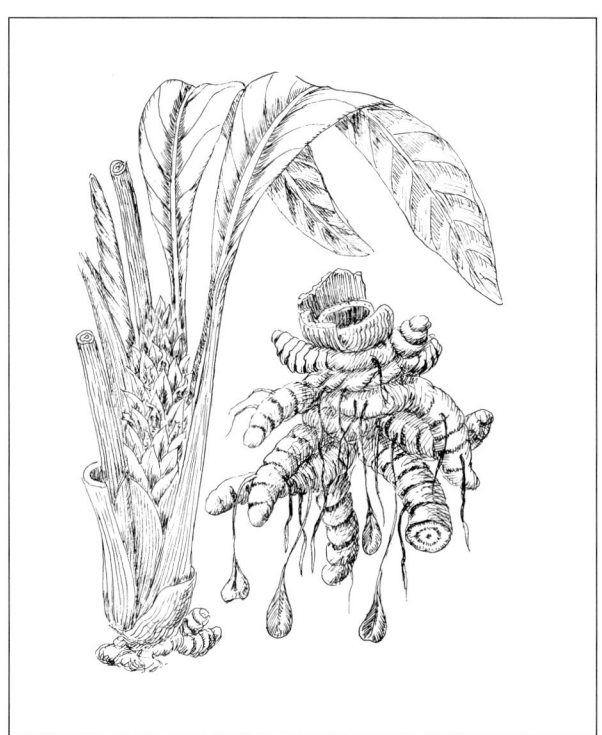

Javanische Gelbwurz

CURCUMA ZANTHORRHIZA (= CURCUMA XANTHORRHIZA)
Ingwergewächse, ZINGIBERACEAE
Arzneilich verwendete Pflanzenteile:
Der Wurzelstock.
Drogenbezeichnung: CURCUMAE XANTHORRHIZAE RHIZOMA (früher: RHIZOMA CURCUMAE XANTHORRHIZAE). Die Droge wird auch als TEMOE LAWAK gehandelt.

Botanik und Drogengewinnung: Ähnlich wie Kurkuma (Seite 394) aussehend, nur etwas höher werdend, wächst auch die Javanische Gelbwurz fast ausschließlich in Kulturen. Wir importieren die getrockneten Wurzelstöcke aus Indonesien; lediglich ein kleiner Teil unseres Bedarfs stammt aus Indien.
Da die Wurzelstöcke nur geschält und getrocknet werden, enthalten diese reichlich unverkleisterte Stärke – im Gegensatz zur Kurkuma, deren Rhizome vor dem Trocknen gebrüht werden.
Inhaltsstoffe (Wirkstoffe): Die wichtigsten Inhaltsstoffe sind, wie auch bei der Kurkuma, die Farbstoffe (Curcumine) und das ätherische Öl, daneben in reichlicher Menge Stärke und verschiedene Zucker.
Heilwirkung und Anwendung: Wenn auch die Wirkstoffe der Javanischen Gelbwurz denen der Kurkuma ähnlich sind, so bestehen doch sowohl qualitative als auch quantitative Unterschiede, die dazu führten, daß Kurkuma hauptsächlich als Gewürz, die Javanische Gelbwurz hingegen als Arzneidroge genutzt wird.
Zahlreiche Arzneimittel gegen Galle-, Leber- und andere Verdauungsbeschwerden enthalten Wirkstoffe dieser Droge, doch als Tee wird sie kaum gebraucht, eher schon als Pulver in einer Menge von 0,5 g 3mal pro Tag.
Das BGA (Bundesgesundheitsamt) erkennt die Wirkung bei den genannten Beschwerden als erwiesen an, aber die Volksmedizin Indonesiens verwendet die Droge auch gegen die verschiedensten Entzündungsprozesse (zum Beispiel auch bei Arthritis oder Entzündungen nach Operationen).
Die Senkung des Cholesterinspiegels durch Curcumin erscheint möglich.
Nebenwirkungen: Bei starker Überdosierung kann es zur Reizung der Magenschleimhaut kommen, was zu Übelkeit und Erbrechen führt. – Wer unter Gallensteinen, einem Verschluß der Gallenwege oder Gelbsucht leidet, der darf die Javanische Gelbwurz nicht anwenden.

Kampfer (-baum)

CINNAMOMUM CAMPHORA (L.) J. S. PRESL
Lorbeergewächse, LAURACEAE
Arzneilich verwendete Pflanzenteile:
Das ätherische Öl und der sich daraus abscheidende Kampfer.
Drogenbezeichnung: Kampferöl = OLEUM CAMPHORATUM, Kampfer = CAMPHORA, Kampfersalbe = UNGUENTUM CAMPHORATUM, Kampferspiritus = SPIRITUS CAMPHORATUS.

Botanik: *Vorkommen und Pflanzenbeschreibung:* In Südchina, Südjapan und auf Formosa ist der mächtige Kampferbaum beheimatet, und auf Ceylon und in Ostafrika wird er erfolgreich kultiviert. Er ist knorrig verzweigt, kann eine Höhe von 40 m erreichen und bis zu 5 m dick werden. Die dreinervigen länglich-elliptischen Blätter

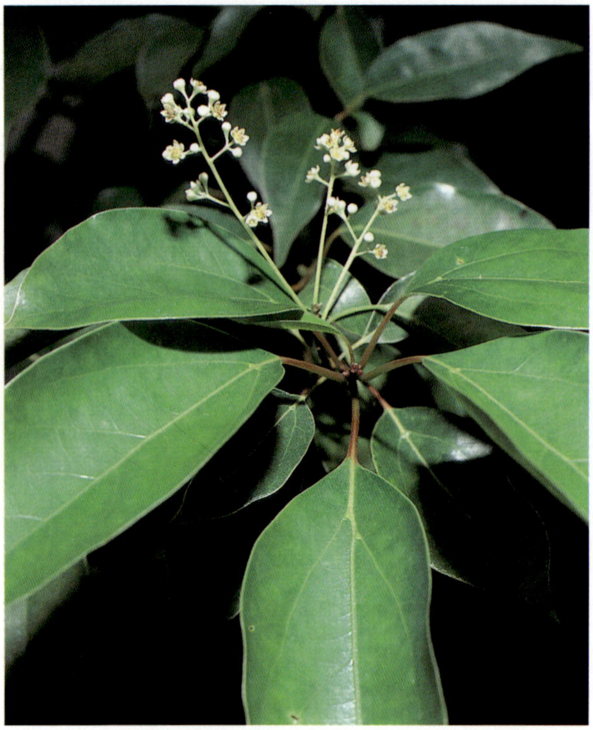

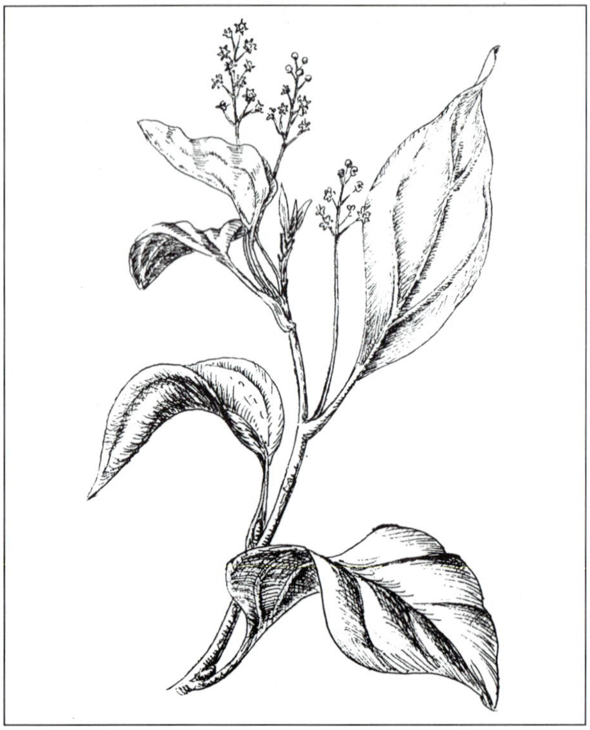

werden bis zu 13 cm lang. Die unscheinbaren grünlich-gelben Blüten sind in langgestielten, wenigblütigen Rispen angeordnet. Die Frucht ist purpurschwarz und von einer becherförmigen Blütenachse umgeben.

Ernte und Aufbereitung: Vorwiegend alte Kampferbäume werden zur Kampfergewinnung herangezogen, denn die kampferreichsten Teile sind die untersten Stammabschnitte. Deswegen stammt auch viel Kampfer aus Wildbeständen. Die Bäume werden gefällt, zerkleinert und zerstampft, danach der Wasserdestillation unterworfen. Der Kampferbaum führt nämlich in allen Organen Ölzellen, die Kampferöl enthalten, aus dem sich später reichlich kristalliner Kampfer abscheidet, der durch Sublimation gereinigt wird.
Inhaltsstoffe (Wirkstoffe): Der Wirkstoff des Kampferbaumes ist das ätherische Öl, das recht kompliziert zusammengesetzt ist. Daraus scheidet sich eine reine chemische Substanz – der Kampfer – ab. Seine chemische Summenformel ist $C_{10}H_{16}O$.
Heilwirkung und Anwendung: Die innerliche medizinische Verwendung ist stark rückläufig. Als »Herzmittel« wird Kampfer kaum noch gebraucht und in Hustenmitteln auch nur noch selten. Sehr häufig aber verwendet man ihn bei den verschiedensten rheumatischen Erkrankungen, bei Muskelschmerzen, und zwar äußerlich in Form des Kampferspiritus, verschiedenster Kampfersalben und Linimente. Meist ist er in diesen Präparaten zusammen mit Rosmarinöl, Lavendelöl, Thymianöl, Terpentinöl, Ameisensäure, Ammoniak und Chloroform enthalten.
In der Tiermedizin sind Kampfer-Salben und Kampfereinreibungen bei Zerrungen und Verstauchungen häufig angewandte Präparate.
Anwendung in der Homöopathie: Das Homöopathikum *Camphora* gebraucht man – wenn auch nur selten – bei verschiedenen Krampfzuständen, bei Koliken, zur Beruhigung und bei beginnender Erkältung. Meistens gibt man Camphora D3 auf Zucker, mehrmals täglich 3 bis 5 Tropfen.
Nebenwirkungen: Vor der innerlichen Anwendung des Kampfer muß gewarnt werden. Allein der Arzt kann entscheiden, ob Kampfer angebracht ist. Die äußerliche Anwendung ist nur dann bedenklich, wenn der Kampfer zu konzentriert auf empfindliche Haut gebracht wird; Brennen und Entzündungen sind die Folge.

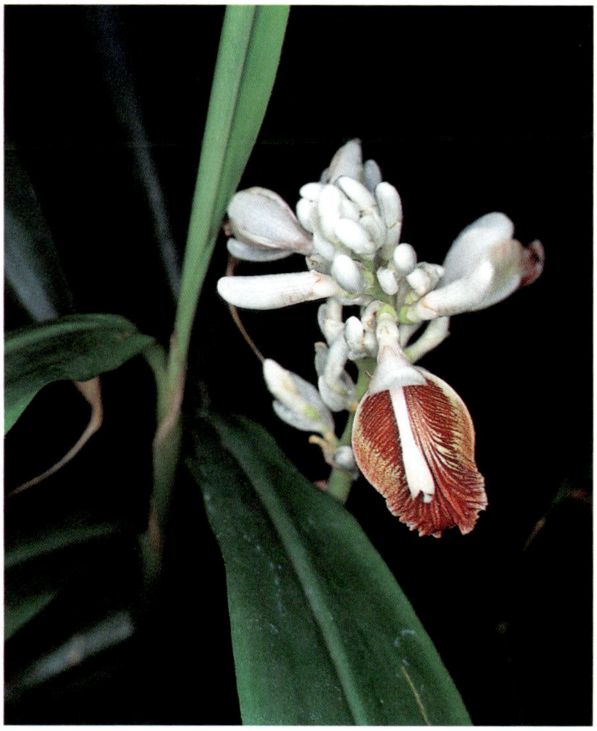

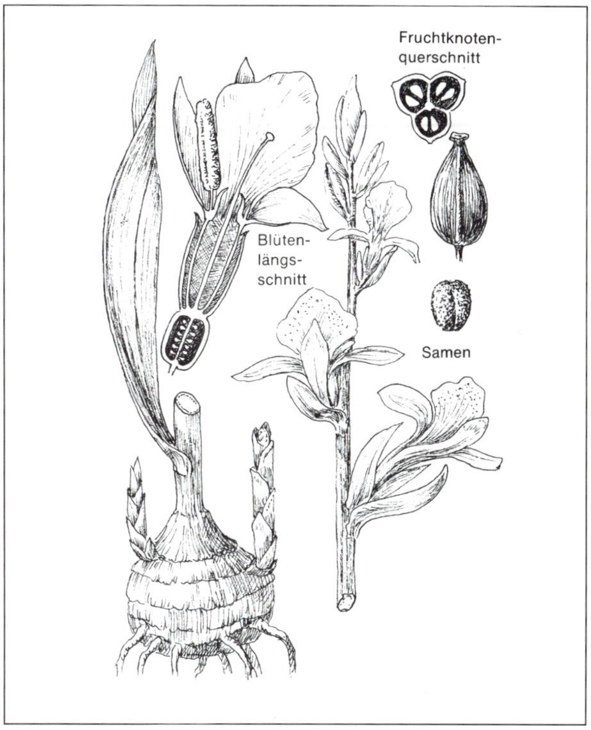

Kardamom

ELETTARIA CARDAMOMUM (L.) MATON
Ingwergewächse, ZINGIBERACEAE
Arzneilich verwendete Pflanzenteile:
Die Früchte (insbesondere die Samen).
Drogenbezeichnung: Kardamom = CARDAMOMI FRUCTUS (früher: FRUCTUS CARDAMOMI).

Botanik: *Vorkommen und Pflanzenbeschreibung:* Im südwestlichen Vorderindien ist die Stammpflanze beheimatet. Dort, aber auch auf Java, Ceylon und in anderen Tropengebieten wird sie kultiviert.
Kardamom ist eine ausdauernde Staude, die eine Höhe von mehr als 4 m erreicht, kräftige fleischige Wurzelstöcke ausbildet, aus denen beblätterte Scheinstengel mit langen Blütenständen hervorgehen. Die lineal-lanzettlichen Blätter werden bis 70 cm lang und 8 cm breit. In den Achseln schmaler stumpfer, 3 bis 4 cm langer Deckblätter stehen 3 bis 6 Blüten. Die Blütenkrone ist mit 3 gelben schmalen Zipfeln ausgestattet. Der unterständige Fruchtknoten ist dreifächrig. Die Frucht, eine dreifächrige Kapsel, ist, bedingt durch die verschiedenen Kulturvarietäten, unterschiedlich groß. Guter Boden und feuchtwarmes Klima sind Vorbedingungen für erfolgreiche Kultur.

Ernte und Aufbereitung: Etwa drei Jahre nach der Pflanzung beginnt man in den Kulturen zu ernten. Da die Pflanze das ganze Jahr hindurch blüht, kann theoretisch auch von Januar bis Dezember geerntet werden. Doch die Hauptblütezeit fällt in die Monate Januar bis Mai, dementsprechend die Ernte in die Monate Oktober bis Dezember. Da die Früchte sogar an einem Blütenstand zu verschiedenen Zeiten heranreifen, ist deren Einsammeln nicht ganz einfach.
Kurz vor der Reife muß geerntet werden, damit die Samen in den Früchten verbleiben. Vom dritten bis siebten Jahr wird die Ausbeute zunehmend größer, danach wird sie sehr schnell geringer. Deshalb werden nach sieben Jahren immer wieder neue Kulturen angelegt.
Inhaltsstoffe (Wirkstoffe): Der Hauptwirkstoff ist das ätherische Öl, das in den Samen bis zu 8 % enthalten ist. Fettes Öl, Zucker, Eiweiß, Gummi und viel Stärke sind weitere Inhaltsstoffe.
Heilwirkung und Anwendung: Einen Kardamomen-Tee allein verwendet man in der Medizin sehr selten. Aber galenische Zubereitungen, meist alkoholische Auszüge (Tinct. Cardamomi), sind Bestandteil verschiedener Magenmittel, die die Verdauung fördern, Blähungen treiben und den Appetit anregen sollen.
Mein besonderer Rat: Ausgezeichnet wirkt eine Teemischung mit Kardamomen gegen Blähun-

gen, die durch Hebung des Zwerchfells Herzbeschwerden auslösen, solche Beschwerden also, die der Fachmann Roemheld-Syndrom nennt.

• *So wird die Teemischung bereitet:*

Kardamomen	20,0
Kümmel	20,0
Fenchel	10,0

2 Teelöffel dieser Mischung mit 1/4 l kochendem Wasser übergießen und nach 10 Minuten abseihen. Bei Bedarf 1 Tasse Tee trinken.

Anwendung als Gewürz: Daß eine Droge, die so gut duftet und die Verdauung so günstig beeinflußt, eine geschätzte Gewürzspezialität ist, wird niemanden verwundern. In der Hauptsache verwendet man die Kardamomen als Aromatikum bei der Weihnachtsbäckerei in den verschiedensten Gewürzbackwaren zusammen mit Zimt, Anis und Nelken. Auch Obstspeisen und Kompotte werden mit Kardamomen gewürzt. Das taten nachweislich schon die Griechen und Römer.

In der kalten und warmen Küche jedoch vermag sich Kardamom bei uns nicht so recht durchzusetzen. Das ist sehr bedauerlich, weil dieses Gewürz eine echte Verdauungshilfe ist. Wie bei jedem scharfen Gewürz, so muß man auch mit Kardamomen sehr sparsam umgehen. Wer das beherzigt, der kann alle Suppen und Saucen damit verfeinern. Auch Fisch- und Fleischgerichte, vornehmlich Geflügel, bekommen durch Kardamomen eine besondere Note und werden besser verdaubar. Selbst in Wurst und zum Schinken sind kleine Mengen angezeigt.

Und wußten Sie, daß als »Tüpfelchen auf dem i« Liebhaber dem gemahlenen Kaffee kurz vor dem Überbrühen eine Prise feinst gepulverter Kardamomen beigeben? Im Curry sind sie übrigens auch ein fester Bestandteil.

Nebenwirkungen sind nicht bekannt.

Khella (Bischofskraut)

AMMI VISNAGA (L.) LAM.
Doldengewächse, APIACEAE (UMBELLIFERAE)

Arzneilich verwendete Pflanzenteile: Die Früchte, aus denen zahlreiche galenische Präparate bereitet werden.

Drogenbezeichnung: Ammi-visnaga-Früchte = AMMEOS VISNAGAE FRUCTUS (früher: FRUCTUS AMMEOS VISNAGAE).

Botanik: *Vorkommen und Pflanzenbeschreibung:* Das Bischofskraut, im Mittelmeerraum beheimatet, kommt von den Kanarischen Inseln bis Persien vor, findet sich in Mittel- und Westeuropa gelegentlich verschleppt, ist in Amerika eingebürgert und wird dort auch angebaut.

Ammi visnaga ist ein kahles aufrechtes Kraut, das 35 bis 80 (bis 100) cm hoch wird. Die Blätter sind gleichförmig fein zerteilt und in der Regel dreifach fiederschnittig. Die spreizenden Zipfel letzter Ordnung sind schmal-linealisch, ganzrandig und zugespitzt. Die Doldenachse ist schon zur Blütezeit, besonders aber zur Zeit der Fruchtreife, an der Ansatzstelle der Doldenstrahlen auffallend verbreitert und verdickt, die Strahlen selbst sind dicht und starr. Wie die Laubblätter sind auch die Hüllblätter gestaltet, während die Hüllchenblätter pfriemlich-borstig aussehen. Die Blüten sind zwittrig, die weißen Kronblätter ungleich lang, tief eingeschnitten, zweilappig oder zweispaltig. Die Frucht ist breit eiförmig-elliptisch, wenig länger als breit und hat eine eiförmig-längliche Fugenfläche.

Die ganze Pflanze ist aromatisch, sie scheidet besonders im Bereich der Dolden Harz aus. Der Geschmack ist würzig. Da die Doldenstrahlen zur Reifezeit sehr hart sind und angenehm würzig schmecken, werden sie im Orient noch heute zur Herstellung von Zahnstochern verwendet, was der Pflanze den Namen »Zahnstocher-Ammei« einbrachte.

Inhaltsstoffe (Wirkstoffe): Khellin, Visnagin, Visnadin, Flavonoide, ätherisches Öl.

Heilwirkung und Anwendung: Die Früchte selbst spielen in der Heilkunde keine Rolle. Die Volksmedizin verwendet die Droge nicht und die Schulmedizin bevorzugt Fertigpräparate in Form der Tinktur oder anderer Auszüge.

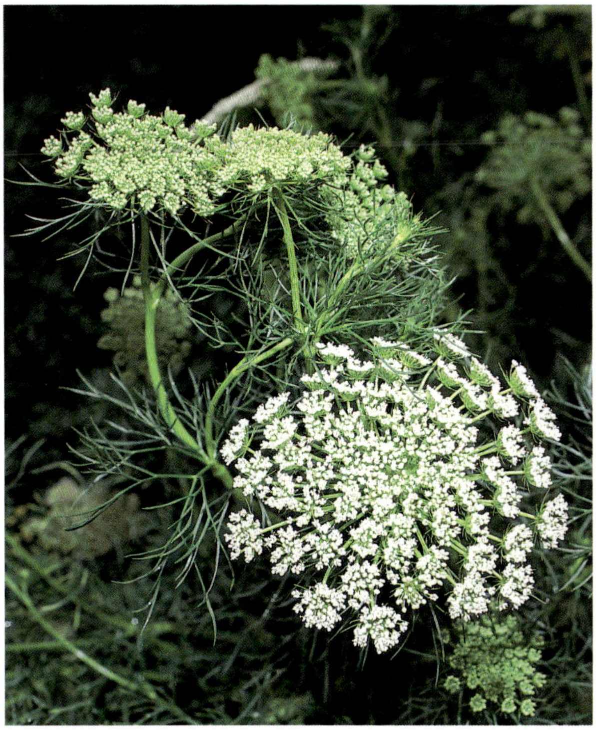

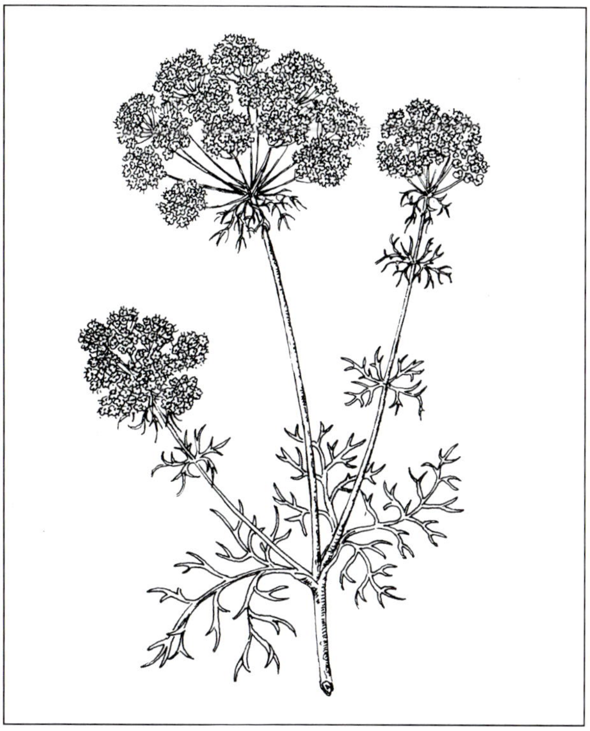

Der Hauptwirkstoff Khellin wird isoliert gebraucht, weil man zunächst annahm, in ihm ganz allein die Wirkung suchen zu müssen. In jüngster Zeit allerdings weiß man, daß auch die anderen Inhaltsstoffe – wie das so oft bei pflanzlichen Präparaten der Fall ist – die Heilwirkung unterstützen.

Zusammenfassend kann man sagen, daß Khella krampflösend vor allem auf die glatte Muskulatur verschiedener Organe wirkt (Bronchien, Darm, Galle). Auch die Muskulatur der Herzkranzgefäße wird günstig beeinflußt, so daß bei Herzmuskelschäden und zur Verbesserung der Durchblutung des Herzmuskels Khella gute Dienste leistet. Hervorzuheben ist vielleicht noch die wassertreibende Wirkung. Auch Asthma und spastische Bronchitis versucht man mit Khella zu behandeln. Das BGA nennt für die Ammi-visnaga-Früchte und Zubereitungen daraus folgende Anwendungsgebiete: Leichte stenokardische Beschwerden (Herzbeklemmung); zur unterstützenden Behandlung leichter Formen obstruktiv bedingter Atemwegsbeschwerden; Unterstützung der postoperativen Behandlung von Harnsteinerkrankungen.

Aus der Geschichte der Khella: Khella ist ein arabisches Wort; schon im alten Ägypten verwendete man die Droge bei verschiedenen Krampfzuständen. In Mitteleuropa kennt man sie seit dem Mittelalter als Diuretikum (wassertreibendes Mittel). Während die Heilpflanzen, die in mittelalterliche Kräuterbücher aufgenommen wurden, meist bis heute verwendet werden, geriet Khella in Vergessenheit. Erst nach 1930 wurde man in Europa und Amerika wieder auf die Pflanze aufmerksam, weil ägyptische Ärzte über sie berichteten. Ihre diuretische und krampflösende Wirkung wurde bestätigt. Sie erschien geeignet zum Entfernen kleinerer Blasen- und Nierensteine, was in der Klinik von Professor Sauerbruch in Berlin mit Erfolg ausprobiert wurde. Samaan berichtete über die blutdrucksenkende Wirkung und bestätigt die Verbesserung der Durchblutung der Herzkranzgefäße. Auch ihr Nutzen bei Keuchhusten, Asthma und Bronchitis wurde klinisch bestätigt.

Nebenwirkungen: Bei der Verwendung von Khella-Präparaten hat man sich streng an die ärztlichen Vorschriften zu halten, weil Überdosierung Übelkeit, Schwindel und Kollaps hervorrufen kann.

Kondurango

MARSDENIA CUNDURANGO RCHB. F.
Seidenpflanzengewächse, ASCLEPIADACEAE
Arzneilich verwendete Pflanzenteile:
Die Rinde junger Stämme und Äste.
Drogenbezeichnung: Kondurangorinde = CONDURANGO CORTEX (früher: CORTEX CONDURANGO), Kondurango-Wein = CONDURANGO VINUM (früher: VINUM CONDURANGO).

Botanik: *Vorkommen und Pflanzenbeschreibung:* Der Kondurangostrauch – eine Liane – ist in Südamerika an den Westhängen der Kordilleren von Ecuador, Peru und Kolumbien heimisch. Sein Stamm mit der grauen Rinde kann einen Durchmesser von 10 cm erreichen. Die jüngeren Kletteräste sind mit einem olivgrünen bis rostfarbenen Haarfilz bedeckt. Die Blätter stehen kurzgestielt kreuzgegenständig an den Zweigen, sie werden bis 11 cm lang und bis 8 cm breit. Die breit-eiförmige Blattspreite ist derb und mit einem dichten Haarkleid besetzt. Die arzneilich genutzte Droge, die Rinde, kommt in 5 bis 15 cm langen und 1 bis 3 cm breiten Röhren oder Rinnen in den Handel, die oft, den Windungen des Kletterstengels entsprechend, verbogen sind.

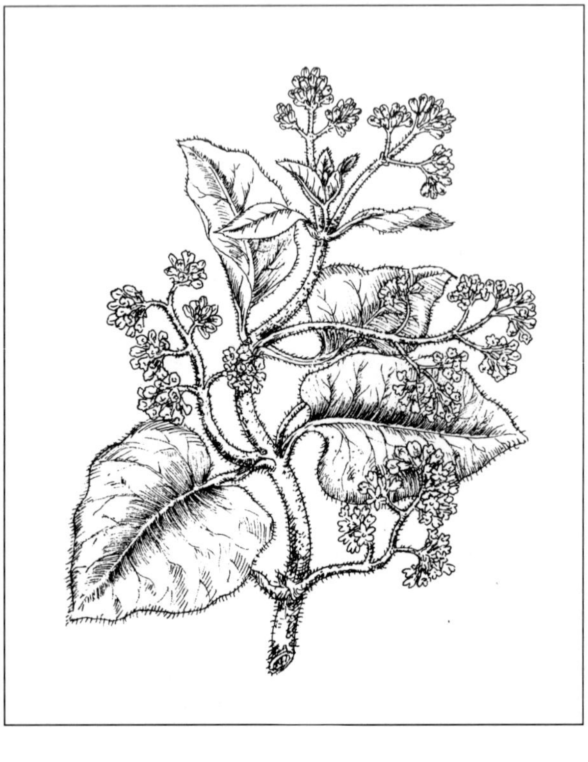

Inhaltsstoffe (Wirkstoffe): Geringe Mengen ätherisches Öl, das bittere Kondurangin (Sammelbegriff für Bitterstoffe) – Flavonoide und Cumarine.
Heilwirkung und Anwendung: Die Kondurangorinde ist eine ausgesprochene Bitterstoffdroge und daher wirksam bei Appetitlosigkeit, verminderter Verdauungssaftproduktion und allgemeinen Schwächezuständen. Man gebraucht aber heute fast nur noch den Kondurango-Wein zur Magenstärkung, also als Stomachikum.
Erst seit 1870 kennt man die Droge in Europa. Seit dieser Zeit nahm man sie in alle Arzneibücher auf, weil man glaubte, Kondurangorinde sei bei Krebs wirksam und heile die Syphilis. Beides traf nicht zu, es blieb nur die günstige Wirkung auf den saftlosen Magen. In solchen Fällen verordnen Ärzte auch heute noch gelegentlich einen Kondurango-Tee, was auch das BGA befürwortet.
Bei seiner Herstellung müssen Sie das folgende unbedingt beachten.
• *So wird Kondurango-Tee bereitet:* 1 bis 2 Teelöffel Kondurangorinde mit 1/4 l kaltem Wasser übergießen, langsam zum Sieden erhitzen, vom Herd nehmen, völlig erkalten lassen, abseihen und dann trinkwarm erhitzen. Das wichtige Kondurangin ist nämlich in der Hitze fast völlig unlöslich.
Man trinkt bei Bedarf 1 Tasse Tee, ungesüßt, schluckweise vor dem Essen.
Anwendung in der Homöopathie: Das Homöopathikum *Condurango* wird nur selten in der Potenz D2 gegen Magenbeschwerden und Appetitlosigkeit gebraucht. 5 bis 10 Tropfen 3- bis 5mal täglich verabreicht, ist die richtige Dosierung.
Nebenwirkungen: Der bittere Geschmack der Kondurangorinde verhindert eine Überdosierung. In therapeutischen Dosen sind Nebenwirkungen nicht zu erwarten.
Anmerkung: Im Volk hält sich mit großer Hartnäckigkeit die Meinung, ein Tee aus Kondurangorinde sei bei Magenkrebs wirksam. Bestätigt kann lediglich werden, daß der sehr unangenehme Brechreiz, über den sich Magenkrebspatienten beklagen und das oft heftige Erbrechen durch Kondurangorinden-Tee gebessert werden können. Dennoch bemüht sich auch die Wissenschaft darum, herauszufinden, ob eine Antikrebswirkung möglich ist: mit dem Tee sicherlich nicht, mit Reinglykosiden aus der Kondurangorinde vielleicht.

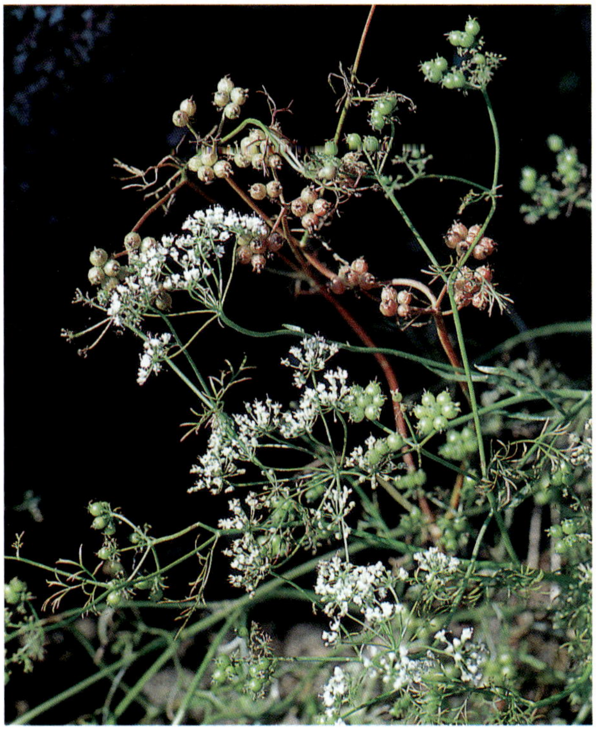

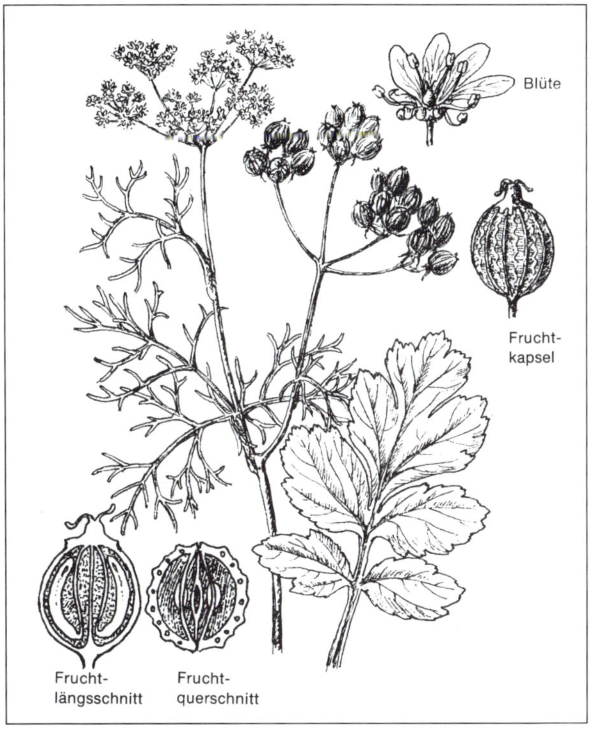

Koriander

CORIANDRUM SATIVUM L.
Doldengewächse, APIACEAE (UMBELLIFERAE)
Arzneilich verwendete Pflanzenteile:
Die Früchte.
Drogenbezeichnung: Korianderfrüchte = CORIANDRI FRUCTUS (früher: FRUCTUS CORIANDRI).

Botanik: *Vorkommen und Pflanzenbeschreibung:* Die Heimat dieser Gewürz- und Heilpflanze ist Nordafrika und Vorderasien. Doch es gibt in vielen Gegenden Kulturen, aus denen die Droge stammt: Marokko, Ägypten, Rumänien, Indien, Japan, China und auch Nordamerika. Die wenigen Kulturen bei uns haben große Schwierigkeiten mit der Reife, weil unser Klima nicht gut geeignet ist.
Die Stammpflanze, ein Doldengewächs, ist ein kahles Kraut, es wird etwa 50 cm hoch und hat runde Stengel, die sich im oberen Teil verzweigen. Die grundständigen Blätter sind langgestielt, ungeteilt oder einfach fiederschnittig, die mittleren Blätter meist zweifach fiederschnittig, die oberen Blätter ungestielt und fein geteilt. Die Dolden sind langgestielt und 3- bis 5strahlig, die kleinen Blüten weiß oder schwach rosa. Auffallend ist der von manchen Menschen als lästig empfundene aromatische Geruch der frischen (unreifen) Früchte. Man könnte ihn unangenehm wanzenartig nennen. Im Gegensatz zu vielen anderen Doldenblütlern (zum Beispiel Kümmel, Anis, Fenchel) zerfallen die Korianderfrüchte nicht in Teilfrüchte. Sie sind rundlich bis kugelig.
Ernte und Aufbereitung: Man verwendet die reifen Korianderfrüchte. Es ist sehr wichtig, daß sie gut ausgereift sind, denn unreife Früchte riechen auch nach dem Trocknen unangenehm. Das Trocknen soll schnell, doch schonend geschehen. Gute Ware riecht angenehm würzig, der Geruch erinnert ein wenig an den Duft von Maiglöckchen.
Inhaltsstoffe (Wirkstoffe): An erster Stelle ist das ätherische Öl zu nennen, denn ihm verdankt die Droge ihre Verwendung als Arzneimittel und als Gewürz. Aber auch der Gehalt an Gerbstoff, an Vitamin C, an Sitosterin, Eiweiß und fettem Öl ist nennenswert.
Heilwirkung und Anwendung: Aus der Pflanzenfamilie der Apiaceae (Doldengewächse) sind Kümmel, Fenchel und Anis hervorragende Mittel gegen von Blähungen (Karminativa), wobei der Kümmel mit Abstand am wirksamsten ist. Koriander ergänzt den Kümmel in ausgezeichneter Weise. Es hat sich herausgestellt, daß ein Gemisch aus allen vier Drogen ganz besonders wirksam ist, wenn man dem Kümmel den Vorrang gibt.

• *So wird eine Teemischung gegen Blähungen und Völlegefühl bereitet:*

Kümmel, zerstoßen	20,0
Anis, zerstoßen	10,0
Fenchel, zerstoßen	10,0
Koriander, zerstoßen	10,0

2 Teelöffel dieser Mischung mit 1/4 l kochendem Wasser übergießen, zugedeckt 10 Minuten ausziehen, danach abseihen. Bei Bedarf 1 Tasse Tee, gut warm, trinken. Süßen ist nicht anzuraten.
Es wird behauptet, daß man mit diesem Tee auch krampfartige Schmerzen in Magen und Darm erfolgreich behandeln kann. Aufgrund der Inhaltsstoffe aller vier Drogen ist das nicht auszuschließen. – Zusammenfassend kann man sagen, daß Koriander bei Appetitlosigkeit, bei Verdauungsbeschwerden einschließlich Blähungen und Durchfällen, leichten Krampfzuständen im Verdauungstrakt, als Gewürz in Brot, Kraut und fetten Speisen beste Dienste leistet.
Das BGA nennt unter dem Stichwort Anwendungsgebiete des Beipackzettels für die Standardzulassung: »Unterstützung bei der Behandlung von Oberbauchbeschwerden wie Völlegefühl, Blähungen und leichte krampfartige Magen- und Darmstörungen.«
Anwendung als Gewürz: Koriander ist Bestandteil des Curry und anderer Gewürzmischungen, die Blähungen verhindern sollen. Man würzt damit Kraut- und Kohlgerichte, Gemüseeintöpfe und Hülsenfruchtgerichte, besonders häufig aber eingemachte rote Rüben, Kürbis und Gurken. In manchen Gegenden verwendet man Koriander auch als Brotgewürz. Es ist zwar nicht jedermanns Sache, doch Koriander-Würzbrot schmeckt und ist ungemein bekömmlich. Selbst magenempfindliche Menschen können frisches Korianderbrot essen, ohne sich gebläht zu fühlen.
Seit etwa 1 000 Jahren vor Christus würzt man mit Koriander, was man aus Grabbeigaben in ägyptischen Gräbern schließen kann. Im römischen Schrifttum wird Koriander häufig erwähnt, nördlich der Alpen gibt es seit Karl dem Großen (742–814) Belege für die Verwendung des Korianders. Über die arzneiliche Verwendung berichtet Hieronymus Bock um 1540 etwa das, was auch wir heute akzeptieren können.
Nebenwirkungen sind keine bekannt. Dennoch bitte nicht überdosieren.

Kurkuma (Gelbwurzel)

CURCUMA LONGA L. (CURCUMA DOMESTICA)
Ingwergewächse, ZINGIBERACEAE
Arzneilich verwendete Pflanzenteile: Der Wurzelstock.
Drogenbezeichnung: Kurkumawurzelstock = CURCUMAE LONGAE RHIZOMA
(früher: RHIZOMA CURCUMAE LONGAE).

Botanik: *Vorkommen und Pflanzenbeschreibung:* Man weiß es nicht sicher, doch hält man Ostindien für die Heimat dieser Pflanze. Wild hat man sie noch nicht angetroffen, weil seit ewigen Zeiten diese Kurkuma-Art aus Kulturen stammt: aus Indien, aus dem südlichen China und aus anderen tropischen und subtropischen Gebieten. Als Ingwergewächs ähnelt die Kurkuma der Ingwerpflanze. Kurkuma wird 1 m hoch. Aus der Hauptknolle entspringen ein Blattbündel und eine Achse mit einem etwa 20 cm langen Blütenstand. Die Hauptknolle entwickelt lange Wurzeln, an denen knollige Verdickungen entstehen.
Ernte und Aufbereitung: Man gräbt die unterirdischen Teile, wenn die oberirdischen zu welken beginnen (etwa im Dezember und Januar), trennt die Knollen und Rhizomäste von den anhaftenden Wurzeln, taucht sie in kochendes Wasser und trocknet anschließend an der Sonne. Durch das Abbrühen wird der Farbstoff aus den Sekretzellen über die ganze Droge verteilt, was zu einer Gelbfärbung führt. Außerdem erhält die Droge dadurch eine hornartige Beschaffenheit. Die birnenförmigen Knollen führen die Bezeichnung RHIZOMA CURCUMAE ROTUNDAE, die langen Rhizomäste heißen RHIZOMA CURCUMAE LONGAE.
Inhaltsstoffe (Wirkstoffe): Ätherisches Öl, Bitterstoffe, Curcumin (gelber Farbstoff), Stärke.
Heilwirkung und Anwendung: Der gelbe Farbstoff, also das Curcumin, fördert die Entleerung der Gallenblase. Dem ätherischen Öl sagt man eine Verstärkung der Galleproduktion in der Leber nach. Folglich läßt sich Kurkuma bei Magen- und Darmbeschwerden, die ihre Ursache in verminderter Galleausscheidung haben, erfolgreich verwenden, doch die Schulmedizin gebraucht Kurkuma recht wenig. Die Verwendung eines Kurkuma-Tees ist unüblich, doch fein

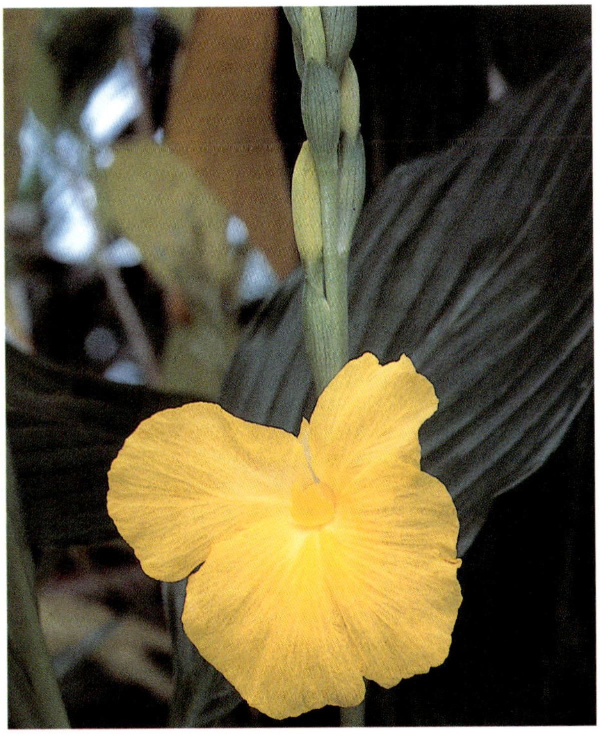

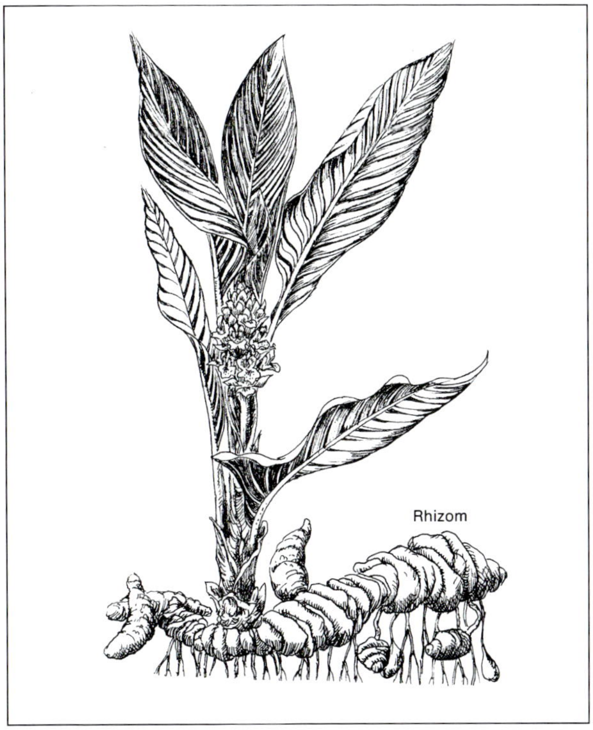

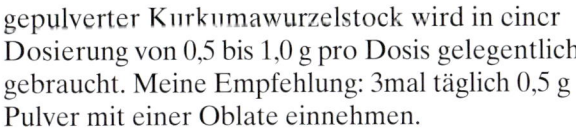

gepulverter Kurkumawurzelstock wird in einer Dosierung von 0,5 bis 1,0 g pro Dosis gelegentlich gebraucht. Meine Empfehlung: 3mal täglich 0,5 g Pulver mit einer Oblate einnehmen.
Das BGA bescheinigt der Kurkumawurzel eine entzündungswidrige, galletreibende und die Gallebildung in der Leber fördernde Wirkung.
Anwendung in der Homöopathie: Das Homöopathikum *Curcuma* wird in den Potenzen D1 bis D3 zur Förderung der Gallesekretion gegeben: 3- bis 5mal täglich 5 Tropfen.
Verwendung als Gewürz: Im Gewürzbord sucht man Kurkuma meistens vergeblich, doch in Mischungen spielt es eine wichtige Rolle, denn diese Droge fördert die Verdauung in vorzüglicher Weise. Die wichtigste Gewürzmischung ist Curry, und in der bekannten Worcestersauce ist Kurkuma auch vertreten.
Mein besonderer Rat: Ich möchte empfehlen den Kurkuma auch als Einzelgewürz mehr zu beachten, weil sein Nutzen für die Verdauung kaum zu übertreffen ist. Harte Eier und alle Saucen, die man zu Eiern reicht, Salatdressings für Krabben, Muscheln, Schnecken und Hummer vertragen eine kräftige Prise Kurkumapulver. Sie bekommen dadurch eine aparte Schärfe und ein sympathisches Aussehen.
Nebenwirkungen: Nebenwirkungen sind nicht zu befürchten, Überdosierungen sollte man jedoch – wie auch bei anderen pflanzlichen Drogen mit ätherischem Öl – vermeiden und bei Verschluß der Gallenwege oder bei Gallensteinen auf Kurkuma verzichten.

Lorbeer

LAURUS NOBILIS L.
Lorbeerbaumgewächse, LAURACEAE
Arzneilich verwendete Pflanzenteile: Die Frucht, das ausgepreßte Öl der Früchte, die Blätter (als Gewürz).
Drogenbezeichnung: Lorbeerfrucht = LAURI FRUCTUS (früher: FRUCTUS LAURI), Lorbeeröl (Lorbeerfruchtöl) = LAURI OLEUM (früher: OLEUM LAURI), Lorbeerblätter = LAURI FOLIUM (früher: FOLIA LAURI).

Botanik: *Vorkommen und Pflanzenbeschreibung:* Die Heimat des Lorbeerbaumes ist Kleinasien, doch heute wächst er sowohl wild als auch kultiviert im ganzen Mittelmeerraum, im subtropischen Gebiet Rußlands, in Mittel- und Südamerika.
Er ist ein stattlicher Strauch oder Baum, der über 100 Jahre alt werden kann. Die weißlichen Blüten

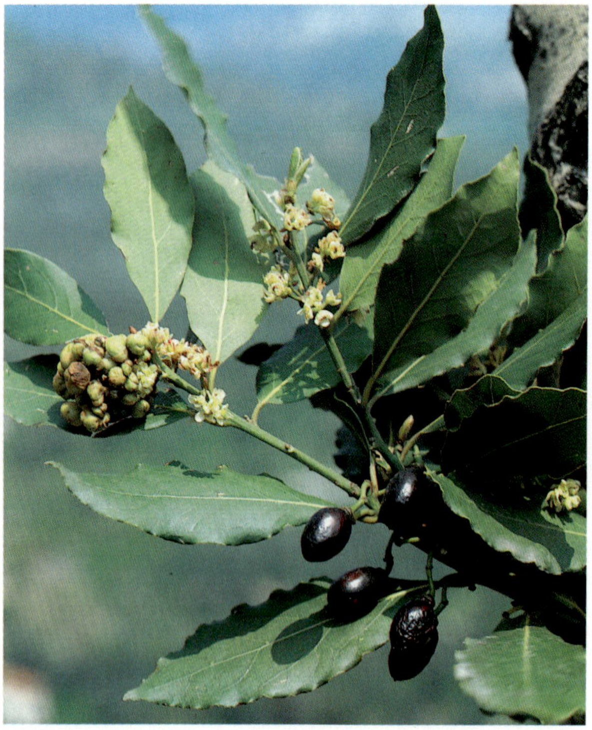

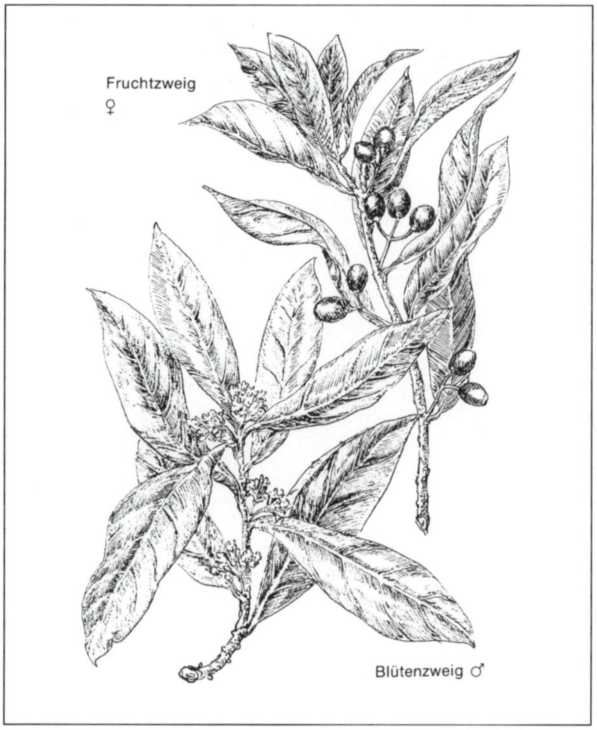

bilden etwa Ende April büschelige Scheindolden oder kurze Rispen aus und reifen nach der Befruchtung zu eiförmigen Beeren, die bei voller Reife schwarz gefärbt sind.

Ernte und Aufbereitung: Die Blätter, hauptsächlich als Gewürz verwendet, erntet man in jungem, doch voll entwickeltem Zustand und trocknet sie. Die Früchte werden geerntet, wenn sie vollreif sind. Will man sie als Gewürz verwenden, werden sie schnell, aber schonend getrocknet. Frische Früchte hingegen braucht man zur Gewinnung des fetten Lorbeeröls, das in der Hauptsache medizinische Verwendung findet. Durch Pressen unter Anwendung von Wärme oder durch Ausschmelzen mit Wasser gewinnt man das Öl, das eine grüne körnige Masse von salbenartiger Beschaffenheit ist. Lorbeeröl riecht aromatisch.

Inhaltsstoffe (Wirkstoffe): Im Blatt befinden sich ätherische Öle und Bitterstoffe. In der Frucht sind neben ätherischen Ölen 30 % fettes Öl, Stärke und Zucker enthalten. Das ausgepreßte Öl enthält als Wirkstoffe ätherisches Öl und die Glyzeride der Laurin-, Palmitin-, Öl- und Linolsäure. Daneben Myricilakohol.

Heilwirkung und Anwendung: Die Blätter und die Früchte gebraucht man als Gewürz. Das Oleum Lauri allerdings dient ausschließlich als äußerliches Arzneimittel. Innerlich gebraucht man es nicht; seine salbenartige Beschaffenheit, seine leicht durchblutungsfördernde Wirkung und seine antiseptischen Eigenschaften sind bestimmend für die verschiedensten äußerlichen Anwendungen; als erweichende Salbe bei Geschwüren und Geschwulsten sowie zur Massage, gegen Hautausschläge verschiedenster Art, auch gegen Muskelschmerzen, Zerrungen und Verstauchungen.

Häufiger noch gebraucht man das Lorbeeröl in der Tiermedizin. Die sogenannte Eutersalbe gegen Verhärtungen und Entzündungen am Kuheuter ist reines Lorbeeröl. Damit massiert man unter ganz leichtem Druck die entzündeten und verhärteten Partien. Auch Verstauchungen, Verrenkungen und Zerrungen beim Tier bessern sich unter der Behandlung mit Lorbeeröl sehr schnell.

Verwendung als Gewürz: Wenn die Großmutter kocht, dann wird das Lorbeerblatt noch häufig verwendet für Bratensaucen, für Sauerkraut oder Rotkohl, für Kartoffeleintöpfe, Gemüsesuppen, für Fischmarinaden, für eingemachte Gurken, Kürbisse oder rote Rüben. Lorbeerblätter besitzen ein Aroma, das fast überall hineinpaßt; selten verdirbt es ein Gericht. Es wäre sicher gut, wenn auch die heutige Generation das Lorbeerblatt wieder mehr verwenden würde, denn es ist ein gesundes aromatisch-bitteres Gewürz, das verdauen hilft. Geben Sie ruhig mal ein Blatt in eine kräftige Fleischbrühe – einfach mitkochen und

dann herausnehmen. Ich bin sicher, die Brühe schmeckt auch Ihnen besser, außerdem regt sie, so gewürzt, den Appetit an. Nach dem ersten Versuch werden Sie sicher 1 bis 2 Lorbeerblätter auch an die oben aufgezählten Gerichte geben – es lohnt sich des Geschmacks und der Bekömmlichkeit wegen. – Mit den getrockneten Früchten sollte man bei Wildgerichten den ersten Versuch machen.
Nebenwirkungen: Die Anwendung des Lorbeeröls äußerlich und die Verwendung der Blätter und Früchte als Gewürz können Allergien auslösen.

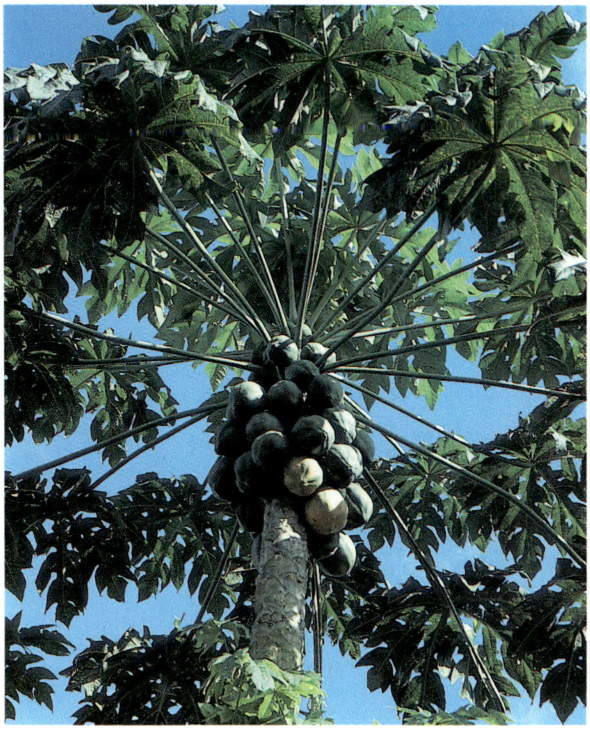

Melonenbaum
(Papaya)

CARICA PAPAYA L.
Melonenbaumgewächse, CARICACEAE
Arzneilich verwendete Pflanzenteile: Der Milchsaft unreifer Früchte, die Blätter
Drogenbezeichnung: Milchsaft unreifer Früchte = PAPAYA-LATEX (PAPAINUM, PAPAYOTINUM), Melonenbaumblätter = CARICAE PAPAYAE FOLIUM (früher: FOLIA CARICAE PAPAYAE).

Botanik: *Pflanzenbeschreibung und Vorkommen:* Der Melonenbaum ist in den Tropen beheimatet. Dort wird er auch kultiviert. Ceylon, Ostafrika, Pakistan, Indien, Australien und Brasilien verfügen über ausgedehnte Kulturen. Der Baum erreicht etwa 4 bis 6 (8) m Höhe, besitzt ein schwammiges Holz und wird von einem Schopf großer gestielter Blätter gekrönt, die handförmig siebenteilig gespalten sind. Die melonenartigen Früchte werden sehr groß und bis zu 7 kg schwer. In reifem Zustand sind sie gelb gefärbt. Von den Eingeborenen wird das gelbe Fruchtfleisch als Obst oder eingemacht als Kompott gern gegessen.
Aufbereitung: Wichtig sind zunächst die unreifen Früchte. Diese enthalten in der Schale einen klaren Milchsaft, den man durch Anritzen gewinnt. An der Luft trocknet er schnell. Er wird als Papaya-Latex bezeichnet. Aus diesem getrockneten Milchsaft gewinnt man dann das Ferment Papainum, das ungereinigt auch Papayotinum genannt wird. – Die Blätter erntet man in jungem Zustand.
Inhaltsstoffe (Wirkstoffe): Papainum ist das wichtigste der sechs aus Papaya-Latex isolierten

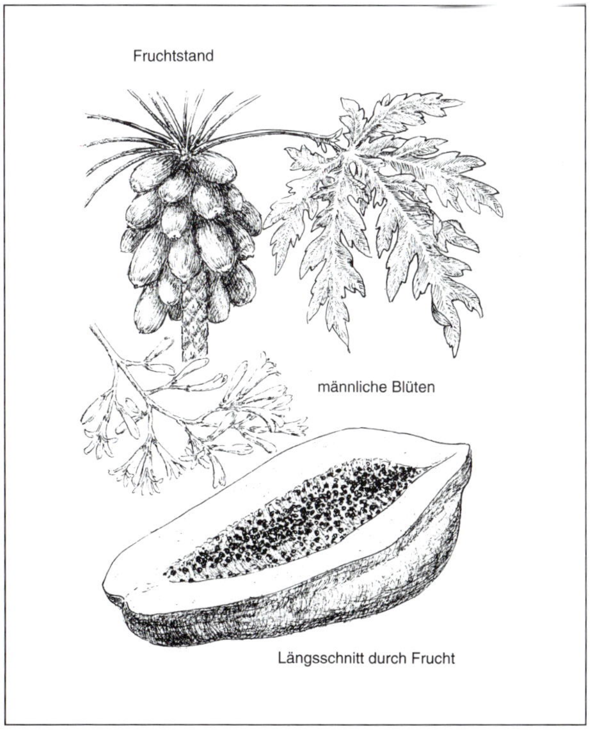

Enzyme. Die anderen hat man mit Chymopapain A, Chymopapain B, Lysocym, Callase, Lipase, und Glutamin-Cyclotransferase bezeichnet; daneben Aminosäuren. Die Blätter enthalten Papain und die anderen Enzyme, Glykoside, Saponine und Alkaloide.

Heilwirkung und Anwendung: Das Papain oder das Enzymgemisch der Papaya-Latex hilft in Form der verschiedensten Zubereitungen (Fertigpräparate) bei Störungen der Magen- und Darmsekretion , besonders bei gestörter Eiweißverdauung. In den Tropen gebraucht man den Milchsaft auch speziell gegen Bandwürmer. Auch die Blätter finden als Wurmmittel Verwendung. **Nebenwirkungen** sind bei therapeutischer Dosierung nicht bekannt.

Muskatnuß

MYRISTICA FRAGRANS HOUTT. (MYRISTICA OFFICINALIS L.F.)
Muskatnußgewächse, MYRISTICACEAE
Arzneilich verwendete Pflanzenteile:
Die Samen, der Samenmantel und das aus dem Samen bereitete ätherische Öl.
Drogenbezeichnung: Muskatnuß (Muskatnußsamen) = MYRISTICAE SEMEN (früher: SEMEN MYRISTICAE), Muskatblüte = MYRISTICAE ARILLUS (früher: MACIS), Etherisches Muskatöl (Ätherisches Muskatöl) = MYRISTICAE AETHEROLEUM (früher: OLEUM MYRISTICAE AETHEREUM).

Botanik: *Vorkommen und Pflanzenbeschreibung:* Auf den Molukken beheimatet, wächst der Muskatnußbaum jetzt in allen tropischen Gegenden wild oder in Kulturen. Er wird 10 bis 20 m hoch, trägt immergrüne ganzrandige, 8 bis 12 cm lange Blätter und angenehm duftende bleichgelbe Blüten, die 6 cm groß werden und den Blüten unserer Maiglöckchen ähneln. Nach etwa 8 Jahren tragen die weiblichen Muskatnußbäume 20 bis 30 Jahre lang reichlich Früchte, die unseren Pfirsichen ähnlich sehen. Noch während die Früchte am Baum hängen, platzt das Fruchtfleisch auf und läßt den leuchtend roten Samenmantel über der braunen Samenschale erkennen.
Ernte und Aufbereitung: Man erntet die reifen Früchte, befreit sie von dem Fruchtfleisch und trennt auch den Samenmantel (Arillus) sorgfältig ab, weil dieser nach dem Trocknen die Muskatblüte (Macis) liefert. Die so »gereinigten« Samen werden über dem Feuer getrocknet. Danach kann man durch Schlagen mit Knüppeln die Samenschale leicht aufsprengen, um den Kern zu gewinnen – die Muskatnuß, die es im Handel gibt.

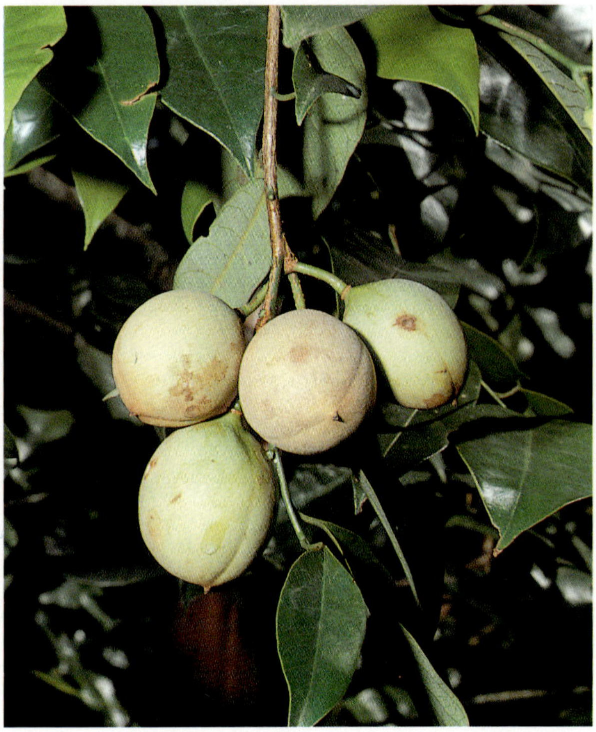

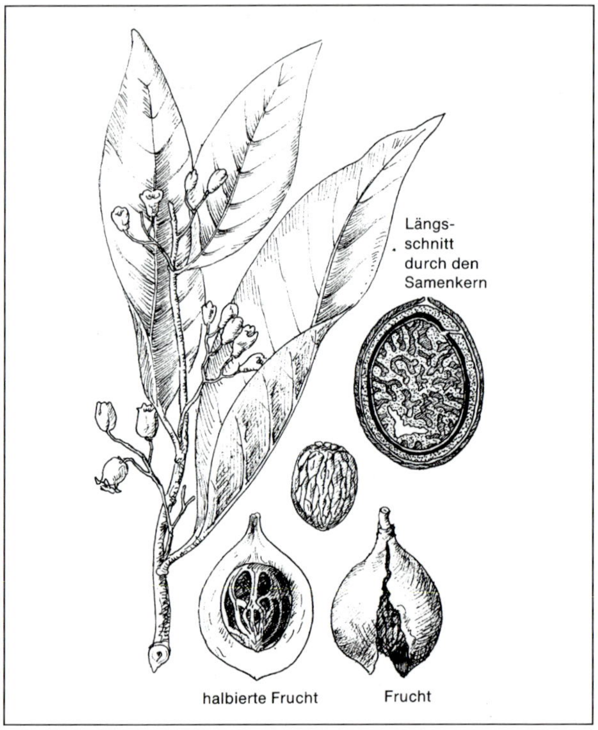

Inhaltsstoffe (Wirkstoffe): Neben fettem Öl, Eiweiß und Stärke ist das ätherische Öl der wichtigste Bestandteil. Es ist in einer Menge von 7 bis 15% im Samen enthalten und besteht aus verschiedenen Terpenen sowie etwa 3 bis 4% Myristicin, das giftig ist.

Heilwirkung und Anwendung: Die Muskatnuß selbst wird nur sehr selten als Magenmittel gebraucht. Das ätherische Öl hingegen ist in kleinen Mengen Bestandteil verschiedener Kräftigungs- und Magenmittel. Die Bedeutung aber läßt mehr und mehr nach.
Zur äußerlichen Anwendung kommt das ätherische Öl neben Kampfer und Eukalyptus-Öl in manchen Einreibungen gegen Erkältungen und gegen rheumatische Erkrankungen vor. Im Volk mißbrauchte man Muskatnuß gelegentlich als Abtreibungsmittel.
In jüngster Zeit wurde darüber berichtet, daß bei größerer Einnahme von geraspelter Muskatnuß ein rauschähnlicher Zustand entstehe, doch die Gefahr, daß Muskatnuß zu einem Rauschmittel wird, besteht nicht, weil der Ekel nach einmaliger Überdosierung so groß ist, daß es kaum möglich wäre, Muskatnuß in der schädigenden Menge ein zweites Mal einzunehmen.
Verwendung als Gewürz: Wer mit Muskat sparsam umgeht, verfeinert viele der »Alltagsgerichte« in vorzüglicher Weise. Wenn man – aber sparsam bitte – frisch geriebene Muskatnuß zu Eintöpfen, Kartoffelsalat, Nudeln und Gemüsesuppen gibt, verbessert man den Geschmack und die Bekömmlichkeit.
Muskatnuß regt nämlich die Galleproduktion in der Leber und die Gallesekretion an. In der Diätküche ist Muskatnuß in jedem Fall erlaubt; Galle- und Leberpatienten vertragen dieses Gewürz besonders gut.
Nebenwirkungen: Es wurde schon gesagt, daß Muskatnuß in großen Mengen Rauschzustände auslöst, und es wurde darauf hingewiesen, daß man diese Droge mißbräuchlich als Abortivum einnahm. Deshalb möchte ich vor Überdosierung, auch als Gewürz, noch einmal eindringlich warnen.

Myrrhe

COMMIPHORA MOLMOL ENGL.
Balsamstrauchgewächse, BURSERACEAE
Arzneilich verwendete Pflanzenteile: Das an der Luft getrocknete Gummiharz.
Drogenbezeichnung: Myrrhe = MYRRHA, Myrrhentinktur = MYRRHAE TINCTURA (früher: TINCTURA MYRRHAE).

Botanik: *Vorkommen und Pflanzenbeschreibung:* Die Stammpflanze unserer Droge wächst in Somalia, Äthiopien, dem Jemen und im Sudan, ein kleines Bäumchen, das kaum 3 m hoch wird, mit kleinen, oft gedrehten Blättern besetzt ist und Blüten in rispenartigen Blütenständen ausbildet. – Daneben aber nutzt man zur Drogengewinnung auch noch andere Arten der Gattung Commiphora. Die arabische Myrrha zum Beispiel stammt von viel größeren Bäumen, die bis zu 10 m hoch werden und mit Dornen besetzt sind.
Ernte und Aufbereitung: Aus den Sekretbehältern – genauer: aus den Sekretgängen – der Rinde tritt nach Verletzung, aber auch ohne äußere Einwirkung ein Milchsaft aus, der eintrocknet und dann von den Sammlern geerntet wird. Graubraun oder gelbbräunlich, bestäubt oder glänzend sieht die Handelsware aus. Die einzel-

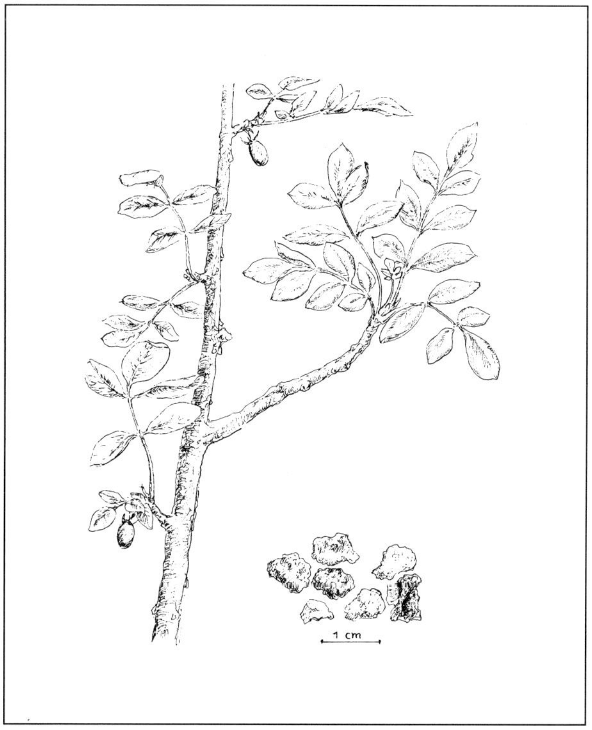

nen Stücke sind nußgroß oder als Körner traubig vereinigt, wie es sich gerade ergibt. Die Bruchfläche ist glänzend, rötlich-braun oder bernsteinfarben, der Geruch aromatisch und der Geschmack würzig, kratzend und nachhaltig bitter. Beim Kauen haftet Myrrhe an den Zähnen.
Inhaltsstoffe (Wirkstoffe): Ätherisches Öl (3 bis 10 %), Harz (20 bis 40 %), Schleim, Pektine und Gummi.
Heilwirkung und Anwendung: Die Wirkung der Droge dürfte wohl in der Hauptsache zurückzuführen sein auf den Gehalt an ätherischem Öl, das desinfizierende und hautreizende Eigenschaften besitzt. Es wird äußerlich verwendet als Tinktur, besonders bei Entzündungen im Mund und am Zahnfleisch. Als Pinselung oder als Spül- und Gurgelmittel bringt Myrrhe hier ausgezeichnete Hilfe. Selbst dann, wenn alle anderen Mittel versagen, heilt entzündetes Zahnfleisch schnell und nachhaltig durch Anwendung von Myrrhe. Man gibt 1 Tropfen der Myrrhentinktur (in jeder Apotheke für wenig Geld zu bekommen) auf den Zeigefinger und massiert das Zahnfleisch mehrmals täglich.
Mein besonderer Rat: Sowohl Kinder als auch Erwachsene, besonders aber Zahnprothesenträger haben häufig entzündetes Zahnfleisch oder entzündete Druckstellen am Gaumen. In diesen Fällen sollte man, ungeachtet ihres nicht so angenehmen Geschmacks, einige Tropfen Myrrhentinktur in ein Glas lauwarmes Wasser geben und mit dieser Mischung spülen und gurgeln. Die Beschwerden verschwinden schnell. Will man zusätzlich noch eine Gerbstoffdroge mit hinzunehmen, so bietet sich die Tormentill (Blutwurz) an. Man bereitet sich einen Tee aus dieser Heilpflanze, dem man dann vor der Verwendung als Spül- und Gurgelmittel noch etwas Myrrhentinktur zufügt. 10 Tropfen pro Tasse genügen.
Und schließlich möchte ich noch eine Rezeptur verraten, die in früheren Zeiten in der Apotheke sehr beliebt war und zu Unrecht in Vergessenheit geraten ist: eine Mischung aus der Myrrhentinktur und der Tormentilltinktur (Blutwurzeltinktur). Sie wurde unverdünnt zum Pinseln des entzündeten Zahnfleisches benutzt, zum Betupfen von Prothesendruckstellen gebraucht und ergab in Verdünnung mit Wasser ein wirksames Gurgelmittel auch bei Hals- und Mandelentzündung.
• *So wird dieses Gurgelmittel bereitet:*

Tormentillae tinctura	30,0
Myrrhae tinctura	50,0

Unverdünnt zum Pinseln des Zahnfleisches oder zum Gurgeln 20 Tropfen in 1/2 Glas lauwarmes Wasser geben.
Nebenwirkungen: Bei der äußerlichen Anwendung der Myrrhentinktur sind keine Nebenwirkungen zu befürchten.

Nelken
(Gewürznelken)

SYZYGIUM AROMATICUM (L.) MERR. ET L. M. PERRY (CARYOPHYLLUS AROMATICUS L.), (EUGENIA AROMATICA [L.] BAILL NON BERG), (EUGENIA CARYOPHYLLUS [SPRENG.] BULLOCK ET HARRISON), (EUGENIA CARYOPHYLLATA THUNB.), (JAMBOSA CARYOPHYLLUS [SPRENG.] NIEDENZU)
Myrtengewächse, MYRTACEAE
Arzneilich verwendete Pflanzenteile:
Die Blütenknospen und das daraus gewonnene ätherische Öl.
Drogenbezeichnung: Gewürznelken = CARYOPHYLLI FLOS (früher: FLORES CARYOPHYLLI), Nelkenöl = CARYOPHYLLI AETHEROLEUM (früher: OLEUM CARYOPHYLLI).

Botanik: *Vorkommen und Pflanzenbeschreibung:* Der Gewürznelkenbaum ist auf den Molukken und den Philippinen beheimatet. Dort, in Malaysia und an der ostafrikanischen Küste wird er kultiviert. Die Stammpflanze ist ein schlanker Baum, der eine Höhe von 10 bis 20 m erreicht und in allen Teilen aromatisch riechendes ätherisches Öl enthält. Das ist eine Besonderheit aller Vertreter der Familie der Myrtaceen. Der Nelkenbaum ist immergrün. Er ist in der Jugend pyramidenförmig, während mit zunehmendem Alter die Zweige auseinanderspreizen und sogar nach unten hängen. Die Blätter sind ledrig, eiförmig, 5 bis 15 cm lang, kahl, durchscheinend punktiert, ganzrandig und gegenständig angeordnet. In endständigen dreiteiligen Schirmrispen stehen die gelblich-weißen Blüten, die einen roten Achsenbecher und Kelch besitzen.
Ernte und Aufbereitung: Man erntet die ganzen Blütenstände, wenn sie voll entwickelte, jedoch noch geschlossene Blüten tragen. Mancherorts schlägt man sie einfach mit Stangen ab, doch meistens geht man sorgfältiger bei der Ernte vor,

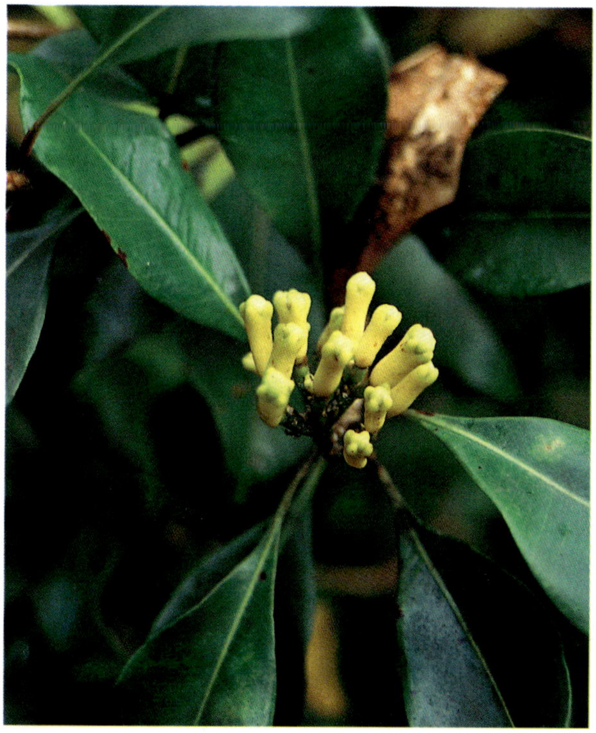

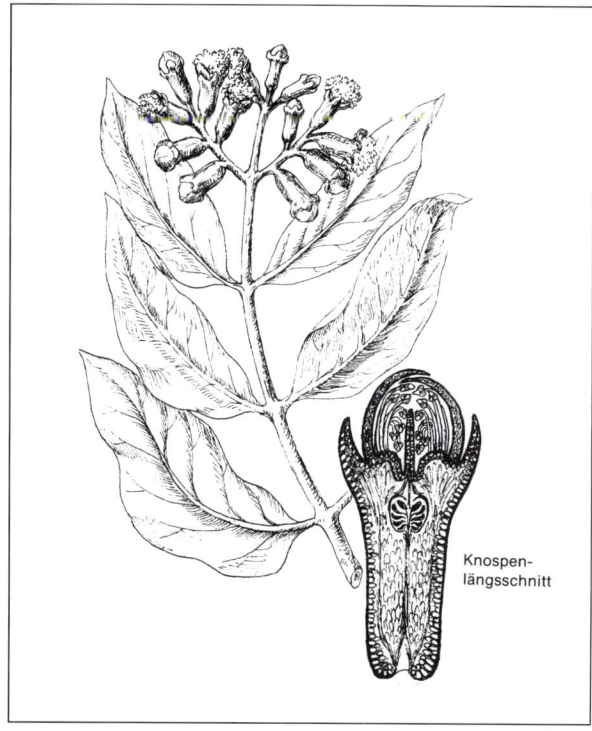

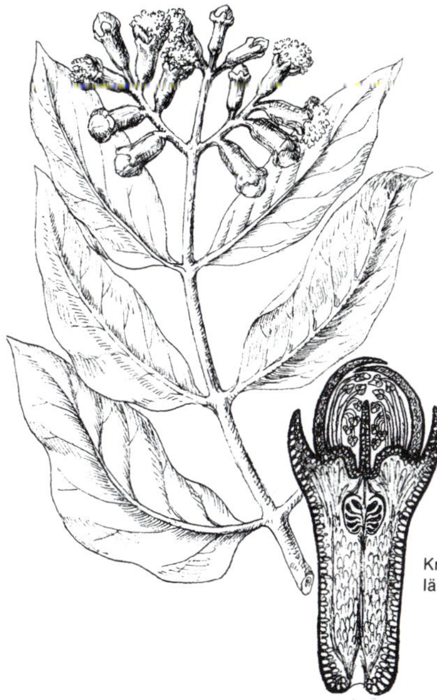

indem man die Blütenstände von Plattformen aus pflückt. Danach werden die Blütenknospen abgezupft und an der Luft getrocknet. Je nach der Herkunft spricht der Handel zum Beispiel von Sansibar-Nelken, von Pennang-Amboina-Nelken oder von Madagaskar-Nelken. Sie unterscheiden sich auch in ihrer Qualität. Das ätherische Nelkenöl gewinnt man nicht nur aus den Blüten, auch Blätter und Rinde werden zur Gewinnung herangezogen.

Inhaltsstoffe (Wirkstoffe): Je nach Herkunft und Qualität enthalten die Gewürznelken 15 bis 22 % ätherisches Öl und 8 bis 14 % Gerbstoffe, daneben Flavonoide, Stereole und etwa 10 % fettes Öl. Das ätherische Öl besteht in der Hauptsache aus Eugenol. Diese beiden Hauptinhaltsstoffe, Gerbstoffe und ätherisches Öl, sind auch Träger der Wirkung.

Heilwirkung und Anwendung: Der Geruch der Gewürznelken und ihr Würzgeschmack bestimmen den Einsatz dieser Droge in der Medizin. Man gebraucht sie hauptsächlich in galenischen Zubereitungen zur Geschmacksverbesserung und als Tonikum. In Form der Tinktur verwendet man sie auch als anregendes Magenmittel, vor allen Dingen aber als Desinfektionsmittel im Mund- und Rachenraum.

Von der desinfizierenden Wirkung der Nelken versprach man sich besonders im Mittelalter sehr viel. In Epidemiezeiten (Pest, Cholera) trugen Ärzte Nelkenketten um den Hals, hielten Nelken zwischen den Lippen oder im Mund und kauten sie, wenn sie ihre Kranken besuchten.

Auch das ätherische Öl findet medizinische Verwendung. Es ist zum Beispiel ein Bestandteil des SPIRITUS MELISSAE COMPOSITUS aus dem DAB 6, eines Melissengeistes also, und auch Inhaltsstoff verschiedener appetitanregender Kräftigungsmittel.

Verwendung als Gewürz: An dieser Stelle möchte ich ein wenig aus der Geschichte der Nelken berichten. Es gab eine Zeit, in der man dieses köstliche Gewürz buchstäblich mit Gold aufgewogen hat. In China kannte man Nelken schon lange vor unserer Zeitrechnung; im alten Ägypten auch, in altägyptischen Grabmälern fand man auf Ketten gezogene Gewürznelken. Die erste Nachricht über die Verwendung in Europa stammt aus der Zeit Kaiser Konstantins, der zwischen 313 und 337 dem Papst Sylvester I. »Caryophylla« überreicht haben soll. Die Äbtissin Hildegard von Bingen nennt sie erstmals Nelken (Nelchin). Über die Araber waren sie nach Europa gelangt. – Später dann verschafften sich die holländischen Kolonialherren auf dieses Gewürz ein Monopol, das von Franzosen und Portugiesen aber bald durchbrochen wurde. – Heute verwendet man die Gewürznelken auf der ganzen Welt zum Würzen von Getränken, Fruchtsäften, eingemachten

Früchten, Kompott und würzigen Backwaren, vor allem Weihnachtsgebäck. Nicht nur der angenehme Duft, den Gewürznelken verbreiten, sondern auch die verdauungsfördernde Wirkung haben die Nelke zu einem beliebten Gewürz gemacht. Zusammen mit Zwiebeln wird Rotkohl, den manche Menschen nicht ohne Beschwerden essen können, bekömmlicher; auch Sauerkraut wird durch Nelken leichter verdaulich. Ein erfahrener Koch spickt die ganzen Zwiebeln mit Nelken und gibt sie dem Krautgericht beim Kochen bei. 5 bis 10 ganze Nelken pro Zwiebel können als Richtzahl gelten. Vor dem Servieren ist das Kraut gut durchzurühren und von den gespickten Zwiebeln zu befreien. Gemahlene Nelken verwendet man – sparsam, bitte – bei Kochfisch, bei der Zubereitung von Saucen für Spaghetti und zum Würzen der verschiedenen Pizzasorten. Eine Wildbeize wird durch Hinzufügen einiger Nelken besonders gut.

Nebenwirkungen: »Allzuviel ist ungesund!« trifft auch für Nelken zu. Das gilt für ihre Verwendung als Gewürz ebenso wie als Arzneimittel. Alle Drogen mit viel ätherischem Öl können die Schleimhäute reizen, was in kleinen Mengen erwünscht, in großen Mengen jedoch schädlich ist. Aber der intensive Geruch verhindert meistens eine Überdosierung.

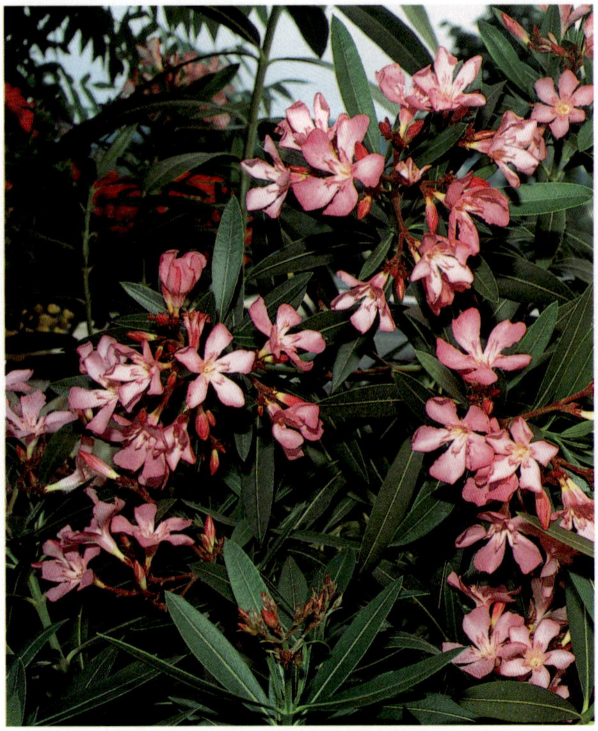

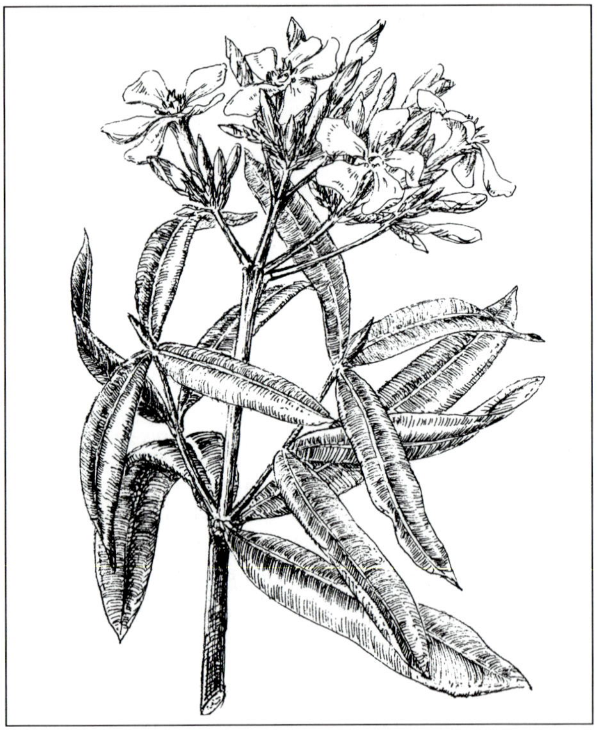

Oleander
(Rosenlorbeer)

▷ *tödlich giftig*
NERIUM OLEANDER L.
Hundsgiftgewächse, APOCYNACEAE
Arzneilich verwendete Pflanzenteile:
Die Blätter.
Drogenbezeichnung: Oleanderblätter = OLEANDRI FOLIUM (früher: FOLIA OLEANDRI).

Botanik: *Vorkommen und Pflanzenbeschreibung:* Wir kennen den Oleander als Zierpflanze, die wir in Bottichen und Kübeln ziehen. Seine Heimat ist der Mittelmeerraum, aber auch die Schwarzmeerküste, Zentralasien und Südamerika. Dort gedeihen die verschiedensten Arten. Die Stammpflanze, Nerium oleander, ist ein kleiner Baum oder Strauch, der bis zu 5 m hoch wird. Die lederartigen Blätter sind lanzettlich-spitz und können bis 15 cm lang werden. Sie sind durch einen sehr starken Mittelnerv und fast parallel verlaufende Seitennerven geprägt; in den Blattstiel verschmälert, sitzen sie vornehmlich in dreizähligen Quirlen. Seltener sind sie zu zweit

gegenständig oder zu viert im Quirl angeordnet. Der Blattrand ist meistens umgerollt. Die ansehnlichen Blüten sind zu endständigen trugdoldigen Rispen vereinigt. Der trichterförmige Kelch ist tief fünfspaltig, die tellerförmig ausgebreitete fünfzipfelige Krone ist leuchtend rot oder weiß. Die schotenartig verlängerten Balgkapseln werden bis 15 cm lang und enthalten zahlreiche Samen mit einer Haarkrone an der Spitze.
Inhaltsstoffe (Wirkstoffe): Zahlreiche herzwirksame Glykoside, von denen das Oleandrin das wichtigste ist, und mehrere Flavonglykoside.
Heilwirkung und Anwendung: Der Oleander liefert uns ein Beispiel, wie eine tödlich giftige Pflanze in der Hand des Arztes zu einem vorzüglichen Arzneimittel werden kann. Zubereitungen aus den Oleanderblättern als Tinktur, Fluidextrakt oder standardisierte Präparate werden von Ärzten als Herzmittel ähnlich wie Digitalis (Fingerhut) oder Convallaria (Maiglöckchen) gebraucht. Die Droge selbst wird nicht verordnet. Oleanderblätter dürfen auf keinen Fall zur Selbstbehandlung verwendet werden.
Anwendung in der Homöopathie: Die meisten homöopathischen Arzneimittel werden aus frischen Pflanzen hergestellt. Bei Oleander wird sogar vorgeschrieben, daß es frische Blätter sein müssen, die vor der Blütezeit gesammelt werden (FOLIA RECENTIA, ANTEQUAM PLANTA FLORIUT COLLECTA).
Auch hier steht die Verwendung als Herzmittel im Vordergrund: bei Herzmuskelentzündung, Herzmuskelentartung, verbunden mit Ödemen und Angina pectoris (Brustenge). Aber auch nässende Ekzeme, besonders am Hinterkopf und hinter den Ohren, Milchschorf sowie Darmbeschwerden mit Blähungen lassen sich mit Oleander günstig beeinflussen. Bei Herzsinsuffizienz (Herzschwäche) dosiert man hoch. Es werden die Urtinktur (Ø) oder die Potenz D1 gegeben, wobei 3mal täglich 3 bis 15 Tropfen auszuprobieren sind. Je nach Schwere des Falles ist die Dosierung festzulegen.
Es ist aber nicht ratsam, eine Selbstmedikation mit dem Homöopathikum Oleander bei Herzkrankheit zu versuchen, weil man in dieser Dosierung nicht von »homöopathischer Dosis« im eigentlichen Sinne sprechen kann.
Anders ist die Dosierung bei Ekzemen und Darmbeschwerden. Hier wird das Mittel in den Potenzen D3 bis D12 empfohlen, wovon man 3- bis mehrmals täglich 5 bis 15 Tropfen gibt.

Nebenwirkungen: Es wurde schon mehrmals die Giftigkeit des Oleander erwähnt und vor einer Selbstbehandlung damit gewarnt. Erbrechen, Pupillenerweiterung und Sinnesverwirrung, schwere Durchfälle und Koliken sind die Anzeichen für eine Vergiftung mit Oleander. Die Erste-Hilfe-Maßnahmen (→ Seite 33) sind schnellstens einzuleiten. Der Arzt ist sofort zu rufen.

Passiflora
(Passionsblume)

PASSIFLORA INCARNATA L.
Passionsblumengewächse, PASSIFLORACEAE
Arzneilich verwendete Pflanzenteile:
Das Kraut (ohne die Wurzeln).
Drogenbezeichnung: Passionsblumenkraut = PASSIFLORAE HERBA (früher: HERBA PASSIFLORAE).

Botanik: *Vorkommen und Pflanzenbeschreibung:* Die Passionsblume ist in ganz Amerika und in Ostindien heimisch. Sie bildet bis 5 m lange kahle, dünne, schwach gerillte rankende Stengel aus, an denen die gestielten, tief dreilappigen, am Grund keilförmigen Blätter wechselständig angeordnet sind. Die Blattlappen sind eiförmig-lanzettlich, am Rand kleingesägt. Der Blattstiel ist mit 2 extrafloralen Nektardrüsen ausgestattet. In vielen Blattachseln werden lange, sich eng zusammenziehende einfache Ranken ausgebildet. Die gestielten Blüten, die mit ausgebreiteten Kelch- und Blütenblättern einen Durchmesser von etwa 8 cm besitzen, stehen in den Achseln der jüngsten Blätter. Die am Grund zu einer kurzen Röhre verwachsenen Kelchblätter sind länglich-eiförmig und stachelspitzig. Die Blumenblätter, die weiß, fleischrot oder fast violett gefärbt sind, haben die Form der Kelchblätter, sind aber vorn stumpf. Innerhalb der Blumenkronblätter befindet sich ein dichter Fadenkranz purpurroter, innen fast schwarzer Nebenkronblätter. Sie haben 5 Staubgefäße. Die Griffel sind unterwärts verwachsen.
Ernte und Aufbereitung: Zur Blütezeit werden die oberirdischen Teile geerntet und schonend getrocknet. Für die Bereitung der homöopathischen Urtinktur wird die Pflanze auch in Kulturen gezogen, da man das frische Kraut benötigt.

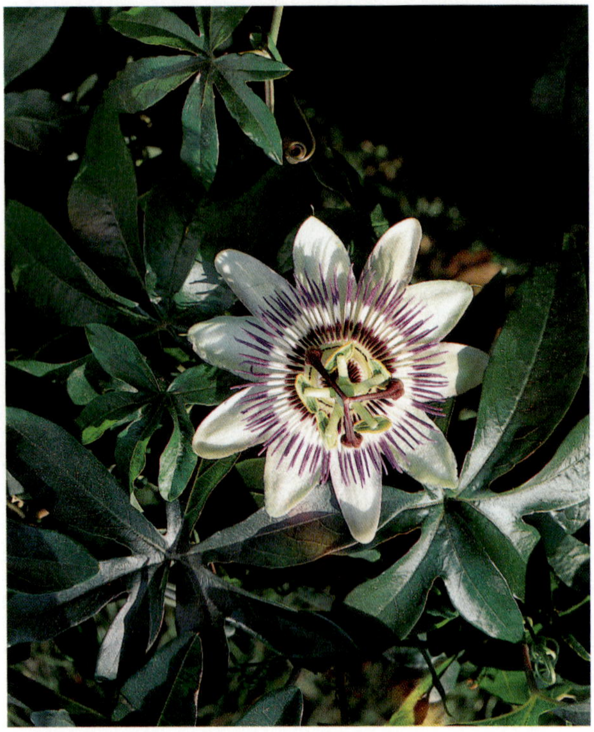

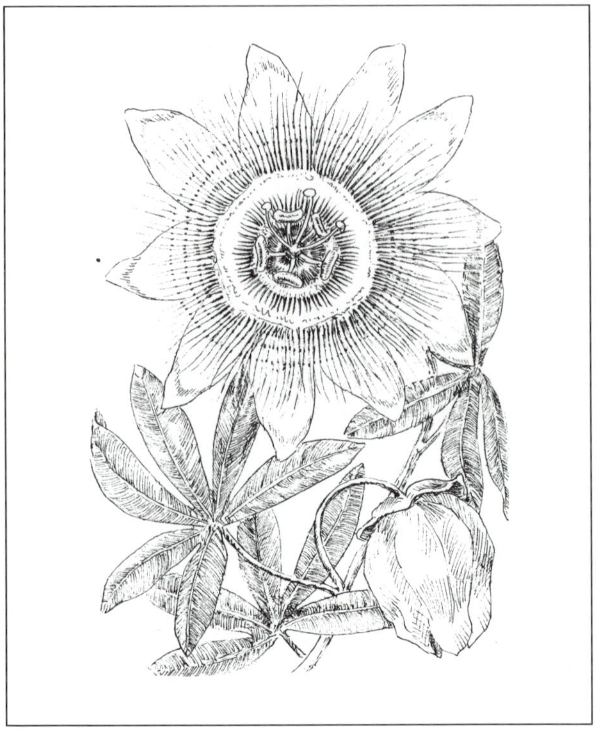

Inhaltsstoffe (Wirkstoffe): Flavonoide mit Vitexin als wichtigste Komponente, Cumarin, Umbelliferon, Maltol. Harmin oder andere verwandte Harmala-Alkaloide, auf die die sedierende Wirkung lange Zeit zurückgeführt wurde, sind – wenn überhaupt – nur in sehr geringer Menge vorhanden.

Heilwirkung und Anwendung: Im Schrifttum über die medizinische Verwendung der Passionsblume in Form von Tee oder galenischen Zubereitungen findet man fast übereinstimmend, daß sie bei nervöser Schlaflosigkeit, allgemeiner Nervosität, verschiedenartigen Erregungszuständen, Epilepsie und Tetanus wirksam sei. Herzneurosen, Unregelmäßigkeiten des Kreislaufs und leicht erhöhter Blutdruck lassen sich unterstützend mit dieser Heilpflanze behandeln. Besonders in Verbindung mit Baldrian, Hopfen und auch Johanniskraut kann man Schlafstörungen günstig beeinflussen.

Das BGA nennt für den Passionsblumen-Tee folgende Anwendungsgebiete: nervöse Unruhe, leichte Einschlafstörungen, nervös bedingte Beschwerden im Magen-Darm-Bereich und empfiehlt folgende Teezubereitung: 1 Teelöffel Passionsblumenkraut mit 150 ml heißem Wasser übergießen und nach 10 Minuten abseihen.

Als rechte Dosierung wird eine halbe Stunde vor dem Zubettgehen eine Tasse Tee getrunken.

Anwendung in der Homöopathie: Das Homöopathikum *Passiflora* verwendet man in erster Linie als Schlafmittel. Gebraucht wird das Mittel als Urtinktur (Ø) und in den niederen Potenzen D1 und D2. Man gibt etwa 3 Stunden vor dem Schlafengehen 5 bis 20 Tropfen, die Einnahme wird unmittelbar vor dem Zubettgehen wiederholt. Selbst eine hohe Dosierung (bis zu 60 Tropfen pro Dosis) ist unbedenklich. Die Menge richtet sich nach der Wirkung. Neben der Verwendung als Schlafmittel nutzt man Passiflora auch als leichtes krampflösendes Mittel, als Schmerz- und als Rheumamittel. Auch hier bevorzugt man die Urtinktur und die niederen Potenzen, von denen man mehrmals täglich (5- bis 10mal täglich) 5 bis 15 Tropfen gibt.

Mein besonderer Rat: Viele Menschen, besonders auch jüngere, die sich über Schlaflosigkeit beklagen, sind sich durchaus darüber im klaren, daß es nicht gefahrlos ist (auf keinen Fall gesund für sie), sogleich zur Schlaftablette oder gar zu einem starken Mittel zu greifen. Hier bietet sich als echte Alternative eine bewährte Mixtur an.

• *So ist die Mixtur gegen Schlaflosigkeit zusammengesetzt:*

Passiflora (homöopathische Urtinktur)	30,0
Baldriantinktur	30,0
Pomeranzentinktur	5,0

Bei Einschlafschwierigkeiten kann man 1 Stunde vor dem Schlafengehen 1 Teelöffel der Mixtur in Wasser nehmen. Diese Mixtur entkrampft, entspannt und fördert die Schlafbereitschaft. »Jetzt macht mir das Warten auf den Schlaf Vergnügen«, erzählte eine Patientin, der ich diesen Schlaftrunk empfohlen hatte.
Nebenwirkungen sind nicht bekannt.

Perubalsam

MYROXYLON BALSAMUM (L.) HARMS VAR. PEREIRAE (ROYLE) HARMS (MYROXYLON PEREIRAE [ROYLE] BAILL.)
Schmetterlingblütengewächse, FABACEAE (LEGUMINOSAE)
Arzneilich verwendete Pflanzenteile: Der Balsam aus den Zweigen und dem Stamm.
Drogenbezeichnung: Perubalsam = BALSAMUM PERUVIANUM.

Botanik: *Vorkommen:* Den Perubalsam liefert uns ein stattlicher Baum, der in Zentralafrika beheimatet ist. Er wird bis zu 16 m hoch.
Ernte und Aufbereitung: Sehr interessant ist die Gewinnung des Balsams, denn so, wie er in den Handel kommt, ist er in der Pflanze nicht vorhanden. Er verändert sich bei der Gewinnung. Zunächst wird der Stamm der Bäume etwas über dem Boden mit stumpfem Werkzeug beklopft. Dann wird die primäre Rinde abgelöst und die Wundstelle mit brennenden Fackeln angeschwelt. Nach einigen Tagen tritt aus dieser Wundstelle der Balsam aus, den man dann mit Lappen auffängt. Nach dieser ersten Ernte wird die Rinde tiefer eingeschnitten und erneut geschwelt, so wird weiterer Balsam gewonnen.
Durch das Auskochen der Lappen und der Rindenstücke erhält man zunächst den Rohbalsam, der dann verschiedenen Reinigungsprozessen unterworfen wird. Das Endprodukt ist ein wohlriechender, dunkler sirupartiger Balsam.
Es sind sehr unterschiedliche Qualitäten im Handel, die sich durch verschiedene Färbung, verschiedene Konsistenz und auch verschiedene Zusammensetzung unterscheiden. Der Grund dafür ist die komplizierte Gewinnungsweise des Balsams. In guter Qualität bekommt man ihn in der Apotheke.

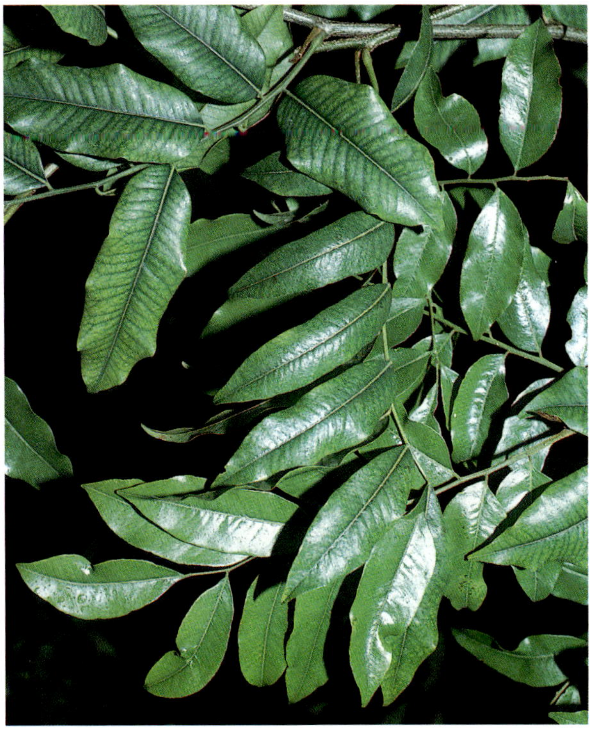

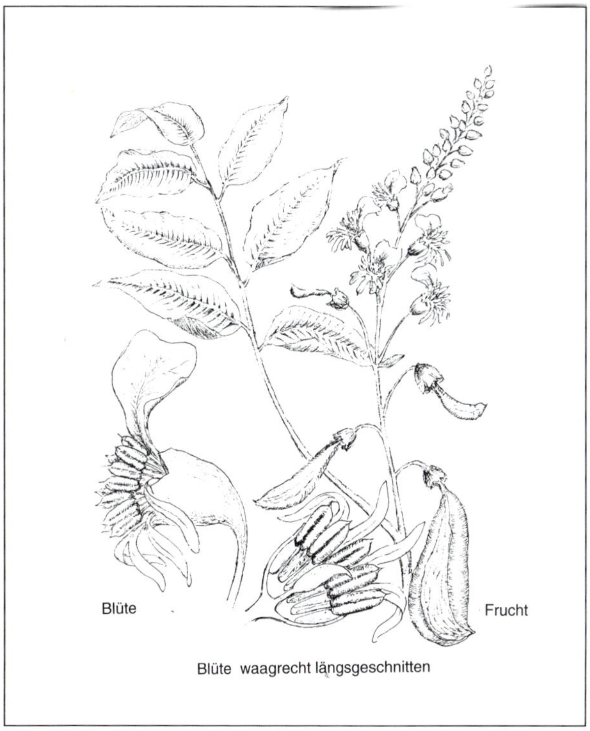

Inhaltsstoffe (Wirkstoffe): 50 bis 75 % Cinnamein, ein Gemisch aus etwa 2/3 Benzoesäurebenzylester und 1/3 Zimtsäurebenzylester, etwa 30 % Harz, freie Zimtsäure, Benzoesäure, Nerolidol, Cumarin, Farnesol und Vanillin. All dies sind wohlriechende Stoffe.

Heilwirkung und Anwendung: Der Perubalsam ist ein mildes Hautreizmittel und Antiseptikum, das die Wundheilung anregt, eitrige Wunden reinigt und bei Frostbeulen und auch bei offenen Frostschäden gute Dienste leistet.
Die bei uns jetzt fast nicht mehr vorkommende Krätze konnte mit Perubalsam behandelt werden. Innerlich gebraucht man gelegentlich Perubalsam bei chronischer Bronchitis.
Selten wird der Balsam unverarbeitet angewendet, man verarbeitet ihn hingegen häufiger zu Salben, mit denen dann die obengenannten Beschwerden behandelt werden.
Da sich Perubalsam ebenso als Mittel gegen Hämorrhoiden bewährt hat, gibt es auch Zäpfchen, die diesen Balsam enthalten.
Ganz besonders beliebt ist Perubalsam in der Tierheilkunde. Die sogenannten »Kalkbeine« bei Hühnern, eine parasitäre Erkrankung, und die Milben-Räude bei Hunden, Pferden und Rindern bessern sich schnell.
Nebenwirkungen: Es gibt Menschen, die den Perubalsam auf der Haut nicht vertragen, also auch nicht mit Perubalsam-Salben behandelt werden können. Außerdem ist vor längerer und großflächiger Behandlung mit reinem Perubalsam zu warnen, weil Nierenreizungen beobachtet wurden.

Pomeranzen

CITRUS AURANTIUM L. SSP. AURANTIUM
(CITRUS AURANTIUM L. SSP. AMARA ENGL.)
Rautengewächse, RUTACEAE
Arzneilich verwendete Pflanzenteile:
Unreife Pomeranzen, Pomeranzenschale und das daraus gewonnene ätherische Öl, Blüten.
Drogenbezeichnung: Unreife Pomeranzen = AURANTII FRUCTUS IMMATURUS (früher: FRUCTUS AURANTII IMMATURI), Pomeranzenschale = AURANTII PERICARPIUM (früher: PERICARPIUM AURANTII), Pomeranzenschalenöl = AURANTII PERICARPII AETHEROLEUM (früher: OLEUM AURANTII PERICARPII), Pomeranzentinktur = AURANTII TINCTURA (früher: TINCTURA AURANTII), Pomeranzenblüten = AURANTII FLOS (früher: FLORES AURANTII).

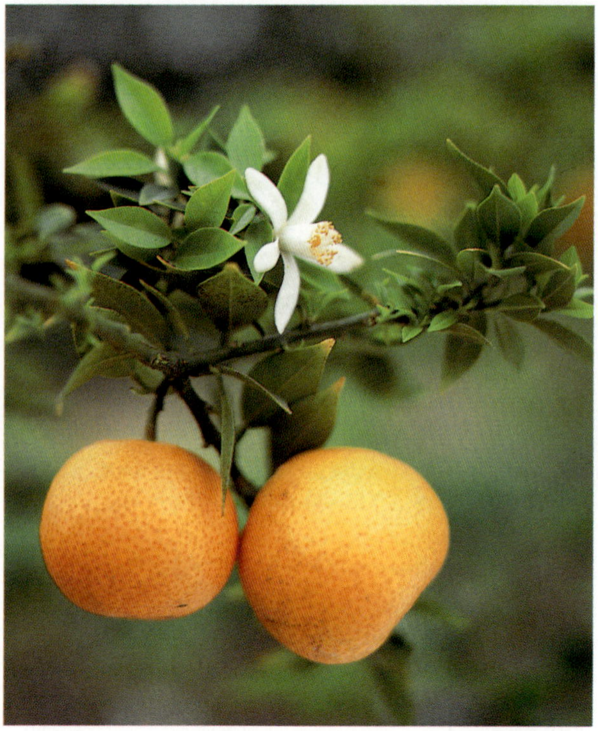

Botanik: *Vorkommen und Pflanzenbeschreibung:* Die Stammpflanze der arzneilich genutzten Pomeranzen ist ein 6 bis 12 m hoher flachwurzeliger Baum, der in Ostindien beheimatet ist. Durch die Araber wurde er um 1200 ins Mittelmeergebiet gebracht, wo er heute in großer Anzahl in Kulturen gezogen wird. Auch in anderen tropischen und subtropischen Gebieten wird er kultiviert.
Der Baum hat eine reich verästelte kugelige Krone. An den Zweigen stehen die Blätter in spiraliger Anordnung, in den Blattachseln die weißen Blüten, die mitunter auch an den Enden der Zweige zu kleinen Infloreszenzen (Blütenständen) vereinigt sind. Der längliche Fruchtknoten entwickelt sich zu einer fast kugeligen Beere, die zur Reifezeit unserer Apfelsine, der Frucht einer süßen Unterart der Pomeranze, gleicht.
Ernte und Aufbereitung: Man erntet die unreifen Pomeranzen, wenn sie eine Größe von 0,5 cm bis maximal 1 cm Durchmesser haben, und trocknet sie an der Luft. Meistens aber gebraucht man nur die Schalen der Pomeranzen, die von ganz reifen Früchten stammen. Man schält die Pomeranzen und befreit die Schale von der weißen Innenschicht, dem sogenannten Albedo, so daß nur die äußere Schicht mit den eingebetteten Ölzellen übrigbleibt. Diese Schalen werden dann schonend getrocknet.

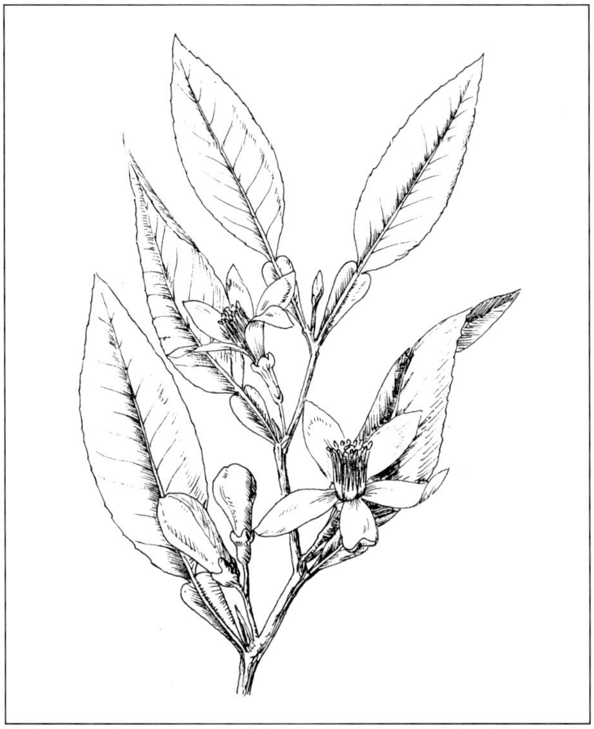

Anmerkung: Bei den Pomeranzen handelt es sich nicht um unsere Apfelsinen, die gelegentlich auch Pomeranzen genannt werden. Es besteht aber eine enge Verwandtschaft, wie auch zu den verschiedensten anderen Züchtungen, beispielsweise Zitrone, Mandarine, Grapefruit, die jedoch arzneilich nicht genutzt werden. Die erste Unterart war die Citronat-Zitrone, die in der römischen Kaiserzeit eingeführt wurde. Die anderen Arten gelangten zur Zeit der arabischen Herrschaft in Spanien und Sizilien nach dort. Heute werden die verschiedenen Citrusarten in allen wärmeren Zonen kultiviert.

Inhaltsstoffe (Wirkstoffe): Der wichtigste Inhaltsstoff ist das ätherische Öl, das in hochwertigen Pomeranzenschalen mindestens zu 1 % enthalten ist. Mehrere Bitterstoffe, Hesperidin und etwas Gerbstoff sind wirksame Begleitstoffe.

Heilwirkung und Anwendung: Das ätherische Öl und die Bitterstoffe bestimmen die Wirkung der Droge, die als klassisches Beispiel einer aromatischen Bitterstoffdroge anzusehen ist. Besonders hervorzuheben: der erfrischende und anregende Duft, durch den die verschiedensten Teemischungen eine angenehme Komponente erhalten. Den Pomeranzenschalen-Tee allein verwendet man kaum; in der Schulmedizin gebraucht man in der Hauptsache die Tinktur (Aurantii tinctura) als geschmacksverbessernde Ergänzung zu den verschiedensten Arzneien, besonders solchen, die als Kräftigungsmittel Verwendung finden. Pomeranzenschalen und die unreifen Pomeranzen wurden vom BGA als appetitanregendes, magensaftbildendes Mittel anerkannt.

Mein besonderer Rat: Kinder, die schlecht essen, verfügen meist über zu wenig Verdauungssaft, der ja die Voraussetzung für Appetit und Bekömmlichkeit der Nahrung ist. Man kann ihnen schnell helfen, wenn man ihnen 1/2 Stunde vor den Hauptmahlzeiten 20 Tropfen Pomeranzentinktur in 1 Likörglas Wasser gibt. Der erfrischende Duft und die Reaktion der Bitterstoffe im Magen aktivieren die Magensaftproduktion und steigern die Eßlust.

• *So wird die Teemischung gegen Appetitlosigkeit bereitet:*

Pomeranzenschalen	10,0
Tausendgüldenkraut	10,0
Hagebutten	10,0

1 gehäuften Teelöffel der Mischung mit 1/4 l heißem Wasser überbrühen, 5 Minuten ziehen lassen, abseihen und 1/2 Stunde vor den Mahlzeiten mäßig warm und ungesüßt trinken.

Nebenwirkungen: Nebenwirkungen sind bei normaler Dosierung nicht bekannt.

Zusatz: In neuerer Zeit gebraucht man auch Pomeranzenblüten, die allgemein Orangenblüten genannt werden, weil sie auch von der Apfelsine (Citrus sinensis [L.] Pers.) abstammen dürfen. Man schreibt ihnen eine beruhigende Wirkung zu. Das gilt ebenso für Orangenblätter. Blüten und Blätter setzt man gern Schlaf- und Nerventees zu, gebraucht sie jedoch auch als Beigabe zu Magentees. Das aus frischen Orangenblüten durch Wasserdampfdestillation gewonnene ätherische Öl (Neroliöl) wird in der Kosmetik viel gebraucht.

Mein besonderer Rat: Zwei Teemischungen mit Orangenblüten haben sich in der Praxis besonders bewährt.

• *Eine Teemischung gegen Nervosität und Unruhe:*

Melissenblätter	20,0
Johanniskraut	10,0
Orangenblüten	10,0
Hagebutten	5,0

• *Eine Teemischung gegen Schlafstörungen:*

Baldrianwurzel	10,0
Hopfen	10,0
Melissenblätter	10,0
Orangenblüten	10,0

Beide Tees werden auf die gleiche Weise bereitet: 2 Teelöffel der Mischung mit 1/4 l kochendem Wasser übergießen, zugedeckt 5 Minuten ziehen lassen, abseihen.
Von der ersten Teemischung 2- bis 3mal täglich, vom Schlaftee nur am Abend 1 Tasse Tee mäßig warm und eventuell mit Honig gesüßt trinken.
Anmerkung: Mit der Pomeranze eng verwandt ist die *Zitrone,* CITRUS LIMON (L.) BURM., auch CITRUS MEDICA L. VAR. LIMONUM genannt. Das Deutsche Arzneibuch 6. Ausgabe (DAB 6) und das Schweizer Arzneibuch Ph. Helv. VII haben die getrockneten Schalen als Heildroge aufgenommen, obgleich heute nur sehr wenig Zitronenschalen arzneilich verwendet werden. Die Droge stammt aus den Mittelmeerländern. Sie enthält ätherisches Öl mit Limonen und Citral, Flavonoide, Carotinoide und Cumarinderivate. Gelegentlich ist die *Zitronenschale* Bestandteil von Teemischungen gegen Magen- und Darmbeschwerden, gegen Appetitlosigkeit und neuerdings auch gegen Venenleiden. Ansonsten ist die Droge ein beliebtes Aromatikum und Lieferant des ätherischen Zitronenöls.

Quebracho

ASPIDOSPERMA QUEBRACHO-BLANCO SCHLECHTEND.
Hundsgiftgewächse, APOCYNACEAE
Arzneilich verwendete Pflanzenteile:
Die Rinde.
Drogenbezeichnung: Quebrachorinde = QUEBRACHO CORTEX (früher: CORTEX QUEBRACHO).

Botanik: *Vorkommen und Pflanzenbeschreibung:* Im westlichen Argentinien, in Chile und Bolivien ist der mächtige Quebrachobaum zu Hause, der als einziger der 50 Arten des Genus Aspidosperma medizinische Bedeutung erlangt hat. Der 13 bis 20 m hohe immergrüne Baum ist leicht zu erkennen, denn er hat den Wuchs unserer Trauerweide.
Ernte und Aufbereitung: Von ausgewachsenen Bäumen schält man die graue oder gelbbraune Rinde, die an der Luft getrocknet wird und in Form großer, rinnenförmiger oder gebogener Stücke von 3 cm Dicke in den Handel kommt.
Inhaltsstoffe (Wirkstoffe): In der Droge sind mehrere wirksame Alkaloide enthalten, darunter Quebrachin = Yohimbin und das Aspidospermin.
Heilwirkung und Anwendung: Unsere Schulmedizin bezog ihr Wissen über den Quebrachobaum zunächst aus der Volksmedizin Argentiniens und Boliviens. Dort benutzte man die Rinde und daraus hergestellte wäßrige und alkoholische Auszüge als Mittel gegen Atembeschwerden, fiebrige Erkrankungen, Leberstörungen und zur Kräftigung. Bei uns wurde daraufhin die Quebrachorinde galenischen Zubereitungen der verschiedensten Hustenmittel beigefügt. Besonders stark bessert Quebracho die Beschwerden der Patienten, die an Staublunge und spastischer Bronchitis leiden. Auch die Kurzatmigkeit bei sogenanntem Herzasthma wird günstig beeinflußt. Einen Tee aus Quebrachorinde benutzt man hingegen sehr selten.
Anwendung in der Homöopathie: In der Homöopathie wird das Heilmittel in der zweiten und dritten Potenz (D2 und D3) verwendet bei Erkrankungen der Lunge, bei Bronchial- und Herzasthma, bei Atemnot infolge von Herzleiden und auch als Kräftigungsmittel.
Nebenwirkungen: Überdosierungen sind zu vermeiden, weil es danach unter anderem zu Erbrechen kommen kann.

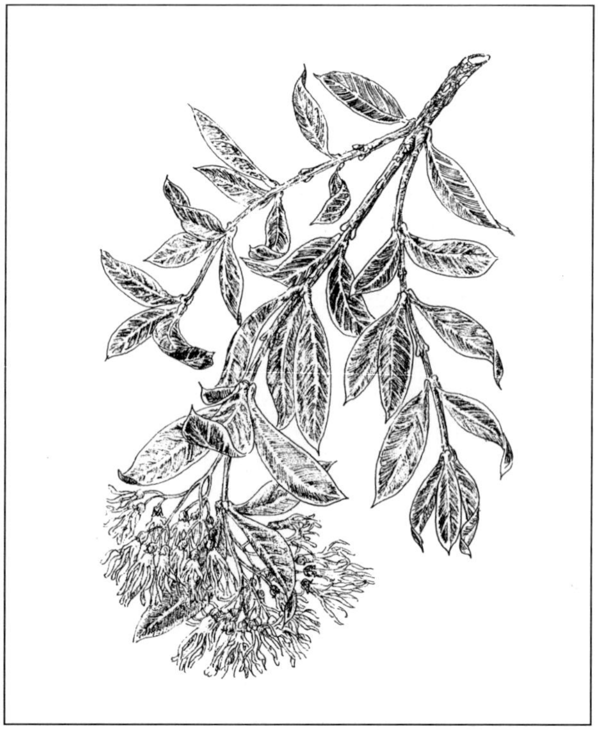

Quillaja
(Seifenrinde, Panamaholz)

QUILLAJA SAPONARIA MOL.
Rosengewächse, ROSACEAE
Arzneilich verwendete Pflanzenteile: Die geschälte Rinde.
Drogenbezeichnung: Seifenrinde = QUILLAIAE CORTEX (früher: CORTEX QUILLAIAE).

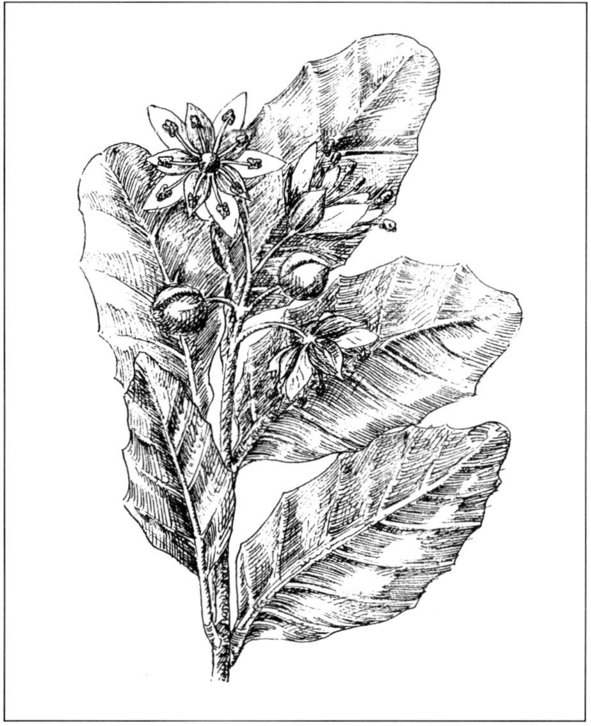

Botanik: *Vorkommen und Pflanzenbeschreibung:* In Peru, Chile und Bolivien wächst die Stammpflanze unserer Quillaja.
Dieser immergrüne Baum kann bis zu 20 m hoch werden und hat einfache ledrige Blätter. Blattachselständig sitzen die fünfzähligen Blüten an kurzen Stielen. Sie haben Ähnlichkeit mit unseren Apfelblüten.
Ernte und Aufbereitung: Die Rinde dieses Baumes – die Droge – wird von den Ästen und Zweigen in langen Stücken abgeschält, von der borkigen Außenrinde befreit und getrocknet.
Die Handelsdroge besteht aus langen, 10 bis 15 cm breiten und etwa 1 cm dicken Platten, die außen längsstreifig und innen glatt sind. Die gelbliche Rinde läßt schon mit bloßen Auge kleine Kristalle erkennen, die auf der Droge glitzern.
Inhaltsstoffe (Wirkstoffe): Bis zu 10 % Quillajasaponin und ebensoviel Oxalsäure. Daneben Quillajasäure, weinsaure Salze, Bitterstoffe, Gerbstoffe und Stärke.
Heilwirkung und Anwendung: Saponindrogen finden in der Medizin meistens bei Bronchitis mit zähem Schleim Verwendung. Demzufolge hilft auch die Seifenrinde bei diesem Krankheitsbild. Früher jedoch als diese Droge hatte die Senega ihren Platz in der Medizin gegen solche Beschwerden erobert. Obgleich einige Autoren darauf hinweisen, daß Seifenrinde verträglicher sei als Senega, außerdem ein Wirkstoffschwund beim Lagern nicht zu befürchten ist, konnte sich diese Droge bei uns nicht durchsetzen. Man gebraucht sie lediglich bei der Herstellung von Zahnpulvern und besonders von teerhaltigen medizinischen Waschmitteln. Es ist nicht ausgeschlossen, daß die Seifenrinde eines Tages wieder häufiger verwendet wird; man konnte feststellen, daß das Quillajasaponin Pilzwachstum hemmt. Hautpilze sind in unserer Zeit sehr verbreitet.
Außerhalb der Medizin verwendet man die Seifenrinde immer noch recht häufig als Waschmittel. Besonders ältere Leute ziehen sie zur Pflege wertvoller Seidengewänder jedem anderen Waschmittel vor. Außerdem enthalten verschiedene Handwaschpasten, die zur Entfernung von Öl-, Farb- und Teerflecken dienen, Zubereitungen aus der Quillaja.
Nebenwirkungen: Der hohe Gehalt an Saponin und Oxalsäure verbietet eine Selbstbehandlung mit Quillaja. Ihre Verwendung muß vom Arzt bestimmt werden.
Reizerscheinungen, Erbrechen und Nierenschädigung sind zu erwarten, wenn die Droge unsachgemäß gebraucht wird.

Ratanhia

KRAMERIA TRIANDRA RUIZ ET PAV.
Krameriengewächse, KRAMERIACEAE
Arzneilich verwende Pflanzenteile:
Die Wurzel.
Drogenbezeichnung: Ratanhiawurzel = RATANHIAE RADIX (früher: Radix Ratanhiae), Ratanhiatinktur = RATANHIAE TINCTURA (früher: TINCTURA RATANHIAE).

Botanik: *Vorkommen und Pflanzenbeschreibung:* In den Anden von Bolivien und Peru wächst an sandigen unfruchtbaren Hängen der etwa 1 m hohe Ratanhiastrauch mit oft niederliegenden behaarten Ästen. Daran sitzen etwa 1 cm lange spitzeiförmige Blätter, die beiderseitig gelblich-weiß behaart sind. In den Blattachseln stehen die Blüten mit 4 grünen und an der Innenseite roten Kelchblättern. Die Frucht ist stachelig.
Ernte und Aufbereitung: Die verwendeten Wurzeln stammen von wildwachsenden Pflanzen. Man gräbt sie aus und trocknet sie. Sie sind faustdick, knorrig oder knollig und mit 1 bis 3 cm dicken geraden oder auch gebogenen Nebenwurzeln versehen. Die Ratanhiawurzel ist geruchlos, das Holz fast geschmacklos, doch die Rinde schmeckt stark zusammenziehend.

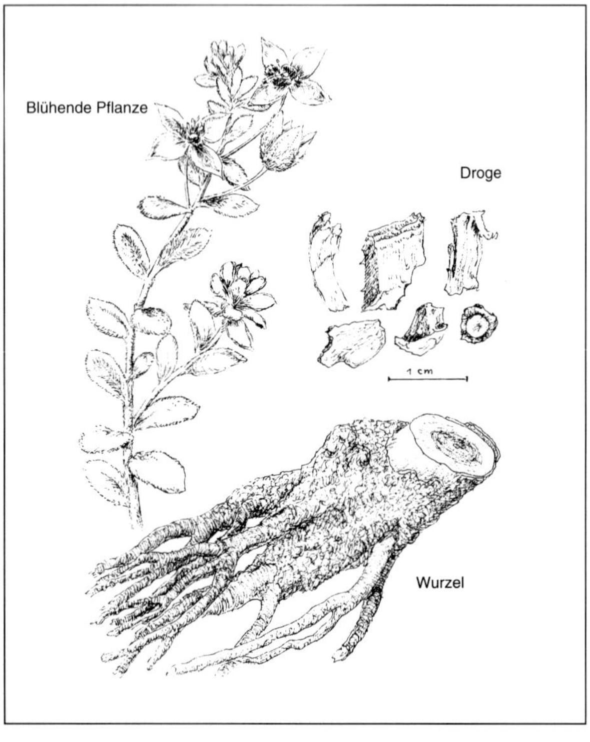

Inhaltsstoffe (Wirkstoffe): Verschiedene Gerbstoffe, die weniger im Holz und mehr in der Rinde vorhanden sind. Der glykosidische Ratanhiagerbstoff nimmt bei der Lagerung ab, indem er sich in Gerbstoffrot umwandelt und dann wasserlöslich ist.
Heilwirkung und Anwendung: Die Ratanhiawurzel ist eine ausgesprochene Gerbstoffdroge, die folglich bei Schleimhautentzündungen im Mund- und Rachenraum, in Magen und Darm und bei Durchfällen verschiedenster Art angewendet wird. In der Medizin hat sich die Tinktur durchgesetzt, die innerlich und äußerlich gebraucht wird. Sie ist Bestandteil der verschiedensten Mundpflegemittel und wird – besonders mit Myrrhentinktur gemischt – häufig verwendet. Ratanhia ist die ausländische Konkurrenz unserer heimischen Blutwurzel.
Das BGA beschränkt seine Anwendungsempfehlung auf Entzündungen des Zahnfleisches und der Mundschleimhaut.
• *So wird der Tee zubereitet:* 1/2 Teelöffel Ratanhiawurzel mit 1/4 l siedendem Wasser übergießen und 15 Minuten lang ausziehen.
Anwendung in der Homöopathie: Das Homöopathikum *Ratanhia* wird vor allen Dingen gegen schmerzhafte und nässende Hämorrhoiden und Analfissuren (Risse im After) sowohl innerlich als auch äußerlich gebraucht.
Für Entzündungen im Mund und am Zahnfleisch nutzt man es ebenfalls.
Für die innerliche Anwendung gebraucht man das Mittel in der zweiten und dritten Potenz (D2 und D3), zu Pinselungen und zum Gurgeln die im Verhältnis 1:1 mit Wasser verdünnte Urtinktur (Ø).
Nebenwirkungen: Ich bin der Meinung, daß man Nebenwirkungen nicht zu fürchten braucht, doch ist in der Literatur ein Fall von Ratanhia-Allergie beschrieben: Nach Pinseln und Gurgeln mit Ratanhia kam es zu Schwellungen der Lippen und Knötchenbildung am Zahnfleisch.

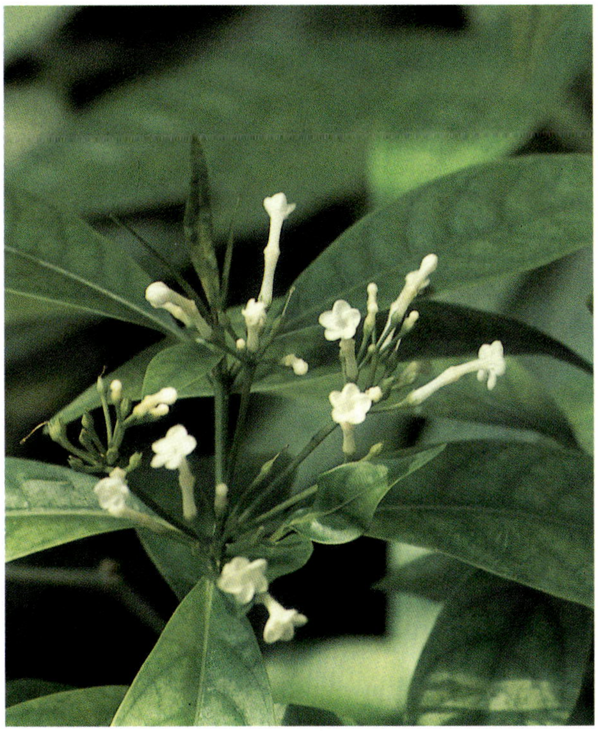

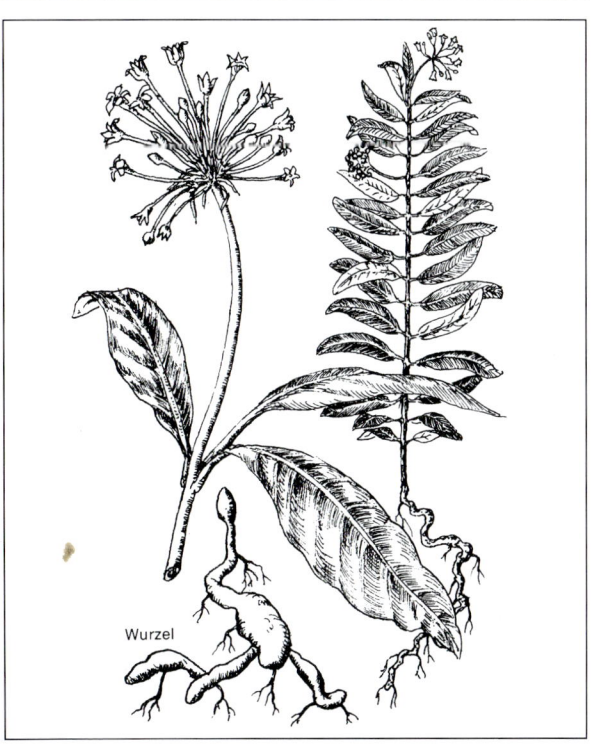

Rauwolfia
(Schlangenwurzel)

RAUWOLFIA SERPENTINA (L.) BENTH.
Hundsgiftgewächse, APOCYNACEAE
Arzneilich verwendete Pflanzenteile:
Die Wurzel.
Drogenbezeichnung: Rauwolfiawurzel = RAUWOLFIAE RADIX (früher: RADIX RAUWOLFIAE).

Botanik: *Vorkommen und Pflanzenbeschreibung:* Rauwolfia serpentina wächst wild in den tropischen Gebieten des Himalaja und in Sikkim, in Nord- und Zentralbengal, Pegu, auf der Halbinsel Dekkan, auf Ceylon und Java. Die Pflanze ist ein kleiner, 20 bis 45 cm, selten auch 60 bis 90 cm hoher Strauch mit weißer Rinde. Die Blätter sind 6 bis 17 cm lang, 3 bis 7 cm breit, elliptisch bis lanzettlich oder eiförmig zugespitzt, in einen kurzen Stiel verschmälert. Die im Durchmesser 2 bis 5 cm große Trugdolde trägt viele weiße oder rosa Blüten mit schlanker, in der Mitte angeschwollener Blumenkronröhre, deren Schlund behaart ist. Die 5 kleinen Kelchblätter sind pfriemlich, der Fruchtknoten ist oberständig, die schwarze Steinfrucht wird etwa 6 mm lang.

Ernte und Aufbereitung: Sowohl von Wildpflanzen als auch aus Kulturen stammt die Droge. Die häufig gebogene und hin und wieder auch verzweigte Wurzel wird gegraben, in 5 bis 20 cm lange Stücke geschnitten und zum Trocknen an einem luftigen Platz aufgehängt. Die Wurzelstöcke sind runzelig, 0,7 bis 1,7 cm dick, graugelb bis hellbräunlich, innen weißlich-grau bis gelblich.
Inhaltsstoffe (Wirkstoffe): Die wirksamen Inhaltsstoffe sind Alkaloide, von denen die Rinde der Wurzel etwa 5 %, das Wurzelholz nur etwa 0,5 % enthält. Das ergibt einen Durchschnitt von etwa 1 %. Das Hauptalkaloid ist das Reserpin. Daneben findet sich eine große Anzahl ebenfalls wirksamer Nebenalkaloide. Man kennt etwa 40 verschiedene Rauwolfia-Alkaloide.
Heilwirkung und Anwendung: Seit uralter Zeit verwendet man in Indien die Wurzel der Rauwolfia serpentina als Heilmittel bei Schlangenbissen und Insektenstichen, bei Fieber und Durchfall und sogar bei der Cholera und als Schlafmittel für Kinder.
Auf Java wurde die Rauwolfiawurzel vor allem als Wurmmittel gegeben.
Die Wissenschaft befaßt sich erst seit rund 6 Jahrzehnten mit dieser Heilpflanze. Im Jahre 1931 wurde das erste Alkaloid als Inhaltsstoff entdeckt, danach isolierte man immer neue Alkaloide,

klärte ihre Struktur auf und lernte, sie synthetisch herzustellen. Deshalb experimentierte man bei uns auch nicht mit der Droge selbst, sondern mit einzelnen Inhaltsstoffen oder mit Gesamtauszügen aus der Droge.
Die sedative (beruhigende) und die blutdrucksenkende Wirkung stehen im Vordergrund der Anwendung, doch darf man die krampflösende Eigenschaft, besonders für Verkrampfungen der glatten Muskulatur, nicht unerwähnt lassen.
Unzählige Präparate, in der ganzen Welt genutzt, enthalten Rauwolfia-Wirkstoffe zur Senkung des Blutdrucks, zur Dämpfung von Erregungszuständen und zur Abschirmung äußerlicher Reizeinflüsse. Kombiniert mit weiteren Heilpflanzen wie Weißdorn, Mistel, Knoblauch und anderen, ist die Zahl der Spezialitäten für die verschiedensten Anwendungsbereiche kaum noch zu übersehen. Dennoch sollte der Laie eine Selbstbehandlung mit Rauwolfia unterlassen oder in jedem Fall vorher den Arzt darüber befragen!
Anwendung in der Homöopathie: Das Homöopathikum *Rauwolfia serpentina* wird bei Depressionszuständen und zur Senkung des hohen Blutdrucks verwendet. Man gebraucht das Mittel in niedrigen Potenzen (ab D1 bis D3) zur Blutdrucksenkung, in höheren Potenzen (ab D6) zur Behandlung von Nervenleiden und Psychosen.
Nebenwirkungen: Es wurde schon darauf hingewiesen, daß Rauwolfia nur unter ärztlicher Aufsicht verwendet werden darf, denn die Droge, deren Wirkstoffe Alkaloide sind, ist nicht ohne Nebenwirkungen. Bei Mißbrauch und Überdosierung stellen sich Kreislaufbeschwerden, Herzbeschwerden, Muskelschwäche, Angstträume und schwere Depressionen ein. Vor allem aber wird häufig ein Parkinson-Syndrom festgestellt, dessen sichtbare Zeichen eine Verlangsamung aller Bewegungen und der seelischen Reaktionen sind.

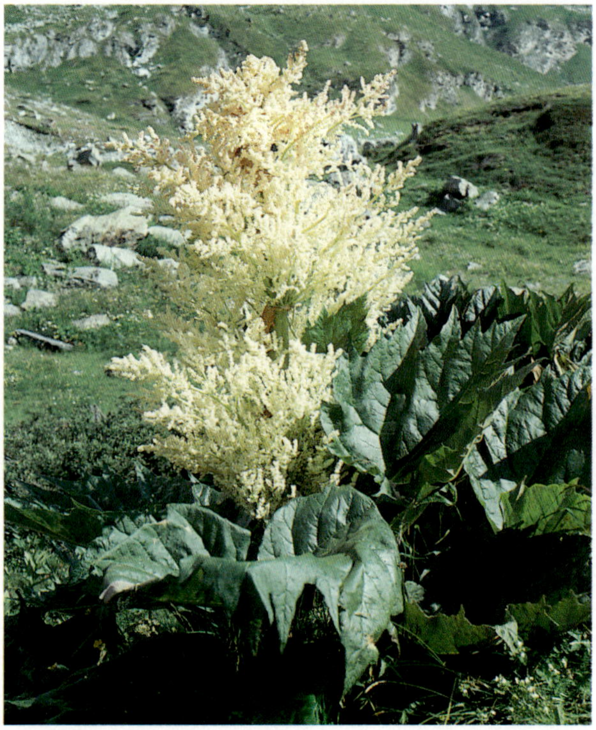

Rhabarber

RHEUM OFFICINALE BAILL. und RHEUM PALMATUM L. VAR. PALMATUM
Knöterichgewächse, POLYGONACEAE
Arzneilich verwendete Pflanzenteile: Der Wurzelstock und die Wurzel.
Drogenbezeichnung: Rhabarber = RHEI RADIX (früher: RHIZOMA RHEI).

Botanik: *Vorkommen und Pflanzenbeschreibung:* Heimat der Stammpflanze sind die Hochgebirge Westchinas und Osttibets. Zur Drogengewinnung wird sie jedoch auch in vielen europäischen Ländern kultiviert. Die größte Menge der Droge wird aus China eingeführt: Sie stammt von wildwachsenden, etwa 5 bis 10 Jahre alten Pflanzen.
Der arzneiliche Rhabarber ist eine Staude, die etwa 2 bis 3 m hoch wird. Im ersten Jahr bildet sich nur eine starke Wurzel aus, danach erst ein Wurzelstock, der von Jahr zu Jahr kräftiger wird und von dem lange Nebenwurzeln und zahlreiche Knollen ausgehen. Die Grundblätter sind langgestielt, im Umriß breit-herzförmig, handförmig geteilt, die Stengelblätter viel kleiner, einfacher und kurzgestielt. Die kleinen Blüten, angeordnet in büschelförmigen Wickeln, stehen

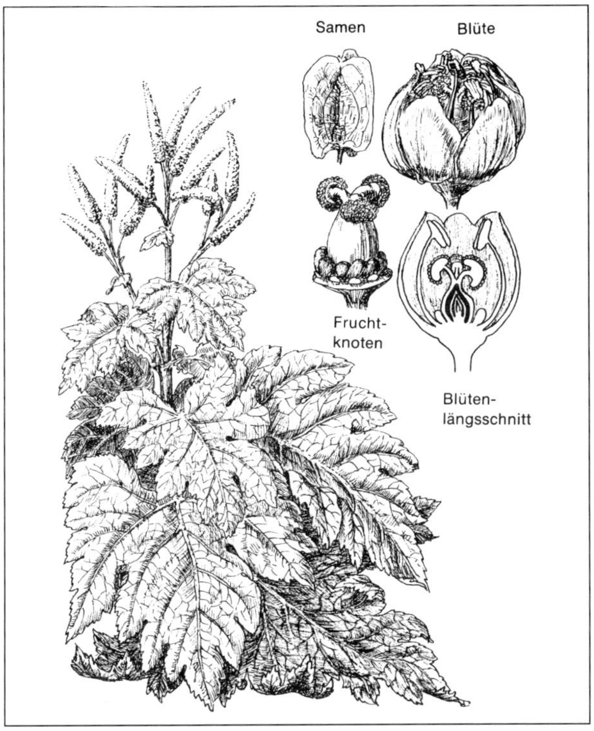

in den Achseln der tütenförmigen Hochblätter. Während der Blütezeit streckt sich der Blütenstand. Das ganze Erscheinungsbild ist unserem Gartenrhabarber durchaus ähnlich.

Ernte und Aufbereitung: Erst wenn die Wurzelstöcke kräftig sind und die Wurzeln dick, was etwa nach 5 bis 10 Jahren der Fall ist, werden sie gegraben, in frischem Zustand geschält, in größere Stücke geschnitten und an der Sonne, am Ofen oder über offenem Feuer getrocknet. Bevor sie in den europäischen Handel kommen, werden sie meistens noch nachgeschält und sortiert.

Inhaltsstoffe (Wirkstoffe): Anthrachinon und Anthrachinonderivate (zum Teil frei, zum Teil gebunden) sowie Gerbstoffe sind die Wirkstoffe des medizinischen Rhabarbers.

Heilwirkung und Anwendung: Nur noch selten findet man Rhabarberwurzelstücke in Abführ- und Schlankheitstees, obgleich der Rhabarber auch als Tee recht wirksam wäre. Wohl aus Bequemlichkeit werden Spezialpräparate bevorzugt, in denen Rhabarber als Wurzelpulver oder als Extrakt verarbeitet ist. In kleinen Dosen, etwa 0,05 bis 0,5 g, hat sich Rhabarberwurzelpulver auch bei Magen- und Darmkatarrhen bewährt, weil erst eine höhere Dosierung abführend wirkt. Das BGA empfiehlt Rhabarberwurzel bei Verstopfung; bei allen Erkrankungen, bei denen ein weicher Stuhl erwünscht ist, verbietet die Anwendung jedoch bei Darmverschluß, in der Schwangerschaft und Stillzeit.

Anwendung in der Homöopathie: Das Homöopathikum *Rheum* spielt in der Naturmedizin eine bedeutende Rolle, es wird gezielt eingesetzt wenn es darum geht, übelriechende Durchfälle zu behandeln. Eine Abführdroge als Stopfmittel zu verwenden, entspricht dem homöopathischen Heilprinzip: »Ähnliches wird mit Ähnlichem geheilt.« Besonders in der Kinderpraxis ist man damit erfolgreich. Die sogenannten Zahnungsdurchfälle, die oft mit Koliken einhergehen, sprechen auf Rheum gut an. Man verwendet das Mittel vornehmlich in den Potenzen D2 oder D3 und gibt davon 3mal täglich 5 bis 10 bis 20 Tropfen.

Nebenwirkungen: Nebenwirkungen sind bei therapeutischen Dosen nicht zu befürchten. – Es gibt Menschen, die Rhabarber nicht vertragen. Reizungen der Haut und der Schleimhaut, auch im Darm, vor allem aber im Mund, sind beobachtet worden. Nach dem Absetzen der Rhabarbergaben klingen diese Nebenerscheinungen schnell ab. Bei Dauergebrauch ist Kaliumverlust zu befürchten.

Rizinus
(Wunderbaum)

▷ *Samen sind tödlich giftig*
RICINUS COMMUNIS L.
Wolfsmilchgewächse, EUPHORBIACEAE
Arzneilich verwendete Pflanzenteile:
Das fette Öl aus den Samen.
Drogenbezeichnung: Rizinusöl = RICINI OLEUM (früher: OLEUM RICINI).

Botanik: *Vorkommen und Pflanzenbeschreibung:* Die Heimat des Rizinus ist wahrscheinlich das tropische Afrika, vielleicht aber auch Indien. Heute findet man – meistens in Kulturen – diese Heil- und Giftpflanze in allen wärmeren Ländern. Rizinus ist ein kleiner Baum, ein Strauch oder ein einjähriges Kraut; das hängt von der Gegend ab, in der er wächst. Es gibt fast 20 Varietäten, die sich durch Form, Größe und Bestachelung der Samenkapseln voneinander unterscheiden. Auffallend sind die großen langgestielten, schildförmigen Blätter mit 7 bis 11 gesägten Lappen.

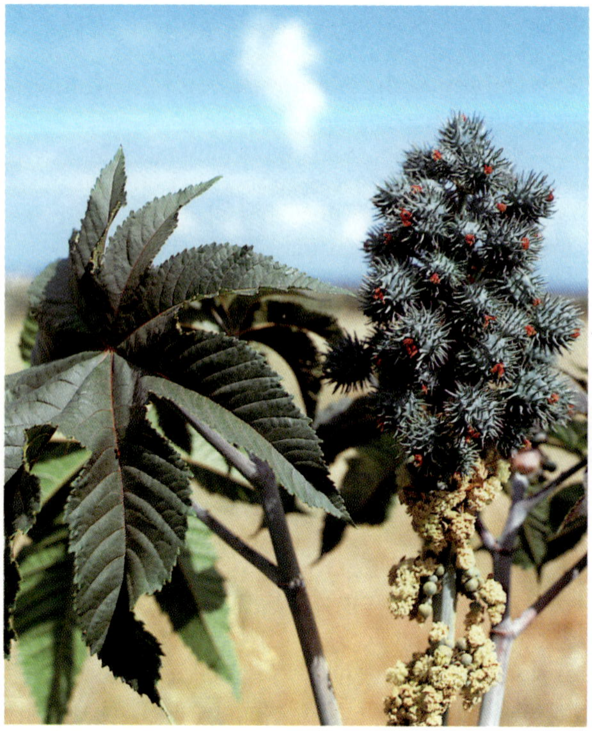

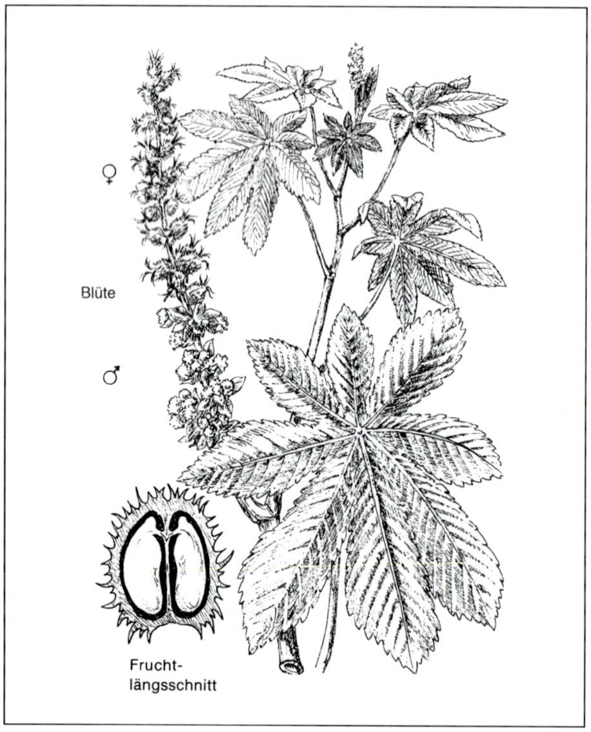

Die Blüten stehen in Büscheln in endständiger Rispe. Oben sind die weiblichen Blüten, unten die männlichen angeordnet. Aus den Blüten entwikkelt sich eine Frucht, die glatt oder gestachelt ist und in 3 zweilappige Kokken zerfällt. Darin steckt jeweils ein Same.

Inhaltsstoffe (Wirkstoffe): Das Rizinusöl besteht zu 87 % aus Glyceriden der Ricinolsäure. Der Rest besteht aus Glyceriden anderer Fettsäuren. – Anders verhält es sich mit den Inhaltsstoffen im Samen. Neben dem fetten Öl sind darin Eiweißstoffe enthalten und vor allem das ungemein giftige Ricin. Es genügen schon 10 Samen, um einen Menschen zu töten.

Heilwirkung und Anwendung: Rizinusöl ist ein wichtiges Abführmittel, das früher vorwiegend, aber auch heute noch oft gebraucht wird. Die Abführwirkung ist zurückzuführen auf die Tatsache, daß durch die Aufspaltung des Öls im Dünndarm Stoffe entstehen, die durch leichte Reizwirkung die Darmbewegung anregen. Das restliche Öl fungiert als Gleitmittel. Bei akuter Stuhlverstopfung wirkt Rizinusöl zuverlässig – 1 Eßlöffel reicht meistens aus. Mehr als 2 Eßlöffel sollten nicht genommen werden, weil dadurch die Wirkung nicht mehr gesteigert werden kann. – Medizinischen und kosmetischen Haarwässern setzt man häufig einige Tropfen Rizinusöl zu, dadurch wird trockene Kopfhaut gepflegt und brüchiges Haar geschmeidig gemacht. Auch Nagellackentferner enthalten ein wenig Rizinusöl.

Nebenwirkungen: Rizinusöl aus der Apotheke ist ungefährlich und ohne Nebenwirkung. Bei chronischer Verstopfung sollte man auf Rizinusöl verzichten, weil bei Dauergebrauch durch das Fett Magenstörungen auftreten können. – Nicht bei Darmverschluß anwenden.

Sabal (Sägepalme)

SERENOA REPENS (BARTR.) SMALL (SERENOA SERRULATA [MICHX.] NICHOLS.)
Palmengewächse, ARECACEAE (PALMAE)

Arzneilich verwendete Pflanzenteile:
Die Frucht.

Drogenbezeichnung: Sägepalmfrüchte (Sabalfrüchte) = SABALIS SERRULATI FRUCTUS (früher: FRUCTUS SABALIS SERRULATI).

Botanik: *Vorkommen und Pflanzenbeschreibung:* Die Stammpflanze ist eine Zwergpalme und in den küstennahen Südstaaten der USA beheimatet.
Die Sägepalme besitzt ein kriechendes Rhizom (Wurzelstock) und fächerförmig scharf gesägte

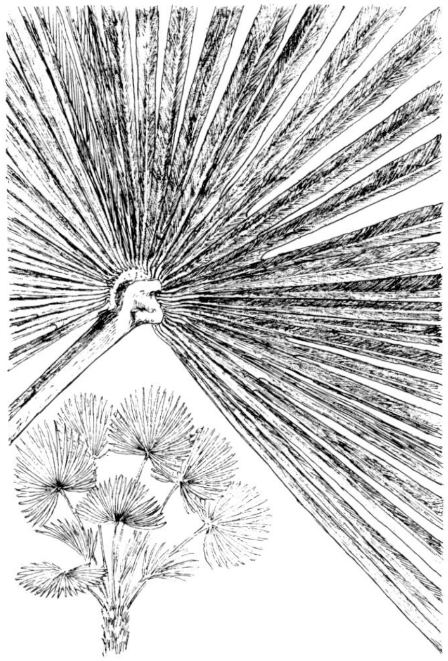

Blätter mit stacheligen Blattstielen. Die kleinen Blüten sind in dichtbehaarten Blütenkolben angeordnet. Die Beeren, einsamige Steinfrüchte, sind braunschwarz gefärbt, glatt und zuweilen ölig.
Ernte und Aufbereitung: Die reifen Früchte, die die Größe von Oliven besitzen und dunkelrot bis braun sind, werden geerntet und entweder getrocknet oder in frischem Zustand zu Arzneimitteln verarbeitet.
Inhaltsstoffe (Wirkstoffe): Wie alle Samen und Früchte enthalten auch diese Beeren reichlich fettes Öl. Daneben findet man ätherisches Öl, Carotin, Flavone, Fermente, Gerbstoffe, Zucker und Sitosterin.
Heilwirkung und Anwendung: Die Früchte oder die Samen selbst werden nicht gebraucht, hingegen die galenischen Zubereitungen (Auszüge aus den Früchten) recht häufig zur Behandlung von Blasen- und Prostataerkrankungen, Harnverhaltung, Impotenz, Entzündungen des Uterus und bei Unterwentwicklung der Brüste. In jedem Fall sollte man Einsatz und Dosierung von Sabal-serrulata-Präparaten dem Arzt überlassen!
Anwendung in der Homöopathie: Die Verwendung des Homöopathikums *Sabal serrulata* ist die gleiche wie die Verwendung in der Schulmedizin. Gebraucht wird das Mittel als Urtinktur (Ø) sowie in den Potenzen D1 bis D3.
Nebenwirkungen sind nicht bekannt.

Sandelholz, Rotes

PTEROCARPUS SANTALINUS L. F.
Schmetterlingsblütengewächse, FABACEAE (LEGUMINOSAE)
Arzneilich verwendete Pflanzenteile: Das vom Splint befreite rote Kernholz.
Drogenbezeichnung: Rotes Sandelholz = SANTALI LIGNUM RUBRI (früher: LIGNUM SANTALI RUBRUM).

Botanik: *Vorkommen und Pflanzenbeschreibung:* Wild und auch in Kulturen gezogen kommt die Stammpflanze, ein stattlicher Baum, in Indien, auf Ceylon und den Philippinen vor.
Pterocarpus santalinus wird bis über 8 m hoch, trägt gefiederte Blätter, deren Fiederblättchen bis 10 cm lang werden. Die Schmetterlingsblüten sind gelb und rot geadert.
Ernte und Aufbereitung: Durch Fällen der Bäume und Abschälen des hellen Splintholzes gewinnt man die Droge, die nur aus dem dunkelroten Kernholz besteht. Sie kommt in größeren Blöcken oder Scheiten in den Handel und wird dann zerkleinert. Sandelholz ist seidig-glänzend, geruchlos, höchstens beim Zerreiben schwach aromatisch riechend, geschmacklos und leicht spaltbar.

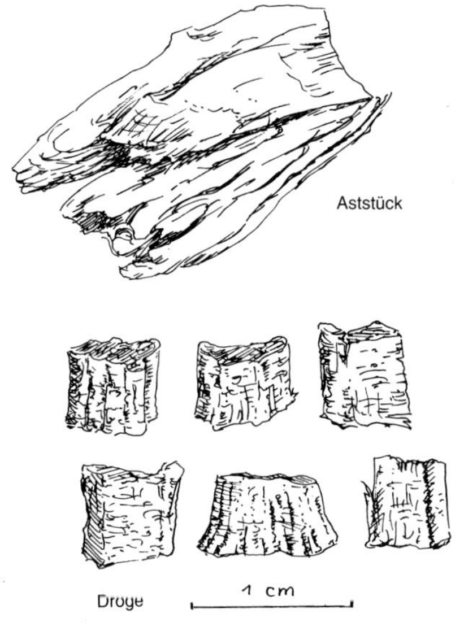

Inhaltsstoffe (Wirkstoffe): Der wichtigste Inhaltsstoff ist das feinkristalline Santalin, ein roter Farbstoff. Daneben findet man noch andere Farbstoffe und mit diesen chemisch verwandte farblose Substanzen. Wirkstoffe im eigentlichen Sinne sind sie nicht.
Heilwirkung und Anwendung: Ich meine, man kann dem Sandelholz keine medizinische Wirkung bescheinigen, was auch das BGA bestätigt, das diese für nicht belegt ansieht.
Dennoch war das Sandelholz immerhin bis vor nicht allzu langer Zeit in jeder Apotheke vorrätig. Man gebrauchte das Sandelholz wegen seiner schönen roten Farbe als schmückende Beigabe zu vielen Tees, besonders zu den zahlreichen sogenannten Blutreinigungstees. Man billigte ihm sehr schwach wassertreibende Wirkung zu. Heute, da man den Tees wieder recht positiv gegenübersteht, ist auch das Sandelholz wieder im Kommen, denn gut aussehende Teemischungen werden lieber gekauft als »farblose«. Ein Unsinn freilich, doch soll man dem Teefreund ruhig das rote Sandelholz lassen. Es wird ohnehin nur als Zusatz verwendet – und Schaden kann es nicht anrichten. Wer also die kleinen Holzstückchen, seidig-glänzend und blutrot, in einer Teemischung entdeckt, der darf sich ruhig daran erfreuen.
Nebenwirkungen: Nach den obigen Ausführungen erübrigt sich fast die Aussage, daß Nebenwirkungen nicht zu befürchten sind.
Zusatz: Das wohlriechende weiße (gelbe) Sandelholz ist botanisch mit dem roten Sandelholz nicht verwandt. Es stammt von der Santalacee SANTALUM ALBUM L., einem Baum, der im indisch-malaiischen Gebiet heimisch ist. Auch von ihm wird nur das Kernholz gebraucht; es enthält ein nach Rosen duftendes ätherisches Öl, das in der Parfümindustrie Verwendung findet.
Trotz seiner leicht desinfizierenden Wirkung auf die Niere und die ableitenden Harnwege ist das Öl medizinisch ohne Bedeutung.

Sarsaparille

SMILAX REGELII KILL. ET C. V. MORTON (SMILAX UTILIS HEMSL.), (SMILAX SALUBERRIMA GILG)
Liliengewächse, LILIACEAE
Arzneilich verwendete Pflanzenteile:
Die vom Wurzelstock abgetrennte Wurzel.
Drogenbezeichnung: Sarsaparille(wurzel) = SARSAPARILLAE RADIX (früher: RADIX SARSAPARILLAE).

Botanik: *Vorkommen und Pflanzenbeschreibung:* In den zentralamerikanischen Staaten Honduras, Guatemala und San Salvador wächst die Stammpflanze, von dort gelangt auch die Droge unter der Handelsbezeichnung Honduras-Sarsaparille in den Handel.
Smilax regelii ist ein hoher kletternder Strauch mit einem kräftigen Rhizom, von dem viele meterlange Wurzeln ausgehen. Die Stengel sind mit Stacheln besetzt. Die Blätter werden bis zu 35 cm lang, sind herzförmig und haben einen 3 bis 7 cm langen Stiel, der unten zu einem scheidigen Blattgrund erweitert ist. Hier entspringt zu beiden Seiten je 1 Ranke. Die Blüten, in gestielten Dolden angeordnet, sind weiß, die sich daraus entwickelnde Frucht ist eine kugelige rote Beere.

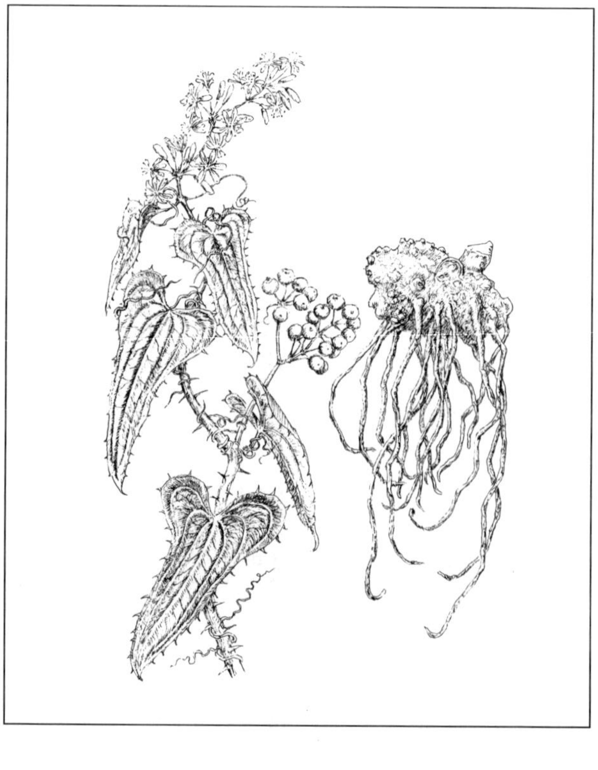

Ernte und Aufbereitung: Die Wurzeln werden gegraben und von dem knorrigen Wurzelstock befreit. Man schneidet sie in 50 bis 75 cm lange Stücke und trocknet sie an der Luft. Die Wurzeln sind nach dem Trocknen biegsam und etwa 3 bis 5 mm dick. Sie werden zu Bündeln vereinigt und in mit Rindshäuten umschlossene Ballen verpackt.
Inhaltsstoffe (Wirkstoffe): Saponine, Glykoside, Sitosterin und andere.
Heilwirkung und Anwendung: Die Droge galt in früherer Zeit als ein ausgezeichnetes Mittel gegen die Syphilis und wurde darüber hinaus als Blutreinigungsmittel gebraucht. Noch heute sind Sarsaparillewurzeln Bestandteil vieler Blutreinigungstees.
In neuerer Zeit gebraucht man sowohl einen Sarsaparille-Tee als auch verschiedene Teemischungen mit Sarsaparille gegen die Schuppenflechte (Psoriasis). Die Wirkung wird recht unterschiedlich beurteilt. Manche Autoren sprechen von beachtlichen Resultaten, andere hingegen halten die Droge für unbedeutend.
Da aber die Schuppenflechte sehr schwer zu behandeln ist, kann der Tee aus Sarsaparille zur Unterstützung ärztlicher Maßnahmen durchaus empfohlen werden.
• *So wird Sarsaparille-Tee bereitet:* 2 Teelöffel Sarsaparillewurzel mit 1/4 l kaltem Wasser übergießen, 10 bis 15 Stunden ausziehen. Nach dem Abseihen auf Trinktemperatur anwärmen.
Von diesem Tee soll man bei Bedarf 3mal täglich 1 Tasse trinken.
Auch gegen Gelenkrheumatismus und Gicht lohnt sich ein Versuch mit dem Tee aus Sarsaparillewurzeln.
• *So wird eine Teemischung gegen die Schuppenflechte bereitet:*

Sarsaparillewurzel	25,0
Erdbeerblätter	10,0
Brombeerblätter	10,0
Faulbaumrinde	5,0

2 Teelöffel dieser Mischung mit 1/4 l lauwarmem Wasser übergießen und 12 Stunden ausziehen. Danach wird abgeseiht.
Empfehlenswert sind 2 bis 3 Tassen täglich.
Anwendung in der Homöopathie: Das Homöopathikum *Sarsaparilla* findet häufige Anwendung bei Ausschlägen verschiedenster Art, die mit starkem Juckreiz einhergehen. Schuppenflechte, Ekzeme und Milchschorf stehen dabei im Vordergrund. Aber auch bei Warzen und Furunkulose wird Sarsaparilla versucht. Daneben wendet man das Mittel bei Gicht und Rheuma sowie bei Blasen- und Nierenleiden an. Man bevorzugt die Verdünnungen D1 bis D6, die man tropfenweise (alle 3 bis 5 Stunden 5 bis 10 Tropfen) gibt.
Nebenwirkungen: Wie alle Drogen, die viel Saponine enthalten, darf auch die Sarsaparille nicht überdosiert werden, weil sie dann die Verdauungsorgane reizt.

Sassafras
(Fenchelholz)

SASSAFRAS ALBIDUM (NUTT.) NEES VAR. MOLLE (RAF.) FERN. (SASSAFRAS OFFICINALE TH. NEES ET EBERM.)
Lorbeerbaumgewächse, LAURACEAE
Arzneilich verwendete Pflanzenteile:
Das Wurzelholz und das daraus gewonnene ätherische Öl.
Drogenbezeichnung: Sassafras(wurzel)holz = SASSAFRAS LIGNUM (früher: LIGNUM SASSAFRAS), Sassafrasöl = SASSAFRAS AETHEROLEUM (früher: OLEUM SASSAFRAS).

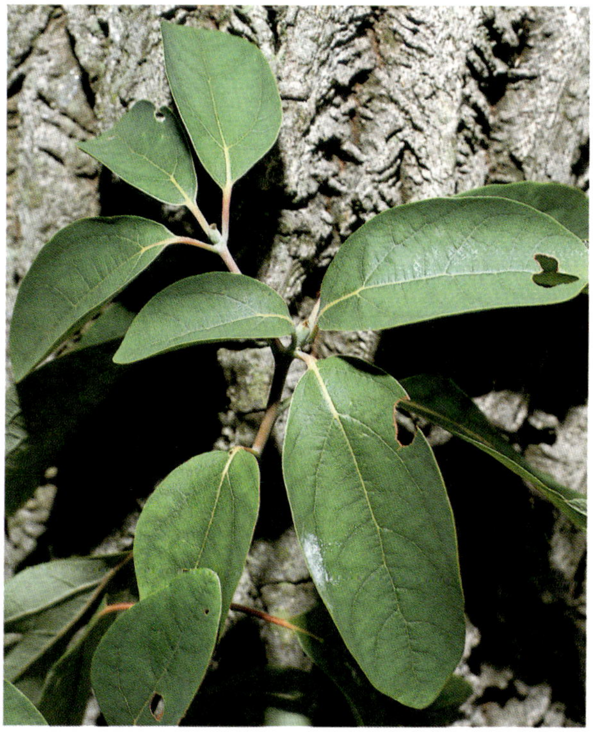

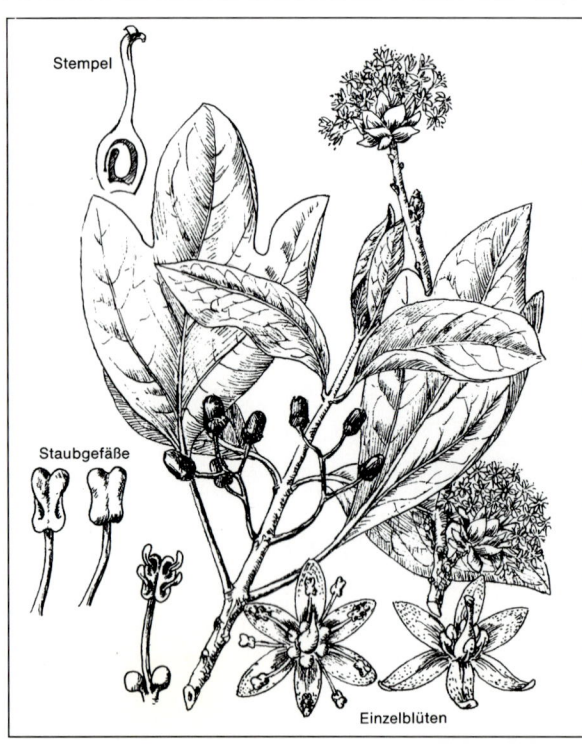

Botanik: *Vorkommen:* Im atlantischen Nordamerika von Florida bis Kanada bildet der Sassafrasbaum ausgedehnte Wälder. Dort wird er bis über 30 m hoch.
Ernte und Aufbereitung: In der Hauptsache gewinnt man die Droge in den US-Staaten New Jersey, Pennsylvania und Nordcarolina. Jeweils im Herbst werden die Wurzeln ausgegraben, von der Wurzelrinde befreit und zerkleinert. Größere Scheite oder unregelmäßige Blöcke gelangen zum Drogengroßhandel, der sie dann weiter zerkleinert.
Inhaltsstoffe (Wirkstoffe): Etwa 1 bis 2 % ätherisches Öl mit Safrol; Gerbstoffe, Gerbstoffrot, Harz, Wachs, Schleim, Zucker und Sitosterol.
Heilwirkung und Anwendung: Sassafras wird heute medizinisch kaum noch verwendet. Man findet die Droge jedoch noch recht häufig in den sogenannten Blutreinigungstees. Hier ist sie vielleicht doch mehr als eine schmückende Beigabe, denn sie besitzt eine leicht diuretische (wassertreibende) Wirkung.
Nebenwirkungen: Überdosierung führt zu Nierenreizungen.

Schwarzer Tee

CAMELLIA SINENSIS (L.) O. KUNTZE
(THEA SINENSIS L.)
Teestrauchgewächse, THEACEAE
Arzneilich verwendete Pflanzenteile:
Die Blätter.
Drogenbezeichnung: Schwarzteeblätter = THEAE NIGRAE FOLIUM (früher: FOLIA THEAE NIGRAE).

Botanik: *Vorkommen und Pflanzenbeschreibung:* Die Urheimat des Teestrauches läßt sich schwer bestimmen. Er ist in China eine alte Kulturpflanze, seit dem 18. Jahrhundert in Indien und Sri Lanka (Ceylon) zu Hause, seit dem 19. Jahrhundert in zahlreichen Gebieten großflächig angebaut.
Der Teestrauch kann bis zu 15 m hoch werden, doch wird er in Kulturen weit niedriger gehalten, um die Blatternte zu erleichtern. Dadurch ist die Kulturpflanze buschig verzweigt. Die Blätter sind glänzend und dunkelgrün, von länglich-eiförmiger Gestalt. Der Blattrand ist deutlich gesägt. Die Blüten mit 5 bis 6 weißen Kronblättern und zahlreichen gelben Staubgefäßen stehen einzeln, sie duften stark und erreichen eine Größe von 3 cm.

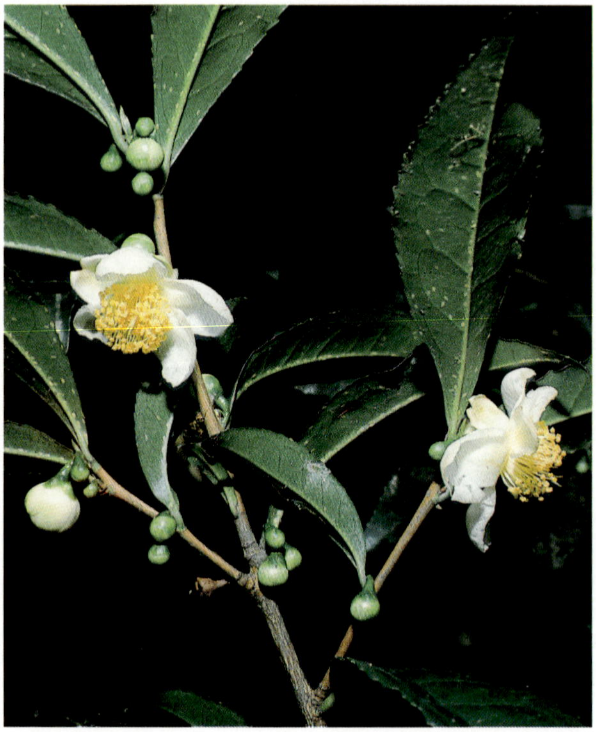

Ernte und Aufbereitung: Die jungen Triebe und jungen Blätter werden geerntet und nach den unterschiedlichsten Verfahren fermentiert. Zunächst werden die geernteten Blätter in luftigen Kammern eingewelkt. Danach werden sie gerollt, wobei ein Teil des Zellsaftes austritt. Dann erfolgt die Fermentation, wobei sich das Aroma entwickelt und die Catechine in Gerbstoff-Rot umgewandelt werden. Nach der Fermentation werden die Blätter in Heißluft getrocknet und zum Versand verpackt. Dieses Endprodukt ist dann der gemeine *Schwarze Tee*.
Der gemeine *Grüne Tee* hingegen wird nicht fermentiert. Um die Enzyme zu inaktivieren, wird mit Wasserdampf unter Druck behandelt, um alsdann den Tee zu trocknen.
Inhaltsstoffe (Wirkstoffe): Coffein (= Thein), Theobromin, Theophyllin, Gerbstoffe, Flavonoide, Aromastoffe und etwa 300 weitere Verbindungen.
Heilwirkung und Anwendung: Der Teefreund wird den Schwarztee kaum als Arzneimittel ansehen, denn für die meisten Menschen ist er ein anregendes Genußmittel, dessen Zubereitung und Genuß auf die verschiedenste Weise erfolgt. Ein »kurzer Tee«, ein Aufguß, der nur kurze Zeit ausgezogen wird, wirkt anregender als ein »langer Tee«, den man länger ziehen läßt. Eigentlich genau das Gegenteil dessen, das man erwarten möchte, doch gibt es eine einleuchtende Erklärung hierfür. Das Coffein ist leicht in Wasser löslich und geht daher schon nach kurzem Ausziehen in das Getränk über, während erst bei längerem Ausziehen die Gerbstoffe in das Getränk gelangen. Diese wiederum verzögern die Aufnahme des Coffeins.
Neben der anregenden Wirkung durch das Coffein spielen die Gerbstoffe eine Rolle bei der Behandlung von Durchfällen, so daß man den Schwarzen Tee durchaus einen Heiltee nennen darf.
• *Zur Behandlung von Durchfällen ist folgende Zubereitung geeignet:* 1 gehäuften Teelöffel Schwarztee mit 1/4 l siedendem Wasser übergießen und zugedeckt mindestens 10 Minuten lang ausziehen. 2 bis 3 (bis 4) Tassen Tee bei Bedarf oder täglich ist die rechte Dosierung.
Hält der Durchfall länger als 2 Tage an, muß ein Arzt zu Rate gezogen werden.
Nebenwirkungen sind nicht bekannt, es sei denn, man verträgt das Coffein nicht. Überdosierungen sind zu vermeiden.

Senega (Klapperschlangenwurzel)

POLYGALA SENEGA L.
Kreuzblumengewächse, POLYGALACEAE
Arzneilich verwendete Pflanzenteile:
Die Wurzel.
Drogenbezeichnung: Senegawurzel = SENEGAE RADIX (früher: RADIX SENEGAE), Senegaextrakt = SENEGAE EXTRACTUM (früher: EXTRACTUM SENEGAE), Senegasirup = SENEGAE SIRUPUS (früher: SIRUPUS SENEGAE).

Botanik: *Vorkommen und Pflanzenbeschreibung:* Die Pflanzenfamilie, zu der die Stammpflanze der Senega gehört, umfaßt etwa 700 Arten. Sie ist über die ganze Erde verbreitet; sieht man von den tropischen Formen ab, handelt es sich meistens um Kräuter. Die Polygala senega ist in Nordamerika zu Hause; sie wächst auch in Kulturen in Indien und im europäischen Rußland.
In ihrem Aussehen ist die Senega der bei uns heimischen POLYGALA VULGARIS (Bitteres Kreuzkraut) ähnlich. Aus einem Wurzelstock wachsen mehrere einfache Stengel mit zahlreichen Blättern, die unten schuppig, nach oben hin sitzend oder sehr kurz gestielt, lineal-lanzettlich, ganzran-

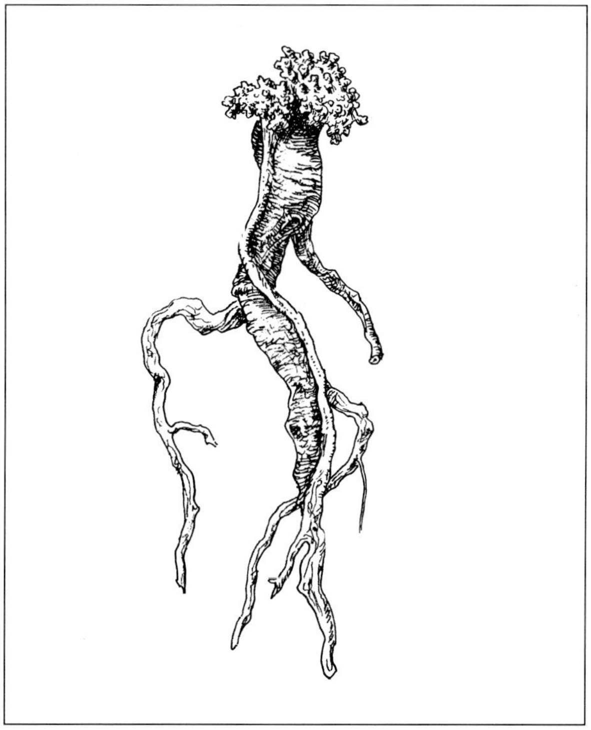

dig oder fein gesägt sind. Die blaßrötlichen Blüten stehen dicht gedrängt in einer zylindrischen Traube. Im Boden ist die Senega mit mäßig dicken Wurzeln verankert; von einer Hauptwurzel gehen mehrere Nebenwurzeln aus. Dieses Wurzelsystem bildet die Droge Radix Senegae.
Ernte und Aufbereitung: Im Herbst wird die Senegawurzel von Wildpflanzen geerntet. Man gräbt die Wurzel aus, befreit sie von anhaftender Erde und trocknet sie an der Luft. Der Handel unterscheidet zwischen der kleinen und der großen Senega. Die große Senega, die vornehmlich aus Kanada stammt, ist beliebter als die kleine Senega aus dem Süden.
Inhaltsstoffe (Wirkstoffe): Der Hauptwirkstoff ist ein Saponin, dazu Bitterstoffe, Schleim, Pektin und zahlreiche andere Inhaltsstoffe.
Heilwirkung und Anwendung: Einen Senega-Tee wird kaum noch ein Arzt verordnen. Doch galenische Zubereitungen aus dieser Droge werden häufig verwendet. Die Saponine, die sowohl mit Wasser als auch durch Alkohol (Tinktur) aus der Droge ausgezogen werden, entfalten ihre wohltuende Wirkung bei allen Erkrankungen der Atemwege, die mit zähem Schleim einhergehen, was auch das BGA anerkennt. Deswegen gibt es viele Hustensäfte, Hustentropfen und Hustenelixiere, die einen Auszug aus der Senega enthalten.
Mein besonderer Rat: Besonders wenn es um einen Tee geht, der hilft, zähen Schleim zu verflüssigen, um ihn besser abhusten zu können, ist Senega ein wirksamer Bestandteil. Eine Hustenteemischung, die sowohl Patienten mit chronischem Asthma, chronischer Bronchitis als auch Kindern mit Keuchhusten gute Dienste leistet, möchte ich hier empfehlen.
• *So wird die Teemischung bereitet:*

Huflattichblätter	20,0
Thymiankraut	20,0
Senegawurzel	10,0

2 gehäufte Teelöffel dieser Mischung mit 1/4 l kochendem Wasser übergießen, 10 bis 15 Minuten zugedeckt ausziehen, danach abseihen. 2- bis 3mal täglich 1 Tasse Tee mit Honig gesüßt trinken. Ganz besonders wichtig ist es, die erste Tasse noch vor dem Aufstehen zu trinken, um das morgendliche Abhusten zu erleichtern.
Anwendung in der Homöopathie: Die Homöopathie verwendet ihr *Senega* bei chronischen Bronchialkatarrhen besonders älterer Leute, bei Lungenemphysem mit Atemnot, Bronchialasthma und Keuchhusten. Empfohlen wird das Homöopathikum in der dritten und vierten Potenz (D3 und D4), wovon man alle 2 Stunden 5 Tropfen nehmen soll. Man kann auch die Urtinktur verwenden (bei Senega gleich D1), davon 10 Tropfen in ein Glas Wasser geben und stündlich einen kleinen Schluck davon trinken.
Nebenwirkungen: Wegen des hohen Saponingehaltes führt Überdosierung zu Reizerscheinungen im Magen- und Darmbereich. In gemischten Tees und anderen galenischen Zubereitungen braucht man Nebenwirkungen nicht zu fürchten. Senega-Abkochungen während der Stillzeit zur Anregung der Milchsekretion zu nehmen, wie das früher geschah, halte ich wegen der Reizwirkung für bedenklich.

Senna

CASSIA ANGUSTIFOLIA VAHL (Tinnevelly-Senna), CASSIA SENNA L. (Alexandrina-Senna)
Schmetterlingsblütengewächse, FABACEAE (LEGUMINOSAE)
Arzneilich verwendete Pflanzenteile: Die Blätter und die Früchte (Schoten = Mutterblätter).
Drogenbezeichnung: Sennesblätter = SENNAE FOLIUM (früher: FOLIUM SENNAE), Tinnevelly-Sennesfrüchte = SENNAE FRUCTUS ANGUSTIFOLIAE (früher: FOLLICULI SENNAE), Alexandriner-Sennesfrüchte = SENNAE FRUCTUS ACUTIFOLIAE (früher: FOLLICULI SENNAE).

Botanik: *Vorkommen und Pflanzenbeschreibung:* Die arzneilich verwendeten Blätter und Früchte stammen von zwei verschiedenen Arten ab. Beides sind Sträucher von 0,50 bis 1,50 m Höhe. Cassia angustifolia hat fünf- bis achtjochige Blätter und ist in Somalia und Arabien zu Hause. Kulturen befinden sich in Südindien, besonders im Distrikt Tinnevelly. Diese Sennesblätter sind mit einem kurzen Stachelspitzchen versehen. Cassia senna ist im Sudan und weiter bis Westafrika verbreitet. Bei dieser Art sind die Blätter vier- bis fünfjochig und nur halb so lang wie die der ersten Sorte. Sie wird im Gebiet des oberen Nil angebaut.
Die Blüten beider Arten sind gelb, blattachselständig und in Trauben angeordnet. Daraus entwickeln sich 2 bis 4 cm lange und etwa 1 cm breite, flache braune Schotenfrüchte.

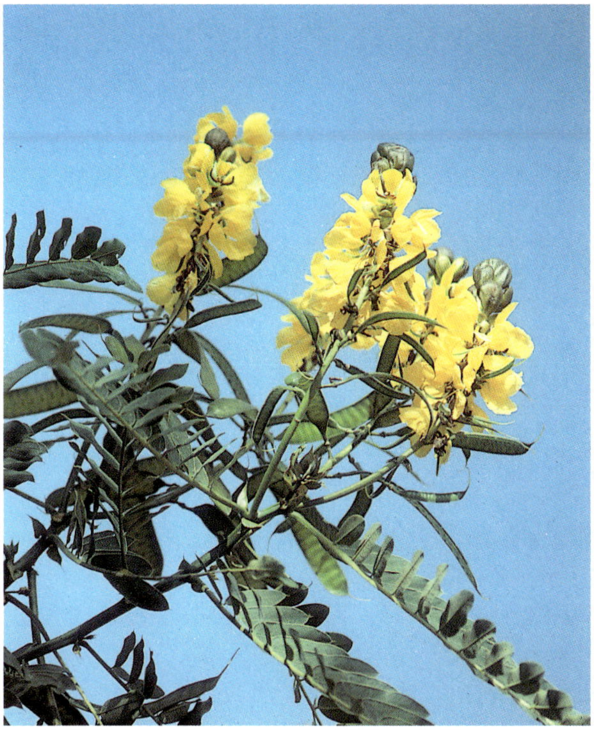

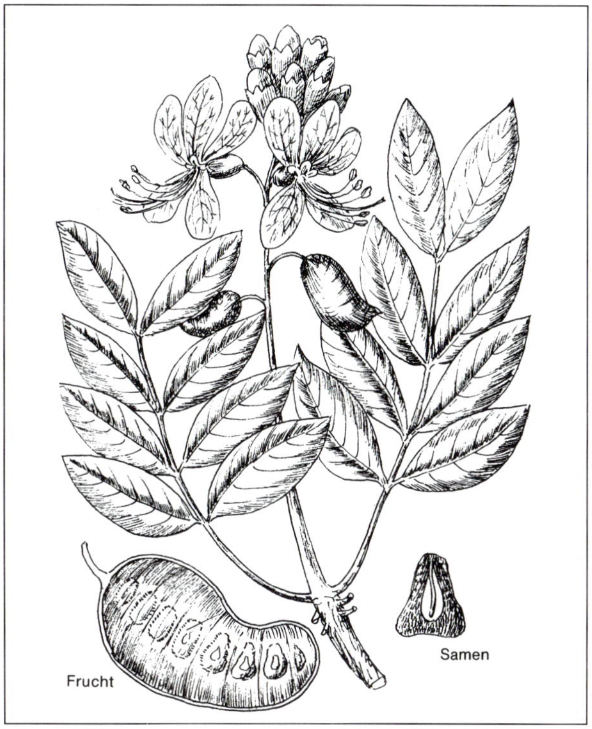

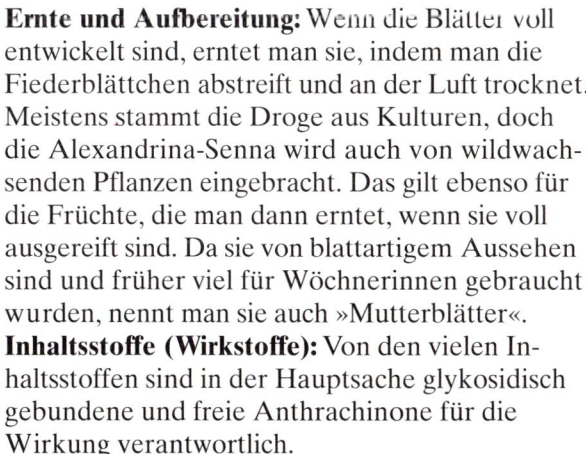

Ernte und Aufbereitung: Wenn die Blätter voll entwickelt sind, erntet man sie, indem man die Fiederblättchen abstreift und an der Luft trocknet. Meistens stammt die Droge aus Kulturen, doch die Alexandrina-Senna wird auch von wildwachsenden Pflanzen eingebracht. Das gilt ebenso für die Früchte, die man dann erntet, wenn sie voll ausgereift sind. Da sie von blattartigem Aussehen sind und früher viel für Wöchnerinnen gebraucht wurden, nennt man sie auch »Mutterblätter«.
Inhaltsstoffe (Wirkstoffe): Von den vielen Inhaltsstoffen sind in der Hauptsache glykosidisch gebundene und freie Anthrachinone für die Wirkung verantwortlich.
Heilwirkung und Anwendung: Man zählt die Sennesblätter zu den zuverlässigsten drastischen Abführmitteln, die wir kennen. In zahlreichen Abführtees sind sie enthalten. Die Sennesfrüchte (Schoten = Mutterblätter) werden ebenfalls als Abführmittel gebraucht, doch sind sie milder in der Wirkung. Der Sennesblätter-Tee und der Mutterblätter-Tee werden auch heute noch häufig bei akuter Stuhlverstopfung eingesetzt. Es muß jedoch darauf hingewiesen werden, daß der Dauergebrauch aller Abführmittel (auch pflanzlicher Abführmittel) nicht zu empfehlen ist, weil dies zu einer Reizwirkung auf den Darm sowie Elektrolytverlusten führt und somit gesundheitsschädigend ist.
Das BGA beschreibt das Anwendungsgebiet für Sennesblätter und Sennesfrüchte so: Verstopfung; alle Erkrankungen, bei denen eine leichte Darmentleerung mit weichem Stuhl erwünscht ist, wie zum Beispiel bei Analfissuren, Hämorrhoiden, und nach rektalen operativen Eingriffen; zur Reinigung des Darms vor Röntgenuntersuchungen sowie vor und nach operativen Eingriffen im Bauchraum.
• *So wird Sennesblätter-Tee (Mutterblätter-Tee) bereitet:* 1 Teelöffel Sennesblätter (Mutterblätter) mit $^1/_4$ l kaltem Wasser übergießen. 24 Stunden ziehen lassen, gelegentlich umrühren, danach abseihen.
Man sollte bei Bedarf zweckmäßigerweise vor dem Schlafengehen 1 Tasse Tee trinken.
Nach 6 bis 8 Stunden tritt die Wirkung ein.
Durch den Kaltansatz wird verhindert, daß es zu Bauchgrimmen kommt.
Anwendung in der Homöopathie: Das Homöopathikum *Senna* wird in der Potenz D6 gegen Blähungen bei Säuglingen und Kleinkindern versucht. Bei Bedarf 5 Tropfen.
Nebenwirkungen: Vor Dauergebrauch ist zu warnen (siehe oben). – Nicht anwenden in der Schwangerschaft, während der Stillzeit und bei Darmverschluß.

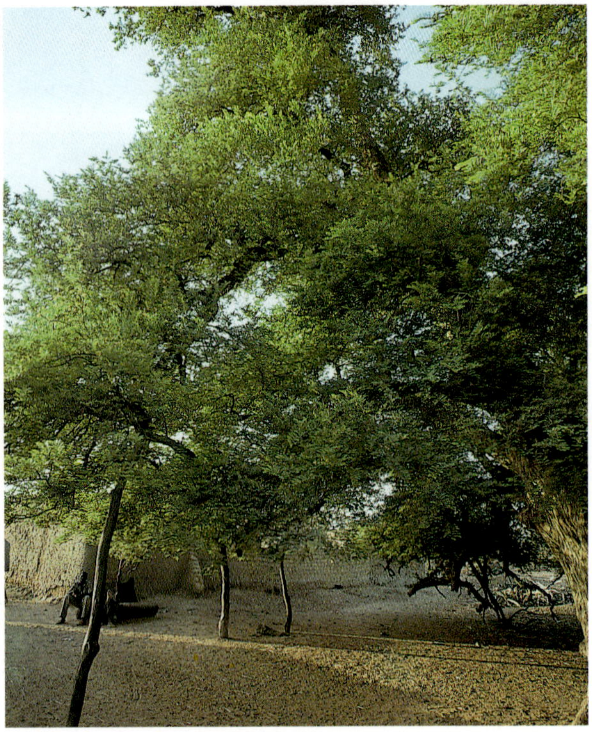

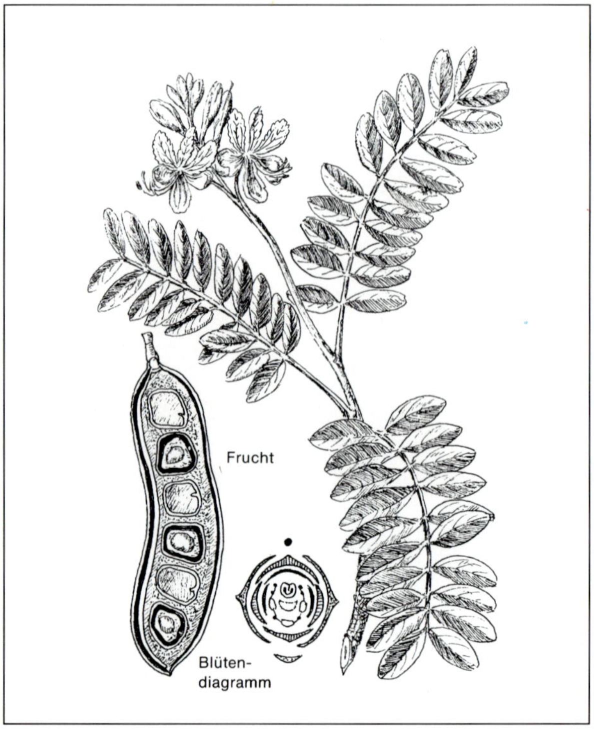

Tamarinde

TAMARINDUS INDICA L.
Schmetterlingsblütengewächse, Fabaceae (Leguminosae)
Arzneilich verwendete Pflanzenteile: Das Mus.
Drogenbezeichnung: Tamarindenmus = TAMARINDORUM PULPA (früher: PULPA TAMARINDORUM).

Botanik: *Vorkommen und Pflanzenbeschreibung:* Die Heimat dieses immergrünen Baumes dürfte im tropischen Afrika liegen, doch wird er auch in vielen anderen tropischen Gebieten kultiviert.
Die Tamarinde wird bis 25 m hoch; ein Stammumfang von 8 m ist nicht selten. Die Baumkrone ist reichgliedrig und dicht belaubt, die Blätter sind paarig gefiedert und mit zahlreichen Fiederblättchen versehen.
Die weißlichen Blüten stehen in endständigen Trauben. Aus dem Fruchtknoten entwickelt sich die kurzgestielte, längliche kaffeebraune Frucht, die kurz und scharf zugespitzt ist, meist etwas gekrümmt und bis 20 cm lang ist. Die Außenschicht dieser Frucht ist zerbrechlich und schließt ein weißes Fruchtmus ein: die Droge Tamarindorum pulpa.

Ernte und Aufbereitung: Um das arzneilich verwendete Fruchtmus zu bekommen, erntet man die reifen Früchte und befreit sie von der Außenschicht und den Samen. Das Rohmus wird in heißes Wasser eingeweicht, durch ein Sieb getrieben und dann bis zur Konsistenz eines dicken Saftes eingedampft. Dann kommt $^{1}/_{5}$ der Musmenge an Zucker dazu.
Inhaltsstoffe (Wirkstoffe): Fruchtsäuren und Invertzucker sind die Bestandteile des rohen Fruchtmuses. Dem arzneilich verwendeten Fruchtmus ist Rohrzucker zugesetzt (siehe oben).
Heilwirkung und Anwendung: Tamarindenmus ist ein mildes Abführmittel, das Flüssigkeit im Darm zurückhält und dadurch abführend wirkt. Früher wurde es in der Kinderheilpraxis sehr häufig gebraucht, um dann mehr und mehr in Vergessenheit zu geraten. Durch Vermischen mit anderen Abführmitteln, zum Beispiel mit fein gepulverten Sennesblättern, Faulbaumrinde oder medizinischem Rhabarber, kann man die Wirkung verstärken.
Nebenwirkungen: Außer daß es bei Überdosierung zu Durchfällen kommt, sind Nebenwirkungen nicht bekannt.

Teufelskralle

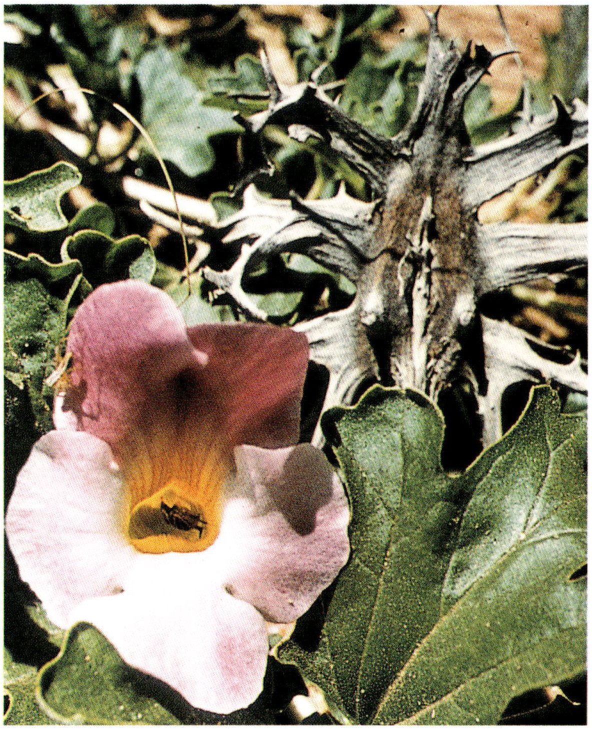

HARPAGOPHYTUM PROCUMBENS (BURCH.) DC.
Pedaliengewächse, PEDALIACEAE
Arzneilich verwendete Pflanzenteile:
Die Wurzelknollen.
Drogenbezeichnung: (Südafrikanische) Teufelskrallenwurzel = HARPAGOPHYTI RADIX (früher: RADIX HARPAGOPHYTI).

Botanik: *Vorkommen und Pflanzenbeschreibung:* Die Heimat der Teufelskralle ist das südliche und südwestliche Afrika. Die dort lebenden Eingeborenen verwenden diese Droge schon seit langer Zeit.
Die Stammpflanze besitzt eine große knollige Wurzel, aus der zu Beginn der Regenzeit in jedem Jahr frische Triebe hervorbrechen, die etwa 1 m lang werden, flach auf dem Boden liegen und leuchtend rot gefärbte Blüten ausbilden, die in den Blattachseln sitzen. Daraus entwickelt sich die Frucht, die bald verholzt und lange verzweigte Arme bildet, die mit Widerhaken versehen sind. So erklärt sich wohl auch der Name Teufelskralle.
Ernte und Aufbereitung: Teufelskrallen-Tee wird nicht aus der Frucht mit den kralligen Armen, sondern aus den Speicherknollen der Wurzeln gewonnen. Sie werden nach der Blütezeit gegraben und getrocknet.
Inhaltsstoffe (Wirkstoffe): Der Hauptwirkstoff ist Harpagosid, ein Glykosid. Daneben kommen andere Glykoside und Bitterstoffe vor.
Heilwirkung und Anwendung: Während die Eingeborenen Südafrikas die Teufelskralle bei Gallen-, Leber-, Nieren- und Blasenleiden verwenden, gebrauchen wir die Droge hauptsächlich bei Gelenkerkrankungen. Die Wissenschaftler haben festgestellt, daß sie besonders bei Arthrose, einem chronischen Gelenkleiden nichtentzündlicher Natur, wirksam ist. Da wir sonst gegen dieses so häufige Leiden kein wirklich wirksames Medikament haben, verdient die Teufelskralle Beachtung. Ihre Wirkung beruht in erster Linie auf der antiphlogistischen (entzündungshemmenden) Eigenschaft der Inhaltsstoffe. Es sind zwar noch viele Untersuchungen nötig, bis man den Wirkungsmechanismus genau erforscht hat, doch was bisher darüber bekannt ist, reicht aus, um mit dem Tee eine Langzeitbehandlung bei schmerzhaften Gelenkerkrankungen zu versuchen. Die Erfahrung lehrt, daß nach einigen Wochen eine deutliche Schmerzlinderung zu beobachten ist. Da auch Einspritzungen aus Teufelskralle im Handel sind, versuchen Ärzte mit Erfolg, die Tee-Therapie solchermaßen zu unterstützen.

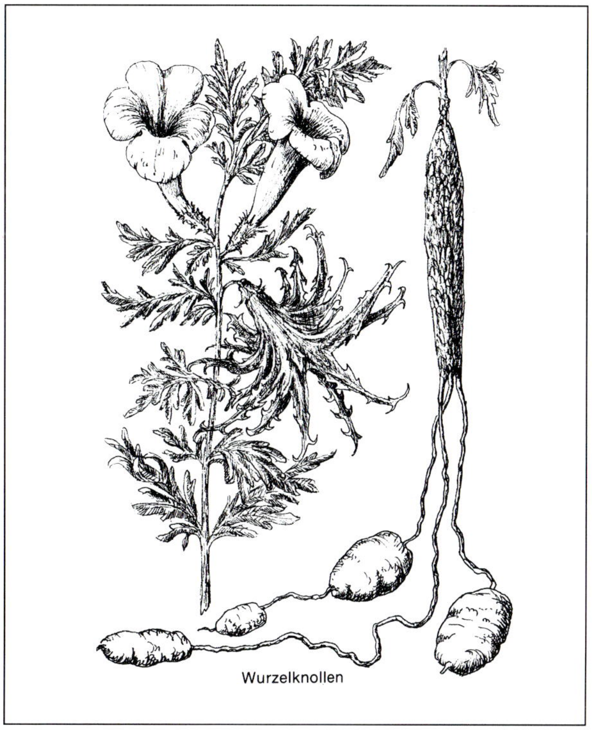

Auch bei Magen- und Darmstörungen wird die Teufelskralle eingesetzt. Es mehren sich die Erfahrungsberichte darüber, daß ein Tee aus Teufelskralle ein ganz hervorragendes Mittel gegen Störungen im Magen- und Darmtrakt ist. Appetitlosigkeit, Verdauungsschwäche und mangelhafte Galleausschüttung ließen sich demzufolge mit einem Tee aus Harpagophytum (Teufelskralle) erfolgversprechend behandeln.

• *So wird der Tee bereitet:* Ein gehäufter Teelöffel Teufelskrallenwurzel wird mit 1/4 l siedendem Wasser übergossen und etwa 5 Stunden lang ausgezogen.

2 bis 3 Tassen Tee täglich ist die empfehlenswerte Dosierung.

Nebenwirkungen sind bei therapeutischer Dosierung nicht bekannt. – Nicht anwenden bei Magen- und Darmgeschwüren.

Zusatz: Der Name Teufelskralle kann Anlaß zu Verwechslungen geben, denn man kennt bei uns zwei heimische Pflanzen, die ebenfalls diesen Namen führen: PHYTEUMA SPICATUM = Weiße Teufelskralle, PHYTEUMA NIGRUM = Schwarze Teufelskralle. Beide spielen als Heilpflanzen keine Rolle.

Zimt (Ceylonzimt)

CINNAMOMUM ZEYLANICUM BL.
Lorbeerbaumgewächse, LAURACEAE

Arzneilich verwendete Pflanzenteile:
Die geschälte Rinde und das daraus gewonnene ätherische Öl.

Drogenbezeichnung: Zimt = CINNAMOMI ZEYLANICI CORTEX (früher: CORTEX CINNAMOMI), Zimtöl = CINNAMOMI ZEYLANICI AETHEROLEUM (früher: OLEUM CINNAMOMI).

Botanik: *Vorkommen und Pflanzenbeschreibung:* Die in der Apotheke gebrauchte Zimtrinde stammt von einem auf Ceylon heimischen Baum. Die zylindrischen Zweige tragen gegenständig große ovale, kurzstielige Blätter, die nach Nelken duften. Die rispigen Blütenstände sind armblütig, die Blüten weißlich-grün und unscheinbar.

Ernte und Aufbereitung: Die Zimtrinde stammt fast ausschließlich aus Kulturen, die in der Nähe von Gewässern angelegt werden, da die Pflanzen viel Grundwasser brauchen.

Nach einigen Jahren ungestörter Entwicklung schlägt man die Stämmchen ab, damit sich an den Stümpfen Schößlinge bilden können. Nach etwa 2 Jahren werden diese Schößlinge zur Gewinnung der Droge abgeschnitten und von den Blättern befreit. In Abständen von 20 cm schneidet man rundherum ein und verbindet die Einschnitte mit Längsschnitten. Mit falzbeinartigen Messern wird die Rinde abgelöst. Zum Schälen zieht man die Rinde über einen Stock aus Zimtholz und schabt mit einem stumpfen Schälmesser die Außenschicht der Rinde ab. Mehrere abgeschabte Rindenstücke steckt man ineinander und hängt sie zum Trocknen auf. Nach dem Trocknen, das meistens im Freien an der Sonne geschieht, wird die Rinde sortiert und kommt so zum Versand.

Das ätherische Öl wird durch Wasserdampfdestillation gewonnen.

Inhaltsstoffe (Wirkstoffe): Ätherisches Öl mit Zimtaldehyd und Eugenol, das in guter Droge mindestens zu 1 % enthalten sein soll, Schleim und Gerbstoff.

Heilwirkung und Anwendung: Obgleich Zimt als ätherische Öldroge medizinisch durchaus als Magenmittel verwendbar wäre, scheint es der intensive Geruch zu sein, der die Zimtrinde als Arzneimittel verdrängt hat. Man gebraucht sie medizinisch in der Hauptsache als Geschmackskorrigens in Form von Zimtwasser oder als Zimtrinde gelegentlich noch in Magentees.

Die sogenannten Zimt-Tropfen zur Stillung übermäßiger Monatsblutung sind mehr als Mittel der Volksmedizin zu betrachten, was auch auf die Mischung von Zimtöl mit Nelkenöl gegen Zahnschmerzen zutrifft.

Beschwerden wie Völlegefühl, Blähungen und leichte krampfartige Magen-Darm-Störungen; Magenbeschwerden, beispielsweise durch mangelnde Bildung von Verdauungssäften sind die Anwendungsgebiete, die das BGA auf der Packungsbeilage der Standardzulassung für Zimtrinde nennt. Gegenanzeigen: Magen- und Darmgeschwüre. In der Schwangerschaft nicht anwenden.

• *So wird ein Tee aus Zimtrinde zubereitet:*
1 Teelöffel Zimtrinde wird mit siedendem Wasser übergossen und 10 Minuten lang ausgezogen.
2 bis 3 Tassen Tee täglich zu den Mahlzeiten ist die empfehlenswerte Dosierung.

Anwendung als Gewürz: Zimt in Stangen oder als Pulver ist das Gewürz für die Weihnachts-

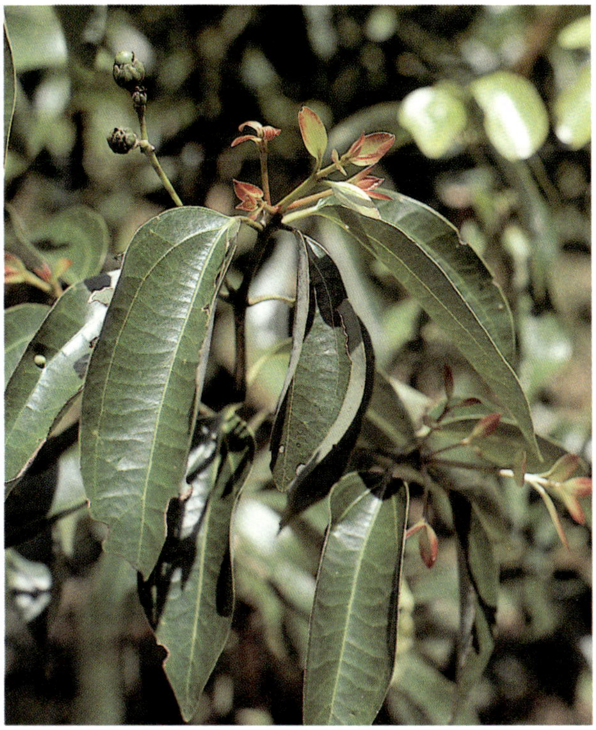

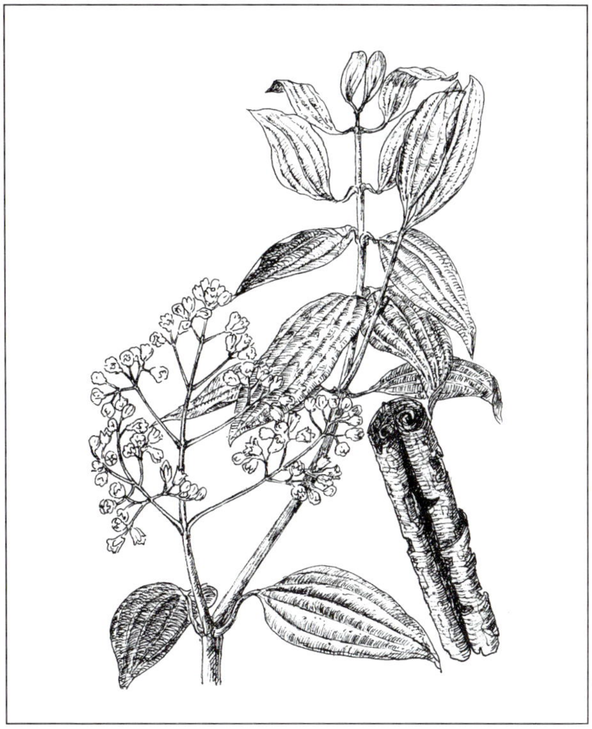

bäckerei, für Glühwein und Punsch, für Süßspeisen und Kompott. Von Feinschmeckern wird es auch als Würze für Geflügel, besonders für Gänse- und Entenbraten gebraucht. Man würzt damit – sparsam zwar – die Füllung und fördert auf diese Weise Duft und Geschmack des ganzen Bratens. Bestäubt man ganz sparsam Schinken, Koteletts (besonders vom Lamm) und Schnitzel vor dem Braten mit ein wenig Zimtpulver, so entfaltet sich dieses Gewürz in geradezu erstaunlicher Weise.

Zu gekochtem Fisch, Schweinebraten oder gekochtem Rindfleisch schmeckt Zimt vorzüglich. Und außerdem ist Zimt ein Bestandteil des heute so beliebten Curry.

Nebenwirkungen: Schäden, entstanden durch die Verwendung der Zimtrinde, sind nicht bekannt. Das reine ätherische Öl darf nicht überdosiert werden, da es in konzentrierter Form Haut und Schleimhaut reizt, Herzklopfen und Schweißausbrüche, auch Durchfälle verursachen kann.

HEILPFLANZEN
aus alten Arznei- und Kräuterbüchern

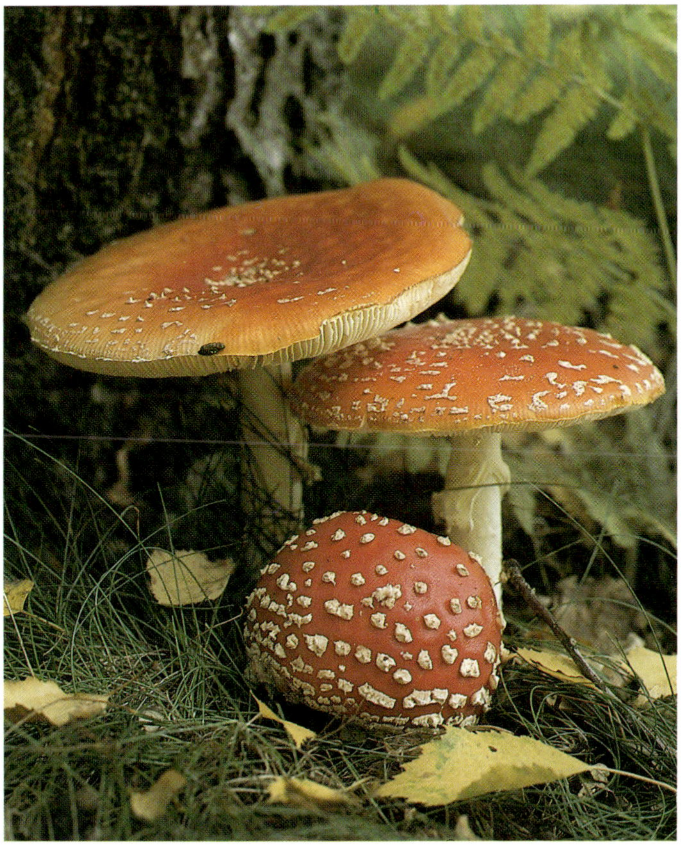

Hauptsächlich zur Information, da die Anwendung in der Selbstmedikation zumeist nicht empfehlenswert ist.

Ackerschotendotter

▷ *giftig*
ERYSIMUM CHEIRANTHOIDES L.
Kreuzblütengewächse, BRASSICACEAE (CRUCIFERAE)
Volksnamen: Gänsesterbkraut, Schöterich.
Drogenbezeichnung: Ackerschotendotterkraut = ERYSIMI HERBA (früher: HERBA ERYSIMI).

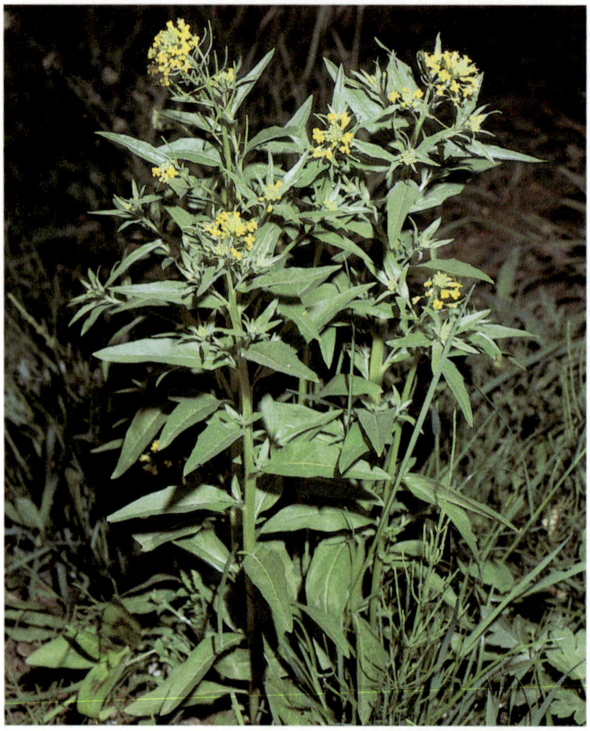

Botanik: *Aussehen:* Einjähriges Kraut, etwa 20 bis 40 cm hoch, mit ganzrandig oder unregelmäßig gezähnten Blättern und Kreuzblüten. Ganze Pflanze angedrückt behaart. *Vorkommen:* Bei uns auf Äckern und Schuttplätzen.
Wirkstoffe: Herzwirksame Glykoside, die in der Wirkung dem Strophanthin ähnlich sind.
Anwendung: Gelegentlich als Herzmittel und zur Beruhigung des Krampfhustens.

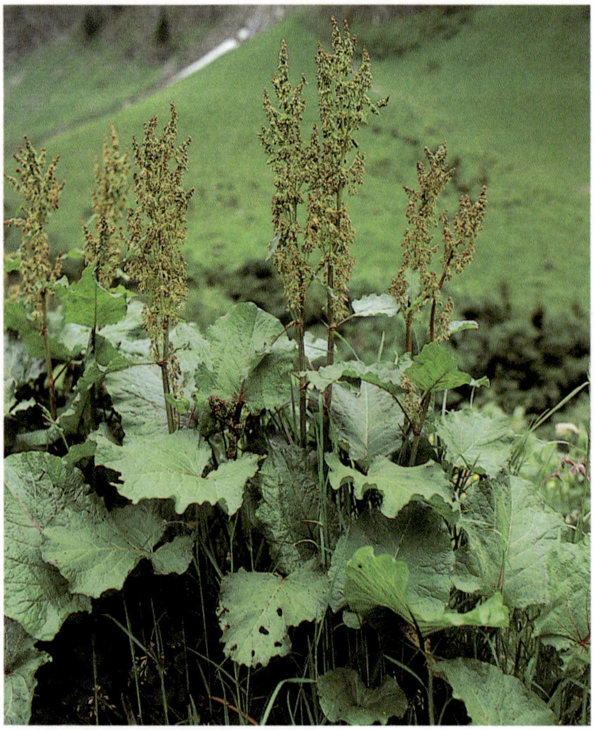

Alpenampfer

RUMEX ALPINUS L.
Knöterichgewächse, POLYGONACEAE
Volksnamen: Blacke, Mönchsrhabarber, Saublacke.
Drogenbezeichnung: Alpenampferwurzelstock = RUMICIS ALPINI RHIZOMA (früher: RHIZOMA RUMICIS ALPINI).

Botanik: *Aussehen:* Ausdauernde Staude mit langgestielten Blättern, die 50 cm lang und 20 cm breit werden können. Blühstengel etwa 1 m hoch, Blüten dicht stehend, unscheinbar, grünlichgelb bis rot. *Vorkommen:* Hauptsächlich in den Alpen. In der Nähe von Sennhütten sehr häufig.
Wirkstoffe: Antrachinon-Derivate, Bitterstoffe.
Anwendung: In den Alpenländern früher beliebtes Abführmittel.

Alpenveilchen

▷ *giftig, geschützt*
CYCLAMEN PURPURESCENS MILL. (CYCLAMEN EUROPAEUM AUCT.)
Primelgewächse, PRIMULACEAE
Volksnamen: Erdbrot, Erdscheibe, Saubrot.
Drogenbezeichnung: Alpenveilchenknolle = CYCLAMINIS RHIZOMA (früher: RHIZOMA CYCLAMINIS).

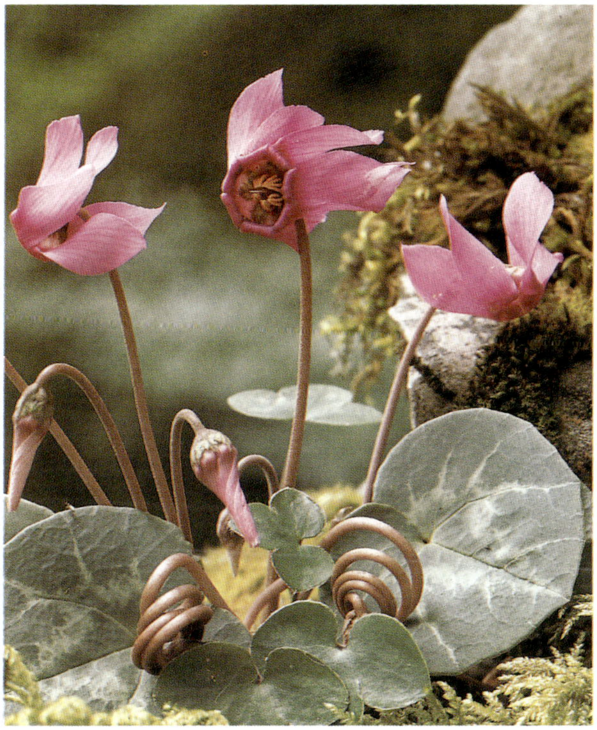

Botanik: *Aussehen:* Unserer beliebten Zimmerpflanze im Aussehen überaus ähnlich, doch erheblich kleiner und zarter. *Vorkommen:* In den europäischen Gebirgswäldern, bei uns im Reichenhaller Gebiet.
Wirkstoffe: Saponinglykoside (Cyclamin), Triterpen-Saponine.
Anwendung: Früher als drastisches Abführmittel gebraucht. In der Homöopathie wird *Cyclamen* als Nervenmittel und gegen Gicht, Rheuma und verschiedene Schmerzzustände verordnet.

Amerikanischer Schneeball

VIBURNUM PRUNIFOLIUM L.
Geißblattgewächse, CAPRIFOLIACEAE
Volksnamen: Frauenball, Gartenschneeball, Viburnum. **Drogenbezeichnung:** Viburnumrinde (Amerikanische Schneeballrinde) = VIBURNI PRUNIFOLII CORTEX (früher: CORTEX VIBURNI PRUNIFOLII).

Botanik: *Aussehen:* Strauchartiger Baum, der bis zu 8 m hoch werden kann und mit weißen, in schirmförmigen Trugdolden angeordneten Blüten im Mai blüht. *Vorkommen:* In Nordamerika heimisch, bei uns in Gärten angebaut.
Wirkstoffe: Uteruswirksames Sedativum, Arbutin, spasmolytisch wirkende Saponine, Flavone, Cumarine, Gerbstoffe und andere.
Anwendung: Als Frauenmittel bei Beschwerden in den Wechseljahren und gegen Menstruationsbeschwerden in galenischen Zubereitungen. In der Homöopathie wird *Viburnum* ebenfalls überwiegend als Mittel gegen Frauenleiden eingesetzt.

Ammoniacum

DOREMA AMMONIACUM D. DON
Doldengewächse, APIACEAE (UMBELLIFERAE)
Volksnamen: Ammoniakgummi, Armenischer Gummi.
Drogenbezeichnung: Das aus der Pflanze ausgetretene Gummiharz = AMMONIACUM (auch GUMMIRESINA AMMONIACUM).

Botanik: *Aussehen:* Eine mächtige Staude, die bis 2 m hoch wird und einen 5 cm dicken hohlen Stengel ausbildet. Alle Teile der Pflanze sondern schon bei geringster Verletzung weißen Milchsaft ab. *Vorkommen:* Steppen und Wüsten im Iran, in Turkistan, Afghanistan, Südsibirien.
Wirkstoffe: Harz, Gummi, ätherisches Öl.

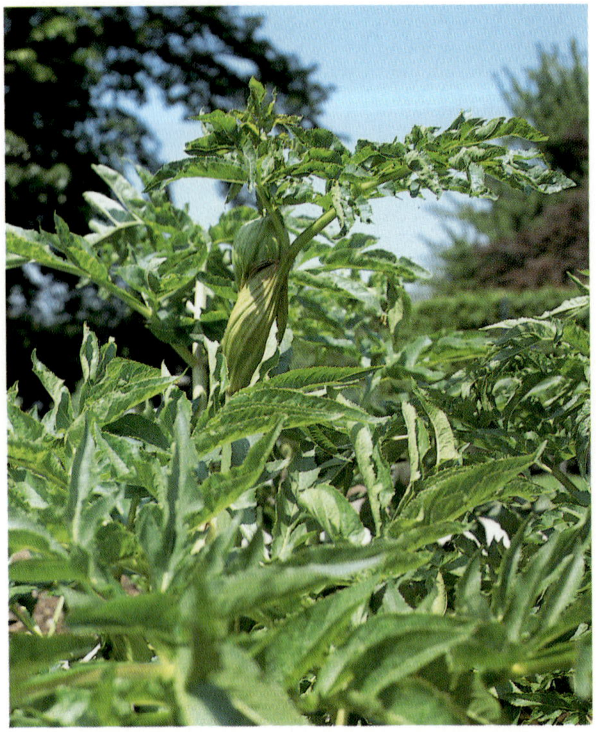

Anwendung: Ammoniacum war früher Bestandteil von Hustenarzneien (auch in der Tiermedizin), es wurde gelegentlich als Entwässerungsmittel gebraucht, hauptsächlich jedoch zur Pflasterbereitung.

Angosturabaum

GALIPEA OFFICINALIS HANCOCK = CUSPARIA FEBRIFUGA
Rautengewächse, RUTACEAE
Drogenbezeichnung: Angosturarinde = ANGOSTURAE CORTEX (früher: CORTEX ANGOSTURAE).

Botanik: *Aussehen:* Ein 10 bis 20 m hoher Baum, der mit ein- bis dreizähligen Blättern ausgestattet ist. *Vorkommen:* Im tropischen Südamerika und Westindien.
Wirkstoffe: Alkaloide und Nebenalkaloide, Bitterstoffe (Angosturin), Glykoside, ätherisches Öl.
Anwendung: Zur Kräftigung und Stärkung als aromatisches Bittermittel, vornehmlich in galenischen Zubereitungen. – Als Gewürz.

Arekpalme (Betelnußpalme)

▷ *giftig*
ARECA CATECHU L.
Palmengewächse, ARECACEAE (PALMAE)
Drogenbezeichnung: Arekanüsse = ARECAE SEMEN (früher: SEMEN ARECAE).

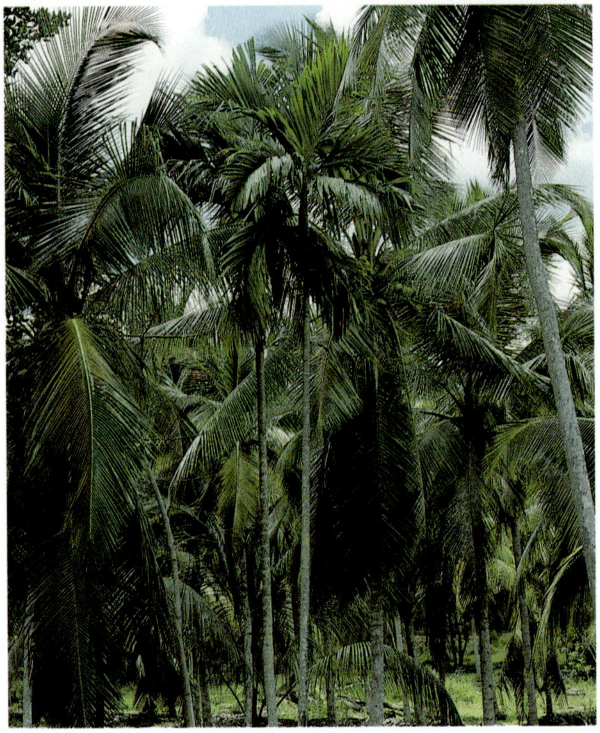

Botanik: *Aussehen:* Eine bis zu 24 m hohe, 30 bis 50 cm dicke Fächerpalme. *Vorkommen:* Vorder- und Hinterindien, Pakistan und Ceylon, China, Formosa, Malaiischer Archipel und viele andere tropische Gebiete (auch kultiviert).
Wirkstoffe: Areculin und andere Alkaloide, Gerbstoffe, Schleim, Harz, Fett.
Anwendung: Früher beliebtes Wurmmittel, besonders in der Tiermedizin, seltener gegen Durchfälle. – Vergiftung schon durch 8 bis 10 g Droge.

Asant

FERULA ASA-FOETIDA L. und andere Ferula-Arten
Doldengewächse, APIACEAE (UMBELLIFERAE)
Volksnamen: Stinkasant, Stinkharz, Teufelsdreck.
Drogenbezeichnung: Gummiharz der Wurzel Asant = ASA FOETIDA.

Botanik: *Aussehen:* Zunächst nur eine Rosette großer gestielter Blätter ausbildend, entwickelt sich im fünften Jahr ein bis 3 m hoher und 10 cm dicker Stengel mit gefiederten Blättern und doppeldoldigen Blütenständen. *Vorkommen:* Ostiran, Afghanistan, in Salzsteppen.
Wirkstoffe: Harz mit 60 % Ferulasäureester des Asaresitannol, Kumarine, ätherisches Öl, Vanillin und andere.
Anwendung: In Form galenischer Zubereitungen früher gegen Blähungen und Darmträgheit (auch in der Homöopathie). Im Ursprungsland auch als Gewürz.

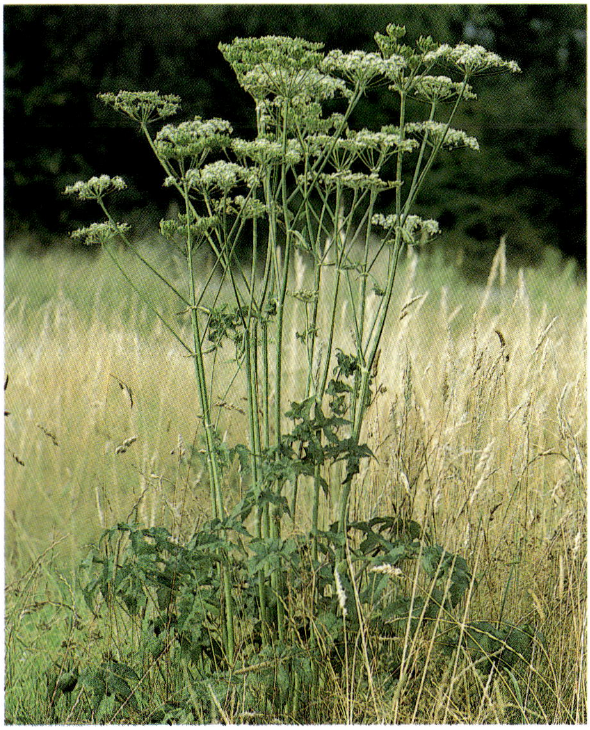

Ganz besonders heftige Hautallergien ruft der Saft der Herkulesstaude (= Riesenbärenklau, HERACLEUM MANTEGAZZIANUM) hervor; oft genügt schon die Berührung der Pflanze.

Bärenklau

HERACLEUM SPHONDYLIUM L.
Doldengewächse, APIACEAE (Umbelliferae)
Drogenbezeichnung: Bärenklaukraut = HERACLEI SPHONDYLII HERBA (früher: HERBA HERACLEI SPHONDYLII, HERBA BRANCAE URSINAE).

Botanik: *Aussehen:* Ein großes Doldengewächs mit rauh behaarten Stengeln und Blättern, großer Dolde und auffallenden Blattscheiden. *Vorkommen:* In ganz Europa und Teilen von Asien.
Wirkstoffe: Ätherisches Öl, Furanocumarine, Bitterstoffe.
Anwendung: In der Volksheilkunde hauptsächlich gegen Durchfälle verschiedenster Ursache, die mit Blähungen einhergehen. Wird auch als Hustenmittel gebraucht. – Allergien, Wiesendermatitis (durch frische Blätter) sind häufig beobachtet worden.

Baumwollpflanze

Verschiedene Gossypium-Arten
Malvengewächse, MALVACEAE
Drogenbezeichnung: Baumwollwurzelrinde = GOSSYPII CORTEX RADICIS (früher: CORTEX GOSSYPII RADICIS).

Botanik: *Aussehen:* Strauch mit gelben Blüten. Je nach Rasse oder Art verschieden hoch. *Vorkommen:* In tropischen und subtropischen Ländern kultiviert (hauptsächlich zum Zwecke der Baumwollgewinnung).
Wirkstoffe: Harzartige Substanzen von roter und gelber Farbe (Gossypol).

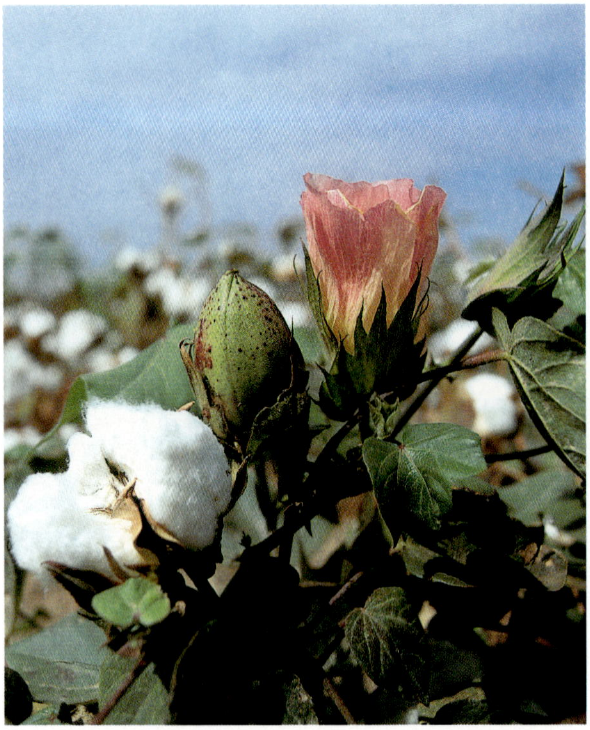

Anwendung: Besonders in der Homöopathie als Frauenmittel gegen Beschwerden der Wechseljahre und bei unregelmäßiger Periode. In Form galenischer Zubereitungen aus der Wurzelrinde als Ersatz für Mutterkorn (Secale cornutum).

Bay-Baum

PIMENTA RACEMOSA (MILL.) J. W. MOORE
(PIMENTA ACRIS [SW.] KOSTEL.)
Myrtengewächse, MYRTACEAE
Drogenbezeichnung: Das Öl aus den Blättern = OLEUM BAY oder OLEUM MYRCIAE.

Botanik: *Aussehen:* Immergrüner Baum mittlerer Größe, mit dünnem Stamm und weißlicher Rinde. *Vorkommen:* In Zentralamerika, Kamerun, Ostafrika und anderen warmen Gegenden.
Wirkstoffe: Das ätherische Öl ist dem Nelkenöl ähnlich. Es enthält neben anderen Stoffen Eugenol.
Anwendung: Bayöl verarbeitet man zu Haarwässern und – selten zwar – zu Einreibungen gegen Bronchitis.

Benzoe

STYRAX TONKINENSIS (PIERRE) CRAIB EX HARTWICH und andere Styrax-Arten
Styraxbaumgewächse, STYRACACEAE
Drogenbezeichnung: Harzartige Produkte, die durch Einschnitte in den Stamm gewonnen werden = Benzoe = BENZOE TONKINENSIS (früher: BENZOE).

Botanik: *Aussehen:* Alle Styrax-Arten sind mittelgroße Bäume mit dünner Rinde.
Vorkommen: Indisch-malaiisches Gebiet.
Wirkstoffe: Benzoesäure und deren Ester, Vanillin.
Anwendung: In Form der Tinktur noch gelegentlich als schleimlösendes Mittel, als Zusatz zu Salben, die mit Schweineschmalz bereitet werden (um das Ranzigwerden zu verhindern).
Auch Zusatz für Mundwasser.

Bergamotte

CITRUS AURANTIUM L. ssp. bergamia (Risso et Poit.) Engl.
Rautengewächse, RUTACEAE

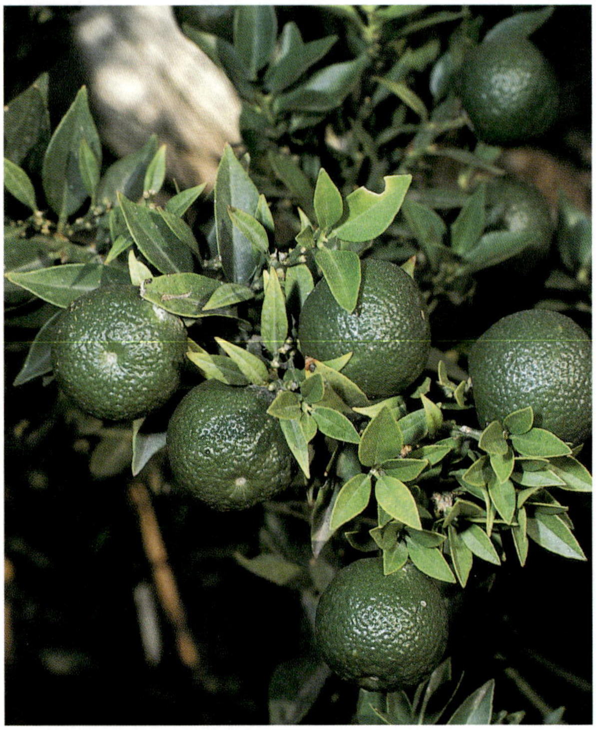

Drogenbezeichnung: Bergamottöl = BERGAMOTTAE AETHEROLEUM (früher: OLEUM BERGAMOTTAE).

Botanik: *Aussehen:* Der Bergamottbaum ist eine Unterart (SSP.) des Orangenbaums und sieht diesem ähnlich. *Vorkommen:* In fast allen subtropischen Gebieten angebaut. – Heimat Westindien.
Wirkstoffe: Das ätherische Öl enthält etwa 40 % Linalylacetat und zahlreiche andere Komponenten wie Limonen, Terpineol, Bergapten, Bisabolen, Nerol und andere.
Anwendung: Bergamottöl ist Bestandteil vieler Duftwässer. Es wurde früher auch in der Zahnmedizin, zur Desinfektion bei Operationen und gegen eiternde Wunden empfohlen. – Allergien sind möglich.

Bertram

ANACYCLUS PYRETHRUM (L.) LINK (ANTHEMIS PYRETHRUM L.)
Korbblütengewächse, ASTERACEAE (COMPOSITAE)
Volksnamen: Römischer Bertram, Speichelwurzel, Zahnwurzel.

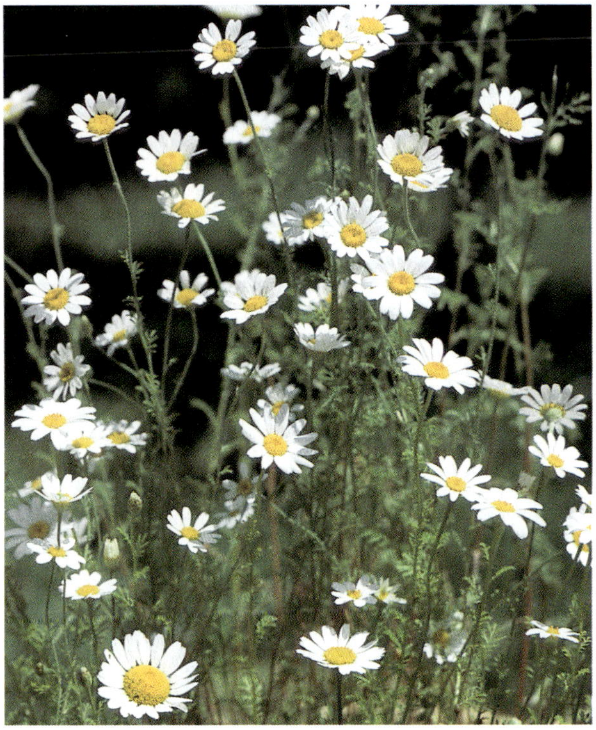

Drogenbezeichnung: Bertramwurzel = PYRETHRI ROMANI RADIX (früher: RADIX PYRETHRI ROMANI).

Botanik: *Aussehen:* 45 cm hohe, krautige Pflanze mit Blütenköpfchen, meistens nur Strahlenblüten. *Vorkommen:* Mittelmeergebiet, Nordafrika, Syrien, Arabien (auch kultiviert).
Wirkstoffe: Scharfes Harz, Gerbstoff, etwas ätherisches Öl.
Anwendung: In der Homöopathie bei Rheuma und Neuralgien. – Zur Anregung des Speichelflusses, gegen rheumatische Zahnerkrankungen; auch als Tonikum bei Verdauungsschwäche.

Brechnuß

▷ *tödlich giftig*
STRYCHNOS NUX-VOMICA L.
Logangewächse, LOGANIACEAE
Volksnamen: Brauntaler, Krähenaugen.
Drogenbezeichnung: Brechnuß(samen) = STRYCHNI SEMEN (früher: SEMEN STRYCHNI).

Botanik: *Aussehen:* 10 bis 15 m hoher Baum mit kreuzgegenständigen Blättern und Blüten und mit

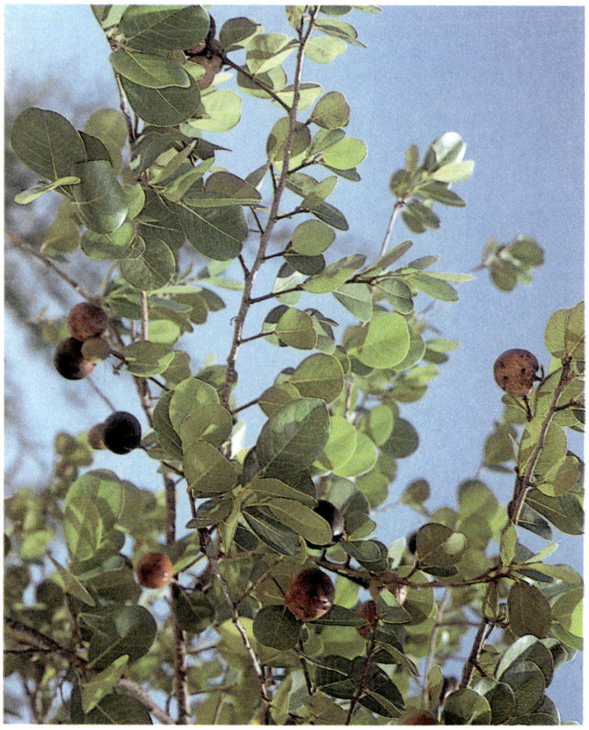

weißer tellerförmiger Krone. Die Frucht ist eine große (bis 6 cm im Durchmesser) orangerote Beere. *Vorkommen:* Asien, Vorderindien, Ceylon, Java, Afrika, Nordaustralien.
Wirkstoffe: Strychnin, Brucin und verschiedene Nebenalkaloide, Bitterstoffe, Cholin und andere.
Anwendung: In Form galenischer Zubereitungen früher als Anregungsmittel bei Schwächezuständen – besonders im Verdauungstrakt. Gelegentlich als Kreislaufmittel.
Das BGA lehnt diese Anwendungen (da unwirksam) ab.
In der Homöopathie wird das Mittel *Nux vomica* viel gebraucht bei Verdauungsbeschwerden, Muskelrheuma und bei psychischen Störungen.

Buche

FAGUS SYLVATICA L.
Buchengewächse, FAGACEAE
Drogenbezeichnung: Der Teer, den man durch trockene Destillation (Erhitzen unter Luftabschluß) aus Buchenholz gewinnt. Buchenteer = FAGI PIX (früher: PIX FAGI).
Botanik: *Aussehen:* Ein stattlicher Baum mit grauer Rinde und zarten elliptischen Blättern.

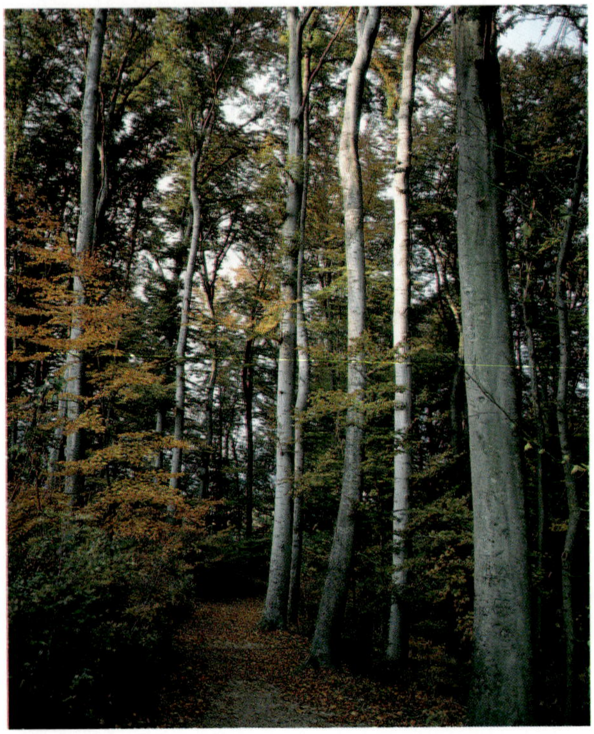

Vorkommen: Häufig in den Wäldern Mitteleuropas, Westrußlands und des Kaukasus.
Wirkstoffe: Guajacol, Cresole.
Anwendung: Früher bei verschiedenen Hautleiden sowie gegen Gicht und Rheuma gebraucht (als Einreibung oder als Salbe).

Bukkostrauch

BAROSMA BETULINA (BERG.) BARTL. ET H. L. WENDL. (AGATHOSMA BETULINA [BERG.] PILLANS) UND BAROSMA CRENULATA (L.) HOOK (AGATHOSMA CRENULATA [L.] PILLANS)
Rautengewächse, RUTACEAE
Volksnamen: Buchubaum, Breitbuchu.
Drogenbezeichnung: Bukkoblätter = BUCCO FOLIUM (früher: FOLIA BUCCO).

Botanik: *Aussehen:* Ein kleiner Strauch mit stark aromatisch riechenden, gegenständigen Blättern, fünfzähligen Blüten und geschnäbelten Teilfrüchten. *Vorkommen:* In Südafrika heimisch.
Wirkstoffe: Ätherisches Öl, Harz, Schleim, Gummi, Hesperidin, Rutin.
Anwendung: Als leichtes harntreibendes Mittel bei Blasenkatarrhen in verschiedenen Blasentees.

Cajeputstrauch

MELALEUCA LEUCADENDRA (L.) L.
Myrtengewächse, MYRTACEAE
Drogenbezeichnung: Das ätherische Öl aus den Zweigspitzen und Blättern: Rektifiziertes Cajeputöl = CAJEPUTI AETHEROLEUM RECTIFICATUM (früher: OLEUM CAJEPUTI RECTIFICATUM).
Botanik: *Aussehen:* Immergrüner Strauch oder kleiner Baum mit leicht ablösbarer Rinde und sichelförmigen Blättern. *Vorkommen:* Malaiische Inseln, Australien, Philippinen, Java.
Wirkstoffe: Cajeputöl (ist dem Eukalyptusöl ähnlich); es enthält ebenfalls (bis zu 70 %) Cineol.
Anwendung: Äußerlich in Salben und Einreibungen gegen Erkältungen, doch im Vergleich mit Eukalyptusöl nur selten gebraucht; gelegentlich Bestandteil von Einreibungen gegen rheumatische Beschwerden.

Calabarstrauch

▷ *sehr giftig*
PHYSOSTIGMA VENENOSUM BALF.
Schmetterlingsblütengewächse, FABACEAE (LEGUMINOSAE)
Drogenbezeichnung: Calabarbohnen = CALABAR SEMEN (früher: SEMEN CALABAR).

Botanik: *Aussehen:* Kletterstrauch mit dreizähligen großen Blättern, länglichen Nebenblättern, roten oder violetten Schmetterlingsblüten, in Trauben angeordnet. *Vorkommen:* Tropisches Westafrika, Indien, Brasilien.
Wirkstoffe: Alkaloide (Physostigmin = Eserin), Nebenalkaloide, Harze, Eiweißstoffe, ätherisches Öl und andere.
Anwendung: Als Droge nur noch in der Tiermedizin gegen Koliken. – Zur Gewinnung von Physostigmin, einem giftigen Alkaloid.

Campecheholz

HAEMATOXYLON CAMPECHIANUM L.
Schmetterlingsblütengewächse, FABACEAE (LEGUMINOSAE)
Volksnamen: Blauholz, schwarzes Brasilholz, westindisches Blutholz.
Drogenbezeichnung: Das rote Kernholz der Stammpflanze = Campecheholz = HAEMATOXYLI LIGNUM (früher: LIGNUM HAEMATOXYLI).

Botanik: *Aussehen:* Knorriger Baum, der bis zu 16 m hoch wird, paarig gefiederte Blätter und dornige Nebenblätter besitzt. *Vorkommen:* In Zentralamerika heimisch, dort und auf einigen westindischen Inseln (Jamaika) und im tropischen Asien kultiviert.
Wirkstoffe: Haematoxylin, Gerbstoffe, Harze.
Anwendung: Wegen der Gerbstoffe gebrauchte man das Campecheholz früher in der Kinderheilpraxis als Durchfallmittel. Nach Anwendung färbt sich der Harn rot.

Chilis

CAPSICUM FRUTESCENS L.
und andere Capsicumarten
Nachtschattengewächse, SOLANACEAE
Volksnamen: Cayennepfeffer.
Drogenbezeichnung: Cayennepfeffer = CAPSICI FRUCTUS ACER (früher: FRUCTUS CAPSICI FRUTESCENTIS).
Die getrockneten Früchte werden Chilis genannt.

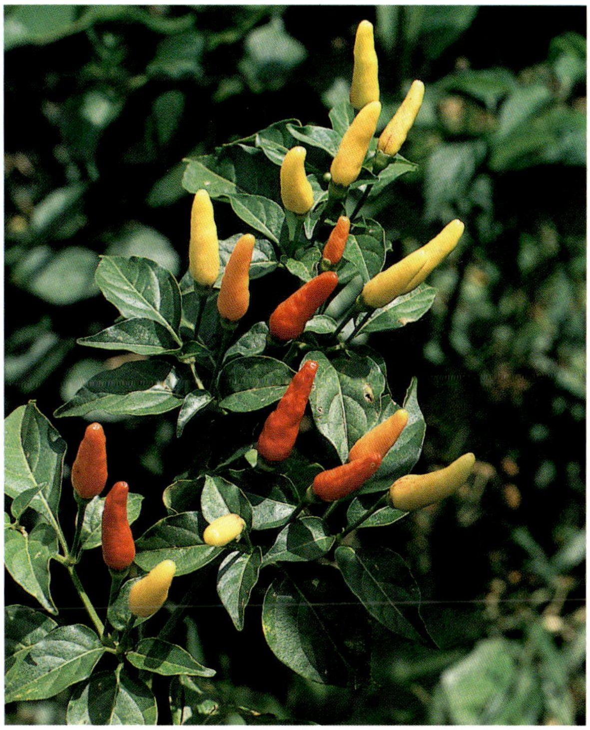

Botanik: *Aussehen:* Das hauptsächliche Unterscheidungsmerkmal der verschiedenen Paprikaarten sind die kleineren Früchte.
Vorkommen: Die eigentliche Heimat dürfte das tropische Amerika sein, doch Chilis werden vielerorts und in vielen Spielarten gezogen.
Wirkstoffe: Der Gehalt an Capsaicin, dem Scharfstoff, ist erheblich größer als bei Paprika.
Anwendung: Hauptsächlich als Gewürz in tropischen Gegenden. Seit man weiß, daß besonders die Scharfstoffe der Chilis den Kreislauf entlasten, verwendet man auch in europäischen Küchen dieses Gewürz mehr und mehr. Eine spezifisch medizinische Anwendung gibt es nicht.

Chrysarobin

▷ *giftig*
ANDIRA ARAROBA AGUIAR
Schmetterlingsblütengewächse, FABACEAE (LEGUMINOSAE)
Volksname: Goapulver.
Drogenbezeichnung: Harz aus den Höhlungen der Stämme der Stammpflanze: Chrysarobin (Gereinigtes Goapulver) = CHRYSAROBINUM.

Botanik: *Aussehen:* Ein 20 bis 30 m hoher Baum mit bis zu 2,50 m dicken Stämmen, in deren Innerem sich harzgefüllte Hohlräume befinden. Die Blüten sind typische Schmetterlingsblüten. *Vorkommen:* Wälder Brasiliens.
Wirkstoffe: Ein Gemisch freier Anthrone und Anthrachinone, Bitterstoffe, Harze, Ararobinol.
Anwendung: Chrysarobin ist ein Hautreizmittel, das bei Hautleiden (zum Beispiel Schuppenflechte) auch heute noch in Lösungen und Salben gebraucht wird.

Citronellgras

CYMBOPOGON NARDUS (L.) W. WATS.
und CYMBOPOGON WINTERANUS JOWITT
Süßgräser, POACEAE (GRAMINEAE)
Drogenbezeichnung: Das ätherische Öl aus der Pflanze: Citronellöl = CITRONELLAE AETHEROLEUM (früher: OLEUM CITRONELLAE).

Botanik: *Aussehen:* Ein hohes Gras, das stark aromatisch riecht. *Vorkommen:* In Ost- und Westindien kultiviert.
Wirkstoffe: Das ätherische Öl ist aus unendlich vielen Einzelsubstanzen zusammengesetzt. Geraniol und Citronellal überwiegen.

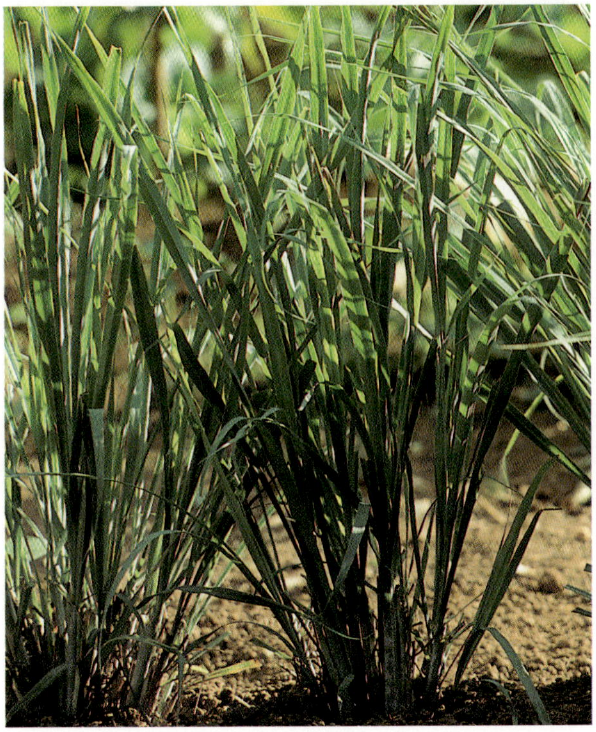

Anwendung: Wie alle ätherischen Öle wirkt auch Citronellöl leicht reizend und desinfizierend. Es ist Bestandteil verschiedener Einreibungen gegen Rheuma, vor allem aber auch des Melissengeistes aus der Apotheke (SPIRITUS MELISSAE COMPOSITUS).

Dill

ANETHUM GRAVEOLENS L.
Doldengewächse, APIACEAE (UMBELLIFERAE)
Volksnamen: Blähkraut, Dillich, Gurkenkümmel.
Drogenbezeichnung: Dillfrüchte = ANETHI FRUCTUS (früher: FRUCTUS ANETHI).

Botanik: *Aussehen:* Doldengewächs mit auffallend schmalen Fiederblättchen. *Vorkommen:* Die Heimat ist der Orient. Anbau in vielen Ländern, auch in Süddeutschland. Als Gewürzpflanze in Gärten gezogen und daraus verwildert.
Wirkstoffe: Ätherisches und fettes Öl.
Anwendung: Dillfrüchte fördern den Abgang der Winde und regen den Appetit an. Eine leicht harntreibende Wirkung wurde nachgewiesen. Auch soll die Milchsekretion der Wöchnerinnen angeregt werden. Gewürzkraut besonders für

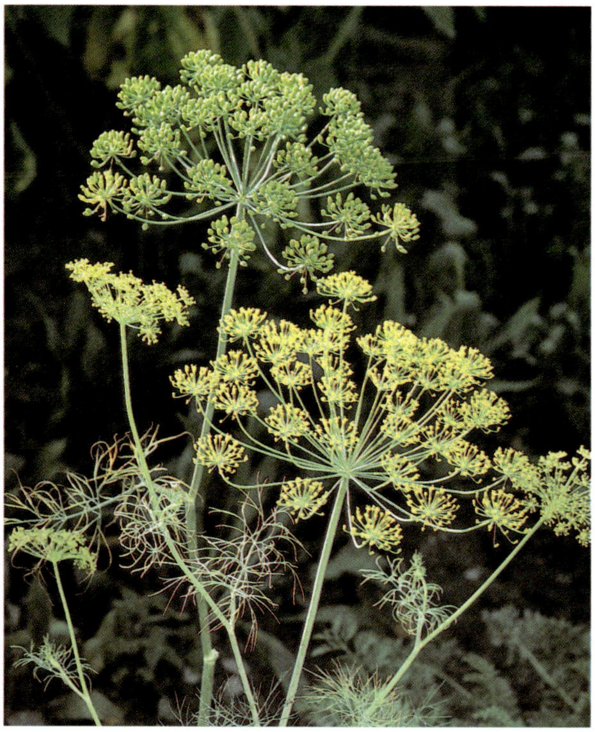

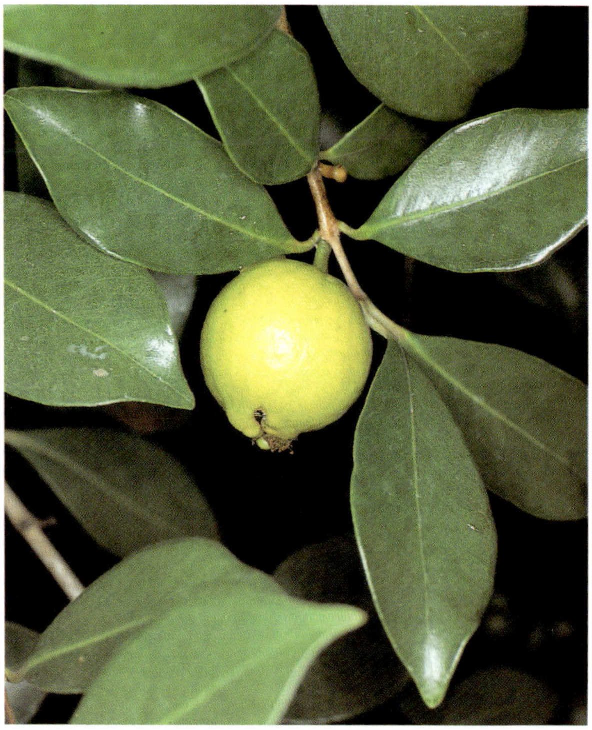

Gurken, doch gleichfalls für Salate und Eintöpfe. Gelegentlich wird Dill auch als Käse- und Fischgewürz gebraucht (frisches Kraut).

Anwendung: Bei chronischen Magen- und Darmkatarrhen. Gelegentlich sind Djambubaumblätter auch Bestandteil von Magentees.

Djambubaum

PSIDIUM GUAJAVA L. (PSIDIUM PYRIFERUM L.), (PSIDIUM POMIFERUM L.)
Myrtengewächse, MYRTACEAE
Volksname: Guayavabaum.
Drogenbezeichnung: Djambublätter = DJAMBU FOLIUM (früher: FOLIA DJAMBU).

Botanik: *Aussehen:* Strauch oder kleiner Baum (bis 8 m) von myrtenartigem Aussehen. *Vorkommen:* Im tropischen Amerika heimisch, in vielen Tropengebieten kultiviert, besonders in Indien und Ägypten.
Wirkstoffe: Gerbstoffe, ätherisches Öl, Harze und Fett.

Drachenblutbaum

DAEMONOROPS DRACO BL.
Palmengewächse, ARECACEAE (PALMAE)
Volksnamen: Drachenblutpalme, Rotangharzbaum.
Drogenbezeichnung: Das aus den Früchten gewonnene Harz = DRACONIS RESINA (früher: RESINA DRACONIS).

Botanik: *Aussehen:* Palmen mit großen derben Blättern. *Vorkommen:* In den Tropen Afrikas, Asiens und Australiens.
Wirkstoffe: Das rote Harz besteht aus einem Gemisch verschiedener Ester der Benzoesäure und Benzoylessigsäure.

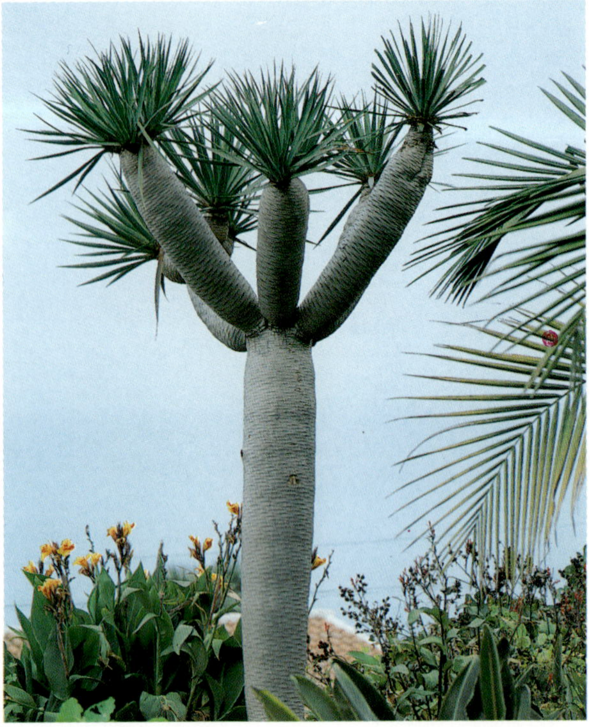

Anwendung: Früher ein Mittel gegen Durchfall und in Zubereitungen gegen Mundschleimhautentzündung. Heute wird das rote Harz aus den Früchten des Drachenblutbaumes gelegentlich noch als Färbemittel in Zahnpulvern verwendet.

Elemi (Manila-Elemi)

CANARIUM LUZONICUM (BLUME) GRAY
Balsamstrauchgewächse, BURSERACEAE
Drogenbezeichnung: Harz aus den Stämmen = ELEMI RESINA (früher: RESINA ELEMI).

Botanik: *Aussehen:* Ein 15 bis 35 m hoher Baum mit einem Durchmesser von etwa 1 m, unpaarig gefiederten Blättern, deren Blättchen 12 bis 20 cm lang werden. *Vorkommen:* Tropisches Asien, Philippinen, Molukken.
Wirkstoffe: Ätherisches Öl, Harze, Bitterstoffe.
Anwendung: Früher beliebter Zusatz zu Salben und Pflastern gegen Geschwüre.

Erdnuß

ARACHIS HYPOGAEA L.
Schmetterlingsblütengewächse, FABACEAE (LEGUMINOSAE)
Volksnamen: Casamance, Erdeichel, Erdmandel.
Drogenbezeichnung: Erdnußöl = ARACHIDIS OLEUM (früher: OLEUM ARACHIDIS).

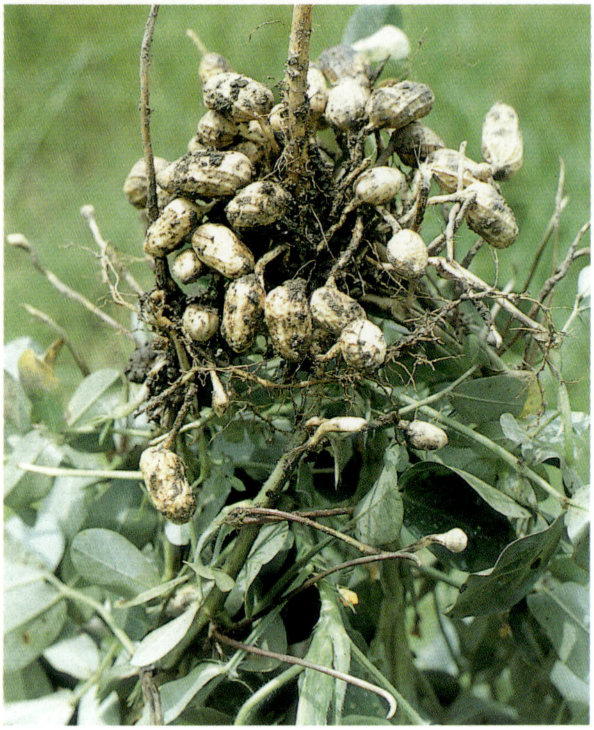

Aussehen: Die einjährige Pflanze wird 40 bis 70 cm hoch und gleicht etwas unserer Erbse. Nach der Befruchtung bohren sich die Blütenstiele ungefähr 5 cm in die Erde, wo die Früchte reifen.
Vorkommen: Aus Brasilien stammend, wird heute die Erdnuß in zahlreichen tropischen und subtropischen Gebieten angebaut.
Wirkstoffe: Das medizinisch gebrauchte Öl besteht aus Glyceriden verschiedener Fettsäuren, besonders der Ölsäure.
Anwendung: In diversen pharmazeutischen Präparaten wie Salben, Emulsionen und anderen findet man das reizlose Erdnußöl verarbeitet.

Eselsdistel

ONOPORDUM ACANTHIUM L.
Korbblütengewächse, ASTERACEAE (COMPOSITAE)
Drogenbezeichnung: Eselsdistelkraut = ONOPORDI ACANTHII HERBA (früher: HERBA ONOPORDI ACANTHII).

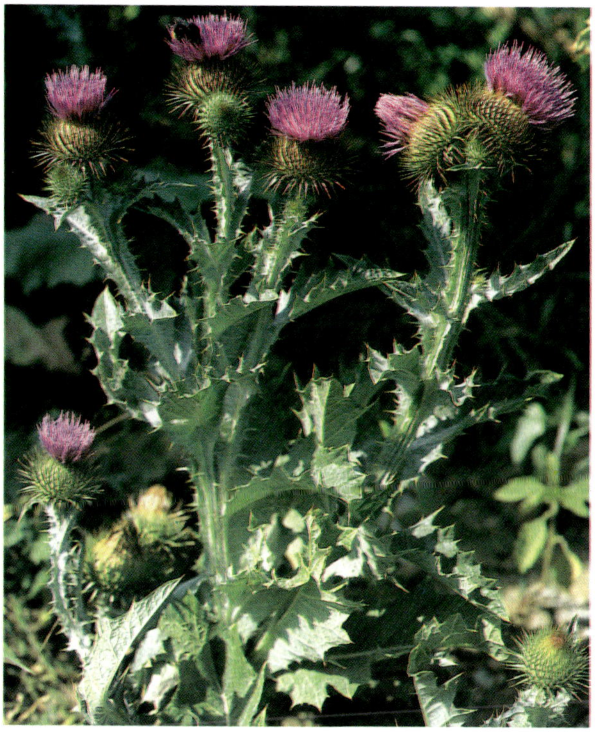

Botanik: *Aussehen:* Stengel bis 2 m hoch, stachelig geflügelt, wenig verzweigt. Blätter stachelig gelappt, Blütenköpfchen einzeln. *Vorkommen:* In ganz Europa und auch in Rußland. Bei uns an Wegrändern und auf Ödland (Schuttplätzen).
Wirkstoffe: Alkaloide, Aesculin, Flavonylglykoside, Gerbstoffe, Bitterstoffe und andere.
Anwendung: Die Eselsdistel ist ein altes Volksheilmittel bei Husten, Herzschwäche, Gallebeschwerden und schlecht heilenden Wunden.

Euphorbium

▷ *giftig*
EUPHORBIA RESINIFERA BERGER
Wolfsmilchgewächse, EUPHORBIACEAE
Drogenbezeichnung: Der eingetrocknete Milchsaft der Stammpflanze = EUPHORBIUM.

Botanik: *Aussehen:* Ein steifer, am Grund stark verästelter Strauch von kaktusähnlichem Aussehen. Höhe etwa 0,50 bis 1,50 m.
Vorkommen: Marokko.
Wirkstoffe: Scharfe hautreizende Harze, Bitterstoffe, Euphorbon, Kalzium- und Natriumsalze, Kautschuk und andere.
Anwendung: Früher Bestandteil von Abführpräparaten und milden Hautreizpflastern für die Tiermedizin. In der Homöopathie wird *Euphorbium* bei Hautleiden und Katarrhen (auch gegen Durchfälle) eingesetzt.

Fabianakraut

FABIANA IMBRICATA RUIZ ET PAV.
Nachtschattengewächse, SOLANACEAE

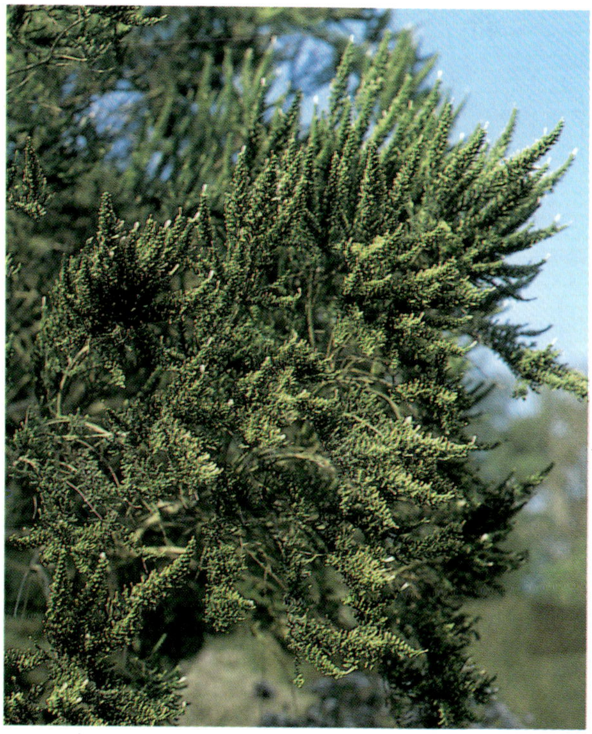

Drogenbezeichnung: Fabianakrautspitzen = FABIANAE HERBA (früher: SUMNITATES FABIANAE, HERBA PICHI-PICHI).

Botanik: *Aussehen:* Ein immergrüner Strauch, der 1 bis 2 m hoch wird und der Erika ähnlich sieht. *Vorkommen:* In den Gebirgsgegenden von Chile.
Wirkstoffe: Ätherisches Öl mit Fabianol, Gerbstoffe, Glykoside, Fett und Wachs, Phytosterin, das Alkaloid Fabianin und andere.
Anwendung: Nur noch selten als Desinfektionsmittel der Blase und der ableitenden Harnwege. Auch in der Homöopathie.

Feigenbaum

FICUS CARICA L.
Maulbeerbaumgewächse, MORACEAE
Drogenbezeichnung: Feigen = CARICA (früher: CARICAE).
Vorkommen: Im Mittelmeerraum und in allen warmen Zonen kultiviert.
Aussehen: Es gibt zahlreiche Arten, Unterarten und Rassen, doch alle sind sie baum- oder strauchförmig und entwickeln birnenförmige Fruchtstände.

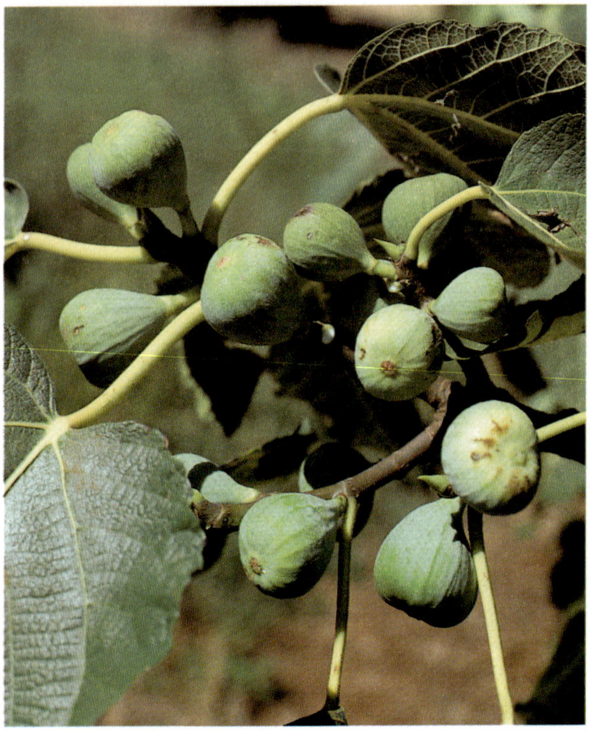

Wirkstoffe: Invertzucker, Pektin, verschiedene Vitamine, Fruchtsäuren, Fermente, Schleim.
Anwendung: Als leichtes Abführmittel, als Zusatz zu Hustentees und als Korrigens in galenischen Zubereitungen (SIRUPUS CARICAE COMP.).

Fetthenne

▷ *schwach giftig*
SEDUM TELEPHIUM L.
Dickblattgewächse, CRASSULACEAE
Volksnamen: Großes Fettkraut, Heilblatt, Stierkraut.
Drogenbezeichnung: Fetthennenblätter = SEDI TELEPHII FOLIUM (früher: FOLI SEDI TELEPHII).

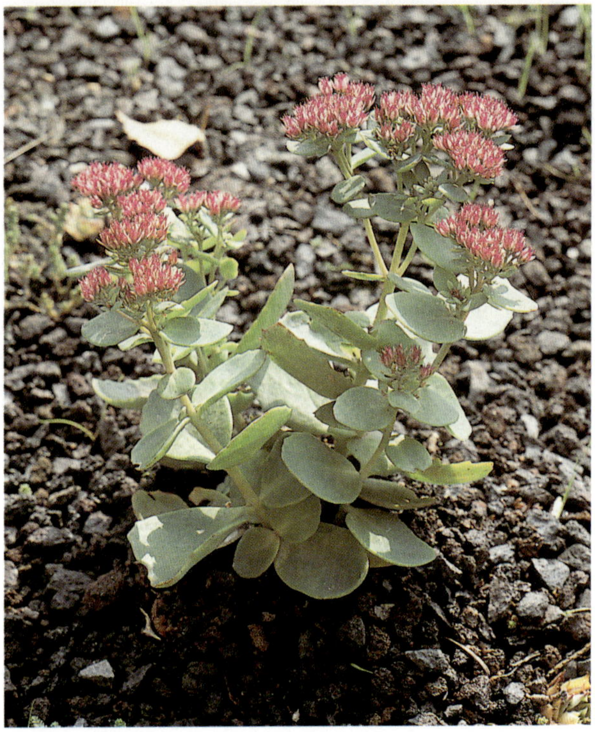

Botanik: *Aussehen:* 20 bis 60 cm hoch, bläulichgrüne Stengel, gegenständige Blätter, fleischige, rötliche, gelbliche oder grünlich-weiße Blüten in reichblütigen Trugdolden. *Vorkommen:* Sonnige und trockene Hänge, Mauern und Schuttplätze.
Wirkstoffe: Mehrere Alkaloide, Gerbstoffe, Schleim, Flavonoide.
Anwendung: In der Volksmedizin gelegentlich als wassertreibendes Mittel und zum Auflegen auf Wunden gebraucht.

Flatterbinse

JUNCUS EFFUSUS L.
Binsengewächse, JUNCACEAE
Drogenbezeichnung: Flatterbinsenwurzel = JUNCI RADIX (früher: RADIX JUNCI).

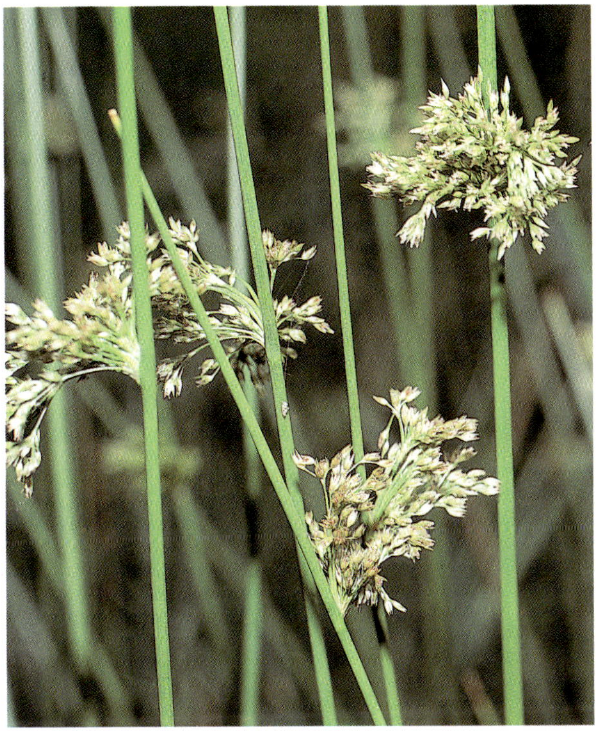

Botanik: *Aussehen:* Ein Binsengewächs, das dichten Rasen bildet, lebhaft grüne Stengel ausbildet und gelbe oder braune Niederblätter besitzt. *Vorkommen:* Auf der ganzen Erde, auf nassen Wiesen, an Flußufern und feuchten Waldstellen.
Wirkstoffe: Gerbstoffe, reichlich Kieselsäure.
Anwendung: Leichtes Entwässerungsmittel für sogenannte Blutreinigungskuren.

Fliegenpilz

▷ *giftig*
AMANITA MUSCARIA (L. EX FR.) HOOKER
Wulstlinge, AMANITACEAE;
Ständerpilze, BASIDIOMYCETES

Botanik: *Aussehen:* Der Märchenpilz unserer Wälder dürfte mit seinem weißen Stiel, dem roten

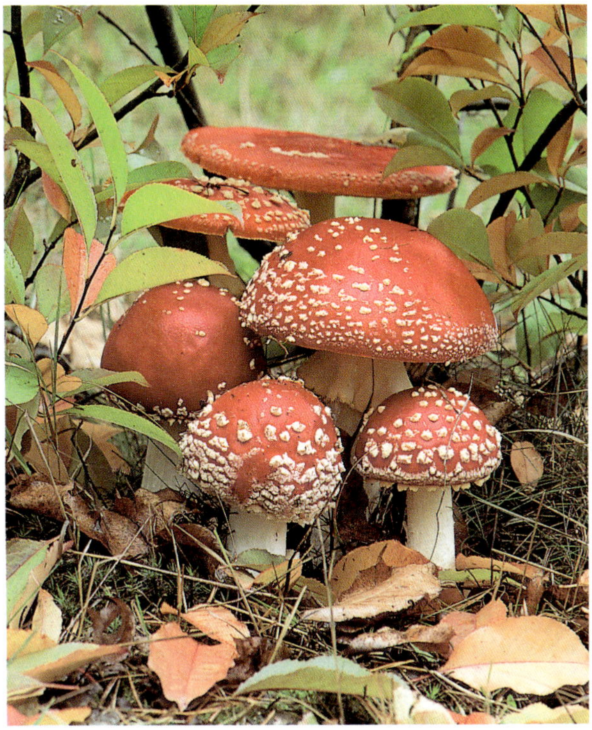

Hut und den weißen Flecken darauf jedermann bekannt sein. *Vorkommen:* Im Spätsommer und Frühherbst häufig unter Eichen und Birken.
Wirkstoffe: Muskarin, Muskaridin und weitere Giftstoffe.
Anwendung: Wir kennen den Fliegenpilz nur als Giftpilz, doch in Rußland verwendet man ihn als Rauschgift, bereitet aber auch daraus Arzneien gegen Schmerzen (hauptsächlich Nervenschmerzen). In der Homöopathie gegen Beschwerden der Wechseljahre, Blasen- und Darmkrämpfe und allgemeine Übererregbarkeit.

Frauenwurzel

CAULOPHYLLUM THALICTROIDES (L.) MICHX.
Berberitzengewächse, BERBERIDACEAE
Volksnamen: Blauer Hahnenfuß, Löwenblatt.
Drogenbezeichnung: Frauenwurzel = CAULOPHYLLI RADIX (früher: RADIX CAULOPHYLLI).

Botanik: *Vorkommen:* Kanada, am Missouri, in Nebraska, auch in Asien und Japan.
Wirkstoffe: Methylcytisin, ein Alkaloid. Glykoside, Harze, Saponine, organische Säuren und Fermente.

Anwendung: In ihrer Heimat wird Frauenwurzel als Wehenmittel eingesetzt. Bei uns – ganz besonders in der Homöopathie – gegen klimakterische Beschwerden, Gebärmutterschmerzen, Regelstörungen und Stauungen im Venengebiet.

Galbanum

FERULA GUMMOSA BOISS. (FERULA GALBANIFLUA BOISS. ET BUHSE)
Doldengewächse, APIACEAE (UMBELLIFERAE)
Volksname: Mutterharz.
Drogenbezeichnung: Eingetrocknetes Gummiharz = GALBANUM.

Botanik: *Aussehen:* 1 bis 2 m hohes Doldengewächs, das im Stengelmark Milchsaftkanäle führt. *Vorkommen:* Persien und Afghanistan.
Wirkstoffe: Harze und Gummisubstanzen, etwas ätherisches Öl und antibakteriell wirkende Stoffe.
Anwendung: Früher innerlich in Form der Tinktur bei Katarrhen und Menstruationsbeschwerden. Heute gelegentlich in Einreibungen gegen rheumatische Beschwerden.

Galläpfel

GALLAE (CYNIPS TINCTORIA = Eiablage der Gallwespe)

Botanik: *Aussehen:* Galläpfel sind kugelige Gebilde mit einem Durchmesser von 1,5 bis 2,5 cm. Sie entstehen durch Zellwucherungen auf Blättern und Trieben der »Galleiche«, QUERCUS INFECTORIA, nach dem Einstich und der Eiablage der Gallwespe (Cynips tinctoria).
Vorkommen: QUERCUS TINCTORIA kommt in Kleinasien und Mesopotamien vor, und von dort stammen auch die Galläpfel, die in den Monaten August und September eingesammelt werden.
Wirkstoffe: Galläpfel enthalten bis zu 70 % Tannin, ein Gerbstoffgemisch.
Anwendung: Früher verwendete man die Galläpfel (vornehmlich die daraus bereitete Tinktur) zum Gurgeln und Mundspülen bei Entzündungen im Mund- und Rachenraum, zum Bepinseln von Frostbeulen und gelegentlich auch innerlich gegen Durchfälle. Hauptsächlich dienten die Gallae der Gewinnung des Tannins der ACIDUM TANNICUM. Auch fanden die Galläpfel Verwendung zur Herstellung der Eisengallustinte und in der Färberei.

Gamander

TEUCRIUM CHAMAEDRYS L.
Lippenblütengewächse, LAMIACEAE (LABIATAE)
Volksnamen: Kalenderkraut, Schaffkraut
Drogenbezeichnung: Gamanderkraut = TEUCRII HERBA (früher: HERBA TEUCRII).

Botanik: *Aussehen:* Ein kleiner Halbstrauch von etwa 25 cm Höhe mit runden Zweigen, die gelegentlich rotviolett angelaufen sind. Die Blättchen sind gegenständig, gezähnt; die Blüten rosarot und in den Achseln der oberen Blätter angesetzt.
Vorkommen: Die Pflanze kommt in Europa an sonnigen Rainen, auf Geröll und Kalkböden vor.
Wirkstoffe: Ätherisches Öl, Bitter-, Gerbstoffe.
Anwendung: Als Magenmittel, bei Darm- und Gallestörungen. Zur Appetitanregung, gelegentlich auch bei Gicht und Bronchitis.

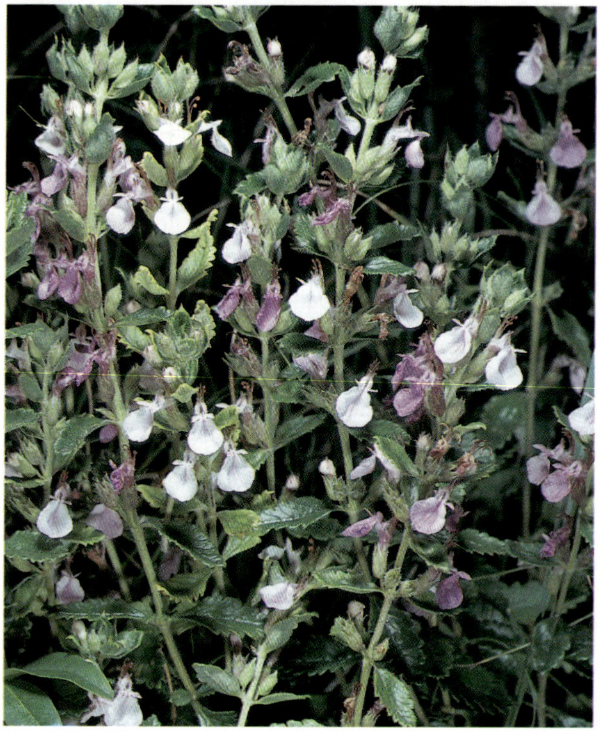

Gartenrose

ROSA GALLICA L. und viele Kulturformen
Rosengewächse, ROSACEAE
Drogenbezeichnung: Rosenblütenblätter = ROSAE FLOS (früher: FLORES ROSAE), Rosenöl = ROSAE AETHEROLEUM (früher: OLEUM ROSAE).

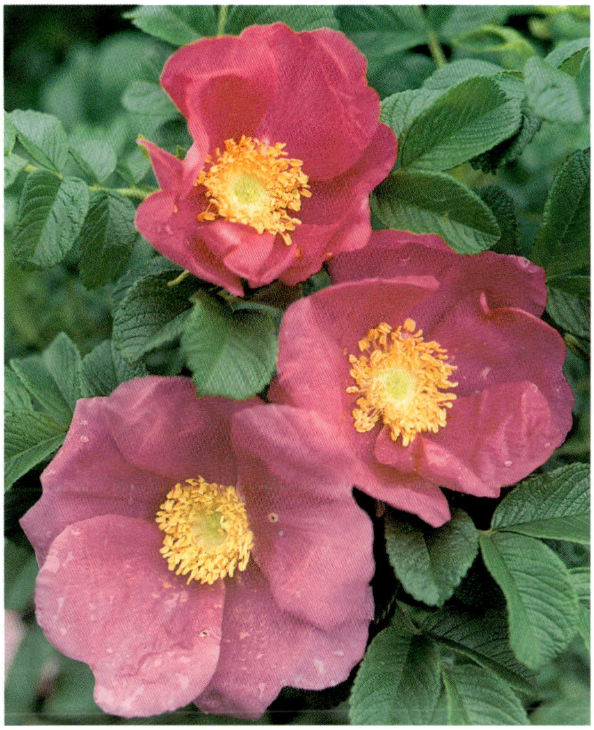

Botanik: *Aussehen:* Die verschiedensten Formen unserer duftenden Gartenrosen. Von hell- bis dunkelroter Farbe. *Vorkommen:* In Gärten und Kulturen.
Wirkstoffe: Gerbstoffe, ätherisches Öl, Antocyane, Flavonglykoside und andere.
Anwendung: Medizinisch verwendete man früher die Rosenblüten gegen Durchfall wegen des Gerbstoffgehaltes. Heute hauptsächlich zur Gewinnung des Rosenöls, mit dem – zwar nur noch selten – medizinische Salben parfümiert werden (zum Beispiel UNGT. LENIENS).

Geißraute

GALEGA OFFICINALIS L.
Schmetterlingsblütengewächse, FABACEAE (LEGUMINOSAE)
Drogenbezeichnung: Geißrautenkraut = GALEGAE HERBA (früher: HERBA GALEGAE).

Botanik: *Aussehen:* Ausdauerndes Kraut von 60 bis 120 cm Höhe mit unpaarig gefiederten, sechs- bis achtjochigen Blättern. Die bläulichen Schmetterlingsblüten sitzen in langstieligen Trauben. *Vorkommen:* Ost- und Südeuropa, Rußland, Kleinasien.
Wirkstoffe: Guanidinderivate, Flavonglykoside, Gerbstoffe, Saponine, Bitterstoffe.
Anwendung: In der Volksmedizin zur Verstärkung der Milchsekretion und als Mittel gegen Diabetes (davor möchte ich warnen, da die Wirkung fraglich ist). Auch als leicht wassertreibendes Mittel.

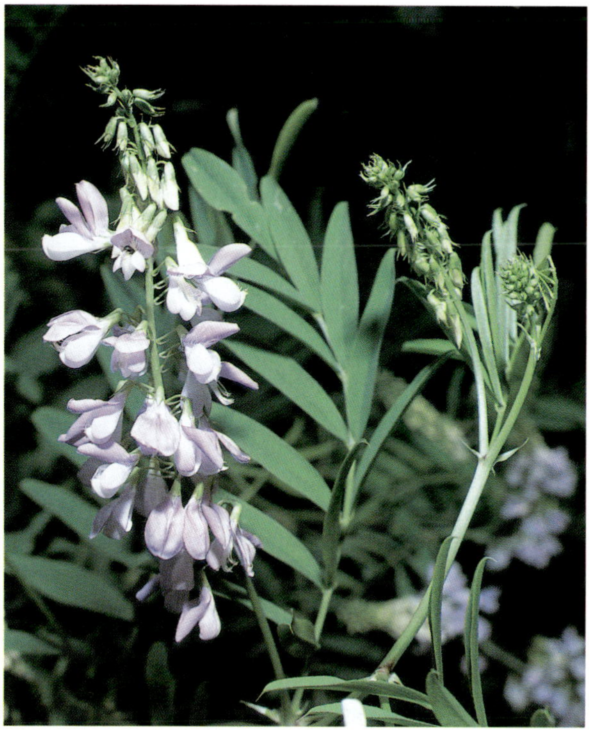

Gelber Jasmin

▷ *giftig*
GELSEMIUM SEMPERVIRENS L.
(Gelsemiumwurzel) = GELSEMII RHIZOMA
Drogenbezeichnung: Gelbe Jasminwurzel (Gelsemiumwurzel) = GELSEMII RHIZOMA (früher: RHIZOMA GELSEMII).

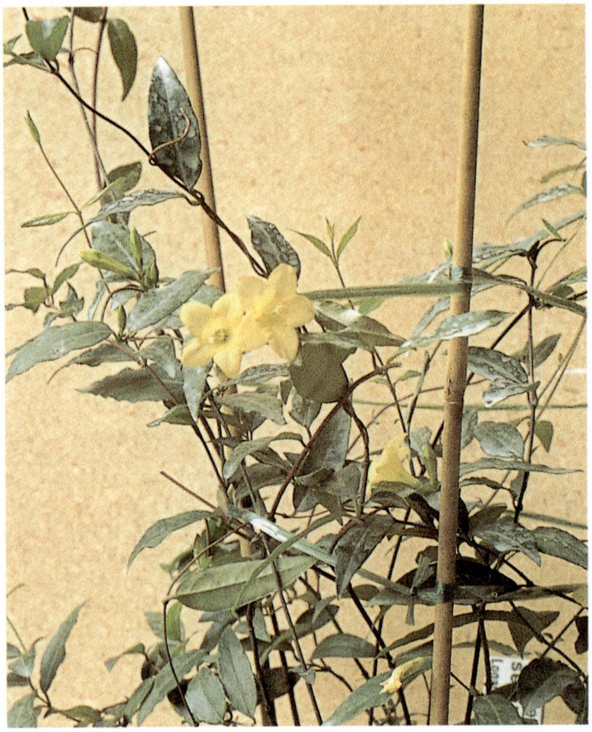

Botanik: *Aussehen:* Ein Schlinggewächs mit lanzettlichen gestielten Blättern, weißen oder gelblichen wohlriechenden Blüten mit großer glockiger Krone. *Vorkommen:* Atlantisches Nordamerika.
Wirkstoffe: Giftige Alkaloide, Gelsemicin, Gelsemin, Sempervirin und andere, Harz, ätherisches Öl, Gerbstoffe.
Anwendung: In Form von Fertigpräparaten – zwar sehr selten – gegen Keuchhusten, Migräne und Angina pectoris (Herzbeklemmung).
In der Homöopathie wird Gelsemium als Grippemittel, bei entzündlichen Nerven- und Muskelschmerzen und Lähmungserscheinungen eingesetzt.

Gewürzsumach

RHUS AROMATICA AIT. (RHUS CANADENSIS MARSH. NON MILL.)
Sumachgewächse, ANACARDIACEAE
Volksname: Süßer Sumach.
Drogenbezeichnung: Gewürzsumachwurzelrinde = RHOIS AROMATICAE RADICIS CORTEX (früher: CORTEX RHOIS RADICIS AROMATICAE).

Botanik: *Aussehen:* Ein 1 bis 2 m hoher Strauch mit wechselständigen Blättern, die dreizählig und etwa 10 cm lang sind. Blüten klein und gelbgrün, in Scheinähren angeordnet, Steinfrucht kugelig, gelbrot, behaart. *Vorkommen:* Nordamerika (im Atlantikbereich).
Wirkstoffe: Gerbstoffe, Harze, ätherisches Öl und andere.
Anwendung: Die Droge wirkt beruhigend auf die Blase und kann gegen Bettnässen eingesetzt werden. Wegen der Gerbstoffe kann man sie auch bei Magen- und Darmstörungen gebrauchen.

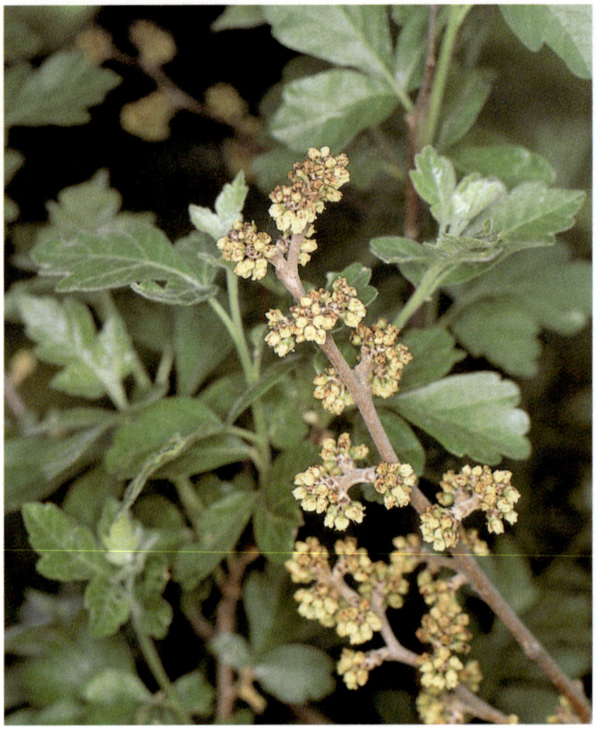

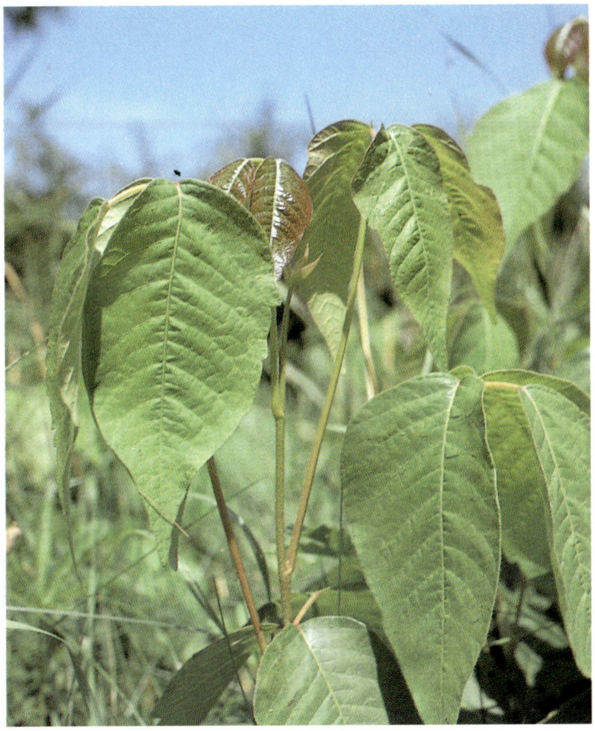

Giftsumach

▷ *sehr giftig*
TOXICODENDRON QUERCIFOLIUM (MICHX.) GREENE (RHUS TOXICODENDRON L.)
Sumachgewächse, ANACARDIACEAE
Volksname: Giftefeu.
Drogenbezeichnung: Giftsumachblätter = RHOIS TOXICODENDRON FOLIUM (früher: FOLIA RHOIS TOXICODENDRON).

Botanik: *Aussehen:* Ein kleiner Strauch mit etwa 8 bis 10 cm langen behaarten Blättern, die sehr veränderlich sind, und mit rispigen Blütenständen. Die Pflanze führt Milchsaft. *Vorkommen:* Nordamerika, Ostasien.
Wirkstoffe: Gallusgerbsäure, Urushiol (Milchsaft mit hautreizenden Wirkstoffen), Gerbstoffe, giftige Glykoside.
Anwendung: Fast ausschließlich in der Homöopathie (*Rhus toxicodendron*) gebraucht gegen Folgen der Grippe (Rheuma), gegen Nervenschmerzen, Fieber und Hautleiden.

Goldmelisse

MONARDA DIDYMA L.
Lippenblütengewächse, LAMIACEAE (LABIATAE)
Volksnamen: Melisse, Monarde.
Drogenbezeichnung: Monardenkraut (HERBA MONARDAE).

Botanik: *Aussehen:* Eine Staude von 50 bis 90 cm Höhe mit scharlachroten Lippenblüten in endständigen Quirlen. *Vorkommen:* Die Heimat ist Südamerika und das östliche Nordamerika. Bei uns in Gärten gezogen, gelegentlich angebaut und aus den Kulturen verwildert.

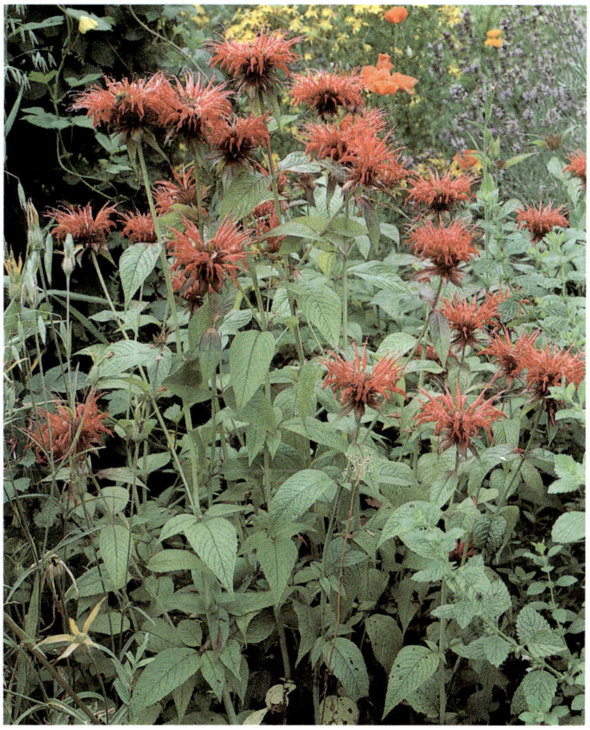

Wirkstoffe: Ätherisches Öl, Bitterstoffe, Gerbstoffe. Die duftenden Blüten enthalten Monardaein, Monardin.
Anwendung: Als aromatisch bitteres Magenmittel und als Gewürz. Die Blüten auch als Hustenmittel, das ganze Kraut als Tee zur Wundbehandlung. – Schwarztee-Ersatz.

Granatapfelbaum

▷ *giftig*
PUNICA GRANATUM L.
Granatapfelbaumgewächse, PUNICACEAE
Drogenbezeichnung: Granatrinde (Granatbaumrinde) = GRANATI CORTEX (früher: CORTEX GRANATI).

Botanik: *Aussehen:* Strauch oder kleiner Baum mit großen scharlachroten Blüten und apfelartigen, fast kugelrunden Beerenfrüchten, die einen Durchmesser bis zu 13 cm erreichen.
Vorkommen: Heimisch in Pakistan. Dort und in subtropischen Ländern angebaut. Auch in Indien und China vorkommend.
Wirkstoffe: Piperidin-Alkaloide, Gerbstoffe und andere.
Anwendung: Früher beliebtes Bandwurmmittel.

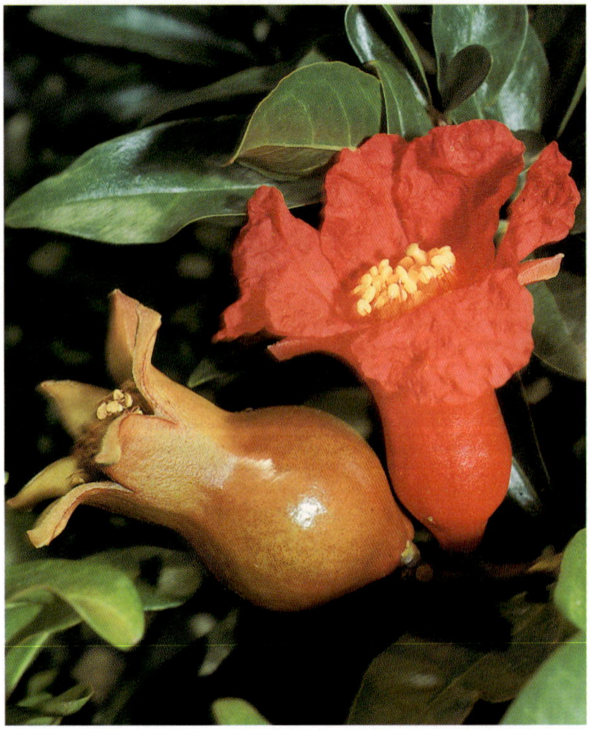

Guarana

PAULLINIA CUPANA H. B. K.
Seifenbaumgewächse, SAPINDACEAE
Drogenbezeichnung: Die aus dem Samen der Stammpflanze hergestellte dunkelrotbraune Masse = PASTA GUARANA oder GUARANA.

Botanik: *Aussehen:* Ein bis zu 12 m langer Schlingstrauch mit langgestielten, unpaarig gefiederten Blättern und rispigen Blütenständen.
Vorkommen: In Brasilien (besonders am Amazonas) und Venezuela.
Wirkstoffe: Coffein, Gerbstoff, Saponin, Harz, Schleim, Stärke, roter Farbstoff.
Anwendung: Das Coffein sorgt für eine aufmunternde und stimulierende Wirkung, besonders bei Migräne und Kopfschmerzen. Für Magen- und Darmstörungen ist Gerbstoff als wirksam anzusehen. In Brasilien ist Guarana ein Genußmittel.

Hanf, Indischer

Rauschgiftdroge
CANNABIS SATIVA L. SSP. INDICA (LAM.) SMALL ET CRONQ. (CANNABIS INDICA LAM.)
Maulbeerbaumgewächse, MORACEAE
Volksnamen: Hasch, Haschischkraut, Maconha, Marihuana.
Drogenbezeichnung: Die getrockneten Blütenstände weiblicher Pflanzen = CANNABIS INDICAE HERBA (früher: HERBA CANNABIS INDICAE).

Botanik: *Aussehen:* Je nach Varietät 1 bis 6 m hohe Pflanze mit fünf- bis siebenzählig gefingerten Blättern und dichtgedrängt stehenden Blüten, die von einem eiförmigen Deckblatt scheidenförmig umhüllt sind. *Vorkommen:* Heimat ist das westliche Asien. Wird in sehr vielen Gebieten in verschiedenen Variationen angebaut (Asien, Indien, Afrika, Nord- und Mittelamerika, Südamerika).

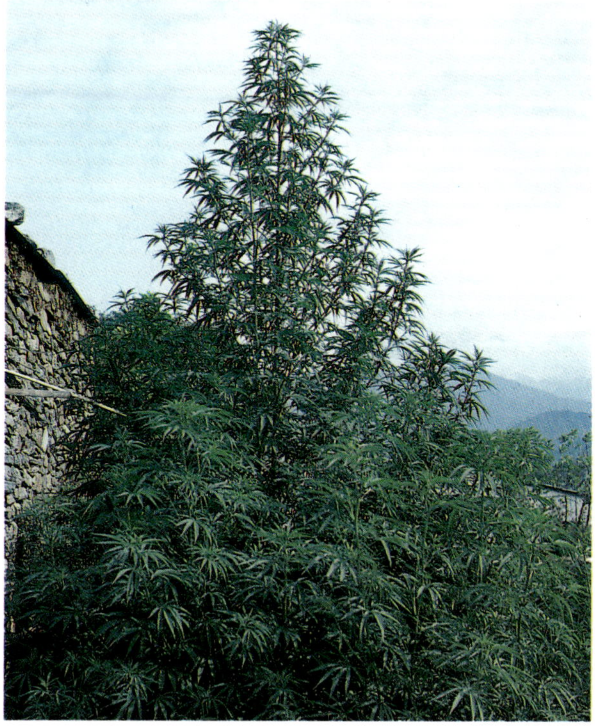

Wirkstoffe: Cannabinoide, THC-Verbindungen, ätherisches Öl, Harze, Cholin, organische Säuren und andere.
Anwendung: Indischer Hanf ist ein Rauschmittel. Er gilt als Schrittmacher für stärkere Rauschgifte und ist auf diese Weise doppelt gefährlich.
Früher wurde die Droge bei Neuralgien, Migräne und Schlafstörungen verwendet. Zur Herabsetzung der Schmerzempfindlichkeit setzte man einen Extrakt aus Hanf den Hühneraugentropfen zu. Die Homöopathie gebraucht das Homöopathikum *Cannabis sativa* bei Erkrankungen der Niere und der ableitenden Harnwege.
Anbau ist gesetzlich verboten!

Hauswurz

▷ *geschützt*
SEMPERVIVUM TECTORUM L.
Dickblattgewächse, CRASSULACEAE
Volksnamen: Dachwurz, Donnerkraut, Hauslauch.
Drogenbezeichnung: Hauswurzkraut = SEMPERVIVI TECTORI HERBA (früher: HERBA SEMPERVIVI TECTORI).

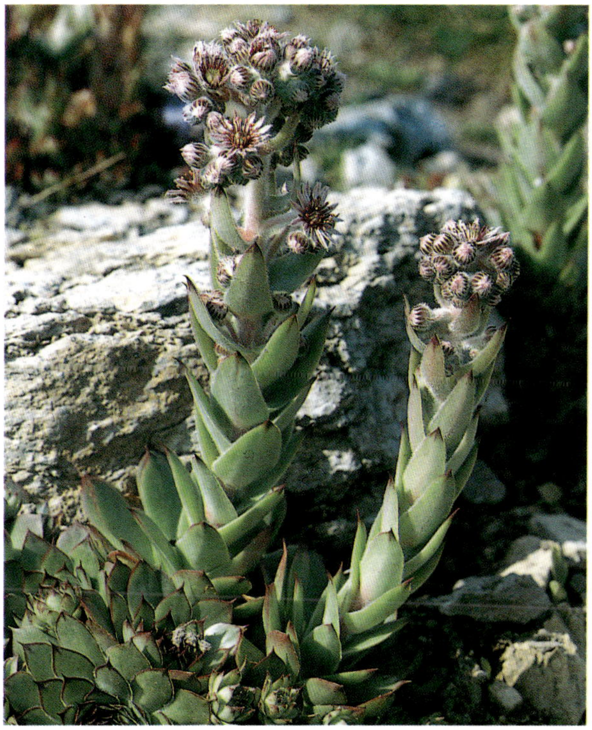

Botanik: *Aussehen:* Eine Rosette aus zahlreichen dickfleischigen Blättern, aus deren Mitte ein bis 40 cm hoher Stengel wächst, der oben, doldenartig angeordnet, sternförmige rosafarbene Blüten trägt.
Vorkommen: In Mittel- und Südeuropa und in Asien. Bei uns auf Mauern und Dächern gezogen.
Wirkstoffe: Gerbstoffe, Schleimstoffe, Harz, Apfelsäure.
Anwendung: Hauptsächlich in der Homöopathie gegen Menstruationsbeschwerden. In der Volksmedizin auch gegen Verbrennungen.

Insektenblüte

TANACETUM CINERARII FOLIUM (TREV.) C. H. SCHULTZ (CHRYSANTHEMUM CINERARII FOLIUM [TREV.] VIS.) (PYRETHRUM CINERARII FOLIUM TREV.)
Korbblütengewächse, ASTERACEAE (COMPOSITAE)
Volksname: Dalmatinische Insektenblume.
Drogenbezeichnung: Insektenblüten = PYRETHRI FLOS (früher: FLORES CHRYSANTHEMI CINERARII FOLII).

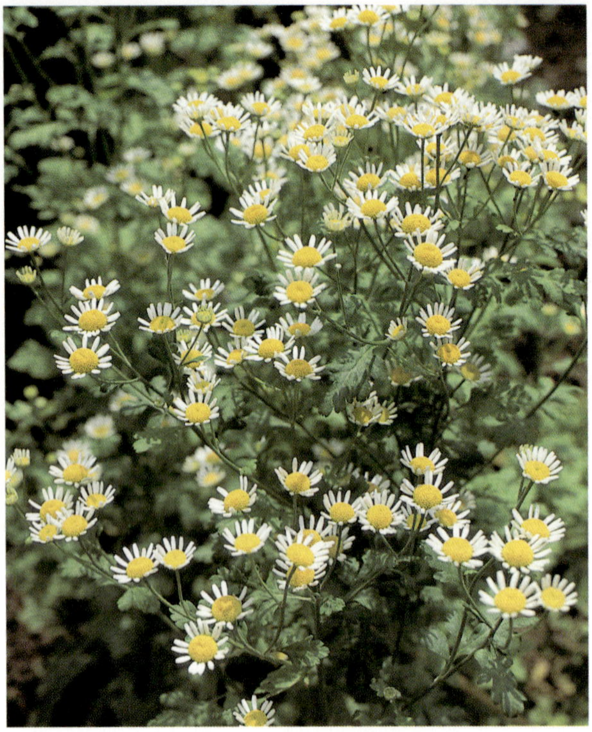

Botanik: *Aussehen:* Bis zu 1 m hohe Staude mit weißen oder roten Körbchenblüten.
Vorkommen: Heimisch in Dalmatien, vielerorts angebaut (Japan, Afrika, Amerika).
Wirkstoffe: Pyrethrine (Nervengift), Glykoside und ätherisches Öl.
Anwendung: Gegen Insekten aller Art.

Irländisches Moos (Carrageen)

CHONDRUS CRISPUS (L.) STACKH. UND GIGARTINA STELLATA STACKH.
Rotalgen, RHODOPHYCEAE
Volksnamen: Felsenmoos, Knorpeltang.
Drogenbezeichnung: Die getrockneten Rotalgen = CARRAGEEN (Irländisches Moos).

Botanik: *Aussehen:* Gallertig-fleischige Algen von rotvioletter Farbe, die wiederholt gabelförmig verzweigt sind und 10 bis 15 cm lang werden. In Wasser gelegt, verliert die Alge ihre Farbe.
Vorkommen: Reichlich an den Küsten des Nordatlantischen Ozeans.
Wirkstoffe: Schleim, Eiweiß, Mineralstoffe (besonders Brom und Jod).
Anwendung: Wegen des Schleimgehaltes dient die Droge zur Reizlinderung bei Katarrhen der Atmungsorgane und auch des Darms. Leichtes Abführmittel.

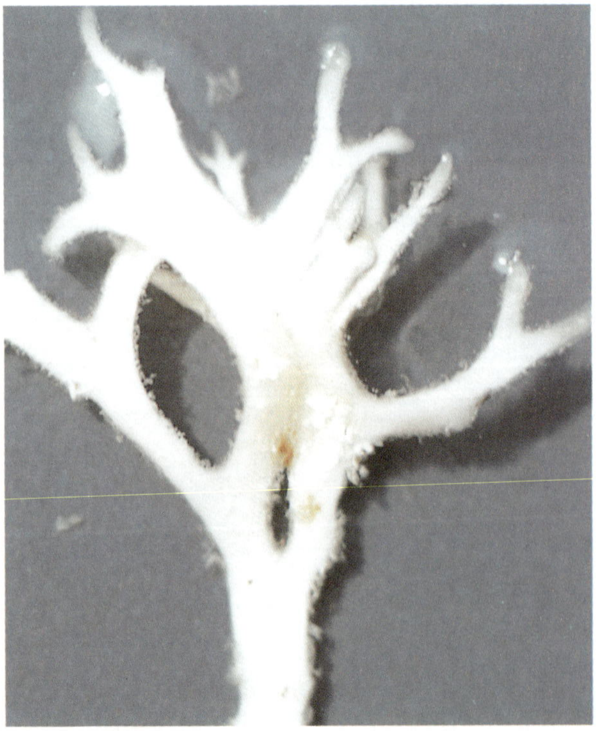

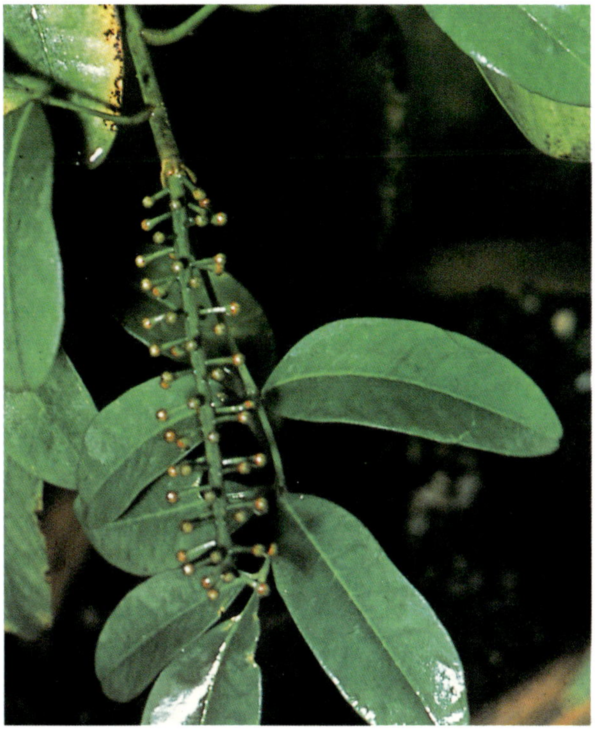

Jaborandistrauch

▷ *sehr giftig*
PILOCARPUS JABORANDI HOLMES und PILOCARPUS MICROPHYLLUS STAPF und PILOCARPUS PENNATIFOLIUS LEM. und PILOCARPUS RACEMOSUS VAHL.
Rautengewächse, RUTACEAE
Drogenbezeichnung: Jaborandiblätter = JABORANDI FOLIUM (früher: FOLIA JABORANDI).

Botanik: *Aussehen:* Ein hoher Strauch mit langen end- oder achselständigen Blütenähren und ein- bis vierjochigen, unpaarig gefiederten Blättern, die zahlreiche Ölbehälter erkennen lassen. *Vorkommen:* Brasilien, subtropische Gebiete der Sowjetunion.
Wirkstoffe: Verschiedene Alkaloide (Pilocarpin), ätherisches Öl.
Anwendung: Früher als schweißtreibendes Mittel und äußerlich zur Förderung des Haarwuchses. In der Homöopathie als wassertreibendes Mittel.

Jalape

▷ *giftig*
IPOMOEA PURGA (WENDER). HAYNE (EXOGONIUM PURGA [WENDER.] BENTH.)
Windengewächse, CONVOLVULACEAE
Drogenbezeichnung: Jalapenwurzel (Jalapenwurzelknollen) = JALAPAE TUBER (früher: TUBERA JALAPAE), Jalapenharz = JALAPAE RESINA (früher: RESINA JALAPAE).

Botanik: *Aussehen:* Ausdauernde Pflanze mit kriechendem Rhizom und mehrere Meter langen linkswindigen Klettersprossen, die oft rötlich angelaufen sind. Blätter gestielt, zart, große herzförmige, purpurrote Blüten. *Vorkommen:* Wälder der Kordilleren Mexikos, Jamaika, Südamerika, Indien.
Wirkstoffe: Der Wirkstoff der Knolle ist das Harz. Es besteht aus Convolvulin, Jalapin und anderen abführenden Stoffen, die die Wirkung unterstützen.
Anwendung: Sehr starkes Abführmittel. Früher in Form von Jalapenpillen als Drastikum (starkes Abführmittel). Heute fast nur noch in der Tiermedizin gebraucht.

Johannisbrot

CERATONIA SILIQUA L.
Schmetterlingsblütengewächse, FABACEAE (LEGUMINOSAE)
Volksnamen: Bockskornfrüchte, Karoben, Karuben.
Drogenbezeichnung: Johannisbrot = CERATONIAE FRUCTUS (früher: FRUCTUS CERATONIAE), auch SILIQUA DULCIS.

Botanik: *Aussehen:* Mittelgroßer Baum mit ledrigen immergrünen Blättern, die unpaarig gefiedert sind. Aus den weiblichen Blüten entwickeln sich bis zu 12 cm lange Hülsen von brauner Farbe mit süßem Fruchtmark. *Vorkommen:* Im Mittelmeergebiet und in subtropischen Gebieten kultiviert. Auch in Indien, Argentinien und Brasilien.

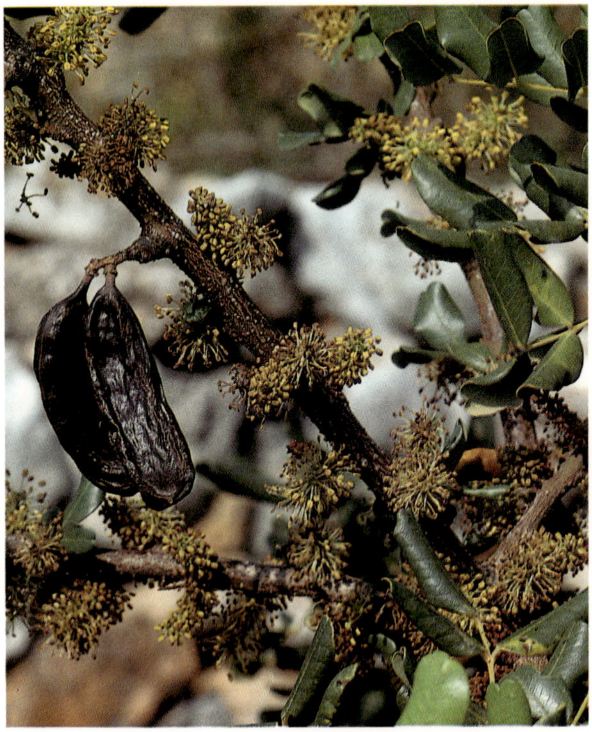

Wirkstoffe: Verschiedene Zucker, Stärke, Gerbstoff, Schleimstoffe, Eiweiß, Pektine und organische Säuren.
Anwendung: Bestandteil von Hustentees und Teemischungen gegen Durchfall.

Judenkirsche

PHYSALIS ALKEKENGI L.
Nachtschattengewächse, SOLANACEAE
Volksnamen: Blasenkirsche, Schlute.
Drogenbezeichnung: ALKEKENGI FRUCTUS (früher: FRUCTUS ALKEKENGI).

Botanik: *Aussehen:* Etwa 0,50 m hohe Pflanze mit meist ästigen Stengeln und eiförmigen Blättern. Grünlich-weiße Blüten, aus denen sich eine fleischige Beere entwickelt, die ein leuchtend roter, lampionartiger Kelch umschließt. *Vorkommen:* In den südlichen Teilen Europas, in Amerika und Asien. Bei uns als Unkraut in Gebüschen, Weinbergen, auf Äckern und zuweilen in Gärten als Zierpflanze.
Wirkstoffe: Bitterstoffe, Gerbstoffe, Carotinoide Schleime.

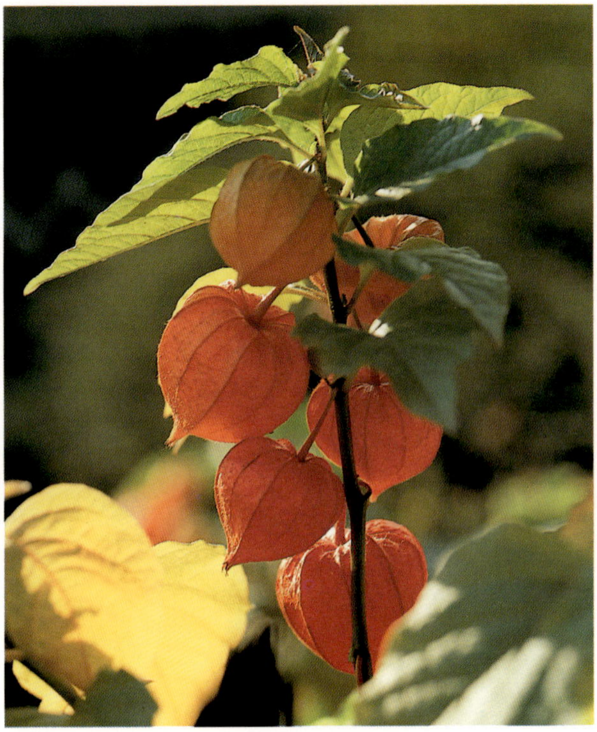

Anwendung: Als wassertreibendes Mittel bei Nieren- und Blasenerkrankungen und bei Erkrankungen des rheumatischen Formenkreises.

Kaffeestrauch

COFFEA ARABICA L.
Rötegewächse, RUBIACEAE
Drogenbezeichnung: Aus den Kaffeebohnen bereitete medizinische Kohle = Kaffeekohle = COFFEAE CARBO (früher: CARBO COFFEAE).

Botanik: *Aussehen:* Ein kleiner Baum von etwa 6 m Höhe (in Kulturen niedrig gehalten). Blätter gestielt, ledrig, länglich, etwa 20 cm lang. In den Blattachseln schneeweiße duftende Blüten in Scheinquirlen. Frucht (Kaffeekirsche) erst grün, dann rot und zuletzt violett. *Vorkommen:* Die Heimat dürfte Äthiopien sein. Heute in vielen Tropengebieten kultiviert.
Wirkstoffe: Kaffeekohle enthält Coffein, Gerbstoff, Vitamine (B_1, D) und andere Wirkstoffe, die sich als nützlich erweisen, ohne daß man es begründen kann.

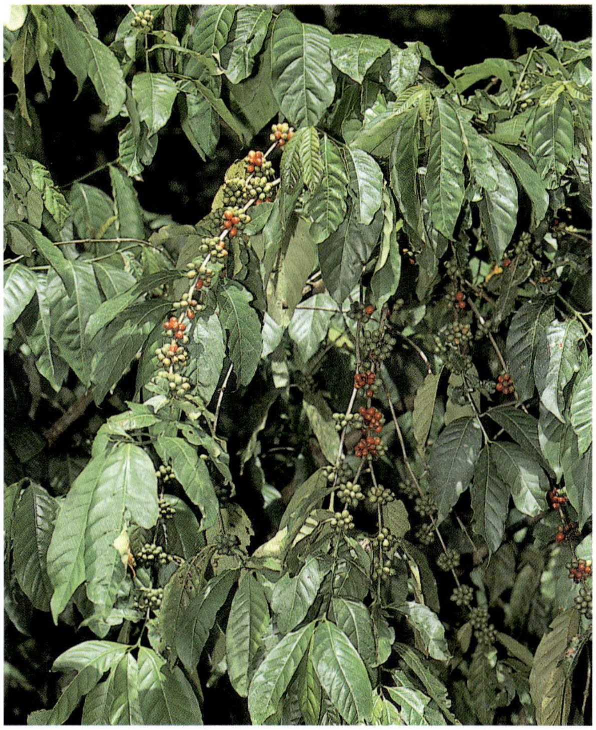

Anwendung: Als Resorptionsmittel bei Magen- und Darmstörungen (soll allen anderen Kohleformen überlegen sein), gegen Blähungen, Vergiftungen und zur Wundbehandlung.

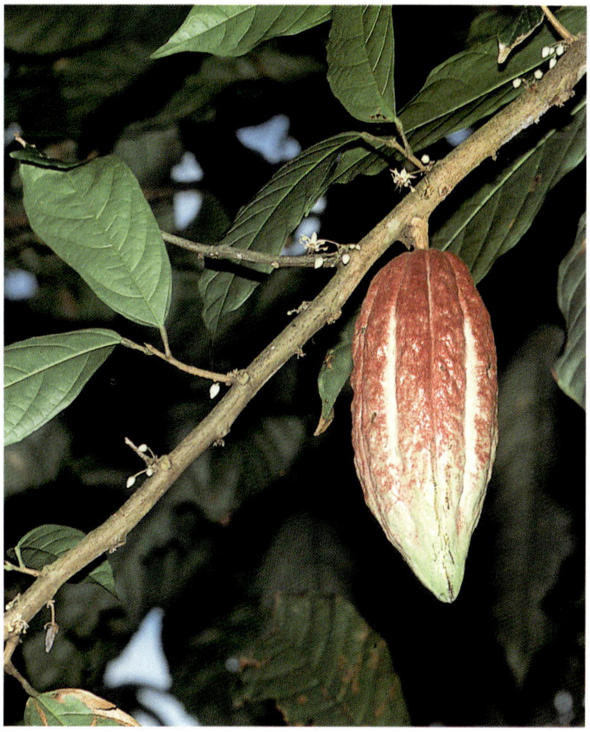

Anwendung: Oleum Cacao wird auch heute noch als Grundmasse für Stuhlzäpfchen verwendet. Daneben gibt es auch Salben, die Kakaobutter enthalten.

Kakaobaum

THEOBROMA CACAO L.
Sterkuliengewächse, STERCULIACEAE
Drogenbezeichnung: Das Fett aus den Kakaobohnen = Kakaobutter = CACAO OLEUM (früher: OLEUM CACAO).

Botanik: *Aussehen:* Ein Baum von 5 bis 10 m Höhe und einer Stammdicke von 25 cm. Er bildet eine dichte Krone mit dunkelgrünen glänzenden Blättern aus, die 30 bis 50 cm lang und 10 bis 15 cm breit werden. Blüten klein, weiß oder rot, brechen am Stamm hervor (Kauliflorie) und entwickeln große Früchte mit mandelförmigen Samen. *Vorkommen:* Der Kakaobaum ist in Zentralamerika zu Hause, wird aber in vielen tropischen Gebieten kultiviert.
Wirkstoffe: Die Samen enthalten Fett neben Theobromin, Coffein und Farbstoffen. Das Fett ist die Droge Oleum Cacao.

Kalisaya

▷ *giftig*
CINCHONA CALISAYA WEDD. (CINCHONA LEDGERANA MOENS EX TRIM.)
Rötegewächse, RUBIACEAE
Volksnamen: Gelbe Königsrinde, Chinarindenbaum.
Drogenbezeichnung: Kalisayarinde (Calisaya-Chinarinde) = CHINAE CALISAYAE CORTEX (früher: CORTEX CHINAE CALISAYAE).

Botanik: *Aussehen:* Meistens ein hoher Baum, im Bergland auch strauchig, mit borkiger Rinde, von ockergelber bis hellbrauner Farbe mit dichtbelaubter Krone. *Vorkommen:* Bolivien, Ecuador, Peru.

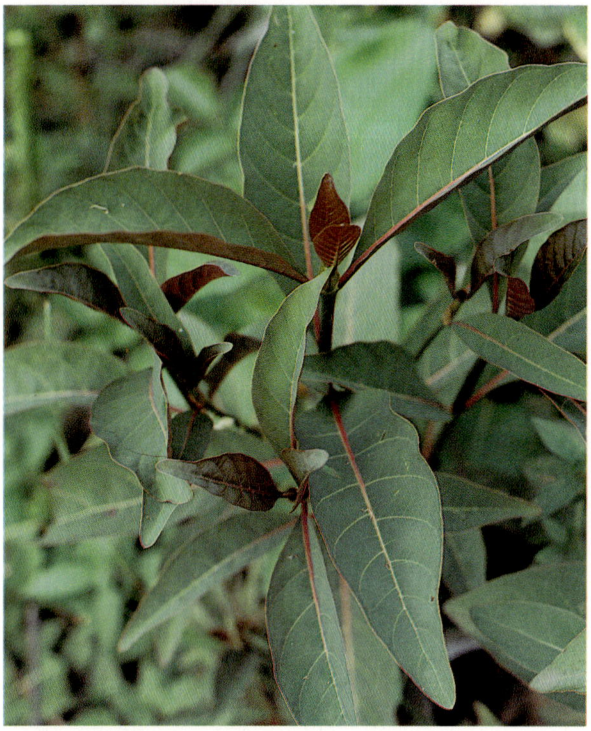

Wirkstoffe: Chinin (jedoch weniger als die Chinarinde), Nebenalkaloide, Bitterstoffe, Harze und andere.
Anwendung: Heute nur noch selten Bestandteil mancher Magentees.

Kamala

MALLOTUS PHILIPPINENSIS (LAM.) MUELL. ARG.
Wolfsmilchgewächse, EUPHORBIACEAE
Drogenbezeichnung: Die Haare von den Früchten der Stammpflanze = KAMALA, auch ROTTLERAE GLANDULA (früher: GLANDULAE ROTTLERAE) genannt.

Botanik: *Aussehen:* Ein kleiner Baum mit wechselständigen, unterseits filzigen Blättern, kleinen Blüten und kugeligen Kapseln. Blüten und Früchte sind filzig behaart und mit roten Drüsen besetzt. *Vorkommen:* Tropisches Asien und nordöstliches Australien.
Wirkstoffe: Ein rot-gelber Farbstoff (Rottlerin), abführende Harze, Gerbstoffe und andere.
Anwendung: Früher als Mittel gegen Band- und Spulwürmer gebraucht.

Kanadische Gelbwurzel

▷ *giftig*
HYDRASTIS CANADENSIS L.
Hahnenfußgewächse, RANUNCULACEAE
Volksnamen: Goldsiegelwurzel und Orangenwurzel.
Drogenbezeichnung: Hydrastisrhizom (Hydrastiswurzelstock) = HYDRASTIS RHIZOMA (früher: RHIZOMA HYDRASTIS).

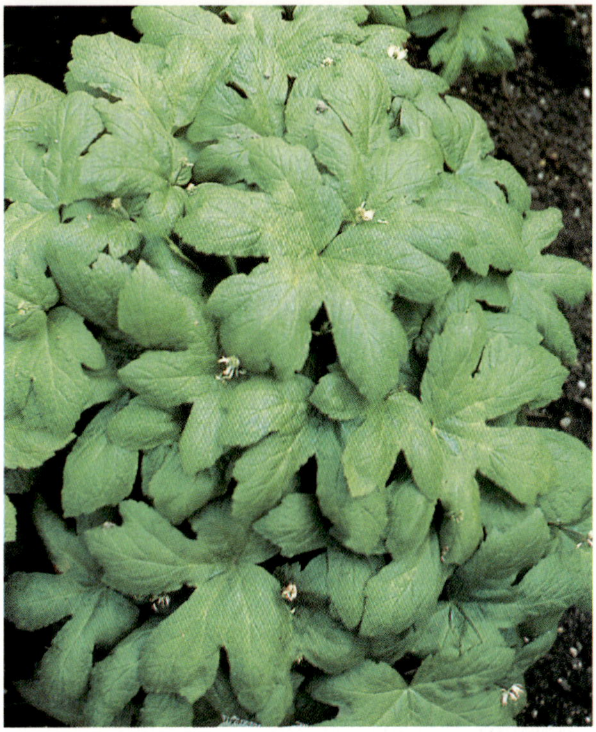

Botanik: *Aussehen:* Eine kleine ausdauernde Staude mit 2 handförmig tiefgelappten Blättern und einem Blütensproß mit einer weißen oder rosa Blüte. *Vorkommen:* Die Wälder im atlantischen Nordamerika sind die Heimat der Kanadischen Gelbwurzel.
Wirkstoffe: Alkaloide (Hydrastin, Berberin und andere), Phytosterin, Harz, ätherisches Öl.
Anwendung: Die Hydrastiswurzel wird in Form der galenischen Zubereitungen bei Gebärmutterblutungen verwendet.
In der Homöopathie nutzt man ihre Heilkraft bei chronischen Katarrhen, Magen-, Darm- und Leberbeschwerden, bei Hautleiden und Drüsenerkrankungen.

Kartoffel

SOLANUM TUBEROSUM L. – Kulturrassen
Nachtschattengewächse, SOLANACEAE
Drogenbezeichnung: Die Stärke = Kartoffelstärke = AMYLUM SOLANI (früher: AMYLUM SOLANI).

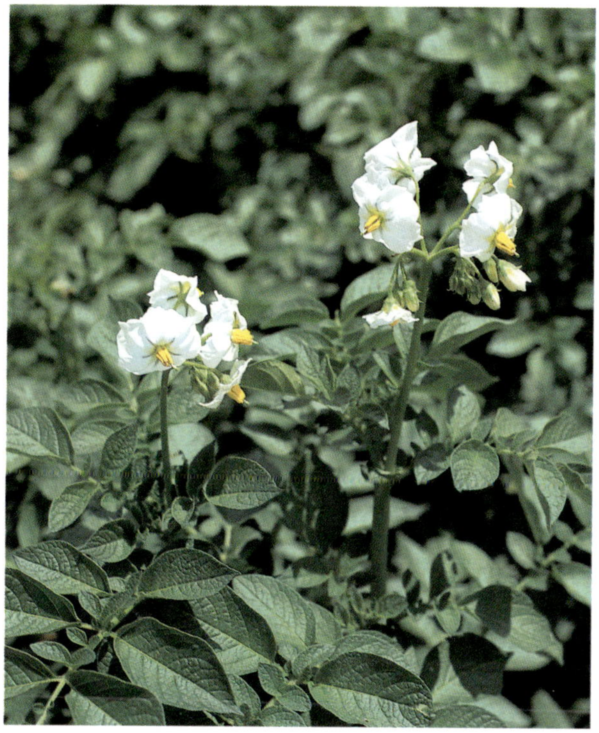

Botanik: *Aussehen:* Krautige Pflanze, die etwa 50 cm hoch wird. Blätter unpaarig gefiedert, Blüten weiß bis lila, in Trugdolden. *Vorkommen:* In der ganzen Welt angebaut.
Wirkstoffe: Die aus den Knollen gewonnene Stärke ist ein Polysacharid.
Anwendung: Reizlinderung (Puder, Salben).

Katechu

ACACIA CATECHU (L.F.) WILLD.
Schmetterlingsblütengewächse, FABACEAE (LEGUMINOSAE)
Drogenbezeichnung: Der aus dem Kernholz bereitete Extrakt = CATECHU.

Botanik: *Aussehen:* Ein 10 bis 20 m hoher Baum mit mächtiger laubreicher Krone. Seine Blätter sind bis 30 cm lang, paarig, dreißig- bis sechzigjochig gefiedert (Mimose). Blüten klein und gelb, an walzenförmiger Ähre sitzend. *Vorkommen:* Vorder- und Hinterindien, Pakistan, Sri Lanka, Sumatra, Java, Afrika, Jamaika.
Wirkstoffe: Hauptsächlich Katechingerbstoffe und Schleim.
Heilwirkung und Anwendung: Eine ausgesprochene Gerbstoffdroge, zur Behandlung von Hals-, Mund- und Zahnfleischentzündung sowie Durchfällen verschiedenster Art.

Kawa-Kawa (Rauschpfeffer)

PIPER METHYSTICUM G. FORST.
Pfeffergewächse, PIPERACEAE
Drogenbezeichnung: Kawa-Kawa-Wurzelstock = KAWA-KAWA RHIZOMA (früher: RHIZOMA KAWA-KAWA).

Botanik: *Aussehen:* 2 bis 5 m hoher laubreicher Strauch mit mächtiger Wurzel, die bis zu 10 kg schwer sein kann. *Vorkommen:* Auf den Inseln Mikronesiens und Polynesiens heimisch.
Wirkstoffe: Kawaharz mit mehreren sich unterstützenden Wirkstoffen, Flavokawine, Stärke.
Anwendung: In Form von Fertigpräparaten nutzt die moderne Medizin diese Droge als Beruhigungs- und Schlafmittel sowie gegen Wechseljahrbeschwerden, in der Geriatrie gegen Leistungsabfall und psychische Labilität. Auch als krampflösendes Mittel gebraucht, besonders in der Neuropsychotherapie. – Die Droge soll auch wirksam gegen Hautpilze sein.

Kino (Malabarkino)

PTEROCARPUS MARSUPIUM ROXB.
Schmetterlingsblütengewächse, FABACEAE (LEGUMINOSAE)
Drogenbezeichnung: Der eingetrocknete Saft nach Anschneiden der Rinde = KINO.

Botanik: *Aussehen:* Etwa 20 m hoher Baum, unpaarig gefiederte Blätter und gelblich-weiße Schmetterlingsblüten, die in Rispen angeordnet sind. *Vorkommen:* Ostindien, Sri Lanka, Afrika, Brasilien.
Wirkstoffe: Kinogerbstoffe, Kinorot, Kinoin.
Anwendung: Als Gerbstoffdroge wirkt Kino bei Durchfällen. Zahnwässern zugesetzt, beugt es Schleimhautentzündungen vor.

Kokastrauch

Rauschgiftdroge
ERYTHROXYLON COCA LAM.
Kokagewächse, ERYTHROXYLACEAE
Drogenbezeichnung: Kokablätter = COCAE FOLIUM (früher: FOLIA COCAE).

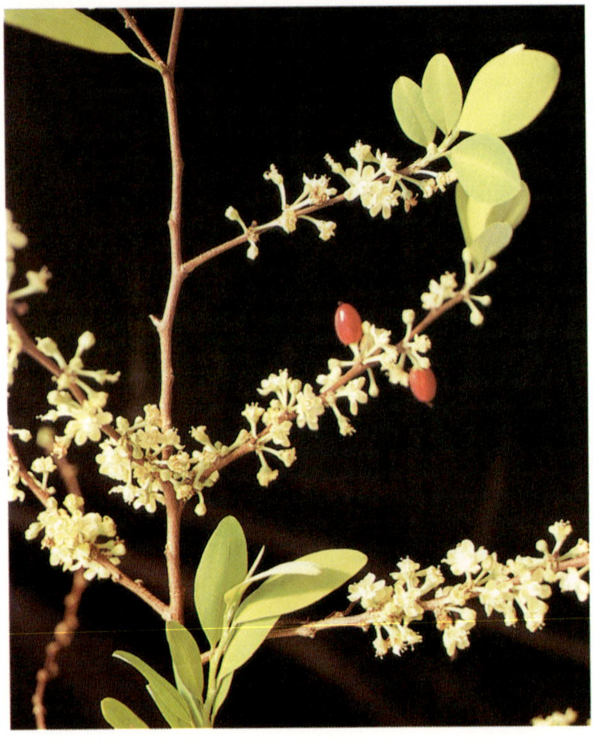

Botanik: *Aussehen:* Ein immergrüner Strauch mit kleinen weißlichen Blüten, roten Steinfrüchten und wechselständigen Blättern. Es gibt mehr als 200 verschiedene Arten. *Vorkommen:* Im tropischen Amerika heimisch, heute in Amerika, Afrika, Indien und Java kultiviert.
Wirkstoffe: Alkaloide (Cocain und Nebenalkaloide).
Anwendung: Wegen der suchterzeugenden Wirkung der Droge und des Kokains nicht mehr arzneilich verwendet. Bei den Indios ist auch heute das Kauen der Blätter noch immer sehr verbreitet.

Kolanuß

COLA NITIDA (VENT.) SCHOTT ET ENDL. (COLA VERA K. SCHUM).
Sterkuliengewächse, STERCULIACEAE
Drogenbezeichnung: Kolasamen = COLAE SEMEN (früher: SEMEN COLAE).

Botanik: *Aussehen:* Die Stammpflanze ist ein stattlicher Baum mit bis zu 25 cm langen derben Blättern. Die Blüten in reichblütigen seitenständigen Rispen bilden 12 cm lange Einzelfrüchte aus, die 3 bis 10 Samen enthalten.
Vorkommen: Die Heimat dürfte das tropische Westafrika sein, doch wird die Pflanze in vielen warmen Ländern kultiviert.
Wirkstoffe: Coffein, Theobromin, Gerbstoff, Stärke und andere.
Heilwirkung und Anwendung: Kolanüsse sind in Form der galenischen Präparate nicht nur probate

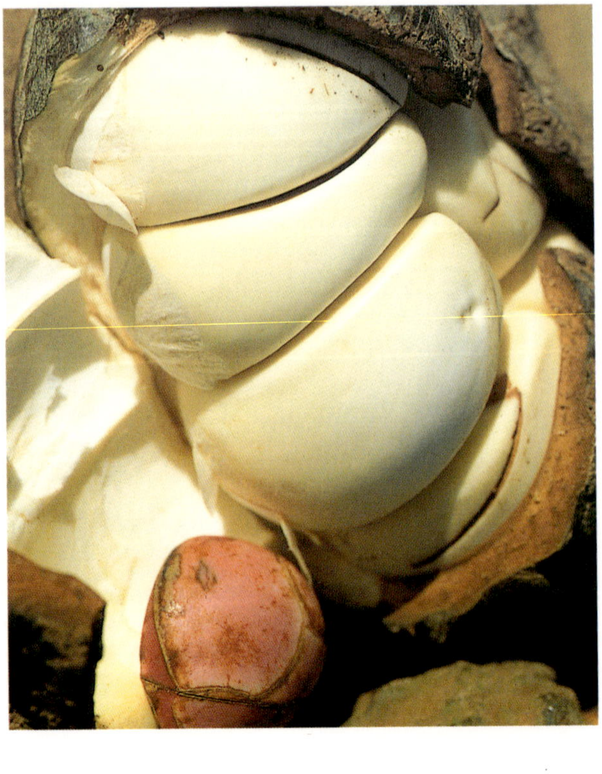

Anregungsmittel bei Erschöpfung, Abgespanntheit und Antriebsarmut, sondern leisten auch bei Migräne und Neuralgien gute Dienste.

Heilwirkung und Anwendung: Wurde früher zur Desinfektion der Harnwege und auch der Bronchien gebraucht.

Koloquinten

▷ *sehr giftig*
CITRULLUS COLOCYNTHIS (L.) SCHRAD.
(COLOCYNTHIS VULGARIS SCHRAD.)
Kürbisgewächse, CUCURBITACEAE
Volksname: Bitterapfel.
Drogenbezeichnung: Koloquintenfrüchte (geschält) = COLOCYNTHIDIS FRUCTUS (früher: FRUCTUS COLOCYNTHIDIS).

Botanik: *Aussehen:* Kraut mit niederliegenden behaarten Stengeln und langgestielten Blättern. Dem Kürbis ähnlich, mit goldgelben apfelgroßen Früchten. *Vorkommen:* In den Steppen und Wüsten des tropischen Nordafrika, in den Steppengebieten Vorderasiens und Arabiens, in Vorderindien, auf Sri Lanka.
Wirkstoffe: Cucurbitacine, ein Glykosid (diese Stoffe wirken möglicherweise krebshemmend), Substanzen mit drastischer Abführwirkung, ätherisches Öl, Harz, fettes Öl und andere.
Anwendung: In homoöpatischer Zubereitung *(Colocynthis)* bei Magenkrämpfen und Koliken. Die allopathische Anwendung als Abführmittel ist wegen der Nebenwirkungen dieser Heilpflanze abzulehnen.

Kopaivabaum

COPAIFERA RETICULATA DUCKE und weitere Copaifera-Arten.
Schmetterlingsblütengewächse, FABACEAE (LEGUMINOSAE)
Drogenbezeichnung: Der aus den Stämmen gewonnene Balsam: Kopaivabalsam = COPAIVAE BALSAMUM (früher: BALSAMUM COPAIVAE).

Botanik: *Aussehen:* Dornenlose, 10 bis 20 m hohe Bäume mit paarig gefiederten Blättern.
Vorkommen: Tropisches Südamerika.
Wirkstoffe: Ätherisches Öl, Harze, Bitterstoffe.

Kosobaum

HAGENIA ABYSSINICA J. F. GMEL.
Rosengewächse, ROSACEAE
Drogenbezeichnung: Kosoblüten = KOSO FLOS (früher: FLORES KOSO).

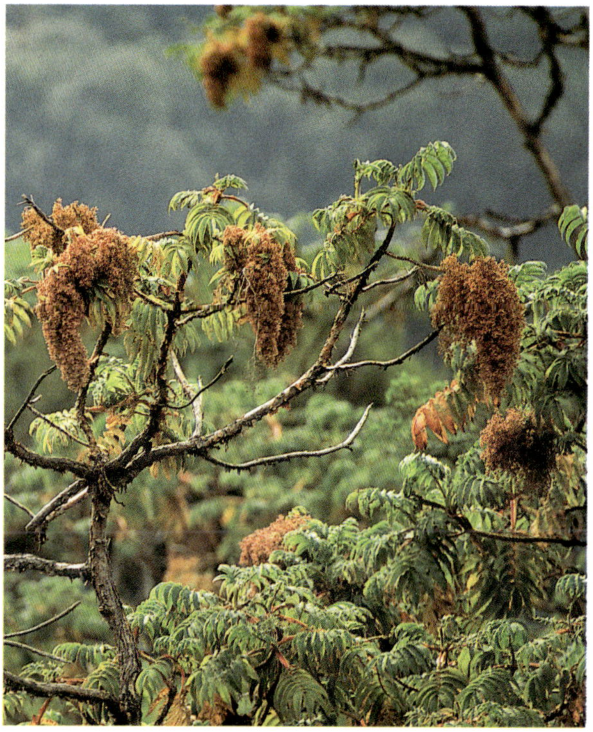

Botanik: *Aussehen:* Etwa 20 m hoher, zweihäusiger Baum, unpaarig gefiederte Blätter und Blüten in reichblütigen Rispen. *Vorkommen:* Tropisches Ost- und Zentralafrika, am Kilimandscharo und in den Usambarabergen.
Wirkstoffe: Gerbstoffe, Acylphloroglucide.
Anwendung: Die frische Droge ist ein sicher wirkendes Bandwurmmittel. (Abgelagerte Droge ist weniger wirksam.) Auch gegen Spulwürmer verwendet. Wegen der Gerbstoffe ebenso als Magenmittel zu gebrauchen, doch wenig verwendet. Leichtes Abführmittel.

Kotobaum

NECTANDRA COTO RUSBY
Lorbeerbaumgewächse, LAURACEAE
Drogenbezeichnung: Kotobaumrinde = COTO CORTEX (früher: CORTEX COTO).

Botanik: *Vorkommen:* Brasilien und Bolivien; der Baum wird bis 20 m hoch.
Wirkstoffe: Cotoin und Derivate, Alkaloide, Gerbstoffe, ätherisches Öl, Harze.
Anwendung: Die Droge gilt als Mittel gegen Durchfall und wird auch zur Beruhigung des nervösen Magens und Darms gebraucht.

Krapp (Färberröte)

RUBIA TINCTORUM L.
Rötegewächse, RUBIACEAE
Drogenbezeichnung: Krappwurzel (Färberwurzel) = RUBIAE TINCTORUM RADIX (früher: RADIX RUBIAE TINCTORUM).

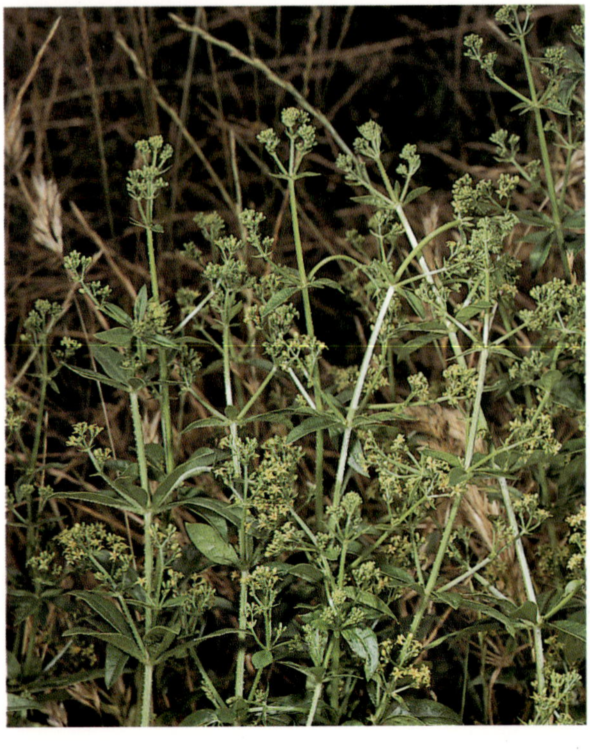

Botanik: *Vorkommen:* Beheimatet in Asien, wird die krautige Staude vielerorts kultiviert.
Wirkstoffe: Ruberythrinsäure, andere Farbstoffglykoside, Asperulosid.
Anwendung: In galenischen und homöopathischen Präparaten gegen Nierensteine. Anwendungsverbot seit März 1993 durch das BGA.

Kretischer Oregano

ORIGANUM HERACLEOTICUM L. (ORIGANUM HIRTUM LINK) und ORIGANUM ONITES L. (MAJORANA ONITES [L.] BENTH.)
Lippenblütengewächse, LAMIACEAE (LABIATAE)
Drogenbezeichnung: Griechendost, Kretischer Thymian, Spanischer Hopfen = Kretisches Dostkraut = Spanisches Hopfenkraut = ORIGANI CRETICI HERBA (früher: HERBA ORIGANI CRETICI). Das daraus gewonnene ätherische Öl = ORIGANI CRETICI AETHEROLEUM (früher: OLEUM ORIGANI CRETICI).

Botanik: *Aussehen:* Bis 1 m hohes Kraut mit rotvioletten Blüten in endständigen Scheindolden. Aromatisches Kraut, dem heimischen Dost ähnlich. *Vorkommen:* Im Mittelmeerraum, besonders auf Kreta.
Wirkstoffe: Ätherisches Öl, Bitter-, Gerbstoffe.
Anwendung: Diese aromatische Bitterstoffdroge kann bei Magen- und Darmbeschwerden sowie bei Husten und Bronchitis eingesetzt werden. Das Öl ist Bestandteil verschiedener Einreibungen, auch gegen Rheuma.
Wird viel als Gewürz gebraucht, speziell in der italienischen Küche (Pizza).

Krotonbaum

▷ *giftig*
CROTON TIGLIUM L.
Wolfsmilchgewächse, EUPHORBIACEAE
Drogenbezeichnung: Öl aus den Samen: Krotonöl = CROTONIS OLEUM (früher: OLEUM CROTONIS).

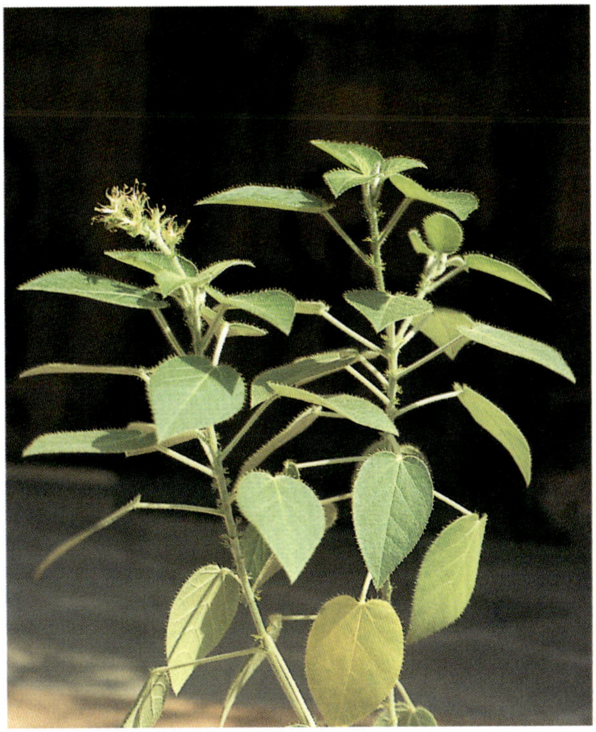

Botanik: *Aussehen:* Kleine Bäume oder Sträucher mit wechselständigen Blättern und Früchten, deren Samen den Rizinussamen ähnlich sind. *Vorkommen:* Im tropischen Asien heimisch, in Westafrika kultiviert.
Wirkstoffe: Harzartige Giftstoffe (Phorbolester), die drastisch abführend wirken und nach neueren Untersuchungen krebserregend sind.
Anwendung: Früher als drastisches Abführmittel, heute nicht mehr verwendet.

Kubeben

PIPER CUBEBA L. F.
Pfeffergewächse, PIPERACEAE
Volksnamen: Schwanzpfeffer, Schwindelkörner.
Drogenbezeichnung: Die noch nicht völlig reifen Steinfrüchte = CUBEBAE FRUCTUS (früher: FRUCTUS CUBEBAE).

Botanik: *Aussehen:* Ein etwa 6 m hoher Kletterstrauch mit knotig verdickten Stengeln, lederartigen dunkelgrünen Blättern und kolbigen Blütenähren. *Vorkommen:* Vor allem in Südasien und auf Java kultiviert.
Wirkstoffe: Ätherisches Öl, Harze, Cubebin, Piperin und andere.
Anwendung: Als aromatisches Bittermittel magen- und darmwirksam, Blähungen treibend, anregend. Als Gewürz gebraucht. In Amerika sind Kubeben Bestandteil von Asthmazigaretten und Räucherpulvern.

Kurare

▷ *tödlich giftig*
STRYCHNOS SPEC.
Logangewächse, LOGANIACEAE
Drogenbezeichnung: CURARE ist der Extrakt aus der Rinde in Südamerika heimischer Strychnos-Arten.

Botanik: *Aussehen:* Lianen oder Bäume mit Kletterhaken. Blüten fünfzählig.
Wirkstoffe: Stark giftige Alkaloide, die Herz, Nerven und Gefäße lähmen.
Anwendung: Früher bei Tetanus und Epilepsie.

Laminaria

LAMINARIA CLUSTONI LE JOLIS
Braunalgen, PHAEOPHYCEAE
Drogenbezeichnung: Die mittleren stengelartigen Thallusteile der Braunalge (Laminariastiele) = LAMINARIA.

Botanik: *Aussehen:* Eine Braunalge mit 3 bis 5 m langem Stiel und einem etwa 70 cm langen ledrigen, handförmig gelappten Blatt-Teil. *Vorkommen:* Im tiefen Wasser des Nordatlantik.
Wirkstoffe: Stark quellende Schleime.
Anwendung: Früher als Quellstifte für gynäkologische und chirurgische Zwecke.

Lärchenschwamm

▷ *giftig*
LARICIFOMES OFFICINALIS (VILL. EX. FR.) KOTL. & POUZ. (POLYPORUS OFFICINALIS FR.), FOMITOPSIS OFFICINALIS [VILL. EX FR.] BOND. & SING.)
Porlinge, PORIACEAE; Ständerpilze, BASIDIOMYCETES
Drogenbezeichnung: Lärchenschwamm = LARICIS FUNGUS (früher: FUNGUS LARICIS).

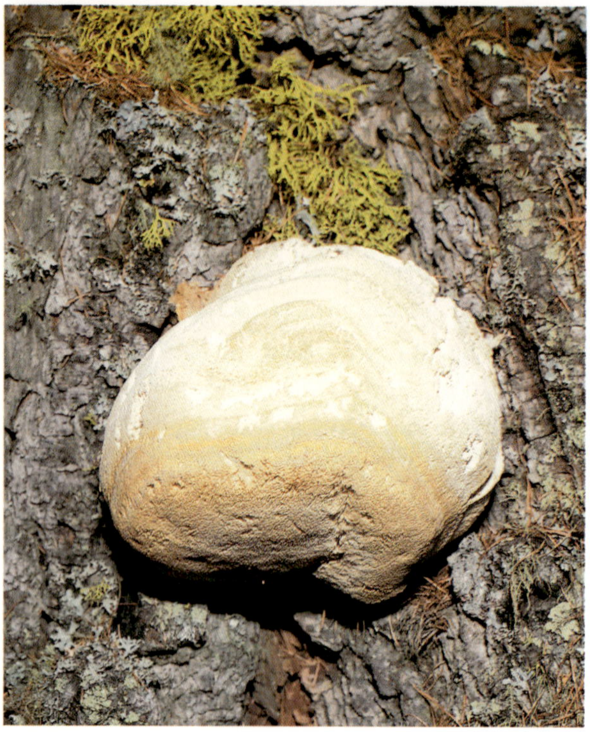

Botanik: *Aussehen:* Ausdauernde, halbkegel- oder halbkugelförmige, korkige Pilzkörper, die ständig wachsen; sie können eine Höhe und Breite von 30 cm erreichen und mehrere Kilo schwer werden. *Vorkommen:* Dieser Pilz bewohnt als Parasit das Holz der Lärche. Er legt sich an der Oberfläche der Stämme an.
Wirkstoffe: Harzsubstanzen, Agaricin.
Anwendung: Früher diente Lärchenschwammpulver als Abführmittel; auch als schweißhemmendes Mittel bei Tuberkulose.

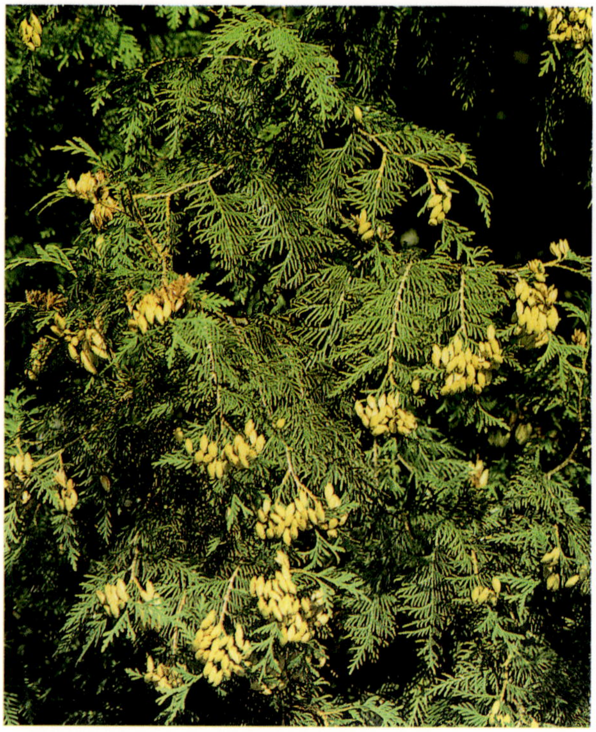

Lebensbaum

▷ *giftig*
THUJA OCCIDENTALIS L.
Zypressengewächse, CUPRESSACEAE
Drogenbezeichnung: Lebensbaumspitzen = THUJAE HERBA (früher: SUMMITATES THUJAE).

Botanik: *Aussehen:* Bis 20 m hoher, immergrüner Baum. Die Äste stehen rechtwinklig zum Stamm und tragen schuppenförmige »Blätter« in regelmäßigen Reihen. Die Früchte sind klein, zäpfchenförmig mit holzigen Zapfenschuppen. *Vorkommen:* In Amerika heimisch, bei uns als Zierstrauch oder Baum gehalten.
Wirkstoffe: Ätherisches Öl mit Thujon, Sesquiterpene, Flavonoide.
Anwendung: Aus den Triebspitzen bereitete man früher Einreibungen gegen Rheuma und nutzte den Tee als wassertreibendes Mittel. In der Homöopathie wird *Thuja occidentalis* gegen Rheuma, Erkältungen, Hautausschläge, Neuralgien angewandt.

Lobelienkraut

▷ *giftig*
LOBELIA INFLATA L.
Glockenblumengewächse, CAMPANULACEAE
Drogenbezeichnung: Lobelienkraut = LOBELIAE HERBA (früher: HERBA LOBELIAE).

Botanik: *Aussehen:* Einjähriges, etwa 50 cm hohes Kraut mit wechselständigen Blättern und fahlblauen zweilippigen Blüten; in einer Traube angeordnet. *Vorkommen:* In Nordamerika heimisch, dort und in Rußland kultiviert.
Wirkstoffe: Zahlreiche Alkaloide (Lobelin) und Nebenalkaloide.
Anwendung: Als Tinktur bei Husten und Asthma, Keuchhusten und Bronchitis, als Kraut in Asthmazigaretten und Asthmaräucherpulvern.

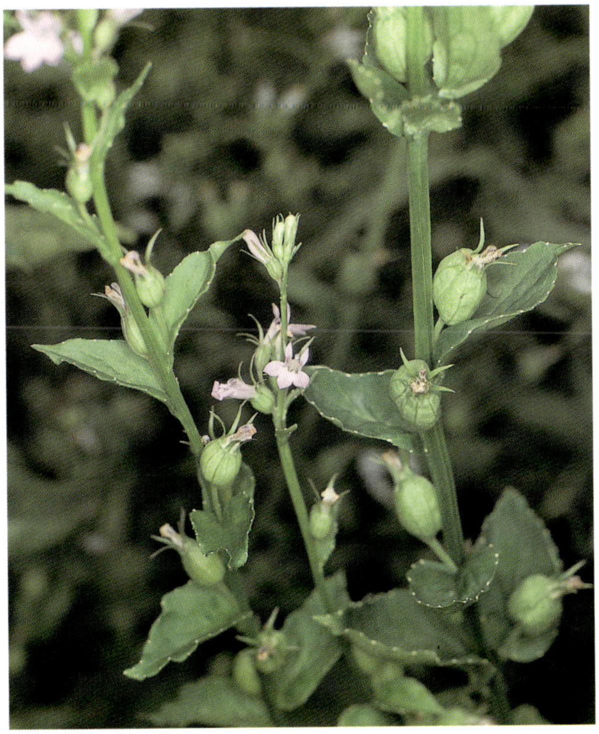

Mais

ZEA MAYS L.
Süßgräser, POACEAE (GRAMINEAE)
Volksnamen: Kukuruz, Türkischer Weizen
Drogenbezeichnung: Maisgriffel = MAYDIS STIGMATUM (früher: STIGMATA MAYDIS), Maisstärke = AMYLUM MAYDIS (früher: AMYLUM MAYDIS).

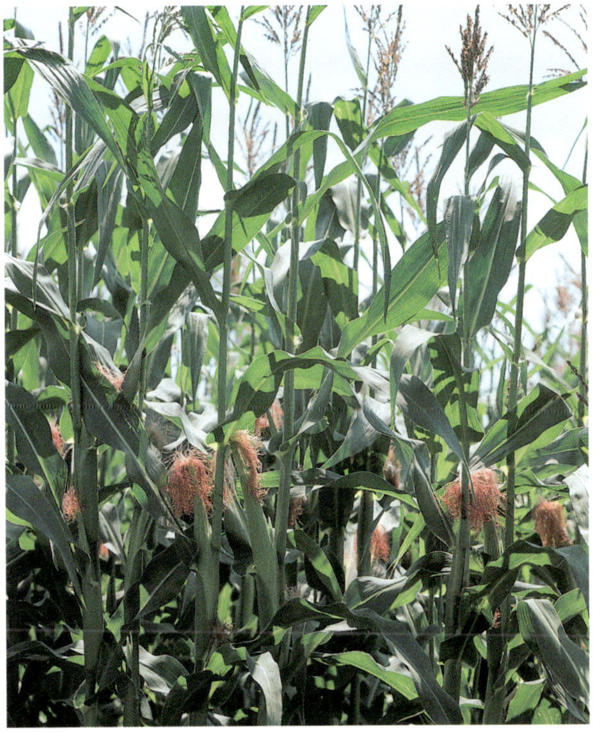

Botanik: *Aussehen:* Der bis 2 m hohe markige Stengel trägt breit-lanzettliche Blätter. Männliche Blüten in gipfelständiger Rispe, weibliche blattachselständig. Daraus entwickelt sich der bekannte große Maiskolben.
Die Droge Maisgriffel besteht aus den zur Blütezeit noch vor der Bestäubung rasch im Schatten getrockneten Griffeln der weiblichen Blüten. *Vorkommen:* Heimat ist das tropische Amerika, in allen wärmeren (bis gemäßigten) Klimazonen angebaut.
Wirkstoffe: Fettes Öl, Saponine, Flavone, Gerbstoffe, viel Kalium, Bitterstoffe, Harze und ätherisches Öl.
Anwendung: Maisgriffel werden als wassertreibendes Mittel und gegen Blasengrieß eingesetzt. In der Volksmedizin zu Schlankheitskuren und als Mittel gegen Diabetes gebraucht.

Die Wirkung bei Diabetes wird ärztlicherseits bestritten. In der Homöopathie gegen Herzleiden, die mit Ödembildung einhergehen. Maisstärke ist Bestandteil von Puder und Tablettengrundmassen.

Mandelbaum, Bitterer

▷ *giftig*
PRUNUS DULCIS (MILL.) D. A. WEBB VAR. AMARA (DC). BUCHHEIM (PRUNUS AMYGDALUS BATSCH VAR. AMARA [DC.] FOCKE)
Rosengewächse, ROSACEAE
Drogenbezeichnung: Bittere Mandeln = AMYGDALI AMARAE SEMEN (früher: SEMEN AMYGDALI AMARAE).

Botanik: *Aussehen:* Die Urform des 3 bis 8 m hohen Baumes ist dornig. Die Blüten sind rosarot bis weiß. Die Kulturformen sind sehr verschiedenartig, aber fast alle ohne Dornen.
Vorkommen: Subtropisches China und Kleinasien gelten als Heimat, angebaut wird der Baum in vielen wärmeren Ländern (besonders am Mittelmeer).
Wirkstoffe: Fettes Öl, Eiweiß, Schleim, Enzyme und Blausäureglykosid (d-Amygdalin). Ferner Cholin, Asparagin und Vitamin C.
Anwendung: Vor allem in der Homöopathie bei Asthma und Diphtherie. – Als Gewürz.

Mandelbaum, Süßer

PRUNUS DULCIS (MILL.) D. A. WEBB VAR. DULCIS (PRUNUS AMYGDALUS BATSCH VAR. SATIVA [F. C. LUDW.] FOCKE)
Rosengewächse, ROSACEAE
Drogenbezeichnung: AMYGDALI DULCIS SEMEN (früher: SEMEN AMYGDALI DULCIS).

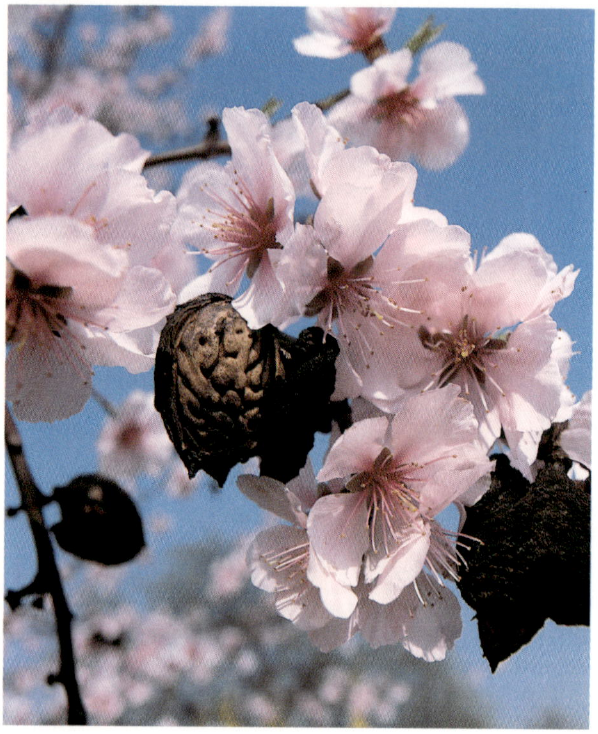

Botanik: *Aussehen:* Es gibt kaum einen Unterschied zum Aussehen des Bittere Mandel-Baums, denn die Zuchtformen variieren noch stärker; die Früchte des Süße Mandel-Baums sind jedoch größer. *Vorkommen:* Subtropisches China und Kleinasien gelten als Heimat, angebaut in vielen verschiedenen Ländern (besonders am Mittelmeer).
Wirkstoffe: Fettes Öl, Eiweiß, Schleim, Enzyme. Ferner Cholin, Asparagin und Vitamin C.
Anwendung: Galenische Zubereitungen aus süßen Mandeln wurden früher in der Kinderpraxis bei Husten gebraucht. Das fette Öl aus den Samen wirkt als mildes Abführmittel; der Preßrückstand ist die Mandelkleie, die zur schonenden Hautreinigung gebraucht wird.

Manna

FRAXINUS ORNUS L.
Ölbaumgewächse, OLEACEAE
Volksnamen: Eschenmanna, Himmelsbrot.
Drogenbezeichnung: Der getrocknete Saft aus dem Stamm der Mannaesche = MANNA.

Botanik: *Aussehen:* 8 bis 10 m hoher Baum mit glatter grauer Rinde, unpaarig gefiederten Blättern und in überhängenden Rispen dicht beisammenstehenden, gelblich-weißen Blüten. *Vorkommen:* Wird in Sizilien zusammen mit Oliven oder Kastanien angebaut. Auch auf der Krim, im Kaukasus und in Australien zu Hause.
Wirkstoffe: Bis zu 90 % Mannit, Glukose, Fructose und andere Zucker, Harz, Schleim und ein Glykosid (Fraxin).
Anwendung: Manna wirkt leicht abführend und wird vornehmlich in der Kinderheilpraxis als Abführmittel gebraucht.

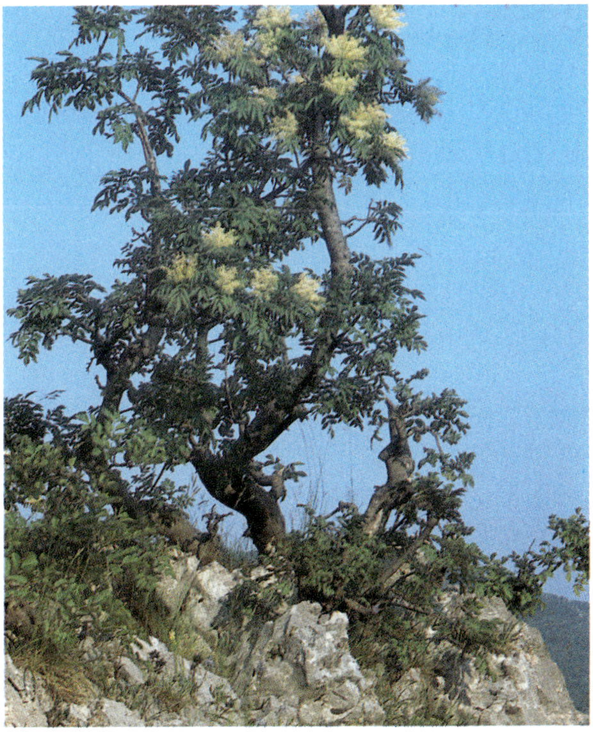

Maranta (Pfeilwurz)

MARANTA ARUNDINACEA L.
Marantagewächse, MARANTACEAE
Volksnamen: Arrowroot, Westindisches Pfeilwurzelmehl.
Drogenbezeichnung: Stärke aus Maranta-Wurzelknollen = AMYLUM MARANTAE (früher: AMYLUM MARANTAE).

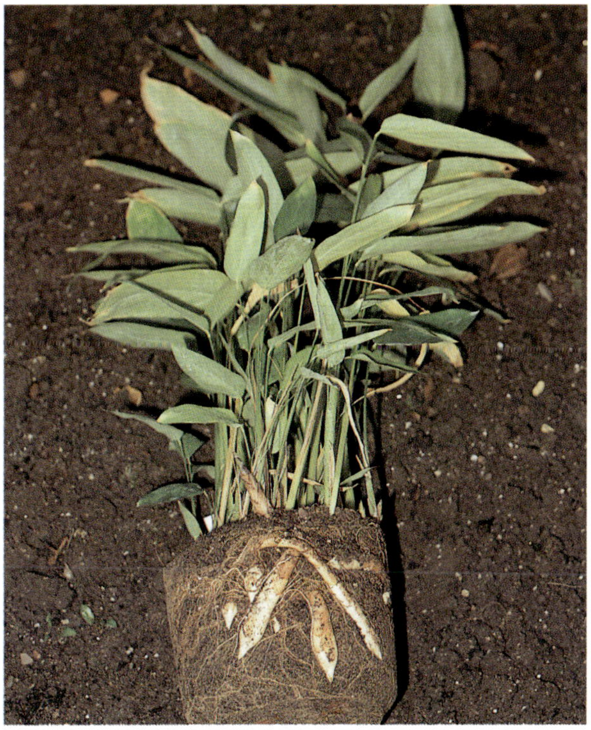

Botanik: *Aussehen:* 2 bis 3 m hohe Staude mit unterirdischem Sproßsystem (Speichersprosse). *Vorkommen:* Heimat dürften die Westindischen Inseln sein, doch wird die Stammpflanze in vielen tropischen Gebieten kultiviert.
Wirkstoffe: Die Knollen enthalten Stärke und Zellulose.
Anwendung: Marantastärke wird zu Kräftigungsmitteln und Diätetika in der Kinderheilkunde verwendet.

Mastix-Pistazien

PISTACIA LENTISCUS L. (TEREBINTHUS LENTISCUS [L.] Moench)
Sumachgewächse, ANACARDIACEAE
Drogenbezeichnung: Das Harz aus der Rinde der Stammpflanze = MASTIX.

Botanik: *Aussehen:* 5 m hoher Baum mit harzreicher Rinde, immergrünen fiedrigen Blättern und rispig oder traubig stehenden kleinen roten Blüten. *Vorkommen:* Mittelmeerraum, Kanarische Inseln.
Wirkstoffe: Alkohollösliche und alkoholunlösliche Harzsubstanzen, ätherisches Öl, Bitterstoffe.
Anwendung: Früher zu Pflastern, Mundwasser und Zahnkitt verarbeitet. Als Mastisol® zum Ankleben von Verbänden.

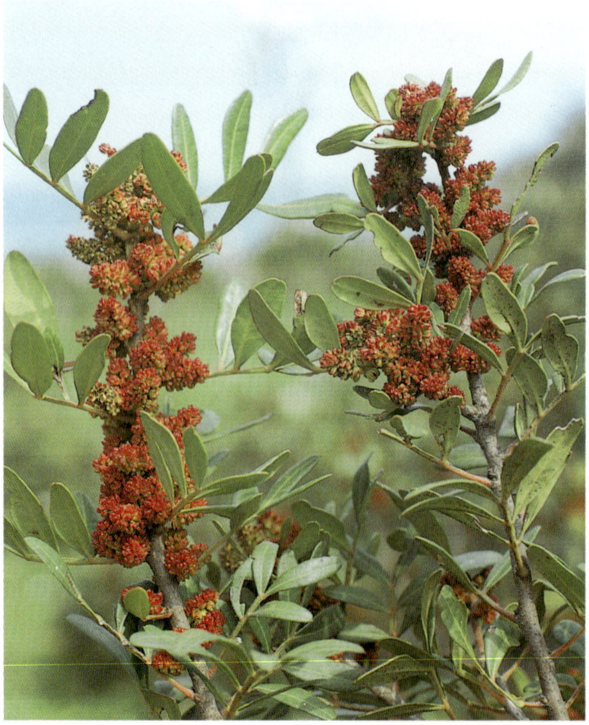

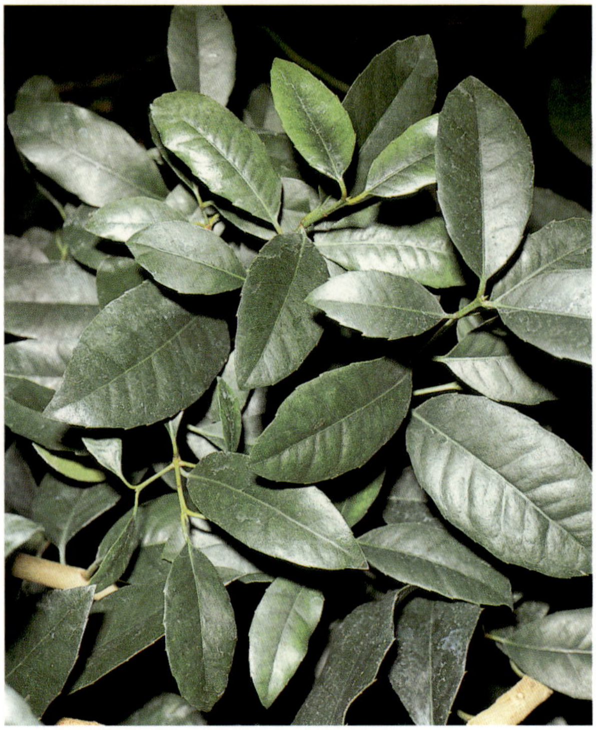

Mate (Paraguaytee)

ILEX PARAGUARIENSIS ST. HIL. (ILEX PARAGUENSIS D. DON) (ILEX PARAGUAYENSIS HOOK.) und andere ILEX-Arten
Stechpalmengewächse, AQUIFOLIACEAE
Drogenbezeichnung: Mateblätter = MATE FOLIUM (früher: FOLIA MATE).

Botanik: *Aussehen:* Immergrüner, 1 bis 6 m hoher Baum mit großen eiförmigen, am Rand gesägten, 5 bis 16 cm langen Blättern.
Vorkommen: Südamerika.
Wirkstoffe: Gebundenes Coffein, Gerbstoffe, harzartige Stoffe, Aromastoffe, Theobromin, Theophyllin und Spuren von Vanillin.
Anwendung: Wir kennen den Matetee zumeist nur als erfrischendes Genußmittel, doch in jüngerer Zeit wird er zur Begleittherapie bei Schlankheitskuren empfohlen, weil er das Hungergefühl dämpfen soll. Die leichte Abführwirkung sei der Vollständigkeit halber erwähnt.

Matico

PIPER ANGUSTIFOLIUM LAM.
Pfeffergewächse, PIPERACEAE
Drogenbezeichnung: Maticoblätter = MATICO FOLIUM (früher: FOLIA MATICO).

Botanik: *Aussehen:* 2 m hohe Sträucher mit kurzgestielten Blättern und etwa 20 cm langen walzlichen Blütenkolben. *Vorkommen:* In den Anden des nördlichen Südamerika, die feuchten Wälder bevorzugend, in Brasilien, Kolumbien und Venezuela.
Wirkstoffe: Ätherisches Öl, Harze, Bitterstoffe, Gerbstoffe.
Anwendung: Wirkt leicht harntreibend und übt eine desinfizierende Wirkung in den ableitenden Harnwegen aus. Früher auch zur Stillung von Blutungen (innerlich und äußerlich) verwendet.

Mauerpfeffer

▷ *giftig*
SEDUM ACRE L.
Dickblattgewächse, CRASSULACEAE

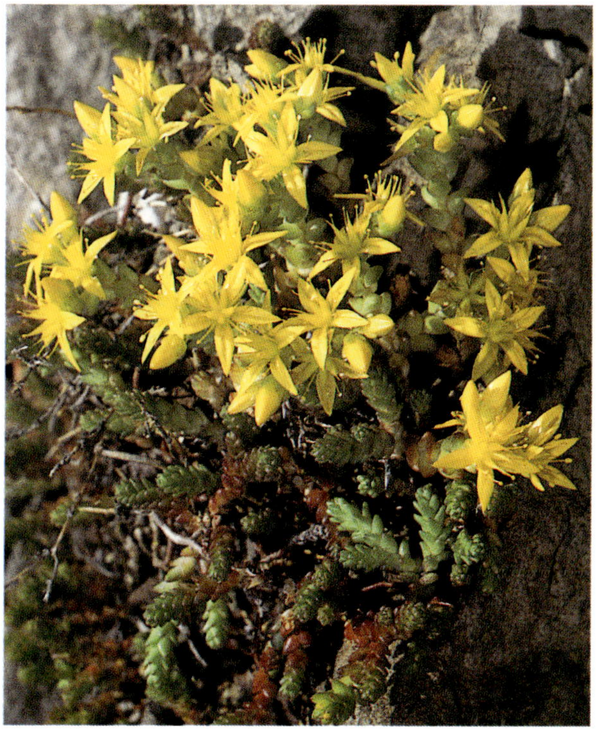

Volksnamen: Gälbs Biberli, Scharfer Mauerpfeffer, Steinpfeffer, Vogelbrot, Warzenkraut.
Drogenbezeichnung: Mauerpfefferkraut = SEDI ACRIS HERBA (früher: HERBA SEDI ACRIS).

Botanik: *Aussehen:* 5 bis 15 cm hoch oder niederliegend, mit kleinen walzenförmigen, fleischigen Blättern und leuchtend gelben Blüten. *Vorkommen:* An trockenen sonnigen Stellen, auf Mauern, Felsen, auch an Wegrändern.
Wirkstoffe: Mehrere Alkaloide, Gerbstoffe, Schleim, Gummi, Rutin.
Anwendung: Sehr selten als Mittel bei hohem Blutdruck. In der Volksmedizin bei schlecht heilenden Wunden, in der Homöopathie gegen blutende Hämorrhoiden.

Meerzwiebel

▷ *sehr giftig*
URGINEA MARITIMA (L.) BAK. (SCILLA MARITIMA L.), (URGINEA SCILLA STEINH.)
Liliengewächse, LILIACEAE (HYACINTHACEAE)
Volksname: Mäusezwiebel.
Drogenbezeichnung: Die getrockneten, mittleren fleischigen Blätter: Meerzwiebel = SCILLAE BULBUS (früher: BULBUS SCILLAE).

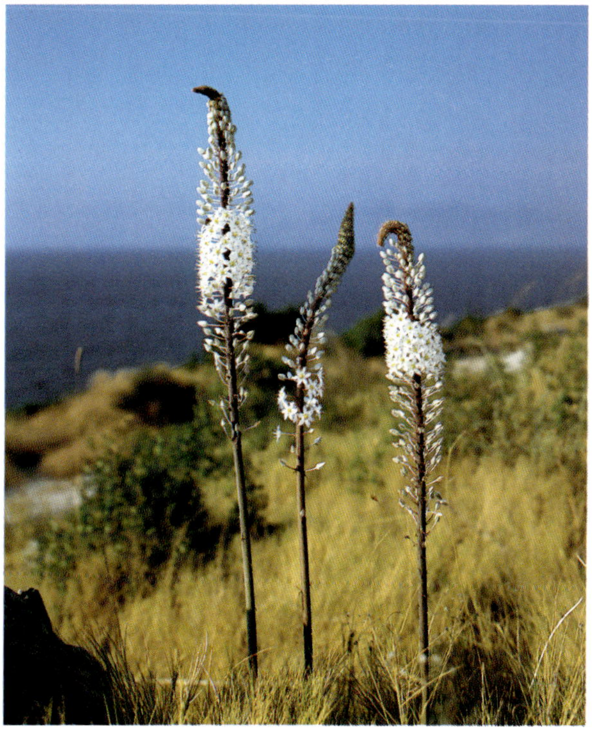

Botanik: *Aussehen:* Aus der Zwiebel treibt im Frühjahr ein etwa 1,50 m hoher Blühtrieb, der im oberen Drittel gestielte Blüten in spiraliger Anordnung trägt. *Vorkommen:* Im Mittelmeergebiet heimisch und kultiviert, desgleichen in Südafrika, Pakistan, Indien und Amerika.
Wirkstoffe: Scillaren, ein Gemisch verschiedener Glykoside mit digitalisähnlicher Herzwirksamkeit.
Anwendung: Aus der Meerzwiebel hergestellte Präparate wirken auf das Herz ähnlich wie Präparate aus den Fingerhutarten (Digitalis). Diese Präparate werden bei Kreislaufschwächen eingesetzt. – Auch Rattenmittel werden aus Meerzwiebeln bereitet.

Mönchspfeffer

VITEX AGNUS-CASTUS L.
Eisenkrautgewächse, VERBENACEAE
Drogenbezeichnung: Die Früchte = AGNI CASTI FRUCTUS (früher: FRUCTUS AGNI CASTI)

Botanik: *Aussehen:* Auffallend sind die handförmig geteilten Fiederblätter und die dichten Blütenstände. Die Blüten sind zartblau, die Früchte 0,5 cm große Steinbeeren. *Vorkommen:* Der 3 bis 5 m hohe Strauch ist vom Mittelmeergebiet bis nach Nordindien verbreitet.
Wirkstoffe: Fettes Öl, ätherisches Öl, in Fett lösliche Flavone, Iridoide.
Anwendung: Findet vor allem in der Homöopathie gegen Impotenz, Depressionen und Nervenschwäche Verwendung; wird aber auch als Trockenextrakt in alkoholischer Lösung zur Anhebung der Stilleistung eingesetzt.

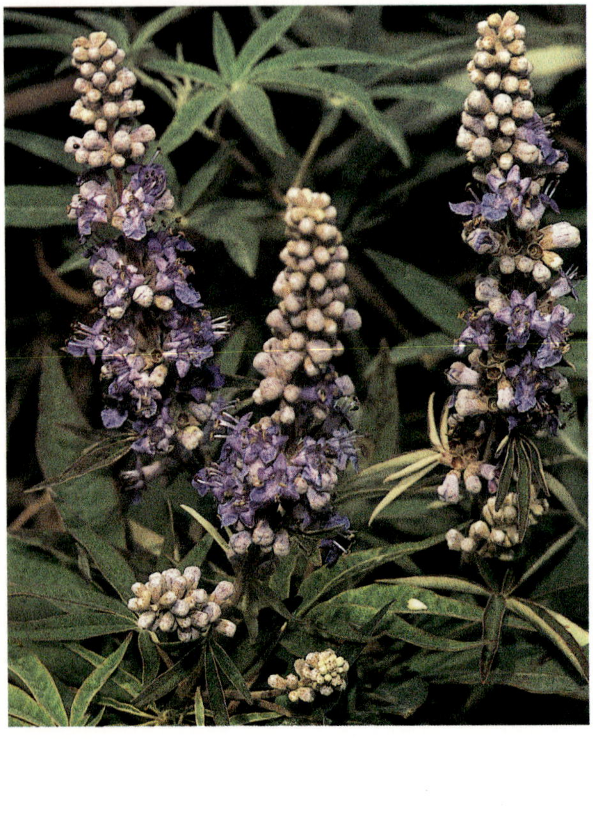

Moschusschafgarbe

ACHILLEA MOSCHATA WULF. (ACHILLEA ERBA-ROTTA ALL. SSP. MOSCHATA [WULF.] VACC.)
Korbblütengewächse, ASTERACEAE (COMPOSITAE)
Volksnamen: Genipp, Ivakraut, Moschuskraut.
Drogenbezeichnung: Moschusschafgarbenkraut = IVAE MOSCHATAE HERBA (früher: HERBA IVAE MOSCHATAE).

Botanik: *Aussehen:* Die 10 bis 15 cm hohe Pflanze ähnelt unserer Schafgarbe (Achillea millefolium) sehr, hat jedoch nur einfach gefiederte Blätter und

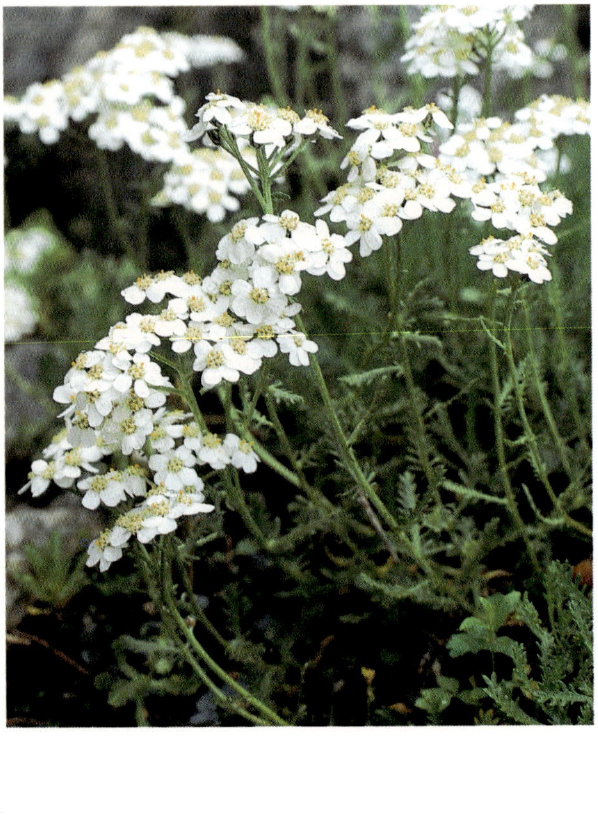

größere Blütenköpfchen. *Vorkommen:* Ausschließlich in den Alpen.
Wirkstoffe: Ätherisches Öl und Bitterstoffe.
Anwendung: Als aromatische Bitterstoffdroge kann die Moschusschafgarbe bei Appetitlosigkeit und Verdauungsstörungen eingesetzt werden.

Muira-Puama

PTYCHOPETALUM OLEACOIDES
Ölbaumgewächse, OLEACEAE
Volksname: Potenzholz.
Drogenbezeichnung: Das Holz von Stamm und Wurzel = MUIRA-PUAMA LIGNUM (früher: LIGNUM MUIRA-PUAMA), (PTYCHOPETALI LIGNUM).

Botanik: *Vorkommen:* Ein in Brasilien heimischer Strauch.
Wirkstoffe: Verschiedene Ester, Harze, Bitterstoffe, Sitosterin und andere.
Anwendung: Die Droge Muira-Puama lignum findet Verwendung als sexuelles Stimulans für beide Geschlechter.
Eine dementsprechende Wirkung hält das BGA für nicht erwiesen.

Mutterkümmel

CUMINUM CYMINUM L. (CUMINUM ODORUM SALISB.)
Doldengewächse, APIACEAE (UMBELLIFERAE)
Volksnamen: Kreuzkümmel, Römischer Kümmel.
Drogenbezeichnung: Mutterkümmelfrüchte = CUMINI FRUCTUS (früher: FRUCTUS CUMINI).

Botanik: *Aussehen:* Ein einjähriges Doldengewächs von 50 cm Höhe mit fein zerteilten Blättern. Blüten weiß oder rosa. *Vorkommen:* Im Mittelmeergebiet heimisch und kultiviert, desgleichen in China, Indien, Nord- und Südamerika.
Wirkstoffe: Ätherisches Öl, Harz, Gerbstoff und andere.
Anwendung: Ähnlich wie der heimische Kümmel gegen Blähungen und Koliken. – Auch als Gewürz verwendet.

Olibanum (Weihrauchbaum)

BOSWELLIA SACRA FLÜCKIGER (BOSWELLIA CARTERI BIRDW.) und andere Arten
Balsamstrauchgewächse, BURSERACEAE
Volksnamen: Räucherharz, Weihrauch.
Drogenbezeichnung: Das Harz aus dem Stamm = OLIBANUM.

Botanik: *Aussehen:* Kleiner Baum, der durch seinen gedrückten Wuchs auffällt und an kleine Obstbäume erinnert. *Vorkommen:* Somalia, Ägypten, Südarabien.
Wirkstoffe: Harz, Gummi, ätherisches Öl, Bitterstoffe, Schleim.
Anwendung: Olibanum ist noch gelegentlich Bestandteil galenischer Zubereitungen gegen Stuhlverstopfung, die auf mangelnden Gallefluß zurückzuführen ist.

Olive (Ölbaum)

OLEA EUROPAEA L.
Ölbaumgewächse, OLEACEAE
Drogenbezeichnung: Das fette Öl der Früchte: Olivenöl = OLIVAE OLEUM (früher: OLEUM OLIVARUM).

Botanik: *Aussehen:* Die ursprüngliche Form ist strauchig, die Kulturformen sind baumartig und 6 bis 8 m hoch. Blätter ledrig, immergrün und unterseits behaart. Blüten klein, gelblich-weiß und duftend. Aus den dunkelblauen Früchten (→ Abbildung Seite 466) wird das Olivenöl gewonnen. *Vorkommen:* Heimat ist das östliche Mittelmeer, doch wird die Olive in vielen Ländern und allen Kontinenten kultiviert.
Wirkstoffe: Das Öl ist aus Glyceriden der Ölsäure und anderen Fettsäuren zusammengesetzt. Secoiridoide und Flavonoide in den Blättern.

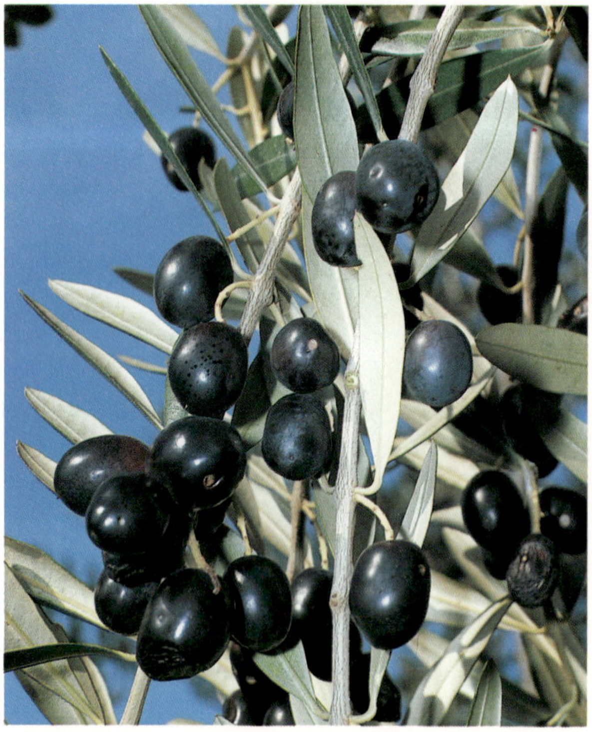

Anwendung: Das Olivenöl wird für Salben, Emulsionen, Lotionen und Linimente verwendet, der Tee aus den Ölbaumblättern als Mittel gegen Bluthochdruck.

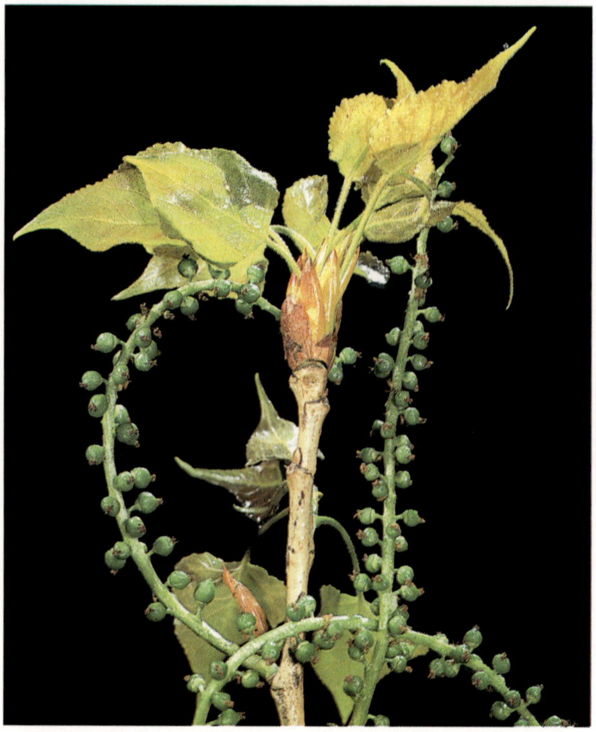

Man bereitet aus den Pappelknospen eine Salbe (Ungt. Populi) gegen Hämorrhoiden und Verbrennungen und einen Tee gegen Harnleiden (Prostata).

Pappel

POPULUS NIGRA L. und andere heimische Pappelarten, zum Beispiel POPULUS TREMULA
Weidengewächse, SALICACEAE
Drogenbezeichnung: Pappelknospen (POPULI GEMMAE) und die daraus bereitete Pappelsalbe = POPULI UNGUENTUM (früher: UNGUENTUM POPULI).

Botanik: *Aussehen:* Die verschiedenen Pappelarten fallen durch ihren schlanken Wuchs auf und sind mit derben Blättern versehen.
Vorkommen: An Waldrändern und Wegen, Straßenrändern und Parkanlagen in Mittel- und Osteuropa.
Wirkstoffe: Ätherisches Öl, Gerbstoffe, Harze, Mannit, Gallussäure, Salicylglykoside.
Anwendung: Das ätherische Öl und die Gerbstoffe bestimmen die Wirkung: desinfizierend und adstringierend (zusammenziehend).

Petersilie

Blattpetersilie – PETROSELINUM CRISPUM (MILL.) NYM. EX A. W. HILL SSP. CRISPUM
Knollenpetersilie – PETROSELINUM CRISPUM SSP. TUBEROSUM (BERNH. EX RCHB.) SOÓ
Volksnamen: Bittersilche, Silk.
Drogenbezeichnung: Petersilienfrüchte = PETROSELINI FRUCTUS (früher: FRUCTUS PETROSELINI), Petersilienwurzel = PETROSELINI RADIX (früher: RADIX PETROSELINI).

Botanik: *Aussehen:* Aus einer spindel- bis rübenförmigen Wurzel treibt die zweijährige Pflanze fein gerillte, verzweigte Stengel, die bis 1 m hoch werden. Die glänzenden, dreifach fiederschnittigen Blätter sind dunkelgrün, die Doldenblüten grünlich-gelb. *Vorkommen:* Die Petersilie ist in Südeuropa beheimatet, wird jedoch vielerorts kultiviert, auch in Rußland, Indien und Nordamerika.

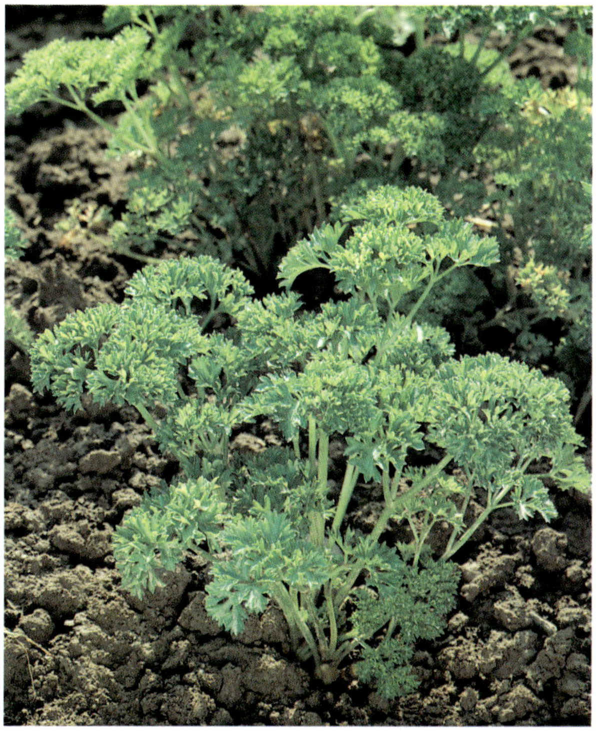

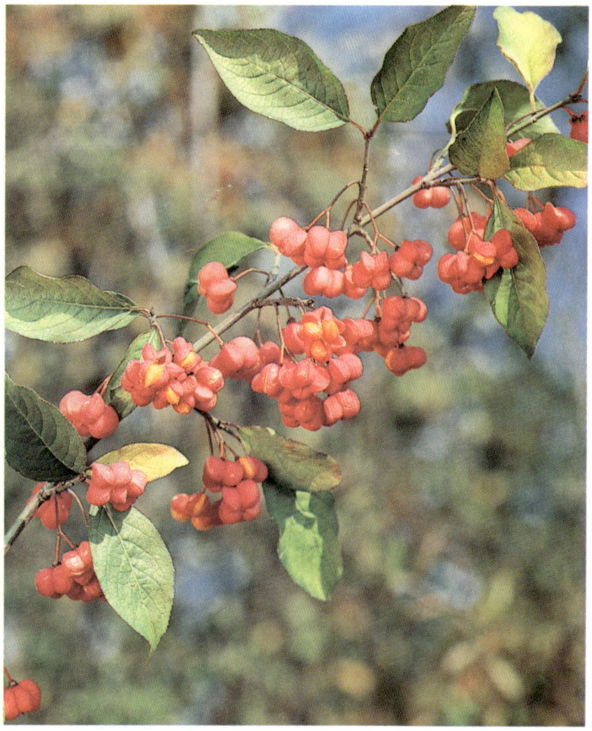

Wirkstoffe: Die Wirkstoffe der Wurzel und der Früchte sind das ätherische Öl und Flavonoide.
Anwendung: Als Küchengewürz; als Tee und in galenischen Präparaten gegen Blähungen, als Magenmittel und zur Entwässerung wird Petersilie eingesetzt. Nicht überdosieren!

Oft auch als Zierstrauch in Gärten und Parkanlagen.
Wirkstoffe: Alkaloide, Digitaloide, Bitterstoffe.
Anwendung: Alle Teile der Pflanze sind herzwirksam und wirken außerdem leicht abführend.

Pfaffenhütchen

▷ *giftig*
EUONYMUS EUROPAEA L. (EUONYMUS VULGARIS MILL.)
Spindelbaumgewächse, CELASTRACEAE
Volksnamen: Bischofsmütze, Spindelbaum.
Drogenbezeichnung: Pfaffenhütchenfrüchte = EUONYMI FRUCTUS (früher: FRUCTUS EUONYMI), Pfaffenhütchenblätter = EUONYMI FOLIUM (früher: FOLIA EUONYMI), Pfaffenhütchenrinde = EUONYMI CORTEX (früher: CORTEX EUONYMI).

Botanik: *Aussehen:* Mittelgroßer Strauch mit kleinen grünlichen Blüten, aus denen sich vierkantige gelbrote Kapselfrüchte entwickeln. Die Äste sind vierkantig und die Blätter elliptisch. *Vorkommen:* In ganz Europa an Wegrändern, Waldrändern und sonnigen Hängen.

Pfeffer, Schwarzer

PIPER NIGRUM L.
Pfeffergewächse, PIPERACEAE
Drogenbezeichnung: Unreife, ungeschälte Früchte: Schwarzer Pfeffer (Schwarze Pfefferfrüchte) = PIPERIS NIGRI FRUCTUS (früher: FRUCTUS PIPERIS NIGRI).

Botanik: *Aussehen:* Ein Kletterstrauch mit großen langgestielten, dunkelgrünen Blättern und ährenförmigen Blütenständen.
Vorkommen: Aus den Wäldern der Malabar-Küste Vorderindiens stammend, wird der Pfeffer heute in den meisten Tropengebieten angebaut.
Wirkstoffe: Ätherisches Öl, Piperin = Träger des Pfeffergeschmacks, Fermente, Harze und andere.

Heilwirkung und Anwendung: Heute als scharf-aromatisches Gewürz zur Verdauungsförderung. Früher als Heilmittel gegen Fieber, Magenbeschwerden und Halsentzündungen; wurde auch zu Salben gegen Kopfgrind verarbeitet.

Pfeffer, Weißer

PIPER NIGRUM L.
Pfeffergewächse, PIPERACEAE
Drogenbezeichnung: Reife, geschälte Früchte: Weißer Pfeffer (Weiße Pfefferfrüchte) = PIPERIS FRUCTUS ALBUS (früher: FRUCTUS PIPERIS ALBI).

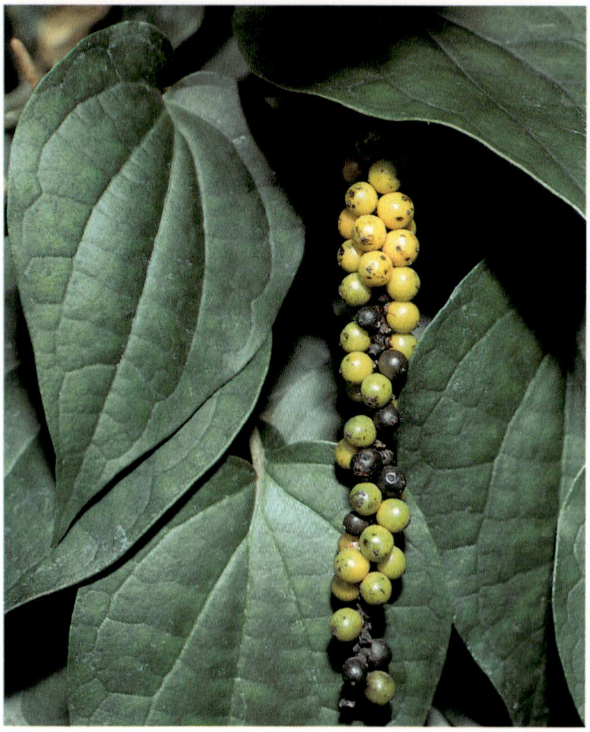

Botanik: *Aussehen:* Ein Kletterstrauch mit großen langgestielten, dunkelgrünen Blättern und ährenförmigen Blütenständen. *Vorkommen:* Ursprünglich in den Wäldern der Malabar Küste Vorderindiens heimisch, wird der Pfeffer heute in den meisten Tropengebieten angebaut.
Wirkstoffe: Ätherisches Öl, Piperin = Träger des Pfeffergeschmacks, Fermente, Harze und andere.
Anwendung: Auch der Weiße Pfeffer ist heute meist Gewürz, doch wurde er früher besonders in der Volksmedizin gegen Hämorrhoiden genommen. Man gab 5 bis 15 ganze Körner auf einmal.

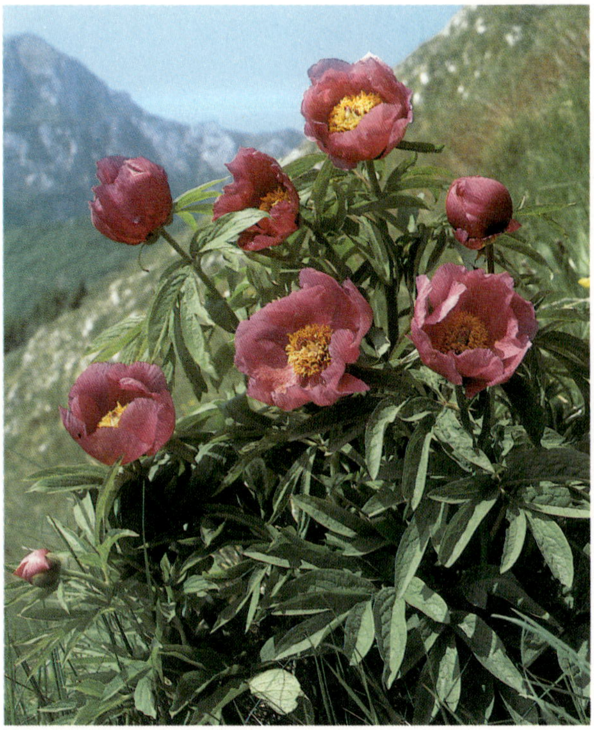

Pfingstrose

▷ *giftig*
PAEONIA OFFICINALIS L.
Pfingstrosengewächse, PAEONIACEAE
Volksnamen: Bauernrose, Gichtrose.
Drogenbezeichnung: Pfingstrosenblüten = PAEONIAE FLOS (früher: FLORES PAEONIAE).

Botanik: *Aussehen:* Eine ausdauernde Pflanze mit derben Stengeln und geteilten Blättern, die in Gärten wegen der großen gefüllten, weinroten (seltener weißlichen) Blüten gezogen wird.
Vorkommen: In Südeuropa heimisch, bei uns in Gärten gezogen.
Wirkstoffe: Roter Farbstoff, Flavonoide und Gerbstoff, Paeonin (Blüte), Peregrenin (Samen).
Anwendung: Früher gegen Gicht, Epilepsie und Darmstörungen. Heute (zwar selten) schönender Bestandteil mancher Tees.
Das BGA hält die Wirksamkeit für nicht belegt und lehnt die Verwendung ab – außer als Schönungsmittel in Teemischungen.

Piment (Nelkenpfeffer)

PIMENTA DIOICA (L.) MERR. (PIMENTA OFFICINALIS LINDL.)
Myrtengewächse, MYRTACEAE
Volksnamen: Allerleigewürz, Englischgewürz, Gewürzkörner, Jamaikapfeffer, Neugewürz.
Drogenbezeichnung: Piment (Nelkenpfefferfrüchte) = PIMENTAE FRUCTUS (früher: FRUCTUS PIMENTAE).

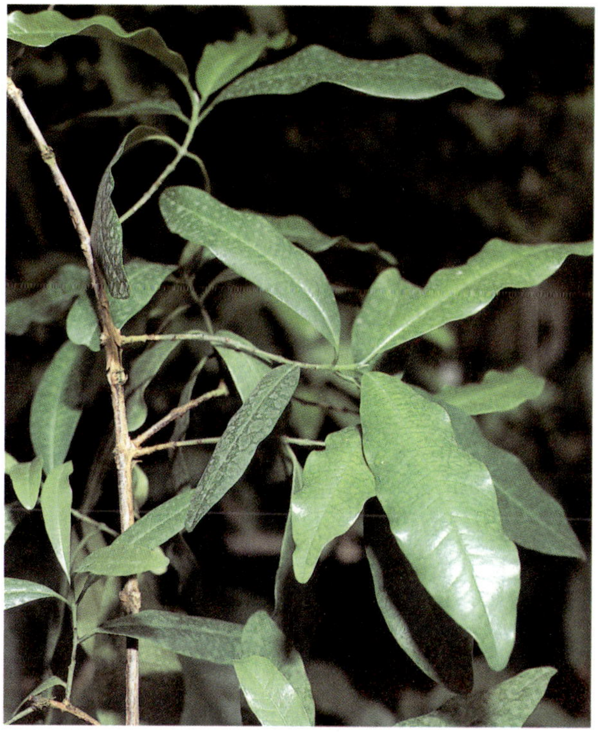

Botanik: *Aussehen:* Ein immergrüner Baum von 6 bis 15 m Höhe, dessen dünner Stamm eine grauweiße Rinde trägt, die leicht abschuppt. *Vorkommen:* Westindien, Mittel- und Südamerika, besonders auf Jamaika kultiviert.
Wirkstoffe: Ätherisches Öl mit Eugenol, Caryophyllen, Cineol und anderen, Harz und Gerbstoff.
Anwendung: Hauptsächlich als Gewürz, doch auch als magenstärkendes Bittermittel gegen Appetitlosigkeit.

Piscidiabaum

PISCIDIA PISCIPULA (L.) SARG. (PISCIDIA ERYTHRINA [LOEFL.] L.)
Schmetterlingsblütengewächse, FABACEAE (LEGUMINOSAE)
Drogenbezeichnung: Piscidiawurzelrinde = PISCIDIAE RADICIS CORTEX (früher: CORTEX PISCIDIAE RADICIS).

Botanik: *Aussehen:* Ein stattlicher Baum mit grauer Rinde und typischen Schmetterlingsblüten. *Vorkommen:* In den Wäldern des tropischen Amerika.
Wirkstoffe: Saponine (Piscidin), Glykoside, Gerbstoffe.
Anwendung: Gelegentlich Bestandteil von Beruhigungs- und Schlaftees. In Amerika als Schlafmittel gebraucht.

Podophyllum

▷ *giftig*
PODOPHYLLUM PELTATUM L.
Berberitzengewächse, BERBERIDACEAE

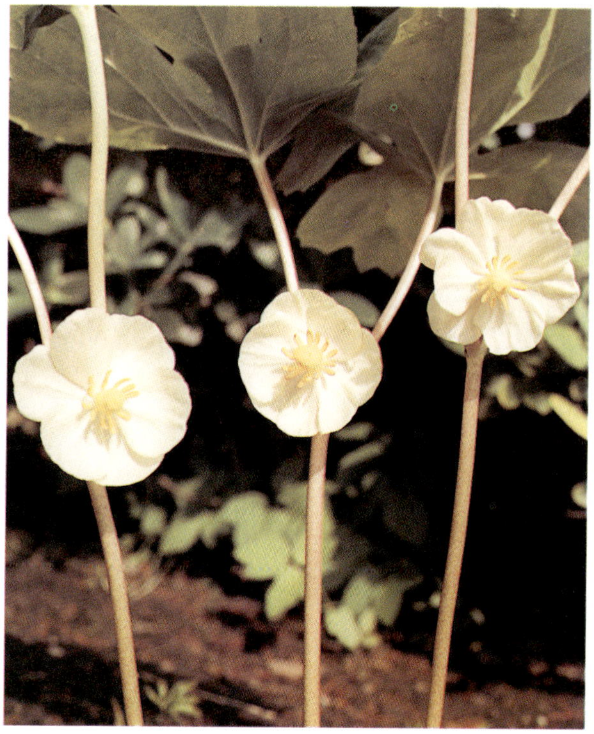

Drogenbezeichnung: Der aus den Wurzeln gewonnene harzartige Stoff: Podophyllin = PODOPHYLLUM.

Botanik: *Aussehen:* Eine ausdauernde Staude mit bis zu 1 m langem Wurzelstock und Sprossen, die zwei langgestielte schildförmige, handförmig gelappte Blätter tragen. Dazwischen steht ein Stiel mit endständiger großer Blüte.
Vorkommen: Schattige Laubwälder in Nordamerika.
Wirkstoffe: Podophyllotoxin und andere, auch drastisch abführend wirkende Stoffe.
Anwendung: In kleinen Dosen abführend, wurde Podophyllum früher gern zu Abführmitteln und Gallemitteln verarbeitet. Auch gelegentlich als Wurmmittel gebraucht.

Purgierlein

LINUM CATHARTICUM L.
Leingewächse, LINACEAE
Volksname: Wiesenlein
Drogenbezeichnung: Purgierleinkraut = LINI CATHARTICI HERBA (früher: HERBA LINI CATHARTICI).

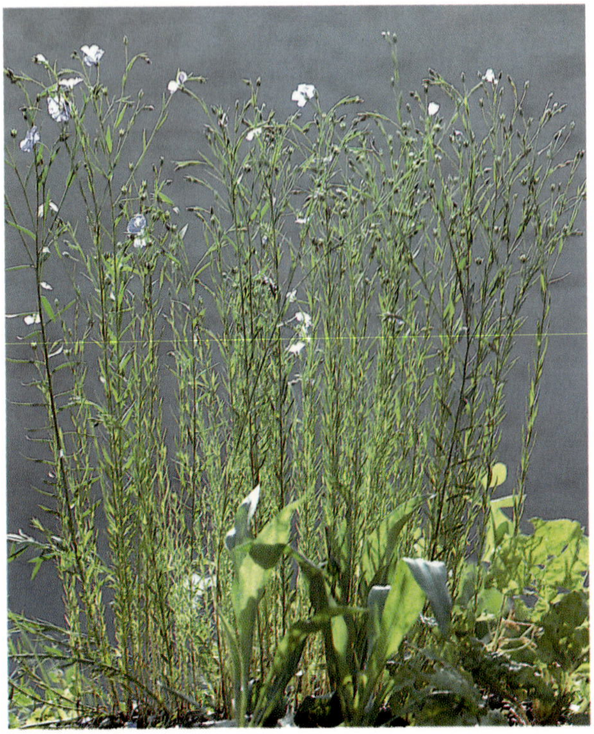

Botanik: *Aussehen:* Je nach Standort 5 bis 30 cm hohe Pflanze mit einfachem aufrechtem, oben ästigem Stengel, gegenständigen blaugrünen Blättchen und weißen gestielten Blüten in lockeren Wickeln. *Vorkommen:* In Mitteleuropa auf Wiesen, an Bachufern und Quellen, auf Triften und lichten Wäldern.
Wirkstoffe: Bitterstoffe, Gerbstoffe, ätherisches Öl, Harz.
Anwendung: Als Abführmittel. In der Homöopathie gegen Bronchitis, Durchfälle, Hämorrhoiden und bei unregelmäßiger Periode.

Quitte

CYDONIA OBLONGA MILL. (CYDONIA VULGARIS DELARBRE)
Rosengewächse, ROSACEAE

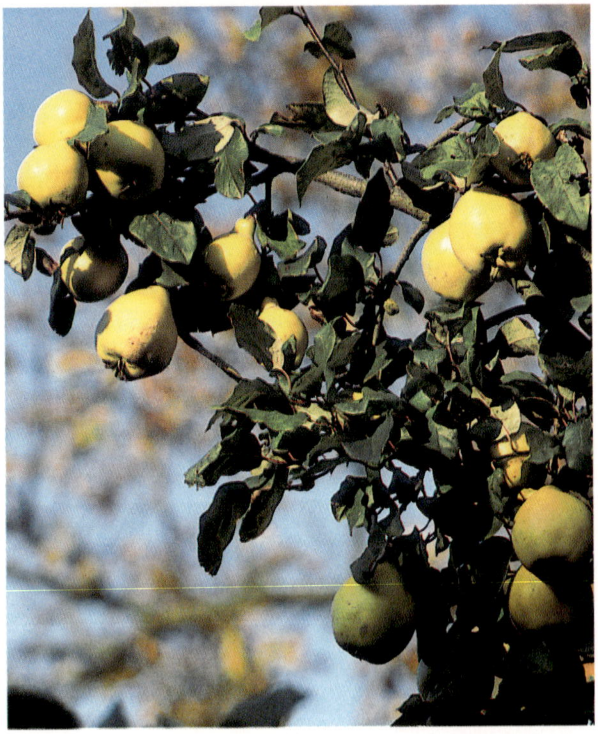

Drogenbezeichnung: Quittensamen = CYDONIAE SEMEN (früher: SEMEN CYDONIAE).

Botanik: *Aussehen:* Bis zu 3 m hoher Baum (oft auch strauchig) mit abstehenden Ästen und graufilzigen Blättern. Blüten wie Apfelblüten, rötlichweiß, doch größer. Frucht von birnenförmiger

Gestalt. *Vorkommen:* In Transkaukasien, Persien, Turkestan heimisch, fast überall kultiviert.
Wirkstoffe: Schleim, Amygdalin, Emulsin, Gerbstoff, fettes Öl.
Anwendung: Der Schleim wirkt reizmildernd; ein Extrakt aus den Samen wird auch heute noch gelegentlich zu Hustenmitteln verarbeitet.

Reiherkraut (Reiherschnabel)

ERODIUM CICUTARIUM (L.) L'HÉR.
Storchschnabelgewächse, GERANIACEAE
Drogenbezeichnung: Reiherschnabelkraut (blühend) = ERODII CICUTARII HERBA (früher: HERBA ERODII CICUTARII).
Botanik: *Aussehen:* Niederes Unkraut mit gabelästigem Stengel, der oft rot überlaufen ist, hellgrünen fiederschnittigen Blättern und violett rötlichen Blüten. *Vorkommen:* Im Mittelmeergebiet heimisch, hier schon lange eingebürgert; auf trockenen Wiesen, sandigen Feldern, Wegrändern.
Wirkstoffe: Gerbstoffe, Flavone, ätherisches Öl, Coffein, ein uteruswirksamer Stoff, Saponine.
Anwendung: Gelegentlich zur Blutreinigung.

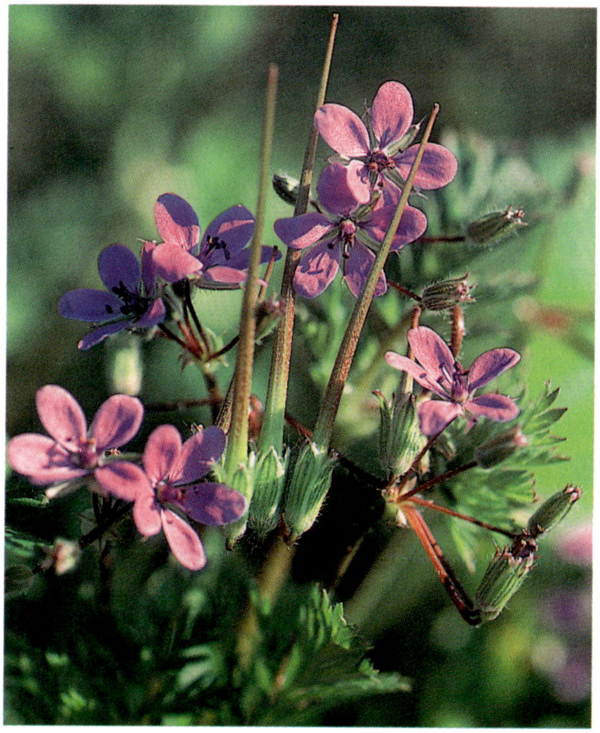

Reis

ORYZA SATIVA L.
Süßgräser, POACEAE (GRAMINEAE)

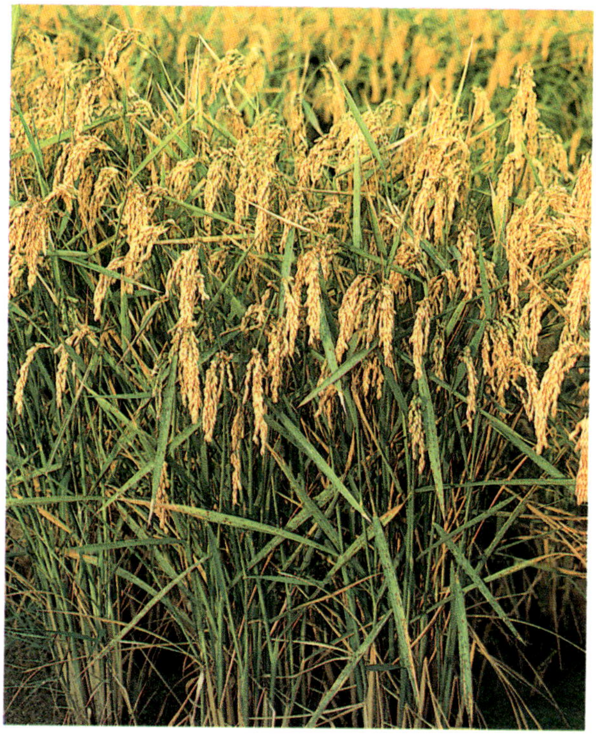

Drogenbezeichnung: Aus den Samen wird Reisstärke = AMYLUM ORIZAE (früher: AMYLUM ORYZAE) gewonnen.

Botanik: *Aussehen:* Ein etwa 1 m hohes Rispengras. *Vorkommen:* In über tausend Rassen in tropischen und subtropischen Gebieten der ganzen Welt angebaut.
Wirkstoff: Reisstärke.
Anwendung: Reisstärke wirkt reizmildernd und wird zu Klistieren und Streupulvern (Pudern) gebraucht.

Rhododendron

▷ *giftig, geschützt*
RHODODENDRON FERRUGINEUM L. und andere Arten
Heidekrautgewächse, ERICACEAE
Volksnamen: Almenrausch, Alpenrose.

Drogenbezeichnung: Rhododendronblätter = RHODODENDRI FERRUGINEI FOLIUM (früher: FOLIA RHODODENDRI FERRUGINEI).

Botanik: *Aussehen:* Ein Strauch, der bis zu 1 m hoch wird und wintergrüne Blätter besitzt, die unterseits hellgrün und drüsig punktiert sind. Blüten ansehnlich rostrot gefärbt.
Vorkommen: In den Alpen und Pyrenäen.

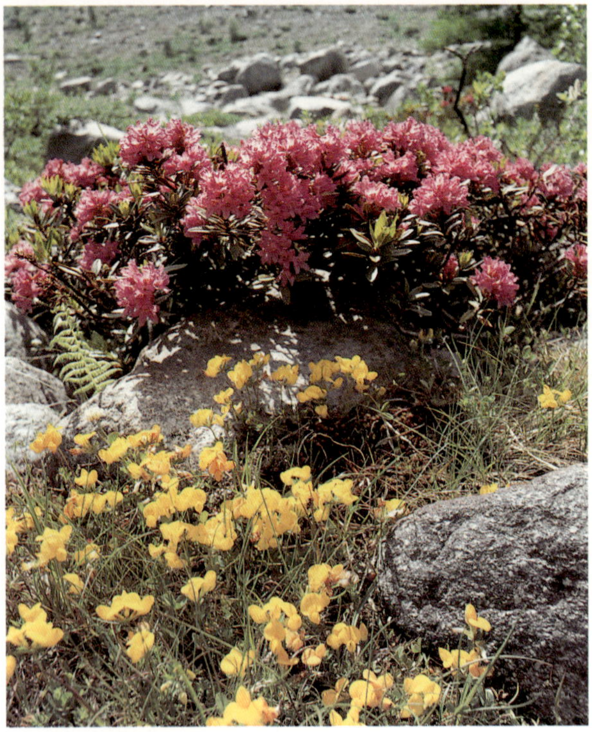

Wirkstoffe: Gerbstoffe, ätherisches Öl zur Blutdrucksenkung und Andromedotoxin.
Anwendung: Zur Blutreinigung, als wassertreibendes Mittel, sowie bei Rheuma und Gicht.

Rosmarinheide

▷ *giftig*
ANDROMEDA POLIFOLIA L.
Heidekrautgewächse, ERICACEAE
Volksnamen: Lavendelheide, Poleiblättrige Gränke, Wilder Rosmarin
Drogenbezeichnung: Rosmarinheidekraut = ANDROMEDAE HERBA (früher: HERBA ANDROMEDAE).

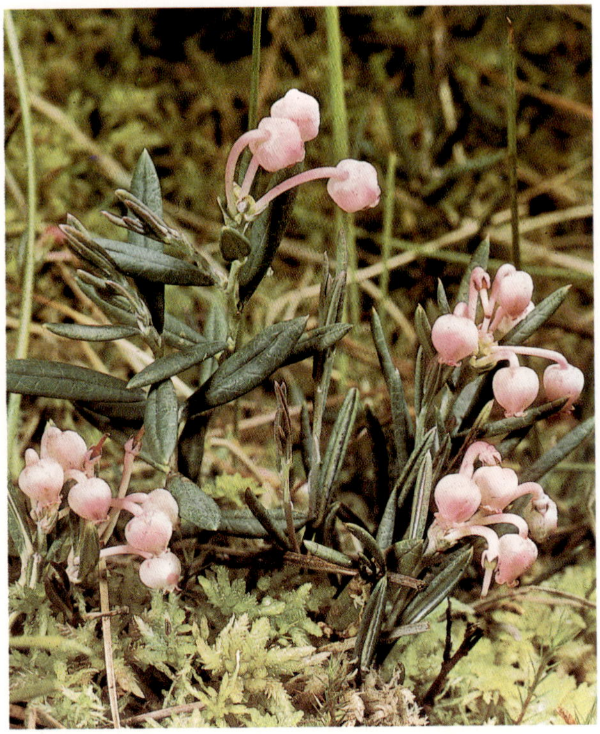

Botanik: *Aussehen:* Ein niedriger Halbstrauch mit grau berindeten Zweigen, lineal-lanzettlichen wintergrünen Blättern, die am Rand umgerollt sind, und glockenförmigen, nickenden weißrötlichen Blüten. *Vorkommen:* In Nord- und Mitteleuropa, Nordamerika und Nordasien. Bei uns in Torfmooren.
Wirkstoffe: Das giftige Andromedotoxoin und andere.
Anwendung: Früher und in der Volksmedizin als Herzmittel sowie zur Blutdrucksenkung. Heute nicht mehr gebraucht.

Sabadille

▷ *giftig*
SCHOENOCAULON OFFICINALE (CHAM. ET SCHLECHTEND.) A. GRAY (SABADILLA OFFICINALIS [CHAM. ET SCHLECHTEND.] BRANDT)
Liliengewächse, LILIACEAE
Volksname: Läusesabadille.
Drogenbezeichnung: Sabadillsamen = SABADILLAE SEMEN (früher: SEMEN SABADILLAE).

Botanik: *Aussehen:* Ein ausdauerndes Zwiebelgewächs mit 2 m hohem blattlosem Blühstengel und

aus der Zwiebel entspringenden, etwa 1,50 m langen gekielten Blättern. Blüten klein und grüngelb. *Vorkommen:* Venezuela, Mexiko, Guatemala.
Wirkstoffe: Alkaloide und Nebenalkaloide, fettes Öl, Phytosterine, Wachs, Harz und andere.
Anwendung: Früher vornehmlich als Sabadillessig und Sabadillsalbe zur Läusevernichtung.

Sadebaum

▷ *giftig, geschützt*
JUNIPERUS SABINA L.
Zypressengewächse, CUPRESSACEAE
Volksnamen: Sevenkraut, Sevenstrauch.
Drogenbezeichnung: Sadebaumspitzen = SABINAE HERBA (früher: SUMNITATES SABINAE).

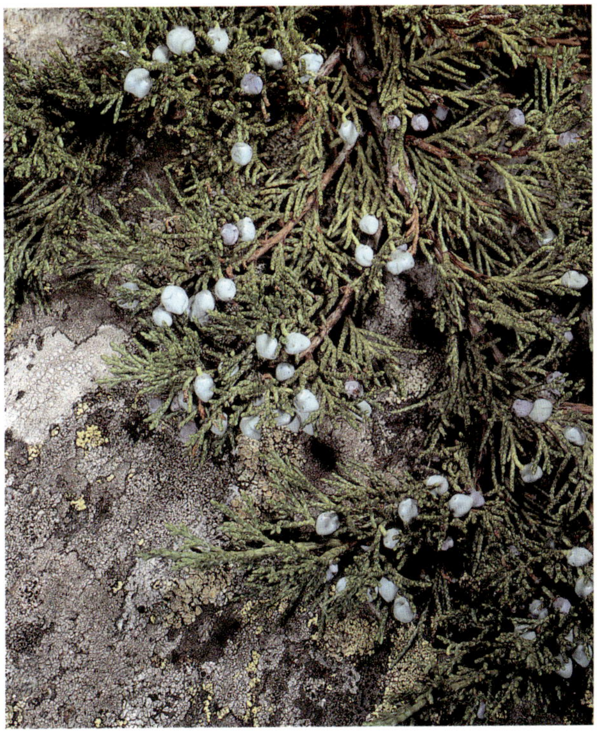

Botanik: *Aussehen:* Die Stammpflanze ist ein niederliegender buschiger Strauch oder ein kleiner Baum mit schrägem Stamm. Die Blätter junger Pflanzen sind nadelförmig, später auch schuppenförmig ausgebildet. *Vorkommen:* Mittel- und Südeuropa, Nordasien.
Wirkstoffe: Ätherisches Öl mit Thujon; Podophyllotoxine, Gerbstoff, Bitterstoff.
Anwendung: In der Volksmedizin früher als Abtreibungsmittel, zur Herstellung hautreizender Salben. In der Homöopathie gegen drohenden Abort und sexuelle Übererregbarkeit.

Safran

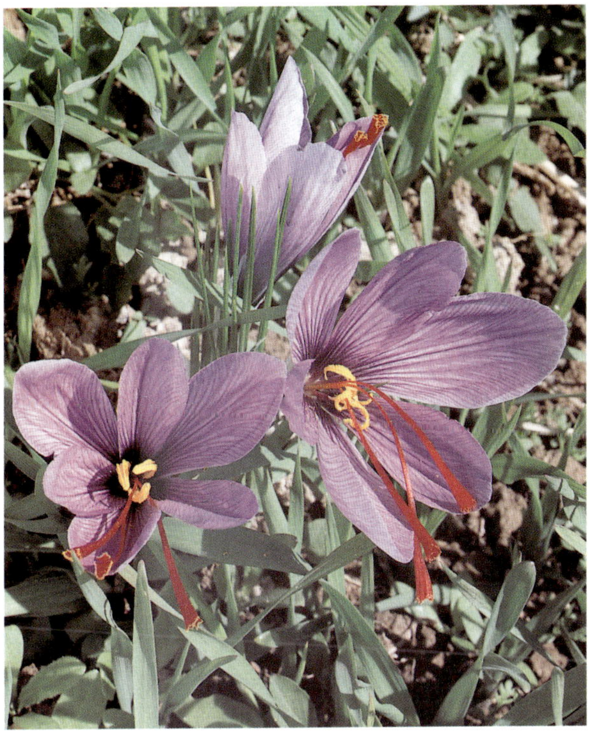

CROCUS SATIVUS L.
Schwertliliengewächse, IRIDACEAE
Volksname: Krokus.
Drogenbezeichnung: Die gelblichen Narbenschenkel: Safran = CROCI STIGMA (früher: CROCUS).

Botanik: *Aussehen:* Aus einer Wurzelknolle entspringen schmale lineale, grüne Blätter mit hellem Mittelstreifen. Sie umschließen trichterförmig die große Blüte. Griffel mit drei Narbenschenkeln (Droge). *Vorkommen:* In Südeuropa. Bei uns in Gärten und in Kulturen gezogen.
Wirkstoffe: Ätherisches Öl, glykosidische Farbstoffe und andere.
Anwendung: In kleinen Mengen zur Kräftigung des Uterus, gegen Regelstörungen in galenischen Präparaten. Färbemittel und Gewürz.

In der Homöopathie wird der Safran als Beruhigungsmittel und gegen Depressionen angewandt.

Salbeigamander

TEUCRIUM SCORODONIA L.
Lippenblütengewächse, LAMIACEAE (LABIATAE)
Volksname: Waldgamander.
Drogenbezeichnung: Salbeigamanderkraut (blühend) = TEUCRII SCORODONIAE HERBA (früher: HERBA TEUCRII SCORODONIAE).

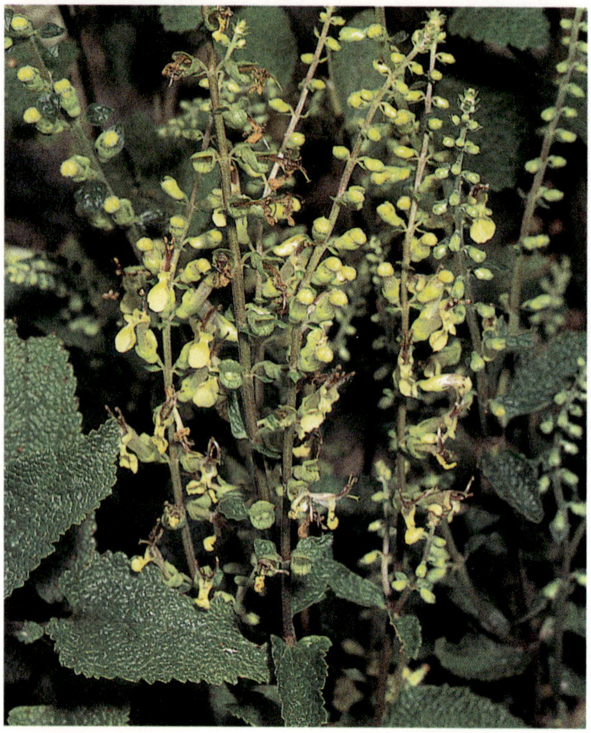

Botanik: *Aussehen:* Etwa 20 bis 30 cm hohe Pflanze mit einseitswendigen blassen, grünlich-gelben Blüten, in Scheinähren angeordnet. Blätter herzförmig und runzelig. Ganze Pflanze weich behaart. *Vorkommen:* In Europa in Laub- und Nadelwäldern verbreitet, im Osten zerstreut.
Wirkstoffe: Ätherisches Öl, Gerbstoffe, Bitterstoffe, Flavonoide, Saponine, Glykoside.
Anwendung: Zur Appetitanregung, als Hustenmittel und zur Blutreinigung (leicht abführend). In der Homöopathie gegen Lungenleiden.

Sandarak

TETRACLINIS ARTICULATA (VAHL) MAST. (THUJA ARTICULATA VAHL), (CALLITRIS QUADRIVALVIS VENT.), (CALLITRIS ARTICULATA [VAHL] ASCHERS. ET GRAEBN.)
Zypressengewächse, CUPRESSACEAE
Drogenbezeichnung: Das getrocknete Harz aus dem verletzten Stamm = RESINA SANDARACA.

Botanik: *Aussehen:* Ein kleiner Baum, der unter der Borke Sekretgänge führt.
Vorkommen: Nördliches Afrika.
Wirkstoffe: Harzsäuren und etwas ätherisches Öl.
Anwendung: Früher zur Herstellung von Pflastern und Zahnfüllungen gebraucht.

Santakraut

ERIODICTYON CALIFORNICUM (HOOK. ET ARN.) TORR. (ERIODICTYON GLUTINOSUM BENTH.)
Wasserblattgewächse, HYDROPHYLLACEAE
Drogenbezeichnung: Santakraut = ERIODICTYONIS HERBA (früher: HERBA ERIODICTYONIS).

Botanik: *Aussehen:* Ein etwa 1,50 m hoher Strauch. *Vorkommen:* Kalifornien, Nordmexiko, Brasilien.
Wirkstoffe: Antibakterielle Substanzen, wenig ätherisches Öl, Harz, Gerbstoffe und andere.
Anwendung: Eine Besonderheit dieser Droge ist, daß sie die Geschmacksempfindung für Bitter aufhebt. Asthma, Bronchitis und Blasenkatarrhe lassen sich in Form galenischer Zubereitungen damit behandeln.

Schierling, Gefleckter

▷ *tödlich giftig*
CONIUM MACULATUM L.
Doldengewächse, APIACEAE (UMBELLIFERAE)
Volksnamen: Giftdolde, Giftkraut, Mäuseschierling.

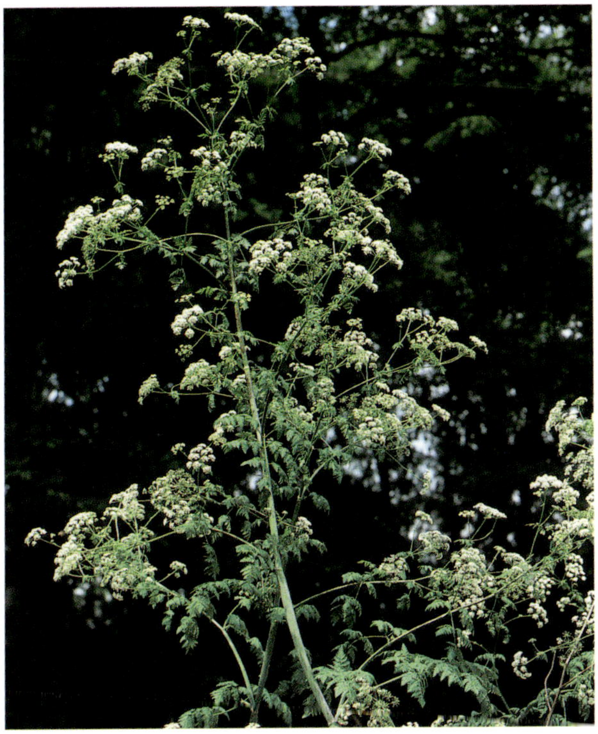

Drogenbezeichnung: Schierlingskraut = CONII HERBA (früher: HERBA CONII).

Botanik: *Aussehen:* Ein zweijähriges Doldengewächs mit spindelförmiger Wurzel und bis 2 m hohem, oben stark verästeltem blaubereiftem, unten oft rotfleckigem Stengel. Blätter zwei- bis vierfach fiederschnittig. Hülle der zehn- bis zwanzigstrahligen Dolde aus 5 Blättern zusammengesetzt und zurückgeschlagen. Blüten mit undeutlichem Kelch und 5 weißen Kronblättern. Frucht mit wellig gekerbten Längsrippen. Pflanze riecht nach Mäusen. *Vorkommen:* In Europa, Nordafrika, Asien und Nordamerika. Hecken, Zäune, Wegränder.
Wirkstoffe: Tödlich giftige Alkaloide (Coniin) und Nebenalkaloide.
Flavonglykoside, Cumarine und andere.
Anwendung: Früher als Beruhigungs- und Schmerzmittel. In der Homöopathie als Mittel gegen Schwindelanfälle, gegen Husten verschiedener Ursache (besonders Reizhusten) und Anschwellungen der Drüsen. Auf keinen Fall selbst anwenden!

Schleifenblume

IBERIS AMARA L.
Kreuzblütengewächse, BRASSICACEAE (CRUCIFERAE)
Volksname: Bitterer Bauernsenf.
Drogenbezeichnung: Schleifenblumenkraut = IBERIDIS HERBA (früher: HERBA IBERIDIS).

Botanik: *Aussehen:* Kreuzblütler mit weißen Blüten, länglich-keilförmigen Blättern und traubig verlängertem Blütenstand. *Vorkommen:* Hauptsächlich im Mittelmeerraum, in Deutschland im Rhein-Main-Gebiet.
Wirkstoffe: Bitterstoffe, ein Senfölglykosid und Cucurbitacine.
Anwendung: Gegen Appetitlosigkeit und Gallestörungen.

Schmerwurz

▷ *giftig, geschützt*
TAMUS COMMUNIS L.
Schmerwurzgewächse, DIOSCOREACEAE
Volksnamen: Feuer-, Speckwurzel, Späggbeeri.

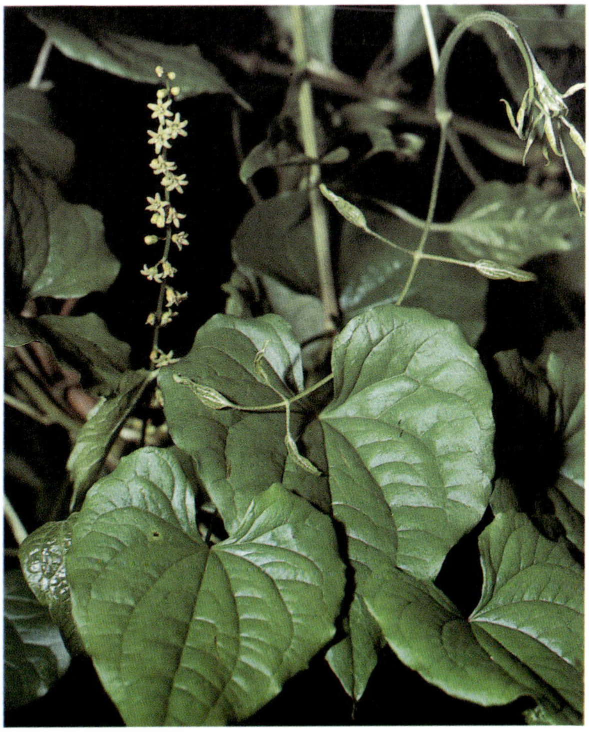

Drogenbezeichnung: Schmerwurzel = TAMI COMMUNIS RHIZOMA (früher: RHIZOMA TAMI COMMUNIS).

Botanik: *Aussehen:* Schlingpflanze mit 2 bis 3 m langem Stengel, herzförmigen Blättern, unscheinbaren Blüten und roten Beeren. *Vorkommen:* Mittel- und Südeuropa, Ungarn und Rußland.
Wirkstoffe: Histaminähnliche Hautreizstoffe, ein Alkaloid und Schleim.
Anwendung: In der Volksmedizin werden die geschnittenen Wurzelscheiben zum Massieren und Einreiben bei Rheuma gebraucht.

Schwertlilie

▷ *geschützt*
IRIS PALLIDA LAM. und auch IRIS GERMANICA L. und IRIS FLORENTINA L.
Schwertliliengewächse, IRIDACEAE
Drogenbezeichnung: Veilchenwurzel (Schwertlilienwurzelstock) = IRIDIS RHIZOMA (früher: RHIZOMA IRIDIS).

Botanik: *Aussehen:* Die Stammpflanze wird 30 bis 100 cm hoch; sie entwickelt schwertförmige Blätter und einen Blühtrieb, der im oberen Teil mehrere große Blüten trägt, die weißlich, hell- bis dunkelviolett, hell- bis dunkelbläulich gefärbt sind. Unserer Gartenschwertlilie sehr ähnlich. *Vorkommen:* In Südeuropa heimisch; wird auch in Afrika und Rußland kultiviert.
Wirkstoffe: Ätherisches Öl, Flavonoide, Zucker, Stärke, Schleim, Harz, Gerbstoffe.
Anwendung: Bestandteil von Hustentees, Zahnpulvern, Pudern. In der Homöopathie gegen Migräne, Ischias und Magenbeschwerden mit Koliken. Die gedrechselten Wurzelstöcke sind die »Zahnwurzeln«, die man zahnenden Kindern zum Kauen gibt; aus Hygienegründen (Keimbesiedelung) nicht zu empfehlen.

Sesam

SESAMUM INDICUM L. (SESAMUM ORIENTALE L.)
Pedaliengewächse, PEDALIACEAE
Drogenbezeichnung: Sesamsamen = SESAMI SEMEN (früher: SEMEN SESAMI), Sesamöl = SESAMI OLEUM (früher: OLEUM SESAMI).

Botanik: *Aussehen:* Eine einjährige Pflanze von 1 bis 1,50 m Höhe, die dem Fingerhut ähnelt.

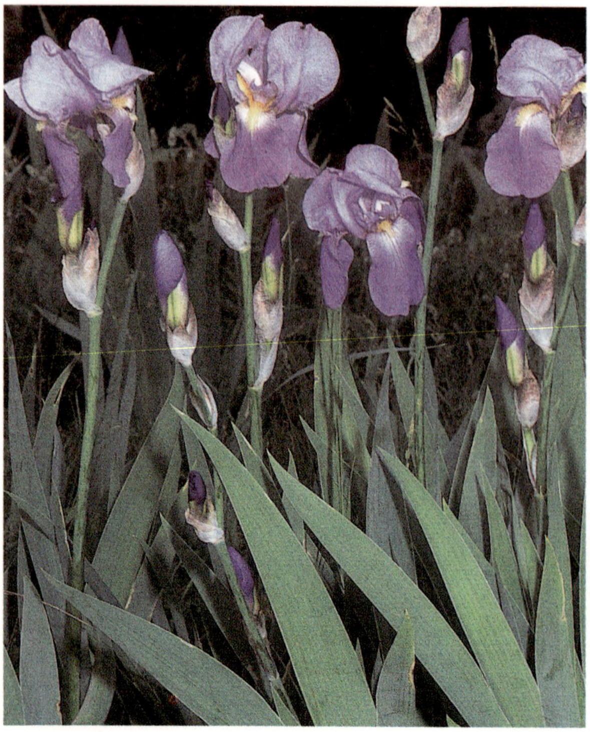

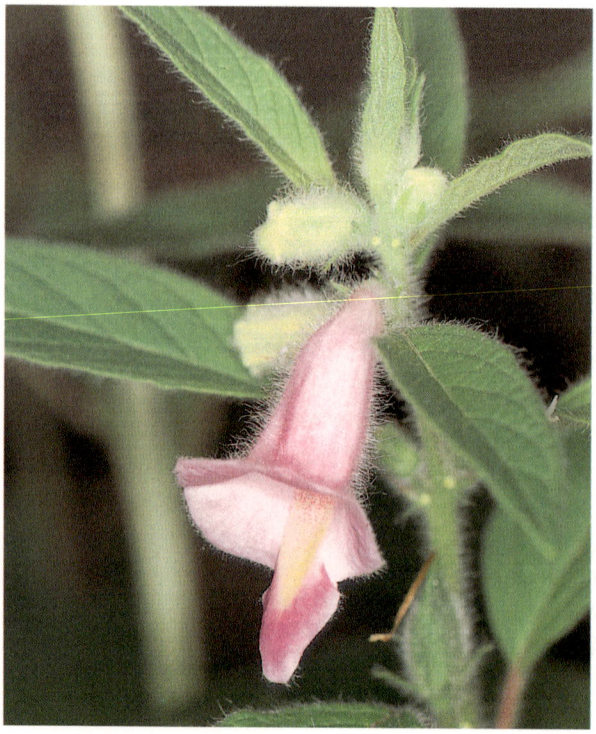

Vorkommen: Die Heimat ist das tropische Afrika, doch wird die Pflanze in vielen tropischen Gebieten und in den Subtropen angebaut.
Wirkstoffe: Das aus den Samen gepreßte fette Öl enthält Glycerinsäureester der Ölsäure und anderer organischer Säuren.
Anwendung: Wurde als leichtes Abführmittel in Form von Klistieren gebraucht. – Die Samen dienen der Speiseölgewinnung.

Simaroubabaum

QUASSIA AMARA L. und andere Simaroubabaum-Arten
Bittereschengewächse, SIMAROUBACEAE
Drogenbezeichnung: Die Wurzelrinde = SIMAROUBAE CORTEX RADICIS (früher: CORTEX SIMAROUBAE RADICIS).

Botanik: *Aussehen:* Bäume mit unpaarig gefiederten Blättern. Die kleinen weißen oder rötlichen Blüten stehen in reichhaltigen Rispen.
Vorkommen: Nördliches Südamerika, Antillen.
Wirkstoffe: Gerb-, Bitterstoffe, Alkaloide, Harze.
Anwendung: Als Gerbstoffdroge wirkt sie gegen Durchfall – besonders wenn Amöben mit im Spiel sind. Auch appetitanregendes Bittermittel.

Skammonium (asiatisch)

▷ *giftig*
CONVOLVULUS SCAMMONIA L.
Windengewächse, CONVOLVULACEAE
Drogenbezeichnung: Der von lebenden Wurzeln gewonnene Milchsaft nach dem Eintrocknen = SCAMMONIUM.

Botanik: *Aussehen:* Unserer Ackerwinde sehr ähnlich. Blätter größer. *Vorkommen:* Balkanländer, Kleinasien, Syrien.
Wirkstoffe: Abführende Harze.
Anwendung: Als Abführmittel besonders in der Homöopathie. Gelegentlich auch als Entwässerungsmittel.

Skammonium (mexikanisch)

▷ *giftig*
IPOMOEA ORIZABENSIS (PELLET.) LEDENOIS EX STEUD.
Windengewächse, CONVOLVULACEAE
Volksnamen: Mexikanische Purgierdroge, Orizaba.
Drogenbezeichnung: Skammoniumwurzel = SCAMMONIAE RADIX (früher: RADIX SCAMMONIAE).

Botanik: *Aussehen:* Eine windende Pflanze mit großen herzpfeilförmigen Blättern und großen gelben (gelblich-weißen, gelblich-grünen) Blüten.
Vorkommen: Mexiko.
Wirkstoffe: Stark abführende Harze.
Anwendung: Früher als Abführmittel.

Spanischer Pfeffer (Paprika)

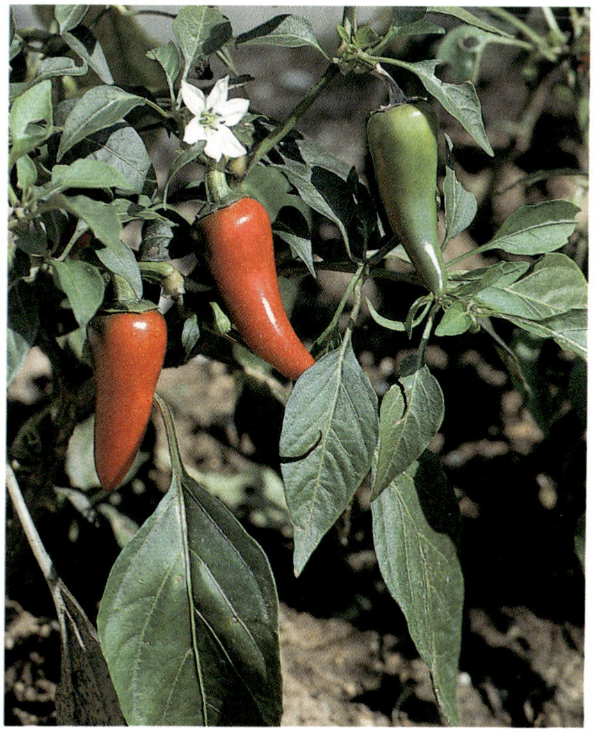

CAPSICUM ANNUM L.
Nachtschattengewächse, SOLANACEAE
Volksnamen: Paprika, Roter Piment.
Drogenbezeichnung: Die Blähfrucht = CAPSICI FRUCTUS (früher: FRUCTUS CAPSICI).

Botanik: *Aussehen:* Ein einjähriges, etwa 1 m hohes Kraut mit sparrigen Ästen und langgestielten Blättern. Aus den nickenden Blüten entwickelt sich eine rote, hohle Frucht (Blähfrucht). *Vorkommen:* Heimat dürfte Mittelamerika sein, wird aber besonders in Süd- und Osteuropa in den verschiedensten Variationen kultiviert.
Wirkstoffe: Das scharfe Capsaicin, ein nicht scharfes Öl (Anguin), Carotinoide, Vitamine, besonders reichlich Vitamin C, ätherisches Öl, Aromasubstanzen und andere.
Anwendung: Innerlich als Verdauungshilfe, äußerlich in Form von galenischen Präparaten gegen Rheuma. In der Homöopathie bei klimakterischen Beschwerden, Hämorrhoiden und Gallestörungen. – Als Gewürz und Gemüse (süße Formen).

Stechpalme

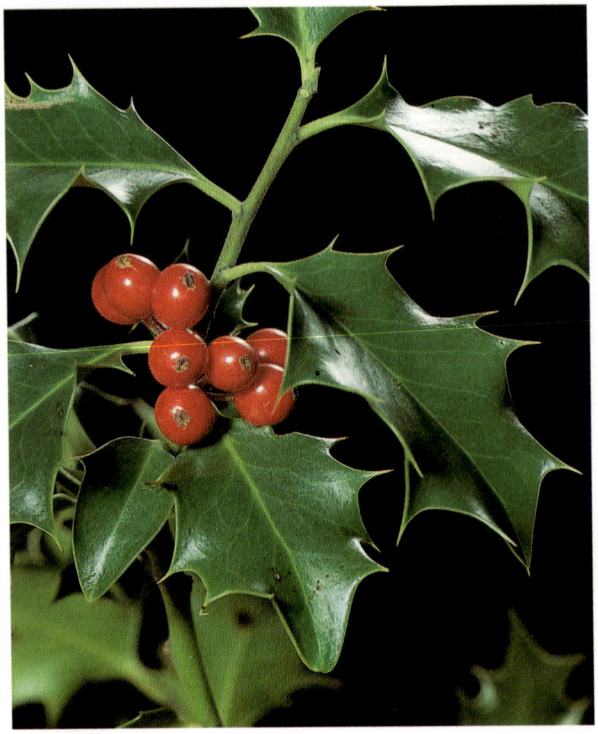

▷ *giftig*
ILEX AQUIFOLIUM L.
Stechpalmengewächse, AQUIFOLIACEAE
Volksnamen: Pandore, Schwabendorn, Stecheiche.
Drogenbezeichnung: Stechpalmenblätter = ILICIS AQUIFOLII FOLIUM (früher: FOLIA ILICIS AQUIFOLII).

Botanik: *Aussehen:* 1 bis 5 m hoher immergrüner Strauch oder Baum. Blätter ledrig, am Rand stachelspitzig; Blüten weiß oder rötlich, blattachselständig. *Vorkommen:* Heimisch in Südchina, bei uns in Buchenwäldern, gelegentlich auch in Mischwäldern. In den Voralpen nicht selten.
Wirkstoffe: Gerbstoffe, Bitterstoffe.
Anwendung: Mancherorts (zum Beispiel in der Schweiz) gegen Grippe, Bronchitis, Rheuma und – selten zwar – zur Entwässerung.

Styrax (Amberbaum)

LIQUIDAMBAR ORIENTALIS MILL.
Hamamelisgewächse, HAMAMELIDACEAE
Drogenbezeichnung: Der durch Verwundung des Holzes gewonnene Balsam = STYRAX.

Botanik: *Aussehen:* Ein Baum vom Aussehen unserer Platanen, der eine Höhe von 15 m erreichen kann. *Vorkommen:* Kleinasien und Syrien.
Wirkstoffe: Freie Zimtsäure und Ester der Zimtsäure (Cinnamein), Vanillin, Harz.
Anwendung: Früher Bestandteil verschiedener Mittel gegen Bronchitis, häufig gegen Krätze.

Sumpfporst

▷ *giftig, geschützt*
LEDUM PALUSTRE L.
Heidekrautgewächse, ERICACEAE
Volksnamen: Mottenkraut, Wilder Rosmarin.
Drogenbezeichnung: Sumpfporstkraut = LEDI PALUSTRIS HERBA (früher: HERBA LEDI PALUSTRIS).

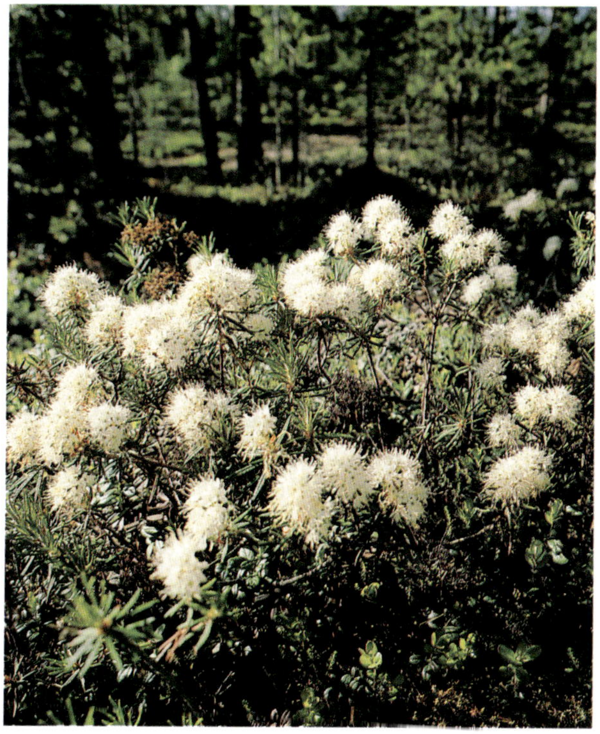

Botanik: *Aussehen:* Sumpfporst ist ein Strauch von etwa 1 bis 1,50 m Höhe mit abstehenden Zweigen, derben ledrigen, lineal-lanzettlichen Blättern und weißen bis rosaroten Blüten in endständiger Doldentraube.
Vorkommen: Nord- und Osteuropa, Nordasien, Nordamerika. Bei uns auf Hochmooren größere Bestände bildend.
Wirkstoffe: Ätherisches Öl, Gerbstoffe, Bitterstoffe, Flavonglykoside, Arbutin und andere.
Anwendung: Gegen Keuchhusten, Rheuma und Ausschläge. In der Homöopathie gegen Bronchitis, Rheuma und Gicht sowie gegen die verschiedensten Hautkrankheiten.

Syzygium (Jambulbaum)

SYZYGIUM CUMINI (L.) SKEELS (MYRTUS CUMINI L.), (EUGENIA JAMBOLANA LAM.), (SYZYGIUM JAMBOLANA [LAM.] DC.)
Myrtengewächse, MYRTACEAE
Drogenbezeichnung: Syzygiumrinde = SYZYGII JAMBOLANI CORTEX (früher: CORTEX SYZYGII JAMBOLANI).

Botanik: *Aussehen:* Ein etwa 15 m hoher Baum mit gegenständigen eiförmigen Blättern, seitenständigen Blütenständen und nußgroßen dunkelroten Früchten. *Vorkommen:* In den ostindischen und malaiischen Gebieten. Kulturen auf Mauritius und in Westindien.
Wirkstoffe: Gerbstoffe, Harze.
Anwendung: Bei Durchfällen, wie Gerbstoffdrogen allgemein.
Syzygiumsamen sollen blutzuckersenkend wirken, doch (so das BGA) gibt es diesbezüglich keine zuverlässigen Belege. Die Verwendung ist abzulehnen.

Tabak

▷ *giftig*
NICOTIANA TABACUM L.
Nachtschattengewächse, SOLANACEAE
Drogenbezeichnung: Tabakblätter = NICOTIANAE FOLIUM (früher: FOLIA NICOTIANAE).

Botanik: *Aussehen:* Stengel bis 2 m hoch, drüsig behaart, wenig verästelt, mit großen Blättern und in Rispen angeordneten, trichterförmigen karminroten Blüten.

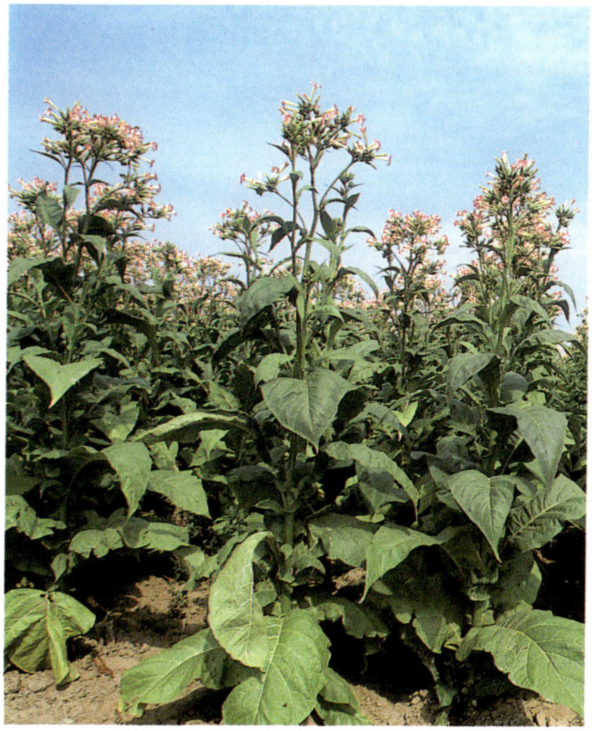

Vorkommen: Die Heimat des Tabaks ist Virginia, doch wird er in vielen Ländern (besonders Kuba und Brasilien) und auch in Europa angebaut.
Wirkstoffe: Nikotin und zahlreiche Nebenalkaloide, Rutin, Betain, Asparagin, Gerbstoffe, Harze und Enzyme.
Anwendung: In China gegen Würmer, bei uns nur in der Homöopathie gegen Seekrankheit, verschiedene Schmerzzustände und Epilepsie. Neuerdings in galenischen Präparaten zur Raucherentwöhnung.

Toncabaum

DIPTERYX ODORATA [AUBL.] WILD. (COUMAROUNA ODORATA AUBL.)
Schmetterlingsblütengewächse, FABACEAE (LEGUMINOSAE)
Drogenbezeichnung: Die bearbeiteten reifen Samen = TONCA SEMEN (früher: SEMEN TONCA).

Botanik: *Aussehen:* Ein stattlicher großer Baum mit einsamigen, 3 bis 5 cm langen Früchten. *Vorkommen:* Heimisch in Guayana und Nordbrasilien. Kultiviert in Venezuela.
Wirkstoffe: Cumarin und Cumarinderivate, fettes Öl, Stärke, Gummi, ätherisches Öl, Sitosterin und andere.
Anwendung: Zur Geruchsverbesserung für Tabake, auch medizinische Tabake und Schnupftabake.

Traubenkraut (mexikanisch)

▷ *giftig*
CHENOPODIUM AMBROSIOIDES L.
Gänsefußgewächse, CHENOPODIACEAE
Volksnamen: Amerikanisches Wurmkraut, Ambrose, Jesuitentee, Kartäusertee, Wohlriechender Gänsefuß.
Drogenbezeichnung: Wurmkrautöl = CHENOPODII (AMBROSIOIDIS) OLEUM (früher: OLEUM CHENOPODII [AMBROSIOIDIS]).

Botanik: *Aussehen:* Sehr stark variierend. Meistens 30 bis 60 cm hoch, ästig mit bis 10 cm langen wechselständigen Blättern. Blüten in wenigblütigen knäuelartigen Wickeln, bis 1 mm groß, grünlich. *Vorkommen:* Mitteleuropa, Rußland, Westindien, Nordafrika, Mexiko, Brasilien, Chile.

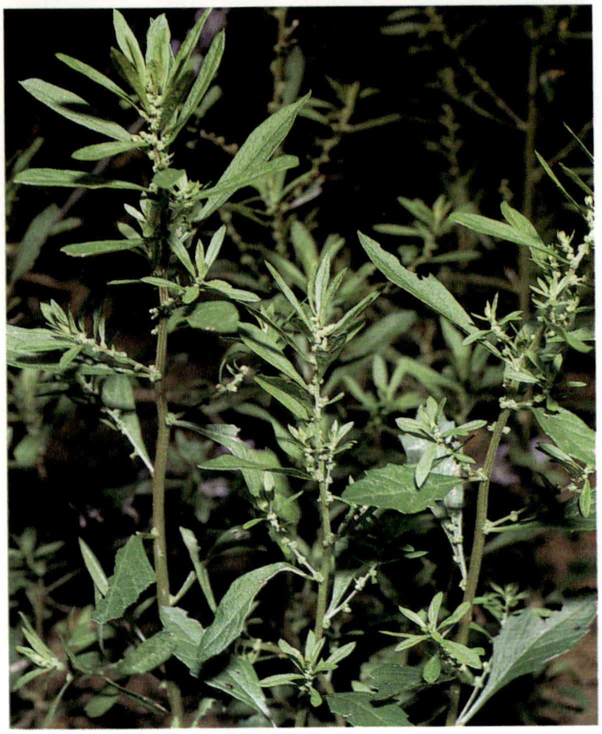

Wirkstoffe: Ätherisches Öl mit Askaridol, Cymol und Terpenen.
Anwendung: In der Volksmedizin früher als Wurm- und Magenmittel, gelegentlich als Tonikum. In der Homöopathie als Mittel gegen Leberschäden (Gelbsucht) und bei Schlaganfällen.

Tulpe

▷ *giftig*
TULIPA GESNERANA L.
Liliengewächse, LILIACEAE
Drogenbezeichnung: Tulpenzwiebel = TULIPAE BULBUS (früher: BULBUS TULIPAE).

Botanik: *Vorkommen:* Die eigentliche Heimat dürfte Vorderasien sein. Überall in Europa als Zierpflanze angebaut.

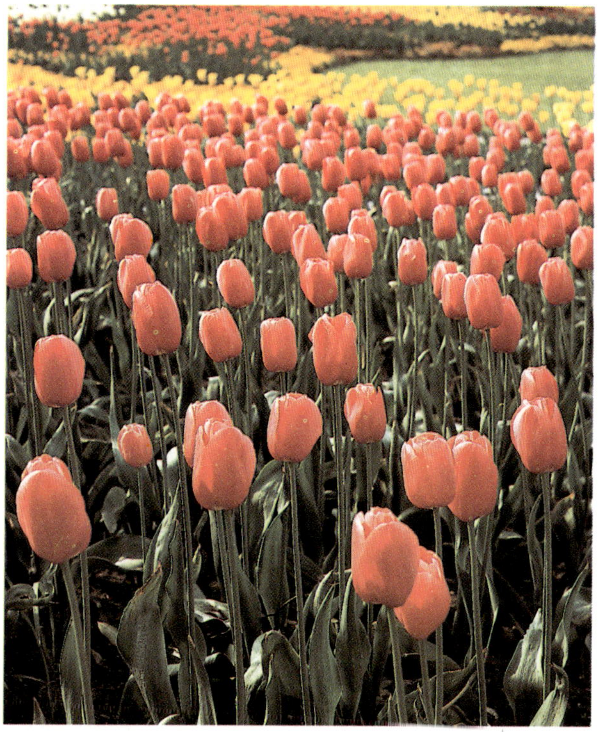

Wirkstoffe: Das Alkaloid Tulipin, Tuliposid A, B und C mit antibiotischer Wirkung und Hemmwirkung auf das Pilzwachstum.
Anwendung: Die Droge selbst wird kaum verwendet, doch verschiedene Fertigpräparate enthalten Gesamtauszüge und werden gegen Entzündungen im Hals- und Nasenbereich sowie zur Behandlung von Geschwüren und rheumatischen Erkrankungen gebraucht.

Uzara

XYSMALOBIUM UNDULATUM R. BR. und andere Arten
Schwalbenwurzgewächse, ASCLEPIADACEAE
Drogenbezeichnung: Uzarawurzel = UZARAE RADIX (früher: RADIX UZARAE).

Botanik: *Vorkommen:* Südafrika.
Wirkstoffe: Herzwirksame Glykoside, Phytosterine, Gerbstoffe und Substanzen, die beruhigend und krampflösend wirken.
Anwendung: Krampflösendes Mittel, vor allem bei Durchfällen (Reisediarrhöen) und gegen Regelbeschwerden. Wurde von afrikanischen Medizinmännern übernommen.

Vanille

VANILLA PLANIFOLIA ANDR. (VANILLA FRAGANS [SALISB.] AMES)
Knabenkrautgewächse (Orchideen), ORCHIDACEAE
Drogenbezeichnung: Die unreif gepflückten und fermentierten Früchte = VANILLAE FRUCTUS (früher: FRUCTUS VANILLAE).

Botanik: *Aussehen:* Mit kräftigem Stengel wächst diese Orchidee hoch in Baumkronen, wo sie sich mit Haftwurzeln festhält. Die stattlichen Blüten werden von Bienen und Kolibris bestäubt.
Vorkommen: In Mexiko beheimatet, wird die Vanille dort und in Ecuador, Bolivien, Brasilien, auf Java und Sri Lanka, auf Madagaskar und in Ostafrika kultiviert.
Wirkstoffe: Vanillin und andere Duftstoffe, Harze, Schleim, Gerbstoff, Fett und Enzyme.
Anwendung: Als Korrigens vieler galenischer Präparate. Früher zur Potenzsteigerung. – Hauptsächlich als Gewürz.

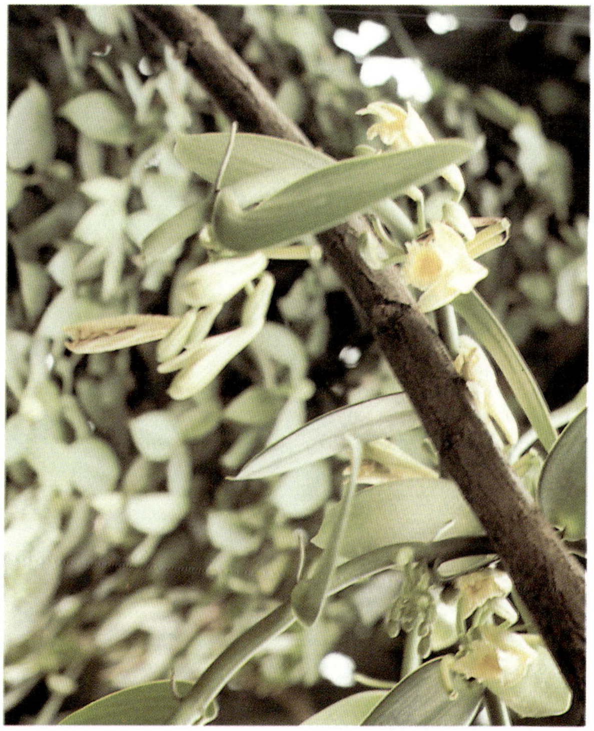

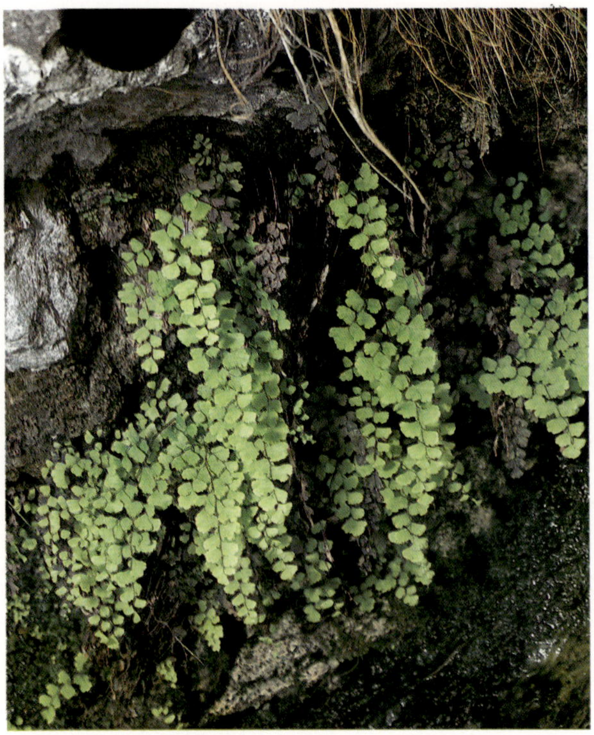

Venushaar

ADIANTUM CAPILLUS-VENERIS L.
Frauenhaarfarngewächse, ADIANTACEAE
Volksnamen: Adiantusblatt, Frauenfarn, Frauenhaar.
Drogenbezeichnung: Die Blätter (Farnwedel) = CAPILLI VENERIS HERBA (früher: HERBA CAPILLI VENERIS).

Botanik: *Aussehen:* Farn mit 20 bis 40 cm langen Wedeln, die doppelt bis dreifach gefiedert sind. Die zarten Fiederblättchen sind kurzgestielt, keil- oder fächerförmig. *Vorkommen:* Heimisch in Südeuropa und allen wärmeren Gegenden.
Wirkstoffe: Gerbstoffe, Bitterstoffe, Zucker und wenig ätherisches Öl.
Anwendung: Früher beliebtes Hustenmittel.

Wasserfenchel

▷ *giftig*
OENANTHE AQUATICA (L.) POIR. (Phellandrium aquaticum L.)
Doldengewächse, APIACEAE (UMBELLIFERAE)
Volksnamen: Rohrkümmel, Roßfenchel, Pferdekümmel.
Drogenbezeichnung: Wasserfenchelfrüchte = PHELLANDRII FRUCTUS (früher: FRUCTUS PHELLANDRII).

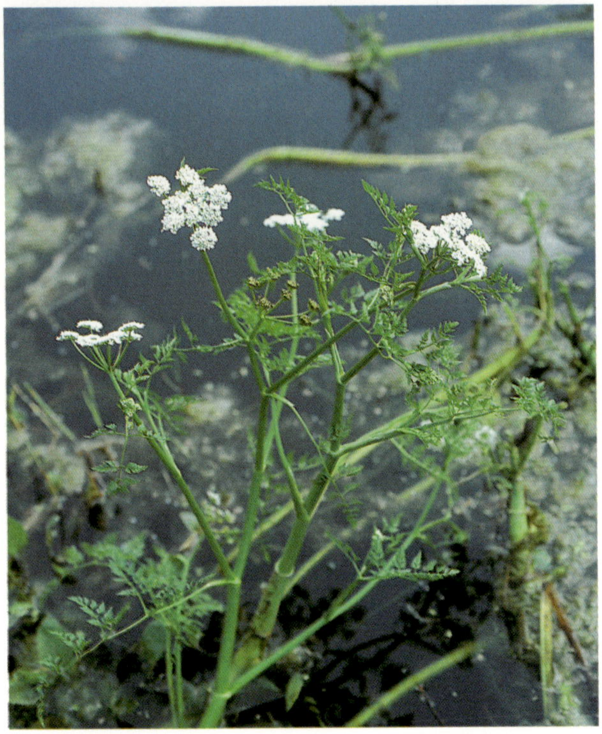

Botanik: *Aussehen:* 1,50 m hoch, sparrig verästelter Stengel, zwei- bis fünffach fiederschnittige Blätter, gelegentlich haarfeine untergetauchte Wasserblätter. Blüten in flachen Dolden. *Vorkommen:* In Mitteleuropa in Sümpfen und Wassergräben, auch in Westasien verbreitet.
Wirkstoffe: Ätherisches Öl, fettes Öl, Harze, Wachs und Gummistoffe.
Anwendung: Früher gegen Husten, Blähungen und zur Entwässerung.

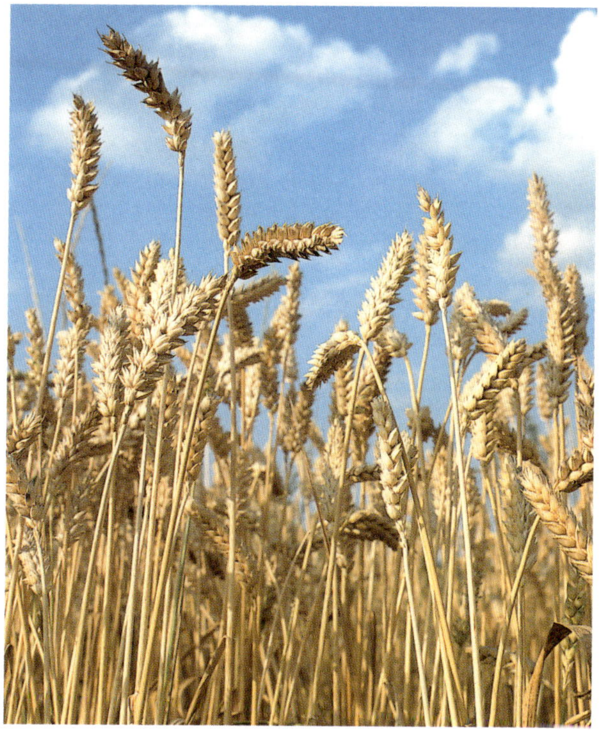

Weizen

TRITICUM AESTIVUM L.(TRITICUM SATIVUM LAM.)
Süßgräser, POACEAE (GRAMINEAE)
Drogenbezeichnung: Weizenstärke = AMYLUM TRITICI (früher: AMYLUM TRITICI).

Botanik: *Aussehen:* Diese bei uns häufig angebaute Getreideart fällt durch dunkelgrüne Stengel und Blätter sowie durch eine derbe, etwas gedrungene Ähre auf, die nur ganz kurze Grannen besitzt. *Vorkommen:* Angebaut in Europa, Asien, Nord- und Südamerika.
Wirkstoffe: Neben der Stärke (85 %) sind noch Kleber und Wasser in der Droge vorhanden.
Anwendung: Medizinisch zu Pudern und Streupulvern verarbeitet und als Bindemittel für Pillen und Tabletten verwendet. – Das Weizenkeimöl findet in letzter Zeit bei Herz- und Kreislaufstörungen sowie Schwäche- und Ermüdungserscheinungen Anwendung.

Wundschwamm

FOMES FOMENTARIUS (L. EX. FR.) FR.
Porlinge, PORIACEAE; Ständerpilze, BASIDIOMYCETES
Volksname: Blutschwamm
Drogenbezeichnung: Präparierte Teile dieses Pilzes = FUNGUS CHIRURGORUM.

Botanik: *Aussehen:* An der Oberfläche der Laubhölzer entwickelt sich halbkreis- oder hufförmig, bis 50 cm hoch, 30 cm breit und 25 cm tief ein bräunlich-grauer Fruchtkörper. *Vorkommen:* Als parasitärer Pilz an Laubbäumen, besonders Buchen.
Wirkstoffe: Die Inhaltsstoffe sind wenig erforscht, es kommt bei diesem Pilz auch hauptsächlich auf seine Saugwirkung an.
Anwendung: Heute nicht mehr verwendet, früher in der Chirurgie als blutstillendes Mittel.

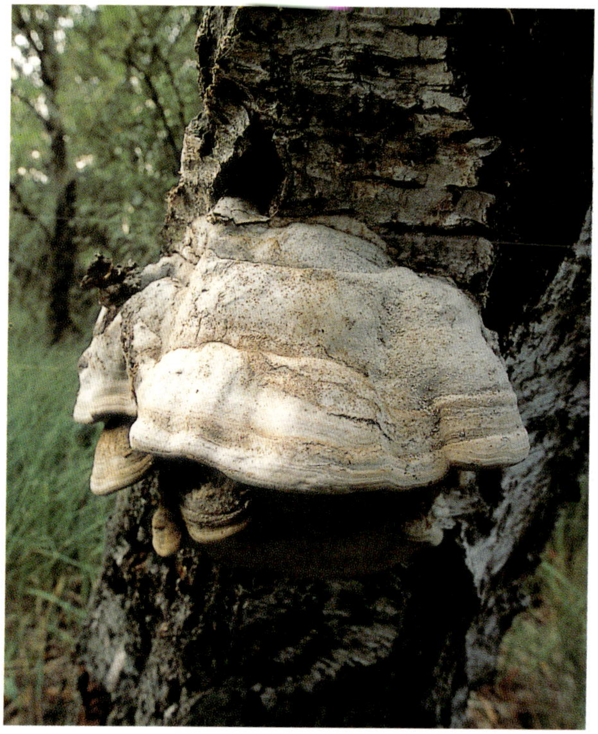

Yohimbe

PAUSINYSTALIA YOHIMBA (K. SCHUM.) PIERRE EX BEILLE (CORYNANTHE YOHIMBA K. SCHUM.)
Rötegewächse, RUBIACEAE
Volksnamen: Liebesbaum, Potenzrinde.
Drogenbezeichnung: Yohimberinde = YOHIMBE CORTEX (früher: CORTEX YOHIMBE).

Botanik: *Aussehen:* Ein Baum von 10 bis 20 m Höhe mit heller bis graubrauner Rinde, die Längs- und Querrisse zeigt und meist mit Flechten bewachsen ist. *Vorkommen:* Westafrika.
Wirkstoffe: Yohimbin und andere Alkaloide, Gerbsäure und Farbstoff.
Anwendung: Früher war die Rinde ein beliebtes Mittel zur Potenzsteigerung (auch in der Tiermedizin), heute hauptsächlich zur Gewinnung des sexualstimulierenden und blutdrucksenkenden Yohimbins.

Zahnwurz

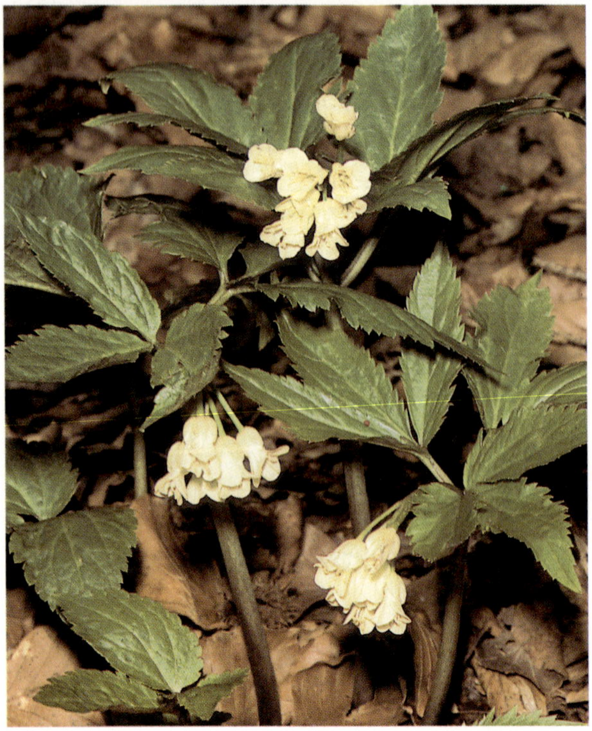

DENTARIA ENNEAPHYLLOS L. (CARDAMINE ENNEAPHYLLOS [L.] CRANTZ)
Kreuzblütengewächse, BRASSICACEAE (CRUCIFERAE)
Volksnamen: Schanikel, Scharnikel.
Drogenbezeichnung: Zahnwurzelstock = DENTARIAE RHIZOMA (früher: RHIZOMA DENTARIAE).

Botanik: *Aussehen:* 20 bis 30 cm hoher kantiger Stengel mit quirlig angeordneten dreispaltigen Blättern und gelblich-weißen, in trugdoldiger Traube stehenden Blüten. *Vorkommen:* In den Bergländern Mitteleuropas vornehmlich an schattigen feuchten, kalkhaltigen Stellen.
Wirkstoffe: Ätherisches Öl, möglicherweise ein Alkaloid; die Inhaltsstoffe sind zu wenig untersucht – exakte Angaben nicht möglich.
Anwendung: In der Volksheilkunde gegen Husten.

Zitronenbaum

CITRUS LIMON (L.) BURM. F. (CITRUS MEDICA VAR. LIMON L.)
Rautengewächse, RUTACEAE
Drogenbezeichnung: Die Fruchtschale der Zitrone = CITRI FRUCTUS CORTEX (früher: CORTEX CITRI FRUCTUS).

Botanik: *Aussehen:* Kleiner, 3 bis 5 m hoher Baum. Laubblätter bis 16 cm lang mit schwach geflügelten Stielen. Blüten weiß, außen rötlich. *Vorkommen:* Subtropische Gebiete Europas, Südrußland, Türkei, Israel, Indien, Kalifornien, Florida, Mexiko, Argentinien, Ecuador.

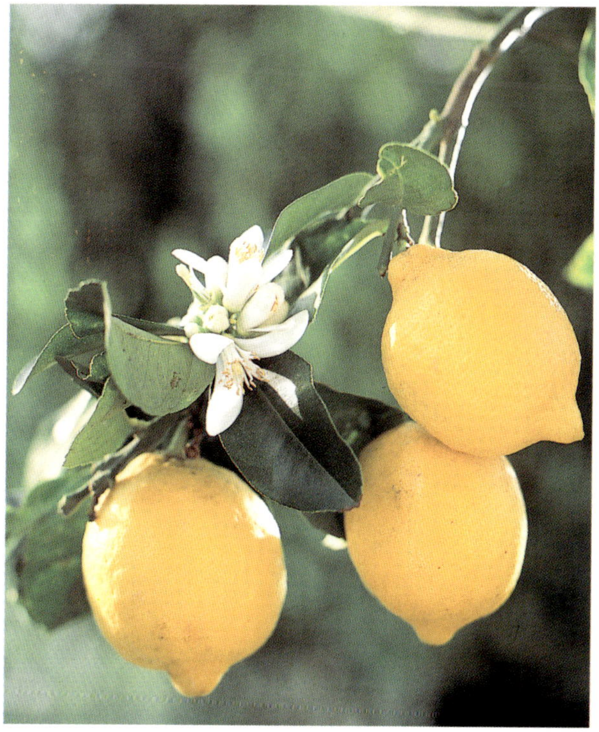

Wirkstoffe: Ätherisches Öl, Hesperidin und etwa 15 verschiedene flavonähnliche Glykoside.
Anwendung: Als aromatisches Bittermittel zur Appetitanregung und Verdauungsförderung.

Zitwer

▷ *giftig*
ARTEMISIA CINA O.C. BERG ET C.F. SCHMIDT
Korbblütengewächse, ASTERACEAE (COMPOSITAE)
Volksname: Wurmsamen.
Drogenbezeichnung: Zitwerblüten (noch geschlossen) = CINAE FLOS (früher: FLORES CINAE).

Botanik: *Aussehen:* Ein 50 cm hoher Halbstrauch, von der Mitte an ästig. Blätter doppelfiederschnittig, Blüten klein, Köpfchen in Rispen stehend. *Vorkommen:* In den Steppen Turkestans und Rußlands.

Wirkstoffe: Santonin, Artemisin (Bitterstoff), ätherisches Öl, Gerbstoffe, Harze und andere.
Anwendung: Früher beliebtes Wurmmittel für Kinder, heute zur Gewinnung des wurmwirksamen Santonin.

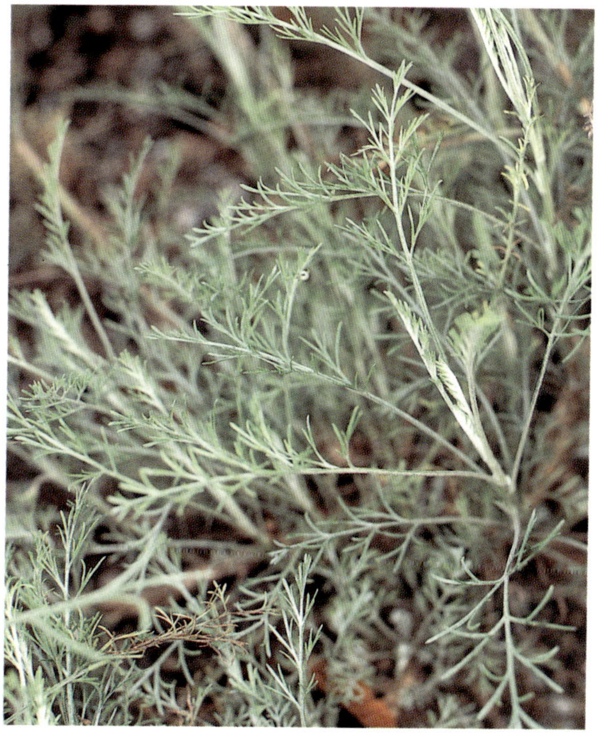

Zitwerwurzel (-stock)

CURCUMA ZEDOARIA (BERGIUS) ROSC.
Ingwergewächse, ZINGIBERACEAE
Die Droge – ZEDOARIAE RHIZOMA – stammt aus Anbaugebieten in Sri Lanka und Indien. Sie ist der Kurkuma (siehe Seite 394) sehr ähnlich und wird wie diese als Magen-, Galle- und Lebermittel gebraucht.

Zum Nachschlagen

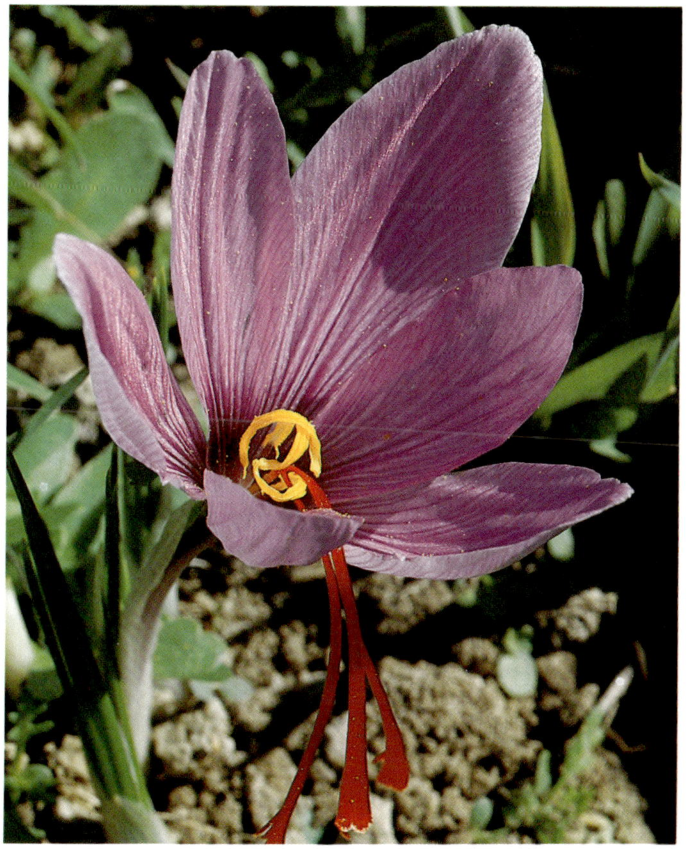

Literatur

Bücher zum Kennenlernen unserer Heilpflanzen – über Aussehen, Wesen und Wirkung sowie Aufbereitungs- und Anwendungsformen

Arends: *Volkstümliche Namen der Arzneimittel, Drogen, Heilkräuter und Chemikalien;* Berlin 1961.
Bohn: *Die Heilwerte heimischer Pflanzen;* 4. Auflage, Leipzig 1927.
Blab: *Rote Liste der gefährdeten Tiere und Pflanzen in der Bundesrepublik Deutschland;* 2. Auflage, Greven 1978.
Boros: *Heil- und Teepflanzen;* Stuttgart 1980.
Buchner: *Schönheit aus der Natur;* Bad Homburg 1977.
Bundesartenschutzverordnung vom 25. August 1980 (Verordnung über besonders geschützte Arten wildlebender Tiere und wildlebender Pflanzen). BGB I, Seite 1545 ff.
Ebert: *Arznei- und Gewürzpflanzen;* Stuttgart 1982.
Fischer/Krug: *Heilkräuter und Arzneipflanzen;* Heidelberg 1980.
Flamm/Kroeber/Seel: *Die Heilkraft der Pflanzen;* Stuttgart 1944.
Funke: *Die Welt der Heilpflanzen;* Band I, Stuttgart 1980.
Gäbler: *Gesund durch Heilpflanzen;* Stuttgart 1979.
Gessner: *Die Gift- und Arzneipflanzen von Mitteleuropa;* Heidelberg 1953.
Glatzel: *Die Gewürze – ihre Wirkungen auf den gesunden und kranken Menschen;* Herford 1968.
Heeger/Brückner: *Heil- und Gewürzpflanzen;* Berlin 1953.
Hegnauer: *Arzneipflanzen – Gestern, heute und morgen;* Basel 1978.
Höfler: *Volksmedizinische Botanik der Germanen;* Wien 1908.
Hoppe: *Tropische Gewürzdrogen;* München 1949.
Köhn: *Homöopathie hilft heilen;* Frankfurt 1978.
Kroeber: *Das neuzeitliche Kräuterbuch;* Band I–III, Stuttgart 1947 – 1949.
Kubeczka: *Ätherische Öle;* Stuttgart 1978.
Künzle: *Chrut und Unchrut;* Minusio (Schweiz) 1972.
Marzell: *Die heimische Pflanzenwelt im Volksbrauch und Volksglauben;* Leipzig 1922.
Marzell: *Heil- und Nutzpflanzen der Heimat;* Reutlingen 1947.
Megenberg: *Das Buch der Natur;* Greifswald 1897.
Meyer-Camberg: *Das praktische Lexikon der Naturheilkunde;* München 1977.
Pahlow: *Hausapotheke;* München 1992.
Pahlow: *Richtig würzen – gesünder leben;* Bern 1976.
Pahlow/Schreiber: *Homöopathie für jeden;* 2. Auflage, München 1989.
Schindler: *Die Heilkräfte der Natur;* Wien 1974.
Schmeil/Fitschen: *Flora von Deutschland und seinen angrenzenden Gebieten;* 87. Auflage, Heidelberg 1982.
Schneider: *Das grüne Geheimnis;* München 1966.
Schunk: *Heilkraft aus Heilpflanzen;* Abtswind 1979.
Sigerist: *Große Ärzte;* München 1970.
Stumpf: *Der große GU Ratgeber Homöopathie;* 4. Auflage, München 1993.
Wallnöfer: *Besser als 1000 Pillen;* Hamburg 1970.
Weber: *Geschützte Pflanzen;* Stuttgart 1982.
Willfort: *Gesundheit durch Heilkräuter;* Linz 1959.

Bestimmungsbücher für den botanisch Interessierten über Heilpflanzen, die als Wild-, Zier- oder Unkrautpflanzen anzutreffen sind

Dinand: *Taschenbuch der Heilpflanzen;* Esslingen.
Encke/Buchheim/Seybold: *Zander – Handwörterbuch der Pflanzennamen;* 12. Auflage, Stuttgart 1980.
Flück: *Unsere Heilpflanzen;* Thun (Schweiz) 1978.
Garcke: *Illustrierte Flora;* 23. Auflage, Berlin 1972.
Garmes: *Pflanzen und Tiere Europas;* Braunschweig 1970.
Hegi: *Illustrierte Flora von Mitteleuropa;* München 1931.
Marzell: *Heil- und Nutzpflanzen der Heimat;* Reutlingen 1947.
Pahlow: *Der große GU Ratgeber Heilpflanzen;* München 1992.
Pahlow: *Heilpflanzen-Kompaß;* München 1992.
Podlech: *GU Naturführer Heilpflanzen;* München 1987.
Poletti/Schilcher/Müller: *Heilkräftige Pflanzen in Farbe; Erkennen – Sammeln – Anwenden;* Weil der Stadt 1982.
Schauenberg/Paris: *Heilpflanzen – BLV Bestimmungsbuch;* München 1978.
Schilcher: *Kleines Heilkräuterlexikon;* Bad Homburg 1980.
Tode/Laux: *Heilpflanzen;* Frankfurt/Main 1990.

Weiterführende wissenschaftliche Literatur für den Fachmann und zum Nachschlagen für jeden, der sich mit der Phytotherapie gründlich auseinandersetzen möchte

Beal/Reinhard: *Natural Product as Medicinal Agents;* Stuttgart.
Benigni/Capra/Cattorini: *Plante Medicinali Chimca Farmacologia e Terapia;* Milano.

Berger: *Handbuch der Drogenkunde, Erkennung, Wertbestimmung und Anwendung;* Wien 1949/1960.
Berger: *Synonyma-Lexikon der Heil- und Naturpflanzen;* Wien 1971.
Braun: *Heilpflanzen-Lexikon für Ärzte und Apotheker;* 5. Auflage, Stuttgart 1985.
Bürgi: *Die Durchlässigkeit der Haut für Arznei und Gifte;* Berlin 1942.
Deutsches Arzneibuch; ältere und neue Ausgabe 1926, 1968, 1978, 1992.
Ehrendorfer: *Liste der Gefäßpflanzen Mitteleuropas;* 2. Auflage, Stuttgart 1973.
Entelmann/Menßen/Siegers: *Phytotherapie Manual;* Stuttgart 1989.
Flamm/Kroeber/Seel: *Pharmakodynamik Deutscher Heilpflanzen;* Stuttgart 1940.
Hagers: *Handbuch der Pharmazeutischen Praxis;* 4. Ausgabe, Band I-V, Berlin 1976.
Hänsel/Haas: *Therapie mit Phytopharmaka;* Berlin – Heidelberg 1983.
Heeger: *Handbuch des Arznei- und Gewürzpflanzenanbaues, Drogengewinnung;* Berlin 1956.
Hoppe: *Taschenbuch der Drogenkunde;* Berlin 1981.
Hörhammer: *Teeanalyse;* Berlin 1970.
Jaretzky: *Lehrbuch der Pharmakognosie;* Braunschweig 1949.
Madaus: *Lehrbuch der Biologischen Heilmittel;* 3 Bände, Hildesheim 1976.
Menßen: *Moderne Aspekte der Phytotherapie;* Frankfurt 1983.
Möller: *Pharmakologie als theoretische Grundlage einer rationellen Pharmakotherapie;* 4. Auflage, Basel 1961.
Moritz/Frohne: *Einführung in die pharmazeutische Biologie;* 4. Auflage, Stuttgart 1967.
Mutschler: *Arzneimittelwirkungen;* Stuttgart 1970.
Oberdorfer: *Pflanzensoziologische Exkursionsflora;* 4. Auflage, Stuttgart 1979.
Pahlow: *Drogenkunde für pharmazeutisch-technische Assistenten;* Stuttgart 1971.
Raport: *Medizinische Biochemie;* Berlin 1966.
Reko: *Magische Gifte;* Stuttgart 1936.
Rothmaler: *Exkursionsflora, Kritischer Band;* 4. Auflage, Berlin 1976.
Schimmel: *... und die Natur heilt doch – Fälle, Diagnosen, Therapien eines Chefarztes;* München 1980.
Schilcher: *Phytotherapie in der Kinderheilkunde;* Stuttgart 1991.
Schindler: *Inhaltsstoffe und Prüfungsmethoden homöopathisch verwendeter Heilpflanzen;* Aulendorf 1955.
Schneider: *Pharmazeutische Biologie;* Mannheim – Wien – Zürich 1984.
Schulz: *Vorlesungen über Wirkung und Anwendung der deutschen Arzneipflanzen;* Leipzig 1929.
Souci/Fachmann/Kraut: *Die Zusammensetzung der Lebensmittel;* 2 Bände, Stuttgart 1973.
Spaich: *Moderne Phytotherapie;* Heidelberg 1978.
Steinegger/Hänsel: *Lehrbuch der Pharmakognosie;* Berlin 1972.
Sticher: *Die Natur als Quelle von Arzneistoffen;* Pharma Acta Helvetica 1974.
Straßburger: *Lehrbuch der Botanik;* Stuttgart 1973.
Bundesministerium für Jugend, Familie und Gesundheit: *Synonymenverzeichnis zum Arzneibuch;* 1. Ausgabe, Stuttgart – Frankfurt 1980.
Tschirch: *Handbuch der Pharmakognosie;* Leipzig 1932.
Tutin: *Flora Europaea;* Band I-V, Cambridge 1964-1980.
Vogel: *Rationale Therapie – keine Chance für Heilpflanzen?* 1981.
Voigt: *Einführung in die Balneologie;* Berlin 1945.
Wagner: *Pharmazeutische Biologie – Drogen und Inhaltsstoffe;* Stuttgart 1980.
Weiß: *Lehrbuch der Phytotherapie;* Stuttgart 1982.
Weiß: *Moderne Pflanzenheilkunde;* Bad Wörishofen 1976.
Wichtl: *Teedrogen;* 2. Auflage, Wissenschaftliche Verlagsgesellschaft, Stuttgart 1984.
Zepernick/Langhammer/Lüdcke: *Lexikon der offizinellen Arzneipflanzen;* Berlin – New York 1984.

Alte Heilpflanzenbücher, die einen Einblick gewähren in die Volksmedizin früherer Jahrhunderte, deren Aussagen heute teilweise noch Gültigkeit haben

Bock: *Kreutterbuch;* Straßburg 1577.
Brunfels: *Contrafeyt Kreuterbuch;* 1532.
Fischer: *Mittelalterliche Pflanzenkunde;* München 1929.
Fuchs: *New-Kreuterbuch;* Basel 1543.
Hortus: *Gart der gesuntheit;* Main 1495.
Lonicerus: *Kreuterbuch;* Frankfurt/Main 1564.
Matthiolus: *New-Kreuterbuch;* Prag 1563.
Tabernaemontanus/Bauhinus: *Kräuterbuch;* Basel 1731.

Zeitschriften

Zeitschrift für Phytotherapie; Hrsg. Dr. med. R.F. Weiß, Ehrenpräsident der Gesellschaft für Phytotherapie, München.
Planta medica – Journal of Medical Plant Research; Organ der Gesellschaft für Arzneipflanzenforschung, Stuttgart.

Beschwerdenregister

In diesem Register sind Beschwerden und Krankheiten aufgeführt – so, wie der Arzt und der Laie sie benennen. Die Seitenzahlen verweisen auf die Heilpflanzen und ihre Anwendung. Selbstmedikation mit Heilpflanzen darf nicht zur Kurpfuscherei führen; deshalb ist folgendes grundsätzlich zu beachten:
• Wer in Behandlung steht, muß Unterstützung der ärztlichen Therapie durch Heilpflanzen mit seinem Arzt besprechen.
• Wer in akuten Fällen durch die Behandlung mit Heilpflanzen keine schnelle Linderung seiner Beschwerden erreicht, muß zum Arzt gehen. Das gilt auch dann, wenn die Beschwerden zwar anfangs verschwinden, nach dem Absetzen der Heilpflanzen-Therapie jedoch erneut auftreten.
Alle hier zusammengestellten Stichwörter sind auch im Sachregister ab Seite 497 zu finden.

A

B

I

J

K

L

M

N

O

P

Q

W

Z

Sachregister

Dieses Register enthält alle deutschen, botanischen (*kursiv* gesetzt) und Volksnamen sowie die Drogenbezeichnungen der beschriebenen Heilpflanzen und die im Verzeichnis auf Seite 36 zusammengestellten Homöopathika.
Außerdem wurden alle im Zusammenhang mit Heilpflanzen wichtigen Sachbegriffe aufgenommmen und die im Beschwerden-Register auf Seite 490 aufgeführten Beschwerden und Krankheiten.

A

B

C

D

E

F

G

H

I

J

K

L

M

P

S

T

U

V

W

X

Y

Z

Uns geht´s prima.
Mit GU.

Immer mehr Menschen verlassen sich auf die sanfte Alternative. Sie fühlen sich für ihre Gesundheit selbst verantwortlich, vertrauen auf das, was die Natur uns mitgegeben hat. Und auf die großen Ratgeber von GU- Weil es manchmal eben schon genügt, die eigenen Heilkräfte »von innen heraus« zu mobilisieren, bevor wir zur »chemischen Keule« greifen. Und weil es nichts Schöneres gibt, als sich Tag für Tag natürlich gesund zu fühlen.

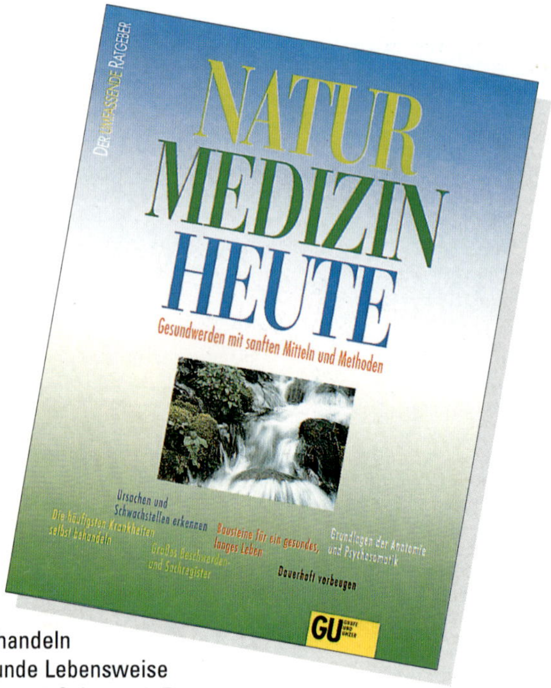

Die häufigsten Krankheiten erkennen, selbst behandeln und durch eine gesunde Lebensweise dauerhaft vorbeugen. 750 Seiten, mit Fotos.
59,80 DM/ 467,- öS/ 61,40 sfr.
Ausgabe mit Disketten 98,- DM/ 765,- öS/ 100,- sfr.

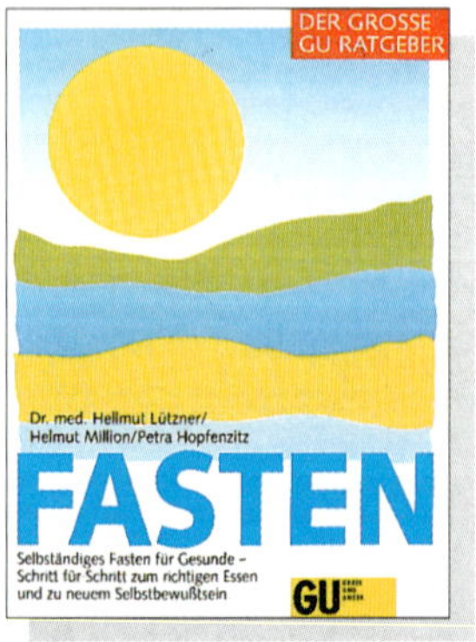

Selbständiges Fasten für Gesunde - Schritt für Schritt zum richtigen Essen und zu neuem Selbstvewußtsein. 272 Seiten, mit farbigen Illustrationen.
39,80 DM/ 311,- öS/ 39,80 sfr.

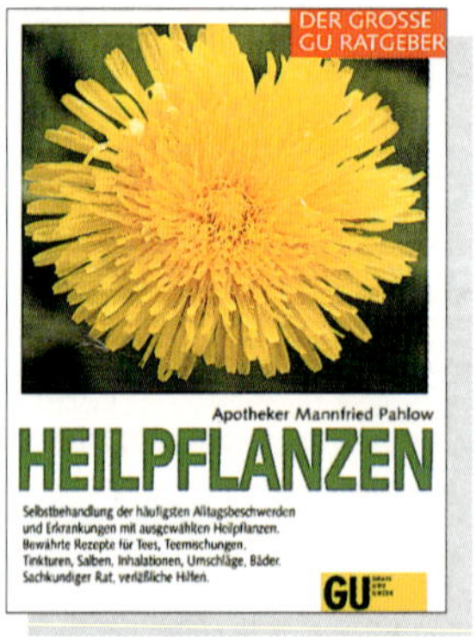

Rat und Hilfe vom Heilpflanzen-Fachmann: Vom Tee bis zur Tinktur – Alltagsbeschwerden und Erkrankungen wirksam behandeln.
224 Seiten, mit Fotos.
39,80 DM/ 311,- öS/ 39,80 sfr.

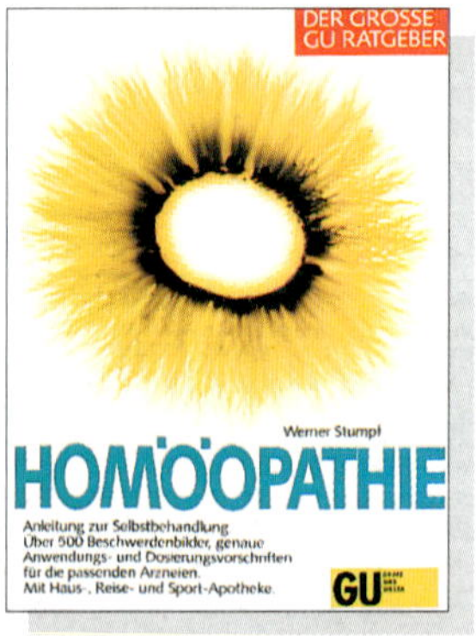

Verläßlich und praktisch, verständlich und profund: **das** Homöopatie-Handbauch für die ganze Familie! Unser bewährtes Standardwerk.
272 Seiten, mit Fotos.
39,80 DM/ 311,- öS/ 39,80 sfr.

Änderungen und Irrtum vorbehalten.

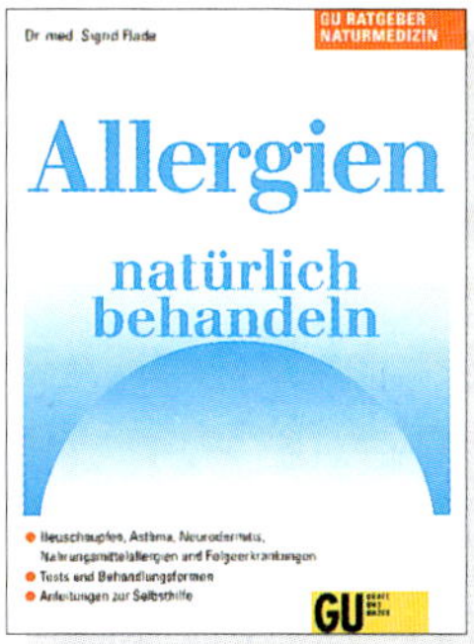

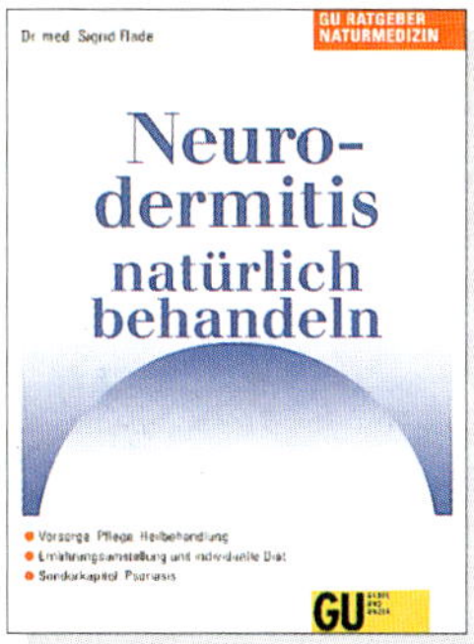

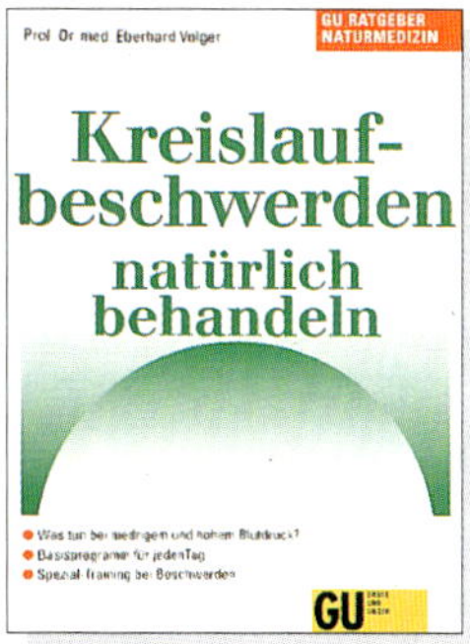

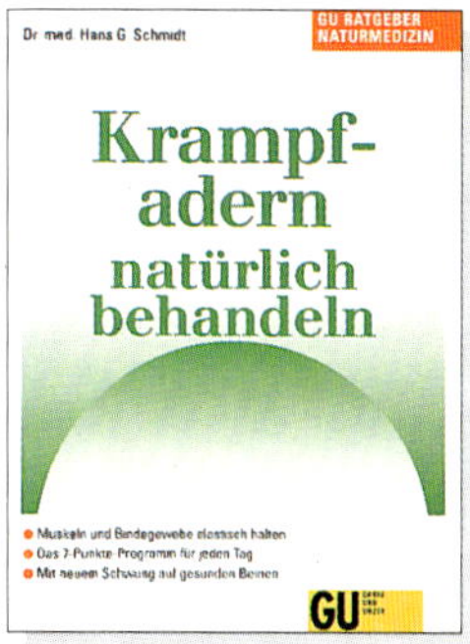

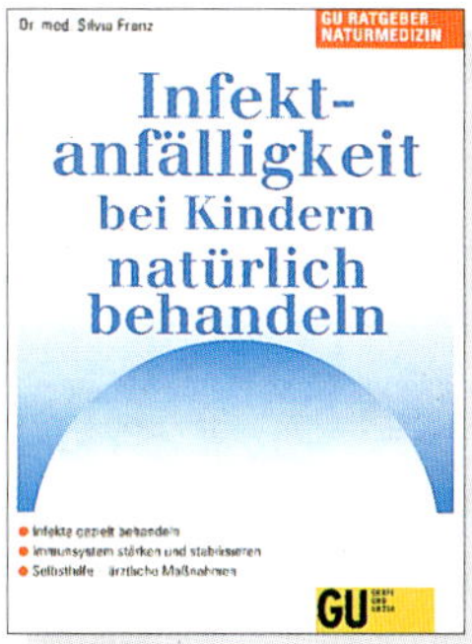

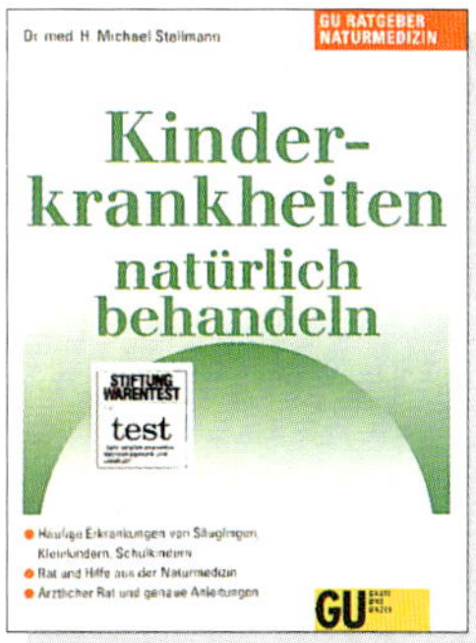

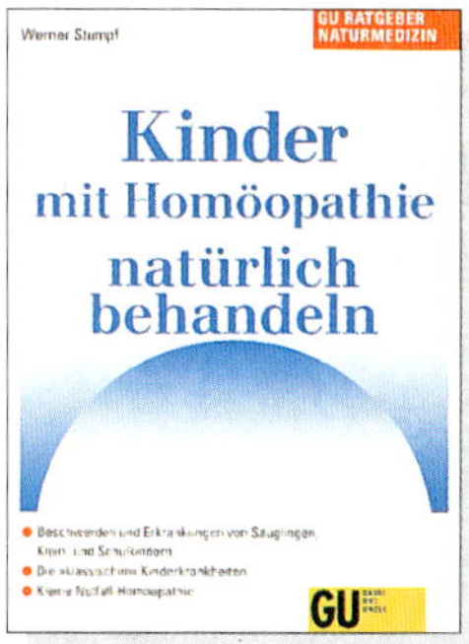

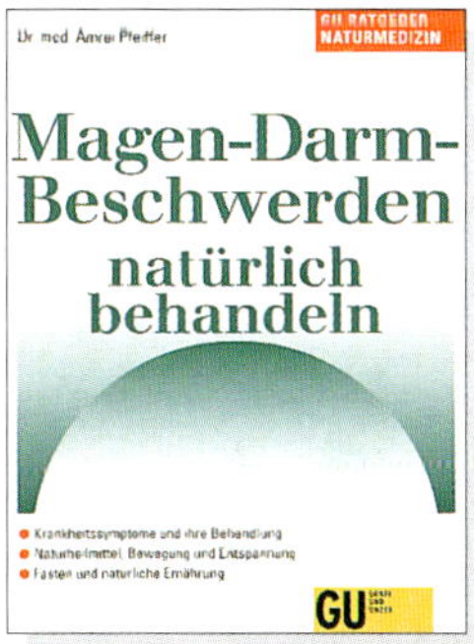

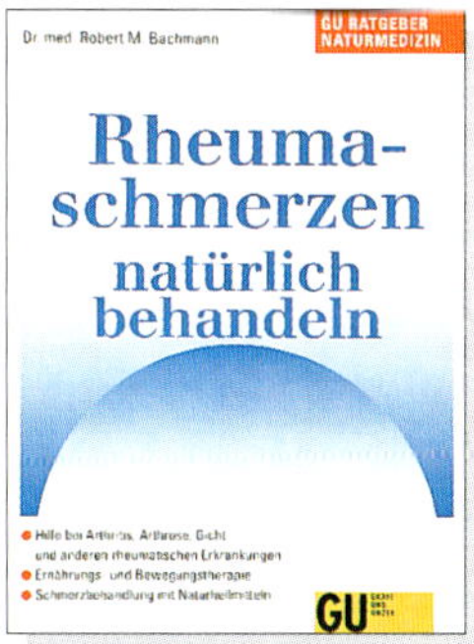

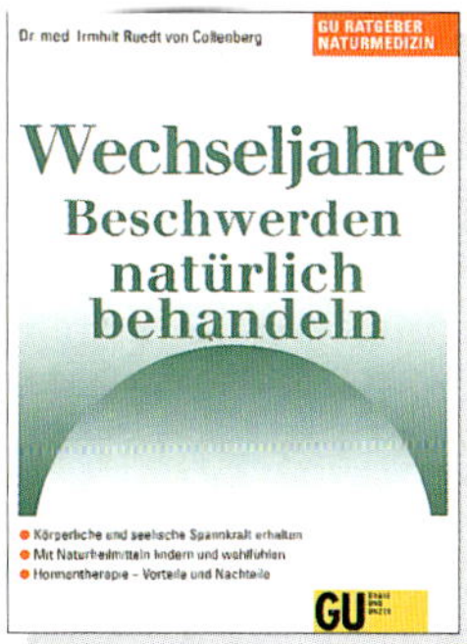

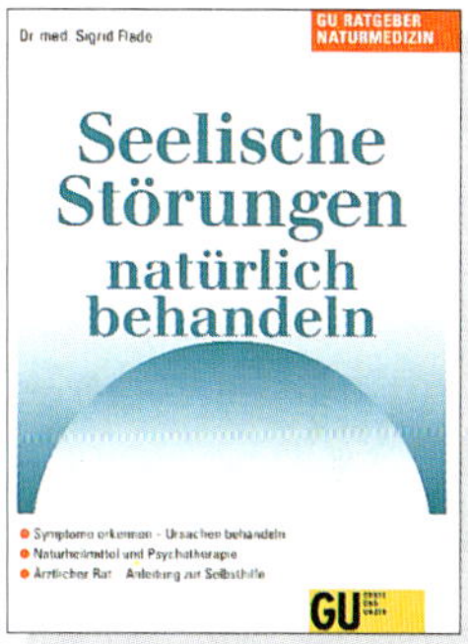

Zivilisationskrankheiten kann man nicht als Allerweltskrankheiten abtun. Es sind vielmehr ernstzunehmende Störungen des Stoffwechels, die sich auf Körper und Seele auswirken. Ergreifen Sie die Initiative: mit einer gesunden Lebensweise und naturmedizinischen Anwendungen werden Sie wieder Freude am Leben gewinnen und sie erhalten.

GU Ratgeber Naturmedizin: Behandlung mit Heilpflanzen, Homöopatie, Wasser, Bewegung, Entspannung, Ernährung und anderen natürlichen Methoden.
Aktuelles Wissen – Experten-Rat.
Jeder Band 19,80 DM/ 155,- öS/20,80 sfr.

Mehr draus machen. Mit GU.

GU GRÄFE UND UNZER

Der Autor

Apotheker Mannfried Pahlow, 1926 in Pommern geboren, studierte in Braunschweig Pharmazie. Nach dem Staatsexamen war er als Stadt- und Landapotheker tätig; bis 1991 Inhaber einer Apotheke in Bogen an der Donau. Mitarbeiter verschiedener Zeitschriften, Autor von Fachbüchern und Heilpflanzen-Ratgebern für Laien – *GU Kompaß Heilpflanzen, Der große GU Ratgeber Heilpflanzen, Hausapotheke.*
Mannfried Pahlow ist Mitglied der Gesellschaft für Phytotherapie.
Die Deutsche Gesellschaft für Pharmazie verlieh ihm 1963 die Sertürner-Medaille.

Die Fotografen

Angermayer: Seite 109, 115, 182, 194, 219;
Angermayer/Haslberger: Seite 200;
Angermayer/Lange: Seite 268;
Angermayer/Reinhard: Seite 6 re, 427;
Apel: Seite 454, 481 li.;
De Cuveland: Seite 218, 447 re.;
Diedrich: Seite 166, 204, 282, 309;
Eigstler: Seite 7 Mi. oben, 62, 75, 122, 139, 156, 161, 207, 208, 217, 221, 232, 242, 267, 278, 279, 315, 351, 354, 355, 361, 404, 429, 437, 467, 473, 478, 487, U4;
Eisenbeiss: Seite 4 re. oben, 51, 105, 106, 116, 183, 184, 187, 467 re.;
Hagen: Seite 423;
Hölzl: Seite 444 li., 448 re., 449, 452 re., 457, 481 re.;
König: Seite 356, 363, 380, 385, 395, 397, 430, 436, 450 li., 470 re., 483 re.;
Laux: Seite 66, 71, 77, 98, 100, 198, 210, 211, 230, 254, 271, 272, 306, 328, 332, 352, 453, 362, 364, 375, 381, 388, 389, 391, 402, 405, 414, 417, 418, 430, 437 re., 439 re., 441 li., 443 re., 444 re., 445 li., 448 li., 458 li., 459 li., 462 re., 468 li., 469 li., , 480, 483 li., 485 re.;
Layer: Seite 6 Mi. oben, 107, 163, 2o5, 260, 280, 342, 359, 463 re.;
Partsch: Seite 341;
Paysan: Seite 367, 370, 420, 422, 433, 438, 447 li., 452 li., 455;
Pforr: Innentitel, Seite 4 li. und re. unten,5, 6 li., 7 li., 56, 74, 124, 126, 164, 186, 213, 240, 287, 294, 434, 471, 477, Buchrücken;
Pretscher: Seite 321, 461, 476 re.;
Reinhard: U1, Seite 52, 53, 55, 58, 61, 64, 72, 78, 85, 88, 90, 92, 93, 95, 97, 101, 102, 111, 113, 118, 120, 127, 128, 130, 131, 133, 134, 135, 143, 144, 147, 149, 150, 153, 154, 158, 160, 167, 169, 178, 192, 197, 201, 227, 234, 237, 243, 245, 248, 255, 274, 276, 283, 290, 291, 297, 299, 300, 303, 308, 316, 323, 333, 350, 386, 396, 432, 440, 443 l., 445 r., 460, 462 l., 464 r., 468 r., 469 r., 475 l.;
Reuter: Seite 225, 261, 262, 320, 376, 379, 411;
Riedmiller: Seite 235, 428, 470 li.;
Schimmitat: Seite 79, 81, 83, 89, 119, 136, 146, 188, 195, 215, 224, 231, 241, 246, 251, 253, 264, 265, 270, 289, 310, 324, 327, 336, 337, 461 re., 464 re., 474, 476 li., 484;
Schrempp: Seite 7 re. unten, 68, 69, 82, 104, 110, 142, 171, 173, 176, 259, 318, 325, 344, 393, 428 li., 433 li., 439 li., 442, 456, 472 re., 473 li., 475 re., 482 li., 482 re;
Silvestris: Seite 293, 349.;
Silvstris/Alberti: Seite 223, 228.;
Silvestris/Bruckner: Seite 450.;
Silvestris/Bohler: Seite 305.;
Silvestris/Bühler: Seite 238, 431, 440, 466 re.;
Silvestris/De Cuveland: Seite 479.;
Silvestris/Gross: Seite 285, 331.;
Silvestris/Hecker: Seite 372.;
Silvestris/Kottal: 343.;
Silvestris/Maier: Seite 312.;
Silvestris/v. Maydell: Seite 339.;
Silvestris/Prato: 398, 412, 432, 446, 466 li.;
Silvestris/Riedmiller: Seite 250, 296;
Silvestris/Schug: 401;
Silvestris/Skibbe: 346;
Silvestris/Wagner: Seite 438;
Silvestris/Wimmer: Seite 455;
Strauß: Seite 138, 174, 374, 377, 406, 485 li.;
Umweltbild/Kalden: Seite 157, 472 li.;
Wichtl: Seite 384/aus: Teedrogen, 2. Auflage 1989, Wissenschaftliche Verlagsgesellschaft, Stuttgart;
Wothe: Vorsatz, Seite 4 Mi., 6 Mi. unten, 86, 180, 189, 257, 330, 425, 435, 451 li., 451 re., 458 re., 471 li., 479 li.;
Zettl: Seite 140, 152, 203, 286, 301, 313, 334, 347, 441 re., 459 rechts.

Die Deutsche Bibliothek – CIP-Einheitsaufnahme

Pahlow, Mannfried:
Das große Buch der Heilpflanzen : gesund durch die Heilkräfte der Natur ; das bewährte Standardwerk ; über 400 einheimische und fremdländische Heilpflanzen, ihre Inhaltsstoffe und Heilwirkungen ; Rezepte für Tees und Tinkturen ; Anwendungsvorschläge für Bäder, Umschläge, Inhalationen ; Heilpflanzen in der Homöopathie, ihre Anwendungen und Dosierung / Manfried Pahlow. Mitarb.: Max Kronfeldner und Jürgen Schimmitat. – Überarb. Neuausg., 2. Aufl. – München : Gräfe und Unzer, 1994
ISBN 3-7742-1472-7

Redaktionsleitung: Doris Schimmelpfennig-Funke
Lektorat und Bildredaktion: Christine Majcen-Kohl
Zeichnungen: Adolf Neuhofer
Herstellung: Renate Hausdorf
Produktion: Felicitas Holdau
Layout und Umschlaggestaltung: Heinz Kraxenberger
Satz: GSD
Druck: Interdruck Leipzig GmbH
Bindung: Leipziger Verlags- und Druckereigesellschaft

Gedruckt auf chlorfrei gebleichtem Papier.
Printed in Germany

Überarbeitete Neuausgabe von Das große Buch der Heilpflanzen, Gräfe und Unzer Verlag GmbH 1979

Auflage	5.	4.	3.	2.
Jahr	97	96	95	94

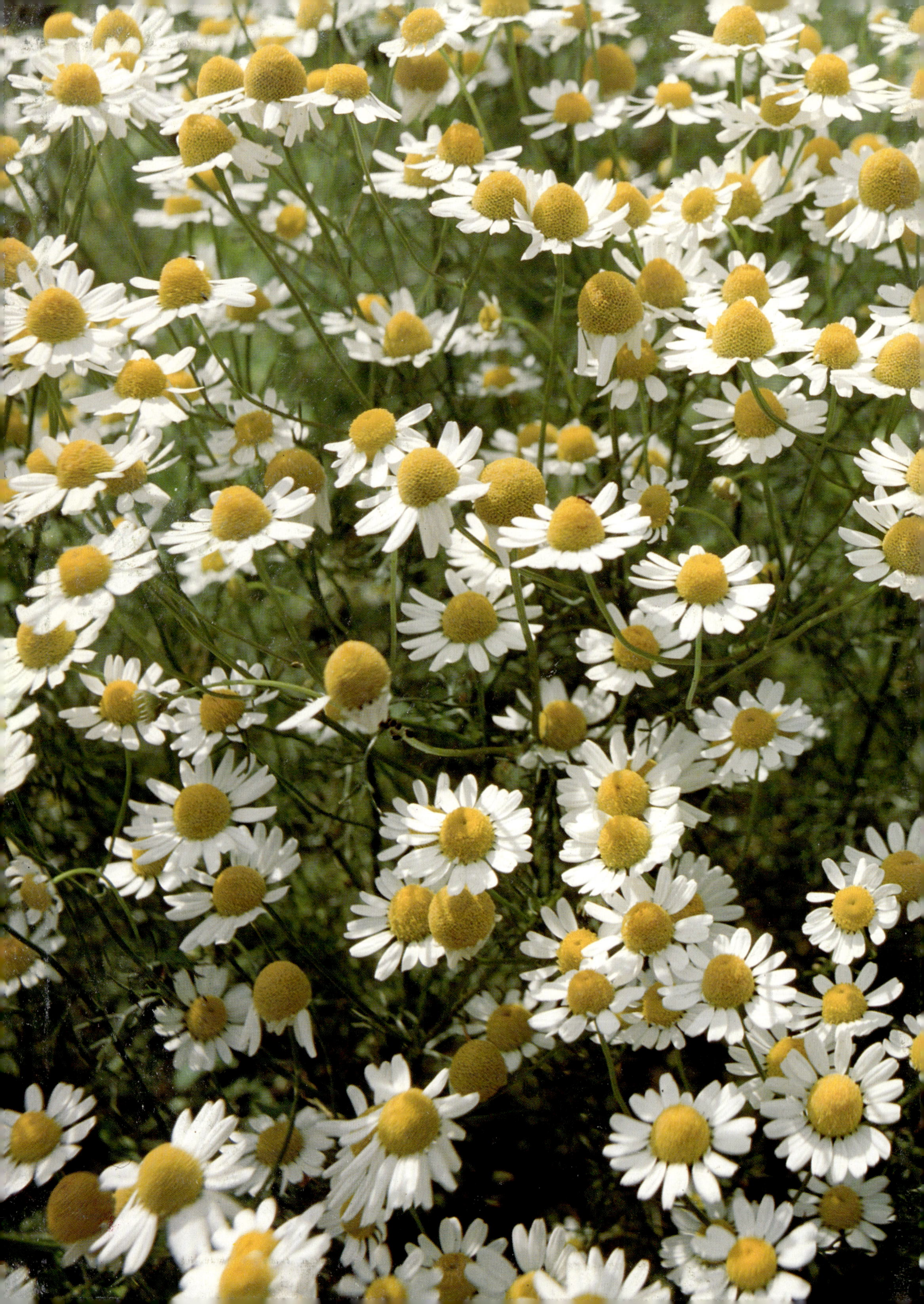